의료전기설비 및 PLC

공학박사 나 승 권 저

도서출판 상 학 당

欲爲大者 當爲人役

크고자 하거든 남을 섬기라

머리말

인간이 원시시대부터 도구를 사용한 이후로 문명이 발달하면서 과학이라는 학문이 생겨났다. 특히 물리학적 분야에서 순수학문의 발달로 전기 분야는 우리생활에서 필수 불가결한 요소가 되었고, **의료전기설비 및 PLC 설계**에서 컴퓨터의 각종 소프트웨어의 발달과 하드웨어적 발전을 가져오기 위해 기초적인 학문인 물리학에 역점을 두고, 전기, 전자, OP-AMP, 디지털, 메카트로닉스 발전으로 정보통신 분야가 새롭게 발전하며 고부가적 영역이 되었다. 전기 · 전자 장비의 설계 시나 병원전기설비 관리 시, 의료기기의 운용 시 아날로그에서 디지털화 시대로 변화하고 있는 것을 고려할 수 있도록 해야 한다.

의료전기설비 및 PLC 설계는 전기적 요소들과 기계적 요소들로 구성되어 공학적이고 실습적, 이론적으로 뒷받침이 되어야 한다. 그러므로 **의료전기설비 및 PLC 설계**를 공부하려면 두 가지에 대해 숙지하고 있어야 한다. 그 중 전기적인 것에 대해 실습을 할 수 있어야 하는데 전기부분에 관련된 지식은 우리에게 무척 중요하다. 그 이유는 대부분의 과학의 발전은 장비의 사용에서 오는데, 센서 신호를 증폭시키는 과정에서 아주 적은 오류가 수만 배로 증폭이 되어 공학도들에게 잘못된 정보를 제공하여 정밀도가 떨어지고 각종 기기의 오동작이나 불량품이 증가하는 경우가 있다. 그러므로 전기공식이나 이론적 법칙들을 잘 이해하고 적용해야 할 것이다. 공학도들은 전기적 성질들을 이해하고 전기설비에 적용시켜 관리, 설계 그리고 제조 · 사용할 때 얼마나 중요한지 알아야 한다. 이 책에서는 의료전기설비의 기초적인 지식들을 초보자도 이해할 수 있도록 꾸며 놓았다.

제1장에서는 **예비전원설비**에 대해 다루었다.

제2장에서는 **정보통신설비**에 대해서 다루면서 전기의 기본이론을 이해하기 쉽게 하였다.

제3장에서는 **방범방재설비**에 사용되는 각종 센서의 기본적인 동작원리와 센서를 이용한 전기회로에 대하여 서술하였다.

제4장에서는 **동력설비**의 이론 및 실습과 릴레이 시퀀스를 설명하였다.

제5장에서는 **조명설비**에 대해서 다루었다.

제6장에서는 전기설비의 **자동화설비**로 전반적인 전기실습을 할 수 있도록 하였다.

제7장에서는 **의용 센서의 설비운용**, 제8장에서는 **PLC 기본실습**을 통해 PLC 프로그램을 연습할 수 있도록 하였다.

제9장에서는 **PLC를 이용한 병원 엘리베이터 설비제어실험**을 실습문제와 같이 다루었다.

제10장에서는 **병원의 전기전자 실습장비, 의료기기 실습장비**를 다루었다.

또한 집필 중 많은 고심에도 손길이 미치지 못한 부분은 계속 보완할 것이다.

마지막으로 출판과정에 도움을 주신 도서출판 상학당 남승우 사장님과 이 책에 관심과 애정을 주신 모든 분들께 감사의 말씀을 전한다.

공학박사 나 승 권

차 례

제1장

예비전원설비

예비전원설비와 축전지설비, 무정전 전원공급장치(UPS)의 기본개념을 이해하고 더 나아가 전원설비의 포괄적인 운용을 하기 위한 기초이론을 통하여 전기용량을 산출할 수 있어야 하며, 동작원리와 각종 전기설비들의 특성을 습득하여 설비의 분류 및 설치가 가능하도록 구성하였다.

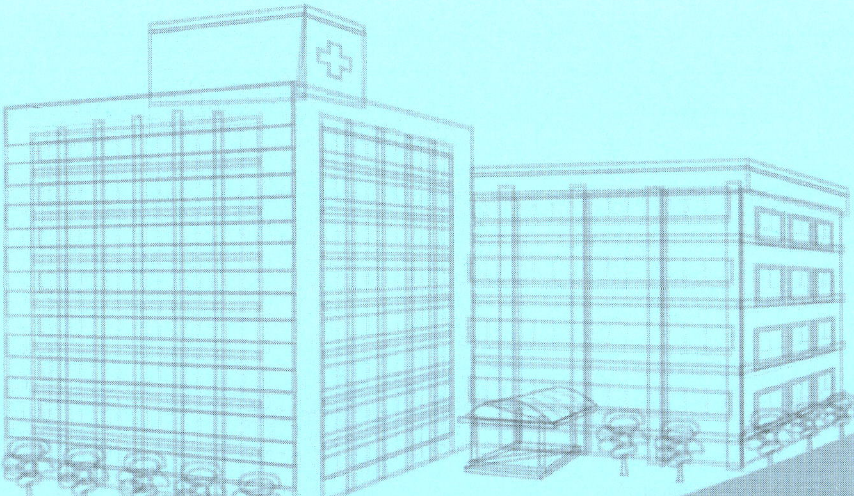

01 예비전원설비(자가발전설비)

1. 예비전원설비의 정의

전원의 정전 시를 대비하여 자가용 발전설비, 축전지 설비, 무정전 전원장치설비 등이 있다. 최근에는 건축, 소방법에서 요구하는 예비전원설비 외에 상용전원의 일부 부하를 발전설비로 공급하여 여름철 냉방부하를 디맨드 컨트롤*하는 방식으로도 사용되고 있으며, 자위상(自衛上) 또는 임대건축물의 신뢰성 측면에서도 예비전원설비의 필요성이 크게 부각되고 있는 현실이다(그림 1-1).

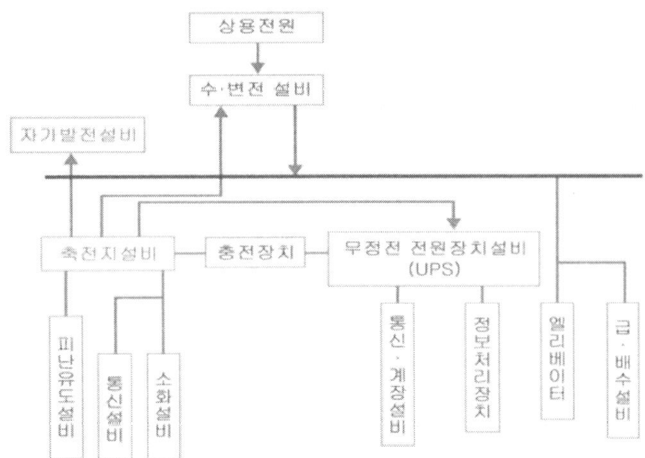

[그림 1-1] 비상용 예비전원설비의 개념도

2. 예비전원의 분류

예비전원이 필요한 설비는 사용목적과 법령의 규제에 따라 분류할 수 있다.

* 디맨드 컨트롤(demand control) : 전기사용자는 전력회사와의 계약에 따라 전기요금을 지불하고 있다. 이 계약의 종류로는 업무용전력, 고압전력, 특별고압전력 등에 대하여 30분간의 평균전력을 계측하여 한 달간의 최대값(최대수요전력)이 계약전력을 초월한 경우에는 전기요금 내의 기본요금에 계약 초과분의 1.5배에 상당하는 계약 초과금을 가산하게 된다.

(1) 사용목적에 따른 분류

예비전원설비는 사용목적에 따라 상용예비전원과 비상용 예비전원으로 분류한다.

① 상용예비전원 : 상용전원이 차단된 경우에만 사용하는 것으로서 내연기관 또는 가스터빈(이하 원동기라 한다)에 의하여 발전기를 구동하여 부하에 전력을 공급하는 장치로 원동기, 발전기, 제어장치 및 부속장치로 구성된다.

② 비상용 예비전원 : 비상용 예비전원을 필요로 하는 설비는 보안상 필요한 것과 영업상 필요한 것으로 나눌 수 있다. 그리고 보안상 필요한 설비에는 자기보호 때문에 필요한 것과 법규(소방법 · 건축법 · 내무부고시)에서 규제되어 있는 관계로 예비전원설비를 필요로 하는 것은 〈표 1-1〉과 같다. 정보화 사회에 따라 비상용 예비전원설비는 보안과 최소한의 영업활동을 위하여 확대되고 있는 추세이다.

〈표 1-1〉 예비전원을 필요로 하는 부하

목 적		보안상 필요한 부하 대상	영업용 부하 대상
자위상	조명용	상시등 정전의 경우 운전조작에 필요한 장소의 전원	필요한 영업장소
	공조 · 환기용	• 자가용 발전장치실, 중앙감시실, 중앙관리실(방재센터) • 환기용 전원	필요한 영업장소
	승강기용	정전일 때 긴급대피, 구조용 전원	필요한 영업장소
	위생용	급수펌프, 배수펌프 전원	필요한 영업장소
	제어용	중앙감시반, 기타 감시제어장치 전원	
	보안 · 방재용	항공장애등, 방화셔터, 자가발전장치용 보조기기 전원	영업상 필요한 설비 기기용
	기타	소화설비 중 화재보험료의 할인 적용을 받는 부하(외국의 경우)	
법령상의 규제 때문에		건축법에 따르는 설비용, 소방법에 의한 설비전원	

(2) 법령 규제에 의한 분류

건축법과 소방법에 규제되어 있는 예비전원 또는 비상전원은 자가발전설비, 축전지설비, 축전지설비와 자가발전설비의 병용, 비상전원전용 수전설비 등으로 〈표 1-2〉와 같다.

〈표 1-2〉 비상용 예비전원의 분류와 일반적인 성능

비상용 예비전원		일반적인 성능
자가발전설비	소방법	30분 이상 연속하여 운전할 수 있다.
	건축법	비상사태가 발생한 후에 10초 이내에 전압을 확보하고, 30분 이상 안정된 전원을 공급할 수 있는 용량일 것(비상용 엘리베이터의 경우에는 120분 이상, 병원설비는 10시간으로 된 예외 규정이 있음)
축전지설비	소방법	정전 후 충전하지 않고서 1시간 이상 감시상태를 지속한 직후에도 30분 이상 방전할 수 있다.
	건축법	자동충전장치 및 시한충전장치를 갖는 축전지이다(충전하지 않고 30분 이상 계속해서 방전할 수 있는 것).
축전지설비와 자가발전설비 공용	소방법	자가용 발전기는 사용전원이 정전된 후 소요전압을 확보할 때까지의 시간은 40초 이내이고, 정격부하로 30분 이상 계속하여 운전할 수 있다.
	건축법	정전 후 순간적으로 전원을 공급할 수 있는 10분간 용량의 축전지와 자가발전설비는 40초 이내에 전압을 확인시키고 운전시간은 일반적으로 30분 이상(병원의 순간특별비상전원은 자가발전설비를 연속해서 최소 10시간 운전)
비상전원전용 수전설비	소방법	특정 소방대상물로서 연면적 1000[m^2] 이상의 것은 사용할 수 없다.
	건축법	법에서 인정되지 않고 있다.

소방법 규제에 설치되는 예비전원설비는 스프링클러 설비, 포소화설비 등으로 〈표 1-3〉과 같다.

〈표 1-3〉 소방법 규제에 설치되는 예비전원설비

비상전원이 필요한 소방용 설비	자가용 발전설비	축전지설비	소요시간
옥내(외) 소화전 설비	○	○	20분
스프링클러 설비	○	○	20분
포소화설비	○	○	20분
물 분무 소화설비	○	○	20분
CO_2 소화설비	○	○	20분
할로겐 화합물 소화설비	○	○	20분
분말 소화설비	○	○	20분
자동화재탐지설비	–	○	60분 상태감시 10분 경보
유도등	–	○	20분
비상경보 및 방송설비	–	○	20분
비상 콘센트 설비	○	○	20분
배연설비	○	○	20분
무선통신 보조설비	–	○	30분

(3) 주요 예비전원설비

주요 예비전원설비에는 자가발전설비, 직류전원설비, 무정전 전원설비 등이 있다.

1) 자가발전설비

상용 자가발전설비는 상용전원과 병렬운전하며, 비상용 자가발전설비는 상용전원이 차단된 경우에만 사용하는 것으로 내연기관 또는 가스 터빈에 의해 발전기를 구동시켜 부하에 전력을 공급하는 장치로 원동기, 발전기 및 부속장치로 구성된다.

2) 직류 전원설비

수·변전 설비의 조작용 전원, 비상조명 전원으로 사용되며, 정류기 및 축전지 등으로 구성된다.

3) 무정전 전원설비

보통 무정전 전원장치인 UPS(Uninterruptible Power Supply)이며, 정류기, 인버터, 축전지, 전환 스위치 등으로 구성된다.

(4) 예비전원설비 필요성

예비전원설비는 갑작스런 정전에 대비하여 부하에 안정된 전원을 공급한다. 은행이나 대형 빌딩 등의 전산실을 비롯하여 첨단 산업설비, 정밀계측 제어설비 등 예비전원이 필요한 곳이 매우 많다.

(5) 예비전원이 갖추어야 할 조건

예비전원 중 비상전용 수전설비를 제외하면 충전기를 갖춘 축전지, 자가용 발전설비, 충전기를 갖춘 축전지와 자가용 발전설비와의 병용 등과 같다. 이러한 예비전원이 비상시에 그 기능을 완전히 발휘할 수 있게 하려면 다음과 같은 특성을 구비해야 한다.

① 축전지 : 충전을 하지 않는 상태에서 30분 이상 방전할 수 있어야 한다.

② 자가용 발전설비 : 비상 시에 10초 이내에 가동하여 전압을 규정값으로 유지하고 30분 이상 안정하게 전력을 공급할 수 있어야 한다.

③ 충전기를 갖춘 축전지와 자가용 발전설비와 병용하는 경우 : 자가용 발전설비가 비상 시에 45초 이내에 기동하여 30분 이상 안정된 전력을 공급할 수 있어야 하며, 축전지는 정전 후 20분 이상 방전에 견딜 수 있는 용량의 것을 필요로 한다. 또한 엘리베이터, 배연설비가 있을 때는 1시간 이상의 전원공급이 필요하다.

02 축전지설비

1. 축전지설비의 정의

축전지설비는 소방법에 의하면 축전지, 충전장치, 역변환장치로 구성된다. 축전지는 독립된 전력원이고 동시에 순수한 직류 전력원이며, 즉각적인 급전이 가능하다는 것, 그리고 조용하고 안전하며, 보수가 용이하다는 장점 등이 있다. 예비전원의 일종인 축전지설비는 상용전원이 정전되었을 때에 자가용 발전설비가 가동되어 정격전압을 확보할 때까지의 전원으로 사용되는 경우가 많으며 축전지는 방전이 끝난 전지에 외부로부터 직류전력을 공급하여 다시 방전시킬 수 있는 전지, 즉 2차 전지이며, 전력저장용 신형 전지가 개발 시험되고 있다.

축전지는 직류전원이므로 발전기에 비하여 담당하는 부하의 종류가 한정되어 있으며 다음과 같이 나눌 수 있다.

① 정상부하 : 정전기간 중 지속적으로 축전기의 방전을 필요로 하는 부하이다(예 표시등, 비상등).

② 변동부하 : 정전기간 중 불연속으로 축전지의 방전을 필요로 하는 부하이다(예 제어조작용 계전기 등).

2. 축전지의 종류

축전지의 종류에는 내부구조에 따라 연축전지, 알칼리 축전지로 분류되고 제조방법에 따라 건식 축전지와 습식 축전지로 나누며, 양쪽 모두 구조상의 차이는 없으며 건식 축전지는 초충전 없이 바로 사용이 가능하다. 외부형식에 따라서는 거치형과 이동형, 외부구조에 따라서는 시일형, 밴드형, 오픈형으로 구분된다. 최근에는 태양전지나 열전지 등 여러 가지가 개발되며 특성 및 성능은 〈표 1-4〉와 같다.

(1) 제조방법에 따라

1) 건식 축전지(dry charge battery)

완전충전상태에 있는 음극판을 산화시키지 않고 건조하여 또 좋은 품질의 격리판으로 분리한 것으로 사용할 때까지 전해액을 넣어두지 않는다. 습기를 차폐하고 밀봉하여 오랫동안 보관할 수 있다.

〈표 1-4〉 축전기의 특성 및 성능

<table>
<tr><th colspan="2">종 별</th><th colspan="2">연축전지</th><th colspan="2">알칼리 축전지</th></tr>
<tr><td colspan="2">형식형</td><td>클레드식
(CS형)</td><td>페이스트식
(HS형)</td><td>포켓식
(AL, AM, AMH, AH형)</td><td>소결식
(AH, AHH형)</td></tr>
<tr><td rowspan="3">작용
물질</td><td>양극</td><td colspan="2">이산화납(PbO_2)</td><td colspan="2">수산화니켈(NiOH)</td></tr>
<tr><td>음극</td><td colspan="2">납(Pb)</td><td colspan="2">카드뮴(Cd)</td></tr>
<tr><td>전해액</td><td colspan="2">황산(H_2SO_4)</td><td colspan="2">가성가리(KOH)</td></tr>
<tr><td colspan="2">전해액 비중</td><td>1.215(20[℃])</td><td>1.240(20[℃])</td><td colspan="2">1.20～1.30(20[℃])</td></tr>
<tr><td colspan="2">반응식</td><td colspan="2">PbO_2 + $2H_2SO_4$ + Pb
양극(과산화 연판) 전해질(묽은 황산) 음극(연판)
방전 ↓ ↑ 충전
$PbSO_4$ + $2H_2O$ + $PbSO_4$
양극판 전해액 음극판</td><td colspan="2">2NiOOH + $2H_2O$ + Cd
양극(니켈) 전해질(알칼리용액) 음극(카드뮴)
방전 ↓ ↑ 충전
$2Ni(OH)_2$ + $Cd(OH)_2$
양극판 음극판</td></tr>
<tr><td colspan="2">기전력</td><td colspan="2">2.05～2.08[V]</td><td colspan="2">1.32[V]</td></tr>
<tr><td colspan="2">공칭전압</td><td colspan="2">2.0[V]</td><td colspan="2">1.2[V]</td></tr>
<tr><td colspan="2">공칭용량</td><td colspan="2">10시간 방전율[Ah]</td><td colspan="2">5시간 방전율[Ah]</td></tr>
<tr><td rowspan="4">셀 수</td><td>24[V]</td><td colspan="2">12～13셀</td><td colspan="2">20～21셀</td></tr>
<tr><td>48[V]</td><td colspan="2">24～25셀</td><td colspan="2">40～42셀</td></tr>
<tr><td>60[V]</td><td colspan="2">30～31셀</td><td colspan="2">50～52셀</td></tr>
<tr><td>100[V]</td><td colspan="2">50～55셀</td><td colspan="2">80～86셀</td></tr>
<tr><td colspan="2">방전특성</td><td>보통</td><td>고율방전에 우수하다.</td><td>보통(고율방전특성이 좋은 것도 있다)</td><td>고율방전특성이 우수하다.</td></tr>
<tr><td colspan="2">수 명</td><td>길다</td><td>약간 짧은 편</td><td>길다</td><td>길다</td></tr>
<tr><td colspan="2">자기방전</td><td>보통</td><td>보 통</td><td>약간 적은 편이다.</td><td>약간 적은 편이다.</td></tr>
<tr><td colspan="2">특 징</td><td>수명이 길고 경제적이다.</td><td>고율방전특성이 좋고 경제적이다.</td><td>수명이 길고 기계적으로 견고하여 방치나 과방전에 잘 견딘다.</td><td>고율방전특성이 좋고 소형이다.</td></tr>
</table>

2) 습식 축전지(wet charge battery)

제작회사에서 출하될 때 충전한 전해액이 들어 있는 것과 그렇지 않은 것 두 종류가 있고, 어느 것이나 장시간 초충전이 필요하다.

3) 무보수 밀폐축전지

ES(Electrolyte Suspension) 축전기는 무보수형 축전지이다. 충전 시 전지 내부에서 발생한 가스가 극판에 흡수되어 전해액으로 환원되므로 전해액의 감소가 거의 없어 일반 연축전지와는 달리 정제수 보충이나 점검이 필요 없다.

(2) 내부구조에 따라

1) 연축전지

묽은 황산속에 과산화연(PbO_2)과 연(Pb)을 침적하면 과산화연과 연과의 사이에 2.2~2.8[V] 정도의 기전력이 발생되며 공칭전압은 셀당 2[V] 정도이다. 개로전압은 전해액 비중 및 온도에 따라 약간의 차이가 있기는 하지만 대략 비슷하다. 부동충전 축전지 전압이 2.15~2.18[V]이다.

① 클레드식(CS형) : 완만한 방전형이다. 2.15~2.17[V] 전압을 쓴다.

② 페이스트식(HS형) : 급방전형이다. 2.15~2.18[V] 전압을 쓴다.

③ 전압변동 : 축전지와 부하를 충전기(정류기)에 병렬로 접속하여 충전과 방전을 동시에 행하기 때문에 2.15~2.18[V] 방전도 되고 다른 한쪽에선 충전되니 약간의 전압변동이 있을 수 있다.

④ 연축전지의 특성 : 연축전지는 양극에 과산화연, 전해액으로 황산 그리고 음극이 납으로 되어 있는 구성을 하고 있다. 충방전 시의 반응이 가역적이며 충전으로 H_2SO_4의 농도가 증가하고 방전으로 농도가 감소한다.

㉠ 충전 : 음극과 양극의 황산연($PbSO_4$)은 충전기에 의하여 점차적으로 전기에너지를 가역시키면 양극판은 과산화연(PbO_2), 음극판은 해면상연(Pb)으로 변하고 전해액은 극판의 활물질과 반응하여 규정비중까지 올라간다.

㉡ 방전 : 화학에너지를 전기에너지로 변환하여 사용하는 것이며 음극판의 해면상연(Pb)과 양극판의 과산화연은 황산연으로 변하고 전해액인 묽은 황산은 극판의 활물질과 반응하여 물로 변하고 비중은 떨어진다.

㉢ 기전력 : 도체 내부에 전위차를 발생시키고 전하를 이동시켜 전류를 통하게 하는 원동력으로 전위차와 마찬가지로 볼트[V]라는 단위로 측정한다. 연축전지의 단전지 1대당 기전력은 대략 2[V]이며, 개로(충전 또는 방전하지 않은 상태의 단전지) 전압은 전해액 비중 및 온도에 따라 약간의 차이가 있기는 하나 그 차이가 근소하므로 연축전지의 공칭전압은 단전지당 2[V]로 기준한다.

ⓐ 기전력과 비중의 관계 : 전해액의 비중과 기전력의 관계는 셀당은 식 (1-1)과 같다.

$$\text{기전력 } E[\text{V}] = \text{전해액 비중} + 0.85 \tag{1-1}$$

ⓑ 기전력과 온도와의 관계 : 기전력은 전지온도가 상승하면 높게 되고 이의 변화는 1[℃]에 대하여 전지당 0.2~0.3[mV] 정도이다. 그러므로 온도에 따른 기전력의 변화는 극히 작은 값으로서 온도의 범위가 크지 않다면 실용상 무시해도 좋다.

ⓒ 방전시간율 : 전지의 방전전류 크기를 나타내는 용어(Hour Rate : HR)이며, 고정형 연축전지는 10[HR]용으로 되어 있다. 전류 I[A]로 방전하고, 방전 종지전압에 이를 때까지의 시간을 t[H]라 하면 이 방전을 t 시간 방전이라 하고, I[A]를 t 시간을 방전전류라 한다. 방전전류의 크기를 나타낼 때 공진용량의 값[C] 계수를 곱하여 표시하는 경우도 있다.

예 용량 100[Ah]의 전지를 50[A]로 방전하였다면 이 전류의 크기를 0.5[CA]로 표시한다.

㉣ 방전율과 용량과의 관계 : 축전지의 용량은 방전율에 따라 크게 다르고 큰 전류로 방전할수록 용량은 감소한다. 이것은 방전 중의 전해액 확산이 늦어짐에 따라 극판으로 공급되는 황산분의 공급이 늦어지기 때문이다. 10시간 용량이 400[Ah]인 축전지의 각 방전율 전류값을 구해보면 [그림 1-2]와 같다.

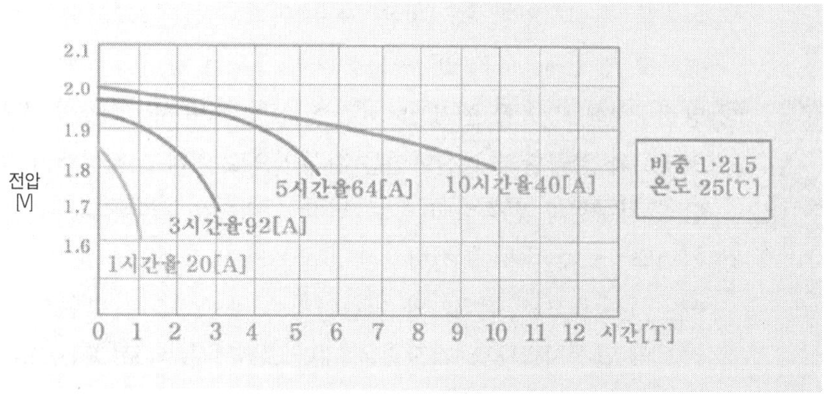

[그림 1-2] 축전지의 각 방전율 전류값

㉤ 전해액 : 축전지에서 전해액은 전기를 유동이온의 형태로 전도하며 이것은 모든 종류의 축전지의 중요한 요소이다. 전해액은 전극사이의 전하가 원활하게 이동할 수 있도록 도와주는 역할을 하며, 전해액 자체의 화학적, 물리적, 전기화학적 특성은 전해액의 종류마다 그 특징이나 사용용도가 다르다.

ⓐ 전해액의 비중은 온도에 따라 변화하므로 비중과 액온을 병기할 필요가 있다. 임의 온도 t[℃]에서 비중을 표준온도 25[℃]로 환산하는 식 (1-2), (1-3)과 같다.

$$\text{연축전지} : S_{25} = S_t + 0.0007(t - 25) \tag{1-2}$$

$$\text{알칼리 축전지} : S_{25} = S_t + 0.0005(t - 25) \tag{1-3}$$

S_{25} : 표준온도 25[℃]로 환산한 비중, S_t : t[℃]에서의 실측온도,
t : 묽은 황산의 온도[℃])

ⓑ 연축전지의 방전량에 따라 비중이 변화하므로 비중측정으로 방전상태를 확인할 수 있으며 식 (1-4)와 같다.

$$\text{방전량[Ah]} = \text{축전지용량} \times \frac{\text{만충전 시 비중} - \text{측정비중}}{\text{만충전 시 비중} - \text{방전종지 시 비중}} \tag{1-4}$$

ⓒ 보수 직후, 균등충전 직후, 전해액면이 적정하지 않을 때는 축전지 비중을 측정하지 말아야 한다.

ⓓ **연축전지 완전충전 시 비중**은 25[℃] 기준으로 PS형 1.215±0.01이고, HS형은 1.240±0.01이 유지되어야 하며, 비중이 낮고 전압차가 클 때에는 **균등충전을 실시**한다.

ⓗ 충, 방전 시의 전압변화 : 충전 시의 전압변화는 일반적으로 충전이 진행됨에 따라 점차 전압이 상승하다가 어떤 최고값에 달하면 그 이상 충전하여도 거의 변화가 없으므로 충전을 중단한다. 그러나 방전 중의 단자전압은 방전이 진행됨에 따라 서서히 하강하다가 어느 한도에 이르면 급격히 하강한다.

ⓢ 효율 : 축전지가 방전하는데 얻어지는 전기량에 대하여 충전하는데 필요한 전기량의 비로 보통 백분율로 표시하며 AH 효율과 WH 효율이 있다.

ⓐ AH 효율 : 방전량과 충전량의 비로서 식 (1-5)와 같다.

$$\text{AH 효율} = \frac{\text{방전전류} \times \text{방전시간}}{\text{충전전류} \times \text{충전시간}} \times 100[\%] \tag{1-5}$$

실제로는 20~30[℃]의 온도에서 완전충전전후의 저율방전용량 C_1과 구하고 다음에 방전전류와 같은 충전전류로 C_1[Ah]만큼 충전하여 동일전류로 방전한 용량 C_2를 구한다.

AH 효율$=\frac{C_2}{C_1}\times 100$ 이것을 충전효율이라 한다.

ⓑ WH 효율 : 축전지를 임의의 방전전류로 방전할 때의 [Wh]와 충전에 필요한 [Wh]의 비[%]로 식 (1-6)과 같다.

$$\text{WH 효율}=\frac{\text{방전전류}\times\text{방전시간}\times\text{평균 방전전압}}{\text{충전전류}\times\text{충전시간}\times\text{평균 충전전압}}\times 100[\%] \qquad (1\text{-}6)$$

보통은 상온 10시간 방전에 있어 AH 효율은 90[%] 이상이고, WH 효율은 75[%] 이상이다.

ⓒ 중량효율 : 와트시(Wh) 용량에 대한 축전지의 전 중량의 비이며 식 (1-7)과 같다.

$$\text{중량효율}=\frac{\text{WH}}{\text{kg}}=\frac{\text{AH}}{\text{kg}}(\text{[kg]당 출력}) \qquad (1\text{-}7)$$

ⓓ 용적효율 : 이론 송출량에서 내부 누출을 제외한 실제의 송출량과 이론값과의 비이며 식 (1-8)과 같다.

$$\text{용적효율}=\frac{\text{WH}}{\text{l}}=\frac{\text{AH}}{\text{l}}(\text{[l]당 출력}) \qquad (1\text{-}8)$$

2) 알칼리 축전지

알칼리 축전지는 가성가리의 수용액 중에 양극판(NiOOH)과 음극판(Cd)을 서로 격리해서 침적시킨 것으로 약 1.3[V]의 기전력을 발생하며 공칭전압은 셀당 1.2[V]이다(그림 1-3). 알칼리 축전지는 가성가리의 수용액 중에 양극판과 음극판을 서로 격리해서 침적시킨 것으로 기전력을 발생한다. 알칼리 축전지의 종류는 〈표 1-5〉와 같다.

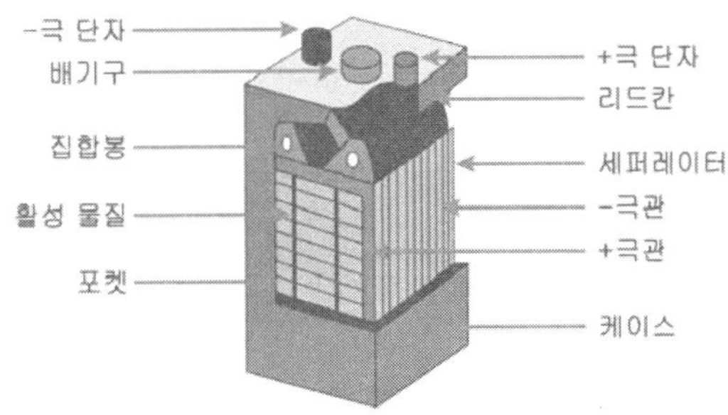

[그림 1-3] 알칼리 축전지의 구조

〈표 1-5〉 알칼리 축전지의 종류

종 류	포켓식	소결식
Al형	완만한 방전형	
Ah형	표준형	
Amh형	급방전형	
Ah-p형	초급방전형	
Ah-s형		초급방전형
Ahh형		초 초급방전형

(3) 외부구조에 따라

① Open Type : 가스제거장치가 없는 것으로 종래의 개방형에 해당한다.

② Ventilate Type : 배기 전에 필터를 설치하여 산소방출을 방지한 구조이다. 충선 중에 발생하는 가스로 인하여 올라오는 황산분을 걸러 황산분은 축전지로 되돌려 보내고 가스만 배기공을 통하여 배기시키는 구조이다.

③ Sealed Type : 산, 알칼리 가스가 나오지 못하게 한 구조로서 증류수의 보충이 필요치 않은 구조이다(무보수 밀폐형). 환수촉매장치가 있어 축전지 충전 중 내부에서 발생되는 가스를 특수 촉매에 의해 수증기로 변환시켜 촉매장치 외기내벽에 의하여 냉각시켜 물로 환원하여 다시 전지내로 되돌려 보내는 구조로 되어 있다(HS-E형과 PS-E형이 있다. 그림 1-4).

④ 저율(PS), 고율(HS)방전 특성화를 실현하였다.

㉠ PS/HS 전지의 특·장점

ⓐ 고품질의 투명 합성수지를 사용하여 내산성, 내충격에 강하도록 설계

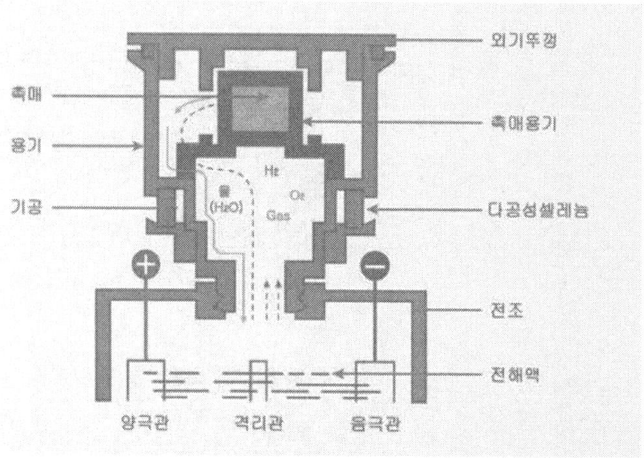

[그림 1-4] 시일형 축전지 구조

ⓑ 전조내부의 내용물을 볼 수 있어 전해액의 수위, 극판상태, 활물질침전량 등을 육안으로 확인

ⓒ 상용상태에서 축전지 외부의 화기에 의한 인화가 발생하지 않도록 방폭·방지장치

ⓓ 내산성, 내산화성이 우수하고 전기저항이 적은 미공성 고무의 격리판을 사용하여 장기간 성능유지

㉡ PS/HS 전지의 사용용도 : 수배전반용, 통신용, 컴퓨터 전원, 전화교환기(EMD, ESS, PBX), 마이크로웨이브, 무선통신, 데이터 통신, 수·화력발전소, 전원용

3. 축전지 용량산출방법

충전한 축전지를 방전했을 때 규정 전압으로 내려갈 때까지 낼 수 있는 전기량이다. 보통 암페어시[Ah]로 나타낸다. 용량표시방법에는 공칭용량, 규격용량, 실용량 등이 있다.

(1) 축전지의 용량산출

축전지의 용량을 산출하기 전에 그 용량을 좌우하는 조건을 정해야 한다. 조건에는 방전기간, 방전전류, 최저허용전압 등이 있다.

1) 용량산출방법

용량산출방법은 식 (1-9)와 같다. 연축전지(2.5), 알칼리 축전지 종류는 포켓식(1.3)과 소결식(1.15)이 있다.

$$C[\mathrm{Ah}] = K_1 \times \frac{I_1}{60} + K_2 \times T(I_2 + I_3) \tag{1-9}$$

I_1 : 차단기 1대의 최대투입전류

I_2 : 정전 시 비상전원으로 변환되는 부하전류

I_3 : 상용, 비상시의 연속부하전류

T : 정전시간

K_1 : 용량환산계수{연(40), 포켓(18), 소결(9)}

K_2 : 용량환산계수{연(2.5), 포켓(1.3), 소결(1.15)}~정전시간 1시간의 경우)

2) 용량산출방법

용량산출방법은 식 (1-10)과 같다.

$$C[\mathrm{Ah}] = \frac{1}{L}[K_1 I_2 + K_2(I_2 - I_1) + K_3(I_3 - I_2) + ..K_n(I_n - I_n - 1)] \tag{1-10}$$

C : 25[℃]에 있어서의 정격방전율 환산용량

L : 보수율(일반적으로 0.8 적용)

K, K_n : 방전시간 T 축전지의 최저온도 및 허용된 최저전압에 따른 용량환산계수

I_1, I_2, I_3, I_n : 방전전류[A])

(2) 산출에 필요한 조건

축전지 용량산출을 위해 용량을 좌우하는 보수율, 방전시간, 방전전류 등이 있다.

1) 보수율

축전지의 사용연한을 경과 또는 보수조건을 변경하는 것 때문에 생기는 용량변화를 보상하는 보정값이다.

2) 방전시간과 방전전류

① 엔진시동용 축전지의 용량산출에 있어서 방전시간과 방전전류는 엔진제작자가 지정한 값으로 한다(단, 방전시간이 확실하지 아니한 경우 [그림 1-5]의 값을 사용한다).

② 조작용 축전지의 방전시간(AC 전원 정전시간)

㉠ 발변전소 : 30분~2시간(특히 중요한 곳 3~5시간)

㉡ 통신용 : 수시간~10시간

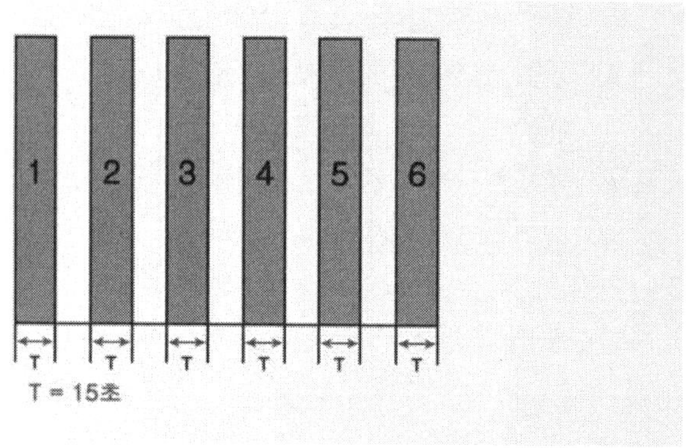

[그림 1-5] 방전시간과 방전전류

(3) 용량산출 시 필요조건

축전지의 용량을 산출하기 전에 그 용량을 좌우하는 다음 조건을 정해 둘 필요가 있다.

1) 방전기간과 방전전류

부하의 종류에 따라 비상시간을 정하는데 건축법, 소방법에 의한 전원공급인 경우 약 30분으로 정하고 교류발전기를 설치하고 변환 사용하는 곳은 약 10분간으로 한다.

2) 예상되는 최저 전지온도

설치장소의 온도조건을 추정하고 전지온도의 최저값을 정한다. 실내에 설치하는 경우에는 +5[℃], 특히 한냉지는 −5[℃]로 한다. 또 공기조화 등에 의하여 온종일 실내 온도를 보장할 수 있는 경우에는 그 온도로 정한다.

3) 최저허용전압

여러 가지 부하 측 기기에서 요구되는 최저허용전압 중 가장 높은 값에 전지와 부하사이에 접속된 전선의 전압강하를 더하여 표준특성도에서 나타난 값에서 구한다(엔진 시동용 부하에 있어서는 일반 세레모터보다 제어회로 쪽이 전압요구값이 최대가 되므로 주의할 필요가 있다). 최저허용전압은 식 (1-11)과 같이 여러 가지 부하 측 기기에서 요구되는 최저허용전압 중 가장 높은 값에 전지와 부하사이에 접속된 전선의 전압강하를 더한 값이다.

$$V = \frac{Va + Vc}{n} \qquad (1\text{-}11)$$

V : 최저허용전압 Va : 부하의 최저허용전압

Vc : 전압강하 n : Cell 수

① 부하의 최저허용전압(부하의 최저허용전압 중 가장 높은 값)
   ㉠ 차단기(트립 65～125[%], 투입 85～110[%])
   ㉡ 조작 릴레이 80～120[%]
   ㉢ 배전반 일반 90～140[%]
   ㉣ 직류전동기 85～110[%]

② 전압강하
   ㉠ 전기기기와 축전지 : 5～10[V]
   ㉡ 교환기와 전지 : 1[V]

4) 셀 수의 선정

셀 수는 부하의 제한전압과 최저 제한전압을 고려해서 결정한다. 일정한 부하에 대하여 셀 수를 적게 하면 최고 제한전압에 대해서는 안전하지만 용량이 큰 축전기가 필요하다. 또한, 셀 수를 많이 하면 축전지의 용량은 작아도 되지만 충방전 시의 과대전압을 피하기 위하여 전압조정장치가 필요하다. 그러므로 셀 수의 선정은 이들 관계를 종합적으로 검토 해석, 결정하는 것이 좋다.

5) 보수율

축전지의 사용연한을 경과 또는 보수조건을 변경하는 것 때문에 생기는 용량변화를 보상하는 보정값은 0.8이 적당하다.

(4) 용량산출순서

축전지의 용량산출은 방전전류의 산출, 방전시간 결정, 방전시간과 방전전류의 예상 부하특성곡선 작성, 축전지 종류의 결정, 축전지 셀 수의 결정, 용량환산시간, 최저허용전압 결정, 용량환산공식 적용 순으로 산출한다(그림 1-6).

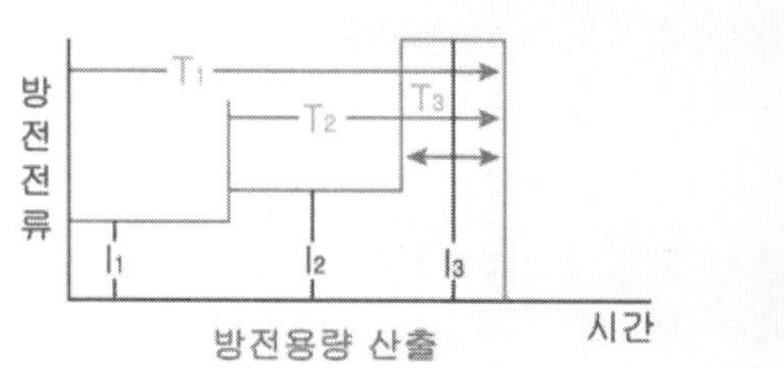

[그림 1-6] 방전용량산출

① 부하종류의 결정 : 조명, 차단기, 기동기기(기동 시 전압강하 고려)

② 방전전류의 결정 : 부하용량[VA]÷정격전압[V]

③ 방전시간의 산출 : 부하의 종류에 따라 결정한다(법적 시간 30분 이상).

④ 방전시간과 방전전류의 부하특성곡선을 작성한다.

  ㉠ 방전전류는 단시간에 부하전류가 크게 변화하는 경우나 급격한 변동이 장시간 변동하는 경우에는 대전류 방전 시의 순시전압강하가 문제로 되지 않는 한 '**평균전류**=방전전류'로 산출한다(단, 순시전압강하가 문제가 되는 경우 최대전류=방전전류).

  ㉡ 부하곡선은 초기 대전류가 유효하나, 수 · 변전 설비에서는 가급적 방전의 말기에 큰 방전전류가 사용되도록 그래프를 작성한다.

⑤ 축전지 종류의 결정 : 가격, 성능, 유지보수(연 : HS형, 알칼리 : AMH형)

⑥ 축전지 셀 수의 결정 : 셀 수=부하의 정격전압/축전지의 공칭전압

⑦ 최저허용전압의 결정 : (부하의 최저허용전압+전압강하)÷셀 수(직렬연결된 것)

⑧ 최저전지온도의 결정 : 옥내, 옥외(큐비클의 경우)

⑨ 용량환산 "K" 값의 결정(일반적인 경우 5[℃])을 기준으로 하고 〈표 1-6〉 이외의 온도에 따른 환산시간계수는 생략한다.

⑩ 용량환산공식에 적용 : 축전지의 용량을 산출하기 위하여 식 (1-12)를 적용한다.

$$C = \frac{1}{L}[K_1 I_1 + K_2(I_2 - I_1) + K_3(I_3 - I_2) + ..K_n(I_n - I_{n-1}) \quad (1\text{-}12)$$

C : 25[℃]에서 10시간 기준에 있어서의 정격방전율 용량[Ah/10hr]
L : 보수율(일반적으로 0.8 적용), K : 용량 환산시간[h]
I : 방전전류[A], $_1$, $_2$, $\cdots_n$: 방전전류의 변환순으로 번호를 붙인 것

〈표 1-6〉 축전지의 용량환산 시간계수(온도 5[℃]에서)

형식	최저허용 전압 [V/Cell]	0.1분	1분	5분	10분	20분	30분	60분	120분	비고
AHH	1.10 1.06 1.00	0.28 0.19 0.14	0.28 0.21 0.16	0.35 0.28 0.22	0.44 0.35 0.30	0.57 0.50 0.45	0.70 0.65 0.60	1.15 1.08 1.04		소결식 초초급방전형
AH	1.10 1.06 1.00	0.30 (0.36) 0.24 (0.030) 0.20 (0.30)	0.46 (0.47) 0.33 (0.38) 0.27 (0.30)	0.56 (0.60) 0.45 (0.47) 0.37 (0.39)	0.66 (0.69) 0.53 (0.55) 0.45 (0.45)	0.87 0.70 0.60	1.04 0.85 0.77	1.56 1.40 1.30	2.60 2.45 2.30	( ) 내의 수치는 200[Ah]를 넘는 축전지에 적용 (표준형)
AMH	1.10 1.06 1.00	0.67 0.57 0.46	0.84 0.71 0.58	1.00 0.85 0.69	1.10 0.93 0.75	1.23 1.11 0.84	1.37 1.15 0.96	1.90 1.65 1.40	3.00 2.70 2.40	급방전형
AM	1.10 1.06 1.00	0.97 (1.23) 0.75 (0.96) 0.63 (0.75)	1.23 (1.42) 1.15 (1.10) 0.76 (9.88)	1.52 (1.65) 1.15 (1.24) 0.95 (1.03)	1.70 (1.77) 1.28 (1.35) 1.05 (1.12)	1.92 1.50 1.26	2.10 1.65 1.43	2.75 2.23 1.90	3.80 3.30 2.90	( ) 내의 수치는 200[Ah]를 넘는 축전지에 적용
CS	1.80 1.70 1.60		1.50 (1.75) 1.00 (1.10) 0.75 (0.88)	1.60 (1.85) 1.12 (1.20) 0.92 (0.98)	1.75 (1.59) 1.25 (1.35) 1.11 (1.15)	2.05 (2.20) 1.50 (1.60) 1.44 (1.B7)	2.40 1.85 1.70	3.10 2.60 2.40	4.40 3.95 3.70	( ) 내의 수치는 900~2000[Ah]에 적용 클레드식 완만한 방전형
HS	1.80 1.70 1.60	0.85 0.56 0.44	0.88 0.56 0.44	0.95 0.65 0.53	1.05 0.75 0.63	1.30 1.00 0.87	1.55 1.24 1.10	2.20 1.90 1.75	3.40 3.05 2.90	페이스트식 (급방전형)

방전전류가 시간이 지날수록 증가하고 있는 경우에는 전체를 일괄하여 산출할 수 있다. 하지만 반대로 시간경과와 함께 방전전류가 감소하고 있는 경우에는 전류가 감소하기 직전까지의 부하특성마다 잘라서 필요한 축전지 용량을 구하도록 한다.

용량계산 1

1. 정전류부하(조명부하)의 경우
   - 사용축전지 : 표준형 연축전지
   - 부하특성 : 100[A] 60분 정전류
   - 최저 전지온도 : 5[℃]
   - 최저허용전압 : 1.75[V/cell]
   - K값 : 2.85(특성표에서 T=1, 최저허용전압 : 1.75에서 구한 값)
2. 계산결과

$$C = \frac{1}{L}KI = \frac{1}{0.8} \times 2.85 \times 100 = 356\,[\text{Ah}]/10[\text{hr}]$$

용량계산 2

1. 차단기 투입 조작전원의 경우
   - 사용전압 : 표준형 알칼리 축전지
   - 부하특성 : 80[A](시간 : 200[ms])
   - 경년 용량저하율 : 0.8
   - 최저 전지온도 : 5[℃]
   - 최저허용전압 : 1.1[V/cell]
   - K값 : 0.3(T : 200[ms], 허용전압 : 1.1[V] 특성표에서 구한 값)
2. 계산결과

$$C = \frac{1}{L}KI = \frac{1}{0.8} \times 0.3 \times 80 = 30[\text{Ah}]/5[\text{hr}]$$

용량계산 3

1. 방전전류가 방전시간의 말기에 급증하는 경우(수전설비 제어부하)
   - 사용축전지 : 표준형 소결식 알칼리 축전지
   - 부하특성 : 3[A]180분, 말기(0.1분)에 48[A]
   - 경년 용량저하율 : 0.8
   - 최저 전지온도 : 25[℃]
   - 최저허용전압 : 1.1[V/cell]
   - K_1값 : 3.4(특성표에서 구한 값)
   - T_1 : 180, T_2 : 0.1(순시)
2. 계산결과

$$C = \frac{1}{L}\,[K_1 I_1 + K_2(I_2 - I_1)] = \frac{1}{0.8}\,[3.4 \times 3 + 0.24(48-3)] = 26.25[\text{Ah}]/5[\text{hr}]$$

4. 충전방식

축전지의 충전에는 충전목적시기에 따라 사용하기 시작할 때의 초기 충전과 사용 과정에서의 일상충전이 있다. **충전방식**에는 **트리클(유지)** 방식과 플로트(부동) 방식이 있으며 최근 건축전기설비에서는 부동충전방식을 거의 사용하고 있다.

(1) 초기충전

축전지에 아직 전해액을 넣지 않은 미충전 상태의 전지에 전해액을 주입하여 처음으로 행하는 충전이다. 최근에는 공장으로부터 전지를 출하할 때 이미 액을 넣어 충전을 마친 상태에 있는 전지와 액을 넣지 않고 충전을 마친 상태의 전지가 있다. 따라서 이러한 전지는 초기충전이 필요하지 않으며 공장출하에서 사용개시까지의 공백기간이 짧을수록 좋다.

(2) 일상충전(유지충전)

사용 중 충전이며 다음과 같은 종류가 있다.

① 보통충전 : 필요할 때마다 표준시간율로 소정의 충전을 하는 방식이다.

② 급속충전 : 비교적 짧은 시간에 보통 충전전류의 2~3배의 전류로 충전하는 방식이다.

③ 부동충전 : 전초충전 또는 활성화 충전이 끝난 연축전지를 충전기와 축전지 및 부하를 병렬로 회로를 구성하고 만충전된 축전지 전압보다 약간 높은 정전압으로 충전기에 설정하고 축전지의 자기방전을 보상하여 항상 만충전 상태를 유지시켜 주는 방식이다(표 1-7).

〈표 1-7〉 권장 부동충전전압

축전지 종류	전해액 비중(25[℃])	평균 전압범위[V/cell]
일반방전용(PS)	1.215	2.15~2.17
고율방전용(HS)	1.240	2.18~2.20

㉠ 상시 부하전류는 정류기가 부담하고 순시 대전류는 충전기와 축전지가 분담하며, 정전 시에는 축전지가 전 부하를 부담하고, 정전회복 후에는 정류기가 충전과 부하전류를 부담하게 된다. 따라서 **정류기 출력전류**가 **필요**하다.
식 (1-13)과 같다.

$$\text{정류기 출력전류} = \text{충전전류} + \text{상시부하 최대전류} \tag{1-13}$$

㉡ 부동충전 시 과충전으로 인해 축전지 수명이 단축될 수 있고 부족 충전으로 전해액 비중이 저하되어 용량부족현상이 발생하므로 실험결과 〈표 1-7〉과 같이 규정전압으로 충전한다.

㉢ 축전지가 항상 완전충전상태에 있으며 정류기의 용량이 작아진다. 또 축전지의 수명에 좋은 영향을 준다.
거치형 축전지설비에서 가장 일반적으로 사용되며, 수개월에 1회는 균등충전을 할 필요가 있다(그림 1-7).

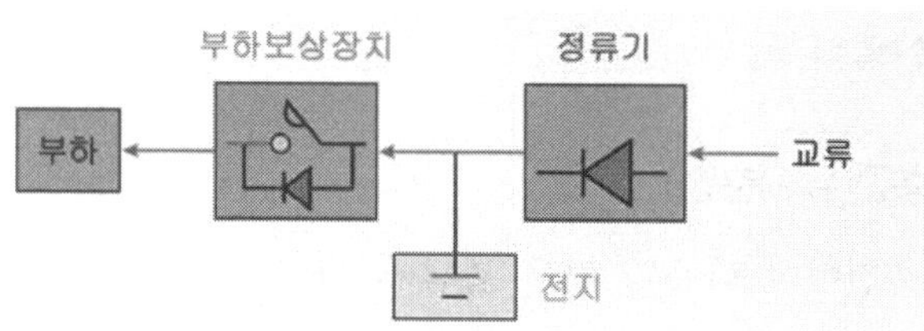

[그림 1-7] 부동충전방식의 흐름

(3) 균등충전

부동충전을 유지하면 완전충전 상태로 유지되지만 축전지 개개의 특성에 따라 자기방전량에 차이가 생기고, 개개의 부동충전전압은 상이하므로 장기간 부동충전 시 충전부족상태의 것이 나온다. 이 불균형 시정을 위하여 일종의 과충전인 균등충전을 할 필요가 있다. 즉, 균등충전은 각 전지간의 전압을 균등하게 하기 위해 3주에 1회 정도 축전지 공칭전압의 120~125[%]의 정전압으로 10~12시간 충전하는 방식이다(표 1-8).

〈표 1-8〉 균등충전전압과 충전 소요시간

단전지당 전압[V]	충전 소요시간
2.25일 때	약 48시간 소요
2.30일 때	약 24시간 소요
2.40일 때	약 8시간 소요

(4) 세류 충전방식(트리클 충전방식)

전지의 자기방전을 보충하기 위해 부하를 제거한 상태로 늘 미소전류로 충전하는 방식이다.

■ 참고 : 자기방전(Self Discharge)

충전된 2차 전지가 방치해 둔 시간과 함께 용량이 감소되어 저장된 전기에너지가 전지 내에서 소모되는 현상으로, 아연(Zn)보다 단극 전위가 높고 수소 과전압이 낮은 불순물 구리(Cu) 등이 존재하면 국부 전지가 형성되어 순환전류가 흘러 아연(Zn)이 소모되면서 생긴 수소(H_2)가 양극으로 이동하여 양극의 활성물질과 반응한다. 또한 누설전류에 의한 방전이 발생한다.

(5) 전자동 충전방식

정전압 충전의 결점(충전초기 대전류)을 보완하여 일정전류로 자동 전류제한장치를 부착한 충전방식으로 보수유지에 유리하다(정전압장치와 자동회복 충전장치가 필요하다).

(6) 초충전

건식축전지(dry-uncharged type)는 전해액을 주입하여도 축전지는 방전상태에 있으므로 사용 전에 충전해야 한다. 축전지는 전해액 주입 전 대기 중의 산소, 탄산가스와 반응하여 산화연, 탄산연으로 변화된다. 주입 시 전해액과 결합하여 황산연($PbSO_4$)으로 되므로 장시간 충전하여 연(Pb)으로 활성화할 필요가 있으며 다음과 같이 실시한다.

① 주위온도 30[℃] 이하에서 실시한다.

② 주입 후 1~2시간 후에 재보충한다.

③ 초충전은 규정용량의 약 400[%]에 달할 때까지 계속한다. 즉 10시간율 공칭용량의 1/20의 전류로 80시간 이상, 1/10의 전류로 40시간 이상 충전한다.

5. 정류방식

반도체 정류기와 수은 정류기가 있으며 반도체 정류기가 주로 사용된다.

(1) 정류기 2차 전압의 선정

2차 권선에 유기되는 전압으로, 단상 110[V]와 3상 220[V]가 있다.

① 단상 110[V] : 정류기 2차 전류 10[A] 이하로 한다.

② 3상 220[V] : 정류기 2차 전류 10[A] 초과로 한다.

(2) 정류기 2차 전류의 선정

2차 권선에 유기되는 전류로 상시 부하가 있는 경우와 없는 경우로 나눌 수 있다.

① 상시 부하가 있는 경우 : (축전지 정격용량÷10)+(상시부하용량÷정격전압)

② 상시 부하가 없는 경우 : (축전지 정격용량÷10)

(3) 정류기 교류 측 입력용량 및 정류기의 1차 전류

정류기는 교류를 직류로 바꾸기 위한 전기적 장치로 적절한 변환방법이나 스위칭 소자, 제어회로를 통해 원하는 전압과 주파수를 얻는다. 정류기 교류 측 입력용량 P_{ac}을 구하는 식 (1-14)와 같다.

$$P_{ac}[\mathrm{kVA}] = \frac{(I_L + I_C)V_d}{\cos\theta \cdot n} \times \frac{1}{1000} \tag{1-14}$$

정류기 1차 전류 I_{ac}를 구하는 식 (1-15)와 같다.

$$I_{ac}[\mathrm{A}] = \frac{(I_L + I_C) \times V_d}{\sqrt{3 \times E \times \cos\theta \times n}} \tag{1-15}$$

V_d : 정류기 직류측 전압
$\cos\theta$: 정류기 역률
n : 정류기 효율
I_L : 직류측 상시 부하최대전류
I_C : 직류측 축전지 충전전류

(4) 연축전지와 알칼리 축전지의 비교

연축전지와 알칼리 축전지의 비교는 〈표 1-9〉와 같다.

〈표 1-9〉 연축전지와 알칼리 축전지의 비교

구 분	연축전지	알칼리 축전지
종 류	• 클레드식 • 페이스트식	• 포켓식 • 소결식
공칭전압[V/Cell]	2.0	1.2
셀 수	52~55개	80~85개
최대 방전전류	1.5[C]	2[C](포켓), 10[C](소결)
전기적 강도	과충전, 과방전에 약하다.	과충전, 과방전에 강하다.
충전시간	길다	짧다
온도특성	열등	우수
수 명	CS형 : 10~15년, HS형 : 5~7년	20~30년
공칭용량	10시간율	5시간율
가 격	유리	고가
용 도	장시간 일정전류 부하	단시간 대전류 부하
기 타	• 부식가스를 발생 • 전해액의 비중에 의해 충·방전을 알 수 있다. • 충·방전 전압의 차이가 적다.	• 부식가스가 없다. • 저온특성이 좋다 • 보존이 용이하다. • 고율방전특성이 좋다.

6. 축전지실

현재는 내산처리가 필요 없는 축전지가 주로 사용되어 축전지실이 별도로 필요 없이 큐비클식으로 다른 기기와 함께 설치가 일반적이다.

(1) 축전지실 설치 시 고려사항

① 천장높이 : 2.6[m] 이상, 축전기기와 벽면 및 부속기기는 1[m] 이상 이격한다.
② 설치장소 : 진동이 없는 장소에 설치한다.
③ 배기설비 설치 : 전기분해로 수소가스가 발생한다.
④ 충전기는 가급적 부하와 근접시켜야 한다.
⑤ 배선은 비닐전선, 조명기구는 내산성으로 해야 한다.
⑥ 실내에 싱크를 설치한다.
⑦ 개방형으로 단자전압 16[V] 이상일 때 절연물질의 프레임대에 애자유리로 지지한다.
⑧ 그 밖에 관계법령에 적합하도록 한다.

(2) 축전지실의 배기

일반적으로 축전지실을 설계할 때에는 식 (1-16)과 같다. 다만, 시일형 고정축전지는 배기시설이 거의 필요 없으며 큐비클에 내장하여 사용하면 별도의 축전지실이 필요 없다.

$$\text{필요배기량 } Q = \frac{5.5}{1000} CN[\text{m}^2/\text{hr}] \quad (1\text{-}16)$$

N : 2[V] 단전지의 수 C : 10시간 공칭용량

(3) 표준목대

진동(수평진도 0.5[G])에 이상이 없도록 설계(내진)되어 있다. 사용 중 뒤틀림과 갈라짐이 없도록 함수율이 적은 목재를 사용하며 내산 처리되어 장기간 사용할 수 있어야 한다. 축전지 내 · 외부의 결함유무를 확인한 후 축전지를 목대 위에 설치하는데 목대의 종류는 1단 목대(그림 1-8), 2단 목대 (그림 1-9), 계단 목대 (그림 1-10) 등이 있다.

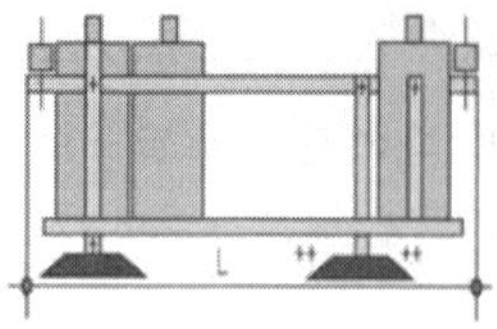

[그림 1-8] 1단 목대

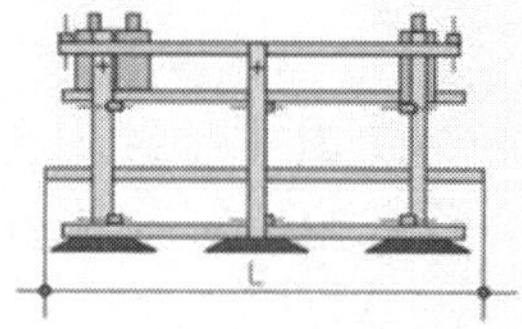

[그림 1-9] 2단 목대

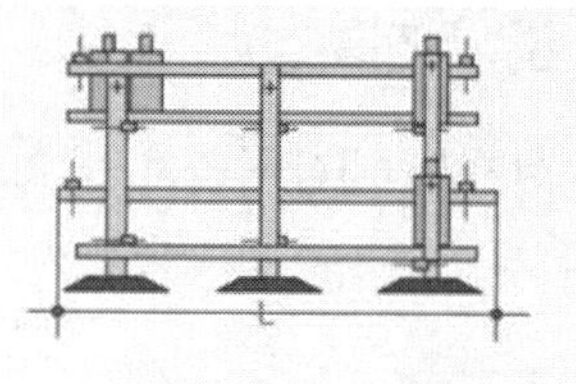

[그림 1-10] 계단 목대

7. 직류전원설비

수 · 변전 설비의 조작용, 비상용 조명장치 등의 예비전원으로 사용하며 정류기반과 축전지를 별도 시설한 것 또는 정류장치와 축전지를 하나의 반에 수납한 큐비클식 직류전원장치가 있다.

(1) 정류기

교류전력에서 직류전력을 얻기 위해 정류작용에 중점을 두고 만들어진 전기적인 회로소자 또는 장치이며 정류방식에는 단상 반파정류, 단상 전파정류, 3상 반파정류, 3상 전파정류가 있으며 가장 좋은 정류방식은 3상 전파정류방식이다.

(2) 정류기 용량산출

정류기 교류측 입력용량은 식 (1-17)과 같다.

$$P = \frac{(I_L + I_C)\,V_d}{\cos\theta \times n} \times \frac{1}{1000}\,[\mathrm{kVA}] \tag{1-17}$$

정류기 교류측 입력전류는 식 (1-18)과 같다.

$$I = \frac{(I_L + I_C) \times V_d}{\sqrt{3} \times E \times \cos\theta \times n}\,[\mathrm{A}] \tag{1-18}$$

P : 정류기 교류측 입력용량
I : 정류기 교류측 입력전류
I_L : 정류기 직류측 부하전류
I_C : 정류기 직류측 축전지 충전전류
V_d : 정류기 직류측 전압
E : 정류기 교류측 전압
$\cos\theta$: 정류기 역률
n : 정류기 효율

(3) 정류방식별 비교

단상, 3상 모두 전파 정류방식의 파형 평활을 위해 유리하고 일반적으로 채택된다 (E_1: 직류 출력전압, E : 교류 입력전압, 표 1-10).

〈표 1-10〉 정류방식별 비교

정류방식	출력식
단상 반파 정류	$E_1 = 0.45E$
단상 전파 정류	$E_1 = 0.9E$
3상 단파 정류	$E_1 = 1.17E$
3상 전파 정류	$E_1 = 1.35E$

(4) 정류회로의 구성 및 회로도

① 반파 정류회로 : 다이오드 등의 정류소자를 사용하여 교류의 (+) 또는 (−)의 반사이클만 전류를 흘려서 부하에 직류를 흘리는 회로이다.

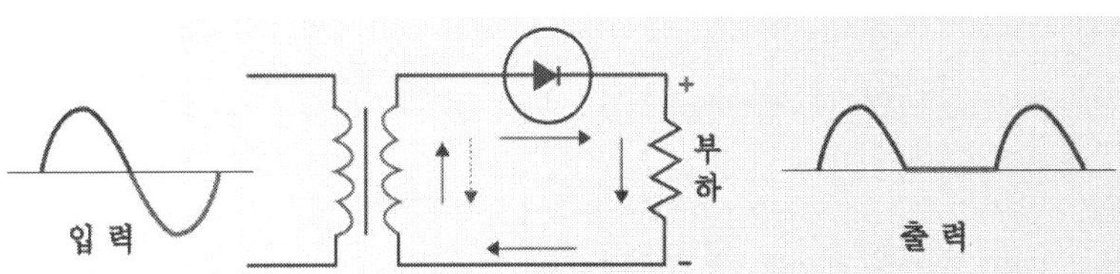

[그림 1-11] 반파 정류회로

② 전파 정류회로 : 다이오드를 사용하여 교류의 (+), (−) 어느 반 사이클에 대해서도 정류를 하고, 부하에 직류전류를 흘리는 회로이며, 중간 탭이 있는 트랜스가 필요하다.

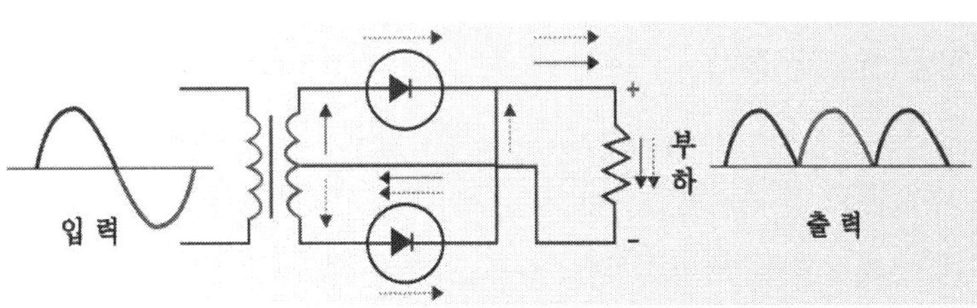

[그림 1-12] 전파 정류회로

03 무정전 전원장치

1. 전원장치의 종류와 특성

전원장치의 종류에는 자동전압조절장치, 정전압 정주파수 전원장치, 가변전압 가변주파수 전원장치, 무정전 전원장치가 있으며 각각의 특성은 〈표 1-11〉과 같다.

〈표 1-11〉 각종 전원장치의 비교

기 능	방 식	장 점	단 점
자동전압 조절장치 (AVR)	유도전압 정전기(IVR)	• 경제적이다. • 대용량기(선로용량수, 1000[kVA] 까지 제작할 수 있다.)	• 기계적 가구가 많다. • 다 빈도로 사용하면 수명이 짧다. • 보수가 필요(30~60초/전 범위)
	정지형 자동 전압조정기	• 반응속도가 빠르다(0.1~0.5초). • 마모부품 없이 긴 수명 • 방수가 불필요	IVF에 비해 고가이다.
정전압 정주파수 전원장치 (CVCF)	회전형 CVCF	• 서지내량(과부하 내량)이 크다. • 입력전원의 순시 정전에 강하다.	• 효율이 낮다. 응답속도가 늦다. • 주파수 정밀도가 저하된다. • 진동소음이 크다. • 보수, 분해수리가 필요하다.
주파수 변환장치 (FC)	정지형 CVCF	• 효율이 높다. 보수가 간단하다. • 주파수 정도가 높다. • 응답속도가 빠르다. • 진동, 소음이 낮다.	서지내량(과부하 내량)이 저하된다.
무정전 전원장치 (UPS)	회전형 CVCF +축전지	회전형 CVCF와 같다.	왼쪽과 동일하다.
	정지형 CVCF +축전지	정지형 CVCF와 같다.	왼쪽과 동일하다.

(1) 자동전압조절장치

자동전압조절장치(Automatic Voltage Regulator : AVR)는 교류전압을 일정하게 유지시켜 주는 장치이다. 출력전압과 설정값 차이를 검출하여 출력전압을 설정값으로 일정하게 유지하도록 계자전류를 자동으로 조정하는 장치이다.

(2) 정전압 정주파수 전원장치

정전압 정주파수 전원장치(Constant Voltage Constant Frequency : CVCF)는 교류를 출력시키는 전원장치로서 양질의 전력을 부하에 공급한다. 백업 기능은 없지만,

상용전원의 전압이나 주파수가 변동되어도 부하에는 항상 정전압 정주파수의 안정된 교류 전력을 공급할 수 있다. 구성요소는 UPS의 기본구성에서 축전지 설비와 전환개폐기를 제외한 것으로 되어 있다. [그림 1-13]은 CVCF의 운전 모드를 나타낸 것이다.

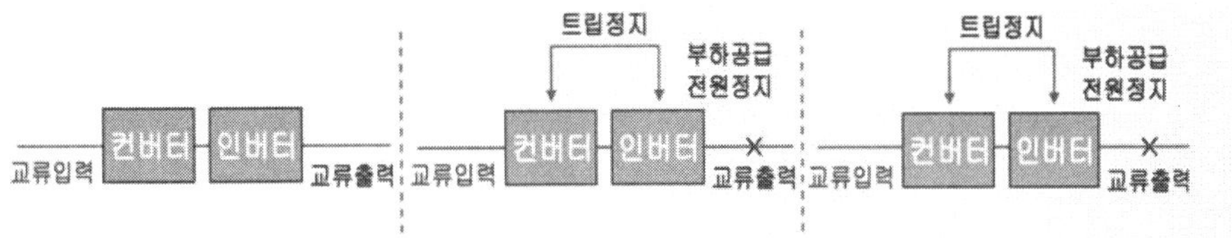

(a) 상용입력 확보 시의 운전 모드 (b) 상용입력 정전 시의 운전 모드 (c) CVCF 고장 시의 운전 모드

[그림 1-13] CVCF의 운전 모드

(3) 가변전압 가변주파수 전원장치

가변전압 가변주파수 전원장치(Variable Voltage Variable Frequency : VVVF)는 가변전압, 가변주파수의 교류전력을 발생시키는 장치이다. 컨버터와 인버터로 구성된다. 주로 유도전동기의 광범위한 속도제어에 많이 사용되고 있다.

(4) 무정전 전원장치

무정전 전원장치(Uninterruptible Power Supply : UPS)는 CVCF에 축전지를 결합하여 CVCF의 기능 이외에 상용전원의 정전 시에도 항상 부하에 안정된 전력을 공급할 수 있는 무정전 교류 전원장치이다.

2. 무정전 전원장치의 개요

최근에 급격하게 보급 발전하고 있는 마이크로프로세서가 내장된 사무자동화(OA) 및 공장자동화(FA) 등은 전원전압의 변동과 고조파, 서지의 내습, 순시정전 등 전원의 질에 대하여 민감하게 반응하는 관계로 고품질의 전원을 요구하게 된다. 이러한 고품질의 전원공급을 위한 전원장치가 무정전 전원장치라고 하며, 입력전원에서 이상상태가 발생하여도 정상적인 전원을 부하 측에 공급하는 설비로서 정류기, 인버터, 축전지, 절환스위치로 구성되며 컴퓨터, 전자교환기, 전력공급의 집중감시제어반, 각종 플랜트 계기 등에 사용되고 있다.

3. 무정전 전원장치 설치의 필요성

순간정전으로 인한 시스템의 다운과 중요한 컴퓨터 데이터 등을 보호하고 서지, 잡음, 충격전류 등의 유입으로 인한 첨단 기기의 오동작을 예방한다. 또한, 예고되지 않는 정전으로 인한 시설, 설비, 장비 등을 보호한다.

4. 무정전 전원장치 설치 후 기대효과

유해 전원(서지, 노이즈, 저전압, 과전압 등)을 차단하여 양질의 전원을 공급한다. 정전 및 순간 정전으로부터 보호하고 정전 시 확실한 백업 효과가 있다. 자동 셧 다운(shut down) 기능으로 배터리 보호 및 시스템 감시가 불필요하다. 또한 원격제어 및 모니터링, 전원 사건기록, 호출기능으로 신속한 대응 및 사후 처리가 가능하다.

5. 무정전 전원장치의 동작원리

UPS는 사용전원의 순간정전, 전압변동, 주파수변동, 파형왜곡 등에 의한 컴퓨터 응용기기의 오동작과 예기치 못한 정지를 방지하는 역할을 한다.

6. 무정전 전원장치의 구성

무정전 전원장치는 정류기와 축전지, 인버터, 바이패스 회로 등으로 구성되며, 가장 기본적인 구성을 나타내면 [그림 1-14]와 같다.

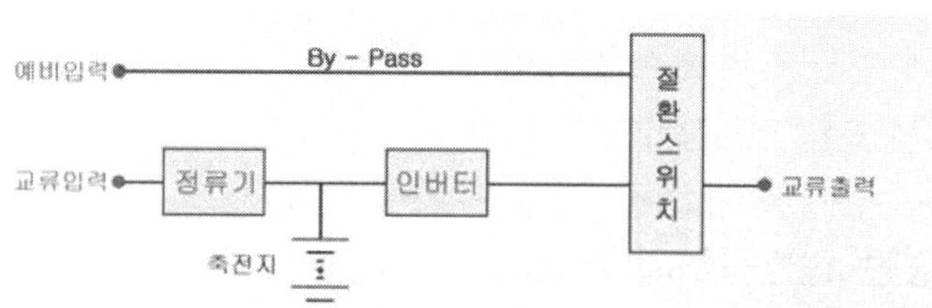

[그림 1-14] UPS 기본구성도

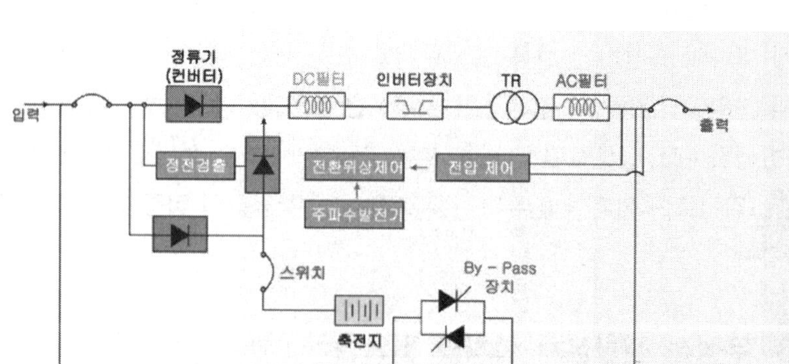

[그림 1-15] UPS 구성도

무정전 전원장치의 각 부는 정류부, 축전지, DC/AC 필터, 인버터, 바이패스가 있으며 각 부의 기능은 [그림 1-15]와 같다.

① 정류부(converter) : 교류전원을 직류전원으로 바꾸어 주는 동시에 직류축전지에 충전을 하게 된다.

② 축전지(battery) : 상용전원의 정전 시 인버터에 직류전원을 공급하여 일정시간까지 부하에 전력을 공급한다.

③ DC/AC 필터 : 직류 및 교류 필터가 있으며 직류 필터는 정류기에서 DC로 변환된 직류전압의 리플(ripple)을 평활하게 하여 주며 교류 필터의 경우 DC에서 AC로 변환된 출력교류전압에 포함된 고조파 전압을 제거하여 양질의 정현파의 AC 전원을 만드는 역할을 한다.

④ 인버터(inverter) : 정류부와 DC 필터를 통과한 DC 전원을 부하가 사용하는 교류전원으로 변환시키는 핵심부분을 담당한다.

⑤ 바이패스(by-pass) : 무정전 전원장치의 고장으로 차단이 되었을 경우 상용전원을 그대로 부하에 공급하는 회로이다.

7. 무정전 전원장치 방식의 분류

UPS 장치는 중요한 시스템에 사용되기 때문에 신뢰성이 중시되고 높은 신뢰성을 확보하기 위하여 상용전원을 유효하게 활용하여 각각 시스템을 구성하고 있으며, 이러한 것의 크기는 상시 인버터 급전방식(온라인)과 상시 상용 급전방식(오프라인)의 2개로 구분할 수 있다. 부하용도에 대응한 요구신뢰도에 따라서 각종 방식의 조합이 가능하다. 미니(mini) UPS에 사용되는 대표적인 방식으로 구성은 〈표 1-12〉와 같다.

〈표 1-12〉 UPS 방식의 분류

분류	방식
급전에 의한 분류	• 상시 인버터 급전방식(ON line 방식) • 상시 상용 급전방식(OFF line 방식)
용장(redandant) 유무에 의한 분류	• 단일 운전방식 • 복수대 병렬 운전방식
동기 유무에 의한 분류	• 비동기 운전방식 • 상용 동기 운전방식

8. 순시전압강하의 영향

순시전압강하와 정전에 대한 적극적인 대처가 UPS이며 이들의 영향 정도를 보면 〈표 1-13〉과 같다.

〈표 1-13〉 순시전압강하의 영향

사용기기	적용개소의 예	영향의 생성영역	영향강도
컴퓨터 프로세서	• 공장 등의 프로세서 제어 로봇 • 사무실 등의 오피스컴퓨터, 팩시밀리 • 의료기기	• 전압강하량 5~10[%] 정도 • 계속 시간 10[ms] 정도 (오피스컴퓨터 10~20[ms] 정도)	• 메모리의 소실 • 프로그램 폭주 • 제어오류
전자개폐기를 사용하고 있는 전동기	공장 전동기의 대부분	• 전압강하량 40~60[%] 정도 • 계속 시간 10~50[ms] 정도	환풍기, 펌프, 압축기 등 구동전원에 많이 사용되고 있기 때문에 생산품질의 저하, 생산량의 저하 등에 치명적인 결함을 준다.
사이리스터 등을 사용하고 있는 가변속 전동기	• 일반 산업용 전동기 • 엘리베이터 • 정수장, 하수처리장의 펌프용 전동기	• 전압강하량 15[%] 정도 • 계속 시간 10~50[ms] 정도	
고압 방전램프	• 홀, 스포츠 시설의 조명 • 도로, 터널의 조명	• 전압강하량 20[%] 정도 • 계속 시간 70~100[ms] 정도	소등 후, 재점등까지 수분~수십분 정도를 요하며, 활동에 지장을 초래한다.

9. 무정전 전원장치의 운전

무정전 전원장치의 운전에는 정상운전, 상용전원 차단, 바이패스(by-pass) 회로 운전 등이 있다.

(1) 정상운전

사용전원이 정류기와 인버터를 거쳐 양질의 전원을 공급한다. DC 전력의 일부는 배터리의 부동충전을 담당한다(그림 1-16).

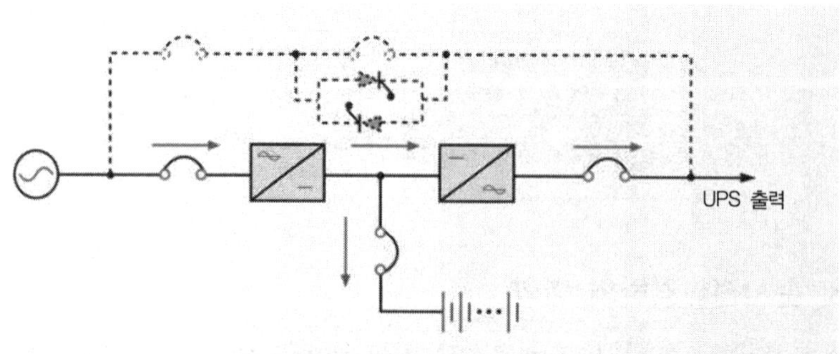

[그림 1-16] 정상운전

(2) 상용전원 차단

정전 시에는 정류기의 동작이 중단되며 무순단(끊어짐이 없는) 축전지로 양질의 전력을 공급한다(정전압 정주파수 장치).

① 축전지의 설정시간 동안 전력을 공급하며, 상용전원 회복 시 정류기가 동작한다.

② 정류기가 동작하면 즉시 배터리는 자동으로 충전된다(그림 1-17).

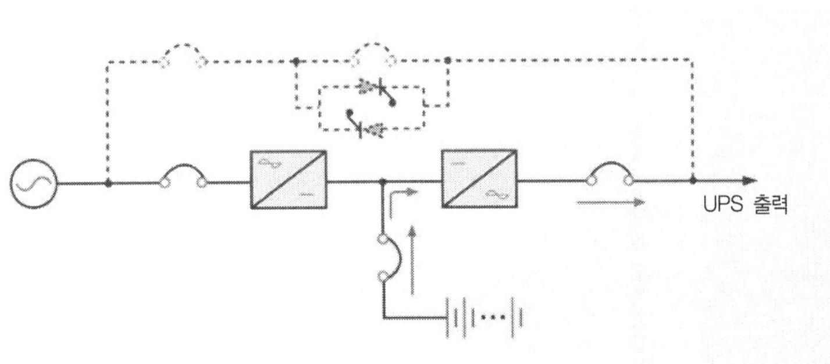

[그림 1-17] 상용전원 차단

(3) 바이패스 회로 운전

정류기와 인버터의 고장이 일어났을 때를 대비한 것이다.

① 병렬운전 또는 예비운전이 있을 경우 이를 생각할 수 있으나 여기서는 이것이 없다고 보고 작동한 것이다

② UPS가 고장이 날 경우 즉시 S/S(Static Switch)가 동작(150[μs] 이내)하고, 2~3[Hz] 이내에 CB를 통해 상용전원을 그대로 급전한다.

③ UPS가 정상화되면 UPS 회로와 바이패스 회로가 병렬 운전을 하면서 바이패스 회로가 차단되고 정상회로로 복귀한다(그림 1-18).

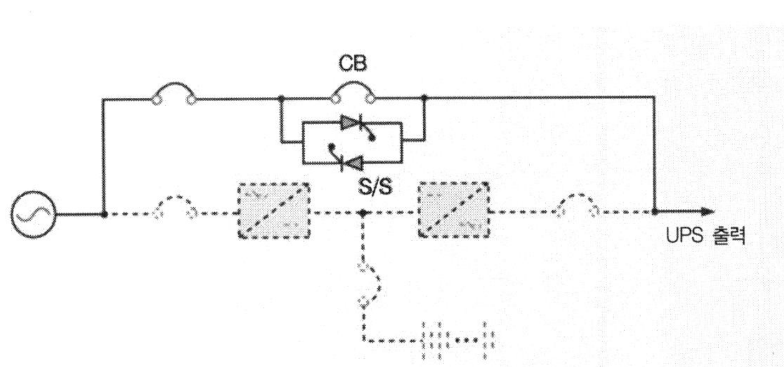

[그림 1-18] 바이패스 회로운전

10. UPS의 설치 시 주의사항

(1) 온 도

UPS 장치의 주위온도는 일반 전기기기처럼 40[℃] 이하로 되어 있는데, UPS 자체에서 발열하므로 충분히 환기할 필요가 있다. UPS는 반도체 부품으로 구성되어 있어 신뢰성면에서 공조설비를 설치하고 주위온도 30[℃] 이하에서 사용하는 것이 바람직하다. 축전지를 가대에 탑재하는 경우는 축전지 전용실을 설치해야 하지만, 축전지를 큐비클에 수납하는 경우에는 축전지실이 필요 없다. UPS의 출력전압은 부하기기까지의 배선에 의한 전압강하를 고려해야 한다(표 1-14).

〈표 1-14〉 UPS의 정격특성

정격사항	정격내용
사용정격	• 연속동작형 : 100[%] 연속 사용가능 • 대기동작형 : 정해진 축전지 정격 유지시간 내에서 연속 사용가능
전기적 성능사항	• 교류 입력전압의 허용 변동범위 : ±10[%] • 교류 입력주파수의 허용 변동범위 : ±10[%] • 교류 출력전압 안정도 : ±2[%] 이내
교류 출력주파수 안정도(비동기 시)	±0.3[Hz] 이내
교류 출력파형 외율	5[%] 이내
과부하 내량 시험	120[%] 부하로 10분간

(2) 설치장소

① 설치장소는 고온다습하지 않은 옥내에 설치해야 한다.

② 통풍이 잘되고 전기적으로 안전한 곳에 설치해야 한다.

③ 전압은 거리가 멀면 멀수록, 부하가 많이 연결될수록 전압강하되므로 부하와 가까운 근접된 장소에 설치해야 한다.

(3) 입력선 및 출력선 연결

메인 분전반에서 전원공급장치(AVR, UPS, Power Conditioner Transformer등)까지, 전원공급장치에서 부하장비 전 분전반까지의 분전반 및 배선공사는 사용자측에서 준비해야 한다.

제2장

정보통신설비

통합배선 시스템에 의한 설계를 할 경우, 편리함과 경제성을 한눈에 알 수 있도록 구성하였으며 정의 및 특성에 대해서도 이해한다. 전기방식의 배선설비와 원칙 색깔정하는 법, 3로 및 4로 스위치 결선방법을 다루면서 구체적으로 배선 시스템을 습득할 수 있다.

01 통합배선 시스템
02 배선설비

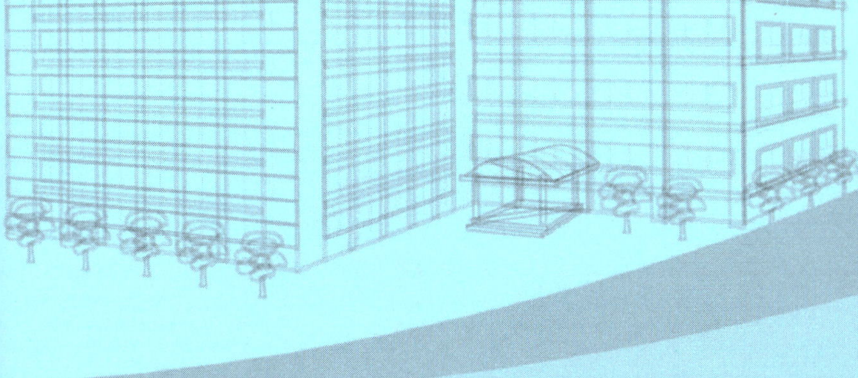

01 통합배선 시스템

1. 통합배선 시스템의 개요

오늘날 사무환경은 컴퓨터와 하이테크 산업의 발달과 더불어 다양한 정보기기 및 통신기기의 도입이 급증하고 있으며, 오피스 건물의 인텔리전트화가 발달될수록 Multi-Vendor/ Multi-Media 화가 필연적이기 때문에 배선량과 종류가 방대하게 요구되고, 또한 서로 각기 다른 기기 배선의 관리가 곤란한 실정에 이르고 있다. 따라서 사무실의 Lay-Out 변경과 정보통신 시스템의 이동확장에 따른 중복 배선, 재배선으로 인한 경제적 손실과 인력낭비를 초래하고 있다.

통합배선 시스템은 건물 내부와 건물 구간에서 요구되는 각종 통신망을 일원화시킨 것으로 여러 문제들을 해결하고자 설치 운영하는 시스템이다. 음성, 데이터, 비디오, 정보처리, 통신장비, 건물관리에 필요한 다양한 정보관리 시스템뿐만 아니라 외부의 통신 시스템을 통합적으로 지원하므로, 어떠한 정보통신 기기에도 자유롭게 접속될 수 있도록 구성된 경제적인 배선망 시스템이다.

2. 통합배선 시스템의 정의 및 특성

통합배선 시스템은 정보, 음성, 영상, 제어 매체를 모두 수용하는 다기능이 집약된 정보전달 배선 시스템으로, 사용자의 수요와 위치를 예측하고 향후 변경이나 추가 등에 융통성 있게 대처할 수 있도록 경제성 · 확장성 · 편리성을 제공하는 선행 배선 시스템이다. 〈표 2-1〉은 통합배선 시스템의 특성을 나타내었다.

〈표 2-1〉 통합배선 시스템의 특성

구분	주요 기능
확장성	• 기술발전에 따른 통신 표준화에 대비한 선행 배선이다. • 확장 시에는 블록 단위로 증설이 가능한 시스템이다.
유연성 호환성	• 다양한 매체의 인터페이스 기능을 제공한다. • 접속장비를 모두 수용하는 범용 배선이다. • 단위 구조(modular structure)에 입각한 분리/통합이다.
경제성	• 설치 및 유지보수가 용이한 배선체계이다. • 통합배선의 선행 배선구축을 통한 운영 관리비용을 절감한다.
표준성	• 각 부품이 TIA/EIA, UL, ISO/IEC 등 국제규격에 부합하는 표준 인터페이스를 제공한다.
공간성	• 집중된 배선반과 경량의 케이블로 공간을 활용화한다.

선행 배선은 일정 면적 또는 구역 내에 필요한 수량을 예상하여 미리 배선해 추후 이동 또는 확장 시 점퍼, 패치 코드만으로 간단히 연결함으로써 기기의 이동 또는 확장 시 편리성을 제공하는 배선이다.

3. 통합배선 시스템의 구성도(1등급)

통합배선 시스템의 기본구성도는 일반 아파트, 주상복합 아파트와 같은 공동주택과 업무시설 및 오피스텔 등으로 나누어진다. [그림 2-1]과 [그림 2-2]는 각각 특등급 아파트와 1등급 아파트의 광케이블 배선도를 나타낸 것이다.

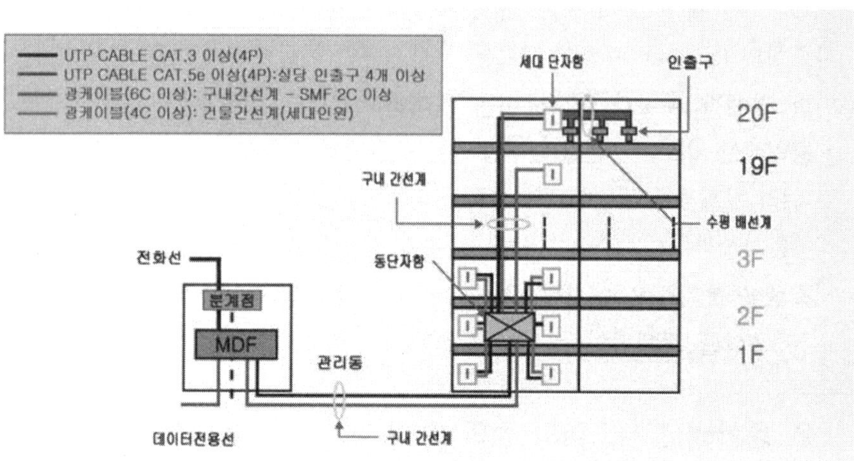

[그림 2-1] 특등급 아파트의 광케이블 배선도

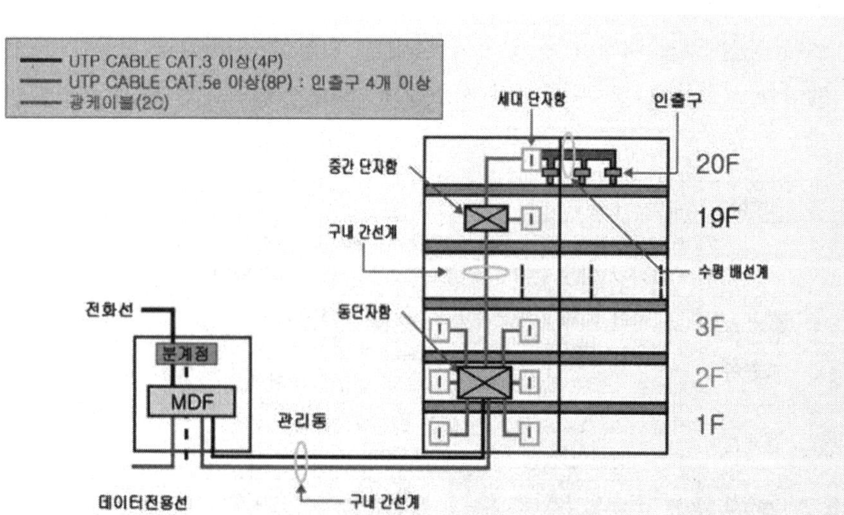

[그림 2-2] 1등급 아파트의 광케이블 배선도

4. 통합배선 시스템의 구성체계

통합배선 시스템은 케이블, 분배설비(distribution facility), 코드류 및 어댑터 등으로 구성되며 구성요소는 〈표 2-2〉와 같은 체계로 구성된다. 국내에서는 용어가 서로 혼동하여 쓰이므로 용어도 함께 정리한다.

〈표 2-2〉 통합배선 시스템의 용어

정보통신부 용어	일반용어	주요 기능
주 배선반 MDF (Main Distribution Frame)	집중구내통신실, 국선단자함	외부회선과 내부회선이 연결되는 유니트로, 시스템과 건물 내 모든 배선의 집합체이며 배선의 분배, 집결, 관리기능
구내 간선계 (MDF↔동 IDF)	외부배선망 옥외배선망	국선단자함에서 동 단자함 또는 동 단자함에서 동 단자함(건물 간 구간)까지 연결하는 배선체계
건물 간선계 (동 IDF↔층 IDF)	수직간선계	동 단자함에서 층단자함까지 또는 층단자함에서 다른 층의 층단자함(건물 내 수직 구간)까지를 연결하는 배선체계
중간 배선반 IDF(Intermediate Distribution Frame)	IDE, 총구내 통신실, 동 통신실, 동 단자반, 층단자반	MDF와 최종 사용자 장치 사이의 배선을 서로 연결하거나 관리하기 위한 기능으로서 TPS라고도 함
수평배선계 (층 IDF↔아웃렛)	수평배선계	층단자함에서 통신 인출구(건물 내 수평구간)까지 연결하는 배선체계
인출구	수구, 아웃렛, 인출구	유니트와 같이 통신 포트를 제공하며, 사용자의 단말기(PC 등)와 같이 접속이 가능한 코드 사용

5. 통합배선 시스템의 국제표준

설계를 할 때 표준으로부터 참고해야 할 것은 설계규칙, 규격 및 가이드라인 등이다. 배선 표준은 정부가 다른 방식으로 결정하지 않는 한 법률적으로 강제되는 것이 아니다. 이러한 표준은 많은 기구(organization)에 의하여 개발되어 오고 있으며, 지역 또는 소비자의 선호에 따른 서로 다른 표준들이 있다. 아시아/태평양 지역에서는 일반적으로 ISO/IEC 및 ANSI/TIA/EIA에서 공표한 통합배선 표준을 사용하고 있다(표 2-3).

〈표 2-3〉 국제표준기구와 표준의 종류

<table>
<tr><th rowspan="2">CENELEC</th><th rowspan="2">AS / NZS</th><th colspan="2">ANSI</th><th rowspan="2">IEC</th><th rowspan="2">CSA</th></tr>
<tr><th>TIA</th><th>EIA</th></tr>
<tr><td rowspan="4">EN50173</td><td>AS / NZS3080</td><td colspan="2">TIA / EIA-568B</td><td rowspan="4">ISO/IEC11801</td><td>CSA T529</td></tr>
<tr><td>AS3084</td><td colspan="2">TIA / EIA-569</td><td>CSA T530</td></tr>
<tr><td rowspan="2">AS / NZS3085</td><td colspan="2">TIA / EIA-606</td><td>CSA T527</td></tr>
<tr><td colspan="2">TIA / EIA-607</td><td>CSA T528</td></tr>
</table>

02 배선설비

1. 전기방식의 선정

전기방식을 결정하는 데 가장 중요한 것은 그 수용장소 내에서 가장 광범위하게 사용되는 부하의 정격전압이 몇 [V]인가, 간선 1회선의 용량을 얼마로 할 것인가, 비상용 발전기의 정격전압을 몇 [V]로 할 것인가 하는 3가지이다. 전압의 종별과 배전방식 등 일반적으로 우리나라에서 사용하고 있는 배선설비의 특징은 다음과 같다.

(1) 전압의 종별

전압은 저압, 고압, 특별고압으로 구분한다.

① 저압 : 직류 750[V] 이하, 교류 600[V] 이하로 한다.

② 고압 : 직류 750[V] 초과~7,000[V] 이하로 한다. 교류 600[V] 초과~7,000[V] 이하로 한다.

③ 특별고압 : 7,000[V] 초과로 한다.

(2) 배전방식

변전소에서 수용가로 전기를 공급하는 것을 배전이라 하며, 특별고압 배전방식과 저압배전방식으로 구분할 수 있으며, 저압배전방식에는 단상 2선식, 단상 3선식, 3상 3선식, 3상 4선식 등이 있다.

1) 특별고압 배전방식

우리나라의 배전방식은 Y결선(중성점 다중 접지)방식으로 사용한다.

① 단상 부하만 있는 경우 단상 2선식으로 회로를 구성하는 것이 간편할 수도 있으나 단상 선로의 구성률이 높아지면 부하의 불평형이 발생할 수 있다.

② 중성선 접지는 인가 밀집지역의 경우 매 전주마다 접지하고, 인가가 없는 야외지역은 300[m] 이하마다 접지한다.

2) 저압배전방식

① 단상 2선식(110[V], 220[V]) : 단상 2선식 방식이 사용되는 곳은 소규모의 일반 주택뿐이다. 그러나 110[V] 부하는 사무실, 병원, 호텔, 공장 등 각처에서 널리

이용하고 있으므로 모든 수용장소에서 단상 2선식 전압의 전원은 필요하다(그림 2-3).

㉠ 장점 : 구성이 간단하고, 부하의 불평형이 없다.

㉡ 단점 : 소요동량이 크고, 전력손실이 크다. 대용량 부하에 부적합하다.

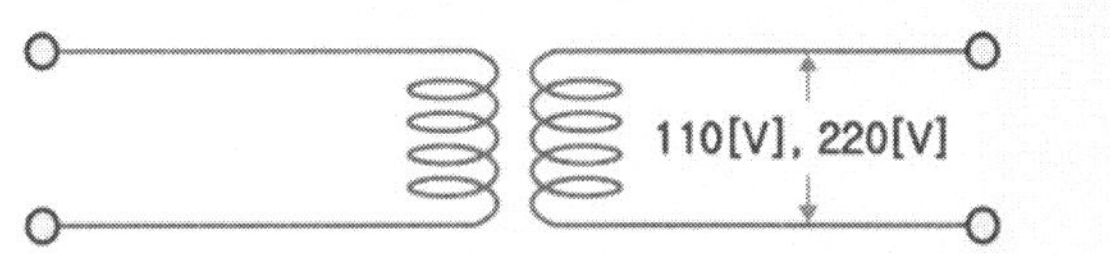

[그림 2-3] 단상 2선식 저압배전방식

② 단상 3선식(110/220[V]) : 단상 2선식 110[V]의 간선은 대용량인 경우에는 간선의 굵기가 커지고 손실도 많아서 비경제적이다. 전류를 반감하기 위하여 회로전압을 220[V]로 하고 110[V]도 얻을 수 있도록 한 것이다. 이 방식은 중성선이 접지되어 있으므로 대지전압은 110[V]이다(그림 2-4).

㉠ 장점 : 일반 가정의 전등 부하 또는 소규모 공장에서 사용한다. 한 장소에 두 종류의 전압이 필요한 경우에 채택한다. 부하를 110/220[V]에 동시 사용한다.

㉡ 단점 : 부하의 불평형이 있으며, 중성선 단선 시 이상전압 발생으로 기기의 손상이 우려된다. 중성선이 단선되면 부하가 적게 걸린 단자(저항이 큰 쪽의 단자)의 전압이 많이 걸리게 되어 **과전압에 의한 사고발생 위험**이 있다.

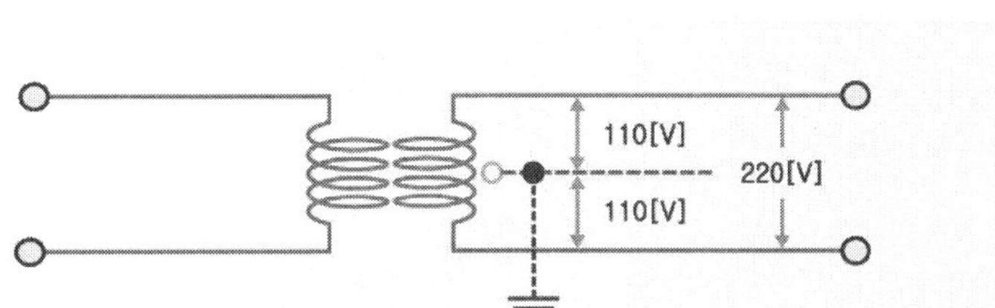

[그림 2-4] 단상 3선식 저압배전방식

③ 3상 3선식(220[V]) : 일반 빌딩이나 공장에 설치하는 기계를 구동하는 전동기는 대부분 3상 220[V]가 정격전압이다. 따라서 동력전원으로는 이 방식이 가장 많이 사용되고 있다. 각 상 전압이 220[V]이고 1상을 접지하여 사용하기 때문에 대지전압은 220[V]이다. 2선식에 비해 동량이 적고, 전압강하 등이 개선된다. **고압 수용가의 구내 배전설비**에 많이 사용한다(1대 고장 시 V결선 가능).

선전류가 상전류의 배가 되는 결선법으로 전류가 선로에 많이 흐르게 되므로 배전 선로의 결선방식으로는 거의 사용하지 않는다(그림 2-5).

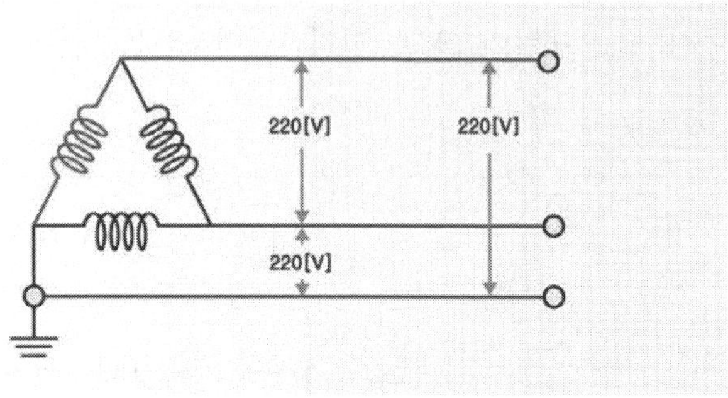

[그림 2-5] 3상 3선식 저압배전방식

④ 3상 4선식(220/380[V]) : 중성선과 각 상의 전압은 220[V]이고 각 상간 전압은 380[V]이다. 비교적 용량이 큰 부하가 많은 빌딩이나 공장의 간선전압으로 적합하다(그림 2-6).

㉠ 장점 : 동력과 전등 부하를 동시에 사용하는 수용가에서 사용한다. 변압기 용량은 3대 모두 동일 용량을 사용하는 방식과 1대의 용량은 크게, 나머지 두 대의 용량은 작게 구성하는 방식이 있다. 이 경우 1대는 동력 전용으로 두 대는 전등·동력 공용으로 나누어 사용한다.

㉡ 단점 : 중성선이 단선되면 단상 부하에 과전압이 인가될 수 있다.

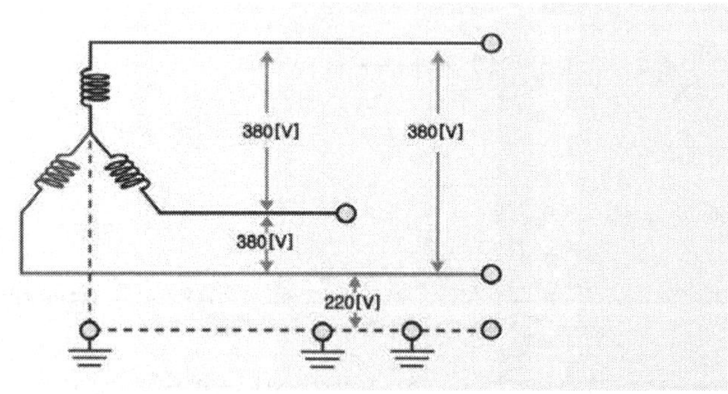

[그림 2-6] 3상 4선식 저압배전방식

(3) 간선의 설계

전등, 콘센트, 전동기 등의 부하설비에 전기를 공급할 때 일정한 구역으로 묶어서 용량이 큰 전선으로 공급하고, 이것을 다시 분배하여 개개의 부하설비에 공급하는 것이 기술적으로나 경제적으로 유리하다. 이와 같이 변압기에서 분기하여 개개의 부하설비로 분기하기 전까지의 용량이 큰 배전선을 "간선"이라고 한다. 간선의 굵기 결정은 간선에 걸리는 최대 사용전류를 먼저 구하고, 이 전류와 긍장에 따라 전선 최대 긍장표를 이용하여 전선의 굵기를 구한다.

간선을 건물에 분산시키는 분전반 등에 배전하는 방식으로 여러 가지가 있지만 변전실 또는 배전반으로부터 거리를 가깝게 하고 각 간선용량의 균등을 고려하여 배선비가 적게 들도록 해야 한다. 계통을 선정할 때에는 사용 전기방식의 특징을 잘 살릴 수 있는 계통을 선정함이 중요하다.

1) 간선의 계통 형태에 따른 분류

나뭇가지식, 평행식, 루프(loop)식 등이 있다(그림 2-7).

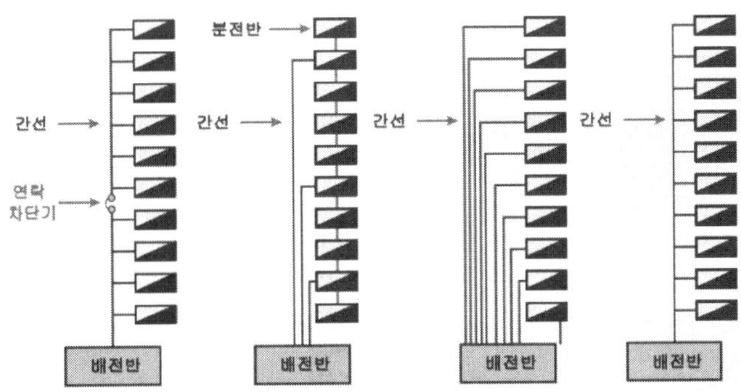

[그림 2-7] 간선의 분류

① 나뭇가지식 : 1개의 간선이 각각의 분전반을 거치며, 부하가 감소됨에 따라 간선의 굵기도 감소되므로, 굵기가 변경되는 접속점에는 보안장치가 필요하며 이 방식은 소규모 건물에 적당하다(그림 2-8).

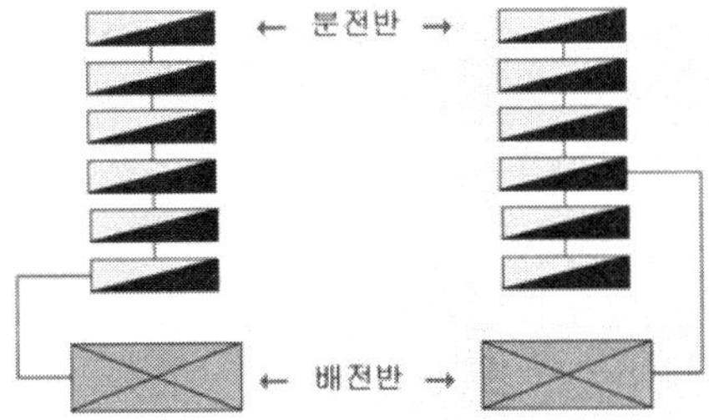

[그림 2-8] 나뭇가지식

② 나뭇가지 병행식 : 집중부하 중심부근에 분전반을 설치하고 분전반에서 각각의 부하에 배선한다. 일반적으로 많이 사용되는 방식이다(그림 2-9).

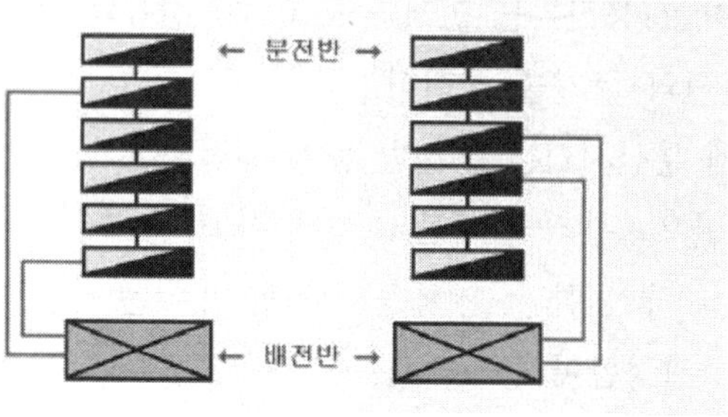

[그림 2-9] 나뭇가지 병행식

③ 평행식 : 큰 용량의 부하, 또는 분산되어 있는 부하에 대하여 단독회선으로 배선하는 것이다. 배전반으로부터 각 분전반마다 단독으로 배선되므로, 전압강하가 평균화되고 사고의 경우 파급되는 범위가 좁아지지만 배선의 혼잡과 설비비가 많아지므로 대규모 건물에 적당하다(그림 2-10).

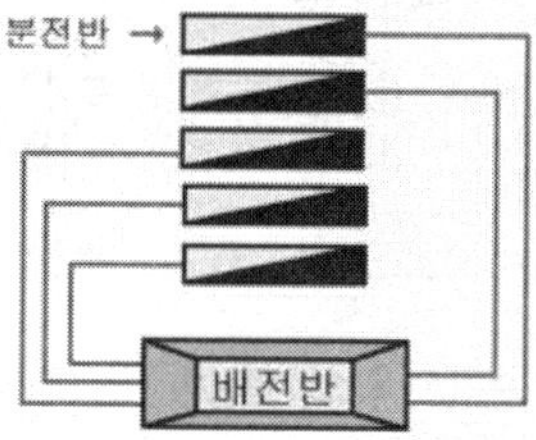

[그림 2-10] 평행식

④ 루프식 : 공급신뢰도가 가장 높으며 중요한 부하에 사용한다. 선로사고 시 즉시 대처할 수 있지만 설치비가 가장 비싸다(그림 2-11).

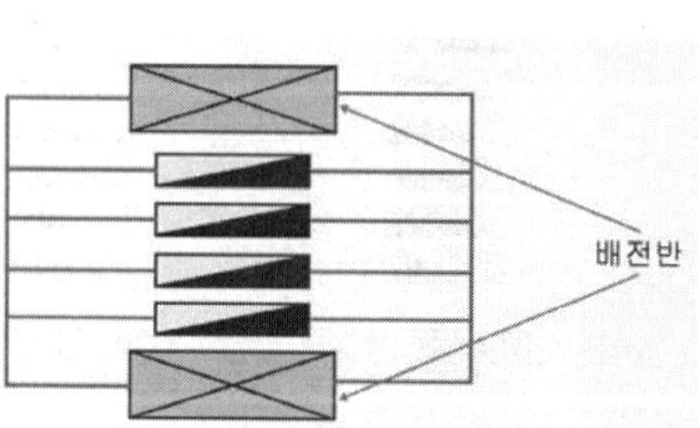

[그림 2-11] 루프식

2) 간선의 부하용량 산정

간선을 설계함에 있어서 우선적으로 부하용량의 산정이 선행되어야 한다. 전등 및 소형 전기기계 기구의 부하용량의 산정은 다음 2가지 방법에 따른다.

① 실부하 집계법 : 실제의 부하를 집계해서 여기에 수용률을 곱하여 부하를 산정하는 방법이다.

② 표준부하밀도법([VA/m²]법) : 건물의 종류 및 별도 계산할 부분에 해당하는 표준부하밀도[VA/m²]를 구하고, 여기에 건물 각 부의 면적을 곱해서 부하를 산정하는 방법이다.

㉠ 건물의 종류에 의한 표준부하 : 건물의 종류, 규모, 건물의 질 등을 토대로 표준부하는 〈표 2-4〉와 같다.

〈표 2-4〉 건물의 종류에 따른 표준부하

건물의 종류	표준부하[VA/m²]
공장, 공회당, 사원, 교회, 극장, 영화관, 연회장	10
기숙사, 여관, 호텔, 병원, 학교, 음식점, 다방, 대중목욕탕	20
주택, 아파트, 사무실, 은행, 상점, 이발소, 미장원	30

㉡ 건물(주택, 아파트 제외) 중 별도 계산할 부분의 표준부하 : 복도 등 공용 부분은 〈표 2-5〉와 같다.

〈표 2-5〉 건물 중 별도 계산의 표준부하

건물의 부분	표준부하[VA/m²]
복도, 계단, 화장실, 창고, 다락	5
강당, 관람석	10

㉢ 표준부하로 산출한 수치 외에 별도로 가산해야 할 [VA] 수이다.

ⓐ 주택, 아파트(1세대당)에 대해서는 500～1000[VA] 수이다.

ⓑ 상점의 쇼윈도우에 대해서는 길이 1[m]당 300[VA] 수이다.

ⓒ 옥외의 광고등, 전광사인, 네온사인 등의 [VA] 수이다.

ⓓ 극장, 댄스홀의 무대조명, 영화관 등 특수전등 부하의 [VA] 수이다.

㉣ 표준부하로 산출할 때 예상이 곤란한 전등 수구, 콘센트 등이 있는 경우 〈표 2-6〉과 같이 부하를 가산한다.

〈표 2-6〉 수구의 종류에 따른 부하관계

수구의 종류	예상부하[VA/개]	비 고
소형 전등수구, 콘센트	150	소형 전등수구 : 공칭지름이 26[mm]의 베이스인 것
대형 전등수구	300	대형 전등수구 : 공칭지름이 39[mm]의 베이스인 것

㉤ 옥내배선에 대한 간선설계를 할 때에 전등 및 소형 전기기계기구의 용량합계가 10[kVA]를 넘으면 10[kVA]를 넘는 부분에 대해서는 〈표 2-7〉과 같이 수용률을 적용한다.

〈표 2-7〉 건물의 종류에 따른 수용률

건물의 종류	수용률[%]
주택, 기숙사, 여관, 호텔, 병원, 창고	50
학교, 사무실, 은행	70

㉥ 소형 전기기계기구 : 소비전류 6[A] 이하, 전동기 정격출력 200[W] 이하의 가정용 기계기구이다.

예제

전등 및 소형 전기기구의 설비용량이 30[kVA]이고, 대형 전기기구의 설비용량이 5[kVA]인 주택의 최대 사용 부하용량[kVA]은 얼마인가?

[풀이] 최대 사용 부하용량 = $(30-10)\times 0.5+10+5=25$[kVA]

(4) 간선 굵기의 결정

옥내・외의 배선용 전선을 선정할 때 전기설비기술기준, 시설장소의 특성 등에 따라 절연전선의 종류를 규정하고 전선도체의 굵기, 단면의 크기를 결정하려면 부하용량, 전선의 길이, 강도 등의 조건을 고려해야 한다.

1) 전선의 허용전류

전선 및 케이블의 허용전류는 그 종류, 도체의 굵기 및 시설조건 등에 의하여 결정되는데, 이것은 전선의 온도가 어느 정도 이상 상승하면 절연체의 절연력을 약화시켜 전선으로서의 기능을 다하지 못하게 되기 때문이다.

따라서 허용전류는 각종 절연물에 허용온도와 사용장소에 따른 주위조건, 주위온도 등을 고려한 계산식에 의하여 구할 수 있지만, 실제로는 허용전류표 등을 사용하여 이것을 사용조건에 따른 전류감소계수로 보정하여 사용하는 경우가 많다.

절연전선의 허용전류[전기설비기술기준 제130절]에서 절연물의 최고허용온도가 60[℃]의 IV 전선, RB 전선 등의 허용전류는 〈표 2-8〉과 같다.

① 애자사용배선에 의하여 절연물의 최고허용온도 60[℃]의 IV 전선 등을 시설하는 경우의 허용전류 : 지름 1.2[mm] 이하 및 단면적 1.25[mm^2] 이하의 전선은 일반적으로는 배선에 사용하는 전선으로 인정하지 않는다.

〈표 2-8〉 전선의 허용전류

구 분	도 체		허용전류[A]	
	공칭단면적[mm^2]	소선수/지름 (가닥수/mm)	동 선	알루미늄선
단선	2.5		27	21
	4		35	27
	6		48	37
	10		62	48
연선	6	7/1.04	49	38
	10	7/1.35	61	48
	16원형 압축		88	69
	25원형 압축		115	90
	35원형 압축		139	108

② 전선관 등에 절연물의 최고허용온도가 60[℃]의 IV 전선 등을 넣는 경우의 허용전류 VV 케이블 배선, 금속관배선, 합성수지관 배선, 금속제 가요전선관 배선, 금속몰드 배선, 합성수지몰드 배선, 금속덕트 배선, 플로어덕트 배선 및 셀룰러덕트 배선 등에 적용한다. 이 경우 금속덕트 배선, 플로어덕트 배선 및 셀룰러덕트 배선은 전선 수 '3 이하'를 적용한다(표 2-9).

〈표 2-9〉 전선관입 허용전류(전선굵기확인)

도 체			IV 전선을 동일관 또는 덕트 속에 넣을 경우의 전선 수						
구분	공칭단면적 [mm^2]	소선수/지름 (가닥수/[mm])	3 이하	4	5~6	7~15	16~40	41~60	61 이상
			허 용 전 류						
단선	2.5		19	17	15	13	12	11	9
	4		24	22	19	17	15	14	12
	6		33	30	27	23	21	19	17
	10		43	38	34	30	27	24	21
연선	6	7/1.04	34	31	27	24	21	19	16
	10	7/1.35	42	38	34	30	26	24	21
	16원형 압축		61	55	49	43	38	34	30
	25원형 압축		80	72	64	56	49	45	39
	35원형 압축		97	87	78	68	60	54	47

③ 전류감소계수 : 전선 및 케이블을 금속관 또는 경질비닐관속에 배선하였을 때 전류의 감소계수는 〈표 2-10〉과 같다.

〈표 2-10〉 전류감소계수

동일관 내의 전선수(가닥)	전류감소계수			
	금속관	경질비닐관	동일관 내의 전선수(가닥)	전류감소계수
3	0.70	0.06	16 또는 40 이하	0.43
4	0.63	0.53	41 이상 60 이하	0.39
5 또는 6 이하	0.56	0.46	61 이상	0.34
7 또는 15 이하	0.49	0.39		
16 또는 40 이하	0.43	–		
41 이상 60 이하	0.39	–		
61 이상	0.34	–		

2) 전선의 선정

전선에는 절연전선, 코드, 캡타이어 케이블, 케이블(저압 · 고압 · 특별고압 · 제어용) 등 대단히 많은 종류가 있으며, 이들은 각각 특징을 가지고 있으므로 사용할 때에는 목적에 가장 적합한 것을 선정해야 한다. 주로 많이 사용하는 절연전선, 케이블 등의 종류와 용도는 〈표 2-11〉, 〈표 2-12〉와 같다.

① 절연전선의 종류 : 옥외용 비닐절연전선(OW 전선), 인입용 비닐절연전선(DV 전선), 600[V] 비닐절연전선(IV 전선), 600[V] 고무절연전선(RV 전선), 600[V] 내열용 비닐절연전선(HIV 전선)이 있다.

〈표 2-11〉 절연전선의 종류와 주요 용도

명 칭	주요 용도	약 칭	비 고
옥외용 비닐전선	• 저압가공배전선로에 사용한다. • 피복이 얇아 손상되기 쉬우므로 취급주의, 흑색을 표준으로 한다.	OW 전선	KS C 3313
인입용 비닐절연전선	• 저압가공 인입선에 사용한다. • 일괄배선가능, 색상이 다양하다.	DV 전선	KS C 3315
600[V] 비닐절연전선	• 600[V] 이하의 옥내배선에 사용한다. • 내연성 · 내수성 · 내약품성 · 내노화성이 양호하며, 색상 다양, 취급이 용이하다.	IV 전선	KS C 3302
600[V] 고무절연전선	• 600[V] 이하의 옥내배선용이지만 일반적으로 사용되지 않는다. • 가요성 · 내습성 양호하다. • 내노화성 불량하다.	RB 전선	KS C 3301
600[V] 내열 비닐절연전선	옥내배선 중 내열성을 요구하는 경우에 사용한다.	HIV 전선	KS C 3328

〈표 2-12〉 절연전선의 종류와 주요 용도

명 칭	주요 용도	약 칭	비 고
폴리에틸렌 절연비닐 시드케이블	전기특성이 우수하므로 저압에서 특별고압에 이르기까지 널리 사용된다.	EV 케이블	KS C 3611
비닐절연 시드케이블	600[V] 이하인 저압옥내배선에서 가장 많이 사용한다. 원형(VVR)과 평형(VVF)이 있다.	VV 케이블	KS C 3323
부틸 고무절연 클로로프렌 시드케이블	절연체는 내열성이 우수하고 안정된 성능을 구비하고 있어 광범위한 용도를 가진다.	BN 케이블	KS C 3331
고무절연 클로로프렌 시드케이블	• 3[kV] 이하의 회로에 사용한다. • 클로로프렌은 내후성, 기계적 특성이 우수한 관계로 사용조건이 가혹한 곳에서 견딜 수 있다.	RN 케이블	KS C 3332
가교 폴리에틸렌 케이블	플라스틱 전력 케이블이 대표적이고, 저압에서 고압에 이르기까지 널리 사용된다.	CV 케이블	KS C 3131
동심 중성선 가교 폴리에틸렌 케이블	CV 케이블의 사용이 곤란한 중성점 다중접지 방식에 널리 사용된다.	CN/CV 케이블	ESB 126-640-647

② 전력 케이블의 종류 : 폴리에틸렌 절연비닐 시드케이블(EV 케이블), 비닐절연 시드케이블(VV 케이블), 부틸 고무절연 클로로프렌 시드케이블(BN 케이블), 고무절연 클로로프렌 시드케이블(RN 케이블), 가교 폴리에틸렌 케이블(CV 케이블), 동심 중성선 가교폴리에틸렌 케이블(CN-CV 케이블)이 있다.

3) 전압강하

도체에 저항이 있기 때문에 전류가 흐르면 송전단 전압과 수전단 전압의 사이에 전압차가 생기는데 이를 간선의 전압강하라 한다. 저압배전선 중의 전압강하는 간선과 분기회로에서 각각 표준전압의 2[%] 이하로 하는 것을 원칙으로 한다. 그러나 전기 사용장소 내에 있는 변압기로부터 공급받는 간선의 전압강하는 3[%] 이하로 할 수 있다.

① 전압강하 및 전선 단면적 산출 : 전압강하를 계산하는데 각 상의 부하가 평형되어 있다고 가정하면 식 (2-1)과 같이 근사값이 성립한다.

$$V = K_w(R\cos\theta + X\sin\theta)I \times L \qquad (2\text{-}1)$$

여기에서 K_w는 전기방식에 따른 전압강하계수로, 교류 단상 2선식 및 직류 2선식에서는 2, 교류 단상 3선, 3상 4선 및 직류 3선식에서는 1, 3상 3선식에서는

$\sqrt{3}$ 의 값을 가진다. R은 전선 1가닥의 저항, X는 전선 1가닥의 리액턴스, I는 선 전류, L은 전선 1가닥의 길이를 나타낸다. 전로의 저항과 리액턴스, 역률 그리고 길이를 알면 식 (2-1)의 근사식을 이용하여 전압강하를 계산할 수 있다. 300[A] 이하의 간선은 교류회로이긴 하지만 리액턴스와 역률을 무시해도 실제사용에는 지장이 없다. 〈표 2-13〉과 같은 공식을 이용하면 편리하다.

〈표 2-13〉 전압강하 및 전선단면적 산출공식

전기 방식	전압강하[V]	전선의 단면적[mm^2]
단상 2선식 및 직류 2선식	$e=\dfrac{35.6\times L\times I}{1000\times A}$	$A=\dfrac{35.6\times L\times I}{1000\times e}$
3상 3선식	$e=\dfrac{30.8\times L\times I}{1000\times A}$	$A=\dfrac{30.8\times L\times I}{1000\times e}$
단상 3선식, 직류 3선식, 3상 4선식	$e=\dfrac{17.8\times L\times I}{1000\times A}$	$A=\dfrac{17.8\times L\times I}{1000\times e}$

② 길이가 60[m]를 초과하는 경우의 전압강하 : 공급변압기의 2차측 단자 또는 인입선에서부터 말단 부하에 이르는 전선의 길이가 60[m]를 초과하는 경우의 전압강하는 〈표 2-13〉에 관계없이 부하전류로 계산하여 〈표 2-14〉와 같이 구할 수 있다.

〈표 2-14〉 길이가 60[m]를 초과하는 경우의 전압강하

구 분	변압기 2차측 단자에서 말단 부하까지의 전선길이[m]	간선전압 강하[%]	분기회로 전압강하[%]	전압강하 합계[%]
전기사업자로부터 저압으로 공급받는 경우	120 이하	2	2	4
	121~200	3	2	5
	201~	3	3	6
사용장소 내에 시설한 변압기에서 공급하는 경우	120 이하	3	2	5
	121~200	3	3	6
	201~	4	3	7

(5) 간선의 보호장치

간선은 대용량의 전류가 흐르는 관계로 전등·전열기 및 전동기 등에 전력을 공급할 때 사람이나 가축에 감전, 기계기구의 손상 등을 방지하기 위하여 간선을 보호하는 장치를 시설해야 한다. 일반적으로 간선사고의 원인으로는 과부하전류, 단락전류, 지락전류 등으로 보호장치는 어느 것이나 고장을 검출해서 차단기를 개방하여 정전에 돌입하게 된다. 그러므로 전로의 말단에서 일어난 사고 때문에 주간선 전체가 정

전되는 사태가 발생하면 전기적으로는 안전할지라도 정전으로 말미암아 별도의 위험이나 손해를 초래할 염려가 있다. 따라서 고장의 정도, 발생빈도, 다른 설비에 미치는 영향 등 종합적인 검토를 하여 가급적 정전범위가 작게 되도록 대책을 세워야 한다.

1) 과전류 보호장치

과부하 또는 단락에 의해 생기는 과전류에 대해 전선 및 기계기구를 보호하기 위해 적당한 과전류 보호장치를 배선의 요소에 시설해야 한다. 과전류의 종류에는 정격용량으로 부하를 접속한 경우에 발생하는 과부하 전류와 사고에 의해 회로가 단락된 경우에 발생하는 단락전류가 있다.

2) 과전류 차단기

각 간선의 전원측에는 그 간선을 과전류로부터 보호하기 위하여 과전류 차단기를 설치한다. 이때 과전류 차단기의 정격전류는 간선에 사용하는 전선, 케이블 또는 버스덕트의 허용전류보다 적은 것으로 해야 한다. 저압 옥내 간선용 전선의 굵기와 이를 보호하기 위한 과전류 차단기의 용량은 접속되는 부하에 따라 〈표 2-15〉에 의해서 구할 수 있다.

〈표 2-15〉 과전류 차단기의 용량

구 분		전선굵기 (허용전류 I_a)	과전류 차단기 용량 (정격전류 I_f)	비 고
전동기가 없는 경우		$I_a \geq I_H$	$I_f \leq I_a$	I_M : 전동기의 정격전류 I_H : 전동기를 제외한 전기기구의 정격전류
전동기가 있는 경우	$I_M < I_H$	$I_a \geq I_M + I_H$	$I_f \leq 3I_M + I_H \leq 2.5I_a$	
	$I_M \geq I_H$ 이고 $I_M \leq 50[A]$	$I_a \geq 1.25I_M + I_H$	–	
	$I_M \geq I_H$ 이고 $I_M > 50[A]$	$I_a \geq 1.1I_M + I_H$	–	

간선의 굵기를 산정할 때 장차 부하의 증설에 대비하여 어느 정도 여유를 둘 필요가 있다. 여러 개의 부하가 접속되어 있는 경우에는 각 부하가 동시에 가동하는 일은 거의 없을 것이므로 〈표 2-15〉의 방법으로 계산한 허용전류에 수용률을 적용하는 것이 바람직하다. 또 역률을 개선할 필요가 있는 경우에도 계산한 간선의 허용전류를 수정해 준다.

3) 지락보호장치

간선에 접지사고가 생겼을 때 자동적으로 전로를 차단하게 하려면 지락차단기의 시설을 할 필요가 있다. 지락차단기는 지락계전기를 이용해서 수전용 차단기 또는 각 변압기용 차단기를 동작하게 한다.

4) 누전차단기

전선로에 지락사고가 일어났을 때 위험을 방지할 목적으로 누전차단장치를 시설하도록 규정하고 있다. 지락이 생겼을 때 부하기기, 금속제 외함 등에 발생하는 고장전압 또는 지락전류를 검출하는 부분과 차단기 부분을 일체로 조합하여 자동적으로 전로를 차단하는 것을 누전차단기라 한다. 누전차단기의 종류 및 정격감도전류는 〈표 2-16〉과 같다.

〈표 2-16〉 누전차단기의 종류 및 정격감도전류

구 분		정격감도전류[mA]	동작시간
고감도형	고속형	5, 10, 15, 30	정격감도전류에서 0.1초 이내 인체감전보호형은 0.03초 이내
	시연형		정격감도전류에서 0.1초를 초과하고 2초 이내
	반한시형		정격감도전류에서 0.2초를 초과하고 1초 이내 정격감도전류×1.4에서 0.1초 초과하고 0.5초 이내 정격감도전류×4.4에서 0.05초 이내
중감도형	고속형	50, 100, 200, 500, 1000	정격감도전류에서 0.1초 이내
	시연형		정격감도전류에서 0.1초를 초과하고 2초 이내
저감도형	고속형	3000, 5000, 10000, 20000	정격감도전류에서 0.1초 이내
	시연형		정격감도전류에서 0.1초를 초과하고 2초 이내

5) 단락보호장치

간선에 사용한 전선, 케이블 또는 버스 덕트에 단락사고가 일어났을 때 흐르는 단락전류를 차단하려면 변압기의 1차측이나 2차측에 단락차단기를 설치한다. 건물규모가 커지면 변압기 용량도 이에 부응해서 커지기 마련이다. 또한 간선은 400[V]급 낮은 임피던스(low impedance)값의 버스 덕트를 사용하는 예가 많은데 단락사고가 일어났을 때의 단락전류 값은 대단히 커진다. 더욱이 1개소의 고장일지라도 정전의 파급범위가 넓기 때문에 단락보호에 관한 문제는 신중히 다루어야 한다.

(6) 수용률, 부하율 및 부등률

수용률(demand factor)은 최대수용전력과 부하설비의 정격용량의 합계와의 비이다. 부하율은 어느 기간의 평균전력과 그 기간 중의 최대전력과의 비이다. 부등률은 각 부하의 최대수용전력의 합계와 각각의 부하가 모인 군의 종합 최대수용전력과의 비이다.

1) 수용률

한 계통의 전력간선에 접속되어 있는 부하가 전체부하를 동시에 정격출력으로 운전하는 예는 거의 없다. 실제로 간선에 흐르는 전류를 설계 시에 예측할 때 가장 신뢰할 수 있는 것은 수용률이다. 어떤 전력계통의 최대수용전력과 그 계통에 접속된 전체 부하(설치 부하용량)의 백분율, 즉 식 (2-2)와 같다. 〈표 2-17〉에 수용률의 예를 제시한다.

$$\text{수용률} = \frac{\text{최대수용전력}}{\text{부하설비의 정격용량의 합계}} \times 100[\%] \qquad (2\text{-}2)$$

〈표 2-17〉 각종 부하의 수용률

부하 종별	백화점, 임대점포	사무실
전등 부하	100~74.1	78.4~43.2
동력 부하	63.3~38.0	53.8~41.0
냉방 부하	57.7~44.7	89.2~56.3
종합 부하	47.9~62.7	41.4~56.1

2) 부하율

부하율(load factor)은 부하의 특성을 알기 위하여 어느 기간 중의 평균수용전력과 그 기간 중의 최대전력과의 비를 [%]로 표시한 것이다. 식 (2-3)은 기간으로는 일·월·연 등을 잡고, 그들에 대응해서 일부하율, 월부하율, 연부하율이라 한다. 배전계통에서 전력수요의 비율을 나타내는 양이다.

$$\text{부하율} = \frac{\text{어느 기간 중의 평균수용전력}}{\text{같은 기간 중의 최대수용전력}} \times 100[\%] \qquad (2\text{-}3)$$

3) 부등률

부등률(diversity factor) 계통 내의 각 개의 부하의 최대수용전력의 합계와 그 계통의 합성 최대수용전력과의 비이다. 식 (2-4)는 보통 단위법으로 표시되며, 1보다 큰 값인데 값이 클수록 설비의 이용도가 높다.

$$\text{부등률} = \frac{\text{각 최대전력의 합계}}{\text{합성 최대전력}} \times 100[\%] \qquad (2\text{-}4)$$

합성 최대전력에 의하여 식 (2-5)와 같이 **변압기 적정용량을 산출**할 수 있다.

$$\begin{aligned} \text{변압기 용량} &= \frac{\text{최대수용전력}}{\text{부등률} \times \text{역률}} \\ &= \frac{\text{부하설비의 정격용량의 합} \times \text{수용률}}{\text{부등률} \times \text{역률}} \times 100[\text{kVA}] \end{aligned} \qquad (2\text{-}5)$$

예제

부하설비 용량이 20[kW], 30[kW], 20[kW]이고 이 부하설비의 수용률이 각각 50[%], 70[%], 65[%]인 경우에 이 부하에 공급할 변압기의 용량[kVA]은 얼마인가? (단 부등률은 1.1, 종합 부하역률은 80[%]로 한다)

[풀이] 최대수용전력의 합 = (20/0.8)×0.5 + (30/0.8)×0.7 + (20/0.8)×0.65 = 55[kVA]
변압기 용량 = 최대수용전력의 합/부등률 = 55/1.1 = 50[kVA]

(7) 분기회로의 설계

저압 옥내 간선에서 분기하여 과전류 보호기를 거쳐 전등, 콘센트와 같은 부하에 이르는 배선을 분기회로라고 한다.

1) 분기회로의 종류

분기회로의 종류는 회로를 보호하는 분기 과전류 차단기의 정격전류에 따라 〈표 2-18〉과 같이 분류한다.

〈표 2-18〉 분기회로의 종류와 분류

분기회로의 종류	과전류 차단기의 정격전류
15[A] 분기회로	15[A]
20[A] 배선용 차단기 분기회로	20[A](배선용 차단기에 한함)
20[A] 분기회로	20[A](퓨즈에 한함)
30[A] 분기회로	30[A]
50[A] 분기회로	50[A]
50[A]를 초과하는 분기회로	배선의 허용전류 이하

2) 분기회로의 부하용량 산정

배선을 설계하기 위한 전등 및 소형 전기기계 기구의 부하용량 산정은 식 (2-6)과 같이 〈표 2-18〉에서 표시하는 건물의 종류 및 그 부분에 해당하는 표준부하에 바닥면적을 곱한 값을 구하고 여기에 가산해야 할 가산부하밀도의 수를 더한 값으로 한다.

$$P_s = PA + QB + C[\mathrm{VA}] \tag{2-6}$$

P : 건축물의 바닥면적 Q : 건축물의 부분 바닥면적
A : 표준부하밀도 B : 부분부하밀도
C : 가산부하밀도

부하설비용량은 부하밀도에 대한 〈표 2-19〉의 가산부하 등을 고려하여 결정한다.

〈표 2-19〉 가산부하

건물의 종류	가산부하
주택, 아파트	세대당 500~1000[VA]
상점 진열장	길이 1[m]마다 300[VA]
옥외 광고등, 전광사인, 무대조명, 특수전등 등	실([VA])수

3) 분기회로의 수 결정

분기회로의 수는 부하용량의 산정에 따른 부하설비용량(전등 및 소형 전기기계기구에 한함)을 사용전압이 110[V]인 경우 1650[W]로 나누고, 사용전압이 220[V]인 경우 3.3[kW]로 나눈 값을 원칙으로 한다(소수점 이하 값은 절상). 분기회로의 최대 수구수는 〈표 2-20〉과 같으며 전등회로의 경우 접속개수에는 제한이 없으나, 부하전류 합계가 15[A]의 경우 80[%] 정도로 한다. 일반 콘센트 전용회로에서는 사무실, 빌딩인

경우는 7~8개에 1회로를 산정한다.

① 대형 전기기계 기구에 대해서는 별도의 전용 분기회로를 시설한다.

② 표준부하에 따라 계산하지 아니하고 개개의 부하용량의 합계로 부하를 산정하였을 경우에는 1회로의 부하를 1200[VA] 이하로 하여 회로수를 결정한다.

〈표 2-20〉 분기회로의 최대 수구 수

분기회로의 종류	수구의 종류	최대 수구 수	
15[A] 분기회로 20[A] 배선용 차단기 분기회로	전등수구 전용	제한하지 않음	
	콘센트 전용	주택 및 아파트	제한하지 않고 다만, 정격소비전력 2[kW](110[V]는 1[kW])를 넘는 대형 전기기계기구를 사용하는 콘센트는 1개로 한다.
		기타	10개 이하. 미장원, 세탁소 등에서 사무용 기계기구를 사용하는 콘센트는 1개를 원칙으로 하고 동일 실내에 시설하는 경우에 한하여 2개까지로 한다.
	전등수구와 콘센트 전용	전등수구는 제한하지 않음. 콘센트는 콘센트 전용에 따른다.	
20[A] 분기회로	대형 전등수구 전용	제한하지 않음	
15[A] 분기회로	콘센트 전용	2개 이하	

예제

연면적 300[m^2]의 주택이 있다. 이곳의 전등, 전열용 부하는 30[VA/m^2]이며, 5[kW]용량의 에어컨이 2대 설치되어 있다. 사용전압은 220[V] 단상이고, 예비부하로 1.5[kW]가 필요하다면 분전반의 분기회로수는 몇 회로가 필요한가? 단, 에어컨은 30[A] 전용회선으로 하고, 기타는 15[A] 분기회로로 한다.)

[풀이] (300×30+1500)/(220×15)=3.18≒4회로
따라서, 15[A] 분기회로 : 4회로, 30[A] 분기회로 : 2회로

4) 분기회로의 전선의 굵기

전선의 길이가 110[V]의 경우 44[m], 220[V]의 경우 88[m] 이하이므로 이를 초과할 경우 전압강하가 25[%] 이내로 해야 하므로 전압강하 측면을 고려할 경우와 회로의 길이가 길 경우 이점을 고려하여 굵기를 결정해야 한다. 분기회로의 전선의 굵기는 〈표 2-21〉과 같다.

〈표 2-21〉 분기회로의 전선의 굵기

분기회로의 종류	전선의 굵기	
	동 선	알루미늄선
15[A] 분기회로	지름 1.6[mm] 이상	지름 2.0[mm]
20[A] 분기회로	지름 2.0[mm] 이상	지름 2.6[mm] 이상
30[A] 분기회로	지름 2.6[mm] 이상	지름 3.2[mm] 이상
40[A] 분기회로	단면적 8[mm²] 이상	단면적 14[mm²] 이상
50[A] 분기회로	단면적 14[mm²] 이상 지름 3.5[mm] 이상	단면적 22[mm²] 이상

50[A]가 넘는 전선의 굵기는 전기기계기구의 정격전류 또는 과전류 차단기 정격전류 이상의 허용전류를 갖는 전선을 선정하면 된다.

5) 분기회로의 개폐기 및 과전류 차단기의 시설

저압 옥내 간선에서 분기하여 전기 사용 기계와 기구에 이르는 분기회로의 분기 개폐기는 [그림 2-12]에서 설명하는 것과 같이 시설해야 한다.

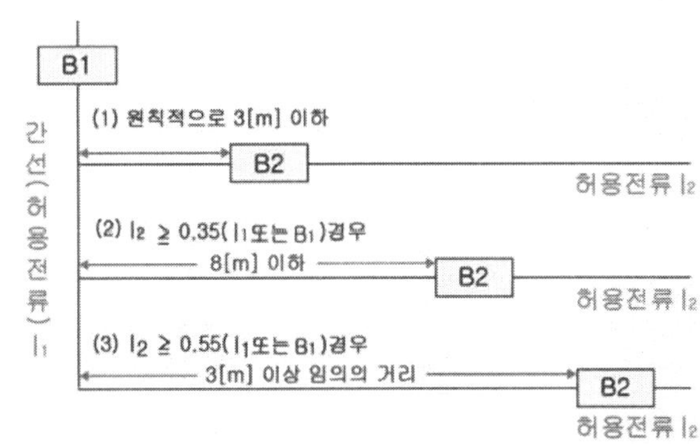

[그림 2-12] 분기회로의 개폐기 및 과전류 차단기 시설

① 분기점에서 전선의 길이가 3[m] 이하인 곳

② 분기점에서 전선의 허용전류가 과전류 차단기 정격전류의 35[%] 이상인 경우에는 전선의 길이가 8[m] 이하인 곳이다.

③ 분기점에서 전선의 허용전류가 과전류 차단기 정격전류의 55[%] 이상인 경우에는 전선의 길이가 3[m] 이상 임의의 거리이다.

2. 저압선로의 배전방식

전기는 원자력, 수력, 화력, 열병합, 조력, 풍력 등 각종 발전소에서 생산되어 전기를 소모시키는 수용가로 공급되는데, 이때 여러 가지 이유로 높은 전압으로 송전하는 것이 유리하므로 가능한 높은 전압으로 승압되어 선로를 통해 전국의 변전소로 송전된다.

한국전력공사에서는 수용가에 전기를 공급할 때 소용량일 경우에는 22,900[V]의 특고압을 주상 또는 지중변압기 1차측에 공급하여 저압(2차측)으로 변성한 뒤 저압수용가로 공급하거나, 대용량일 경우에는 22,900[V] 그대로 특고압수용가에 공급한다. 또한 매우 큰 대용량일 경우에는 22,900[V]보다 더 높은 전압으로 특고압수용가에 공급한다. 이럴 경우, 특고압수용가에서는 자체적 변전설비를 통하여 필요한 저압으로 변성하여 전기를 사용한다.

(1) 배전방식

저압선로의 배전방식에는 단상 2선식 저압선로, 단상 3선식 저압선로, 3상 4선식 저압선로가 있다.

1) 단상 2선식 저압선로

단상 2선식 저압선로는 저압 코일(A1, A2)이 하나만 존재하고 코일 **정격전압은** 220[V]이다(그림 2-13).

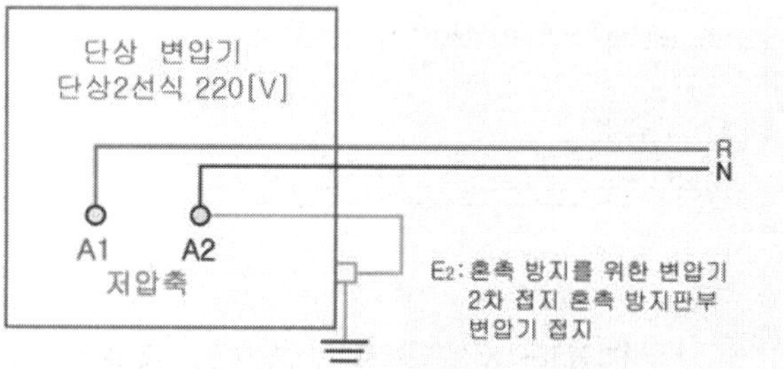

[그림 2-13] 단상 2선식 저압선로

2) 단상 3선식 저압선로

단상 3선식 저압선로는 저압 코일이 A1, A2(정격전압110[V]), B1, B2(정격전압 110[V]) 두 선로가 있으며 두 코일을 **직렬로 결선하여** 220[V]/110[V] **단상 3선식 배전선로**를 구성한다. 110[V]를 사용하려면 R1-N 또는 R2-N에 연결하고, 220[V]를 사용하려면

R1-R2에 연결한다. 예전에 사용하던 배전방식으로 현재는 모든 수용가가 220[V]로 승압되어 사용하지 않는 방식이다. 하지만 변압기는 재고가 있으므로 가끔 사용하는 경우가 있고, 배전선로만 구성하여 단상 2선식 220[V]를 공급한다. 특히 [그림 2-14]와 같이 두 선 모두 각 선에 대지전압(110[V])이 흐르니 저압 활선작업 시 감전에 유의해야 한다.

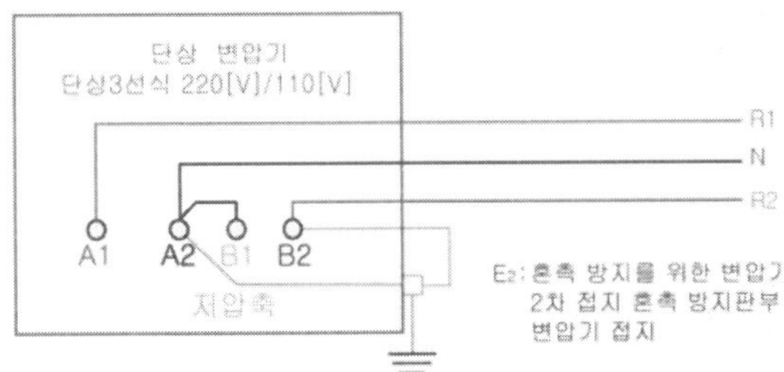

[그림 2-14] 단상 3선식 저압선로

A2, B1을 서로 연결하고 이를 변압기 외함에 연결하고 대지 측에 제2종 접지를 하였다. 사람이 땅에 서서 R1이나 R2 선 중 한 선만 만져도 감전이 된다. R1(A1)이나 R2(B2) 선에서 사람 몸(일종의 저항체, 전도체)을 통하여 대지(E2)를 통해 A2(B1)으로 [그림 2-15]와 같이 전류가 흐르기 때문이다.

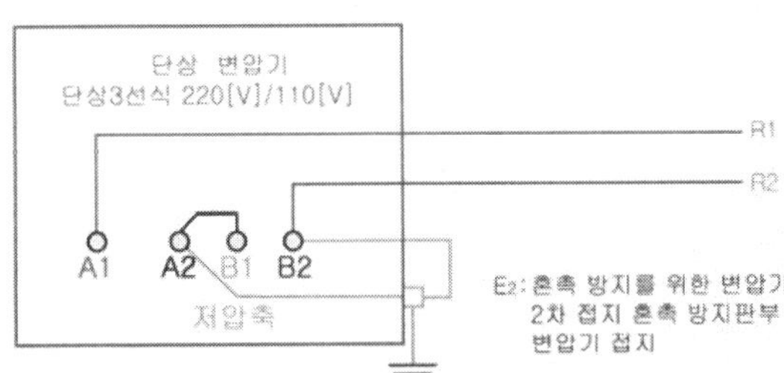

[그림 2-15] 단상 3선식 저압선로

참고 : 대지전압

대지(땅)에서 본 전압을 의미하며 땅 위에서 한 선을 만졌을 때 감전이 될 때 해당 선에 대지전압이 존재한다.

(2) 3상 4선식(Y) 저압선로

3상 4선식 저압선로는 **선간전압**(R-S, S-T, T-R)이 380[V]이고 R, S, T 3선으로 3상 3선식 380[V]를 사용하며 3선 모두 대지전압은 220[V]이다. **상전압**(R-N, S-N, T-N)은 220[V]이고 **단상 2선식** 220[V]를 사용한다. 미국의 경우, 우리나라와 같은 3상 4선식(Y) 배전방식이나 전압에 있어서 208[V]/120[V]이다(그림 2-16).

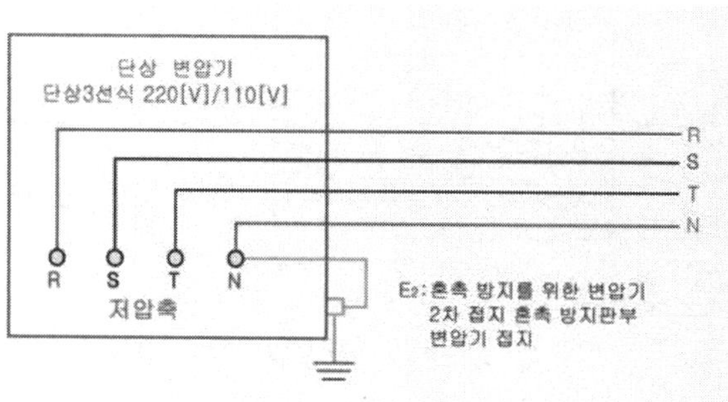

[그림 2-16] 3상 4선식(Y) 저압선로

■ 참고 : **자가용 수용기**

3상 3선식 220[V] 델타 배전이나 3상 4선식 220/110[V](앞의 3상 3선식 220[V] 델타 배전)에서 단상 3선식 110[V]를 사용하기 위해 R, S, T 중 한 상에서 중간탭을 내어 사용한다.

3. 전등배선 시 기본원칙

전등배선 시에는 감전이 되지 않도록 전압선에 스위치를 설치하고, 온도와 습도에 알맞게 배선해야 한다. 통상적인 배선의 원칙에 입각하여 작업을 진행하고, 연결의 원칙에 따라 가급적 중간 중간 끊지 않고 직접 갈 수 있게 배선한다.

(1) 전압선 스위치

전압선(대지전압이 걸리는 선)에 스위치를 설치하여 스위치를 껐을 때는 [그림 2-17]과 같이 전등에 연결된 두 가닥 선에서 어떤 선에도 대지전압이 걸리지 않아야 감전되지 않는다.

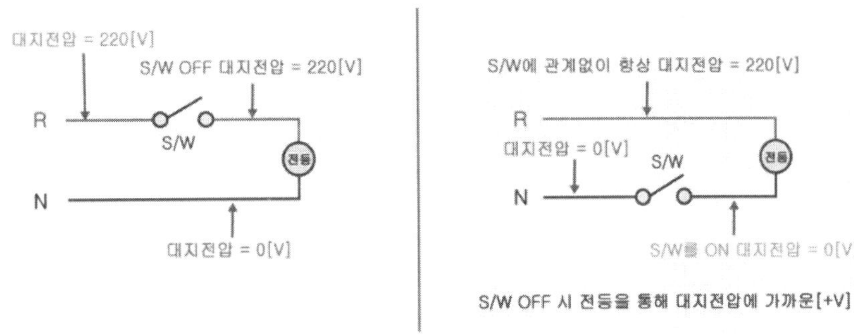

(a) 올바른 경우 (b) 올바르지 않은 경우

[그림 2-17] 전압선 스위치의 대지전압

단상 3선식(220[V]/110[V]) 배전선로에서 220[V]를 전등선로로 사용할 때 [그림 2-18]과 같이 2선 모두 대지전압선(이하 전압선)이므로 이 경우에는 해당되지 않는다.

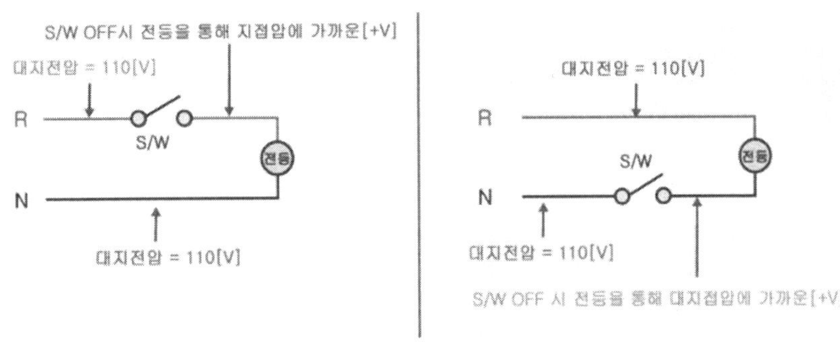

(a) 올바른 경우 (b) 올바르지 않은 경우

[그림 2-18] 단상 3선식(220[V]/110[V])

(2) 배선의 구역

가급적, 건조한 구역과 습기 또는 수분과 접촉하기 쉬운 구역(주방, 화장실, 외등 등)의 전등을 구분하여 별도의 회로로 배선한다. 건조한 구역도 누전 시를 대비하여 최소한 두 개 이상의 회로로 배선한다. 전선은 배선에 따라 특성에 맞게 색깔을 정하여 사용한다.

(3) 배선의 원칙

본인 외에 다음 작업자도 알 수 있게 통상적인 배선의 원칙에 입각하여 작업을 진행한다. 아무리 좋은 방식이라 하여도 본인만 알 수 있는 배선은 다음 작업자의 작업진행에 지장을 주게 되므로 **타작업자를 배려한 배선**을 해야 한다.

(4) 연결의 원칙

여러 박스를 거쳐 배선이 되는 경우 가급적 중간 중간 끊지 않고 직접 갈 수 있게 배선한다. **끊어서 연결하는 부분은 후에 고장의 원인이 되고 끊지 않고 배선하면 최소한의 전원(스위치) 공통과 등 공통만 접속개소로 남는다.**

4. 전등배선 시 색깔 결정방법

일반적으로 배선의 색은 전기공사의 편의성을 위해서 실시한다.

(1) 스위치 공통선의 색깔

스위치가 여러 개 설치될 때 전압선(R)에서 스위치 공통으로 연결되는 선을 **스위치 공통**, 스위치에서 등으로 연결되는 선을 **등선**, 중성(대지)선인 N상에서 등으로 연결되는 선을 등 공통이라고 한다. 단상지역에서는 흑색이 우선 사용되고, **흑색이 없을 때는 적색, 청색 순으로 사용된다**. 이는 표준 일반시방서에서 R, S, T, N상의 색깔이 **흑, 적, 청, 백이고**, 한전선로에서 단상 수용가가 대부분 R상에서 공급되기 때문이다(그림 2-19).

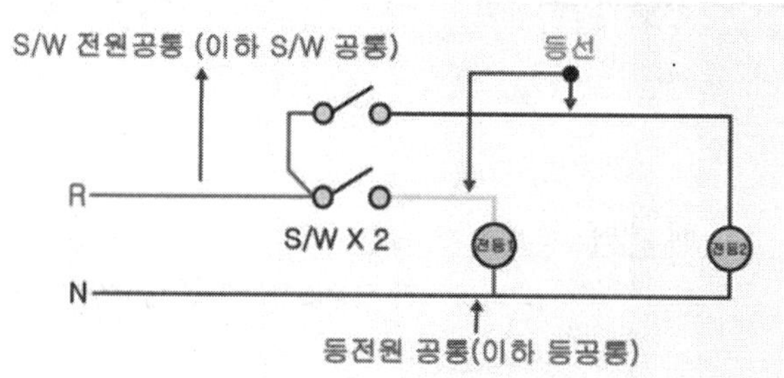

[그림 2-19] 스위치를 여러 개 설치할 때 선의 종류

(2) 3상 지역에서의 색깔

3상 지역에서는 [그림 2-20]과 같이 시공도면의 분전반결선도에서 할당된 회로의 상의 색깔과 동일한 색으로 사용한다. **R상은 흑색, S상은 적색, T상은 청색으로** 하되, 각 회로마다 스위치 공통선의 색깔이 달라서 스위치 공통선의 색깔이 3가지나 존재하므로 스위치를 ON/OFF할 때 어떤 색깔의 선이 스위치 공통인지 모를 수도 있다. 배선 연결은 작업자가 각 회로마다 정해진 **스위치 공통선**에 배선 피복을 펜치로 물어 놓거나 피복을 까놓거나 선 길이를 다른 선보다 조금 길게 하는 방법 등으로 **특별한 표시를** 해주어야 한다.

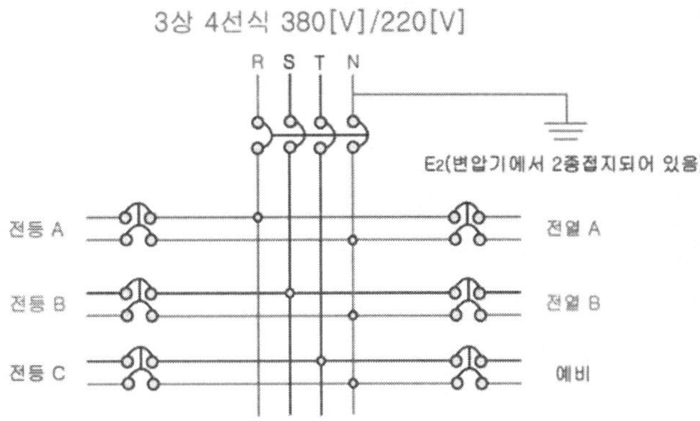

[그림 2-20] 분전반결선도

(3) 등선 및 등 공통의 색깔

등선의 색깔은 스위치 공통과 등 공통(백색)과 접지선(녹색)을 제외한 나머지 색깔을 사용하고 등 공통의 색깔은 중성선(N상)에 연결되는 선이므로 백색을 사용한다.

(4) 3로 스위치나 4로 스위치 배선에서 연락선의 색깔

스위치 공통(백색), 등 공통(백색), 등선에 사용된 색깔 이외의 색깔을 사용한다.

5. 3로 및 4로 스위치 결선방법

3로 스위치는 2개소에서 스위치를 조작할 뿐, **배선상으로는 한 개의 단로 스위치 배선**과 같다. 즉, 연락선 두 가닥은 S_3-1과 S_3-2끼리 연결되어 교차스위칭 동작경로가 되므로 스위치 공통과 등선만 생각하면 한 개의 단로 스위치 배선과 같은 개념인 것이다. 그러므로 S_3-1이 스위치공통이 되면 S_3-2는 등선이 되고, S_3-2가 스위치 공통이 되면 S_3-1은 등선이 되는 점이 단로 스위치와 같은 것이다(그림 2-21).

(1) 표준 3로 배선방식

2개소에서 스위치를 조작하여 전등을 점/소등할 수 있는 표준 3로 배선방식이다.

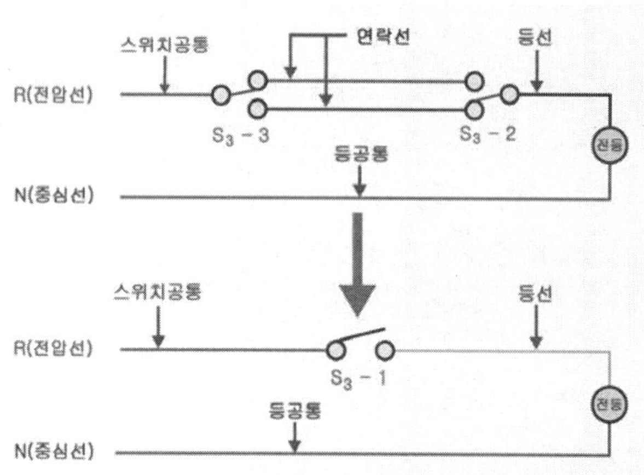

[그림 2-21] 표준 3로 배선방식

(2) 3로 스위치 결선(표준 3로)

2개소에서 스위치를 조작하여 전등을 점등/소등할 수 있는 표준 3로 배선방식이다(그림 2-22).

① 표준 3로와 동일한 기능에 동일한 역할을 담당한다.

② 3로 스위치박스에서 전압연락선(흑색)과 중성선 연락선(백색선)에서 선을 인출하여 전열 콘센트를 연결할 수 있는 방식으로 한 때 사용하였던 시공방식이다.

③ 일반적인 방식이 아니면서 다소 위험성이 내포된 방식이므로 요즘은 잘 사용되지 않는다.

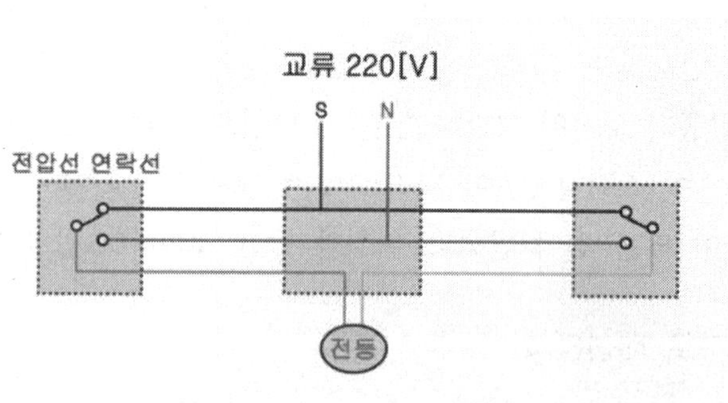

[그림 2-22] 3로 스위치 결선(표준 3로)

(3) 3로 스위치 결선(전원 3로)

표준 3로와 동일한 기능에 동일한 역할을 담당한다. 3로 스위치박스에서 전압연락선(흑색)과 중성선 연락선(백색선)에서 선을 인출하여 전열 콘센트를 연결할 수 있는 방식으로 한 때 사용하였던 시공방식이지만 일반적인 방식이 아니면서 이 방식을 모르는 작업자가 활선상태에서 보수작업을 할 경우 단락(합선) 위험성이 내포된 방식이므로 요즘은 잘 사용되지 않는다.

[그림 2-23]에서 S3-1의 등선 A측과 S3-2의 등선 B측이 서로 다른 선에 연결되어야 전등이 점등된다. 즉, S3-1의 등선 A측이 중성선 연락선(백색선)측으로 붙어 있을 때 S3-2의 등선 B측은 전압선 연락선(흑색선)측으로 붙어야 전등이 점등된다. 반대로 같은 선측에 붙으면 전등은 소등된다.

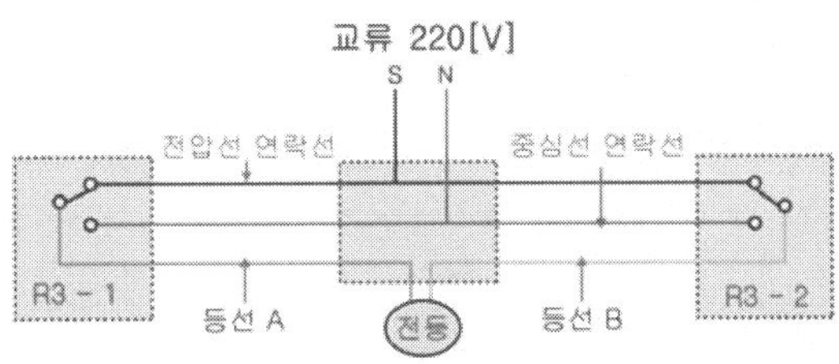

[그림 2-23] 3로 스위치 결선(전원 3로)

(4) 3로 스위치 결선(3연락선 3로)

표준 3로나 전원 3로와는 또 다른 3로 결선방식이다. 2개 지점에서의 ON/OFF가 가능하고 복도의 양쪽 끝 또는 계단의 위 · 아래에 설치하여 사용한다. [그림 2-24]와 같이 S3-1과 S3-2의 공통 연락선이 서로 다른 선, S3-1의 공통연락선이 전압선 연락선에, S3-2의 공동 연락선이 등선 연락선에 연결되어야 전등이 된다. S3-1과 S3-2의 공통 연락선이 같은 선, 즉 전압연락선이나 공통 연락선에 연결되면 전등은 소등된다.

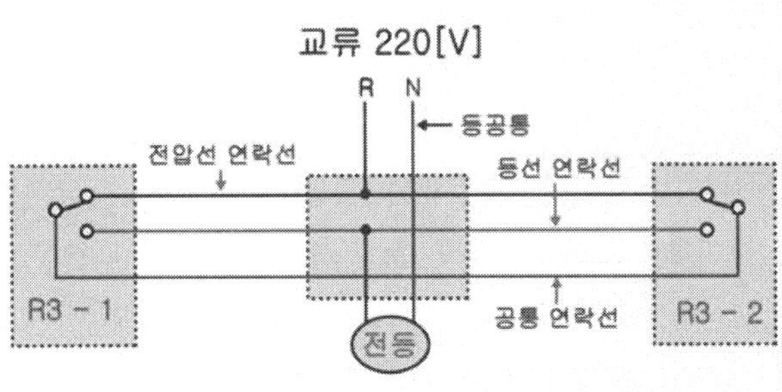

[그림 2-24] 3로 스위치 결선(3연락선 3로)

(5) 4로 스위치 결선

4로 스위치는 3지점 이상에서의 ON/OFF시 사용하며 3로 스위치와 조합하여 사용한다.

[그림 2-25]는 4로 스위치의 기본배선도로서 4개소 동작이다. 2개소 점/소등 동작은 3로 스위치 2개를 이용하고, 3개소 이상 점/소등 동작은 3로 스위치 2개와 필요한 만큼의 4로 스위치를 이용하는데 스위치의 시작(전압선측)과 끝(등선측)은 3로 스위치이고, 3로 스위치의 중간(연락선)에 필요한 만큼의 4로 스위치를 연결하면 된다.

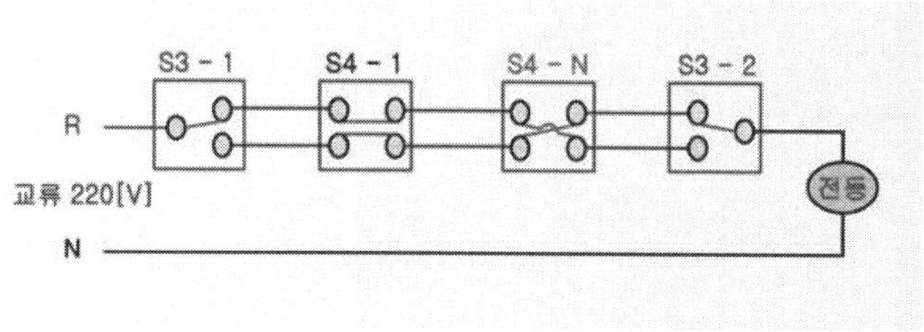

[그림 2-25] 4로 스위치 결선(기본배선도)

(6) 스위치의 종류

① SPST(Single Pole, Single Throw) : 단극 단투 스위치이며 가장 기본적인 스위치이다.

② SPDT(Single Pole, Double Throw) : 단극 쌍투 스위치이며 3로 스위치라고도 한다.

③ DPST(Double Pole, Single Throw) : 쌍극 단투 스위치이며 누전차단기나 배선용 차단기가 이런 종류의 스위치에 속한다.

④ DPDT(Double Pole, Double Throw) : 쌍극 쌍투 스위치이며 모터의 회전방향을 바꾸거나 2개의 모선 중에 1개의 모선을 골라서 전등을 켤 때도 사용된다.

(7) 주의사항

반드시 상전원과 중성선을 구분하여 배선한다(스위치 : 상전원, 전등 : N상). 만일, 전등에 상전원선이 배선되면 스위치 OFF 시 기기에 항시 전류가 흘러 수명에 영향을 미치며, 노후 등으로 인해 절연이 나빠질 경우 스위치 OFF 시 희미한 잔광현상이 나타날 수 있다. 또한, 등 교체작업 시 안전상의 우려가 있을 수 있기 때문이다.

제3장

방범방재설비

우리가 살아가면서 얼마든지 겪을 수 있는 화재위험성에 대한 화재경보설비를 설명하였으며, 자동화재탐지설비의 구성요소와 감지기의 종류, 발신기의 설치기준 등을 통하여 화재재난을 사전에 예방하고, 후속조치가 원활히 진행될 수 있도록 개념정리와 실습과제를 구성해 보았다.

01 자동화재탐지설비
02 자동화재속보설비
03 병원비상경보설비 및 병원비상방송설비
04 유도등 및 비상용 콘센트 설비
05 방범방재설비 전기실습

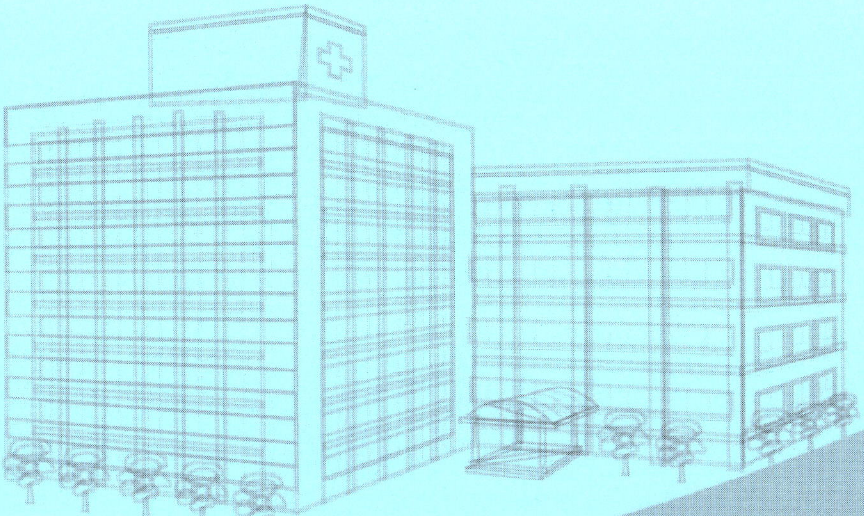

01 자동화재탐지설비

1. 자동화재탐지설비의 구성

자동화재탐지설비는 화재 초기에 발생하는 연기 및 열을 감지하여 이를 건축물내의 관계자에게 표시등, 벨, 사이렌 등의 전기적 신호를 통해 알려주는 설비로서 소방법에 의해 건물의 용도 및 규모에 따라 설치, 유지하도록 정해져 있다.

(1) 구성요소

목적에 따라 여러 가지 요소로 구성될 수 있으나 기본적인 요소는 화재를 초기단계에 자동적으로 감지하여 화재신호를 발생시키는 감지기, 화재를 발견한 사람의 수동조작에 의하여 화재신호를 발신하는 발신기, 감지기나 발신기로부터 발신되는 신호를 변환 또는 증폭하여 수신기에 전달해주는 중계기, 감지기나 발신기 또는 중계기로부터 받은 신호를 수신하여 화재발생 및 화재장소를 표시하거나 피난 및 소화활동 등의 필요한 신호를 전해주는 수신기, 화재의 발생을 경보해주는 음향장치(경종) 등으로 구성되어 있다.

① 감지기 : 화재 시 발생되는 열, 연기, 불꽃이나 연소생성물 등의 화재효과를 자동적으로 감지하여 화재신호를 발신하는 장치이다. 빛, 온도, 자기, 압력, 변위 등과 같은 정보입력을 계측, 제어 등 그 목적에 알맞은 전기신호로 변환하는 소자 또는 장치이다.

② 발신기 : 화재를 발견한 사람이 수동으로 스위치를 조작하여 화재신호를 수신기에 전달하기 위한 장치이다.

③ 중계기 : 감지기나 발신기의 작동에 의해 신호를 받아 수신기에 이들 신호를 전달하거나 각각의 감지기나 발신기의 신호를 회선마다 고유의 신호로 변환시켜 수신기에 전달하는 장치이다. 약해진 신호를 받아 증폭, 재송신하거나, 찌그러진 신호의 파형을 정형하고 타이밍을 조정, 또는 재구성해 송신하는 장치이다.

④ 수신기 : 감지기나 발신기에서 신호를 직접 수신하거나, 수신된 신호를 중계기를 통하여 화재의 발생을 당해 특정 소방대상물의 관계자 및 거주인에게 통보 또는 통보와 동시에 자동소화설비의 제어신호를 송출하는 것이다. 외부로부터 신호를 받아 필요한 정보를 얻는 장치로써 일반적으로 무선 통신기이며 텔레비전 수상기 · 팩시밀리가 있다.

⑤ 음향장치 : 화재발생 시 발신기의 신호를 받아 화재의 발생을 음향으로 경보하여 주는 장치이다. **전기신호를 음파로 바꾸어 주는 장치**로서 음향전자장치는 지연선을 구축하나 컴퓨터에서 나온 디지털 신호를 전화선으로 전송하기 위해서 전환시키는 데 이용된다.

⑥ 시각경보장치 : 화재발생 시 감지기 또는 발신기의 신호를 수신기로부터 받아 청각장애인들에게 화재의 발생을 점멸형태로 경보하여 주는 장치이다.

⑦ 표시등 : 여러 가지 색깔이나 표지 기호, 글자 따위를 어둠 속에서도 쉽게 알아볼 수 있게 만든 등이다. **비상구나 비상계단, 횡단보도** 같은 곳에 설치한다.

⑧ 전원 : 구성부품에 연결되는 단자 및 회로를 포함하는 전기작동 동력원으로서 종속설비 구성부품에 연결되는 단자 및 회로를 포함하는 전기작동 동력원이다.

⑨ 배선 : 전력을 쓰기 위하여 전선을 끌어 장치하거나 여러 가지 전기장치를 **전선으로 연결하는 작업**이다. 이 설비는 감지 → 통보 → 소화의 기능으로 구성되어 있으며, 이 설비의 구성도는 〈표 3-1〉과 같다.

〈표 3-1〉 자동화재설비 구성도

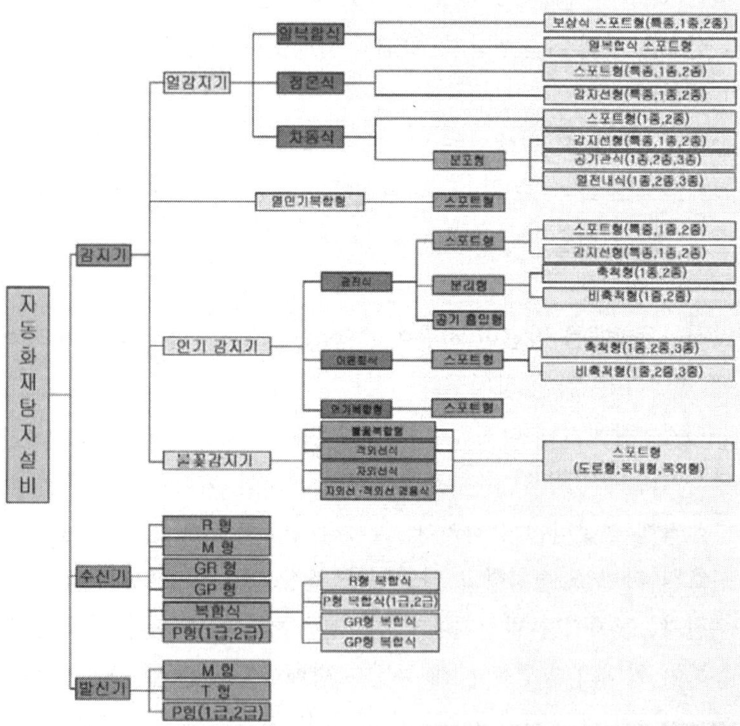

(2) 설치대상

설치대상은 청소년시설 및 노인시설, 숙박시설, 의료시설, 터널 등 다양하며 면적과 특징에 따라 분류하여 설치한다(표 3-2).

〈표 3-2〉 설치대상 및 조건

설치대상	조 건
① 청소년시설 · 노인시설	연면적 400[m^2], 수용인원 100인 이상
② 근린생활시설 · 의료시설 ③ 숙박시설 · 의료시설 ④ 복합건축물	연면적 600[m^2] 이상
⑤ 일반목욕장 · 문화집회 및 운동시설 ⑥ 통신촬영시설 · 관광휴게시설 ⑦ 업무시설 · 판매시설 및 영업시설 ⑧ 운수자동차 관련 시설 · 공장 및 창고시설 ⑨ 지하가 · 공동주택	연면적 1,000[m^2] 이상
⑩ 교육연구시설 · 동식물 관련 시설 ⑪ 위생 등 관련 시설 · 교정시설	연면적 2,000[m^2] 이상
⑫ 터널	길이 1,000[m] 이상
⑬ 전부	지하구
⑭ 특수가연물 저장 · 취급	지정수량 500배 이상

2. 감지기의 분류

감지기는 화재로 발생되는 열 또는 연기를 이용하여 자동적으로 화재발생을 감지 후 수신기에 발신하는 것인데 일반적으로 열을 이용하는 것을 열감지기, 연기를 이용하는 것을 연기감지기라고 한다.

(1) 열감지기

감지기는 검출원리에 따라 열식과 연기식 및 화염식으로 대별하며, 열감지는 기능상 차동식, 정온식, 보상식으로 나눈다. 이용방법에 따라 스포트형(spot), 분포형으로 구분하며, 검출방법이나 소자 등에 따라 공기관식, 열전대식, 열반도체식으로 나눈다. 연기감지기는 공기 중의 연기 검출원리에 따라 이온화식, 광전식으로, 검출방법에 따라 축적형, 비축적형으로 구분한다. 광전식은 산란광식과 감광식이 있다. 감도에 따라 빠른 것에서부터 특종, 1종, 2종, 3종으로 구분한다. 기타 특수한 장소 및 환경에 적응시킨 방폭형, 방수형 등이 있으며, 폭발의 위험이 높은 장소에는 보다 신속한 감지를 위해 자외선(Ultraviolet : UV), 적외선(Infrared : IR) 등을 설치한다.

1) 차동식 감지기

온도상승 속도가 한도 이상으로 빠른 경우에 동작하는 감지기이다. 2개의 온도 센서를 조합시켜 한 쪽의 열시정수*를 크게 하고, 다른 한 쪽의 열시정수를 작게 해 놓고, 그 검출 온도차로부터 온도상승 속도를 검출하는 것과 금속 세관의 끝 부분에 작은 구멍을 내놓고, 서서히 온도가 상승하는 경우에는 내부의 공기압력이 상승하지 않지만, 온도가 급격히 상승할 때는 내부의 압력이 급증하여 전기접점을 닫게 되어 있는 것이 있다.

① 차동식 분포형 감지기 : **넓은 범위**에서의 **열효과**에 의하여 작동한다. 주위온도가 일정 온도 이상이 되었을 때 작동하는 것으로서 국소적인 열효과에 의해 작동하는 것이다. 온도가 급변하였을 때만 작동하고 온도상승률이 완만할 때는 작동하지 않으며, 감도에 따라 1종 및 2종으로 나뉘어 있고 구조 및 기능은 다음과 같다.

㉠ 공기관식 감지기 : 공기의 열팽창을 이용해서 다이어프램을 팽창시켜 [그림 3-1]과 같이 경보기를 작동시키는 방법이다.

ⓐ 구성요소 : 공기관(두께 0.3[mm] 이상, 바깥지름 1.9[mm] 이상) 다이어프램, 리크 구멍**, 시험장치, 접점으로 구성되어 있다.

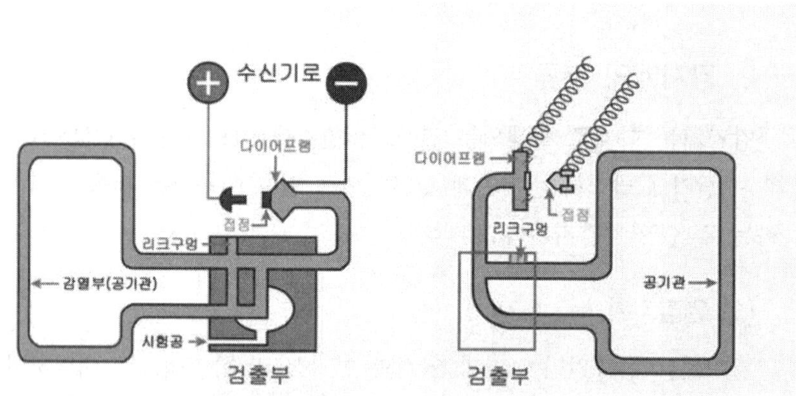

[그림 3-1] 공기관식 감지기

* **열시정수** : 어느 온도 스텝을 가했을 때의 서미스터 온도의 대수 시간변화를 지배하는 상수이다.
** **리크 구멍** : 리크공=리크홀=리크밸브

ⓑ 동작원리 : 화재발생 시 공기관 내의 공기가 팽창하여 다이어프램을 밀어 올려 접점을 붙게 함으로써 수신기에 신호를 보낸다. 완만한 온도의 상승은 팽창된 공기가 검출기의 리크 구멍으로 누설되기 때문에 접점을 접촉시키지 않는다.

ⓒ 공기관 상호간의 접속 : 슬리브에 삽입한 후 납땜한다.

ⓓ 검출부와 공기관의 접속 : 공기관 접속단자에 삽입한 후 납땜한다.

ⓔ 고정방법 : [그림 3-2]와 같이 직선부분, 굴곡부분, 접속부분, 굴곡반경에 유의하여 설치한다.

- 직선부분 : 35[cm] 이내로 한다.
- 골곡부분 : 5[cm] 이내로 한다.
- 접속부분 : 5[cm] 이내로 한다.
- 골곡반경 : 5[cm] 이상으로 한다.

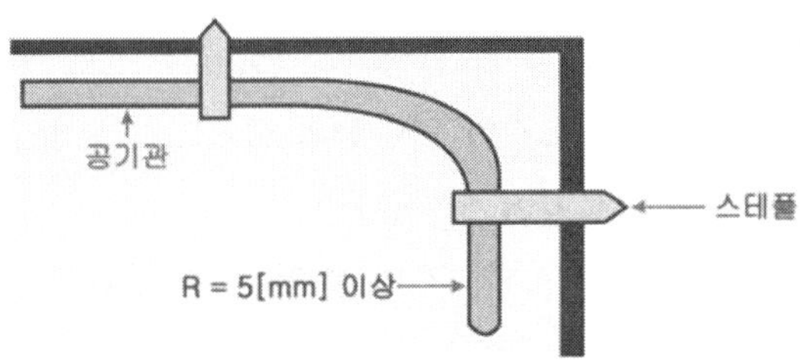

[그림 3-2] 공기관식 감지기의 곡률반경

ⓛ 열전대식 : 서로 다른 종류의 금속 접합부에 온도차를 주면 기전력이 발생하는 원리를 이용한 방법이다(그림 3-3).

ⓐ 구성요소 : 열전대와 미터릴레이, 접속전선으로 구성되어 있다.

- 열전대 : 두 종류의 금속을 조합했을 때 접합 양단의 온도가 서로 다르면 이 두 금속 사이에 전류가 흐르는데 이 전류로 그 접점간의 온도차를 알 수 있으며 이 열전기의 현상을 이용하여 고열도의 온도를 측정하는 장치이다.
- 미터릴레이 : 전압계가 부착되어 있는 릴레이이다.
- 접속전선 : 측정단자에는 (+), (−)의 기호가 들어 있다.

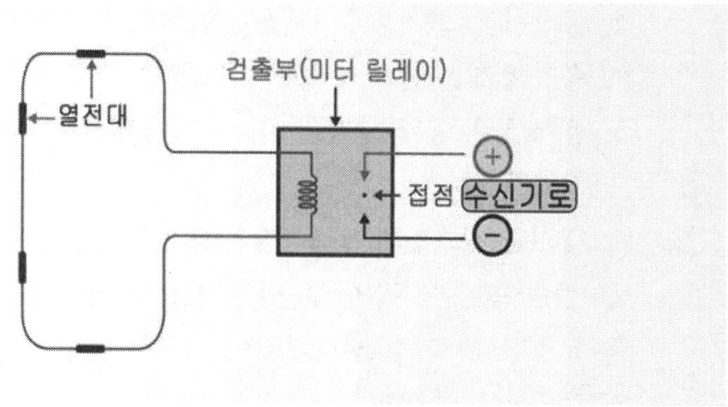

[그림 3-3] 열전대식 감지기의 구조

ⓑ 동작원리 : 화재발생 시 열전대부가 가열되면 열기전력이 발생하여 **미터릴레이**에 전류가 흘러 접점을 붙게 함으로써 수신기에 신호를 보낸다.

ⓒ 열전대부의 접속 : **슬리브**에 삽입한 후 **압착**한다.

ⓓ 고정방법 : 메신저와이어(messenger wire)* 사용시 30[cm] 이내이다.

㉢ 열반도체식 : 열기전력을 발생하는 **열반도체소자**, 열을 유효하게 받는 부분인 **수열판**과 열반도체소자와 역방향의 열기전력을 발생하는 부분인 **동니켈선**, 미터 릴레이로 구성되어 있다(그림 3-4).

ⓐ 구성요소 : 열반도체소자와 수열판, 미터릴레이, 동니켈선으로 구성되어 있다.

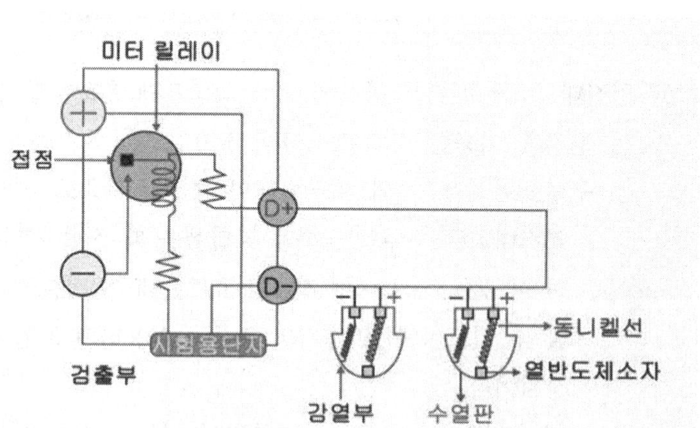

[그림 3-4] 열반도체식 감지기의 구조

---

* 메신저와이어 : 열전대가 늘어지지 않도록 고정시키기 위한 철선

• 열반도체소자 : 열기전력을 발생하는 부분이다.
• 수열판 : 열을 유효하게 받는 부분이다.
• 미터릴레이 : 전압계가 부착되어 있는 릴레이이다.
• 동니켈선 : 열반도체소자와 역방향의 열기전력을 발생하는 부분이다(차동식 스포트형 감지기의 리크공과 같은 역할을 한다).

ⓑ 동작원리 : 화재발생 시 수열판이 가열되면 열반도체 소자에 열기전력이 발생하여 미터릴레이를 작동시켜 수신기에 신호를 보낸다.

참고 : 공기관식 차동식 분포형 감지기

(1) 작동개시시간이 허용범위보다 늦게 되는 경우
① 감지기의 리크 저항(leak resistance)이 기준값 이하일 때
② 검출부 내의 다이어프램이 부식되어 표면에 구멍이 발생하였을 때
(2) 작동개시시간이 허용범위보다 빨리 되는 경우
① 감지기의 리크 저항이 기준치 이상일 때
② 감지기의 리크 구멍이 이물질 등에 의해 막히게 되었을 때

② 차동식 스포트형 감지기 : 일국소에서의 열효과에 의하여 작동한다. 주위 온도가 일정 온도 이상이 되었을 때 작동하는 것으로서 국소적인 열효과에 의해 작동하는 것이다. 감도에 따라 1종 및 2종으로 나뉘어 있으며 구조 및 기능은 다음과 같다.

㉠ 공기의 팽창을 이용한 것 : 감열실, 다이어프램, 리크 구멍(공), 접점, 작동표시장치로 구성되어 있으며 화재 시 갑자기 온도가 상승하게 되면 감열부의 공기가 팽창하여 다이어프램을 밀어올려 접점을 붙게 함으로써 수신기에 신호를 보낸다.
난방 등에 의한 실내 온도의 완만한 온도상승에 대해서는 리크 구멍의 작용에 의해 외부 압력과 균형을 유지하면서 접점이 닿지 않게 되어 있다.

ⓐ 구성요소 : 감열실, 다이어프램, 리크 구멍*, 접점, 작동표시장치가 있다(그림 3-5).

---

* **리크 구멍** : 감지기의 오동작을 방지하며, 리크 구멍이 이물질 등에 의해 막히게 되면 오동작이 발생하여 비화재보의 원인이 된다.

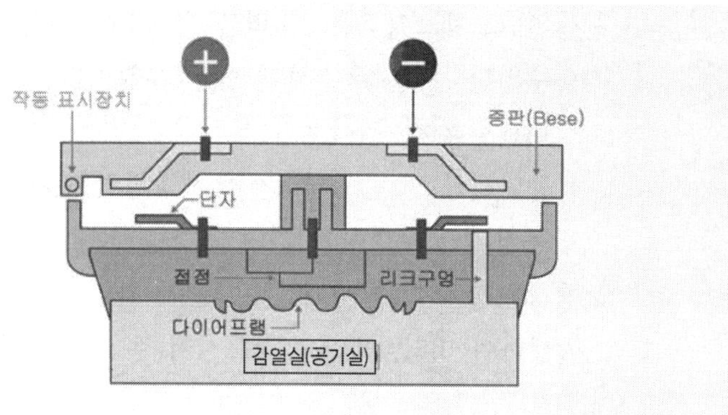

[그림 3-5] 공기의 팽창을 이용한 것

ⓑ 동작원리 : 화재발생 시 감열부의 공기가 팽창하여 다이어프램을 밀어 올려 접점을 붙게 함으로써 수신기에 신호를 보낸다.

㉡ 열기전력을 이용한 것 : 두 종류의 도체(또는 반도체)를 양쪽으로 접합시키고 양 접합 부위 온도가 다르면 금속 사이에 기전력이 생겨 전류가 흐르는데, 이때 온도차에 의해 전압이 발생되어 전류를 흐르게 하는 힘을 열기전력이라 한다(그림 3-6).

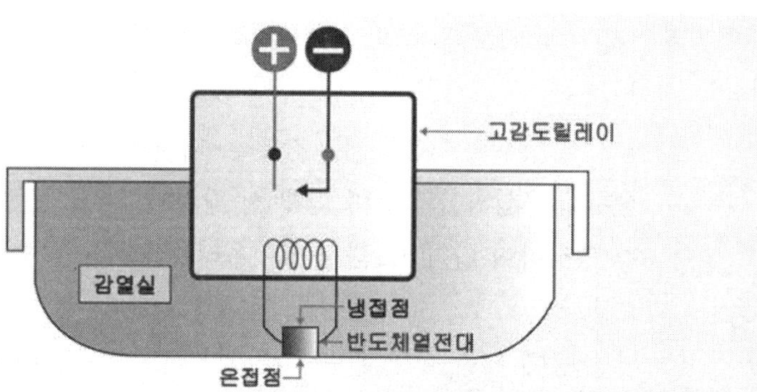

[그림 3-6] 열기전력을 이용한 것

ⓐ 구성요소 : 감염실과 반도체열전대, 고감도 릴레이가 있다.

- 감열실 : 실내의 온도, 습도, 환기, 기류 및 청정 등을 함께 조절하여 실내의 사용목적에 알맞은 상태로 유지시키는 것이다.
- 반도체 열전대 : 서로 다른 종류의 금속을 접속한 것으로 열전효과를 일으키는 금속선이다. 열전기쌍 혹은 열전쌍이라고도 한다.
- 고감도 릴레이 : 미소한 전압으로도 동작하는 계전기이다.

ⓑ 동작원리 : 화재발생 시 반도체열전대가 가열되면 열기전력이 발생하여 고감도 릴레이*를 작동시켜 수신기에 신호를 보낸다.

2) 정온식 감지기

일정 온도 이상이 되었을 때 작동하는 화재감지기로 스포트형과 감지선형이 있다. 스포트형은 바이메탈의 열변형을 이용하여 접점을 움직여 발신하는 것이며, 감지선형은 플라스틱을 경계로 하여 2개의 피아노선을 감지선으로 화재발생 시 플라스틱이 녹아 피아노선을 접촉시켜서 발신하는 형식이다.

① 정온식 스포트형 감지기 : 한정된 장소의 주위온도가 일정한 온도 이상으로 되었을 때 작동하는 것으로서 바이메탈의 활곡 · 반전을 이용한 것, 금속의 팽창계수차를 이용한 것, 액체(기체)의 팽창을 이용한 것, 가용절연물을 이용한 것, 감열반도체 소자를 이용한 것 등이 있다. 외관이 전선으로 되어 있는 것도 있다.

㉠ 바이메탈의 활곡 · 반전을 이용한 것 : 한정된 장소의 주위온도가 일정한 온도 이상으로 되었을 때 작동하는 것으로서 금속의 팽창을 이용한 것이다.

ⓐ 바이메탈**의 활곡 · 반전을 이용한다.

ⓑ 금속의 팽창계수차를 이용한다.

ⓒ 액체(기체)의 팽창을 이용한다.

ⓓ 가용절연물을 이용한다.

ⓔ 감열반도체 소자를 이용한다.

바이메탈이 열을 받아 [그림 3-7]과 같이 활모양으로 휘면서 접점을 닿게 하는 것이다.

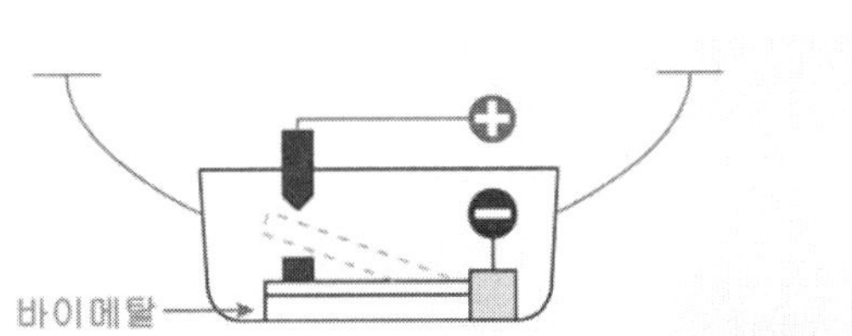

[그림 3-7] 바이메탈의 활곡 · 반전을 이용한 것

㉡ 금속의 팽창계수차를 이용한 것 : 팽창계수의 서로 다른 두 금속을 각각 내부와 외부에 설치하여 온도변화 시 각 금속 내의 선팽창의 차에 의해 접점을

---

* 고감도 릴레이 : 미소한 전압으로도 동작하는 계전기이다.

** 바이메탈 : 팽창계수가 다른 금속을 서로 붙여서 열에 의해 어느 한쪽으로 휘어지게 만든 것이다.

이룰 수 있도록 하는 것이다.

㉢ 액체(기체)의 팽창을 이용한 것 : 수열체인 반전판이 열을 일정 온도에 달하면 반전판 안의 액체가 기화되면서 팽창하여 그 힘에 의해 반전하게 됨으로써 접점을 붙이는 방식이다.

② 정온식 감지선형 감지기 : 일국소의 주위온도가 일정한 온도 이상이 되는 경우에 작동하는 것으로서 외관이 전선(방수, 방진)으로 되어 있는 화재감지기의 일종이다. 소방 대상물에서 발생될 수 있는 화재 또는 국부 과열 등의 정확한 과열지점을 조기 감지하여 정확한 화재경보를 함으로써 화재의 확산방지와 인명의 피해방지 및 시설물 보호 등 화재의 위험을 미연에 방지할 수 있는 화재감지기이다.

㉠ 동작원리 : 화재 혹은 과열 시 열 또는 화염으로 인해 열가소성의 물질이 녹으면서 꼬여있는 강철선이 복원력으로 쇼트 상태가 되는데 이로 인해 두 도선 간에 전류가 흐르며, 이 때 고유저항값이 발생되므로 저항으로 인해 정온식 감지선형 감지기와 연결되어 있는 수신기의 회로에 전압이 집중되어 감지기 회로가 작동되어 경보가 울린다. 또한 수신기는 저항값에 의해 몇 [m] 지점의 어느 회로, 어느 지점에서 열 또는 화재가 일어났는지 정확하게 알려줌으로서 감시자가 쉽고 정확한 지점을 확인할 수 있는 감지 시스템이다.

㉡ 고정방법 : 직선부분, 단자부분, 굴곡부분, 굴곡반경에 유의하여 설치한다.

ⓐ 직선부분 : 50[cm] 이내

ⓑ 단자부분 : 10[cm] 이내

ⓒ 굴곡부분 : 10[cm] 이내

ⓓ 굴곡반경 : 5[cm] 이상

㉢ 정온식 감지선형 감지기의 온도표시 : 정온식 감지선형 감지기는 작동온도에 따라 〈표 3-3〉과 같이 색상으로 구분한다.

〈표 3-3〉 정온식 감지선형 감지기의 작동온도

공칭작동온도	80[℃] 이하	80[℃] 이상~120[℃] 이하	120[℃] 이상
색상	백색	청색	적색

■ 참고 : 접속방법

(1) 공기관식 감지기

① 공기관의 상호접속 : 슬리브를 이용하여 접속한 후 납땜한다.

② 검출부와 공기관의 접속 : 공기관 접속단자에 공기관을 삽입하고 납땜한다.

(2) 열전대식 · 열반도체식 감지기 : 슬리브에 삽입한 후 압착한다.

(3) 정온식 감지선형 감지기 : 단자를 이용하여 접속한다.

3) 보상식 감지기

차동식과 정온식의 2가지 성능을 갖고 있는 화재감지기이며, 주위의 온도가 변함에 따라 감지 양상이 달라지는 구조이다. 차동계 작동은 공기실이 급격한 온도변화로 내부공기가 팽창하여 다이어프램을 들어올려 접점을 닫는 것이고, 정온계 작동은 바이메탈이 변형됨에 따라 다이어프램을 들어올려 접점을 닫는 것이다.

보상식 스포트형 감지기는 차동식 스포트형 감지기와 정온식 스포트형 감지기의 성능을 겸한 것으로 차동식 스포트형 감지기는 [그림 3-8]과 같고 정온식 스포트형 감지기의 한 기능이 작동되면 작동신호를 [그림 3-9]와 같이 발하는 것이다.

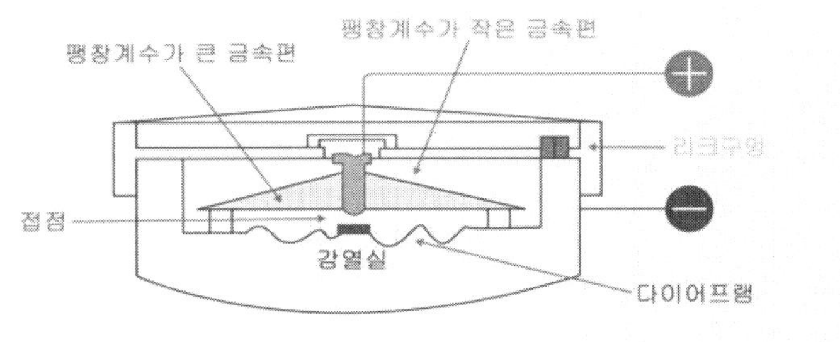

[그림 3-8] 보상식 스포트형 감지기의 구조

① 차동식으로 동작 : 화재발생 시 주위의 온도가 급격히 상승하면 다이어프램을 밀어올려 수신기에 신호를 보낸다.

② 정온식으로 동작 : 화재발생 시 일정 온도 이상이 되면 팽창률이 큰 금속이 활곡 또는 반전하여 수신기에 신호를 보낸다.

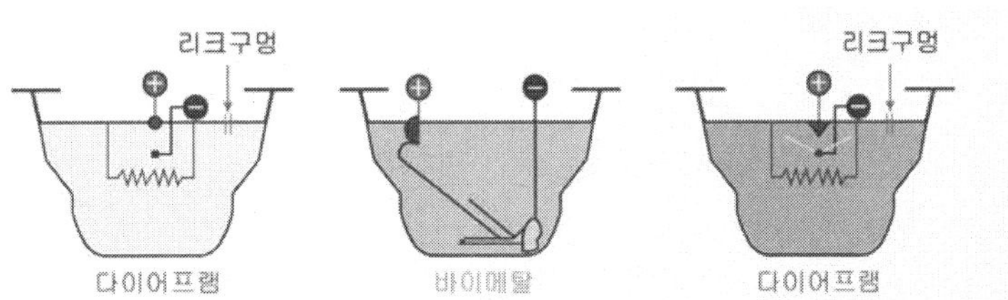

[그림 3-9] 스포트형 감지기의 종류

(2) 연기감지기

화재발생에 의한 연기를 감지하여 화재의 발생 이전에 보다 빨리 사고를 발견하는 화재감지기의 일종이다. 이온식과 광식이 있으며, 이온식은 연소생성 입자를 이온 전류의 변화로 포착하는 것이고, 광식은 연기에 의해 광속의 변화로 감지하는 것이다.

1) 이온화식 연기감지기

이온전류가 변화하여 작동한다. 연기가 흘러들어가는 외부 이온실과 밀폐된 내부 이온실이 있으며, 2개의 이온실은 직렬로 연결되어 있고, 감시상태에서는 내부 이온실의 (+)극과 외부 이온실의 (−)극 사이에는 정전압이 인가되어 있다. 주위의 공기가 일정한 농도의 연기를 포함하게 되는 경우에 작동하는 것으로서 연기가 발생하여 외부 이온실에 들어가면 이온전류가 감소하여 외부 이온실과 내부 이온실의 전압비가 변화하게 되고, 이러한 전압차를 증폭시켜 감지기에 편성되어 있는 전기회로를 작동시킴으로써 수신기에 화재경보를 보내는 것이다(그림 3-10).

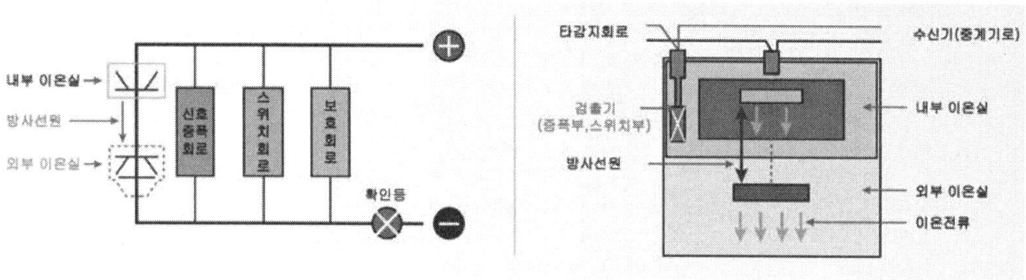

[그림 3-10] 이온화식 감지기의 구조

① 구성요소 : **이온실과 신호증폭회로, 스위칭 회로 등으로 구성되어 있다.**

㉠ 이온실 : 일반적으로 연기가 흘러 들어가는 외부 이온실과 밀폐된 내부 이온실이 있다.

㉡ 신호증폭회로 : 신호의 세기(전력)를 높이기 위해 쓰이는 전기회로이다.

㉢ 스위칭 회로 : 컴퓨터에 사용되는 회로의 일종으로 0과 1의 상태를 발생시켜 2진법의 정보를 표현한다. 여기서 0의 상태와 1의 상태의 전환을 스위치라고 하고, 이러한 기능을 가진 회로를 스위칭 회로이다.

㉡ 동작원리 : 화재발생 시 연기입자의 침입으로 **이온전류**의 흐름이 저항을 받아 이온전류가 작아지면 이것을 검출부, 증폭부, 스위칭 회로에 전달하여 수신기에 신호를 보낸다.

■ 참고 : 이온화식 연기감지기

① 방사성동위원소 : 아메리슘 241(Am^{241}), 95(Am^{95}), 라듐(RA)
② 방사선 : α선

2) 광전식 연기감지기

광량의 변화로 작동한다. 산란광 방식이 쓰이며 [그림 3-11]과 같이 주위의 빛을 완전히 차단시키고, 연기만 진입하도록 한 암상자 내의 한쪽에서 광원 램프의 광원을 한 방향으로 모아 비추어 주고, 이 광속의 산란공을 받는 방향에 수광소자가 설치되어서 밀폐된 상자 안의 공기가 깨끗할 때에는 그 산란이 없으므로 수광소자는 빛을 전혀 받지 않고 아무런 변화도 생기지 않지만, 화재 시 감지기 주위의 공기가 일정한 농도의 연기를 포함하게 되는 경우 연기가 암상자에 유입되면 연기입자가 광속에 의하여 산란반사를 일으키고, 수광소자는 산란광의 일부를 받아 수광량의 변화를 검출하여 설정값 이상이면 화재신호를 보낸다.

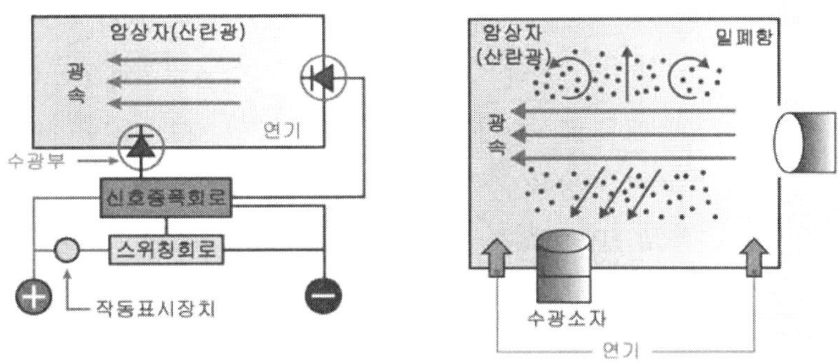

[그림 3-11] 광전식 스포트형 감지기

① 구성요소 : 발광부와 수광부, 차광판 등으로 구성되어 있다.
  ㉠ 빌광부 : 빛을 내는 부분이다.
  ㉡ 수광부 : 빛을 받는 부분이다.
  ㉢ 차광판 : 빛을 차단하는 기계적인 장치로서 암실 입구, 송풍기 등에 설치된다.
  ㉣ 신호증폭회로 : 신호의 세기(전력)를 높이기 위해 쓰이는 전기회로이다.
  ㉤ 스위칭 회로 : 컴퓨터에 사용되는 회로의 일종으로 0과 1의 상태를 발생시켜 2진법의 정보를 표현한다. 여기서 0의 상태와 1의 상태의 전환을 스위치라고 하고, 이러한 기능을 가진 회로를 스위칭 회로이다.

② 동작원리 : 화재발생 시 연기입자의 침입으로 광반사가 일어나 광전소자의 저항이 변화하면 이것을 수신기에 전달하여 신호를 보낸다.

3) 광전식 분리형 감지기

광범위한 연기의 누적에 의한 광전소자의 수광량변화(수광량감소)에 의해 작동한다(그림 3-12).

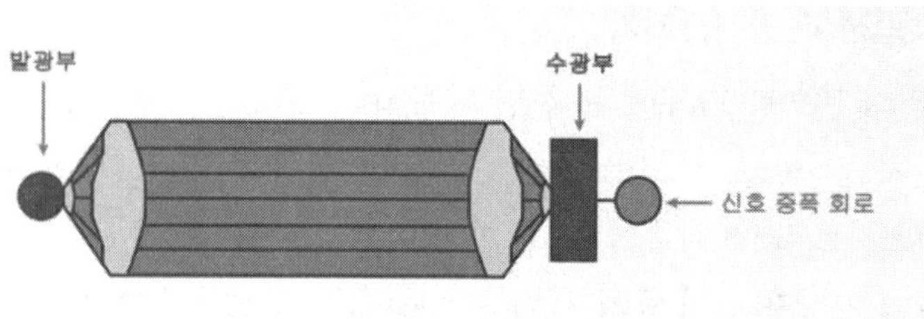

[그림 3-12] 광전식 분리형 감지기

① 구성요소 : 발광부와 수광부, 신호증폭회로 등으로 구성되어 있다.

㉠ 발광부 : 빛을 내는 부분이다.

㉡ 수광부 : 빛을 받는 부분이다.

㉢ 신호증폭회로 : 신호의 세기(전력)를 높이기 위해 쓰이는 전기회로이다.

㉣ 스위칭 회로 : 컴퓨터에 사용되는 회로의 일종으로 0과 1의 상태를 발생시켜 2진법의 정보를 표현한다. 여기서 0의 상태와 1의 상태의 전환을 스위치라고 하고, 이러한 기능을 가진 회로가 스위칭 회로이다.

② 동작원리 : 발광부에서 상시 수광부로 빛을 보내고 있어 그 사이에 연기가 광도의 축을 방해하는 경우, 광량이 감소되면서 일정량을 초과하면 화재신호를 발한다.

4) 공기흡입형 감지기

공기흡입형 감지기(air sampling smoke detector)는 각종 장비나 전력선 등이 과부하 또는 접촉불량으로 절연물질이 녹거나 열화될 때 발생하는 아주 미세한 연기를 화재발생 전 단계에서 강제 포집 분석하여 경보하는 장치이다(그림 3-13).

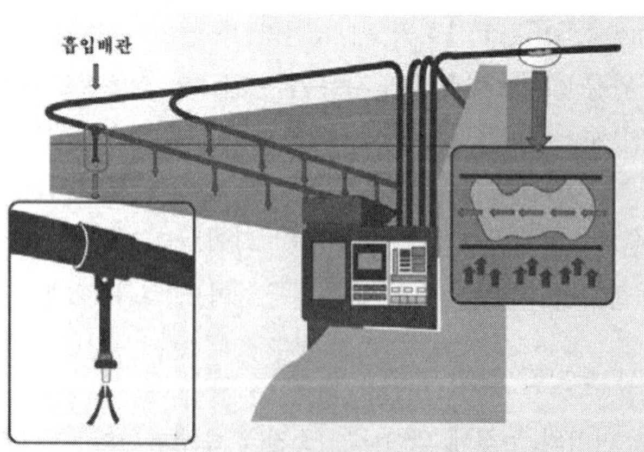

[그림 3-13] 공기흡입형 감지기의 구성

① 구성요소 : 흡입배관과 공기흡입펌프, 감지부 등으로 구성되어 있다.

㉠ 흡입배관 : 흡입배관 연결부에는 펌프 가동 시 공기가 유입되지 않도록 설치할 때 확인해야 한다. 또한 설치 시 흡입배관은 짧게 펌프보다 높을수록 흡입이 용이하다.

㉡ 공기흡입 펌프(aspirator) : 밸브 장치를 작동시켜 용기 속에 공기를 외부로 유출시켜 용기 속에 진공상태가 되도록 하는 장치이다.

㉢ 감지부 : 온도(열)를 감지할 수 있는 곳에 위치해야 한다.

㉣ 계측제어 : 온도나 연기를 측정하여 시스템을 제어를 하는 장치이다.

㉤ 필터 : 액체나 기체 속의 이물질을 걸러내는 장치이다.

② 동작원리 : 흡입용 팬 또는 펌프가 흡입배관을 통하여 경계구역 내의 공기를 흡입하고 흡입한 공기 중에 함유된 연소생성물을 분석하여 화재를 감지한다.

③ 형식 : 공기흡입형 감지기에는 다신호식 감지기와 아날로그식 감지기로 나누어진다.

㉠ 다신호식 감지기 : 일정시간 간격을 두고 각각 다른 2개 이상의 화재신호를 발한다.

㉡ 아날로그식 감지기 : 주위의 온도 또는 연기 양의 변화에 따라 각각 다른 전류값 또는 전압값 등의 출력을 발한다.

(3) 열복합형 감지기

정온식과 차동식의 복합감지기로 정온식은 정확한 온도변화를 감지하는 충격방지 서미스터를 사용하여 순간적인 온도정보를 수신기에 제공하며, 차동식은 분당 15[℃]의 온도변화를 감지하는 차동식 방식으로 화재를 감지하면서 화재 단정온도(65[℃])에 도달하면 화재신호를 발하는 보상식 감지기이다.

(4) 불꽃감지기

불꽃에서 방사되는 불꽃의 변화가 일정량이상 되었을 때 작동하는 것으로서 일국소의 불꽃에 의한 수광소자의 수광량 변화에 의하여 작동하는 감지기다. 종류로는 자외선식 감지기(UV), 적외선식 감지기(IR)가 있다.

① 자외선식(ultraviolet-type) 감지기 : 자외선 영역(0.1～0.35[μm]) 중 화재 시 0.18～0.26[μm]의 파장에서 강한 에너지 레벨이 되며 이를 검출하여 그 검출신호를 화재신호로 발한다.

② 적외선식(infrared-type) 감지기 : 적외선 영역(0.76～220[μm]) 중 화재 시에는 4.35[μm]에서 강한 에너지 레벨이 되며 이 파장을 검출하여 이를 화재신호로 발한다.

3. 감지기의 설치기준

감지기는 설치기준에 따라 설치해야 한다. 다만, 교차회로방식에 사용되는 감지기, 급속한 연소확대가 우려되는 장소에 사용되는 감지기 및 축적기능이 있는 수신기에 연결하여 사용하는 감지기는 축적기능이 없는 것으로 설치해야 한다.

감지기는 환기구 등으로부터 1.5[m] 이상 떨어진 위치에 설치(차동식 분포형 제외)하고, 정온식 또는 보상식 감지기는 공칭작동온도 또는 정온점이 평상시 최고온도보다 20[℃] 이상 높은 장소에 설치한다(그림 3-14).

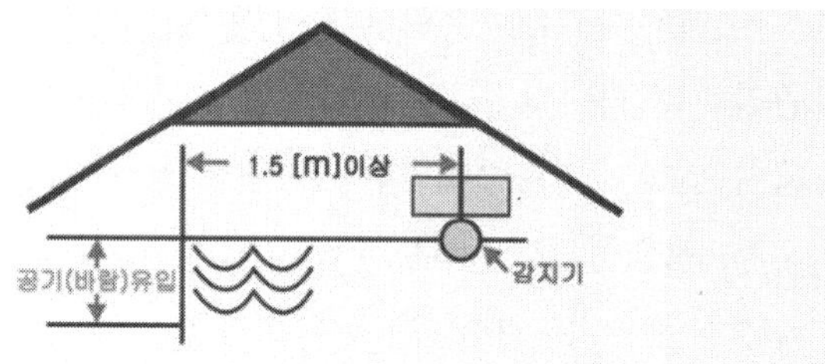

[그림 3-14] 감지기의 설치기준

스포트형 감지기는 45[°] 이상 경사지지 않도록 설치하고, 차동식 분포형 감지기의 검출부는 5[°] 이상 경사되지 않도록 하고, 공기관은 감지구역의 부착면의 각 면에서 1.5[m] 이내의 부분에 설치한다(그림 3-15).

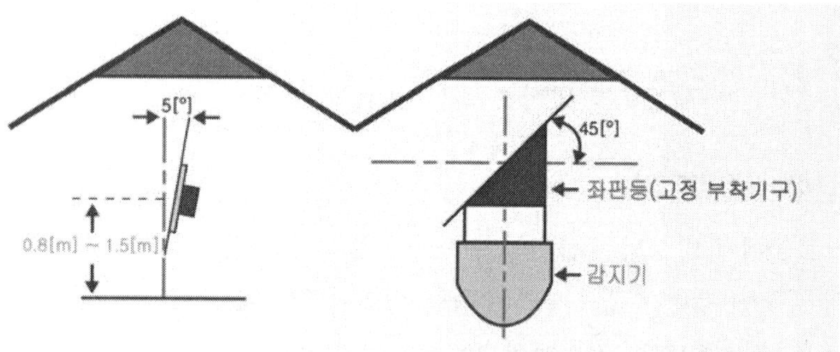

[그림 3-15] 검출부 및 감지기의 설치기준

(1) 연기감지기의 설치

15[m] 이상의 계단 및 경사로 및 파이프덕트 등에는 수직거리 15[m]마다 30[m] 이상의 복도에는 보행거리 30[m]마다 바닥에서 천정의 높이가 15[m] 이상 20[m] 미만인 장소 등에 설치한다.

① 부착높이(NFSC 203⑦) : 기준에 맞춰 설치를 해야 한다(표 3-4).

〈표 3-4〉 부착높이에 따른 감지기의 종류

부착높이	감지기의 종류
4[m] 미만	• 차동식(스포트형, 분포형) • 보상식 스포트형 • 정온식(스포트형, 감지선형) • 이온화식 또는 광전식(스포트형, 분리형, 공기흡입형) • 열복합형 • 열연기복합형 • 불꽃감지기
4~8[m] 미만	• 차동식(스포트형, 분포형) • 보상식 스포트형 • 정온식(스포트형, 감지선형) 특종 또는 1종 • 이온화식 1종 또는 2종 • 광전식(스포트형, 분리형, 공기흡입형) 1종 또는 2종 • 열복합형 • 열연기복합형 • 불꽃감지기
8~15[m] 미만	• 차동식 분포형 • 이온화식 1종 또는 2종 • 광전식(스포트형, 분리형, 공기흡입형) 1종 또는 2종 • 불꽃감지기
15~20[m] 미만	• 이온화식 1종 • 광전식(스포트형, 분리형, 공기흡입형) 1종 • 불꽃감지기
20[m] 이상	• 불꽃감지기 • 광전식(분리형, 공기흡입형) 중 아날로그 방식

② 연기감지기의 설치장소(NFSC 203⑦) : 교차회로방식에 다른 감지기가 설치된 장소 또는 제1항 단서규정에 따른 감지기가 설치된 장소에는 설치하지 않는다.

■ 참고

지하층 · 무창층 등으로서 환기가 잘되지 않거나 실내면적이 40[m²] 미만인 장소, 감지기의 부착면과 실내바닥과의 거리가 2.3[m] 이하인 곳으로서 일시적으로 발생한 열 · 연기 또는 먼지 등으로 인하여 화재신호를 발신할 우려가 있는 장소의 적응감지기의 종류는 다음과 같다.

(1) 불꽃감지기 : 화재에 의해 발생한 적외선, 자외선, 또는 이와 유사한 방사열이나 불꽃의 흔들림 등의 특정한 파장으로 화재를 감지하는 기기이다.

(2) 정온식 감지선형 감지기 : 여러 종류의 물리량을 검출하고 계측하는 기능을 갖춘 소자로서 센서라고도 한다. 출력신호는 원격조작이 쉽고, 증폭과 축적이 쉬운 전기신호를 주로 사용한다.

(3) 분포형 감지기 : 서로 모이는 경향이 없는 것을 기회적 분포형 감지기, 서로 경쟁이 심한 것을

균등분포 감지기라고 한다.
(4) 복합형 감지기 : 독립된 둘 이상의 것이 모여서 하나의 기능을 발휘할 때의 감지기이다.
(5) 광전식 분리형 감지기 : 빛을 분리하여 이용하는 감지기이다.
(6) 아날로그 방식의 감지기 : 어떤 수치를 길이, 각도 또는 전류라고 하는 연속된 물리량으로 나타내는 감지기이다.
(7) 다신호 방식의 감지기 : 여러 개의 신호가 조합하여 나타내는 감지기이다.

〈표 3-5〉 바닥면적에 따른 감지기의 종류

(단위 : [m²])

부착높이 및 소방대상물의 구분		감지기의 종류				
		차동식 · 보상식 스포트형		정온식 스포트형		
		1종	2종	특종	1종	2종
4[m] 미만	내화구조	90	70	70	60	20
	기타 구조	50	40	40	30	15
4[m] 이상 8[m] 미만	내화구조	45	35	35	30	설치 불가능
	기타 구조	30	25	25	15	

■ 참고 : 축적기능이 없는 감지기

① 교차회로 방식에 사용되는 감지기
② 급속한 연소확대가 우려되는 장소에 사용되는 감지기
③ 축적기능이 있는 수신기에 연결하여 사용하는 감지기

(2) 감지기의 종류에 따른 설치기준

1) 공기관식 차동식 분포형 감지기의 설치기준(NFSC 203⑦)

① 공기관의 노출부분은 감지구역마다 20[m] 이상이 되도록 설치한다.
② 공기관과 감지구역의 각 변과의 수평거리는 1.5[m] 이하가 되도록 한다.
③ 공기관 상호간의 거리는 6[m](내화구조는 9[m]) 이하가 되도록 한다.
④ 하나의 검출부에 접속하는 공기관의 길이는 20[m] 이상 100[m] 이하가 되도록 한다.
⑤ 검출부는 5[°] 이상 경사되지 않도록 한다.
⑥ 검출부는 바닥으로부터 0.8~1.5[m] 이하의 위치에 설치한다.
⑦ 공기관은 도중에서 분기하지 않도록 한다.

2) 열전대식 감지기의 설치기준(NFSC 203⑦)

차동식 스포트형, 보상식 스포트형, 정온식 스포트형 감지기는 부착높이에 맞춰 설치를 해야 한다.

① 하나의 검출부에 접속하는 열전대부는 4~20개 이하로 할 것(단, 주소형 열전대식 감지기는 제외)

② 바닥면적은 내화구조와 기타 구조로 분류하여 〈표 3-6〉과 같이 설치한다.

〈표 3-6〉 열전대식 감지기의 설치기준

분 류	바닥면적	설치개수
내화구조	22[m^2]	4개 이상[m^2]
기타 구조	18[m^2]	4개 이상[m^2]

3) 열반도체식 감지기의 설치기준(NFSC 203⑦)

① 하나의 검출기에 접속하는 감지부는 2~15개 이하가 되도록 한다.

② 바닥면적은 열반도체식 감지기의 설치기 기준은 〈표 3-7〉과 같다.

〈표 3-7〉 열반도체식 감지기의 설치기준

부착높이 및 소방대상물의 구분		감지기의 종류	
		1종	2종
8[m] 미만	내화구조	65[m^2]	36[m^2]
	기타 구조	40	23
8~15[m] 미만	내화구조	50	36
	기타 구조	30	23

③ 연기감지기의 설치기준(NFSC 203⑦)

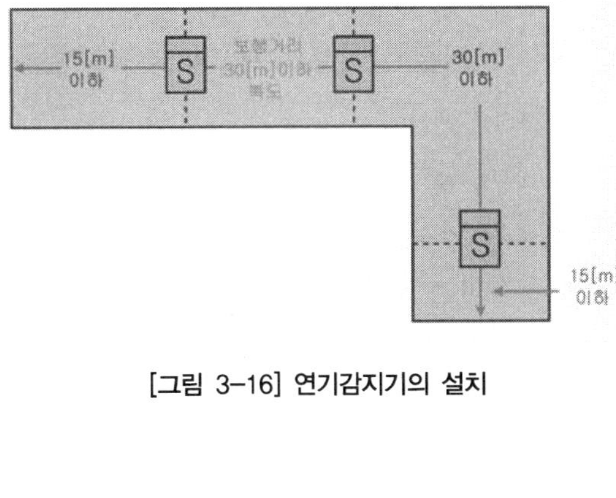

[그림 3-16] 연기감지기의 설치

㉠ 복도 및 통로는 보행거리 30[m](3종은 20[m])마다 1개 이상으로 한다.
㉡ 계단 및 경사로는 15[m](3종은 10[m])마다 1개 이상으로 한다.
㉢ 천장 또는 반자가 낮은 실내 또는 좁은 실내는 출입구의 가까운 부분에 설치한다.
㉣ 천장 또는 반자 부근에 배기구가 있는 경우에는 그 부근에 설치한다.
㉤ 감지기는 벽 또는 보로부터 0.6[m] 이상 떨어진 곳에 설치한다.
㉥ 바닥면적은 연기감지기는 1종 및 2종, 3종이 있다(표 3-8).

〈표 3-8〉 연기감지기의 종류

(단위 : m^2)

부착높이	감지기의 종류	
	1종 및 2종	3종
4[m] 미만	150	50
4～20[m] 미만	75	설치불가능

4) 정온식 감지선형 감지기의 설치기준(NFSC 203⑦)

① 정온식 감지선형 감지기의 거리기준(표 3-9)

〈표 3-9〉 정온식 감지기의 설치기준

종별 / 수평거리	1종		2종	
	내화구조	기타 구조	내화구조	기타 구조
감지기와 감지구역의 각 부분과의 수평거리	4.5[m] 이하	3[m] 이하	3[m] 이하	1[m] 이하

② 감지선형 감지기의 굴곡반경 : 5[cm] 이상으로 한다.
③ 단자부와 마감 고정금구와의 설치간격 : 10[cm] 이내로 한다.
④ 보조선이나 고정금구를 사용하여 감지선이 늘어지지 않도록 설치한다.
⑤ 케이블트레이에 감지기를 설치하는 경우에는 케이블트레이 받침대에 마감금구를 사용하여 설치한다.
⑥ 지하구나 창고의 천장 등에 지지물이 적당하지 않는 장소에서는 보조선을 설치하고 그 보조선에 설치한다.
⑦ 분전반 내부에 설치하는 경우 접착제를 이용하여 돌기를 바닥에 고정시키고 그 곳에 감지기를 설치한다.

5) 불꽃감지기의 설치기준(NFSC 203⑦)

① 공칭감시거리 · 공칭시야각을 〈표 3-10〉에 나타내었다.

〈표 3-10〉 불꽃감지기의 설치기준

조 건	공칭감시거리	공칭시야각
20[m] 미만의 장소에 적합한 것	1[m] 간격	5[°] 간격
20[m] 이상의 장소에 적합한 것	5[m] 간격	

② 감지기는 공칭감시거리와 공칭시야각을 기준으로 감시구역이 모두 포용될 수 있도록 설치한다.
③ 감지기는 화재감지를 유효하게 감지할 수 있는 모서리 또는 벽 등에 설치한다.
④ 감지기를 천장에 설치하는 경우에는 감지기는 바닥을 향하여 설치한다.
⑤ 수분이 많이 발생할 우려가 있는 장소에는 방수형으로 설치한다.

6) 아날로그 방식의 감지기 설치기준(NFSC 203⑦)

공칭감지온도범위 및 공칭감지농도범위에 적합한 장소에 설치한다.

7) 다신호방식의 감지기 설치기준(NFSC 203⑦)

화재신호를 발신하는 감도에 적합한 장소에 설치한다.

8) 광전식 분리형 감지기의 설치기준(NFSC 203⑦)

① 감지기의 수광면은 햇빛을 직접 받지 않도록 설치한다.
② 광축은 나란한 벽으로부터 0.6[m] 이상 이격하여 설치한다.
③ 감지기의 발광부와 수광부는 설치된 뒷벽으로부터 1[m] 이내 위치에 설치한다.
④ 광축의 높이는 천장 등 높이의 80[%] 이상 이격하여 설치한다.
⑤ 감지기의 광축의 길이는 공칭감시거리 범위 이내로 한다.

■ 참고

아날로그식 분리형 광전식 감지기의 공칭감시거리 : 5~100[m] 이하로 하여 5[m] 간격으로 한다.

9) 특수한 장소에 설치하는 감지기(NFSC 203⑦)(표 3-11)

〈표 3-11〉 특수장소에 설치하는 감지기

장 소	적응감지기
화학공장 · 격납고 · 제련소	• 광전식 분리형 감지기 • 불꽃감지기
전산실 · 반도체 공장	광전식 공기흡입형 감지기

10) 감지기의 설치제외 장소(NFSC 203⑦)

부착면의 높이가 20[m] 이상인 장소이어야 하고, 외부 기류의 유통으로 화재를 유효하게 감지하기 어려운 장소, 연기감지기의 경우 분진, 수증기, 부식성 가스발생 및 정상 시 연기 체류장소, 실내용적이 20[m^3] 이하인 소규모의 장소 등에는 감지기의 설치가 완화된다.

① 천장 또는 반자의 높이가 20[m] 이상인 장소이어야 한다(단, 행정자치부장관이 정하여 고시하는 장소 제외).

② 헛간 등 외부와 기류가 통하는 장소로서 감지기에 의하여 **화재발생**을 유효하게 감지할 수 없는 장소이어야 한다.

③ **부식성** 가스가 체류하는 장소이어야 한다.

④ **고온도** 및 **저온도**로서 감지기의 기능이 정지되기 쉽거나 감지기의 **유지관리**가 어려운 장소이어야 한다.

⑤ **목욕실** · 화장실, 기타 이와 유사한 장소이어야 한다.

⑥ **파이프덕트** 등 그 밖의 이와 비슷한 것으로서 2개층마다 방화구획된 것이나 수평단면적이 5[m^2] 이하인 것으로 한다.

⑦ 먼지 · 가루 또는 **수증기**가 다량으로 체류하는 장소 또는 주방 등 상시에 연기가 발생하는 장소이어야 한다(단, **연기감지기**만 적용).

⑧ 실내용적이 20[m^3] 이하인 장소이어야 한다.

⑨ **프레스공장 · 주조공장** 등 화재발생의 위험이 적은 장소로서 감지기의 유지관리가 어려운 장소이어야 한다.

■ 참고 : 지하구 · 터널에 설치하는 감지기

먼지 · 습기 등의 영향을 받지 아니하고 발화지점을 확인할 수 있는 감지기

⑩ 감지기의 설치완화 장소 : 감지기 종별로는 차동식 · 보상식 스포트형과 정온식 스포트형이 있다(표 3-12).

〈표 3-12〉 감지기 종별에 따른 경계면적

(단위 : [m^2])

부착높이 및 소방대상물의 구분		감지기의 종별				
		차동식 · 보상식 스포트형		정온식 스포트형		
		1종	2종	특종	1종	2종
4[m] 미만	내화구조	90	70	70	60	20
	기타 구조	50	40	40	30	15
4[m] 이상 8[m] 미만	내화구조	45	35	35	30	설치 불가능
	기타 구조	30	25	25	15	

(2) 감지기의 기능시험

1) 차동식 분포형 감지기

차동식 분포형 감지기(공기관식)의 기능시험에는 감지기의 작동 공기압에 상당하는 공기량을 테스트펌프를 이용하여 불어 넣어 작동할 때까지의 시간이 지정값이 맞는지를 확인하기 위한 펌프 시험, 감지기가 작동한 때부터 정지할 때까지의 시간이 정상인지를 확인하기 위한 작동계속시험, 공기관의 연결 접속을 끝낸 경우 유통불량을 조사하기 위한 유통시험, 감지기의 접점간격이 적정한지를 확인하기 위한 접점수고시험이 있다(그림 3-17).

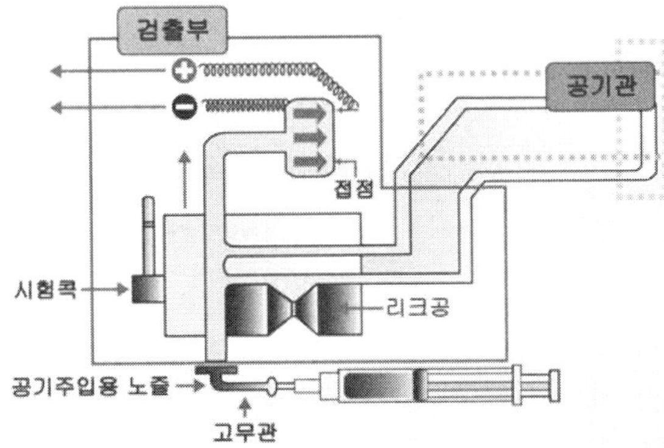

[그림 3-17] 펌프 시험

차동식 분포형 감지기에는 공기관식, 열전대식이 있다.

① 공기관식 : 펌프시험, 작동계속시험, 유통시험, 접점수고시험

㉠ 펌프시험 : 감지기의 작동공기압에 상당하는 공기량을 테스트펌프에 의해 불어 넣어 작동할 때까지의 시간이 지정값인가를 확인하기 위한 시험이다.

㉡ 작동계속시험 : 감지기가 작동을 개시한 때부터 작동 정지할 때까지의 시간을 측정하여 감지기의 작동의 계속이 정상인가를 확인하기 위한 시험이다.

㉢ 유통시험 : 공기관인 새거나, 깨지거나, 줄어들었는지의 여부 및 공기관의 길이를 확인하기 위한 시험이다.

㉣ 접점수고시험 : 접점수고값이 적정값을 보유하고 있는지를 확인하기 위한 시험(접점수고값이 규정값 이상이면 감지기의 작동이 늦어진다.

② 열전대식 : 화재작동시험, 합성저항시험이 있다.

연소시험에는 감지기를 작동시키지 않고 행하는 시험과 감지기를 작동시키고 행하는 시험이 있다.

2) 스포트형 감지기

가열시험은 감지기를 가열한 경우 감지기가 정상적으로 작동하는가를 확인한다.

3) 정온식 감지선형 감지기

합성저항시험은 감지기의 단선유무를 확인한다.

4) 연기감지기

가연시험은 가연시험기에 의해 가연한 경우 동작유무를 확인한다.

4. 수신기

수신기는 병원 건물의 필요한 장소에 감지기 및 발신기를 시설하여 이곳에서 통보하는 신호에 의하여 화재가 발생하는 것을 경보하며, 발생구역을 지구별로 된 표시 램프로 점등하고 동시에 각 릴레이가 동작하여 경보 벨을 울리거나 기타 동작을 진행한다.

(1) P형 수신기

감지기 또는 발신기(M형 발신기를 제외한다)로부터 발하여지는 신호를 직접 또는 중계기를 통하여 공통신호로서 수신하여 화재의 발생을 해당 병원 건물의 관계자에게 경보해주는 것이다.

1) P형 1급 수신기

P형 1급 수신기는 화재표시, 경종 등의 작동시험장치, 수신기와 감지기 등과의 사이에 외부회로의 도통시험장치, 상용전원과 예비전원의 자동절환장치, 예비전원의 양부시험장치, 발신기 등과 연락할 수 있는 전화연결장치 등의 구조와 기능으로 되어 있다(표 3-13).

〈표 3-13〉 P형 1급 수신기의 구조와 기능

구 조	기 능
화재표시 작동시험장치	화재 또는 재난이 일어날 경우를 대비한 시험가동장치
수신기와 감지기 사이의 도통시험장치	수신기와 감지기 사이의 전류나 전하가 형성되는 시험장치
상용전원과 예비전원의 자동절환장치	주전원에 교류전원을 사용하는 경우 정전 시에는 자동적으로 예비전원으로 절환, 정전복구 시에는 자동으로 주전원으로 복구되는 장치
예비전원 양부시험장치	예비전원을 상용화하기 전에 사용하는 시험장치
전화연결장치	통신망이 확립되어 전화나 회선 등으로 연락 가능한 장치

2) P형 2급 수신기

P형 2급 수신기는 화재표시의 기능시험장치, 상용전원과 예비전원의 자동절환장치, 예비전원의 기능시험장치 등의 구조와 기능으로 되어 있다(표 3-14).

〈표 3-14〉 P형 2급 수신기의 구조과 기능

구 조	기 능
화재표시 기능시험장치	5회선 이하로 화재 또는 재난이 일어날 경우를 대비한 시험가동 장치
상용전원과 예비전원의 자동절환장치	주전원에 교류전원을 사용하는 경우 정전 시에는 자동적으로 예비전원으로 절환, 정전복구 시에는 자동으로 주전원으로 복구되는 장치
예비전원 기능시험장치	5회선 이하로 예비전원을 상용화하기 전에 사용하는 시험장치

(2) R형 수신기

감지기 또는 발신기(M형 발신기를 제외한다)에서 보내는 접점신호를 중계기를 사용하여 고유신호로 전환하여 수신기에 전달하는 방식과 통신신호를 발신을 해 주소형 감지기를 사용하여 직접 고유신호를 수신기에 전달하는 방식이 있다. 화재신호를 수신했을 때 기록하는 부호를 보면 알 수 있도록 되어 있으며 이를 병원건물 등의 소방관계자에게 통보하는 기기이다.

1) 구조와 기능

R형 수신기는 화재표시등의 작동시험장치, 수신기와 중계기 사이의 도통시험장치, 상용전원과 예비전원의 자동절환장치, 예비전원의 양부시험장치 등의 구조와 기능으로 되어 있다(표 3-15).

〈표 3-15〉 R형 수신기의 구조와 기능

구 조	기 능
화재표시 작동시험장치	화재 또는 재난이 일어날 경우를 대비한 시험가동장치
수신기와 중계기 사이의 도통시험장치	수신기와 중계기 사이의 단선이나 단락 도통시험장치
상용전원과 예비전원의 자동절환장치	주전원에 교류전원을 사용하는 경우 정전 시에는 자동적으로 예비전원으로 절환, 정전복구 시에는 자동으로 주전원으로 복구되는 장치
예비전원 양부시험장치	예비전원을 상용화하기 전에 사용하는 시험장치

2) 특 징

고유의 신호는 주로 시분할방식의 다중통신방식을 이용하고 있기 때문에 한 쌍의 전송로로 각 경계구역마다 고유의 신호로 된 여러 경계구역의 신호를 제공할 수 있어

〈표 3-16〉 P형 수신기와 R형 수신기의 비교

구 분	P형 수신기	R형 수신기
시스템의 구성	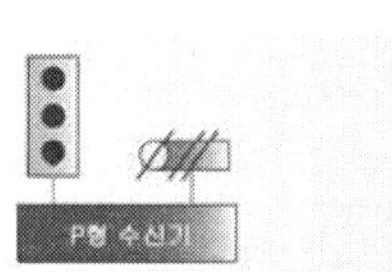	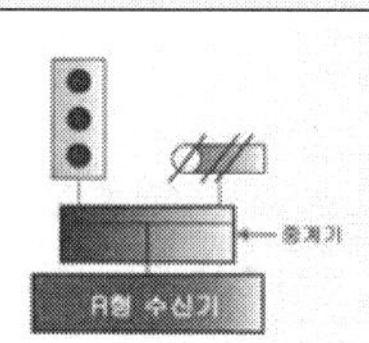
신호전송방식	1:1 접점방식	다중전송방식
신호의 종류	공통신호	고유신호
화재표시기구	램프(lamp)	액정표시장치(LCD)
자기진단기능	없음	있음
선로수	많이 필요하다.	적게 필요하다.
기기비용	적게 소모	많이 소모
배관배선공사	선로수가 많이 소요되므로 복잡하다.	선로수가 적게 소요되므로 간단하다.
유지관리	선로수가 많고 수신기에 자기 진단기능이 없으므로 어렵다.	선로수가 적고 자기진단기능에 의해 고장발생을 자동으로 경보·표시하므로 쉽다.
수신반가격	기능이 단순하므로 가격이 싸다.	효율적인 감지·제어를 위해 여러 기능이 추가되어 있어서 가격이 비싸다.
화재표시방식	창구식, 지도식	창구식, 지도식, CRT식, 디지털식

서 P형 수신기에 비하여 회선수를 줄일 수 있을 뿐만 아니라 건물의 증·개축 등 경계구역이 증가되는 경우에도 중계기의 증설 내지는 회로수의 증대 등에 대응하여 간편하게 회로를 추가시킬 수 있는 장점이 있다. 따라서 선로가 많이 소요되고 회로의 추가가 필요한 현대의 건축물에서는 P형 수신기보다 R형 수신기를 사용하고 있다. P형 수신기와 R형 수신기를 비교하면 〈표 3-16〉과 같다.

(3) 수신기의 적합기준(NFSC 203⑤)

자동화재탐지설비의 수신기는 자동화재탐지설비의 화재안전기준(NFSC 203) 제5조 1항 각 호의 기준에 적합한 것으로 설치해야 한다.

① 당해 소방대상물의 경계구역을 각각 표시할 수 있는 회선 수 이상의 수신기를 설치한다.

② **4층 이상의** 소방대상물에는 **발신기와 전화통화가 가능한 수신기**를 설치한다.

③ 당해 소방대상물에 가스누설탐지설비가 설치된 경우에는 가스누설탐지설비로부터 가스누설신호를 수신하여 가스누설경보를 할 수 있는 수신기를 설치한다(가스누설탐지설비의 수신부를 별도로 설치한 경우는 제외).

참고 : 축적형 수신기의 설치장소

① 지하층·무창층으로 환기가 잘 되지 않는 장소
② 실내 면적이 40[m^2] 미만인 장소
③ 감지기의 부착면과 실내 바닥의 사이가 2.3[m] 이하인 장소

(4) 자동화재탐지설비의 수신기의 설치기준(NFSC 203⑤)

자동화재탐지설비의 수신기는 자동화재탐지설비의 화재안전기준(NFSC 203) 제5조 3항 각 호의 기준에 따라 설치해야 한다.

① **수위실** 등 상시 사람이 근무하는 장소에 설치한다(단, 사람이 상시 근무하는 장소가 없는 경우에는 관계인이 쉽게 접근할 수 있고 관리가 용이한 장소에 설치할 수 있다).

② 수신기가 설치된 장소에는 **경계구역 일람도**를 비치한다(단, 모든 수신기와 연결되어 각 수신기의 상황을 감시하고 제어할 수 있는 수신기, 즉 주수신기를 설치한 경우에는 주수신기를 제외한 기타 수신기는 그러지 아니한다).

③ 수신기의 음향기구는 그 음량 및 음색이 다른 기기의 소음 등과 명확히 구별될 수 있는 것으로 한다.

④ 수신기는 **감지기·중계기** 또는 **발신기**가 작동하는 경계구역을 표시할 수 있는 것으로 한다.

⑤ 화재·가스 전기 등에 대한 **종합방재반**을 설치한 경우에는 해당 조작반에 수신기의 작동과 연동하여 감지기·중계기 또는 발신기가 작동하는 경계구역을 표시할 수 있는 것으로 한다.

⑥ 하나의 경계구역은 하나의 **표시등** 또는 하나의 문자로 표시되도록 한다.

⑦ 수신기의 조작 스위치는 바닥으로부터의 높이가 0.8[m] **이상** 1.5[m] **이하**인 장소에 설치한다.

⑧ 하나의 소방대상물에 2개 이상의 수신기를 설치하는 경우에는 수신기를 상호간 연동하여 **화재발생 상황**을 각 수신기마다 확인할 수 있도록 한다.

■ 참고 : M형 수신기의 특징

각 발신기에 이르는 외부배선의 회로저항 및 절연저항을 측정할 수 있는 장치가 있어야 한다.

(5) P형 1급 수신기의 고장진단

소방시설을 설치하는 가장 중요한 이유는 재앙과 같은 화재로부터 보호하고 화재로 인한 경제적 손실이 너무 크기 때문에 소방시설은 화재 시 신속히 작동하여 화재를 예방하고, 생명과 재산을 보호해야 한다. 소방시설도 기계 또는 전자장비이므로 자주 사용하고 점검을 해주어야 필요 시 제역할을 할 수가 있다. 수신기의 고장증상과 예상되는 원인 및 점검방법은 〈표 3-17〉에 나타냈다.

〈표 3-17〉 수신기의 고장진단

고장증상	예상원인	점검방법
상용전원 감시등 소등	① 정전	상용전원 확인
	② 퓨즈 단선	전원 스위치를 끄고 퓨즈 교체
	③ 입력전원 전원선 불량	외부전원선 점검
	④ 전원회로부 훼손	트랜스 2차측 24[V] AC 및 다이오드 출력 24[V] DC 확인
예비전원 감시등 소등	① 퓨즈 단선	확인교체
	② 충전불량	충전전압 확인
	③ 배터리소켓 접속불량	배터리 감시표시등의 점등확인
	④ 장기간 정전으로 인한 배터리의 완전방전	소켓 단자확인

(6) 수신기의 시험

수신기시험(성능시험)에는 화재표시작동시험과 회로도통시험, 공통선시험 등이 있다.

1) 화재표시작동시험

① 시험방법

㉠ 회로선택 스위치로서 실행하는 시험 : 동작시험 스위치를 눌러서 스위치 주의등의 점등을 확인한 후 회로선택 스위치를 차례로 회전시켜 1회로마다 화재발생 시의 작동시험을 행한다.

㉡ 감지기 또는 발신기의 작동시험과 함께 행하는 방법 : 감지기 또는 발신기를 차례로 작동시켜 경계구역과 지구표시등과의 접속상태를 확인한다.

② 가부판정의 기준 : 각 릴레이(relay)의 작동, 화재표시등, 지구표시등 그 밖의 표시장치의 점등(램프의 단선도 함께 확인할 것), 음향장치 작동확인, 감지기회로 또는 부속기기 회로와의 연결접속이 정상인 것으로 한다.

2) 회로도통시험

① 시험방법 : 감지기회로의 단선의 유무와 기기 등의 접속상황을 확인하기 위해서 다음과 같은 시험을 행한다.

㉠ 도통시험 스위치를 누른다.

㉡ 회로선택 스위치를 차례로 회전시킨다.

㉢ 각 회선별로 전압계의 전압을 확인한다(단, 발광다이오드로 그 정상유무를 표시하는 것은 발광다이오드의 점등유무를 확인한다).

㉣ 종단저항 등의 접속상황을 조사한다.

② 가부판정의 기준 : 각 회선의 전압계의 지시값 또는 발광다이오드(LED)의 점등유무 상황이 정상인 것으로 한다.

3) 공통선시험(단, 7회선 이하는 제외)

① 시험방법 : 공통선이 담당하고 있는 경계구역의 적정여부를 확인한다.

㉠ 수신기 내 접속단자의 회로공통선을 1선 제거한다.

㉡ 회로도통시험의 예에 따라 도통시험 스위치를 누르고, 회로선택 스위치를 차례로 회전시킨다.

㉢ 전압계 또는 발광다이오드를 확인하여 단선을 지시한 경계구역의 회선수를 조사한다.

② 가부판정의 기준 : 공통선이 담당하고 있는 경계구역수가 7이하인 것으로 한다.

(7) 예비전원시험

① 시험방법 : 상용전원 및 비상전원이 사고 등으로 정전된 경우, 자동적으로 예비전원으로 절환되며, 또한 정전복구 시에 자동적으로 상용전원으로 절환되는지의 여부를 확인한다.

㉠ 예비전원시험 스위치를 누른다.

㉡ 전압계의 지시값이 지정값의 범위 내에 있는 것으로 한다(단, 발광다이오드로 그 정상유무를 표시하는 것은 발광다이오드의 정상점등 유무를 확인한다).

㉢ 교류전원을 개로하고 자동절환 릴레이의 작동상황을 조사한다.

② 가부판정의 기준 : 예비전원의 **전압**, **용량**, **절환상황** 및 **복구작동**이 정상으로 한다.

(8) 동작동시험(단, 1회선은 제외)

① 시험방법 : 감지기가 동시에 수회선 작동하더라도 수신기의 기능에 이상이 없는가의 여부를 확인한다.

㉠ 주전원에 의해 행한다.

㉡ 각 회선의 화재작동을 복구시키는 일이 없이 **5회선**(5회선 미만은 전 회선)을 동시에 작동시킨다.

㉢ 위의 ㉡ 경우 주음향장치 및 지구음향장치를 작동시킨다.

㉣ 부수신기와 표시기를 함께 하는 것에 있어서는 이 모두를 작동상태로 하고 행한다.

② 가부판정의 기준 : 각 회선을 동시에 작동시켰을 때 **수신기**, **부수신기**, **표시기**, **음향장치** 등의 기능에 이상이 없고, 또한 화재 시 작동을 정확하게 계속하는 것이다.

(9) 회로저항시험

감지기회로의 선로저항값이 수신기의 기능에 이상을 가져오는지 여부를 확인한다.

(10) 저전압시험

정격전압의 80[%] 이하로 시험한다.

참고

수신기에 내장하는 음향장치는 사용전압의 최소 80[%]인 전압에서 소리를 내어야 한다.

(11) 비상전원시험

비상전원으로 축전지설비를 사용하여 시험한다.

(12) 수신기의 절연저항시험

① 사용기기 : 직류 250[V]급 메거(Megger)를 사용한다.

② 측정방법

㉠ 기기 부착 전 : 배선 상호간

㉡ 기기 부착 후 : 배선과 대지 사이

③ 판정기준 : 1경계구역마다 0.1[MΩ] 이상이어야 한다.

참고 : 수신기의 절연저항시험

① 절연된 충전부와 외함간 : 직류 500[V] 절연저항계, 5[MΩ] 이상
② 교류입력측과 외함간 : 직류 500[V] 절연저항계, 20[MΩ] 이상
③ 절연된 선로간 : 직류 500[V] 절연저항계, 20[MΩ] 이상

(13) P형 2급 1회선용 수신기에 없어도 되는 것

① 화재표시등 : 화재발생 시 작동되는 상태나 과정을 나타내는 등이다.

② 예비전원 양부시험장치 : 정류기의 직류측에 자동복귀형 스위치를 설치하고 그 스위치의 조작에 의해 예비전원으로 전환한 다음 예비전원의 최대소비전류에 상당하는 부하를 예비전원에 가하는 경우에 그 단자전압을 측정할 수 있어야 한다.

③ 상용전원과 예비전원의 자동절환장치이다.

5. 발신기 · 중계기 · 경보장치 등

자동화재탐지설비는 감지기와 수신기 외에 발신기, 중계기, 경보장치 등으로 이루어져 있다. 발신기는 누름식의 P형과 전화식의 T형이 있는데, 방수의 유무에 따라 옥내형과 옥외형으로 나누어지기도 한다. 중계기는 감지기 또는 발신기로부터 신호를 받아 수신기로 발신하고, 소화설비 · 제연설비 등 방재를 위한 설비의 제어신호를 수신하며 중계하는 것이다. 경보장치는 감지기나 발신기가 작동되어 수신기가 신호를 받게 되면, 수신기의 출력신호를 받아 화재의 발생을 병원 건물 내의 사람들에게 알리기 위한 음향장치와 청각장애인을 위한 시각경보기가 있다.

(1) P형 1급 발신기

P형 1급 수신기 또는 R형 수신기에 접촉하여 사용하는 것으로서 발신자가 발신한 것을 확인할 수 있는 응답확인 램프가 있고, 수신기와 발신기가 상호간 연락할 수 있는 전화장치를 지니고 있으며 또한 부속장치로서 순회용의 스위치를 지니고 있는 것도 있다.

1) 구성요소

P형 1급 발신기는 보호판, 스위치, 전화잭, 응답확인 램프, 외함, 명판으로 구성되며, [그림 3-18]과 같다.

① 보호판 : 스위치를 보호하기 위한 것이다.
② 스위치 : 수신기에 화재신호를 발신할 때 사용하는 것이다.
③ 전화잭 : 수신기가 설치된 수신기와 상호연락을 위하여 휴대용 수화기를 삽입한다.
④ 응답확인 램프 : 응답에 한하여 발광하는 장치이다.
⑤ 외함 : 케이스 또는 물체표면을 둘러싸는 부분이다.
⑥ 명판 : 기계류나 금속류에 일련번호나 고유이름을 부착하는 일종의 이름판이다.

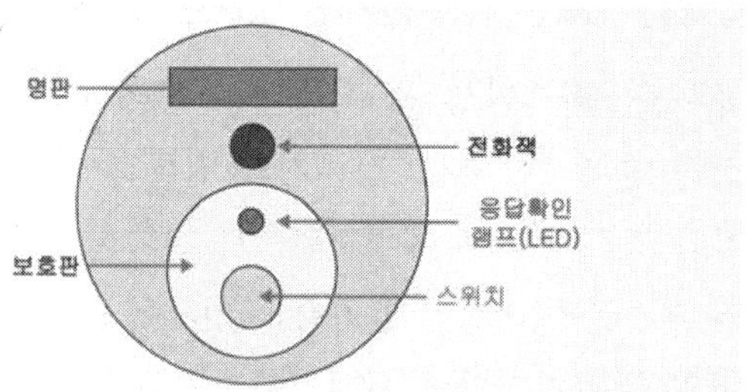

[그림 3-18] P형 1급 발신기

■ 참고 : P형 1급 수동발신기의 외형(그림 3-19)

① 응답 램프 : 발신기의 신호가 수신기에 전달되었는가를 확인하여 주는 램프이다.
② 발신기 스위치 : 수동조작에 의하여 수신기에 화재신호를 발신하는 장치이다.
③ 전화잭 : 수신기와 상호연락의 필요성이 있을 때 전화기를 사용하여 통화할 수 있는 잭이다.
④ 투명 플라스틱 보호판 : 스위치를 보호하기 위한 것이다.

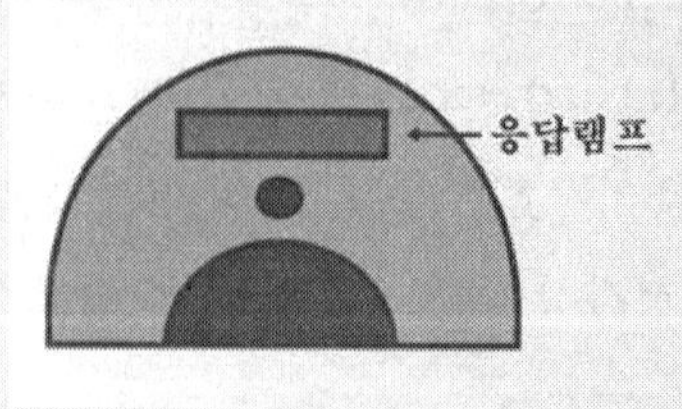

[그림 3-19] P형 1급 수동발신기

2) P형 1급 수동발신기의 내부회로(응답선, 지구접점)

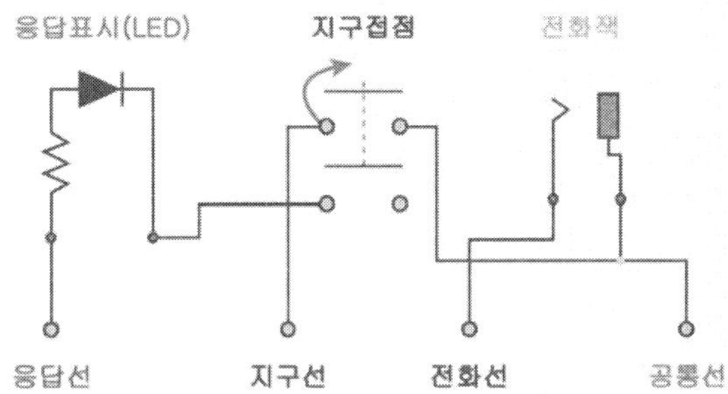

[그림 3-20] P형 1급 수동발신기의 내부회로

3) P형 1급 수동발신기와 수신기간의 결선(발신기, 수신기)

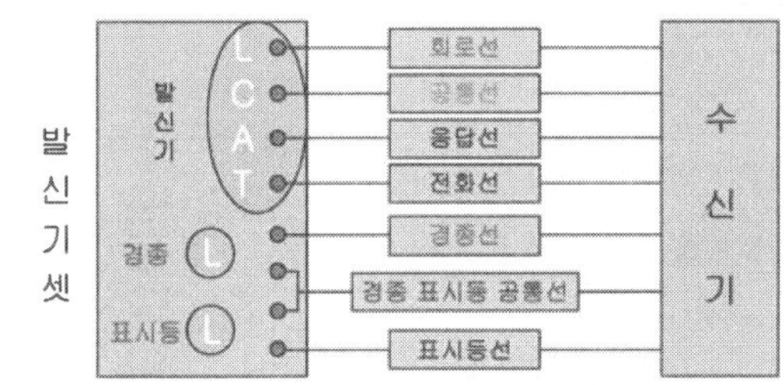

[그림 3-21] P형 1급 수동발신기와 수신기간의 결선(발신기, 수신기)

4) P형 1급 수동발신기와 수신기간의 결선(발신기와 수신기의 선로도)

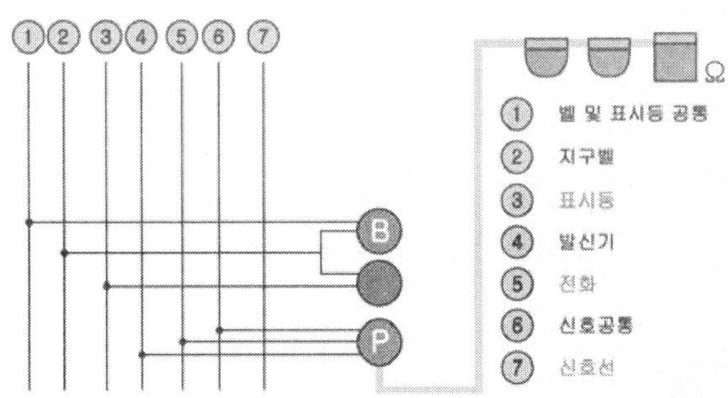

[그림 3-22] P형 1급 수동발신기와 수신기간의 결선(발신기와 수신기의 선로도)

5) P형 1급 발신기 셋의 결선

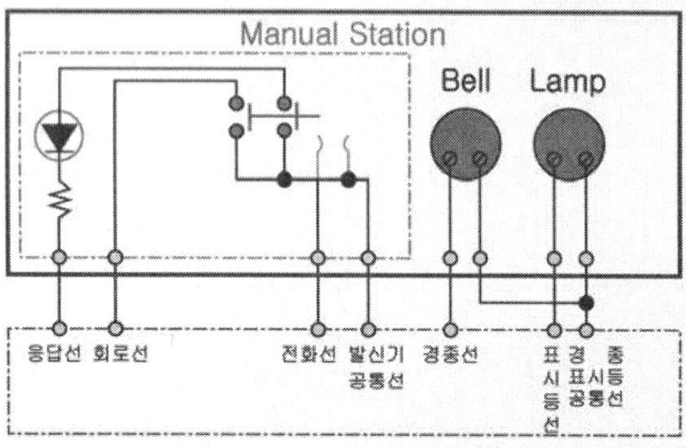

[그림 3-23] P형 1급 발신기 셋의 결선도

6) 일체경보방식 수신기 결선

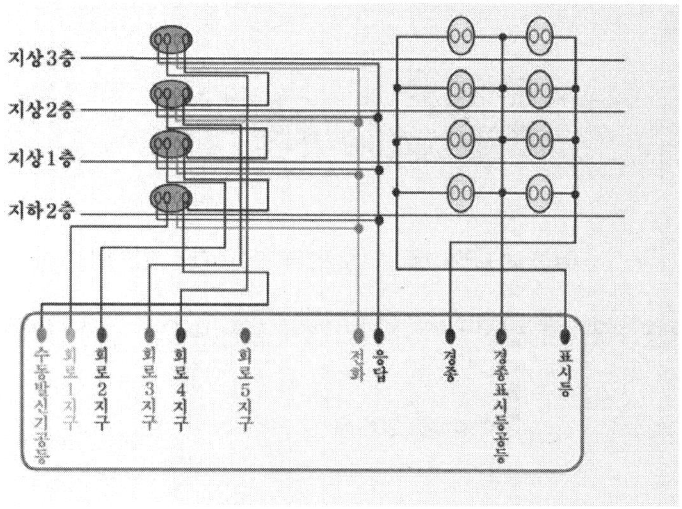

[그림 3-24] 일체경보방식 수신기의 결선도

참고

① 직상층 우선경보(명동) 방식 : 5층(지하층 제외) 이상으로 연면적 3000[m^2]를 초과하는 소방대상물에 시행하는 방법이다.

② 일체경보(명동)방식 : 직상층 우선경보방식에 합당하지 않을 때 시행하는 방법이다.

7) 수신기 결선

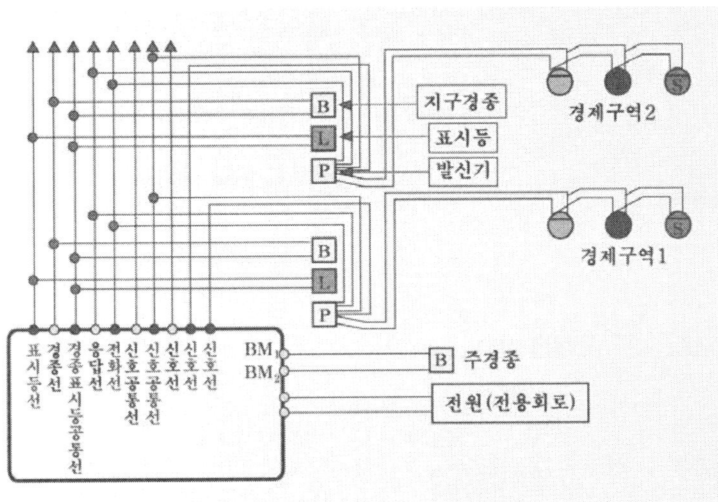

[그림 3-25] 수신기 결선도

■ 참고

발신기 셋은 기본적으로 7선으로 배선됨이 원칙이다. 회로선(신호선, 표시선, 지구선), 공통선, 응답실, 전화선, 경종선, 표시등선, 경종・표시등 공통선 등이 있다.

(2) P형 2급 발신기

P형 2급 수신기에 연결해서 사용되는 것으로 푸시버튼 기능만을 가지고 있다.

1) 구성요소

P형 2급 발신기는 보호판, 스위치, 외함, 명판으로 구성된다(그림 3-26).

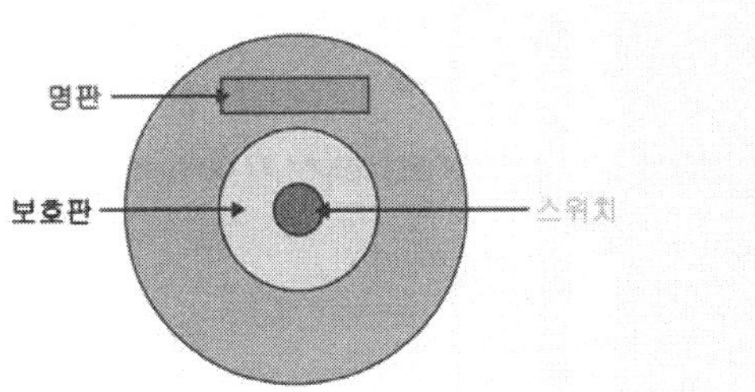

[그림 3-26] P형 2급 발신기

2) P형 2급 발신기 결선

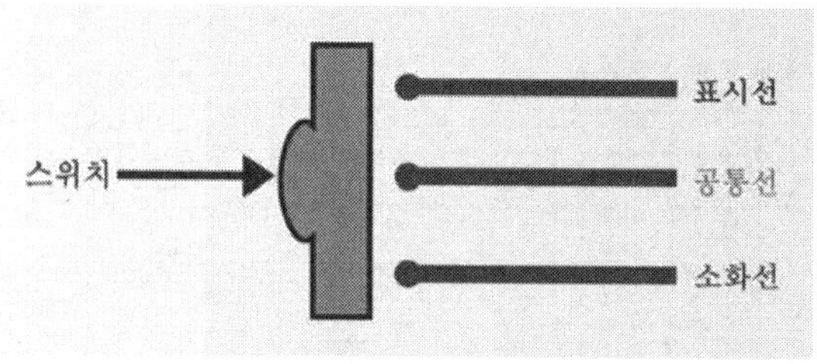

[그림 3-27] P형 2급 발신기

3) 감지기는 송배전 방식

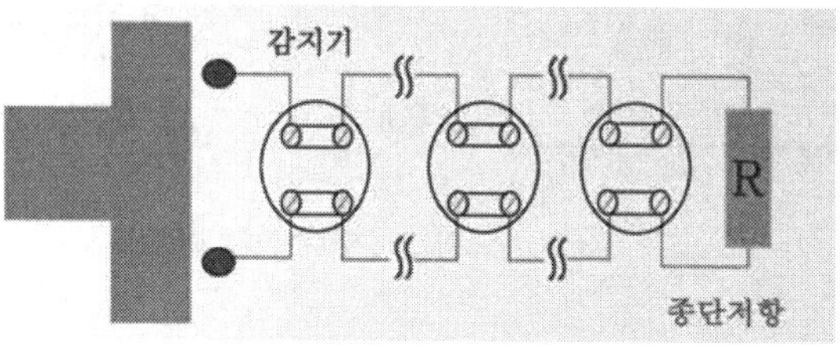

[그림 3-28] 송배전 방식 감지기

(3) P형 1급 발신기와 P형 2급 발신기의 비교설명

1) P형 1급 발신기

① P형 1급 수신기 또는 R형 수신기에 연결하여 사용한다.
② 스위치, 전화잭, 응답 램프가 있다.

2) P형 2급 발신기

① P형 2급 수신기에 연결하여 사용한다.
② 스위치 기능만 있다.

(4) 수신기 · 발신기 · 감지기의 배선기호의 의미

수신기 · 발신기 · 감지기의 배선기호와 명칭은 〈표 3-18〉과 같다.

〈표 3-18〉 배선기호와 명칭

명 칭	기 호	원 어	동일한 명칭
회로선	L	Line	• 지구선 • 신호선 • 표시선 • 감지기선
	N	Number	
공통선	C	Common	• 지구공통선 • 신호공통선 • 회로공통선 • 감지기공통선 • 발신기공통선
응답선	A	Answer	• 발신기선 • 발신기응답선 • 응답확인선 • 확인선
전화선	T	Telephone	–
경종선	BL	Bell Line	벨선
표시등선	PL	Pilot Lamp	–
경종공통선	BC	Bell Common	벨 공통선
경종표시등 공통선	특별한 기호가 없음		

(5) 자동화재탐지설비의 발신기 설치기준(NFSC 203⑨)

자동화재탐지설비의 수신기는 자동화재탐지설비의 화재안전기준(NFSC 203) 제9조 1항 각 호의 기준에 따라 설치해야 한다. 다만, 지하구의 경우에는 발신기를 설치하지 아니할 수 있다.

① 조작이 쉬운 장소에 설치하고, 스위치는 바닥으로부터 0.8[m] 이상 1.5[m] 이하의 높이에 설치해야 한다.

② 소방대상물의 층마다 설치하되, 해당 소방대상물의 각 부분으로부터 하나의 발신기까지의 수평거리가 25[m] 이하가 되도록 할 것. 다만, 복도 또는 별도로 구획된 실로서 보행거리가 40[m] 이상일 경우에는 추가로 설치해야 한다.

③ 제2호의 규정에도 불구하고 제2호의 기준을 초과하는 경우로서 기둥 또는 벽이 설치되지 아니한 대형공간의 경우 발신기는 설치 대상 장소의 가장 가까운 장소의 벽 또는 기둥 등에 설치해야 한다.

(6) 자동화재탐지설비의 중계기 설치기준(NFSC 203⑥)

자동화재 탐지설비의 수신기는 자동화재탐지설비의 화재안전기준(NFSC 203) 제6조 각 호의 기준에 따라 설치해야 한다.

① 수신기에서 직접 감지기회로의 도통시험을 하지 않은 것을 수신기와 감지기 사이에 설치해야 한다.

② 조작 및 점검에 편리하고 화재 및 침수 등의 재해로 인한 피해를 받을 우려가

없는 장소에 설치해야 한다.

③ 수신기에 따라 감시되지 않는 배선을 통하여 전력을 공급받는 것에 있어서는 전원입력측의 배선에 과전류차단기를 설치하고 해당 전원의 정전이 즉시 수신기에 표시되는 것으로 하며, 상용전원 및 예비전원의 시험을 할 수 있도록 해야 한다.

(7) 자동화재탐지설비의 음향장치 설치기준(NFSC 203⑧)

자동화재탐지설비의 음향장치는 자동화재탐지설비의 화재안전기준(NFSC 203) 제8조 1항 각 호의 기준에 따라 설치해야 한다.

① 주음향장치는 수신기의 내부 또는 그 직근에 설치해야 한다.

② 5층(지하층 제외) 이상으로서 연면적이 3,000[m^2]를 초과하는 소방대상물 또는 그 부분에 있어서는 2층 이상의 층에서 발화한 때에는 발화층 및 그 직상층에 한하여, 1층에서 발화한 때에는 발화층·그 직상층 및 지하층에 한하여, 지하층에서 발화한 때에는 발화층·그 직상층 및 기타의 지하층에 한하여 경보를 발할 수 있도록 해야 한다(그림 3-29).

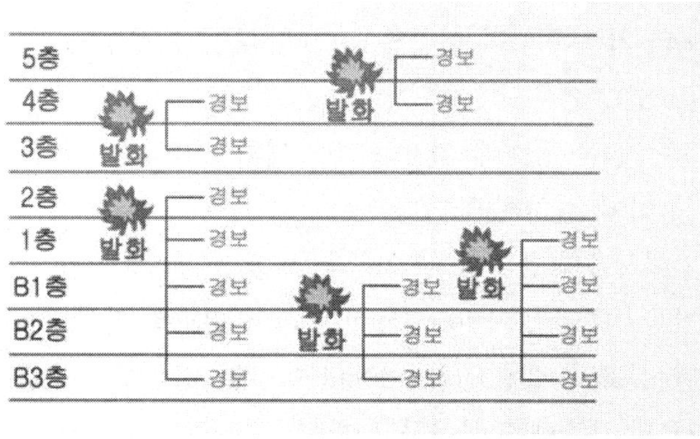

[그림 3-29] 우선경보(구분명동)방식 음향장치의 경보

③ 지구음향장치는 소방대상물의 층마다 설치하되, 해당 소방대상물의 각 부분으로부터 하나의 음향장치까지의 수평거리가 25[m] 이하가 되도록 하고, 해당 층의 각 부분에 유효하게 경보를 발할 수 있도록 설치해야 한다. 다만, 비상방송설비의 화재안전기준(NFSC 202) 규정에 적합한 방송설비를 자동화재탐지설비의 감지기와 연동하여 작동하도록 설치한 경우에는 지구음향장치를 설치하지 않을 수 있다(표 3-19).

〈표 3-19〉 음향장치의 경보

발화층	경보층
2층 이상 발화	• 발화층 • 직상층
1층 발화	• 발화층 • 직상층 • 지하층
지하층 발화	• 발화층 • 직상층 • 기타의 지하층

④ 제3호의 규정에도 불구하고 제2호의 기준을 초과하는 경우로서 기둥 또는 벽이 설치되지 않은 대형 공간의 경우 지구음향장치는 설치대상 장소의 가장 가까운 장소의 벽 또는 기둥 등에 설치해야 한다.

참고 : 성능기준

(1) 정격전압의 80[%] 전압에서 음향을 발할 수 있는 것으로 해야 한다.
(2) 음량은 부착된 음향장치의 중심으로부터 1[m] 떨어진 위치에서 90[dB] 이상이 되는 것으로 해야 한다.
(3) 감지기 및 발신기의 작동과 연동하여 작동할 수 있는 것으로 해야 한다.

(8) 청각장애인용 시각경보장치의 설치기준(NFSC 203⑧)

자동화재탐지설비의 음향장치는 자동화재탐지설비의 화재안전기준(NFSC 203) 제8조 2항에 따라 한국소방검정공사 또는 법 제42조에 따라 성능시험업무에서 검증받은 것으로서 각 호의 기준에 따라 설치해야 한다.

① 복도 · 통로 · 청각장애인용 객실 및 공용으로 사용하는 거실(로비, 회의실, 강의실, 식당, 휴게실 등이다)에 설치하며, 각 부분으로부터 유효하게 경보를 발할 수 있는 위치에 설치해야 한다.

② 공연장 · 집회장 · 관람장 또는 이와 유사한 장소에 설치하는 경우에는 시선이 집중되는 무대부분 등에 설치해야 한다.

③ 설치높이는 바닥으로부터 2[m] 이상 2.5[m] 이하의 장소에 설치할 것. 다만, 천장의 높이가 2[m] 이하인 경우에는 천장으로부터 0.15[m] 이내의 장소에 설치해야 한다.

④ 시각경보장치의 광원은 전용의 축전지설비에 의하여 점등되도록 할 것. 다만,

시각경보기에 작동전원을 공급할 수 있도록 형식승인을 얻은 수신기를 설치한 경우에는 상관없다.

■ 참고

하나의 소방대상물에 2 이상의 수신기가 설치된 경우는 어느 수신기에서도 지구음향장치 및 시각경보장치를 작동할 수 있도록 해야 한다.

(9) 자동화재탐지설비의 고장원인

자동화재탐지설비의 고장원인으로는 비화재보가 발생할 수 있는 원인과 동작하지 않는 경우의 원인 등이 있다.

1) 비화재보가 발생할 수 있는 원인

① 표시회로의 절연불량 등으로 고장의 원인이 될 수 있다.
② 감지기의 기능불량 등으로 고장의 원인이 될 수 있다.
③ 수신기의 기능불량 등으로 고장의 원인이 될 수 있다.
④ 감지기가 설치되어 있는 장소의 온도변화가 급격하면 고장의 원인이 될 수 있다.

2) 동작하지 않는 경우의 원인

① 전원의 고장으로 동작하지 않는 경우의 원인이 될 수 있다.
② 전기회로의 접촉불량으로 동작하지 않는 경우의 원인이 될 수 있다.
③ 전기회로의 단선으로 동작하지 않는 경우의 원인이 될 수 있다.
④ 릴레이 · 감지기 등의 접점불량으로 동작하지 않는 경우의 원인이 될 수 있다.
⑤ 감지기의 기능불량으로 동작하지 않는 경우의 원인이 될 수 있다.

(10) 자동화재탐지설비의 유지관리사항

① 수신기가 있는 장소에는 경계구역 일람도를 비치하였는가 여부
② 수신기 부근에 조작성 지장을 주는 장애물은 없는가 여부
③ 수신기 조작부의 스위치는 정상위치에 있는가 여부
④ 감지기는 유효하게 화재발생을 감지할 수 있도록 설치되었는가 여부
⑤ 연기감지기는 출입구 부분이나 흡입구가 있는 실내 부근에 설치되어 있는가 여부
⑥ 발신기의 상단에 표시등은 점등되어 있는가 여부
⑦ 비상전원이 방전되고 있지 않는가 여부

02 자동화재속보설비

1. 자동화재속보설비의 원리

자동화재속보설비는 소방대상물에 화재발생 시 자동 또는 수동으로 화재의 발생을 소방관서에 통보하는 설비이다. 자동적으로 동작 시에는 감지기에서 감지된 화재신호를 수신기에서 수신하여 20초 이내에 오보 또는 화재연기를 판별한 후 자동화재속보설비에 접속된 상용 전화선로를 차단함과 동시에 소방관서에 자동적으로 3회 이상 반복하여 신고하면 모든 동작을 마치게 된다.

(1) 자동화재속보설비의 설치대상

자동화재속보설비는 소방시설 설치 · 유지 및 안전관리에 관한 법률 시행령에 따라 규모 · 용도 및 수용인원 등을 고려하여 갖추어야 하며 그 내용은 다음과 같다.

① 업무시설, 공장, 창고시설, 교정 및 군사시설 중 국방 · 군사시설, 발전시설(사람이 근무하지 않는 시간에는 무인경비 시스템으로 관리하는 시설만 해당한다)로서 바닥면적이 1천5백[m^2] 이상인 층이 있는 것
② 노유자 생활시설
③ ②항에 해당하지 않는 노유자시설로서 바닥면적이 500[m^2] 이상
④ 수련시설(숙박시설이 있는 건축물만 해당한다)로서 바닥면적이 500[m^2] 이상
⑤ 문화재보호법 제23조에 따라 국보 또는 보물로 지정된 목조건축물
⑥ ①항부터 ⑤항까지에 해당하지 않는 특정소방대상물 중 층수가 30층 이상

(2) 자동화재속보설비의 종류

자동화재속보기는 기능에 따라 A형 속보기와 B형 속보기로 분류된다.

1) A형 속보기

P형 수신기, R형 수신기로부터 발하는 화재의 신호를 수신하여 20초 이내에 소방관서에 통보하고 소방대상물의 위치를 3회 이상 소방관서에 자동적으로 통보하는 기능을 가진 속보기(지구등이 없는 구조)이다.

2) B형 속보기

P형 수신기, R형 수신기와 A형 화재속보기의 성능을 복합한 것으로 감지기 또는 발신기에 의해 발하는 신호나 중계기를 통해 송신된 신호를 소방대상물의 관계자에게 통보하고 20초 이내에 3회 이상 소방대상물의 위치를 소방관서에 자동적으로 통보하는 기능을 가진 속보기(지구등이 있는 구조)이다.

(3) 자동화재속보설비의 기능

자동화재속보설비의 일반적인 기능은 다음과 같다.

① 자동화재탐지설비로부터 작동신호를 수신하였을 20초 이내에 소방관서에 자동적으로 신호를 발하여 통보하되 3회 이상 속보할 수 있어야 한다.

② 전원이 정지한 경우에는 자동으로 예비전원으로 전환되고, 주전원이 정상상태로 복귀한 경우에는 자동적으로 예비전원에서 주전원으로 전환되어야 한다.

③ 예비전원은 자동적으로 충전되어야 하며 자동 과충전 방지장치가 있어야 한다.

④ 자동화재탐지설비로부터 화재신호를 수신하였을 경우 자동적으로 적색 화재표시등이 점등되고 음향장치로 화재를 경보해야 하며, 화재표시 및 경보는 수동으로 복구 및 정지시키지 않는 한 지속되어야 한다.

⑤ 예비전원을 병렬로 접속하는 경우에는 역충전방지 등의 조치를 해야 한다.

⑥ 예비전원은 감시상태를 60분간 지속한 후 10분 이상 작동(화재속보 후 화재표시 및 경보를 10분간 유지하는 것을 말한다)이 지속될 수 있는 용량이어야 한다.

㉠ 속보기의 예비전원은 **원통 밀폐형 니켈카드뮴 축전지** 또는 **무보수 밀폐형 연축전지**로서 그 용량은 감시상태를 60분간 계속한 후, 10분 이상 계속하여 통보할 수 있는 것이어야 한다.

㉡ 전기적 기구에 의한 **자동방전방지장치**를 설치해야 한다.

㉢ 예비전원을 병렬로 접속하는 경우는 **역충전방지** 등의 조치를 강구해야 한다.

㉣ 원통형 니켈카드뮴 축전지의 **충전시험** 및 **방전시험**은 완전방전상태를 기준하여 시작한다.

(4) 자동화재속보설비의 설치기준(NFSC 204④)

자동화재속보설비는 자동화재속보설비의 화재안전기준(NFSC 204) 제4조 1항 각 호의 기준에 따라 설치해야 한다.

① 자동화재탐지설비와 연동으로 작동하여 자동적으로 화재발생상황을 소방관서에

전달되는 것으로 해야 한다.

② 스위치는 바닥으로부터 0.8[m] 이상 1.5[m] 이하의 높이에 설치하고 보기 쉬운 곳에 스위치임을 표시한 표지를 해야 한다.

③ 속보기는 소방관서에 통신망으로 통보하도록 하며, 데이터 또는 코드 전송방식을 부가적으로 설치할 수 있다(단, 데이터 및 코드 전송방식의 기준은 소방방재청장이 정한다).

④ 문화재에 설치하는 자동화재속보설비는 제1호의 기준에도 불구하고 속보기에 감지기를 직접 연결하는 방식(자동화재탐지설비 1개의 경계구역에 한한다)으로 할 수 있다.

⑤ 속보기는 소방용 기계 · 기구의 형식승인 등에 관한 규칙 제31조 및 별표 14 제22호에 적합한 것으로 설치해야 한다.

참고 : 예외사항

자동화재속보설비의 설치 제외 : 관계인이 24시간 상시 근무하고 있는 경우이다. 다만, 노유자 생활시설과 층수가 30층 이상(공동주택은 제외한다)의 특정소방대상물에 있어서는 그렇지 않다.

(5) 속보기의 기능시험

속보기의 시험은 특별히 규정된 경우를 제외하고는 실온이 5[℃] 이상 35[℃] 이하이고, 상대습도가 45[%] 이상 85[%] 이하의 상태에서 실시한다.

시험에는 주위온도시험, 반복시험, 절연저항시험, 절연내력시험, 충격전압시험이 있으며, 각 시험의 내용은 다음과 같다.

1) 주위온도시험

속보기는 영하 10±2 [℃] 및 50±2 [℃]에서 각각 12시간 이상 방치한 후 1시간 이상 실온에서 방치한 다음 기능시험을 실시하는 경우 기능에 이상이 없어야 한다.

2) 반복시험

속보기는 정격전압에서 1,000회의 화재작동을 반복 실시하는 경우 그 구조 또는 기능에 이상이 생기지 않아야 한다.

3) 절연저항시험

① 절연된 충전부와 외함간의 절연저항 : 직류 500[V]의 절연저항계로 측정한 값이

5[MΩ](교류입력측과 외함간에는 20[MΩ])이상이어야 한다.

② 절연된 선로간의 절연저항 : 직류 500[V]의 절연저항계로 측정한 값이 20[MΩ] 이상이어야 한다.

③ 교류입력측과 외함간 : 직류 500[V] 절연저항계로 20[MΩ] 이상이어야 한다.

4) 절연내력시험

자동화재속보설비의 속보기의 성능인증 및 제품검사의 기술기준 제10조의 규정에 의한 시험부의 절연내력은 60[Hz]의 정현파에 가까운 실효전압 500[V](정격전압이 60[V]를 초과하고 150[V]이하인 것은 1,000[V], 정격전압이 150[V]를 초과하는 것은 그 정격전압에 2를 곱하여 1000을 더한 값)이 교류전압을 가하는 시험에서 1분간 견디는 것이어야 하며, 기능에 이상이 생기지 않아야 한다.

5) 충격전압시험

속보기는 전류를 통한 상태에서 다음 각 호의 시험을 15초간 실시하는 경우 잘못 작동하거나 기능에 이상이 생기지 않아야 한다.

① 내부저항 50[Ω]인 전원에서 500[V]의 전압을 펄스폭 1[μs], 반복주기 100[Hz]로 가하는 시험이다.

② 내부저항 50[Ω]인 전원에서 500[V]의 전압을 펄스폭 0.1[μs], 반복주기 100[Hz]로 가하는 시험이다.

■ 참고

(1) 표시등의 색
① 자동화재속보설비 : 적색
② 누전경보기 : 적색
③ 가스누설경보기 : 황색

(2) 변압기
① 정격 1차 전압은 300[V] 이하로 한다.
② 변압기의 외함에는 접지단자를 설치해야 한다.
③ 용량은 최대사용전류에 연속하여 견딜 수 있는 크기 이상이어야 한다.

03 병원비상경보설비 및 병원비상방송설비

1. 비상경보설비 및 단독경보형 감지기

비상경보설비는 자동화재탐지설비에 의해서 감지된 화재의 발생이나 상황을 소방대상물 내에 있는 사람들에게 경보하여 초기 소화활동을 용이하게 함은 물론 피난 등을 신속하게 하기 위해 설치하는 것이다. 단독경보형 감지기는 화재발생상황을 단독으로 감지하여 자체에 내장된 음향장치로 경보하는 감지기로 화재경보기 내부에 9[V]의 직류전원이 내장되어 전원을 공급하고 화재가 발생하면 자체에서 경보를 발할 수 있어 화재의 발생을 신속히 알 수 있다.

(1) 비상벨 또는 자동식 사이렌 설비의 설치기준(NFSC 201④)

비상벨 또는 자동식 사이렌 설비는 비상경보설비의 화재안전기준(NFSC 201) 제4조의 기준에 따라 설치해야 하고, 부식성 가스 또는 습기 등으로 인하여 부식의 우려가 없는 장소에 설치해야 한다.

1) 음향장치

지구음향장치는 소방대상물의 층마다 설치하되 해당 소방대상물의 각 부분으로부터 하나의 음향장치까지의 수평거리가 25[m] 이하가 되도록 하고, 해당 층의 각 부분에 유효하게 경보를 발할 수 있도록 설치해야 한다. 다만, 비상방송설비의 화재안전기준(NFSC 202)에 적합한 방송설비를 비상벨설비 또는 자동식 사이렌 설비와 연동하여 작동하도록 설치한 경우에는 지구음향장치를 설치하지 않을 수 있다. 음향장치는 정격전압의 80[%] 전압에서 음향을 발할 수 있도록 해야 하며, 음량은 부착된 음향장치의 중심으로부터 1[m] 떨어진 위치에서 90[dB] 이상이 되는 것으로 해야 한다.

2) 발신기

발신기는 비상경보설비의 화재안전기준(NFSC 201) 제4조 5항 각 호의 기준에 따라 설치해야 한다. 다만, 지하구의 경우에는 발신기를 설치하지 않을 수 있다.

① 조작이 쉬운 장소에 설치하고, 조작 스위치는 바닥으로부터 0.8[m] 이상 1.5[m] 이하의 높이에 설치해야 한다.

② 소방대상물의 층마다 설치하되 해당 소방대상물의 각 부분으로부터 하나의 발신

기까지의 수평거리가 25[m] 이하가 되도록 해야 한다. 다만, 복도 또는 별도로 구획된 실로서 보행거리가 40[m] 이상일 경우에는 추가로 설치해야 한다.

③ 발신기의 위치표시등은 함의 상부에 설치하되 그 불빛은 부착면으로부터 15[°] 이상의 범위 안에서 부착지점으로부터 10[m] 이내의 어느 곳에서도 쉽게 식별할 수 있는 적색등으로 해야 한다.

3) 상용전원

비상벨설비 또는 자동식 사이렌 설비의 상용전원은 비상경보설비의 화재안전기준(NFSC201) 제4조 6항 각 호의 기준에 따라 설치해야 한다.

① 전원은 전기가 정상적으로 공급되는 축전지 또는 교류전압의 옥내 간선으로 하고 전원까지의 배선은 전용으로 한다.

② 개폐기에는 "비상벨설비 또는 자동식사이렌설비용"이라고 표지를 해야 한다.

(2) 단독경보형 감지기의 설치기준(NFSC 201⑤)

단독경보형 감지기는 비상경보설비의 화재안전기준(NFSC 201) 제5조의 기준에 따라 설치해야 한다.

① 각 실(이웃하는 실내의 바닥면적이 각각 30[m^2] 미만이고 벽체의 상부의 전부 또는 일부가 개방되어 이웃하는 실내와 공기가 상호 유통되는 경우에는 이를 1개의 실로 본다)마다 설치하되, 바닥면적이 150[m^2]를 초과하는 경우에는 150[m^2]마다 1개 이상 설치해야 한다.

② 최상층의 계단실의 천장(외기가 상통하는 계단실의 경우를 제외한다)에 설치해야 한다.

③ 건전지를 주전원으로 사용하는 단독경보형 감지기는 정상적인 작동상태를 유지할 수 있도록 건전지를 교환해야 한다.

④ 상용전원을 주전원으로 사용하는 단독경보형 감지기의 2차 전지는 법 제39조 규정에 따른 성능시험에 합격한 것을 사용해야 한다.

2. 비상방송설비

비상방송설비는 비상벨, 자동식 사이렌, 방송설비에 의해 건물 내의 전 구역에 화재발생을 알리는 설비이다. 각 층에 설치된 푸시버튼 스위치, 비상전화 등의 기동장치조작 또는 자동화재탐지설비와의 연동에 의해 비상벨, 스피커에 의해 화재발생을 알린다.

(1) 비상방송설비의 작동흐름도

화재를 발견한 사람이 기동장치를 조작하여 증폭기의 전원이 자동적으로 투입되거나 또는 병원 내 자동화재탐지설비의 감지기가 작동하여 수신기에서 화재신호를 수신할 경우 자동 또는 수동으로 증폭기의 전원이 투입되게 하여 조작장치의 마이크로폰이나 화재 시에 행하는 비상경보의 방송내용을 미리 녹음한 테이프 레코더를 조작하여 스피커를 통하여 음성이나 비상경보의 방송을 행한다(그림 3-30).

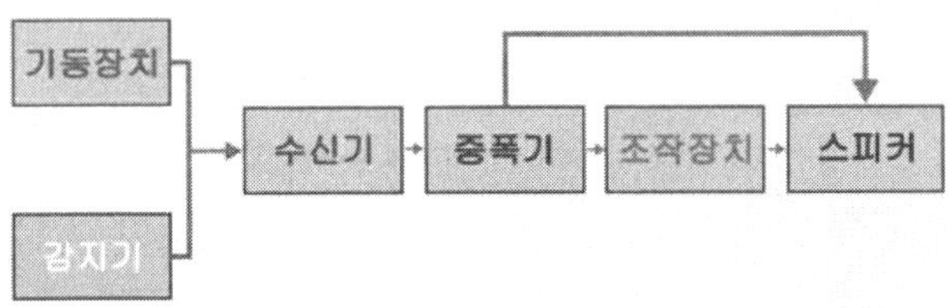

[그림 3-30] 비상방송설비의 작동흐름도

(2) 비상방송설비의 설치기준(NFSC 202④)

비상방송설비는 비상방송설비의 화재안전기준(NFSC 202) 제4조 각 호의 기준에 따라 설치해야 한다. 이 경우 엘리베이터 내부에는 별도의 음향장치를 설치할 수 있다(그림 3-31, 3-32).

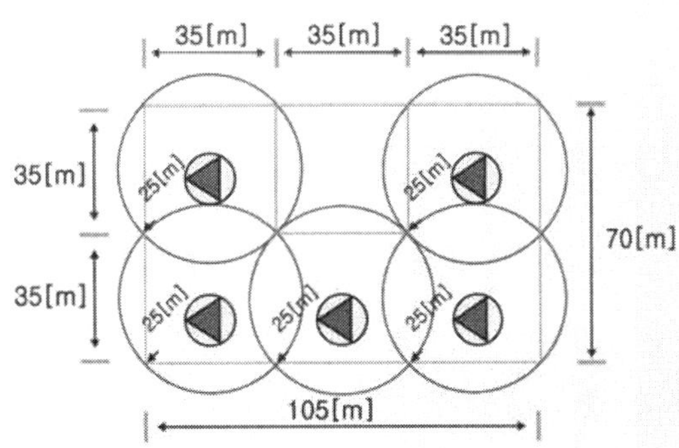

[그림 3-31] 확성기의 수평거리

① 확성기의 음성입력은 3[W](실내에 설치하는 것에 있어서는 1[W]) 이상이어야 한다.

② 확성기는 각 층마다 설치하되 그 층의 각 부분으로부터 하나의 확성기까지의 수평거리가 25[m] 이하가 되도록 하고, 해당 층의 각 부분에 유효하게 경보를 발할 수 있도록 설치해야 한다.

③ 음량조정기를 설치하는 경우 음량조정기의 배선은 3선식으로 해야 한다.

④ 조작부의 조작스위치는 바닥으로부터 0.8[m]이상 1.5[m]이하의 높이에 설치해야 한다.

⑤ 조작부는 기동장치의 작동과 연동하여 해당 기동장치가 작동한 층 또는 구역을 표시할 수 있는 것으로 해야 한다.

⑥ 증폭기 및 조작부는 수위실 등 상시 사람이 근무하는 장소로서 점검이 편리하고 방화상 유효한 곳에 설치해야 한다.

⑦ 층수가 5층 이상으로서 연면적이 3,000[m^2]를 초과하는 특정소방대상물은 다음 각 목에 따라 경보를 발할 수 있도록 해야 한다.

㉠ 2층 이상의 층에서 발화한 때에는 발화층 및 그 직상층에 경보를 발할 것

㉡ 1층에서 발화한 때에는 발화층 · 그 직상층 및 지하층에 경보를 발할 것

㉢ 지하층에서 발화한 때에는 발화층 · 그 직상층 및 기타의 지하층에 경보를 발할 것

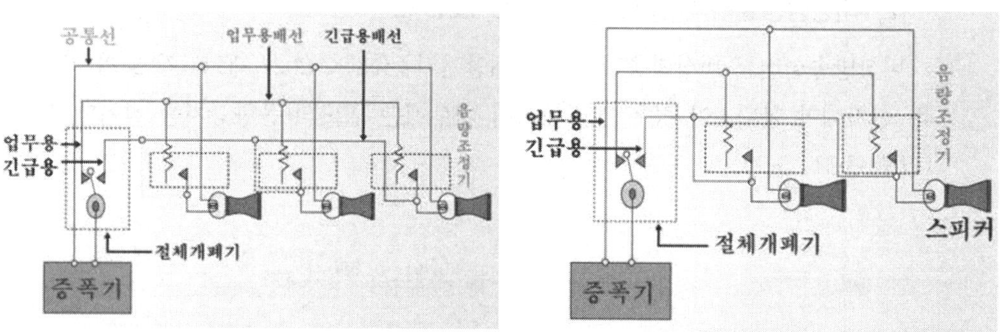

[그림 3-32] 확성기의 수평거리

⑧ 제7호에도 불구하고 층수가 30층 이상의 특정소방대상물은 다음 각 목에 따라 경보를 발할 수 있도록 해야 한다.

㉠ 2층 이상의 층에서 발화한 때에는 발화층 및 그 직상 4개층에 경보를 발할 것

㉡ 1층에서 발화한 때에는 발화층 · 그 직상 4개층 및 지하층에 경보를 발할 것

㉢ 지하층에서 발화한 때에는 발화층 · 그 직상층 및 기타의 지하층에 경보를 발할 것

⑨ 다른 방송설비와 공용하는 것에 있어서는 화재 시 비상경보외의 방송을 차단할 수 있는 구조로 해야 한다.

⑩ 다른 전기회로에 따라 유도장애가 생기지 않도록 해야 한다.

⑪ 하나의 특정소방대상물에 2개 이상의 조작부가 설치되어 있는 때에는 각각의 조작부가 있는 장소 상호간에 동시통화가 가능한 설비를 설치하고, 어느 조작부에서도 해당 특정소방대상물의 전 구역에 방송을 할 수 있도록 해야 한다.

⑫ 기동장치에 따른 화재신고를 수신한 후 필요한 음량으로 화재발생상황 및 피난에 유효한 방송이 자동으로 개시될 때까지의 소요시간은 10초 이하로 해야 한다.

참고 : 음향장치의 구조 및 성능기준

(1) 정격전압의 80[%] 전압에서 음향을 발할 수 있는 것으로 해야 한다.
(2) 자동 화재탐지설비의 작동과 연동하여 작동할 수 있는 것으로 해야 한다.

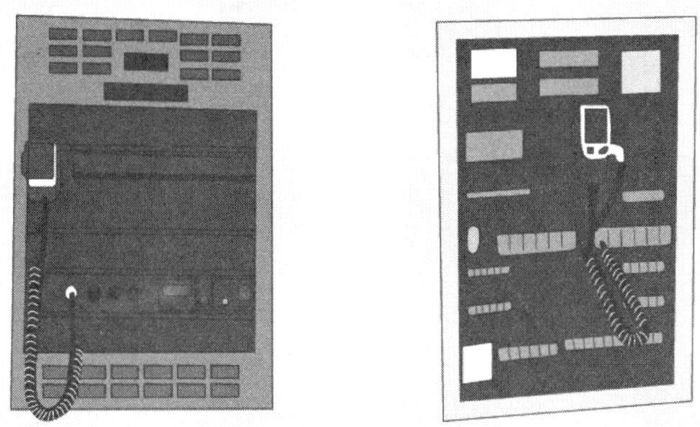

[그림 3-33] 비상방송설비

⑬ 면제대상은 비상방송설비를 설치해야 할 특정소방대상물에 자동화재탐지설비 또는 비상경보설비와 동등 이상의 음향을 발하는 장치를 부설한 방송설비를 화재안전기준에 적합하게 설치한 경우에는 그 설비의 유효범위 안에서 설치가 면제된다.

04 유도등 및 비상용 콘센트 설비

1. 유도등 설비

화재 기타 비상 시에 병원 건물 내에 거주하는 사람들을 안전한 곳에 피난하도록 유도하기 위한 조명설비이며, 정상상태에서는 상용전원에 의해 점등되고 상용전원이 정전되더라도 즉시 점등될 수 있도록 반드시 비상전원을 부설해야 한다(표 3-20).

〈표 3-20〉 유도등과 유도표지의 종류

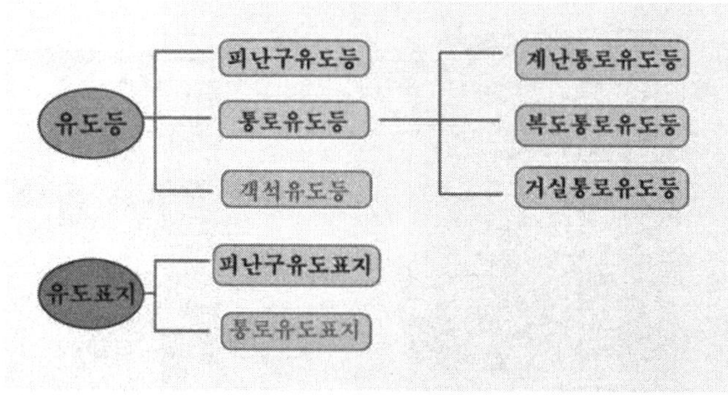

(1) 유도등 및 유도표지의 종류(NFSC 203④)

유도등은 비상시 또는 화재발생 시에 피난로를 지시해 주고 최소한의 밝기를 제공해 주는 등기구로서 설치장소에 따라 피난구 유도등, 통로유도등, 객석유도등이 있다. 유도표지에는 전원인입이 되어 있지 않고, 유도등을 설치하기 어려운 곳에 설치하는 것으로 대게 노후 건물에 설치한다. 유도표지의 종류에는 피난구 유도표지와 통로 유도표지가 있다. 소방대상물의 용도별로 설치해야 할 유도등 및 유도표지는 그에 적응하는 종류의 것으로 설치해야 한다(표 3-21).

■ 참고

소방서장은 소방대상물의 위치구조 및 설비의 상황을 판단하여 대형 피난구 유도등을 설치해야 할 소방대상물에 중형 피난구 유도등 또는 소형 피난구 유도등을 설치하게 할 수 있고, 중형 피난구 유도등을 설치해야 할 소방대상물에 소형 피난구도 유도등을 설치하게 할 수 있다.

〈표 3-21〉 유도등 및 유도표지의 종류

설치장소	유도등 및 유도표지의 종류
① 공연장 · 집회장 · 관람장 · 운동시설	• 대형 피난구 유도등 • 통로유도등 • 객석유도등
② 위락시설 · 판매시설 및 영업시설 · 관광숙박시설 · 의료시설 · 통신촬영시설 · 전시장 · 지하상가 · 지하철역사	• 대형 피난구 유도등 • 통로유도등
③ 일반숙박시설 · 오피스텔 또는 가목 및 나목 외의 지하층 · 무창층 및 11층 이상의 부분	• 중형 피난구 유도등 • 통로유도등
④ 근린생활시설(주택용도 제외) · 노유자시설 · 업무시설 · 종교집회장 · 교육연구시설 · 공장 · 창고시설 · 교정시설 · 기숙사 · 자동차정비공장 · 자동차운전학원 및 정비학원 · 가목부터 다목 외의 다중이용업소	• 소형 피난구 유도등 • 통로유도등
⑤ 그 밖의 것	• 피난구 유도표지 • 통로유도표지

(2) 피난구 유도등의 설치장소(NFSC 303⑤)

피난구 유도등은 유도등 및 유도표지의 화재안전기준(NFSC 303) 제5조 1항 각 호의 장소에 설치해야 한다.

① 옥내로부터 직접 지상으로 통하는 출입구 및 그 부속실의 출입구에 설치한다(그림 3-34).

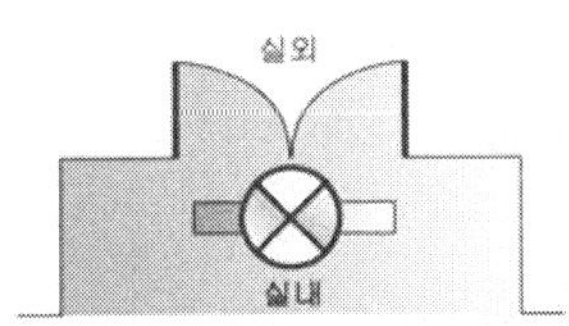

[그림 3-34] 부속실의 출입구

② 직통계단 · 직통계단의 계단실 및 그 부속실의 출입구에 설치한다(그림 3-35).

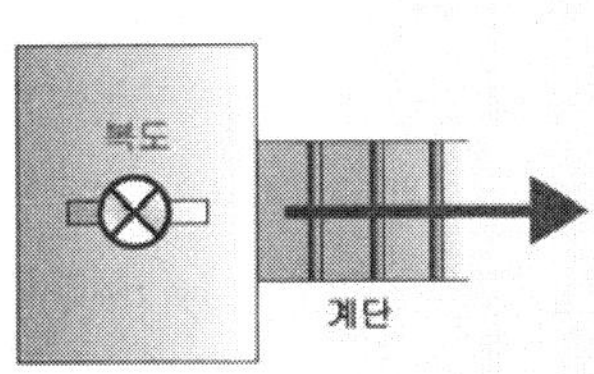

[그림 3-35] 계단실 출입구

③ 제1호 및 제2호에 따른 출입구에 이르는 복도 또는 통로로 통하는 출입구에 설치한다(그림 3-36).

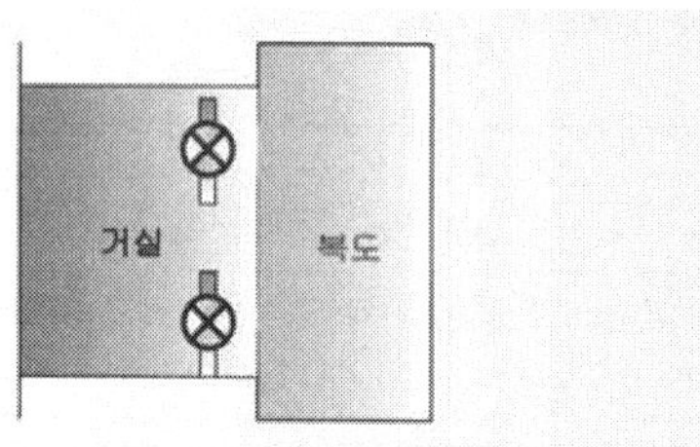

[그림 3-36] 복도 또는 통로 출입구

④ 안전구획된 거실로 통하는 출입구에 설치한다(그림 3-37).

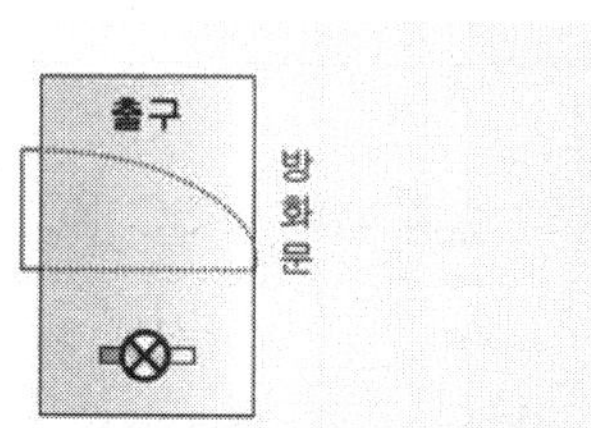

[그림 3-37] 안전구획된 거실로 통하는 출입구

(3) 통로유도등의 설치기준(NFSC 303⑤)

통로유도등은 소방대상물의 각 거실과 그로부터 지상에 이르는 복도 또는 계단의 통로에 유도등 및 유도표지의 화재안전기준(NFSC 303) 제5조 1항 각 호의 기준에 따라 설치해야 한다.

① 복도 통로유도등의 설치기준 : 복도 통로유도등*은 다음 각 항목의 기준에 따라 설치해야 한다.

㉠ 복도에 설치해야 한다.

㉡ 구부러진 모퉁이 및 보행거리 20[m]마다 설치해야 한다.

㉢ 바닥으로부터 높이 1[m] 이하의 위치에 설치해야 한다(다만, 지하층 또는 무창층의 용도가 도매시장 · 소매시장 · 여객자동차 터미널 · 지하역사 또는 지하상가인 경우에는 복도 · 통로 중앙부분의 바닥에 설치해야 한다.)

㉣ 바닥에 설치하는 통로유도등은 하중에 따라 파괴되지 않는 강도의 것으로 한다.

---

* **복도 통로유도등** : 피난통로가 되는 복도에 설치하는 통로유도등으로서 피난구의 방향을 명시하는 것이다.

② 거실 통로유도등의 설치기준 : 거실 통로유도등*은 다음 각 항목의 기준에 따라 설치해야 한다.

㉠ 거실의 통로에 설치해야 한다(다만, 거실의 통로가 벽체 등으로 구획된 경우에는 복도 통로유도등을 설치해야 한다).

㉡ 구부러진 모퉁이 및 보행거리 20[m]마다 설치해야 한다.

㉢ 바닥으로부터 높이 1.5[m]이상의 위치에 설치해야 한다(다만, 거실통로에 기둥이 설치된 경우에는 기둥부분의 바닥으로부터 높이 1.5[m] 이하의 위치에 설치할 수 있다).

③ 계단 통로유도등의 설치기준 : 계단 통로유도등은 다음 각 항목의 기준에 따라 설치해야 한다(그림 3-40).

㉠ 각 층의 경사로참 또는 계단참마다(1개층에 경사로참 또는 계단참이 2 이상 있는 경우에는 2개의 계단참마다)설치해야 한다.

㉡ 바닥으로부터 높이 1[m] 이하의 위치에 설치해야 한다.

■ 참고 : 조명도

(1) 통로유도등 : 1[lx] 이상
(2) 비상조명등 : 1[lx] 이상
(3) 객석유도등 : 0.2[lx] 이상

④ 통행에 지장이 없도록 설치해야 한다.

⑤ 주위에 이와 유사한 등화광고물 · 게시물 등을 설치하지 않아야 한다 : 조도는 통로유도등의 바로 밑의 바닥으로부터 수평으로 0.5[m] 떨어진 지점에서 측정하여 1[lx] 이상(바닥에 매설한 것에 있어서는 통로유도등의 직상부 1[m]의 높이에서 측정하여 1[lx] 이상)이어야 한다. 통로유도등은 [그림 3-38]과 같이 백색바탕에 녹색으로 피난방향을 표시한 등으로 해야 한다. 다만, 계단에 설치하는 것에 있어서는 피난의 방향을 표시하지 않을 수 있다.

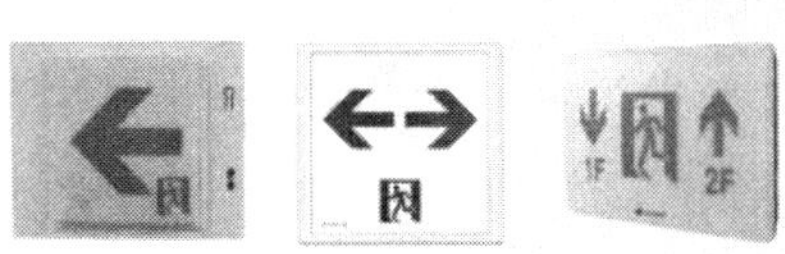

[그림 3-38] 통로유도등

* 거실 통로유도등 : 거주, 집무, 작업, 집회, 오락 그 밖에 이와 유사한 목적을 위하여 계속적으로 사용하는 거실, 주차장 등 개방된 통로에 설치하는 유도등으로 피난의 방향을 명시한다.

(4) 통로유도등의 조도

통로유도등의 조도는 지상노출 시와 바닥매설 시에 따라 다르게 설치한다.

① 지상노출 시 : 통로유도등의 바닥 밑의 바닥으로부터 수평으로 0.5[m] 떨어진 지점에서 1[lx] 이상

② 바닥매설 시 : 통로유도등의 직상부 1[m]의 높이에서 측정하여 1[lx] 이상

(5) 유도등의 색깔 표시방법

유도등의 색깔은 복도 통로유도등과 피난구 유도등으로 분류하여 표시한다.

① 복도 통로유도등 : 백색바탕에 녹색문자

② 피난구 유도등 : 녹색바탕에 백색문자

(6) 객석유도등의 설치기준(NFSC 303⑦)

객석유도등은 유도등 및 유도표지의 화재안전기준(NFSC 303) 제7조의 기준에 따라 설치해야 한다.

① 객석유도등은 객석의 통로, 바닥 또는 벽에 설치해야 한다.

② 객석 내의 통로가 경사로 또는 수평로로 되어 있는 부분에 있어서는 식 (3-1)에 따라 산출한 수(소수점 이하의 수는 1로 본다)의 유도등을 설치하고, 바닥의 중심선 0.5[m] 높이에서 측정하여 0.2[lx] 이상이어야 한다.

$$\text{설치개수} = \frac{\text{객석통로의 직선부분의 길이}}{4} - 1 \qquad (3\text{-}1)$$

③ 객석 내의 통로가 옥외 또는 이와 유사한 부분에 있는 경우에는 해당 통로 전체에 미칠 수 있는 수의 유도등을 설치하되, 그 조도는 통로바닥의 중심선 0.5[m] 높이에서 측정하여 0.2[lx] 이상이 되어야 한다.

(7) 유도표지의 설치기준(NFSC 303⑧)

유도표지는 유도등 및 유도표지의 화재안전기준(NFSC 303) 제8조 1항 각 호의 기준에 따라 설치해야 한다. 다만, 피난방향을 표시하는 통로유도등을 설치한 부분에 있어서는 유도표지를 설치하지 않을 수 있다.

① 계단에 설치하는 것을 제외하고는 각 층마다 복도 및 통로의 각 부분으로부터 하나의 유도표지까지의 보행거리가 15[m] 이하가 되는 곳과 구부러진 모퉁이의 벽에 설치해야 한다.

② 피난구 유도표지는 출입구 상단에 설치하고, 통로유도표지는 바닥으로부터 높이 1[m] 이하의 위치에 설치해야 한다.

③ 주위에는 이와 유사한 등화 · 광고물 · 게시물 등을 설치하지 않아야 한다.

④ 유도표지는 부착판 등을 사용하여 쉽게 떨어지지 않도록 설치해야 한다.

⑤ 축광방식의 유도표지는 외광 또는 조명장치에 의하여 상시 조명이 제공되거나 비상조명등에 의한 조명이 제공되도록 설치해야 한다.

참고 : 설치거리 및 설치높이

(1) 설치거리

① 복도 통로유도등 : 구부러진 모퉁이 및 보행거리 20[m]마다 설치한다.

② 거실 통로유도등 : 구부러진 모퉁이 및 보행거리 20[m]마다 설치한다. 구부러진 모퉁이 및 보행거리 20[m]마다 설치한다.

③ 계단 통로유도등 : 각 층의 경사로 또는 계단마다 설치한다.

(2) 설치높이

① 피난구 유도등 : 피난구의 바닥으로부터 높이 1.5[m] 이상

② 계단 통로유도등 · 복도 통로유도등 : 바닥으로부터 높이 1[m] 이하

③ 유도표지 : 바닥으로부터 높이 1.5[m] 이하

⑥ 소방법에 의한 유도표지의 설치기준(NFSC 303⑧)

〈표 3-22〉 유도표지의 설치기준

피난구 유도표지	통로 유도표지
출입구 상단에 설치	바닥에서 1.5[m] 이하의 높이에 설치

(8) 유도표지의 적합기준(NFSC 303⑧)

유도표지는 유도등 및 유도표지의 화재안전기준(NFSC 303) 제8조 3항 각 호의 기준에 적합한 것이어야 한다.

① 방사성물질을 사용하는 유도표지는 쉽게 파괴되지 않은 재질로 처리해야 한다.

② 유도표지는 주위 조도 0[lx]에서 60분간 발광 후 직선거리 20[m] 떨어진 위치에서 보통시력으로 유도표지가 있다는 것이 식별되어야 하고, 3[m] 거리에서 표시면의 문자 또는 화살표 등을 쉽게 식별할 수 있는 것으로 해야 한다.

③ 유도표지의 표시면은 쉽게 변형 · 변질 또는 변색되지 않아야 한다.

④ 유도표지의 표지면의 휘도는 주위 조도 0[lx]에서 60분간 발광 후 7[mcd/m^2] 이상으로 해야 한다.

⑤ 유도표지의 크기는 〈표 3-23〉에 기준에 따른다.

〈표 3-23〉 유도표지의 크기

종 류	가로 길이	세로 길이
피난구 유도표지	360[mm] 이상	120[mm] 이상
복도 통로유도표지	250[mm] 이상	85[mm] 이상

(9) 유도등의 전원

유도등의 전원은 유도등 및 유도표지의 화재안전기준(NFSC 303) 제9조 기준에 적합하게 설치해야 한다.

① 평상시에 사용하기 위한 유도등의 전원은 축전지 또는 교류전압의 옥내간선으로 하고, 전원까지의 배선은 전용으로 해야 한다.

② 상용전원 정전 시에 사용되는 비상전원은 다음 항목의 기준에 적합하게 설치해야 한다.

㉠ 축전지로 해야 한다.

㉡ 유도등을 20분 이상 유효하게 작동시킬 수 있는 용량으로 해야 한다. (다만, 다음 각 목의 소방대상물의 경우에는 그 부분에서 피난층에 이르는 부분의 유도등을 60분 이상 유효하게 작동시킬 수 있는 용량으로 해야 한다.)

ⓐ 지하층을 제외한 층수가 11층 이상의 층

ⓑ 지하층 또는 무창층으로서 용도가 도매시장 · 소매시장 · 여객자동차 터미널 · 지하역사 또는 지하상가

㉢ 유도등의 인입선과 옥내배선은 직접 연결해야 한다.

㉣ 유도등은 전기회로에 점멸기를 설치하지 아니하고 항상 점등상태를 유지해야 한다.

㉤ 바닥으로부터 0.8~1.5[m] 이하의 높이에 설치해야 한다.

㉥ 어둠속에서 위치를 확인할 수 있도록 해야 한다.

㉦ 사용 시 자동으로 점등되는 구조이어야 한다.

㉧ 외함은 난연성능이 있어야 한다.

㉨ 건전지를 사용하는 경우에는 방전방지조치를 해야 하고, 충전식 배터리의 경우에는 상시 충전되도록 해야 한다.

③ 배선은 전기사업법 제67조에서 정한 것 외에 다음 각 호의 기준에 따라야 한다.

㉠ 유도등의 인입선과 옥내배선은 직접 연결해야 한다.

㉡ 유도등은 전기회로에 점멸기를 설치하지 않고 항상 점등상태를 유지해야 한다(다만, 소방대상물 또는 그 부분에 사람이 없거나 다음 각 목의 어느 하나

에 해당하는 장소로서 3선식 배선에 따라 상시 충전되는 구조인 경우에는 그러하지 않는다).

ⓐ 외부광(光)에 따라 피난구 또는 피난방향을 쉽게 식별할 수 있는 장소
ⓑ 공연장, 암실(暗室) 등으로서 어두워야 할 필요가 있는 장소
ⓒ 소방대상물의 관계인 또는 종사원이 주로 사용하는 장소

(10) 휴대용 비상조명등의 설치 제외 장소(NFSC 304⑤)

지상 1층 또는 피난층으로서 복도·통로 또는 창문 등의 개구부를 통하여 피난이 용이한 경우이어야 한다.

(11) 옥내배선기호

옥내배선기호는 유도등과 비상조명으로 〈표 3-24〉와 같이 분류하여 표시한다.

〈표 3-24〉 옥내배선기호

명 칭		그림기호	적 요
유도등	백열등	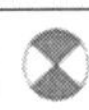	객석유도등 : 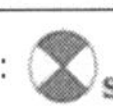
	형광등	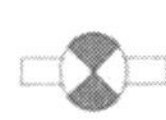	통로유도등(중형) : 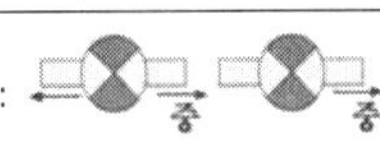 비상용 조명과 겸용 : 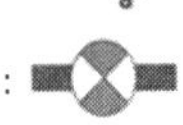
비상용 조명	백열등		일반용 조명 형광등에 조립하는 경우 : 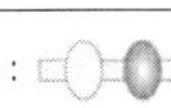
	형광등	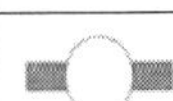	통로유도등과 겸용 : 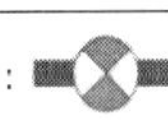

2. 비상 콘센트 설비

화재가 발생하면 건물 내의 전원이 대부분 차단되므로 출동한 소방대의 소화활동장비에 전원을 공급하기 위해서 이동용 자가발전기를 사용하거나, 외부로부터 전선릴을 이용하여 전원을 사용해야 하는데, 건물내부로 접근이 용이치 않은 고층건물이나 지하층은 전원공급에 많은 어려움이 있다.

그래서 일정한 규모 이상의 건물에는 화재발생 시 소화활동에 필요한 전원을 전용으로 공급받을 수 있는 설비를 설치하도록 하고 있는데 이를 비상 콘센트 설비라고 한다.

(1) 비상 콘센트 설비의 구성도

비상 콘센트 설비는 일반전원이 차단되더라도 비상 콘센트에 공급되는 전원에 영향

을 최소화할 수 있도록 분기하고, 전원에서 비상 콘센트까지는 전용배선으로 하고, 배선은 내화배선과 내열배선으로 설치하도록 하고 있다 또한 각 콘센트마다 배선용 차단기를 설치해야 한다(그림 3-39).

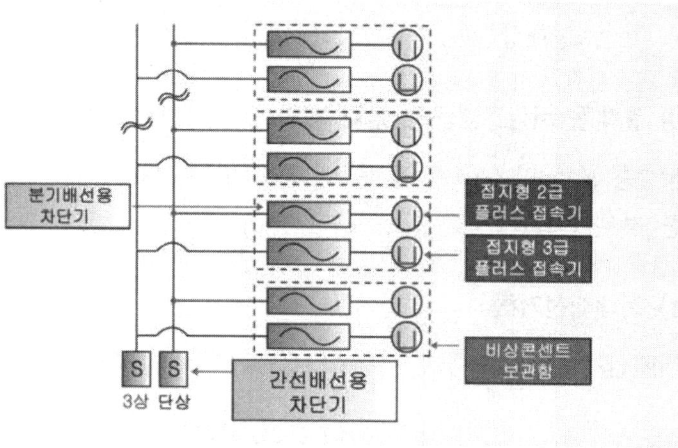

[그림 3-39] 비상 콘센트 설비의 구성도

(2) 소방법의 비상 콘센트 설비(NFSC 504④)

비상 콘센트 설비는 비상 콘센트 설비의 화재안전기준(NFSC 504) 제2조 기준에 적합하게 설치해야 한다(표 3-25).

〈표 3-25〉 3상 교류와 단상 교류의 구분

구 분	전 압	용 량	플러그 접속기
3상 교류	380[V]	3[kVA] 이상	접지형 3극
단상 교류	220[V]	1.5[kVA] 이상	접지형 2극

① 비상 콘센트 설비의 전원회로는 3상 교류 380[V]인 것과 단상 교류 220[V]인 것으로서, 그 공급용량은 3상 교류의 경우 3[kVA] 이상인 것과 단상 교류의 경우 1.5[kVA] 이상인 것으로 해야 한다(그림 3-40).

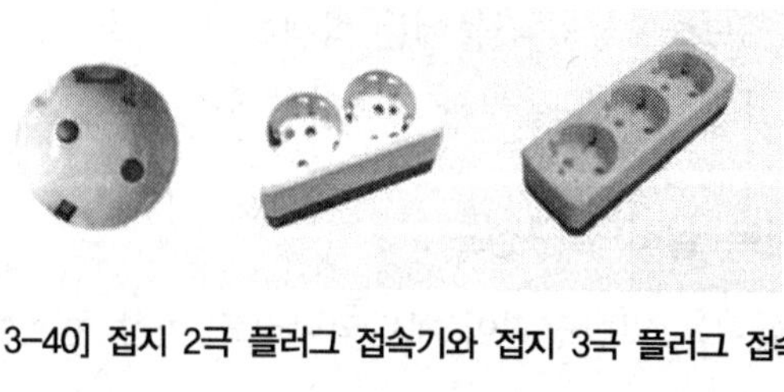

[그림 3-40] 접지 2극 플러그 접속기와 접지 3극 플러그 접속기

② 전원회로는 각 층에 있어서 2 이상이 되도록 설치해야 한다. 다만, 설치해야 할 층의 비상 콘센트가 1개인 때에는 하나의 회로로 할 수 있다.

③ 전원회로는 주배전반에서 전용회로로 해야 한다. 다만, 다른 설비의 회로의 사고에 따른 영향을 받지 않도록 되어 있는 것은 예외이다.

④ 전원으로부터 각 층의 비상 콘센트에 분기되는 경우에는 분기배선용 차단기를 보호함 안에 설치해야 한다.

⑤ 콘센트마다 배선용 차단기(KS C 8321)를 설치해야 하며, 충전부가 노출되지 않도록 해야 한다.

⑥ 개폐기에는 "비상 콘센트"*라고 표시한 표지를 해야 한다.

⑦ 비상 콘센트용의 풀박스** 등은 방청도장을 한 것으로서 두께 1.6[mm] 이상의 철판으로 해야 한다.

⑧ 하나의 전용회로에 설치하는 비상 콘센트는 10개 이하로 해야 한다. 이 경우 전선의 용량은 각 비상 콘센트(비상 콘센트가 3개 이상인 경우에는 3개)의 공급용량을 합한 용량 이상의 것으로 해야 한다(표 3-26).

⑨ 플러그 접속기의 칼받이 접지극에는 제3종 접지공사(E_3)를 해야 한다.

⑩ 절연저항은 전원부와 외함 사이를 직류 500[V] 절연저항계로 측정하여 20[MΩ] 이상이어야 한다.

⑪ 바닥으로부터 1~1.5[m] 이하의 높이에 설치해야 한다.

⑫ 전원회로는 주배전반에서 전용회로로 하며 배선의 종류는 내화배선이어야 한다.

〈표 3-26〉 비상 콘센트 설치 개수

설치하는 비상 콘센트 수량	전선의 용량산정 시 적용하는 비상 콘센트 수량	전선의 용량[kVA]	
		단상	3상
1	1개 이상	1.5 이상	3.0 이상
2	2개 이상	3.0 이상	6.0 이상
3~10	3개 이상	4.5 이상	9.0 이상

* 비상 콘센트(emergency consent system) : 화재 시 소방대의 조명용 또는 소화활동상 필요한 장비의 전원설비이다.

** 풀박스(pull box) : 배관이 긴 곳 또는 굴곡부분이 많은 곳에서 시공을 용이하게 하기 위하여 배선도중에 사용하여 전선을 끌어들이기 위한 박스이다.

(3) 비상 콘센트 설비의 설치대상

비상 콘센트 설비를 설치해야 하는 특정소방대상물(위험물 저장 및 처리시설 중 가스 시설 또는 지하구는 제외한다)은 다음 항목과 같다.

① 지하층을 포함하는 층수가 11층 이상인 특정소방대상물의 경우에는 11층 이상의 층

② 지하층의 층수가 3개층 이상이고 지하층의 바닥면적의 합계가 1000[m^2] 이상인 것은 지하층의 전층

③ 지하가 중 터널로서 길이가 500[m] 이상인 것

(4) 비상 콘센트의 설치기준(NFSC 504④)

비상 콘센트는 비상 콘센트 설비의 화재안전기준(NFSC 504) 제4조 5항 각 호의 기준에 따라 설치해야 한다.

① 바닥으로부터 높이 0.8[m] 이상 1.5[m]이하의 위치에 설치해야 한다.

② 비상 콘센트의 배치는 아파트 또는 바닥면적이 1,000[m^2] 미만인 층에 있어서는 계단의 출입구(계단의 부속실을 포함하며 계단이 2개 이상 있는 경우에는 그 중 1개의 계단이다)로부터 5[m] 이내에, 바닥면적 1,000[m^2] 이상인 층(아파트를 제외한다)에 있어서는 각 계단의 출입구 또는 계단부속실의 출입구(계단의 부속실을 포함하며 계단이 3개 이상 있는 층의 경우에는 그중 2개의 계단이다)로부터 5[m] 이내에 설치하되, 그 비상 콘센트로부터 그 층의 각 부분까지의 거리가 기준을 초과하는 경우에는 그 기준 이하가 되도록 비상 콘센트를 추가하여 설치해야 한다(표 3-27).

〈표 3-27〉 비상 콘센트의 추가 설치거리

조 건	설치거리
지하상가 또는 지하층의 바닥면적의 합계가 3,000[m^2] 이상	수평거리 25[m] 이하
기 타	수평거리 50[m] 이하
터 널	주행방향의 측벽길이 50[m] 이하

(5) 비상 콘센트 설비의 전원부와 외함 사이의 절연저항 및 절연내력

비상 콘센트 설비의 전원부와 외함 사이의 절연저항 및 절연내력은 다음 각 호의 기준에 적합해야 한다.

1) 절연저항

절연저항은 전원부와 외함 사이를 500[V] 절연저항계로 측정할 때 20[MΩ] 이상이어야 한다.

2) 절연내력시험(NFSC 504④)

전원부와 외함 사이에 정격전압이 150[V] 이하인 경우에는 1,000[V]의 실효전압을 정격전압이 150[V] 이상인 경우에는 그 정격전압에 2를 곱하여 1,000을 더한 실효전압을 가하는 시험에서 1분 이상 견디는 것으로 해야 한다.

(6) 비상 콘센트 보호함의 시설기준(NFSC 504⑤)

비상 콘센트를 보호하기 위하여 비상 콘센트 설비의 화재안전기준(NFSC 504) 제5조 각 호의 기준에 따라 설치해야 한다. [그림 3-43]은 비상 콘센트 보호함의 사진을 나타낸 것이다.

① 보호함에는 쉽게 개폐할 수 있는 문을 설치해야 한다.
② 보호함 표면에 "비상 콘센트"라고 표시한 표지를 부착해야 한다.
③ 보호함 상부에 적색의 표시등을 설치해야 한다(다만, 비상 콘센트의 보호함을 옥내 소화전함 등과 접속하여 설치하는 경우에는 옥내 소화전함 등의 표시등과 겸용할 수 있다(그림 3-41).

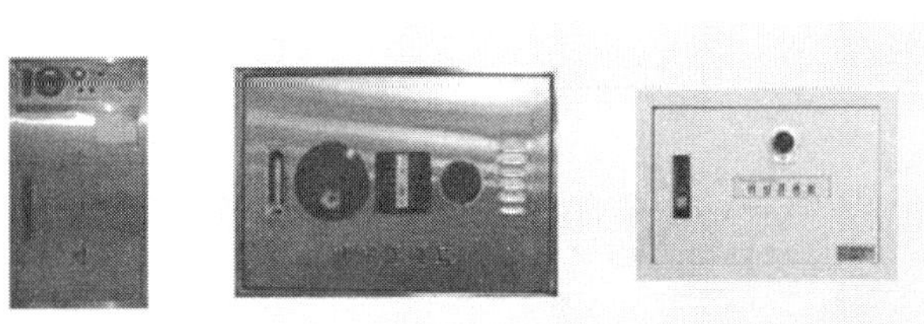

[그림 3-41] 비상 콘센트 보호함

(7) 비상 콘센트의 배치(NFSC 504④)

비상 콘센트의 배치는 아파트나 바닥면적 1,000[m^2] 미만 층과 바닥면적 1,000[m^2] 이상 층으로 분류하여 배치한다(표 3-28).

〈표 3-28〉 비상 콘센트의 배치

조 건	배 치
• 아파트 • 바닥면적 1,000[m^2] 미만 층	계단의 출입구로부터 5[m] 이내
바닥면적 1,000[m^2] 이상 층	• 각 계단의 출입구로부터 5[m] 이내 • 계단부속실의 출입구로부터 5[m] 이내

(8) 비상 콘센트 설비의 비상전원(NFSC 504④)

지하층을 제외한 층수가 7층 이상으로서 연면적이 2,000[m^2] 이상이거나 지하층의 바닥면적의 합계가 3,000[m^2] 이상인 소방대상물의 비상 콘센트 설비에는 자가발전기 설비 또는 비상전원 수전설비를 비상전원으로 설치해야 한다(단, 2 이상의 변전소에서 전력을 동시에 공급받을 수 있거나 하나의 변전소로부터 전력의 공급이 중단되는 때에는 자동으로 다른 변전소로부터 전력을 공급받을 수 있도록 상용전원을 설치한 경우에는 비상전원을 설치하지 않을 수 있다).

■ 참고

비상 콘센트 설비의 비상전원용량 : 20분 이상

(9) 비상 콘센트 설비의 상용전원회로의 배선(NFSC 504④)

① 저압수전인 경우에는 인입개폐기의 직후에서 분기하여 전용 배선으로 해야 한다(그림 3-42).

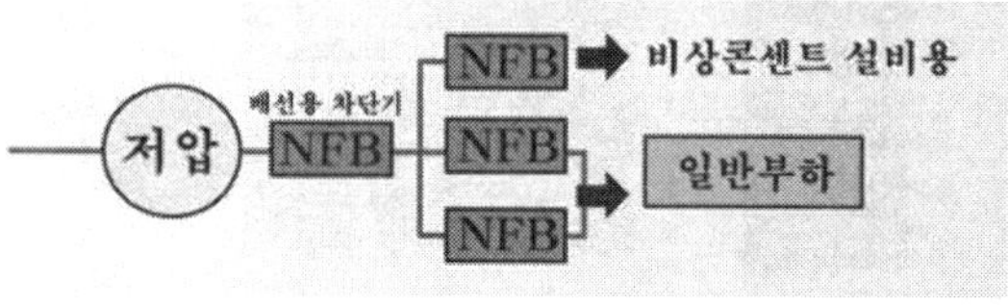

[그림 3-42] 상용전원회로의 배선

② 특별고압수전 또는 고압수전인 경우에는 전력용 변압기 2차측의 주차단기 1차측 또는 2차측에서 분기하여 전용 배선으로 해야 한다(그림 3-43).

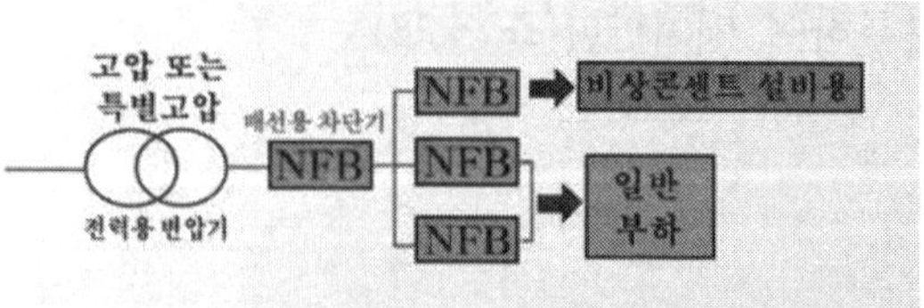

[그림 3-43] 고압 또는 특별고압회로 배선

(10) 전선의 종류

전선의 종류에는 절연전선, 케이블 등이 있다. 비닐절연전선은 주로 전기기기 배선에 쓰이는 전선으로 도체가 유연한 절연전선이다. 케이블은 장기간 사용하여도 내마모성과 내후성이 우수하여 저압회로에 널리 사용된다. 옥외용 비닐절연전선은 저압가공전선로에 사용되며, 전기용 경동선을 도체로 하여 PVC로 피복한 절연전선으로 종전의 면절연전선보다 내구성이 우수하다(표 3-29).

〈표 3-29〉 전선의 종류

약 호	명 칭	최고허용온도
IV	600[V] 비닐절연전선	60[℃]
OW	옥외용 비닐절연전선	
DV	인입용 비닐절연전선	
HIV	600[V] 2종 비닐절연전선	75[℃]
CV	가교폴리에틸렌 절연비닐 외장케이블	90[℃]
MI	미네랄 인슐레이션 케이블	
IH	하이퍼론 절연전선	95[℃]

(11) 비상 콘센트 설비의 설치요령

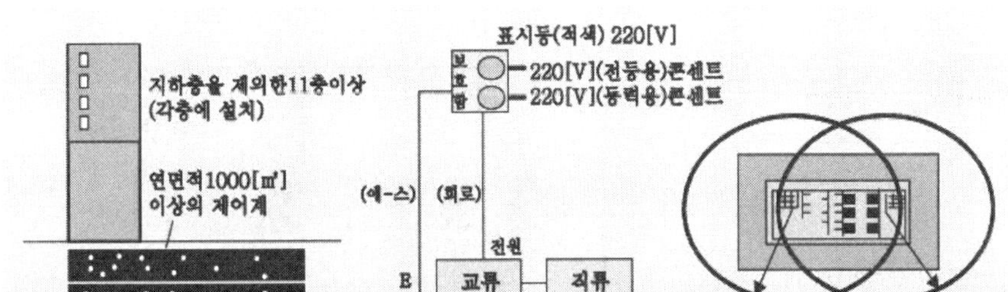

(a) 설치기준 : 대상 (b) 전원회로 및 콘센트 구성 (c) 콘센트의 배치 : 수평거리보호함

[그림 3-44]

05 방범방재설비 전기실습

1. 소방배선도(화재감지회로(1))

1. 소방배선도	화재감지회로(1)

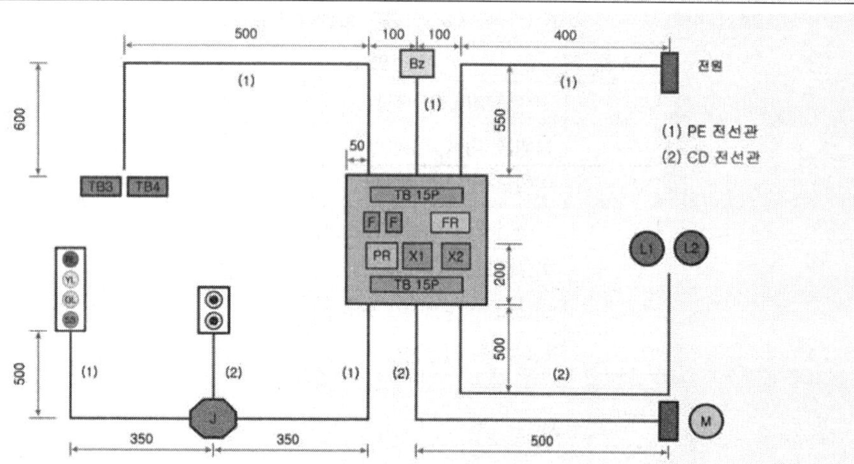

[기구배치 및 배관도]

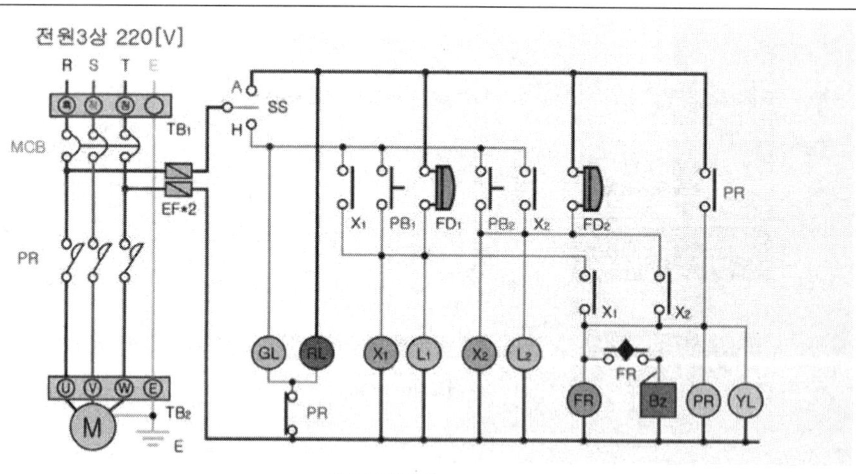

[동작회로도]

[동작설명]

① 전원투입 시 〉 셀렉터 스위치 A(자동)위치, RL점등
② FD동작 〉 L1점등, X1동작, FR동작, FR의 한시접점 동작 BZ단속음 발생, PR동작(전동기운전), YL점등, RL소등
③ FD2동작 〉 L2점등, X2동작, FR동작, FR의 한시접점 동작 BZ단속음 발생, PR동작(전동기운전), YL점등, RL소등
④ 셀렉터 스위치 H(수동)위치, GL점등
⑤ B1동작 〉 L1점등 X1동작, FR동작, FR의 한시접점 동작 BZ단속음 발생, PR동작(전동기운전), YL점등, GL소등
⑥ B2동작 〉 L2점등, X2동작, FR동작, FR의 한시접점 동작 BZ단속음 발생, PR동작(전동기운전), YL점등, RL소등

2. 소방배선도(화재감지회로(2))

1. 소방배선도	화재감지회로(2)

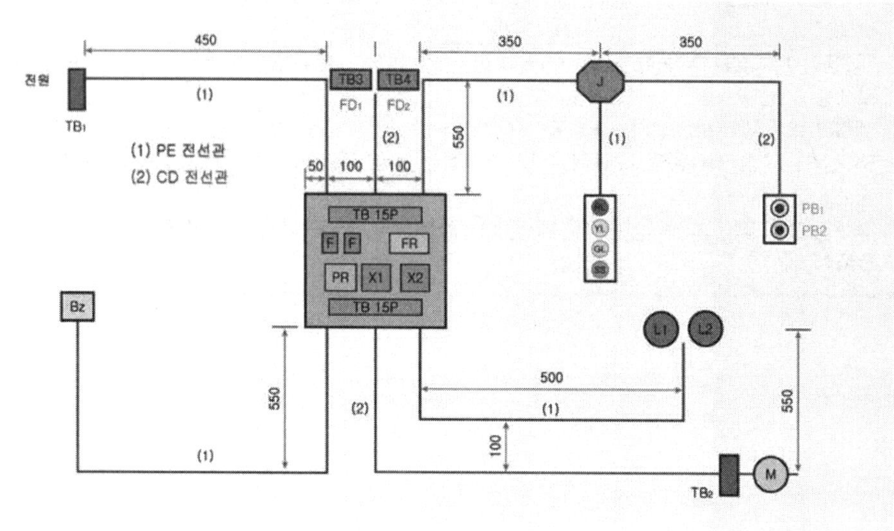

[기구배치 및 배관도]

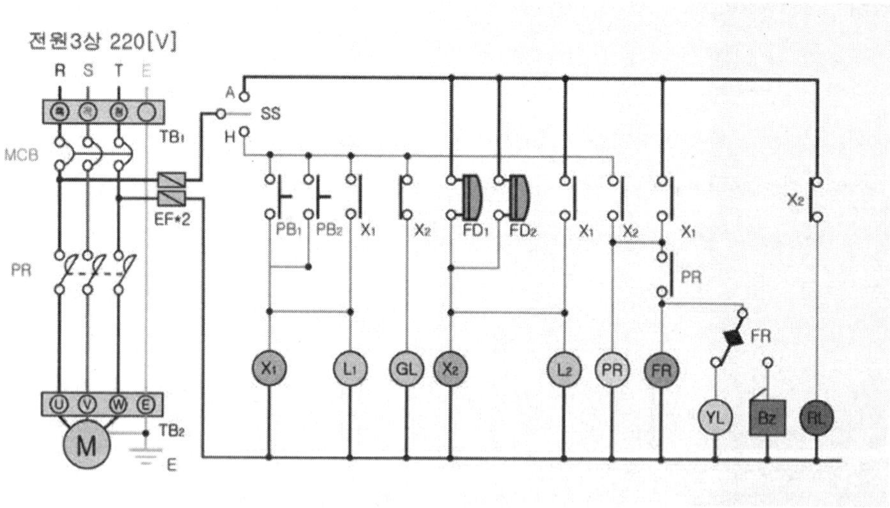

[동작회로도]

[동작설명]

① 전원투입 시 〉 셀렉터 스위치 A(자동)위치, RL점등
② FD1동작 〉 L2점등, X2동작, RL소등, PR동작(전동기운전), FR동작, FR의 한시접점 동작 YL과 BZ교대 점멸
③ FD2동작 〉 L2점등, X2동작, RL소등, PR동작(전동기운전), FR동작, FR의 한시접점 동작 YL과 BZ교대 점멸
④ 셀렉터 스위치 H(수동)위치, GL점등
⑤ B1동작 〉 X1동작, L1점등, GL소등, PR동작(전동기운전), FR동작, FR의 한시접점 동작 YL과 BZ교대 점멸
⑥ B2동작 〉 X1동작, L1점등, GL소등, PR동작(전동기운전), FR동작, FR의 한시접점 동작 YL과 BZ교대 점멸

3. 소방배선도(화재감지회로(3))

1. 소방배선도	화재감지회로(3)

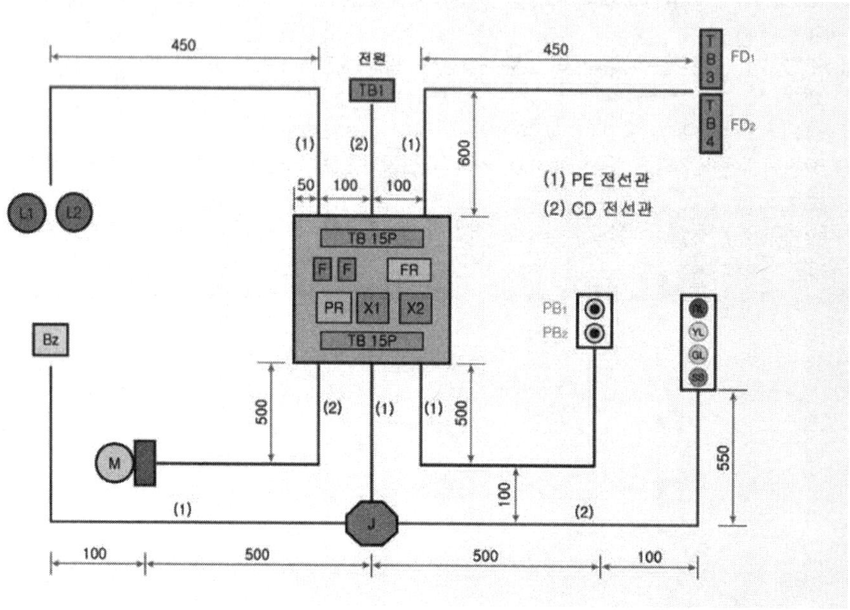

[기구배치 및 배관도]

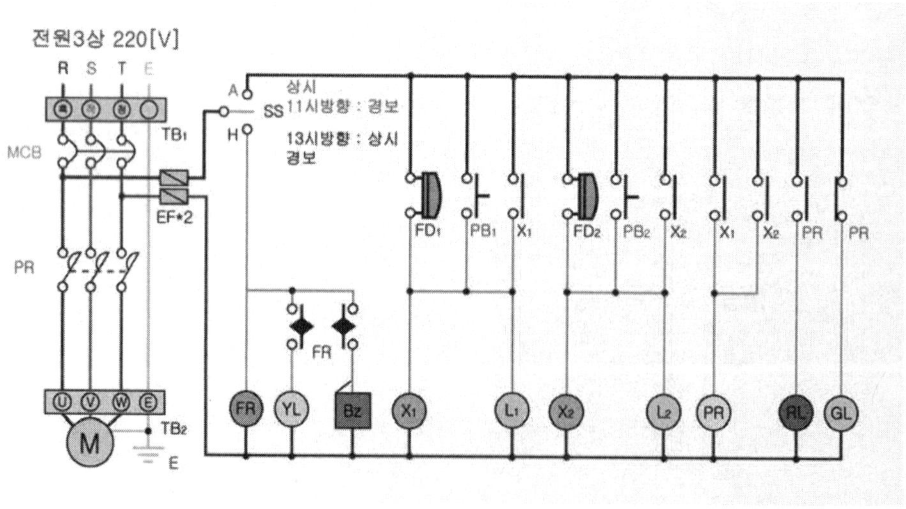

[동작회로도]

[동작설명]

① 전원투입 시 〉 셀렉터 스위치 상시위치, GL점등
② B1동작 〉 X1동작, X1의 a접점동작, L1점등, PR동작, M(전동기)동작, RL점등
③ B2동작 〉 X2동작, X2의 a접점동작, L2점등, PR동작, M(전동기)동작, RL점등
④ FD1동작 〉 X1동작, X1의 a접점동작, L1점등, PR동작, M(전동기)동작, RL점등
⑤ FD2동작 〉 X2동작, X2의 a접점동작, L2점등, PR동작, M(전동기)동작, RL점등
⑥ 셀렉터 스위치 경보위치 〉 FR동작, FR의 한시접점 동작, YL과 BZ 교대점멸

4. 소방배선도(화재감지회로(4))

1. 소방배선도	화재감지회로(4)

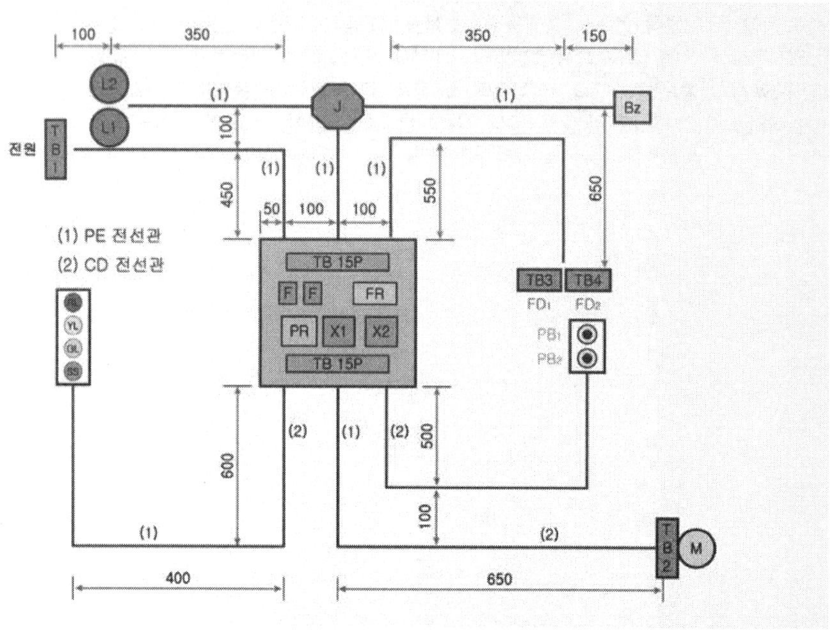

[기구배치 및 배관도]

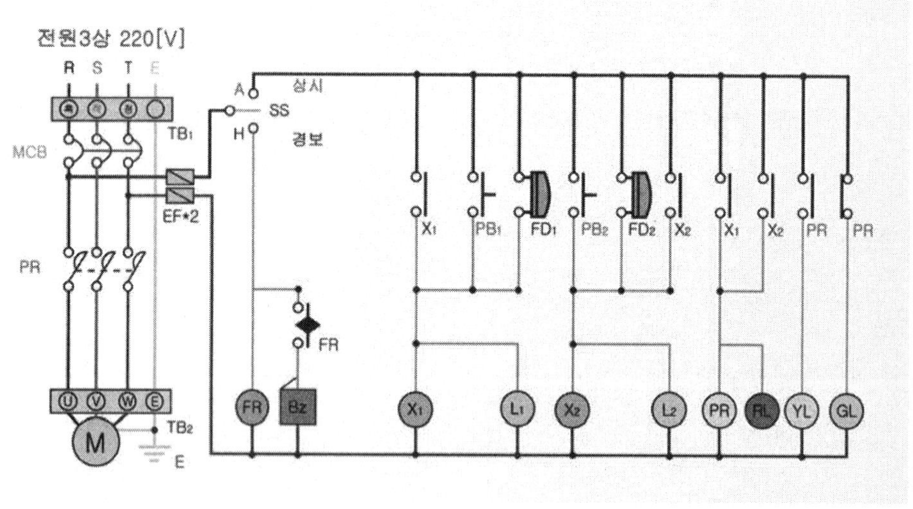

[동작회로도]

2. 동작설명을 하시오.

제4장

동력설비

현대생활에 없어서는 안 되는 전기의 중요성을 인지하고 안전하게 쓰일 수 있도록 동력설비의 제동법과 기본적인 구조와 원리, 특성을 알 수 있어야 하고, 동력설비 운용실습을 통해 전기 · 전자회로의 전반적인 개념과 3상 유도전동기의 운전회로 등을 배선할 수 있어야 한다.

01 전동기설비
02 직류전동기
03 유도전동기
04 동기전동기
05 시퀀스 기본실습
06 동력설비 운용실습

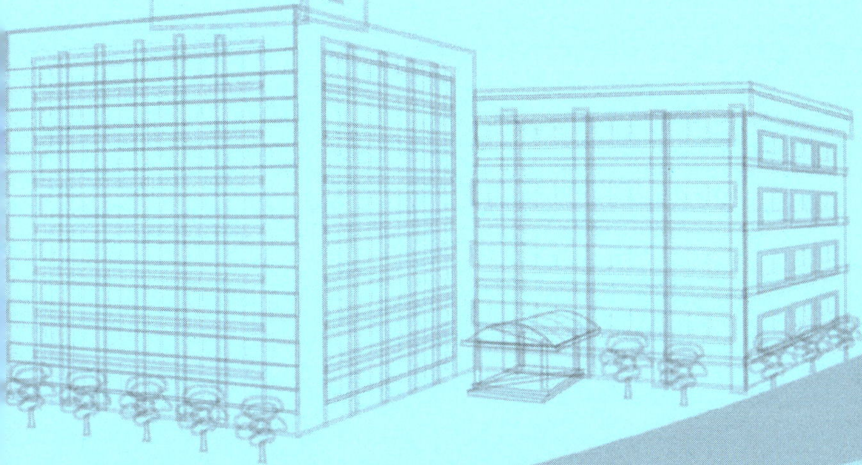

01 전동기설비

병원이나 일반 빌딩, 공장 등의 건물에 설비되는 공조, 급배수, 환기, 엘리베이터와 공장기기 등에 필요한 동력과 그에 요하는 배선, 감시, 제어설비 등 급전설비의 총칭이다.

1. 전동기설비의 종류

전동기설비의 종류와 용량은 건물의 구조와 용도에 따라 다르므로 획일적인 형식을 정할 수 없으며, 그때마다의 건물형태, 기능, 사용목적에 대한 요구에 따라서 결정해야 한다. 우리나라의 배전은 교류배전을 사용하는 관계로 교류전동기가 많이 사용되며, 값이 싸고 구조가 간단하여 보수상의 문제점이 적은 유도전동기가 가장 많이 사용되고 있다. 〈표 4-1〉은 전동기의 종류를 전기방식에 따라 직류용과 교류용으로 구분해 놓은 것이다.

〈표 4-1〉 전동기의 종류

<table>
<tr><th>구 분</th><th colspan="4">종 류</th></tr>
<tr><td rowspan="4">직류용</td><td colspan="4">타 여자</td></tr>
<tr><td rowspan="3">자 여자</td><td colspan="3">직권</td></tr>
<tr><td colspan="3">분권</td></tr>
<tr><td>복권</td><td colspan="2">가동복권, 차동복권</td></tr>
<tr><td rowspan="5">교류용</td><td colspan="4">동기</td></tr>
<tr><td colspan="4">정류자</td></tr>
<tr><td rowspan="3">유도</td><td rowspan="2">3상</td><td colspan="2">농형 유도, 일반 농형, 권선형</td></tr>
<tr><td>특수농형(1, 2종)</td><td>심구농형, 이중농형</td></tr>
<tr><td>단상</td><td colspan="2">분상 기동형, 콘덴서 기동형
반발 기동형, 세이딩코일형
모노사이클형</td></tr>
</table>

2. 동력용 전동기의 특성

전류가 흐르는 도체가 자기장 속에서 받는 힘을 이용하여 전기에너지를 역학적 에너지로 바꾸는 장치이다. 일반적으로 모터(motor)이다. 전원의 종류에 따라 직류전동기와 교류전동기로 분류되며, 교류전동기는 다시 3상 교류용과 단상 교류용으로 구분된다. 요즘은 3상 교류용 전동기를 주로 사용하고 있다.

전동기의 종류는 여러 가지가 있으므로 사용목적에 적합한 것을 선정해야 한다. 전동기의 특성은 동작원리와 구조에 따라 결정되며, 그들의 특성 및 용도는 〈표 4-2〉, 〈표 4-3〉과 같다.

〈표 4-2〉 동력용 전동기의 특성 및 용도

구 분	특 성	용 도
유도전동기	• 구조가 간단하고 견고하다. • 가격이 저렴하다. • 취급이 간단하다.	• 농사용, 가정 전기기구 등의 소동력 • 보통 엘리베이터형 : 3.7[kW] 이하 특수 엘리베이터형 : 5.5[kW] 이하 • 50, 60[Hz] 겸용
동기전동기	• 역률이 양호하다. • 역률조정을 임의로 한다. • 대용량 저속도용에 적합하다.	큰 기동회전력을 필요로 하는 부하에는 크러치부착 동기전동기나 초동기(반동) 전동기가 적합
정류자전동기	• 광범위하게 속도제한이 가능하다. • 속도조정으로 전력손실이 없다. • 저속도로 높은 역률을 유지한다.	대출력 터보 송풍기, 재료시험기 등
직류전동기	• 직권전동기는 기동회전력이 크다. • 분권전동기는 정속도 운전용에 적합하다.	• 직권전동기는 초중기, 윈치, 전기철도용 등 • 분권전동기는 일반 공장용, 펌프용, 송풍기용 등

〈표 4-3〉 건축물에 설치되는 동력설비 분류

분 류	기기구성
공조설비동력	열원기기(보일러, 냉동기) 송풍기, 공기조화기, 펌프, 팬
급수 · 배수 위생설비동력	각종 펌프
특수설비동력	주방설비, 세탁설비, 의료설비, 쓰레기처리설비, 진공청소설비
반송설비동력	엘리베이터, 에스컬레이터, 리프트, 기계식 주차설비, 곤도라, 컨베이어
기타 동력	전동셔터, 자동문
소방동력	소방설비용 펌프류, 팬

주 : 1) 일반적으로 반송설비동력 중 엘리베이터, 에스컬레이터, 리프트 등의 수송능력, 필요 수량산정, 배치계획은 건축전기설비에서 수행하고 건축설계자와 협조한다.

2) 소방설비용 펌프 및 팬은 소방설비설계자와 협조한다.

3) 그 밖의 것은 건축기계설비 또는 건축설계자와 협조한다.

02 직류전동기

직류기의 계자극은 1[kW]이하 소형에서는 영구자석을 사용하기도 하지만 일반적으로 전자석을 사용한다. 전자석을 사용할 경우에 계자권선을 여자하는 방식에 따라 타여자, 분권식, 직권식, 복권식의 4종류로 분류한다.

1. 직류전동기의 구조

전동기는 한 쌍의 자극과 정류자 및 한 쌍의 브러시로 이루어져 있다. 전원으로부터 전류는 브러시와 정류자를 통하여 회전자에 흐르게 되는데, 회전자 한쪽에 흐르는 전류의 방향은 다른 한쪽에 흐르는 전류의 방향과 반대이기 때문에 자장 내의 이들 회전자 주위에 발생하는 자력선도 서로 반대방향을 이루게 된다. 이와 같은 자력선의 현상은 회전자의 양단을 위, 아래로 반발시켜 계속 회전하게 되며, 정류자에 의해서 회전자는 그 회전방향이 변하지 않으며 정류자가 서로 접촉되지 않으므로 전류가 흐르지 못하는 위치에서도 회전자를 회전시킬 수 있는 충분한 시간조건이 된다. 직류전동기의 그 구조는 계자*, 전기자**, 정류자***, 브러시 등으로 되어 있으며, 직류발전기와 직류전동기는 같은 구조이다. [그림 4-1]은 직류전동기의 구조를 나타낸 것이다.

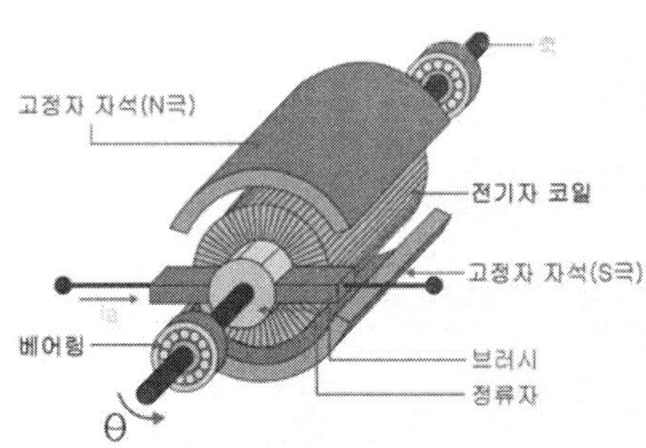

[그림 4-1] 직류전동기의 구조

---

* 계자 : 고정자라고도 하며 자력을 발생시킨다.

** 전기자 : 회전력을 발생하며 축, 철심, 전기자 코일, 정류자로 구성된다.

*** 정류자 : 사각형의 코일이 한쪽 방향으로 돌 수 있게 하는 역할을 하며 브러시에서 나오는 전류를 한 방향으로 흐르게 한다.

2. 직류전동기의 원리

도체의 운동은 영구자석이 가진 자력선과 전류의 흐름에 의해서 도체 주위에 형성되는 자력선의 반발로 인하여 발생한다. 전류가 흐를 때 도체는 플레밍의 왼손법칙에 의해 일정한 방향으로 운동하게 된다. 이것은 도체 주위에 있는 자력선이 영구자석의 자력선과 반발하기 때문에 일어나게 되는데, 이와 반대방향으로 전류가 흐른다면 회전도 반대방향으로 항하게 된다. 자장 내에 있는 도체에 전류가 흐를 때 도체의 운동과 자력선의 방향은 [그림 4-2]와 같다.

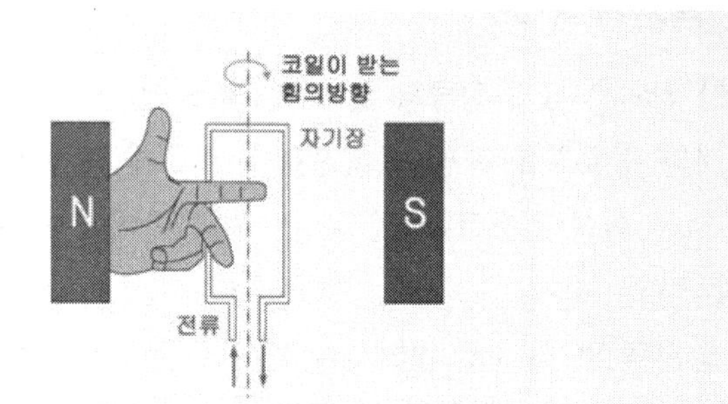

[그림 4-2] 직류전동기의 기본원리

3. 직류전동기의 종류

직류전동기는 [그림 4-3]과 같이 타여자 전동기, 분권전동기, 직권전동기, 가동복권 전동기, 차동복권 전동기로 나눌 수 있는데, 전기자의 위치 및 분권 또는 계자 코일의 위치에 따라 종류가 달라진다.

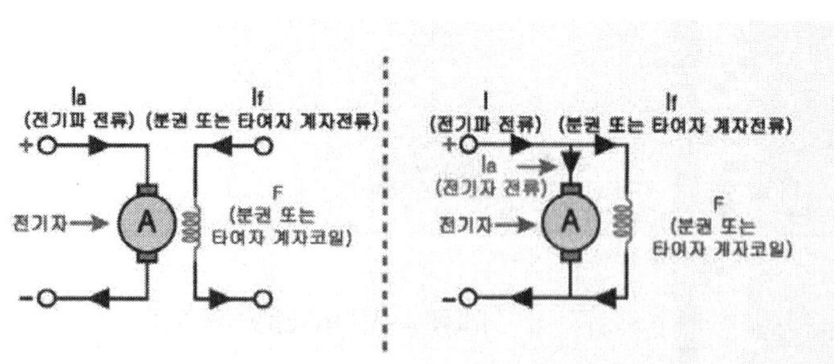

(a) 타여자 전동기 (b) 분권전동기

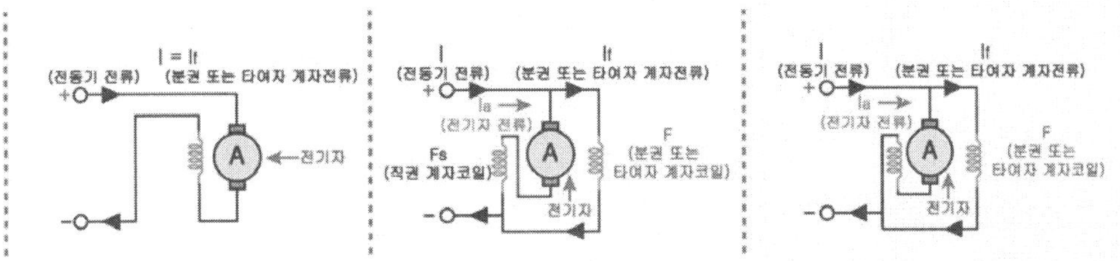

(c) 직권전동기　　(d) 가동 복권전동기　　(e) 차동 복권전동기

[그림 4-3] 직류전동기의 종류

4. 직류전동기의 특성

직류전동기는 부하의 변화에 따라 속도와 토크의 특성이 나타난다. 부하의 변화에 따른 속도와 토크(회전력)의 특성을 갖는 직류전동기를 종류별로 설명한 것이다.

(1) 직류전동기의 부하변화에 따른 속도특성

직류전동기 중 속도변동이 가장 큰 전동기는 직권전동기이고, 속도변동이 가장 작은 전동기는 차동 복권전동기이다. 그리고 속도가 가장 정속도인 전동기는 타여자 전동기이다. 전동기의 속도의 특성의 그래프는 [그림 4-4]와 같으며, 가동 복권전동기의 속도특성은 분권전동기에 비해 부하전류에 대한 감소비율이 높으며, 차동 복권전동기의 속도특성은 다른 전동기에 비해 크게 나타난다.

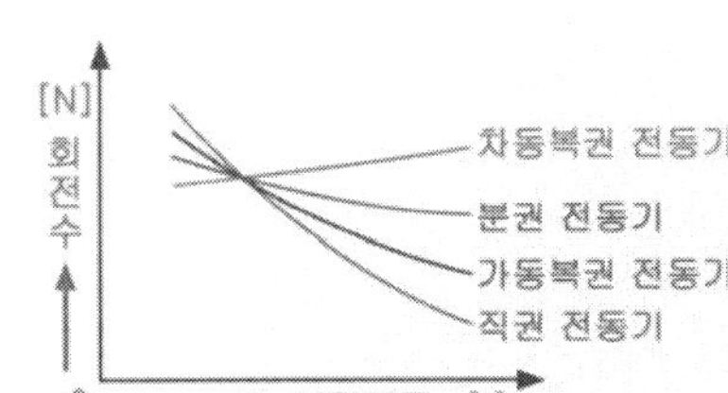

[그림 4-4] 직류전동기의 속도특성

(2) 직류전동기의 부하변화에 따른 토크 특성

분권전동기의 토크 그래프는 [그림 4-5]와 같이 전기자 전류와 부하전류에 비례하며, 직권전동기의 토크는 부하전류의 2승에 비례하여 나타난다. 또한 가동 복권전동기의 토크 특성은 분권전동기에 비해 부하전류에 대한 증가비율이 높으며, 차동 복권전동기의 토크 특성은 다른 전동기에 비해 작게 나타난다.

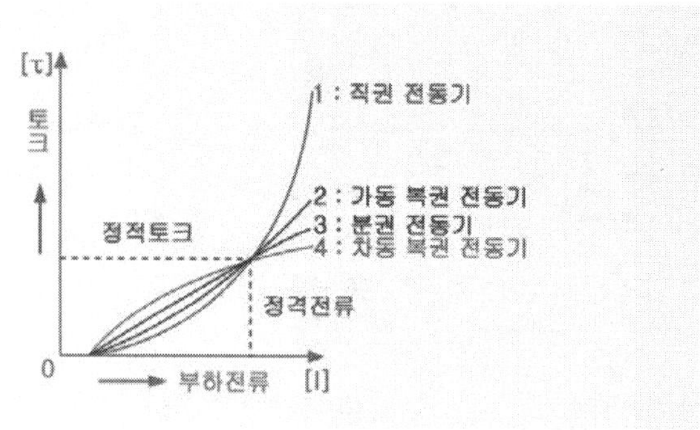

[그림 4-5] 직류전동기의 토크 특성

5. 직류전동기의 기동과 속도제어

정지하고 있는 전동기를 기동시키기 위해서 직접 전 전압을 가하면 전동기에는 유기기전력이 없으므로 전 전압이 전동기의 내부저항에 가해지게 되어 정류자 및 전기자 권선 등에 큰 충격을 주게 된다. 이를 방지하기 위해서 전기자회로에 직렬 저항을 삽입하여 기동전류를 제한해야 한다.

(1) 직류전동기 기동

정지상태에 있는 전동기를 운전상태로 만드는 것이며, 직류전동기를 기동할 때는 기동전류를 제한하기 위하여 기동저항기를 이용하며, 기동 시 기동전류는 작고, 기동 토크는 커야 한다. 또한 운전 중의 전동기 전기장 전류는 기동 시 역기전력*과 운전 시 역기전력에 의해 단자전압의 70~80[%]가 되어 기동전류가 대단히 커지게 되므로 주의하여 사용해야 한다.

(2) 직류전동기 속도제어

회전속도를 부하의 요구조건에 따라 변화시켜주는 것이며, 속도를 제어하는 요소에는 계자자속(ϕ), 전기자저항(R), 단자전압(V)이 있다.

1) 계자제어

계자전류를 제어하여 계자자속 ϕ를 제어하는 방법으로 전력손실이 적고 광범위한 속도제어가 가능한 장점이 있어 전기철도와 같은 정출력 가변속도제어에 사용된다.

---

* 역기전력 : 전동기가 회전한 후 도체가 자속을 끊고 다시 도체가 전기자가 되어 전압을 유도하여 유도기전력을 발생시키는 것이다.

2) 저항제어

전기자회로에 저항을 직렬로 연결하여 저항을 조절하여 제어하는 방법으로 비교적 쉬운 제어방법이지만, 전력손실이 많아 효율이 나쁘고, 속도제어 범위가 작은 단점이 있어 많이 사용되진 않는다.

3) 전압제어

단자전압을 변화시켜 제어하는 방법으로 크게 3가지로 나눌 수 있다.

① 워드 레오나드 방식 : 직류전동기의 전원용 발전기와 발전기 기동용 전동기를 이용하는 방식으로 권상기나 신문윤전기, 제철용 압연기에 사용된다.

② 일그너 방식 : 발전기축에 플라이휠을 설치하여 제어하는 방법으로 대형 압연기에 사용된다.

③ 저항제어 : 전동기를 직렬 또는 병렬로 연결하여 속도를 제어하는 방법으로 전기철도용 직권전동기에 사용되며 저항제어와 조합하여 사용해야 한다.

6. 직류전동기의 제동

운전 중의 전동기를 정지시키는 것이며, 제동방법에는 기계적 제동과 전기적 제동으로 나눌 수 있는데, 기계적 제동은 브레이크나 유압·공기압 같은 방법을 사용하지만 전동기 제동에는 전기적 제동을 사용한다. 전기적 제동방법에는 다음과 같은 방법이 있다.

(1) 발전제동

운전 중인 전동기를 전원에서 분리하여 발전기로 작용시켜 제동시키는 방법으로 회전체의 운동에너지를 전기적 에너지로 변환시켜 열에너지로 소비시키는 방법이다.

(2) 회생제동

전동기의 운동에너지를 전기에너지로 변환하여 전원에 반환시켜 제동시키는 방법으로 회전체의 운동에너지를 전기적 에너지로 변환시킨 후 전기자 단자전압보다 높은 역기전력을 발생시켜 전기자 전압을 억제한다.

(3) 역전제동

전동기의 전기자 전원을 반대로 공급하여 전동기를 역회전시켜 제동하는 방법으로 회전하는 전동기에 전기자 전원의 극성을 반대로 결선하여 역회전이 일어나게 하여 급제동시키는 방법으로 제동 시에는 안전을 위해 전원을 차단한다.

03 유도전동기

유도전동기는 상대적으로 회전할 수 있는 1, 2차 권선을 가지고 1차에서 2차로 전자유도에 의하여 에너지를 전달하는 동작을 하고, 정상운전 상태에서 비동기 속도로 회전하는 교류기기이며 정류자가 없는 회전기를 유도전동기라 한다. 유도전동기는 구조가 간단하고 취급이 편리하며, 또한 가격이 저렴하여 산업용 전동기로 많이 사용되고 있다.

1. 단상 유도전동기

두 코일의 감는 방향을 같은 방향으로 하면 마치 자석의 N극과 S극이 된다. 이 사이에 회전자를 두고 교류전원을 연결하면 자기장이 형성되어 회전자가 돌게 되는데 이 것을 단상 유도전동기라 한다.

(1) 단상 유도전동기의 구조

단상 유도전동기는 대부분 출력 400[W] 이하인 소형기인데 가정용 전기기구인 선풍기 · 전기세탁기 · 우물펌프 등은 단상 유도전동기를 내장하고 있다. 유도전동기는 3상기가 좋으며, 750[W] 이상의 것은 대부분이 3상이다. 단상기가 소형 기기에 많이 사용되는 것은 일반 가정의 전원이 단상 교류이기 때문이다. 단상 유도전동기는 고정자, 회전자, 외부 프레임, 냉각날개 등으로 구성된다.

① 고정자 : 프레임에 0.35[mm]의 얇은 **규소강판**을 성층한 것이다.
② 회전자 : 적층된 철심에 동, 알루미늄 막대를 끼우고 양단에 단락링으로 단락하여 샤프트에 고정시킨 것이다.
③ 기타 : 외부 프레임, 냉각날개, 냉각풍 입구, 출구, 축, 단자박스 등으로 되어 있다.

(2) 단상 유도전동기의 원리

단상 유도전동기는 3상 유도전동기에 비하여 특성이 떨어지므로 1[Hp] 이하의 전동기로 제한되며, 사용 단상 전원에 접속하여 사용하고 있다. 그러나 단상 유도전동기는 자기 기동을 하지 못하므로 보조적인 기동방법을 이용해야 기동할 수 있다. 3상 유도전동기에서는 120[°] 위상차가 있는 3개의 전원으로 회전자기장이 발생하여 기동 토크가 존재하지만 단상 유도전동기는 그 자체만으로는 기동 토크가 0이므로 기동할 수 없다. 즉 스스로 기동할 수 없는데 이렇게 스스로 기동하는 것을 자기기동(self starting)이라고 한다. 단상 유도전동기의 회전자 구조는 3상 농형 유도전동기의 회전자와 같이 농형이고, 고정자 권선은 단상 권선으로 되어 있다.

[그림 4-6]과 같은 단상 유도전동기의 고정자 권선에 단상 교류를 공급하면 권선의 축방향으로 자속의 크기와 N, S 극성만 바뀌지는 교번 자기장(alternation field)이 발생한다. 이와 같은 교번 자기장에 의하여 회전자 도체에 유도전류가 흐르게 되면, 회전자의 윗부분 도체에 발생된 전자력과 회전자의 아랫부분 도체에 발생된 전자력은 서로 크기가 같고, 방향이 반대가 되어 전자력이 상쇄되므로 회전력이 발생하지 않아 기동할 수 없다. 고정자 권선에 단상전류를 흘리면 교번자계가 발생하고, 회전자 권선에 회전력이 발생하게 되지만 회전자가 정지하고 있을 때는 회전력이 발생하지 않으므로 특정한 방법을 통하여 단상 유도전동기를 기동시켜 주어야 한다.

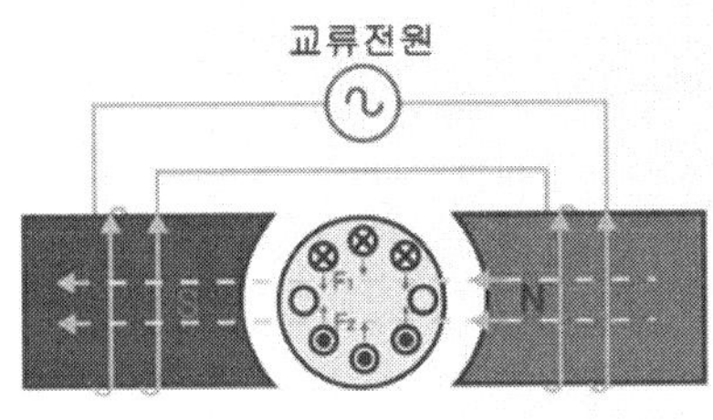

[그림 4-6] 단상 유도전동기의 원리

단상 유도전동기의 속도-토크 곡선은 [그림 4-7]과 같이 단상 유도전동기는 회전자가 정지하고 있을 때(S=1) 토크는 0이다. 시계방향의 토크와 반시계방향의 토크가 서로 상쇄되어 기동 토크는 0이다. 따라서 단상 유도전동기는 그 자체만으로는 정지 상태에서 기동할 수 없고, 어떠한 방법을 이용하여 좌회전이든 우회전이든 어느 방향으로 일단 회전이 이루어지게 해주면 그 방향으로 계속 회전한다.

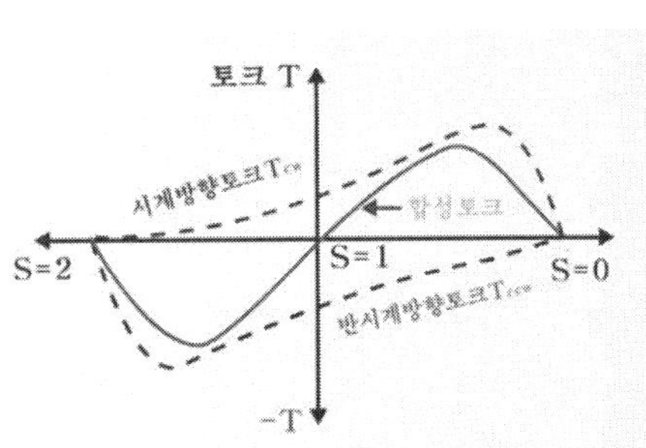

[그림 4-7] 단상 유도전동기 속도-토크 곡선

실제로 전원을 넣은 상태에서 단상 유도전동기의 회전자를 손으로 약간만 돌려주면 그 방향으로 회전을 시작하면서 정상 운전한다.

① 주권선과 보조권선은 [그림 4-8](a)와 같이 서로 **전기각으로 $\pi/2$의 위치에 권선**을 배치하고 있으며, **보조권선과 직렬로 콘덴서를 접속**한다. 보조권선과 콘덴서가 기동장치이지만 콘덴서 운전형의 경우에는 운전 시에도 분리하지 않고 통전을 하며, 따라서 주권선의 전류 I_m에 대한 보조권선의 전류 I_a가 $\pi/2$만큼 앞서게 흐른다. 주파수 [그림 4-8](b)에서 주권선 전류 I_m과 보조권선 전류 I_a와의 관계를 횡축은 시간으로 1주기분을 나타낸다(주파수가 60[Hz]라면 1/60초를 나타낸다).

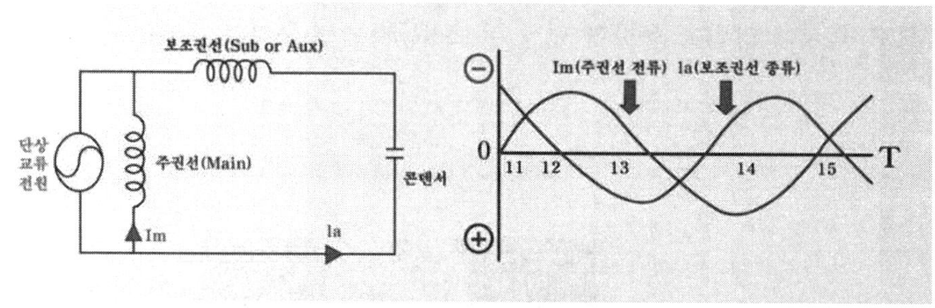

(a) 보조권선과 직렬로 콘덴서 (b) 주파수

[그림 4-8] 단상 유도전동기 작동원리

② 고정자의 권선의 [그림 4-9]와 같이 2극 콘덴서 모터의 권선 배치도를 나타내고 2극 콘덴서 모터에서 주권선은 A와 B, 보조권선은 C와 D로서 A와 B 및 C와 D는 상대극으로 되도록 배치했다.

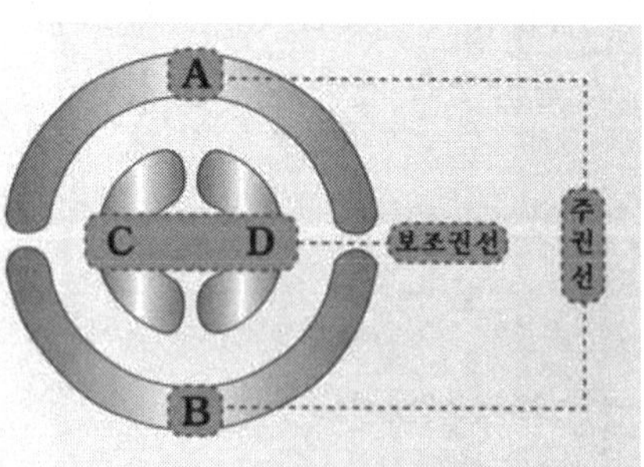

A권선 : N극
B권선 : S극
C권선 : N극
D권선 : S극

상기와 같은 극성을 구성하도록 권선하고 있다.

[그림 4-9] 고정자의 권선

③ [그림 4-9]와 같이 권선 배치도에서의 정부와 이것과의 극성관계를 결합시키면 권선의 극성변화는 시간 $t_1-t_2-t_3-t_4-t_5$로 변화시키면 **극성도 변화**하고, 권선 배치도상에서 동심원으로 시간을 외주에서 변화하도록 하면 시간 t_1에 걸리는 보조권선 D의 S극은 시간 t_2에 걸리는 주권선 B의 위치에, 그리고 시간 t_3에 걸리는 보조권선 C의 위치에, 순서로 이동하고 시간 t_5가 1주기로 본래의 보조권선 D의 위치에 돌아오게 된다.

④ 다른 극(N극)도 같은 모양으로서 시계 방향으로 회전하기 때문에 **회전자계를 구성**하는 것이 되며, 여기에서 **주파수가 60[Hz]이면 1/60초**가 되므로 1분간 회전자계의 회전수 Ns는 $Ns=60\times60=3600$[rpm]이 되며, 이 회전수 Ns는 **동기속도**라고 하며 유도전동기의 회전자는 동기속도보다 늦게 회전한다.

(3) 단상 유도전동기의 종류

단상 유도전동기는 단상권선에 의한 자계가 회전자계를 만들지 않는다. 단순하게 교번만해 기동 토크가 없어서 그대로는 가동하지 않아 기동보조장치가 필요하고 그 기동방식에 따라 분류되며, 단상 유도전동기의 종류와 특징은 〈표 4-4〉와 같다.

〈표 4-4〉 단상 유도전동기의 종류와 특징

종 류	구조 및 토크 특성	특 징
분상 시동형	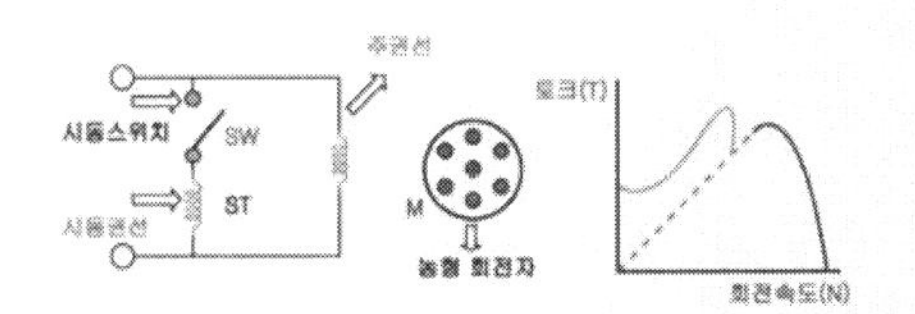	• 가격이 싸며 시동전류가 커서 대출력의 것은 제작이 어렵다. • 용도 : 머신, 얕은 샘 펌프, 팬, 브로워, 사무기계, 농사용 기계
콘덴서 시동형	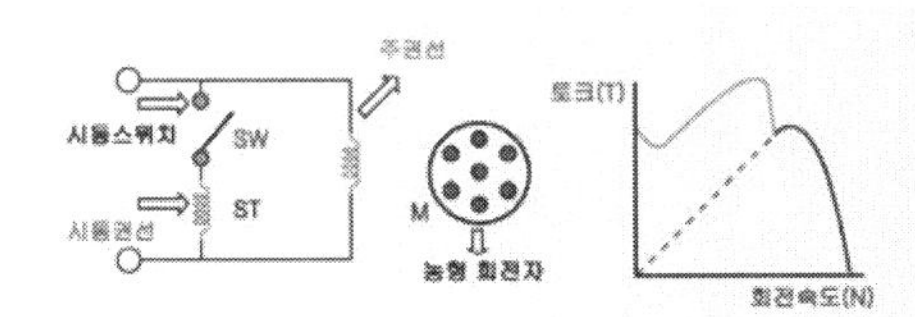	• 역률이 좋고 효율이 좋아 가장 일반적으로 사용된다. • 용도 : 펌프, 콤프레샤, 냉동기, 공업용 세탁기, 농사기계, 컨베이어
콘덴서 모터형	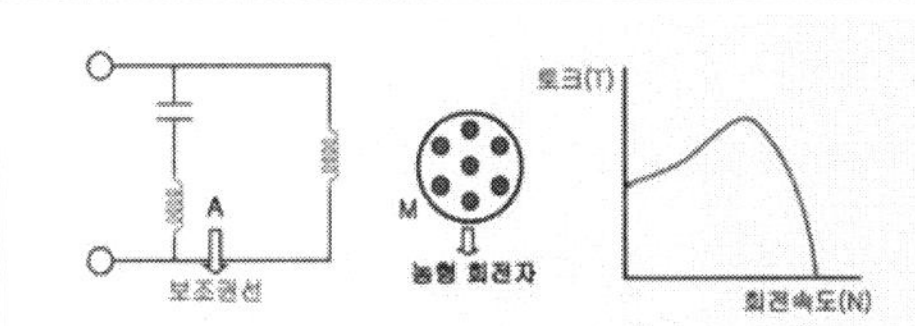	• 시동전류 및 전부하 전류가 적고 운전특성이 양호하다. • 시동용 스위치가 없으므로 고장이 적다. • 용도 : 팬, 세탁기, 사무기계

〈표 4-4〉 단상 유도전동기의 종류와 특성(계속)

종 류	구조 및 토크 특성	특 징
콘덴서 모터, 콘덴서 시동형	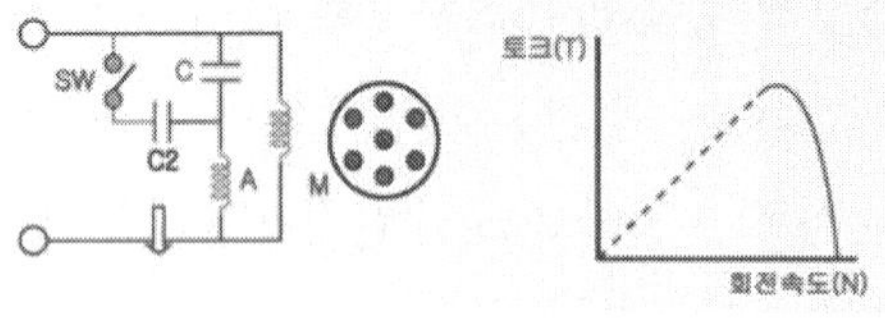	• 시동전류 400~500[%] • 출력 100~400[W] • 시동 토크 250~350[%] • 콘덴서 모터와 같은 용도이나 재시동 토크를 필요로 하는 경우에 적합하다. • 용도 : 펌프, 콤프레샤, 냉동기, 농사기계
반발 시동형	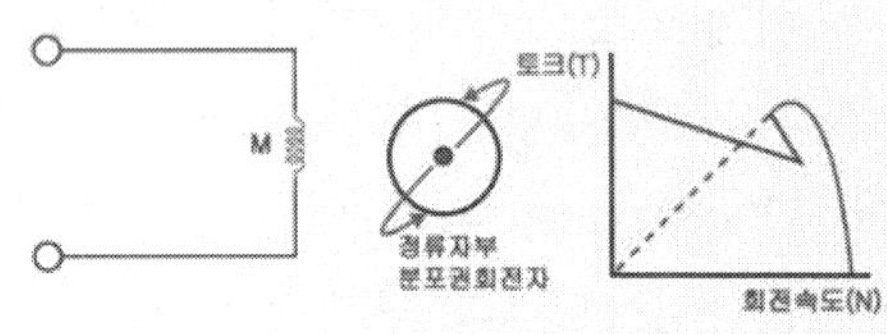	• 시동전류 300~400[%] • 출력 100~750[W] • 시동 토크가 크게 필요하고 전원전압강하가 큰 장소에 적합하다. • 용도 : 펌프, 콤프레샤, 문개폐, 공업용 세탁기, 냉동기, 농사기계
우춰형	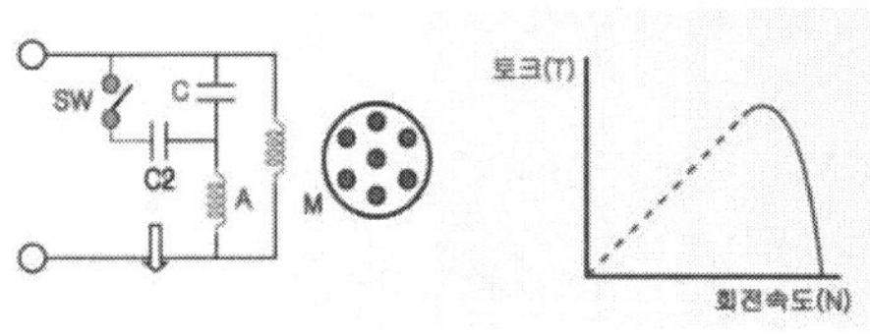	• 시동전류 400~500[%] • 출력 1.4~10[W] • 시동토크 40~50[%] • 시동 스위치가 없어 고장이 적다. 역전이 불가능하다. • 용도 : 펌프, 콤프레샤, 냉동기, 농사기계

2. 3상 유도전동기

유도기는 튼튼하고 가격이 저렴한 장점으로 산업계에서 가장 널리 사용되고 있다. 유도기는 전동기 또는 발전기로 운전할 수 있다. 그러나 유도발전기는 대부분의 분야에서 그 특성이 만족하지 않으므로 부하에 전력을 공급하는 발전기로서는 거의 이용되지 않고, 전동기로서 폭넓게 사용되고 있다. 유도전동기는 여러 가지 크기로 사용된다. 선풍기, 청소기, 에어컨, 쥬스믹서, 세탁기, 냉장고 등 1[Hp] 이하의 소형 단상 유도전동기, 또는 수십에서 수백마력의 대형 3상 유도전동기는 펌프, 팬, 콤프레샤, 제지기 방직기 등에 사용된다.

3상 유도전동기는 바깥쪽의 고정자와 안쪽의 회전자가 모두 얇은 강판으로 쌓아올려서 만들어져 있으며 거기에 각각 슬롯을 내고 있다. 고정자 슬롯에는 코일을 넣고 각 상의 코일은 공간에서 120[°]씩 이동시켜서 배치한다. 회전자에는 피복되지 않은 동봉이나 알루미늄의 주물을 슬롯 속에 넣는 농형과 3상 권선인 권선형이 있고 이에 따라 농형 유도전동기와 권선형 유도전동기로 분류된다.

(1) 농형 유도전동기

1) 농형 유도전동기의 구조

유도기의 구조는 직류기와 마찬가지로 **고정자와 베어링을 포함한** 회전자로 구성되어 있으며 고정자와 회전자 사이에는 공극이 있다. 그러나 고정자 권선과 회전자 권선에는 교류전류가 흐른다. 고정자 권선의 교류전류는 전원에서 직접 공급되며 회전자 권선에서는 고정자 교류전압의 유도작용에 의해 교류전류가 흐르게 하는 현상을 **유도기**라고 한다.

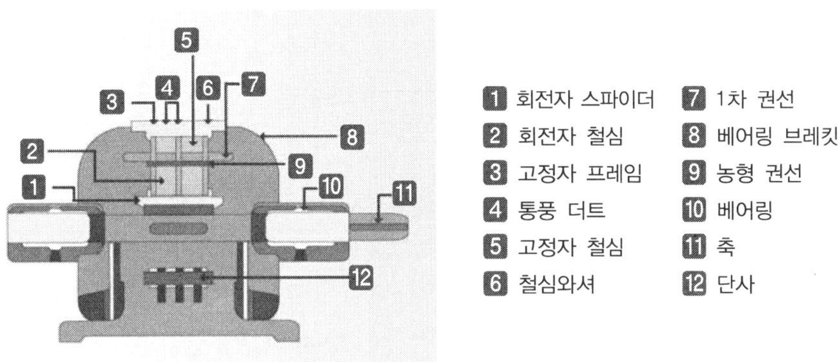

[그림 4-10] 3상 농형 유도전동기의 구조

농형 유도전동기의 구조는 [그림 4-10]과 같이 고정자와 베어링을 포함한 회전자로 구성되어 있으며 고정자와 회전자 사이에는 공극이 있다. 그러나 고정자 권선과 회전자 권선에는 교류전류가 흐른다. 고정자 권선의 교류전류는 전원에서 직접 공급되며 회전자 권선에서는 고정자 교류전압의 유도동작에 의해 교류전류가 흐르게 된다(그림 4-11).

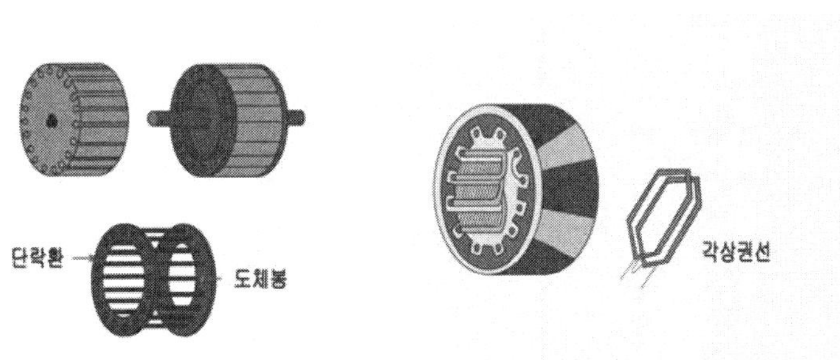

(a) 회전자 (b) 고정자

[그림 4-11] 3상 농형 유도전동기의 구조의 회전자와 고정자

① 고정자 : 프레임에 0.35[mm]의 얇은 규소강판을 성층한 것이다.

② 회전자 : 적층된 철심에 동, 알루미늄 막대를 끼우고 양단에 단락링으로 단락하여 샤프트에 고정시킨 것이다.

③ 기타 : 외부 프레임, 냉각날개, 냉각풍입구, 출구, 축, 단자박스 등으로 되어 있다.

2) 농형 유도전동기의 원리

원판을 사이에 두고 자석을 시계방향으로 돌리면 상대적으로 원판을 시계 반대방향으로 돌린 것과 같으므로, 플레밍의 오른손 법칙에 의해서 [그림 4-12](b)와 같이 원판이 자석을 사이에 둔 부분에 화살표 방향으로 기전력이 발생한다. 이 기전력과 자석의 자속에 의해서 원판은 시계방향의 회전력을 받는다.

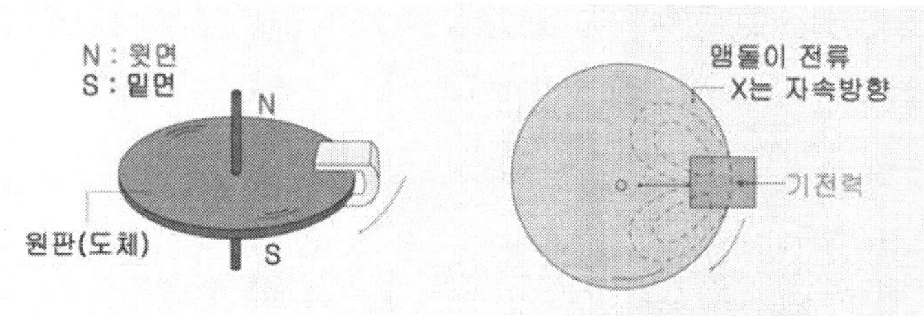

(a) 원판 모형 (b) 회전에 의한 기전력 발생

[그림 4-12] 3상 농형 유도전동기의 원리

이렇게 원판은 자석을 돌리는 방향으로 회전하며 이것이 유도전동기의 원리다. [그림 4-13]과 같이 영구자석을 회전하는 대신에 3상 교류의 회전자계를 이용한다.

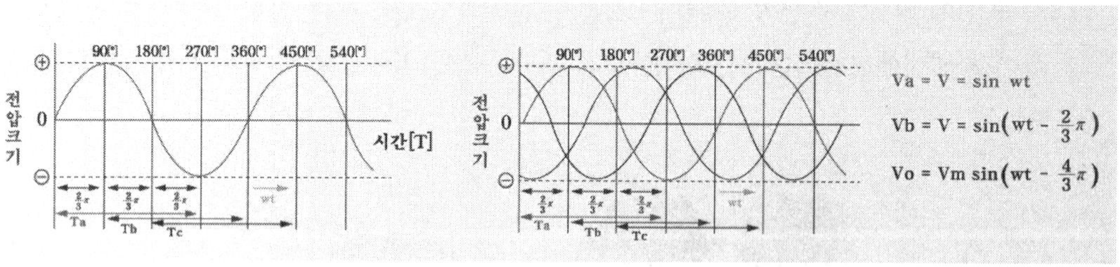

(a) 단상 농형 유도전동기 (b) 3상 농형 유도전동기

[그림 4-13] 3상 농형 유도전동기의 회전원리

$$V_a = V - \sin \omega t$$
$$V_b = V - \sin\left(\omega t - \frac{2}{3}\pi\right) \quad (4\text{-}1)$$
$$V_o = V_m \sin\left(\omega t - \frac{4}{3}\pi\right)$$

일반적으로 P극기의 회전자계는 1사이클에서 $2/P$회전하므로, 매초 f사이클의 전류라면 매초 $f \times 2/P$회전한다. 1분간에 $f \times 2/P$회전이 되며, 즉 식 (4-2)가 된다. 이 Ns를 동기속도(synchronous speed)라 하며 유도전동기는 이 회전자계를 이용하고 있다.

$$Ns = \frac{120f}{P} \text{ [rpm]} \quad (4\text{-}2)$$

① 고정자에 3상 전류를 인가하면 회전자계가 형성되고 자극(회전자계)의 회전에 따라 회전자 도체에 유도전류가 흘러 회전력을 발생하고, 회전자는 자극과 같은 방향으로 회전한다.

② 회전자속도가 회전자계의 속도와 동일한 동기속도(Ns)이면 자계를 자르지 못하게 되어 토크를 발생하지 못하므로, **회전자속도는 회전자계의 속도보다 늦은 상대속도가 되어야 한다.**

③ **상대속도는** 식 (4-3)과 같이 된다.

$$N = \frac{120 \times f}{P}(1 - s) \quad (4\text{-}3)$$

④ 슬립(slip)은 식 (4-4)와 같이 된다.

$$S = (Ns - N) \times \frac{100}{Ns} \quad (4\text{-}4)$$

3) 농형 유도전동기의 종류

농형 유도전동기는 〈표 4-5〉와 같이 회전자 도체에 따라 **보통농형**, **특수농형**(심구형, 2중 농형), **권선형**으로 분류된다.

〈표 4-5〉 회전자 도체에 따른 분류

종 류	특 징	용 도
보통농형	기동 토크 150[%]	송풍기, 공작기계, 목공기계
특수농형	기동 토크 200~250[%]	컨베이어, 압축기, 왕복동 펌프
권선형	기동 토크 300[%]	엘리베이터, 권상기, 펌프, 방축기

4) 농형 유도전동기의 특성

3상 유도전동기의 특성을 나타내는 곡선은 여러 가지가 있다. [그림 4-14]는 속도·회전력 특성곡선이고, 가속특성을 판단하는 것이다. 유도전동기의 특성은 회전, 형식, 형상에 따라 많은 변화가 있다.

① 회전수의 변화가 적어 정속도 전동기로 사용된다.

② 역률이 나쁘므로 진상용 콘덴서를 병렬 접속한다.

③ 역률, 효율은 정격부하 부근에서 최대가 되므로 경부하 운전은 바람직하지 않다.

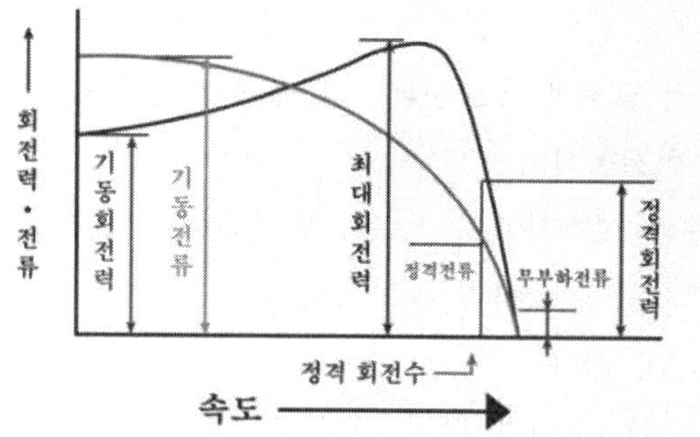

[그림 4-14] 속도-회전력 특성곡선 그래프

[그림 4-15]는 부하특성곡선이고, 전기적 입·출력 특성을 나타내는 것이다.

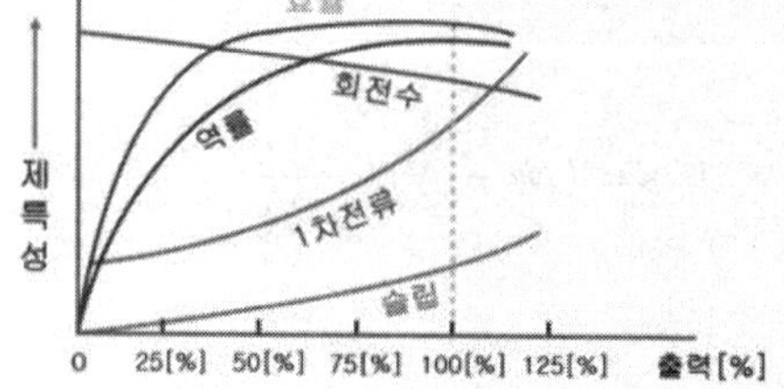

[그림 4-15] 부하특성곡선 그래프

농형 유도전동기는 취급과 구조가 간단하고 견고하기 때문에 가격이 싸고, 운전 시 효율, 역률, 최대회전력은 우수하나 기동전류가 정격전류의 600~700[%]로 크고, 기동회전력은 정격회전력의 125~200[%]로 크지 않다. 기동전류가 크기 때문에 5.5[kW] 이상이면 Y-△ 기동방식이나 기동보상기를 사용해야 하는 불편이 있으므로 3.7[kW] 이하에 적용된다(그림 4-16).

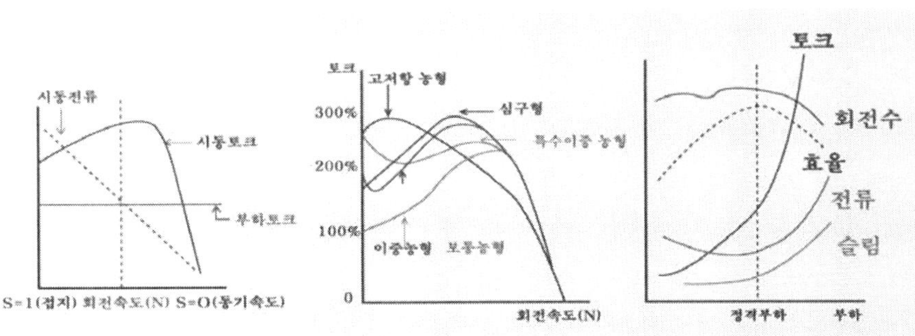

(a) 속도특성곡선 (b) 토크특성곡선 (c) 부하특성곡선

[그림 4-16] 속도-토크-부하특성곡선 그래프

■ 참고 : 장 · 단점

(1) 장점
- 구조가 간단하고 취급이 용이하다.
- 기계적이며 견고하다.
- 가격이 저렴하다.
- 범용성이고 용량채택이 용이히다.
- 신뢰성 및 안정성이 양호하다.
- 시동장치가 간단하다.
- 주위환경, 부하조건에 적합하다.
- 중 · 소형 전동기로서 일반적으로 많이 사용된다.

(2) 단점
- 속도제어가 어렵다(VVVF 방식이 효과적이다).

5) 시동 및 역전방법

전동기의 가속 토크 $T = TL$일 때 기동전류가 최대로 된다. 이러한 기동전류는 배전선 및 전원에 악영향을 주고 전동기의 손실될 우려가 있다. 기동시간(수초)동안 저 전압을 인가하여 시동전류를 제한하고 속도상승 후 전류가 감소하면 정격전압을 인가할 필요가 있다(단, 시동 토크 감소의 결점이 있다). 〈표 4-6〉에는 유도전동기 시동방법의 종류와 장 · 단점 및 적용대상을 정리하였다.

〈표 4-6〉 유도전동기의 시동방법

시동방법	장 점	단 점	적 용
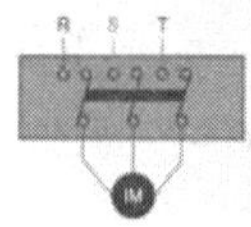 저전압 시동법	• 정격전압을 직접 가하여 기동하는 방식 • 작동방법이 간단하다. • 설치비가 저렴하다.	• 기동전류가 크다(5~6배). • 기동시 선로에 악영향을 준다.	• 220[V] 7.5[Hp] 이하 • 380[V] 15[Hp] 이하
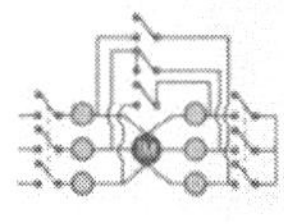 Y-△ 시동법	• 기동전류가 1/3로 감소(정격의 2배) • 기동장치가 비교적 간단하다.	MC, 릴레이 등 보수유지가 필요하다.	15~30[Hp] 중규모의 일반부하
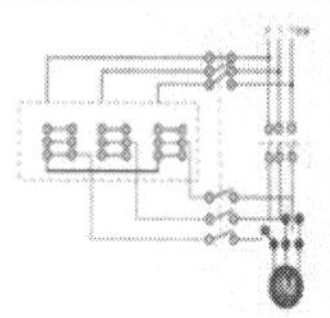 시동보상기 (단권 트랜스법)	• 3상 단권 변압기로 정격전압의 50~80[%]에서 시동 • 기동전류가 정격전류의 2~3배로 된다. • 선로에 영향이 적다.	• 효율이 낮아진다. • 보수유지가 곤란하다.	30[Hp] 이상의 중대규모
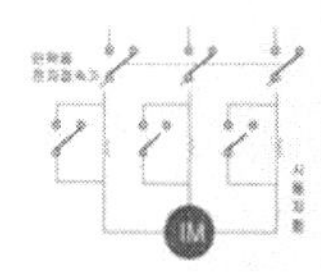 직렬저항법	• 시동보상기보다 간단하다. • 전선로 효율에 영향이 없다. • 기동전류가 정격전류의 2~3배로 된다.	• 전체효율이 감소한다. • 직렬저항의 손실이 잦다.	• 기동 시 선로 영향이 높게 설정되는 부하 • 소용량, 무부하, 경부하 기동에 적합
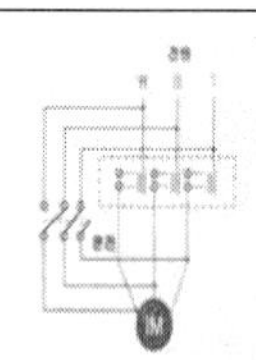 직렬 리액터법	• 리액터의 크기는 정격전압의 50~80[%] 선택 • 기동전류가 정격전류의 2~3배로 된다. • 시동보상기보다 간단	기동 보상기에 비해 기동용량(KVA)이 크다.	중규모의 용량으로 기동 시 저잡음을 요하는 장소
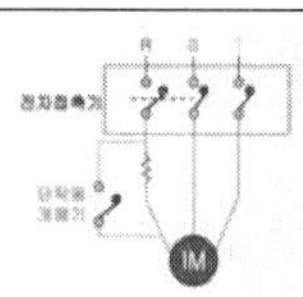 크샤 기동법	합성 벡터를 작게 만들어 시동하는 방법	1차 불평형 기동	• 기동 시 충격방지 목적 • 조용한 시동이 필요한 곳
인버터에 의한 기동	• 전자식 회로를 이용한 기동방식 • 고효율 운전이 가능	고가이다.	엘리베이터 등 속도제어가 필요한 곳

6) 유도전동기의 속도제어

유도전동기의 제동법은 기계적 제동과 전기적 제동법이 있으며, 그 특징은 〈표 4-7〉과 같다.

〈표 4-7〉 유도전동기의 제동법과 특징

<table>
<tr><th colspan="2">종 류</th><th>특 징</th></tr>
<tr><td colspan="2" rowspan="2">기계적
제동방법</td><td>마찰, 전동유압 브레이크, 전자 클러치가 있다.</td></tr>
<tr><td>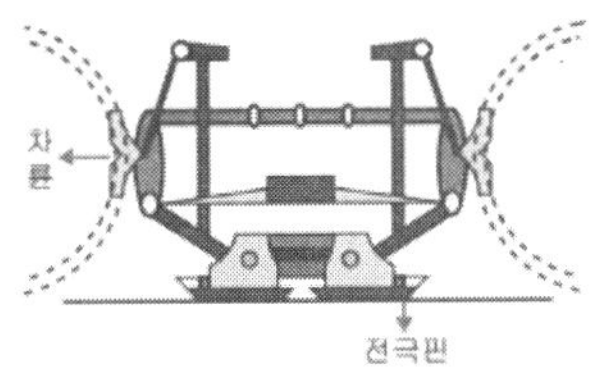
전자 레일브레이크
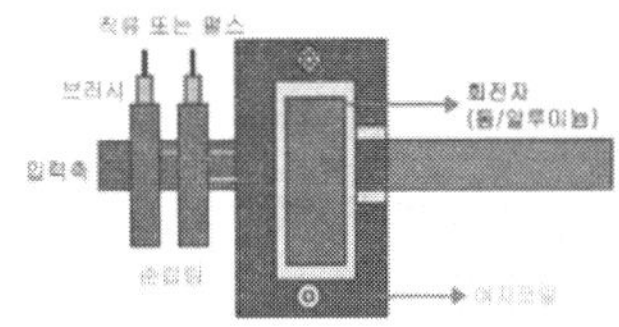
전자 클러치</td></tr>
<tr><td rowspan="6">전
기
적

제
동
법</td><td>직류제동법</td><td>유도전동기의 교류전원을 차단한 뒤 고정자 권선에 직류 여자전류를 흘려주면 전동기는 일종의 동기발전기가 되고 2차 저항을 통하여 전류를 흘려 제동력을 발생시킨다.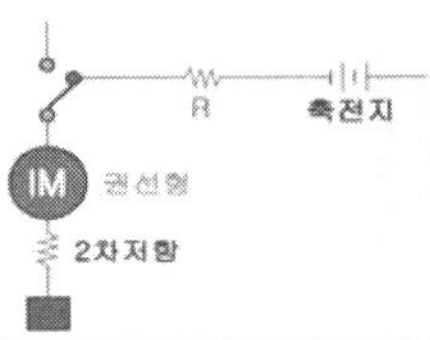</td></tr>
<tr><td>발전제동법</td><td>• 전동기를 발전기로 운전하여 저항에서 열로 소비시키면서 제동속도에 따라 제동력도 감소한다.
• 압연기용, 광산의 권상기용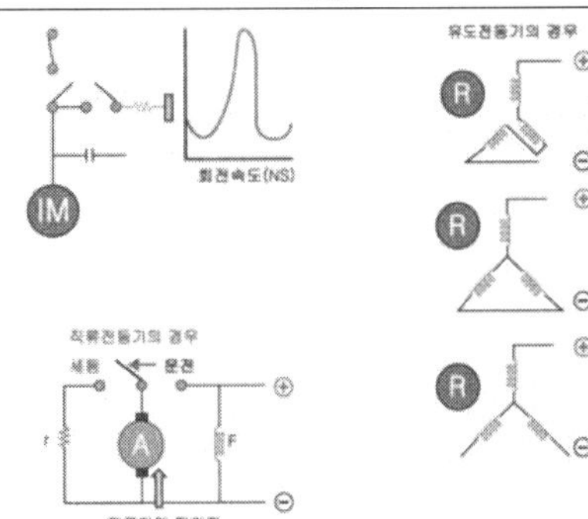</td></tr>
<tr><td>단상제동법</td><td>• 2차 저항을 적당한 크기로 하고 고정자 권선 중 1선을 떼어내고, 나머지 2상 중 1선에 접속하는 방법으로 권선형에 해당한다.
• 제동 중 고정자 권선이 과열되는 경우가 있으므로 소규모에 주로 적용한다.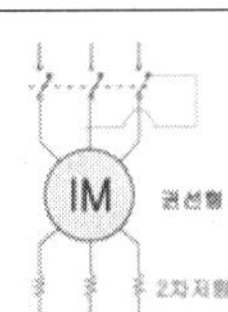</td></tr>
<tr><td>회생제동법</td><td>유도전동기가 부하에 대하여 동기속도 이상으로 회전할 때 유도발전기가 되고, 발전기로 동작되어 전력을 전원에 반환하는 중에는 부하에 반항 토크를 발생하므로 제동작용이 된다.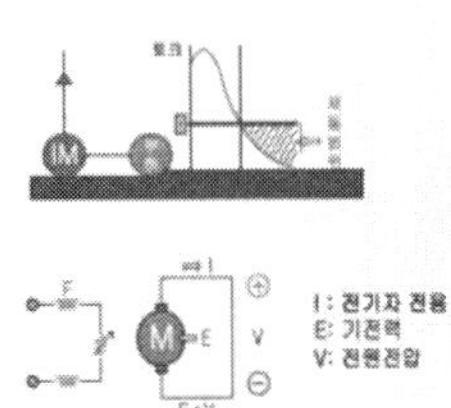</td></tr>
<tr><td>역상제동법</td><td>권선형의 경우에는 2차 저항을 허용전류값 이상으로 접속할 필요가 있다.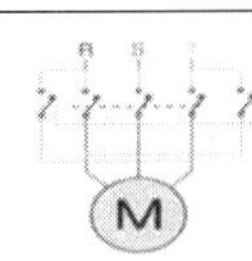</td></tr>
<tr><td>자기여자법</td><td>고속 회전기인 경우에 매우 큰 제동력을 얻을 수 있다.</td></tr>
</table>

■ 참고

(1) 콘드로퍼 기동 : Y-△ 기동의 결점(△로 전환 시 충격)을 보완한 방법으로 단권 TR을 사용하여 보통 80[%], 65[%], 50[%] 3개의 탭을 가지고 상황에 따라 기동전류와 토크를 조정한다.
(2) 역전방법 : 고정자 권선 중 2선을 바꾸어주면 회전자계의 회전방향이 역전되어 회전자가 역전된다.

(2) 권선형 유도전동기

1) 권선형 유도전동기의 구조

권선형 유도전동기는 [그림 4-17]과 같이 회전자 철심에 3상 권선을 감아 2차 권선으로 하고, 그 각 상권선의 3개의 단자는 축에 설치된 슬립링을 경유하여 브러시에 의해 2차 전류를 외부로 안내하는 구조로 되어 있다.

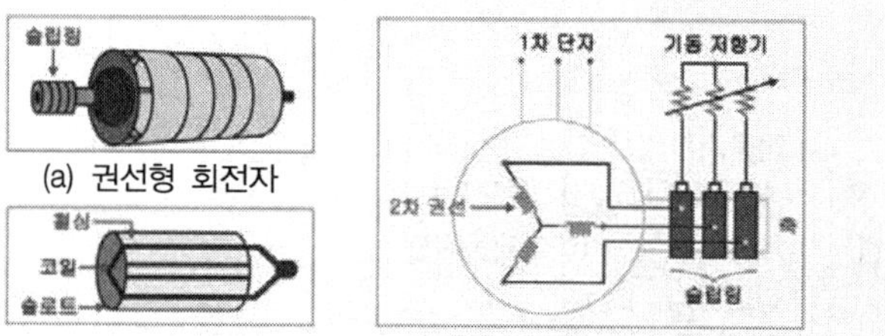

(a) 권선형 회전자
(b) 권선형의 권선
(c) 권선형 회전자와 슬립형

[그림 4-17] 권선형 유도전동기의 구조

① 고정자 권선 및 고정자 철심 등으로 구성되어 있다.
② 회전자 권선 및 회전자 철심 등으로 구성되어 있다.
③ 프레임, 샤프트, 냉각장치, 슬립링, 쇼트스위치 단자함 등으로 구성되어 있다.

2) 권선형 유도전동기의 원리

농형 유도전동기의 회전자 대신 회전자 철심에 3상 권선을 감아 2차 권선으로 하고, 슬립링을 각 상 권선의 선단에 마련하여 브러시를 중계하여 2차 전류를 외부에 인도할 수 있게 한 전동기이다. 따라서 [그림 4-18]과 같이 2차 저항기(외부저항)를 접속할 수 있고, 2차 저항에 크기를 바꾸어 토크와 속도를 제어할 수 있다.

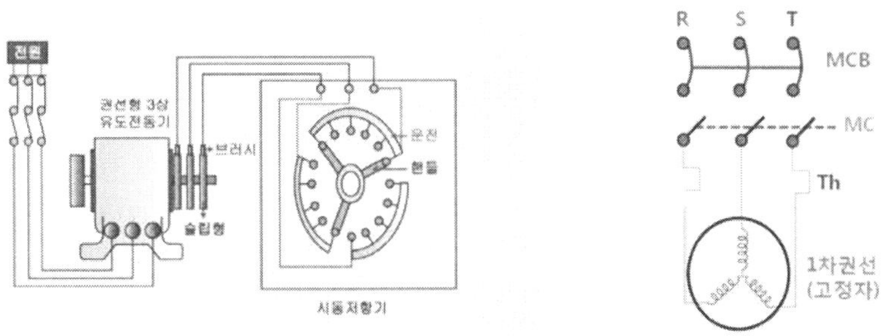

[그림 4-18] 권선형 유도전동기 원리

3) 권선형 유도전동기의 특성

권선형 유도전동기는 회전자 권선(2차 권선)의 저항 r, 토크 T로 운전하고 그때의 슬립(slip)이 S라고 하면 2차 권선저항을 K배하여 Kr이 되었을 때 토크 T에 대하여 슬립을 Ks가 된다. 그래프로 나타낸 것이 [그림 4-19]와 같으며 이 특성을 **비례추이**라고 하고 이것은 **권선형 유도전동기의 큰 특성**이다. 식 (4-5)와 같다.

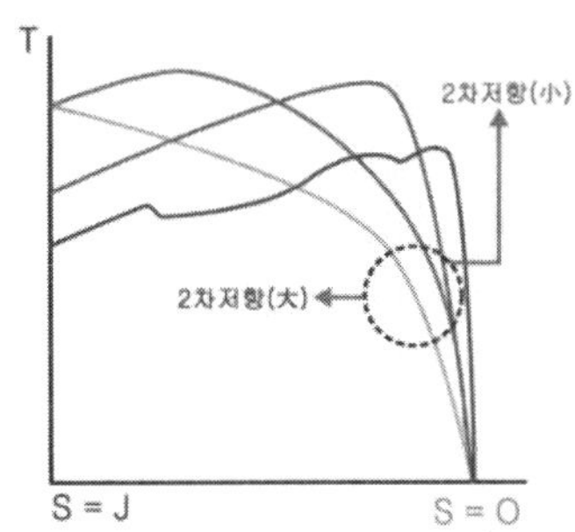

[그림 4-19] 2차 저항의 변화에 따른 속도-토크 곡선

$$\frac{R_1}{S_1} = \frac{R_2}{S_2} = \frac{R_n}{S_n} \qquad (4\text{-}5)$$

권선형 유도전동기는 2차 저항기를 사용하므로 2차 저항으로 임의의 **최대, 최소 토크를 선택**할 수 있다. 하지만 **운전 시 손실이 크고 효율이** 나쁘다. 특히 감속 시 효율이 매우 떨어지며 외부 2차 저항에서 큰 손실이 발생한다. 슬립링, 브러시 등에서 고장이 잦으므로 유지관리에 유의하고 사용환경을 고려해야 한다.

① 용도 : 권선형 유도전동기는 크레인, 압축기, 압연기, 블로어(blower), 펌프 등 일반용 산업기계에 널리 이용된다.

② 시동 : 2차 저항의 크기로 시동 토크를 크게 함과 동시에 시동전류도 제한할 수 있으므로 권선형 유도전동기에서는 2차 저항조정기를 사용해 저항값이 최대 위치에서 시동하여 속도가 상승함에 따라 저항을 줄여 최종에는 저항을 단락하여 운전상태로 들어간다. 즉 2차 저항시동법으로 용량은 15[kW] 이상의 중 · 대용량 전동기에 적당하다.

4) 권선형 유도전동기의 시동방법

① 시라게 전동기 : 권선형 유도전동기의 브러시 간격을 조정하여 속도제어를 원활하게 한 전동기를 시라게 전동기라 하며, 시라게 전동기(schrage motor)의 구조는 [그림 4-20]과 같다.

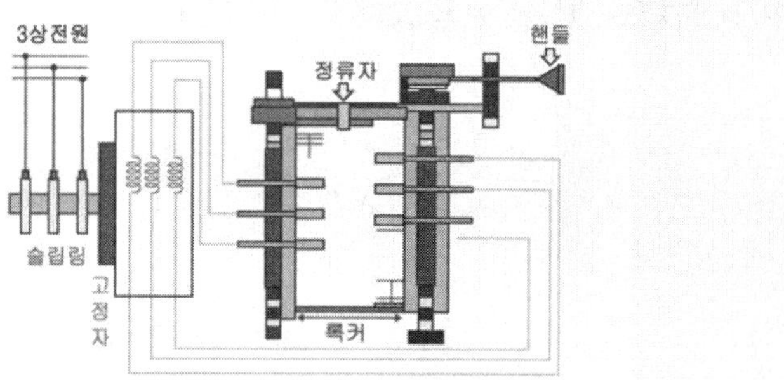

[그림 4-20] 시라게 전동기의 구조

② 게르게스법* : 권선형 유도전동기의 시동법으로 회전자에 소권수의 코일 2개를 설치하고 이를 병렬로 사용하여 시동시의 전류를 제한하고 시동 후에는 각 상 권선이 단락하여 큰 토크를 발생시켜 시동전류를 작게 하여 시동하는 방법이다.

---

* 게르게스 현상 : 권선형 유도전동기에서 1차가 다상이고 2차가 단상일 때 일어나는 것으로 동기속도의 1/2인 속도에서 동기속도가 생기는 것이다.

04 동기전동기

1. 특성과 용도

동기전동기는 회전자가 항상 동기속도로 일정하고 역률이 좋은 반면에 자극을 여자시키기 위한 직류전원이 필요하며, 구조가 복잡하여 보수점검이 어렵고 가격이 비싸다. 고정자 쪽은 3상 유도전동기와 동일한 구조로 보아도 되지만 회전자는 직류여자된 자극을 둔다. 정상으로 운전할 경우의 회전자속도는 전원 주파수가 일정한 한 $120f/P$로 된 일정값으로서, 이 값은 부하의 경중에 관계없이 완전히 일정하다는 점이 동기전동기의 특징이라고 할 수 있다.

또 직류여자를 어느 값으로 하면 역률이 1로 되어 동일한 입력으로 교류 쪽에서 흘러들어가는 전류를 최소값으로 할 수 있는 것도 특징이다. 이와 같은 역률조정은 유도전동기로는 할 수 없다. 단상 유도전동기의 고정자와 동일한 구성에서 회전자는 계자권선을 없애고 자극표면에 농형 유도체를 둔 것이 단상 동기전동기인데, 속도가 완전히 일정한 것을 필요조건으로 하는 특수용도에 사용된다. 정속도로 효율이 높게 운영되는 부하나 계자전류 조정에 의하여 역률을 보상하는 진상 콘덴서의 역할을 한다. 플랜트 동력, 대형 공기압축기, 제철공업의 압연기, 시멘트 공업의 동력 등에 적용된다.

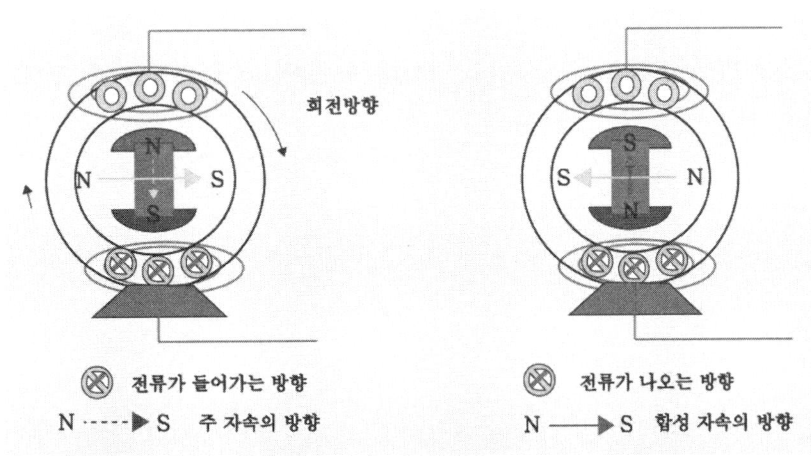

(a) 최대 전류가 흐르고 있는 시점의 자속상태 (b) 반주기 후에는 회전자의 위치

[그림 4-21] 동기전동기의 원리

[그림 4-21](a)와 같이 코일이 감긴 상태에서 반주기 중 최대 전류가 흐르고 있는 시점의 자속상태를 나타내면 코일에 흐르는 전기자 전류에 의한 자속은 앙페르의 오른나사 법칙에 따라 자속이 생기며, 그로 인한 합성자속은 주 자속과 교차되고 자극의 척력 인력으로 인해 회전자는 오른쪽으로 회전한다. 하지만 반주기가 지난 후에는 코일에 흐르는 전류의 방향이 바뀌어 교번 자속이 발생되고 회전방향은 반대로 되어 전동기는 계속 회전할 수 없게 된다. 따라서 그림 (b)와 같이 반주기 후에는 회전자의 위치를 바꾼다면 동일 방향의 자력이 발생되어 전동기는 계속 회전할 수 있게 된다.

2. 동기전동기의 기동방법

(1) 자기기동법

동기전동기의 기동방법에는 자기기동법과 기동전동기법이 있다.

자기기동법은 유도전동기와 결합된 원리로 처음에는 유도전동기로 회전하다가 동기속도의 95[%] 정도에 이르렀을 때, 계자에 직류를 주면 동기속도로 회전하는 자기장에 끌려 동기속도로 회전하게 된다. 이 때 동기속도로 진입하면서 진동하게 되는데 계자극편에 제동권선을 설치하여 진동을 막는다. 처음 기동 시 유도전동기로 동작되기 때문에 기동 토크가 작다. 따라서 무부하나 가벼운 부하상태에서 기동해야 한다.

(2) 기동전동기법

기동전동기법은 동기전동기와 기계적으로 결합한 다른 전동기에 의하여 동기속도에 이르기까지 가속하는 방법으로 유도전동기를 사용할 경우 동기전동기보다 2극정도 작게 하면 동기속도 이상으로 가속할 수 있어 쉽게 기동할 수 있다.

05 시퀀스 기본실습

1. 시퀀스 기초

(1) 시퀀스 제어

시퀀스(sequence)란 미리 정해진 순서, 사상(事象)이 발생하는 순서이며, 일정한 논리에 의해 정해진 순서에 따라 동작순서를 사람이 미리 정함으로써, 제어의 각 단계를 순차적으로 일련의 동작목적을 달성할 수 있게 하는 것을 시퀀스 제어라 한다.

병원설비나 의료기기에 명령할 각 동작과 순서, 그리고 사고나 오조작으로 인한 대책 등을 제어장치에 기억을 입력시켜 제어장치로부터 신호되는 각 명령에 따라 운전을 원활하게 하는 제어이다. 시퀀스를 공부하기 위해서는 전기기기의 어떤 제어방식인가는 회로를 보고 이해하고 설명할 줄 알아야 한다.

시퀀스 제어회로에서 사용되고 있는 푸시버튼 스위치와 릴레이의 구조, 원리, 작동법을 이해하고, 릴레이를 이용한 간단한 회로의 시퀀스도, 타임 차트, 진리표 등을 작성할 수 있는 능력을 익히는 것이 목적이다.

(2) 전기 시퀀스 제어

산업혁명 이후 우리 인간은 과학기술의 발전으로 인하여 편해지고 싶은 욕망이 생기면서 손과 발에 의해 수동으로 기계를 조작하는 것에 만족을 하지 못하고, 기기조작의 정확성, 신체의 안전성 그리고 원가절감에 의한 경제성이 요구되면서 자동화로의 열망이 커지게 되었다. 자동화 과정에서 필수적으로 발전한 전기기술이 시퀀스 제어이다.

시퀀스 제어(sequential control)는 다음 단계에서 해야 할 제어동작이 미리 정해져 있어 앞 단계에서의 제어동작을 완료한 후 또는 동작 후 일정한 시간이 경과한 후에 다음 단계의 동작을 하는 것으로 항상 정해진 동작순서에 따라 자동적으로 멈춘다. 이와 같은 반복제어를 시퀀스 제어라 한다.

예 현재는 엘리베이터 입구문에 있는 스위치를 누르면 문이 열리고 사람이 엘리베이터 안으로 들어가서 층별 버튼을 누르면 원하는 층으로 이동한다.
이와 같이 엘리베이터의 운행, 극장에서의 공연 프로그램, 전광 게시판에서의 뉴스 속보, 인터폰, 가로등 자동점멸장치, 커피자판기, 열차의 운전 다이어그램, 교통신호기, 자동 스프레이 등 모든 분야에서 활용되어 자동화, 생산화에 크게 기여하고 있다.

(3) 전기부품 명칭/실물/심벌 기호

명 칭	실 물	심벌 기호 계 열 1	심벌 기호 계 열 2
푸시버튼 스위치 a접점	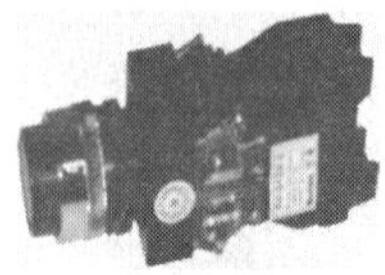	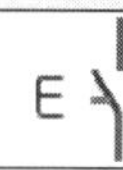	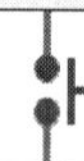
푸시버튼 스위치 b접점		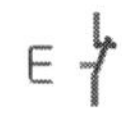	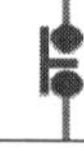
표시등(램프)	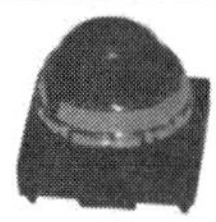	GL 녹색, RL 적색, YL 황색	WL 백색, OL 등색
전자 코일	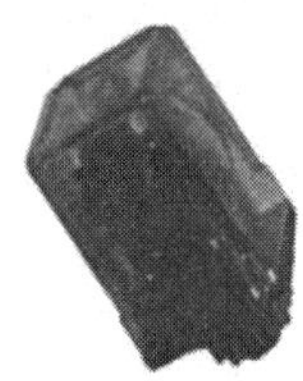	Ry 릴레이, T 타이머, MC 마그네틱	FR 플리커 릴레이, C 카운터
릴레이 a접점		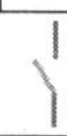	
릴레이 b접점			
타이머 a접점 (한시동작 접점)	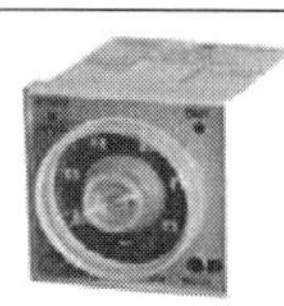	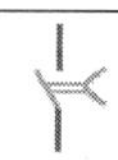	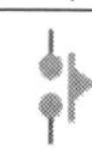
타이머 b접점 (한시동작 접점)		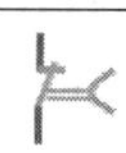	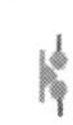
전자 접촉기 a접점	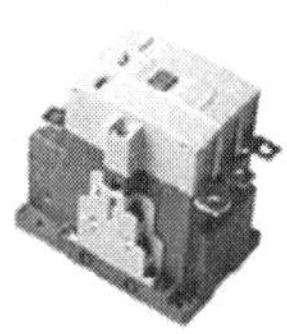	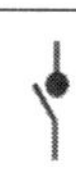	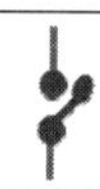
전자 접촉기 b접점		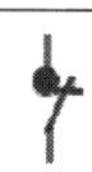	

[그림 4-22] 전기부품 명칭/실물/심벌 기호

(4) 전기설비 계전기

1) 전동기 동력제어반(MCC panel)

① 배선작업 시 표시등 색상

㉠ 전원 표시등 색상 : 백색등(WL : White Light)

㉡ 운전 표시등 색상 : 적색등(RL : Red Light)

㉢ 정지 표시등 색상 : 녹색등(GL : Green Light)

㉣ 경고 표시등 색상 : 오렌지색등(OL : Orange Light)

㉤ 고장 또는 과부하 표시등 색상 : 황색등(YL : Yellow Light)

② 보조접점 구분

㉠ a접점 : 적색등에 접속한다.

㉡ b접점 : 녹색등에 접속한다.

㉢ 열동계전기(OL : Over Load relay) 또는 전자형 과전류 계전기(EOCR : Electric Over Current Relay)

㉣ C접점 : 황색등에 접속한다.

③ 현장에서의 실제 배선작업 시 고려할 사항

㉠ 소요 배선의 가닥수는 최대한 적게 한다(경제성).

㉡ 한 단자에 접속되는 전선의 수는 2개 이하로 한다(접속 불안전 요소해소).

㉢ 최대한 소요 재료를 적게 하여 동작할 수 있도록 기기배열을 한다.

㉣ 시퀀스 회로를 보호하기 위하여 퓨즈를 전원에 설치한다.

㉤ 기계 · 기구의 정격전압을 확인한다.

④ 기계 · 기구의 접점구성 : 오동작 방지를 위하여 각 회사별로 접점의 구성이 상이하므로 배선작업 시 접점을 확인하여 배선작업을 해야 한다.

예 ⓐ K.H 전기(Koino) 제품의 푸시버튼 스위치를 눌렀을 때 힘의 방향으로 가동접점이 이동하여 회로를 열거나 닫히게 한다(스위치 하나에 a, b접점이 있는 것).

ⓑ Y.S 전기제품의 푸시버튼 스위치를 눌렀을 때 힘의 반대 방향으로 가동접점이 이동하여 회로를 열거나 닫히게 한다(스위치 하나에 a, b접점이 있는 것).

배선작업을 할 때에는 기계 · 기구의 명판의 내용과 도면을 숙지해야 오동작을 방지할 수 있다.

⑤ 전동기 보호장치 선정 : 유도전동기의 기동전류 및 정격전류 등을 파악해 과부하 계전기나 과전류 계전기를 선정해야 만이 전동기의 고장 및 이상이 발생 시 신속하게 전동기의 전원을 차단해 전동기를 보호해야 한다(회사별 특성표 참조).

2) 계전기 종류 및 결선도

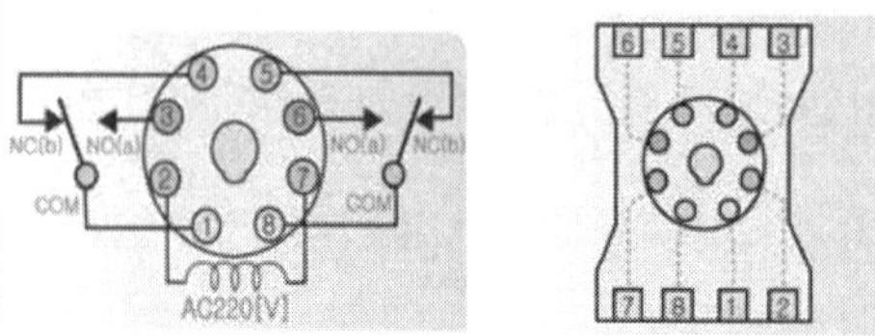 8핀 릴레이 내부 구조도	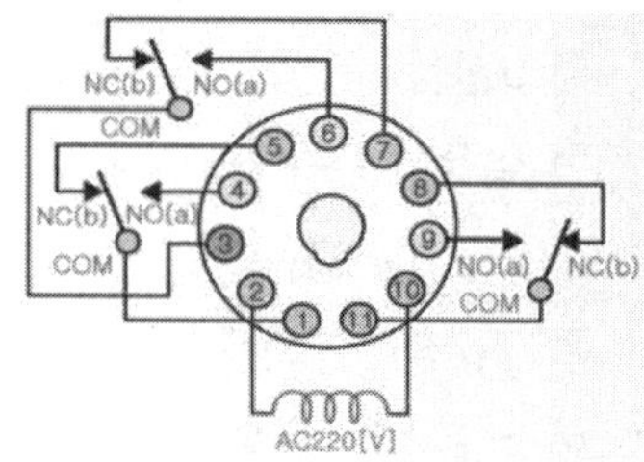 11핀 릴레이 내부 구조도
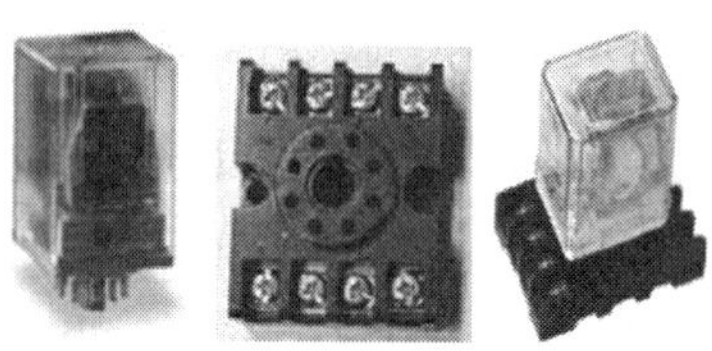 8핀 타이머, 플리커, 릴레이소켓	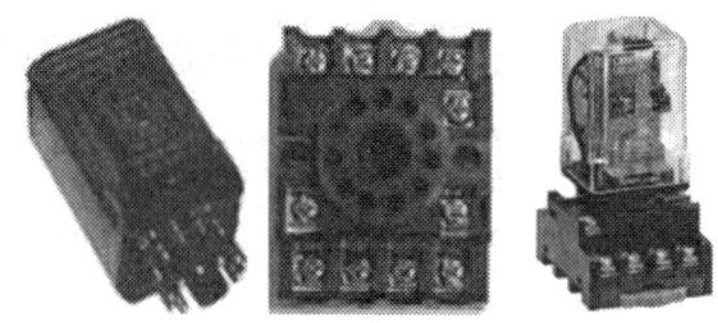 11핀 타이머, 플리커, 릴레이소켓
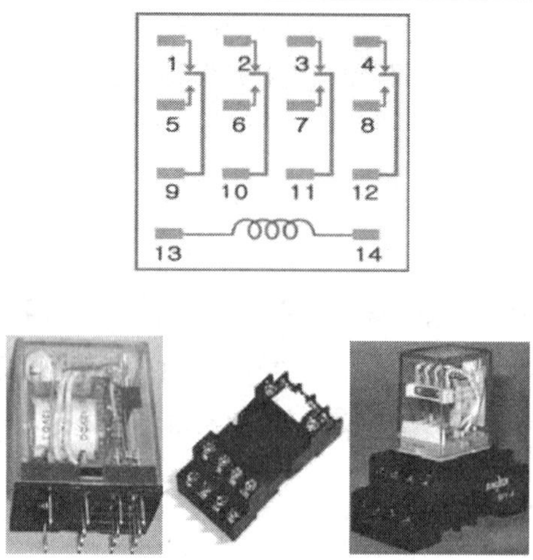 14핀 릴레이 내부 구조도	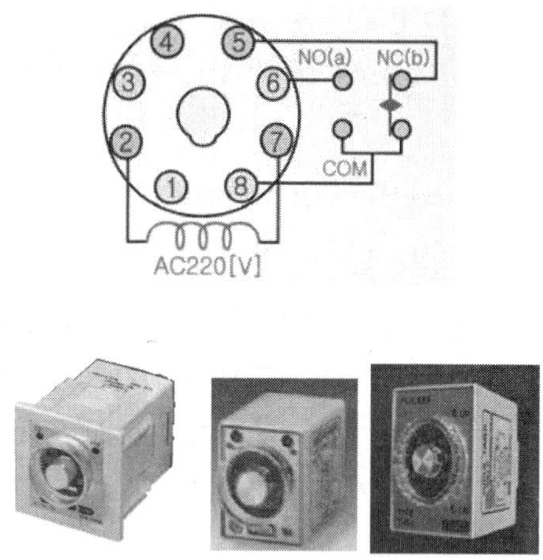 플리커 릴레이(flicker relay)

[그림 4-23] 계전기 종류 및 결선도(1)

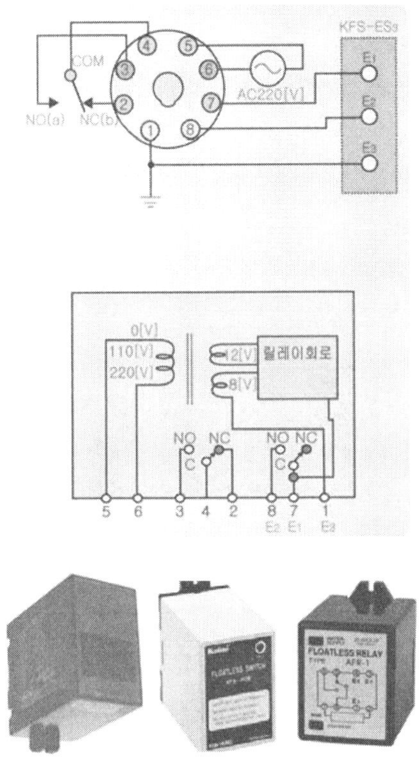

액면제어 계전기 플로트레스 스위치
(floatless switch : 액면제어용)

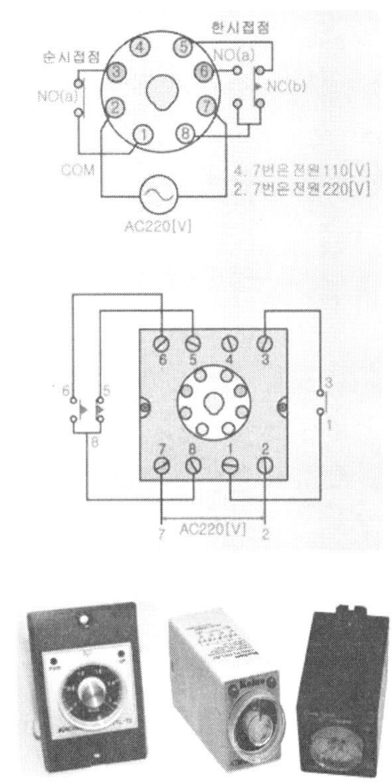

한시계전기(timer)

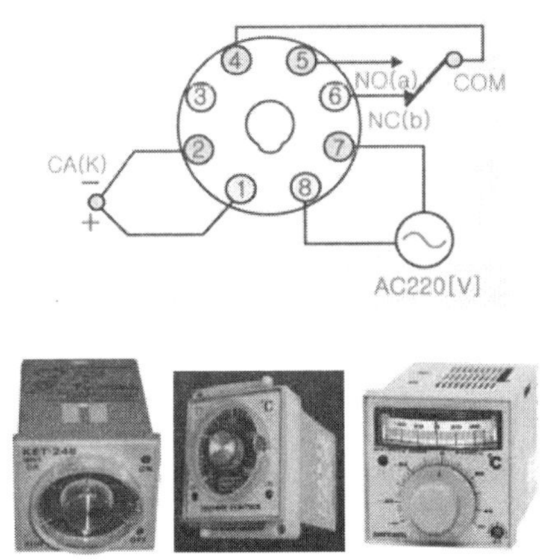

온도계전기(temperature relay)

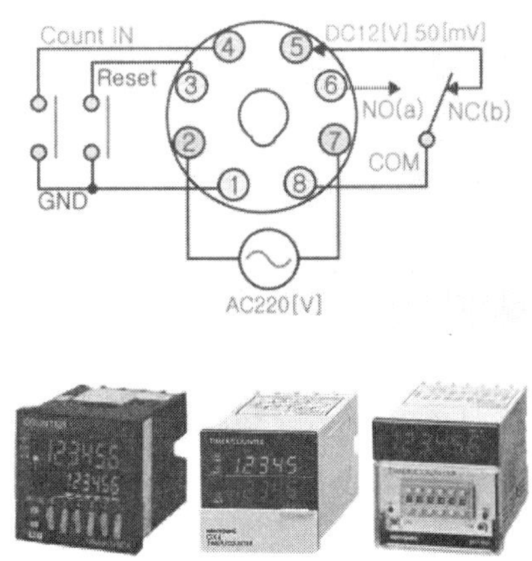

카운터(counter)

[그림 4-24] 계전기 종류 및 결선도(2)

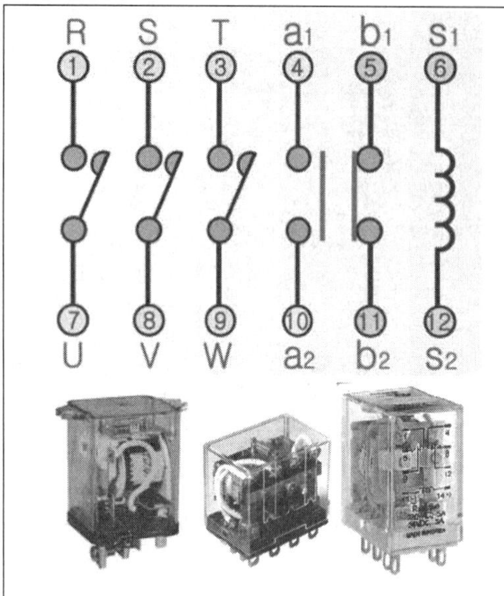

파워 릴레이(power relay)

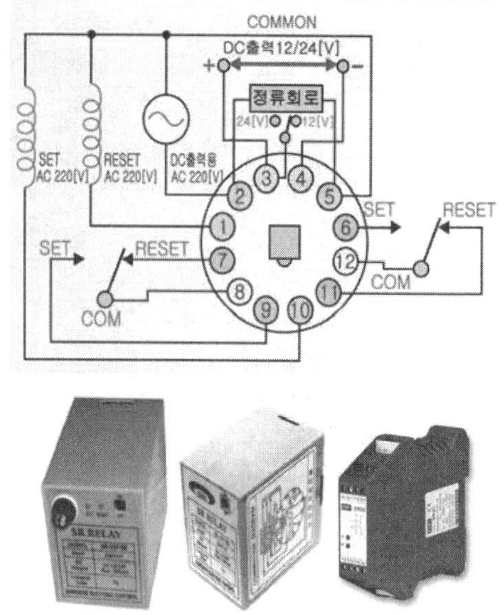

SR 릴레이(Set Reset relay)

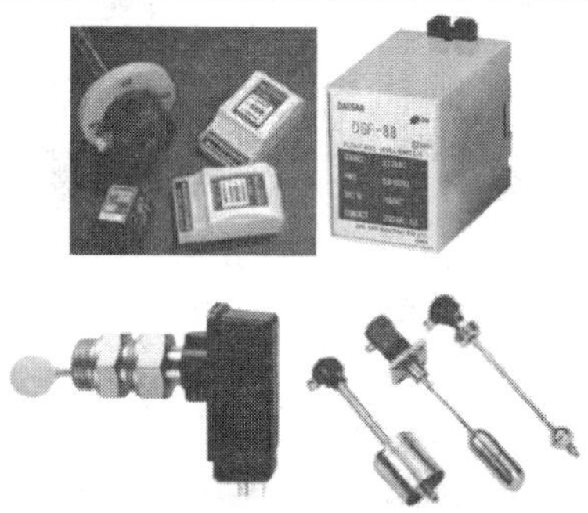

레벨 스위치(level switch)
액면 스위치(FLTS : float switch)

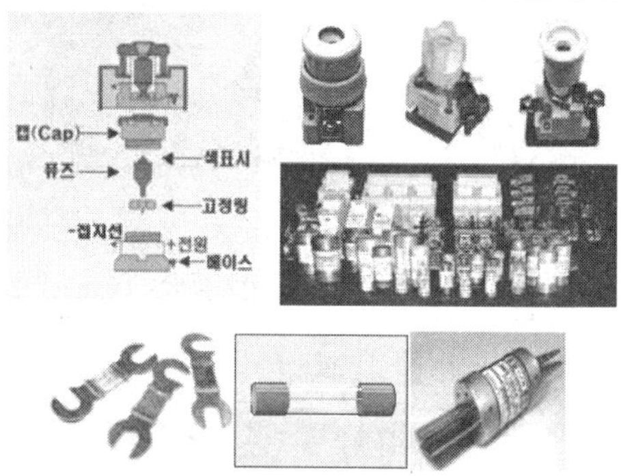

퓨즈(fuse)

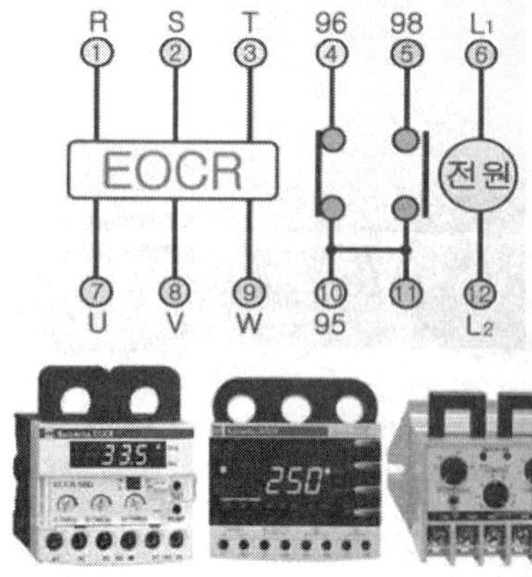

열동 계전기(EOCR) 내부 결선도

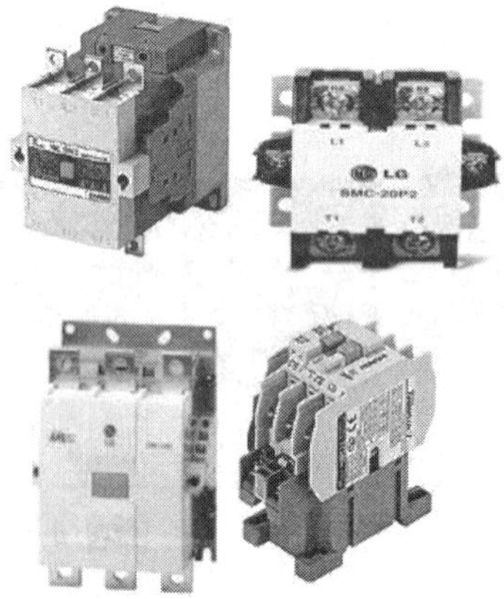

전자 접촉기(electromagnetic contactor)

[그림 4-25] 계전기 종류 및 결선도(3)

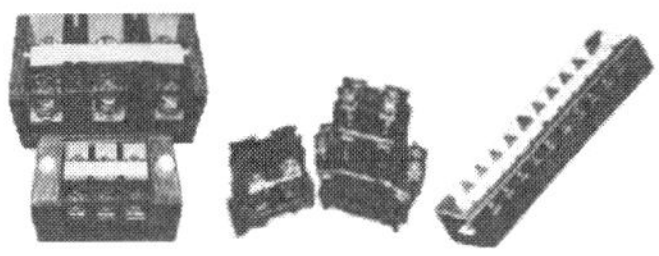
단자대(terminal block)

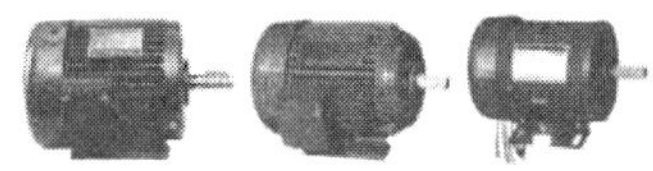
전동기(motor)

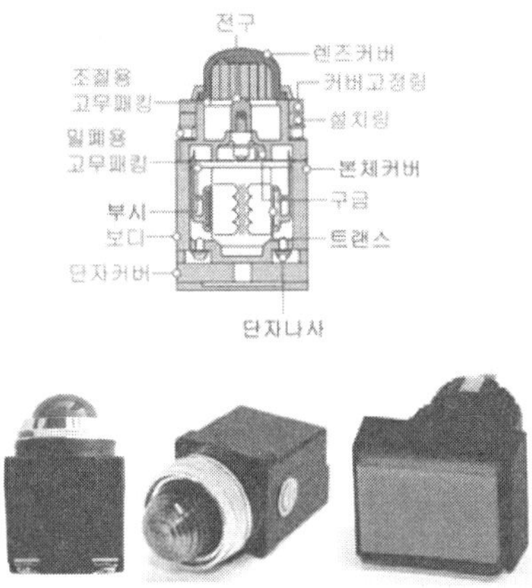

표시등(singal lamp)

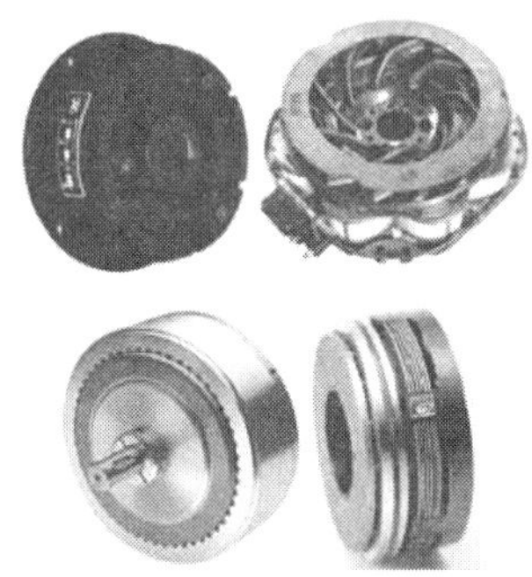
전자 클러치(electromagnetic brake)

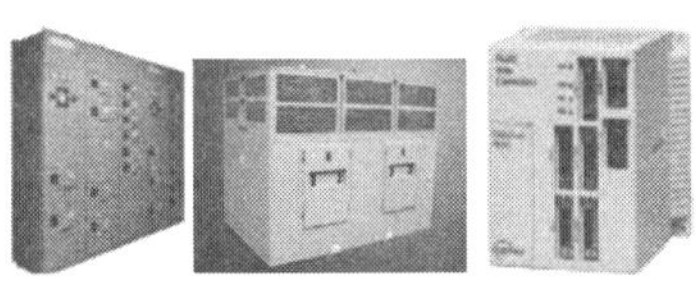
수배전반(모터 컨트롤 센터)

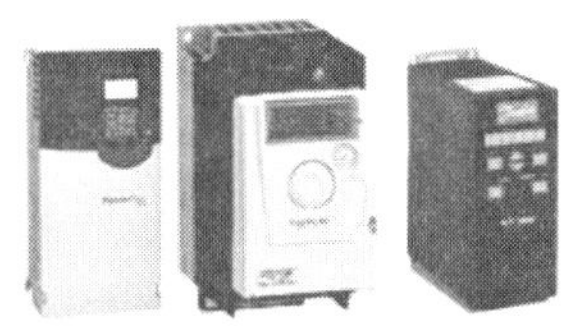
인버터(inverter)

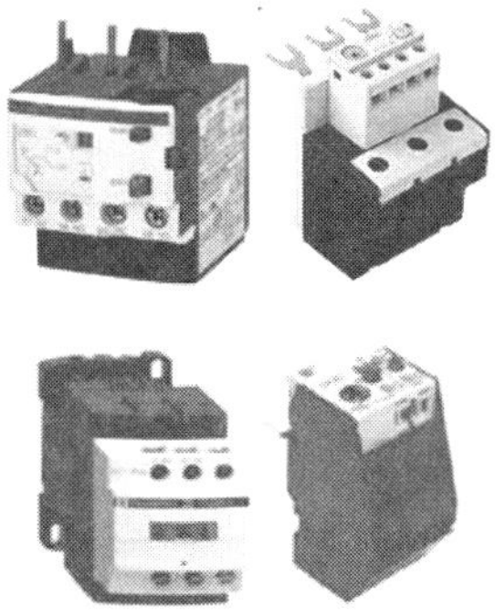
서멀 릴레이(thermal relay)

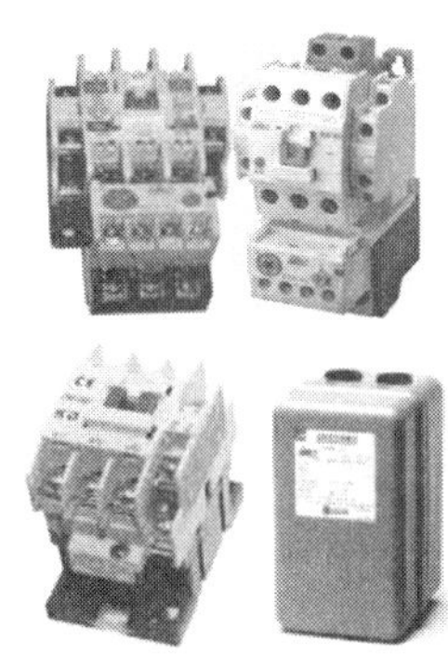
전자 개폐기(electromagnetic switch)

[그림 4-26] 계전기 종류 및 결선도(4)

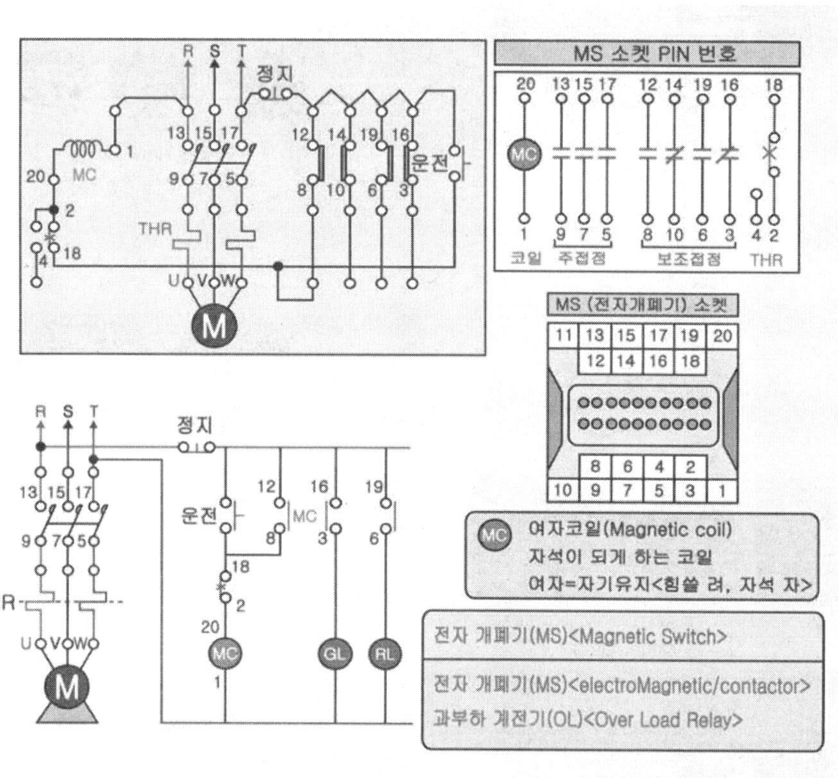

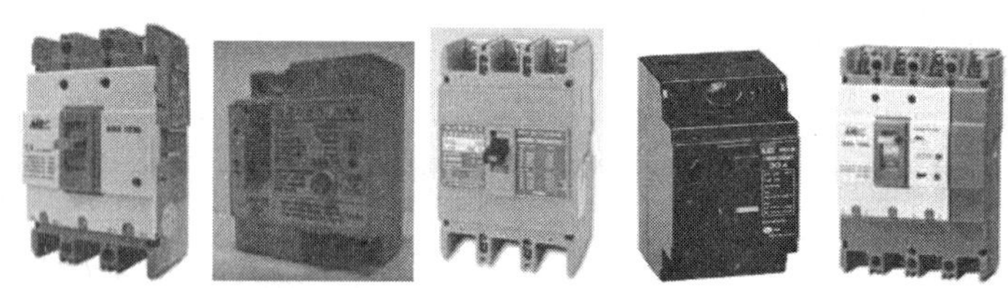

배선용 차단기(MCCB : Molded Case Circuit Breaker)

[그림 4-27] 계전기 종류 및 결선도(5)

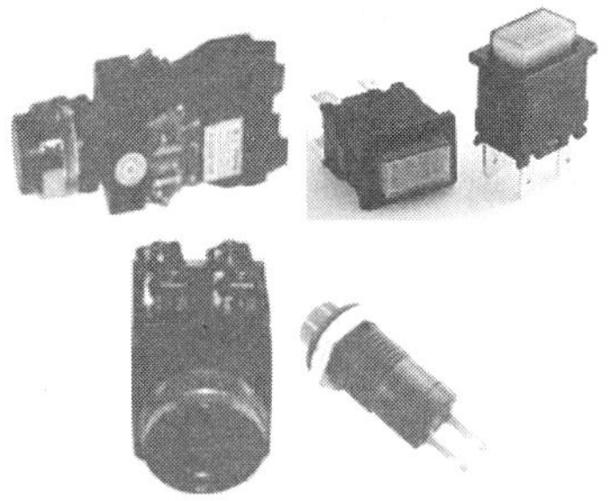

푸시버튼 스위치(push button switch)

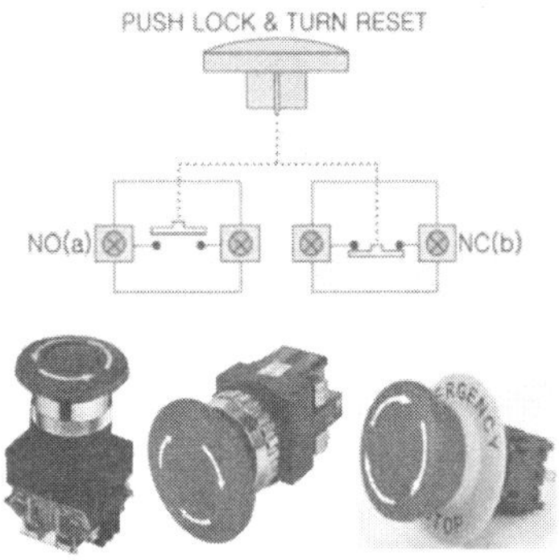

비상 스위치(emergency switch)

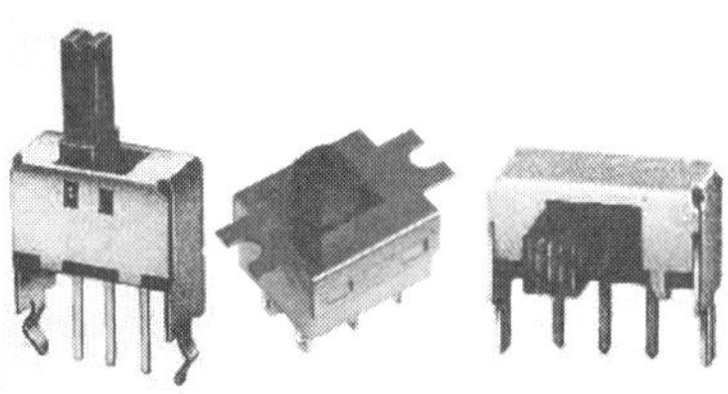

슬라이드 스위치(slide switch)

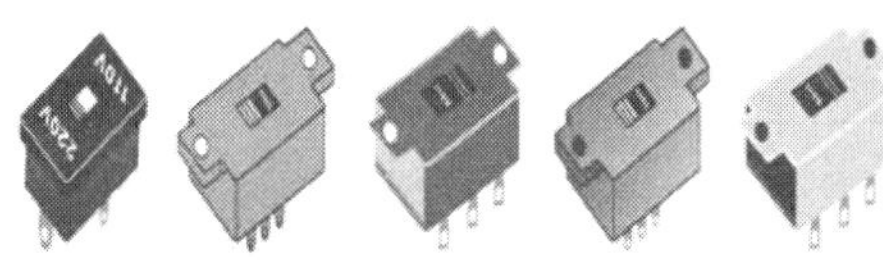

전압절환용 스위치(voltage selector switch)

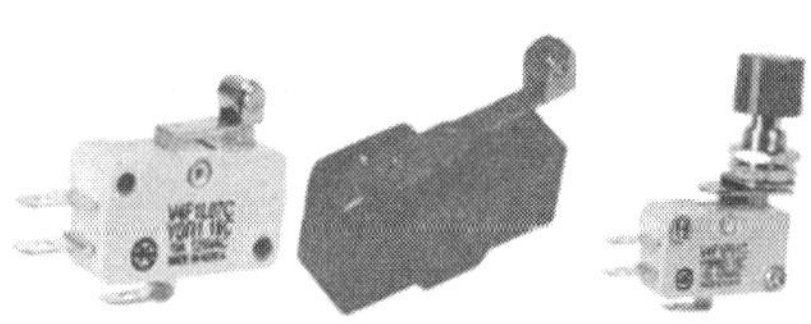

마이크로 스위치(micro switch)

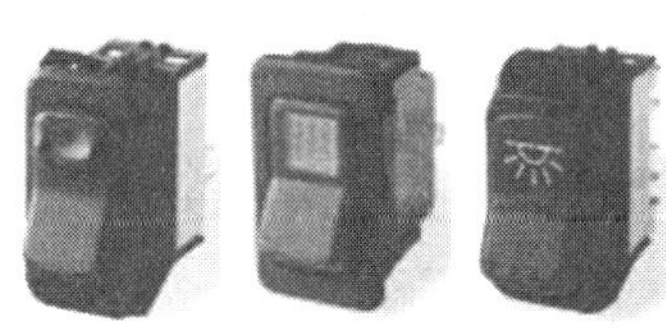

파형 스위치(rocker switch)

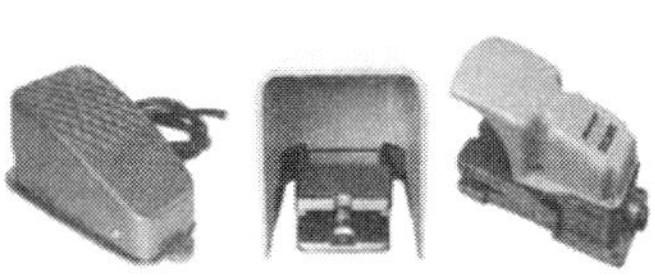

발판 스위치(foot switch)

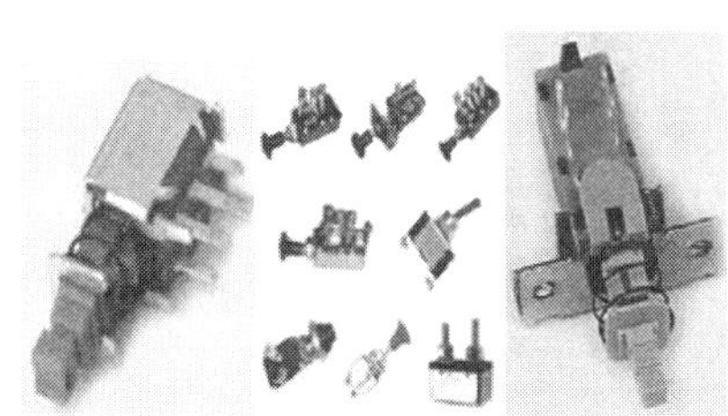

트리거 스위치(trigger switch)

[그림 4-28] 계전기 종류 및 결선도(6)

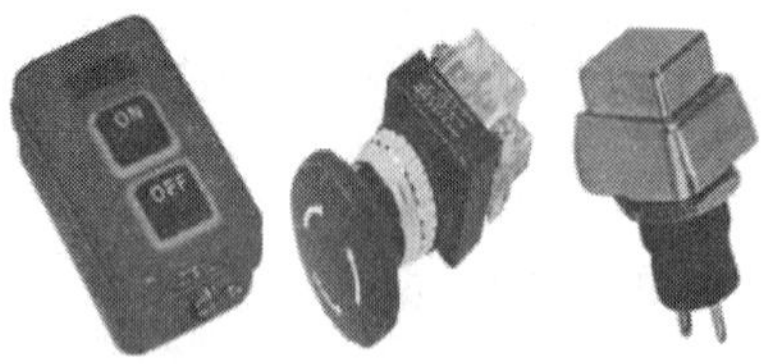

푸시 유지형 스위치(push alternate switch)

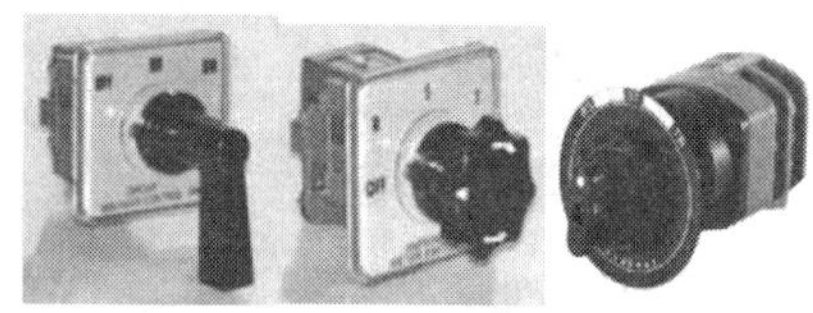

캠 스위치(cam switch)

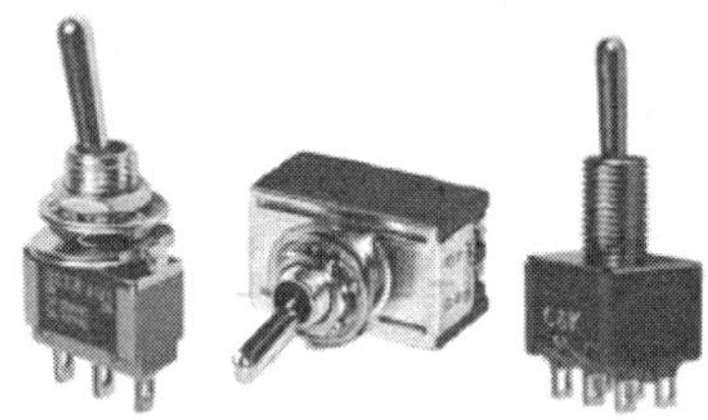

토글 스위치(toggle switch)

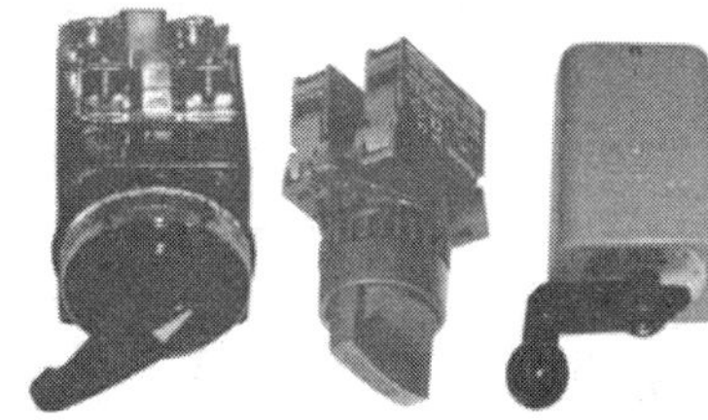

셀렉터 스위치(selector switch)

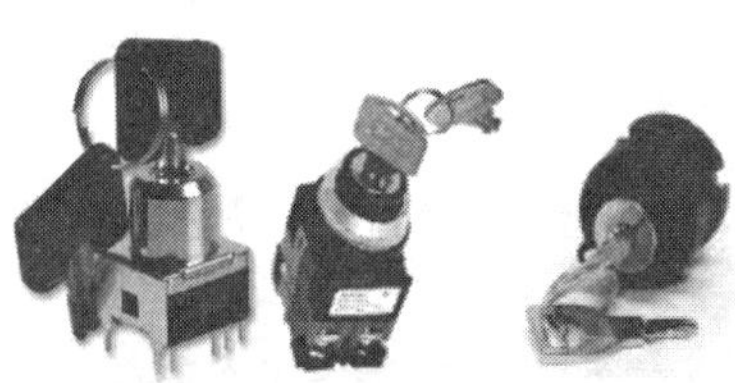

키 스위치(key switch)

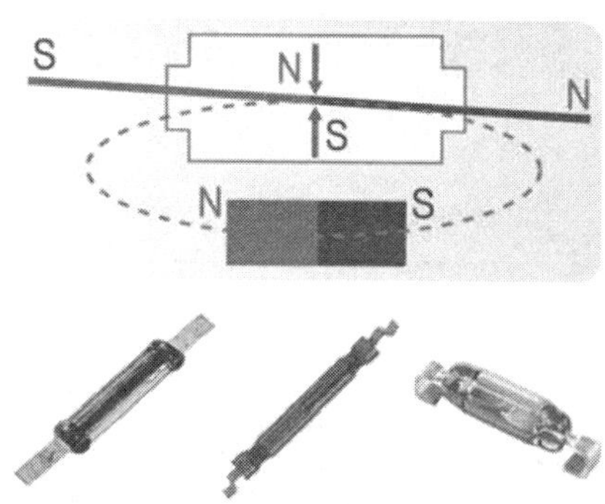

리드 스위치(reed switch)

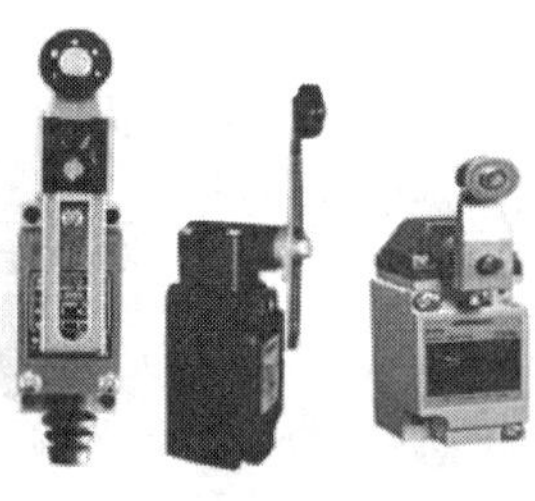

리밋 스위치(limit switch)

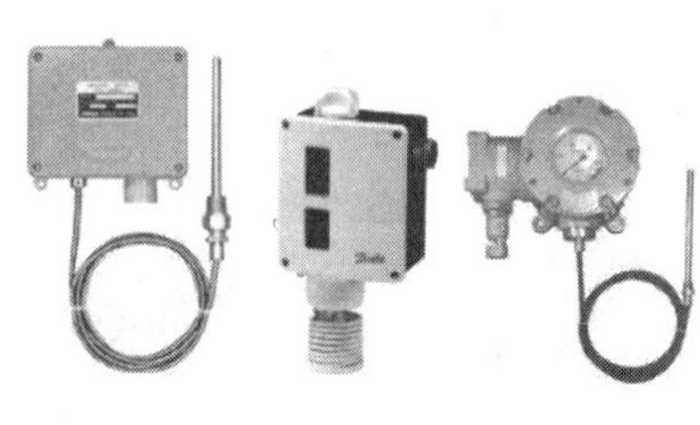

온도 스위치(temperature switch)

[그림 4-29] 계전기 종류 및 결선도(7)

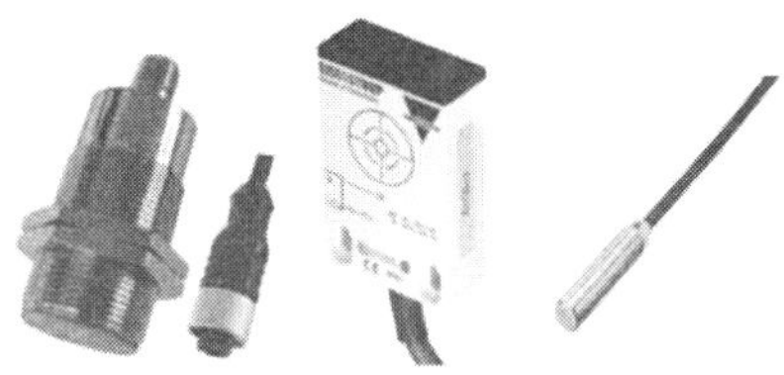 근접 스위치(PROS : proximity switch)	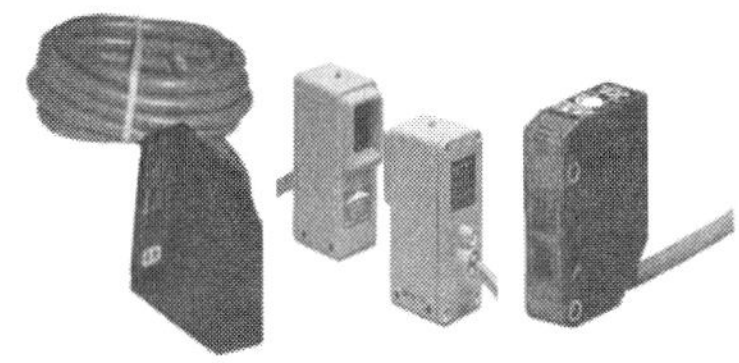 광전자 스위치(PHS : photo electric switch)
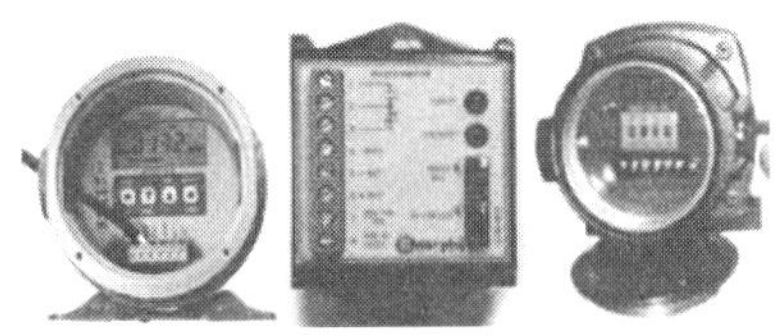 속도 스위치(speed switch)	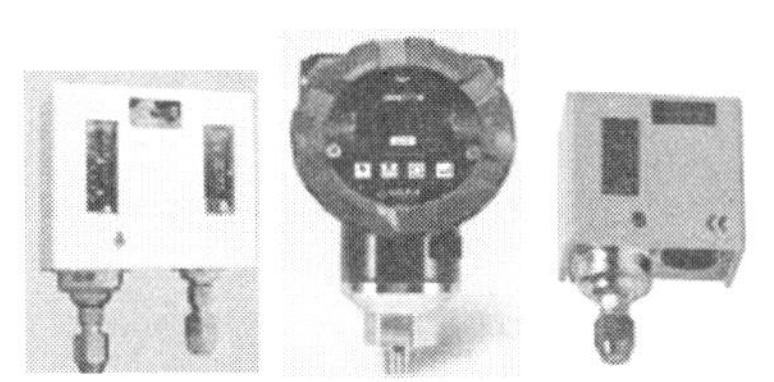 압력 스위치(pressure switch)
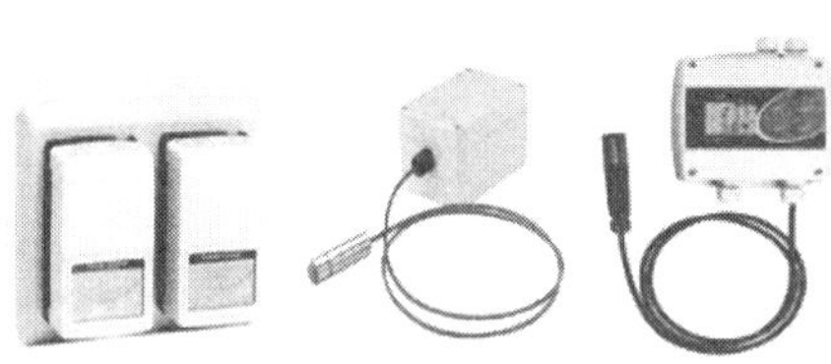 습도 스위치(humidistat switch)	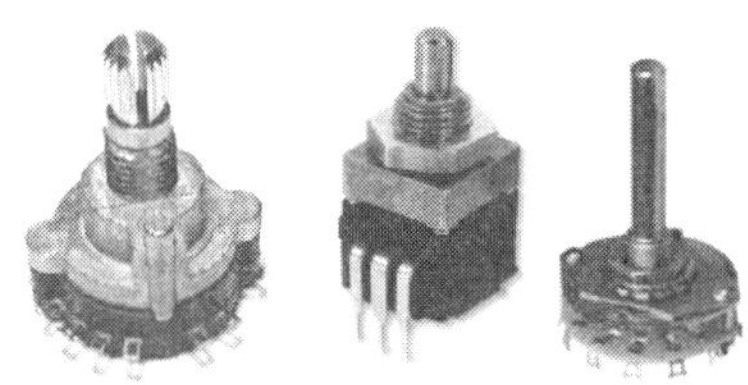 로터리 스위치(rotary switch)
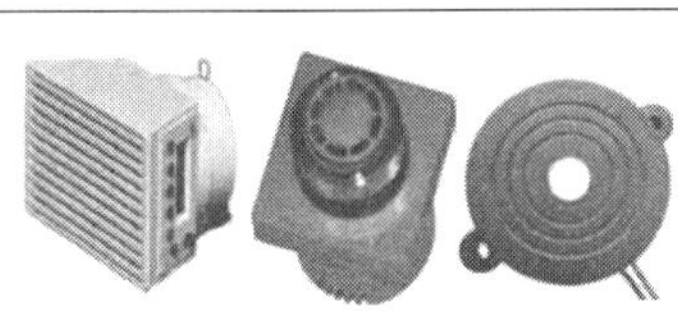 버저(buzzer)	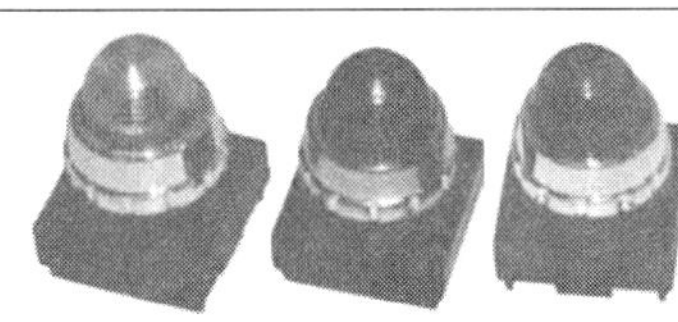 파일럿 램프(pilot lamp)

[그림 4-30] 계전기 종류 및 결선도(8)

(5) 시퀀스 제어방식

1) 유접점 시퀀스 방식

릴레이, 전자 개폐기 등 전자 계전기의 기계적 유접점을 이용한 전기제어장치이다. 동력 배선이라고도 하며, 릴레이 등의 접점을 이용해서 회로를 제어하는 방식이다. 배선이 복잡하게 되는 결점은 있어도 소규모에서는 염가이므로 현재 많이 사용되고 있다(그림 4-31).

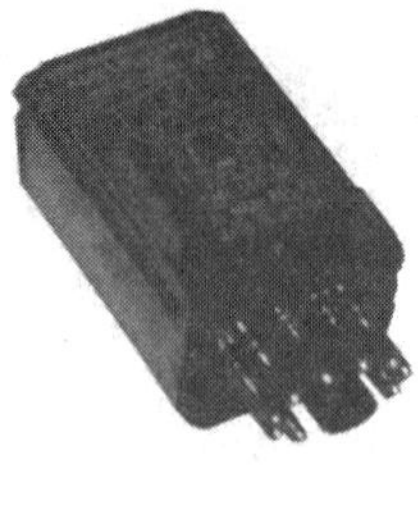

(a) 릴레이

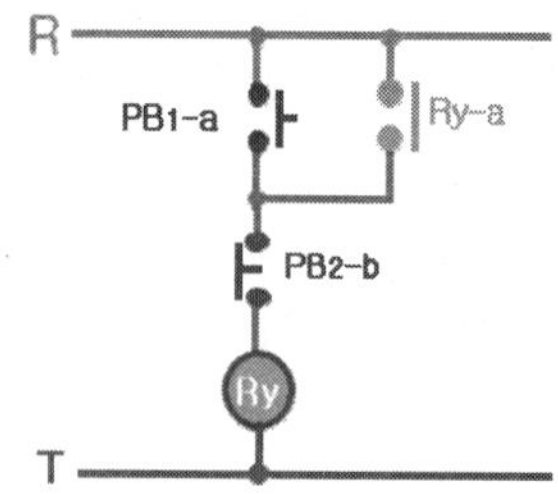

(b) 시퀀스 회로도

[그림 4-31] 릴레이와 시퀀스 회로도

2) 무접점 릴레이 방식

로직(logic) 시퀀스는 제어부와 연산부가 무접점으로 되어 있으며, 동작으로는 유접점 릴레이와 같지만 다이오드, 트랜지스터, 집적회로(IC) 등 반도체 스위치 소자를 사용한 전자제어장치이다. PLC(Programmable Logic Controller)의 발달과 함께 현재는 로직 시퀀스는 거의 사용되지 않고 있다(그림 4-32).

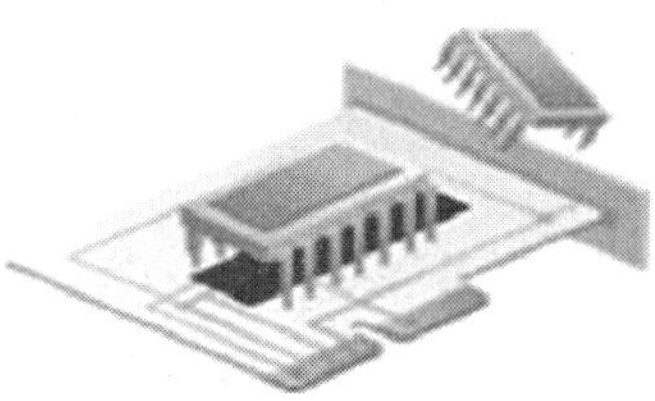

(a) 반도체 소자

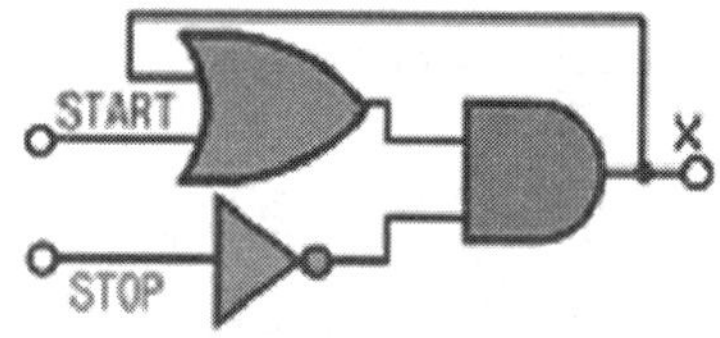

(b) 논리회로도

[그림 4-32] 무접점 릴레이 방식

3) 프로그래머블 로직 컨트롤러 프로그램 내장방식

마이크로컴퓨터를 이용한 제어장치를 PLC라고 하고 시퀀스 회로가 프로그램 내장형으로 회로는 입력부, 제어부, 출력부로 구성되어 있다. PLC의 프로그램을 실행함으로써 제어하는 방식이며 제어회로의 신·증설 및 변경이 쉽다. PLC 프로그램 변환방법은 4가지가 있다. 로직, 래더, 불대수, 플로 차트 방식 중 래더 다이어그램(ladder diagram) 방식이 많이 사용된다(그림 4-33).

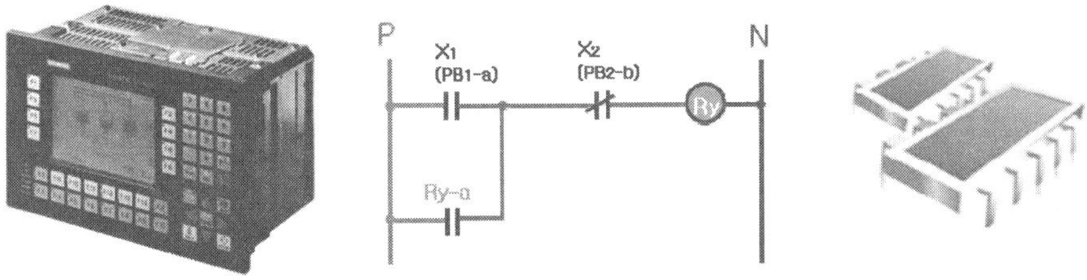

(a) 마이크로컴퓨터 (b) 래더 다이어그램 (c) 마이크로컴퓨터 칩

[그림 4-33] 프로그램 로직 컨트롤러(PLC)

4) 전자제품의 원 칩 마이크로컴퓨터에 의한 제어

병원의 전기세탁기나 에어컨 등의 전자제품에는 전용 프로그램이 내장되어 원 칩(one chip) 마이크로컴퓨터에 의하여 제어된다. 원 칩을 사용함으로써 기기의 조작환경의 변화에 따라 자동적으로 조절이 가능하다. 전자제품의 종류에 따라 제어 프로그램이 내장되어 있어 제어를 자유롭게 선택할 수 있다(표 4-8).

〈표 4-8〉 병원의 일반 가전제품의 제어

제 품	제어내용	선택내용
세탁기	세탁, 헹굼, 탈수, 건조	헹굼의 회수, 수량, 강약, 시간
에어컨	실온의 유지	실온, 냉방, 난방, 제습, 습도
온풍기	실온의 유지	실온, 온방, 난방, 제습, 온도
냉장고	온도의 유지	냉동, 저온 온도설정

5) 푸시버튼 스위치

전기회로에서는 스위치를 이용한다. 시퀀스에 사용되는 푸시버튼 스위치(push button switch)에 대하여 원리를 익히고, 푸시버튼 스위치(PB S/W)는 손조작 동작에 의해 제어 및 접점에 의해 ON-OFF되는 스위치로 푸시버튼 스위치에 대한 설명이다(그림 4-34).

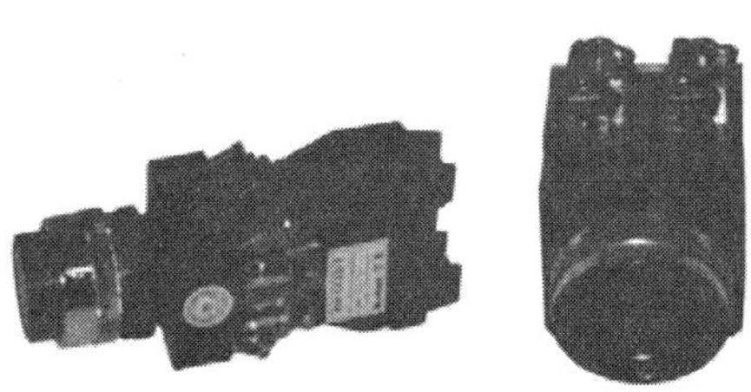

[그림 4-34] 복귀형과 유지형 스위치

① PB S/W 접점에 따른 분류 : PB S/W 종류가 많으므로 접점의 동작상태에 따라 복귀형과 유지형으로 분류한다.

㉠ **자동 복귀형 동작(momentary)** : 한 번 누르고 있을 때만 접점이 동작하고 손을 놓으면 버튼과 접점은 초기로 복귀된다(그림 4-35).

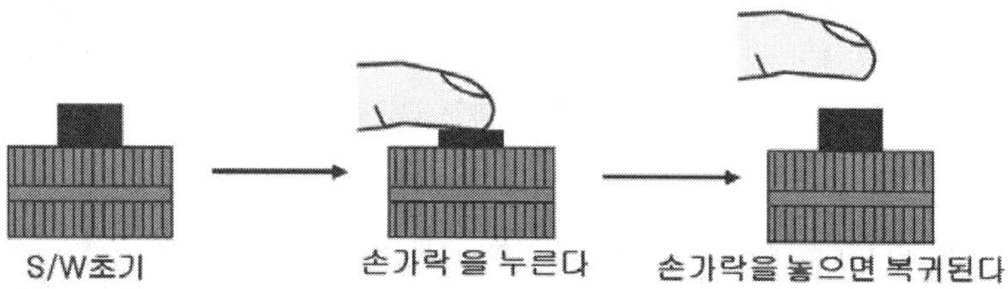

[그림 4-35] PB S/W 자동 복귀형 동작

㉡ **유지형 동작(alternate)** : 한 번 누르면 버튼과 접점이 유지되고 또 한 번 누르면 누르는 동작에 의해 초기로 복귀된다(그림 4-36).

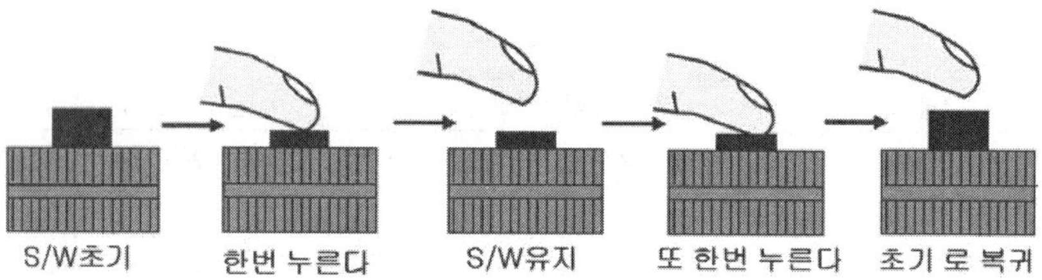

[그림 4-36] PB S/W 유지형 동작

② a · b접점 동작에 따른 분류 : 시퀀스 회로에는 스위치나 릴레이, 타이머, 마그네트의 접점을 이용하여 여러 회로를 구성한다. 자동복귀형 푸시버튼 스위치는 버튼을 누르면 접점이 동작하고 놓으면 접점이 복귀하는 스위치로 a접점과 b접점이 있다.

㉠ **a접점의 푸시버튼 스위치** : 푸시버튼을 누르면 접점이 연결되고 손을 놓으면 접점이 끊어지는 것을 a접점 푸시버튼 스위치라고 하며, 아르바이트(메이크 접점) 접점이라고도 한다. 스위치의 a접점의 동작과 심벌 기호이다(그림 4-37).

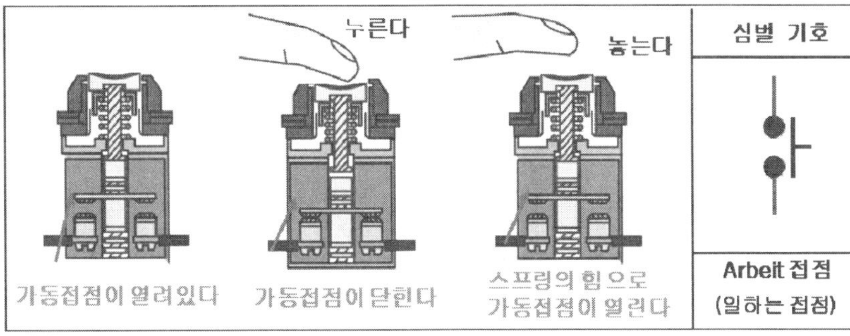

[그림 4-37] a접점의 푸시버튼 스위치

㉡ b접점의 푸시버튼 스위치 : 푸시버튼을 누르면 접점이 끊어지고 손을 놓으면 접점이 연결되는 것을 b접점 푸시버튼 스위치라고 하며, 브레이크 접점이라고도 한다. 스위치 b접점의 동작과 심벌 기호이다(그림 4-38).

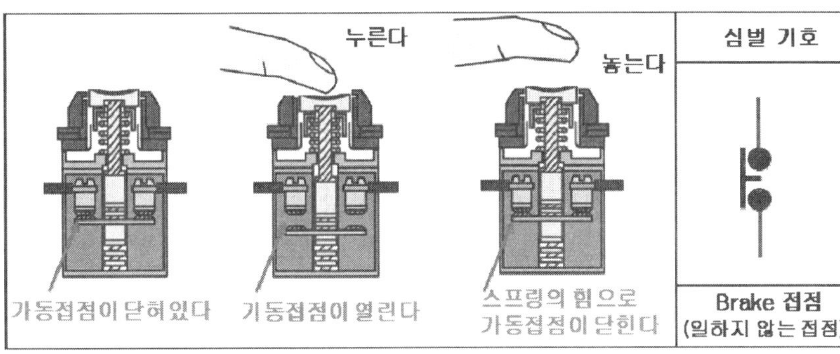

[그림 4-38] b접점의 푸시버튼 스위치

(6) 전기 시퀀스 회로의 회로도 작성

1) 시퀀스 회로도를 그리는 방법

시퀀스 회로를 심벌 기호와 회로의 동작순서에 따라 회로를 이해하기 쉽게 그린 도면을 전개접속도 또는 시퀀스 회로도라 한다. 회로를 그리는 방법으로 위에서 아래로 회로를 그리는 것을 **종서 시퀀스 회로도**라 하고, 왼쪽에서 오른쪽으로 그리는 것을 **횡서 시퀀스 회로도**라고 한다. 일상적으로 종서 시퀀스 회로도가 일반화되어 있고 시퀀스 회로도를 그리는 방법은 [그림 4-39]와 같다.

① 제어회로는 위에서 아래 방향으로 수직의 제어 전원 모선을 그린다(직류 전원 : P와 N, 교류 전원 : R과 T로 표시).

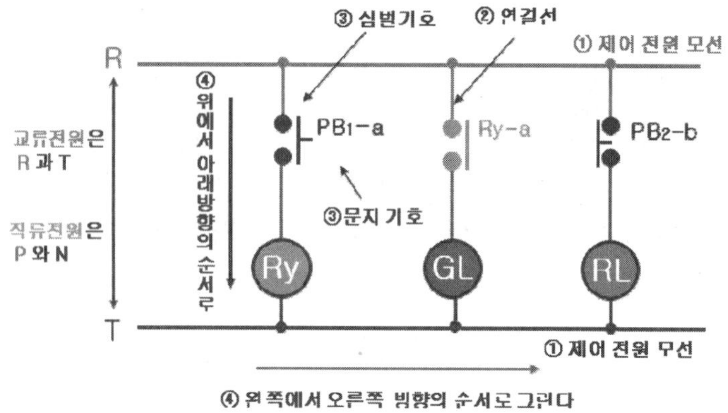

[그림 4-39] 시퀀스 회로도를 그리는 방법

② 제어회로의 기기를 연결하는 연결선은 위쪽 모선에서 아래쪽의 제어 전원 모선 사이에 보조회로를 수직선으로 그린다.

③ 제어회로의 기기 등은 전기용 심벌 기호와 문자 기호로 그린다.

④ 제어회로 기기의 심벌 기호를 동작의 순서에 따라 위에서 아래의 순서로 그린다. 또한 제어 전원의 모선 사이에 많은 회로의 연결선이 있는 경우에는 회로의 동작순서에 따라 왼쪽에서 오른쪽 방향의 순서로 시퀀스 회로를 그린다.

2) 실체배선도를 시퀀스 회로도로 작성

① 회로(a)는 PB S/W, a접점과 램프를 연결한 회로이다.

② 회로(b)는 PB S/W를 누르고 있고 스위치의 a접점이 ON되어 전류가 흘러 램프가 점등된다.

③ 회로(c)는 교류 전원 대신 제어 전원 모선을 사용한 회로이다.

④ 회로(d)는 PB S/W의 a접점 시퀀스 회로도이다(그림 4-40).

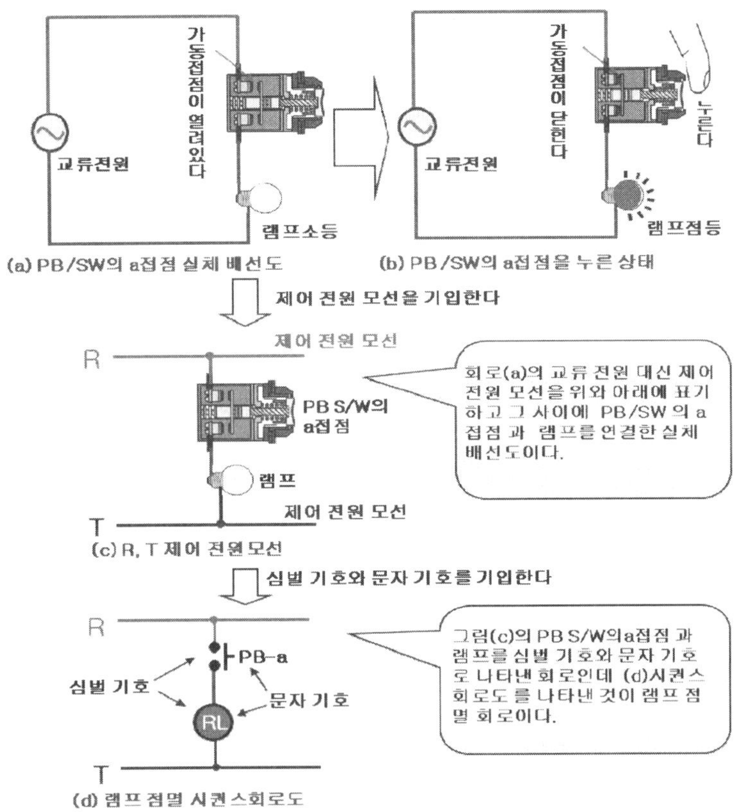

[그림 4-40] 실체배선도를 시퀀스 회로도로 작성하는 방법

3) 전기 시퀀스의 타임 차트와 진리표(1)

① PB S/W a접점 타임 차트 : 타임 차트는 세로축에 회로의 입·출력의 부품배치를 표시하고, 가로축에 시간의 변화에 따른 입·출력의 부품의 동작상태를 표시한 것이다. 타임 차트는 각 제어기기의 시간별 동작상태를 체크하면 회로를 이해하는 데 도움이 된다(그림 4-41).

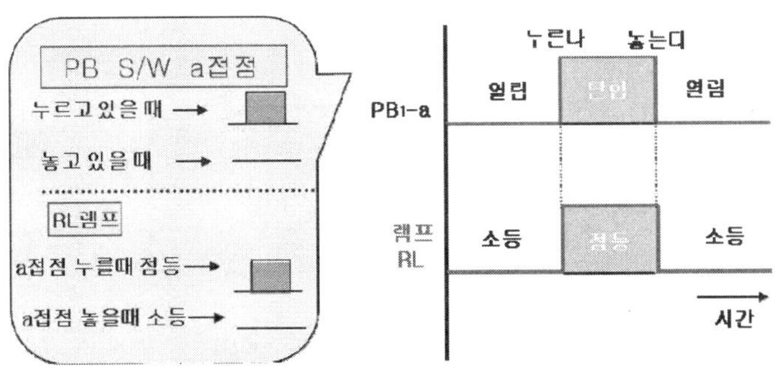

[그림 4-41] 푸시버튼 스위치 a접점을 사용한 타임 차트

② PB S/W a접점 진리표 : 진리표는 입력기기와 출력기기의 동작상태를 1과 0으로 나타낸다. 진리표는 회로의 동작상태를 표시한 것이다. 입력기기를 누른 상태를 1로 표현하고, 출력기기가 동작한 상태를 1로 표시한다(그림 4-42).

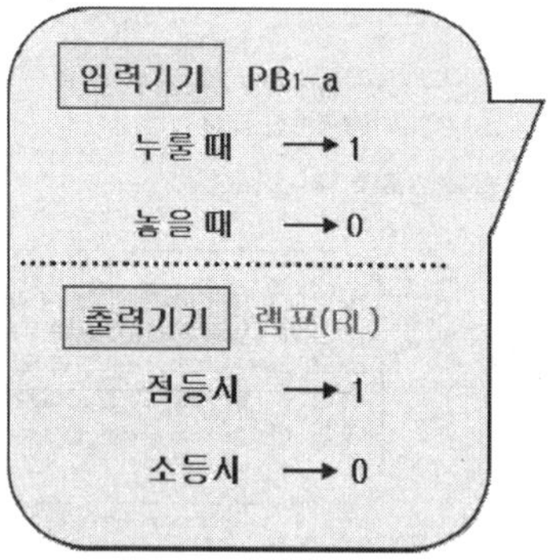

입력	출력
PB1-a	램프(RL)
0	0
1	1

[진리표]

[그림 4-42] PB S/W a접점 진리표

문/제/1

회로는 PB S/W의 b접점 회로인데 PB S/W b접점이 닫혀 있어 회로에 전류가 흘러 램프가 점등되고, PB S/W를 누르고 있으면 접점이 열려 램프가 소등된다. PB S/W b접점 회로의 시퀀스 회로도와 타임 차트, 진리표를 기입하라.

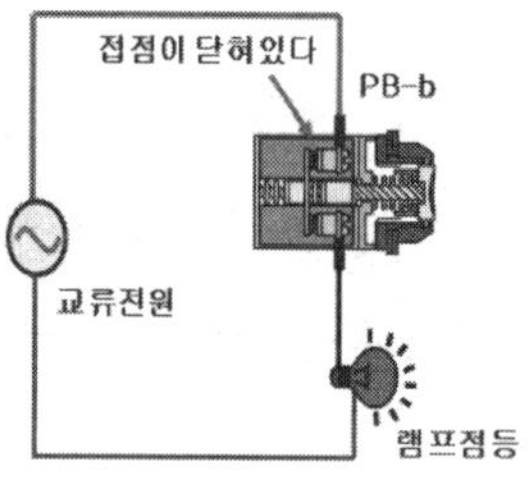

PB S/W의 b접점 회로의 실체배선도

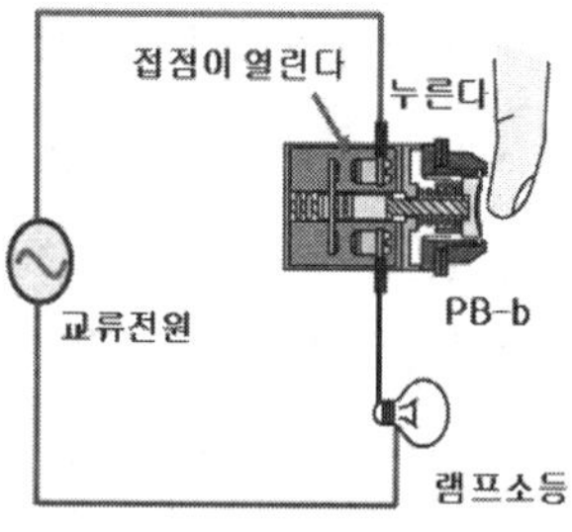

PB S/W의 b접점 회로를 누른 상태

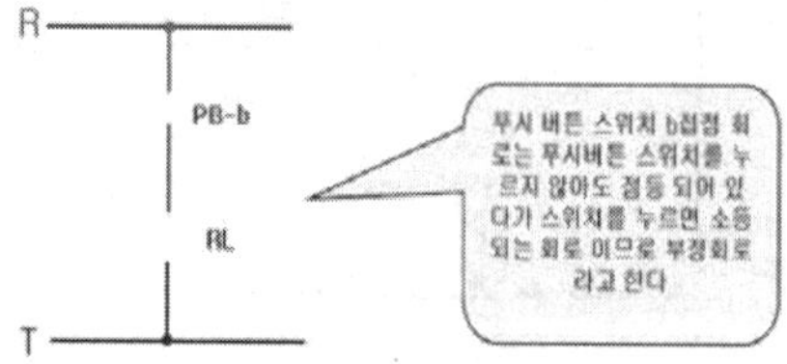

(a) 시퀀스 회로도

입력	출력
PB-b	램프(RL)
0	
1	

(b) 진리표

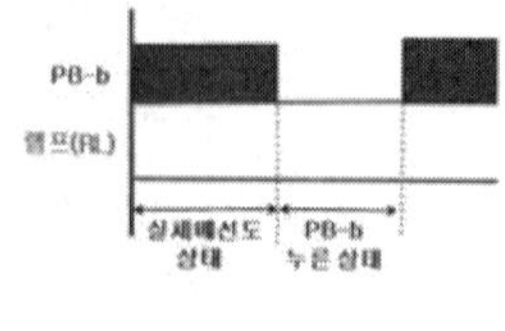

(c) 타임 차트

해답

P/B S/W의 b접점을 사용한 램프 점멸회로의 (a) 시퀀스 회로도 (b) 타임 차트 (c) 진리표이다.

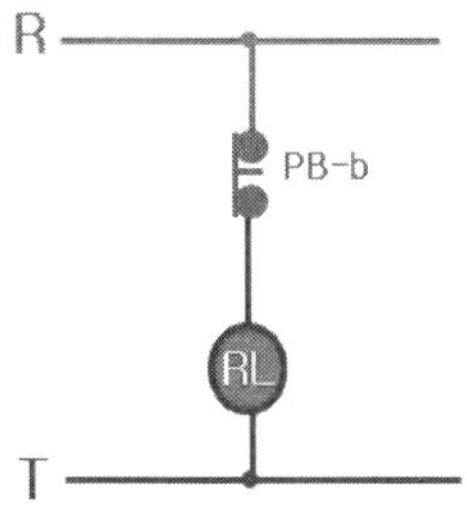

(a) 시퀀스 회로도

입력	출력
PB-b	램프(RL)
0	1
1	0

(b) 진리표

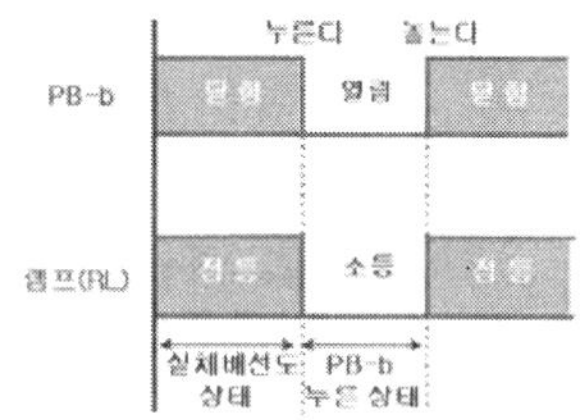

(c) 타임 차트

문/제/2

2개의 PB S/W의 a접점을 직렬로 연결한 램프 점멸회로의 실체배선도이다. 시퀀스 회로도의 PB_1-a, PB_2-a, RL의 심벌 기호를 그리고 램프(RL)의 타임 차트와 진리표의 출력을 작성하라.

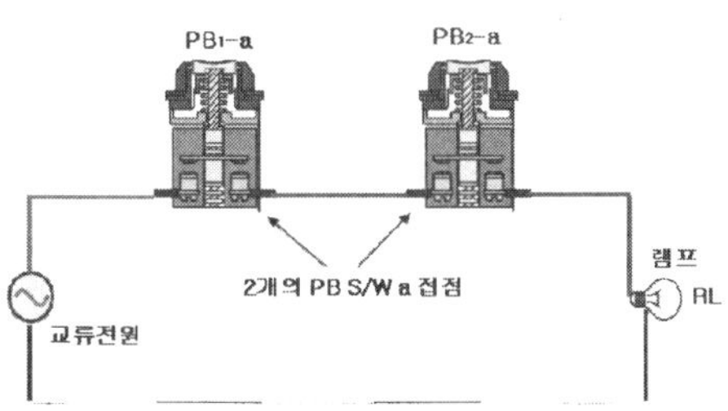

2개의 PB S/W a접점 실체배선도

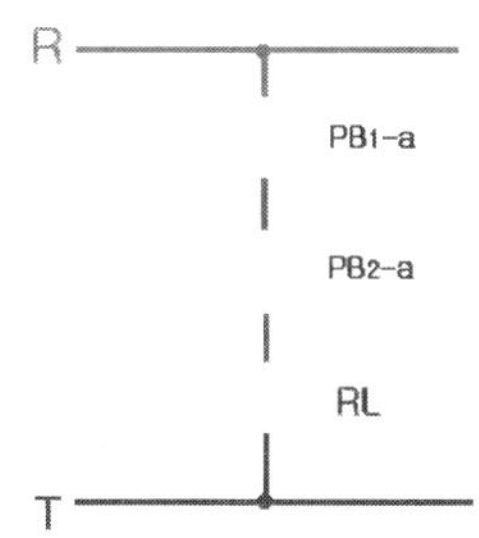

(a) 시퀀스 회로도

입력		출력
PB_1-a	PB_2-a	램프(RL)
0	0	
0	1	
1	0	
1	1	

(b) 진리표

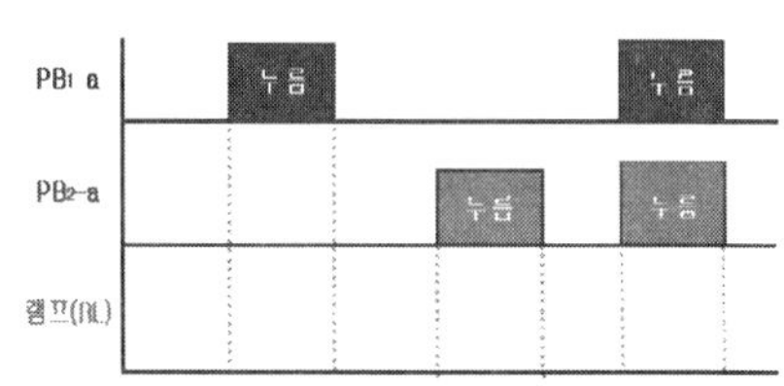

(c) 타임 차트

해답

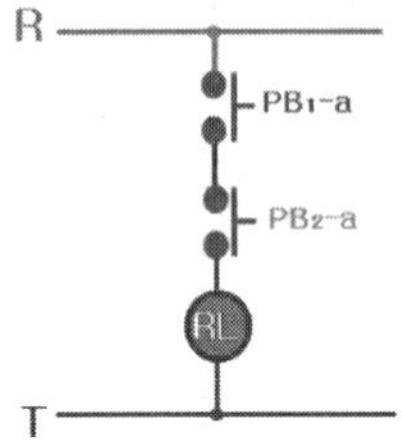

(a) 시퀀스 회로도

입력		출력
PB1-a	PB2-a	램프(RL)
0	0	0
0	1	0
1	0	0
1	1	1

(b) 진리표

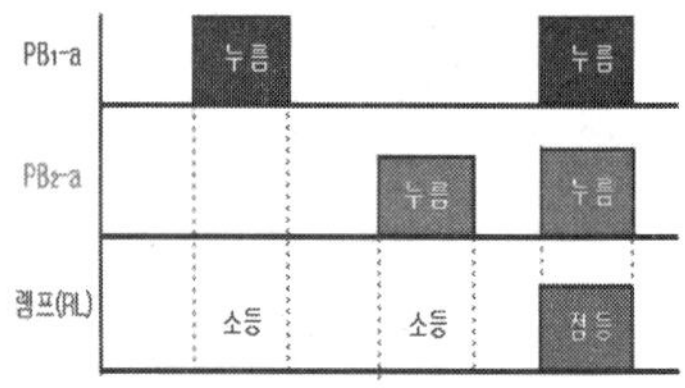

(c) 타임 차트

문/제/3

PB S/W의 a접점과 b접점을 직렬로 연결한 램프 점멸회로의 실체배선도이다. 시퀀스 회로도의 PB-a, PB-b, RL의 심벌 기호를 작성하고 RL의 진리표, RL의 타임 차트 출력을 작성하라.

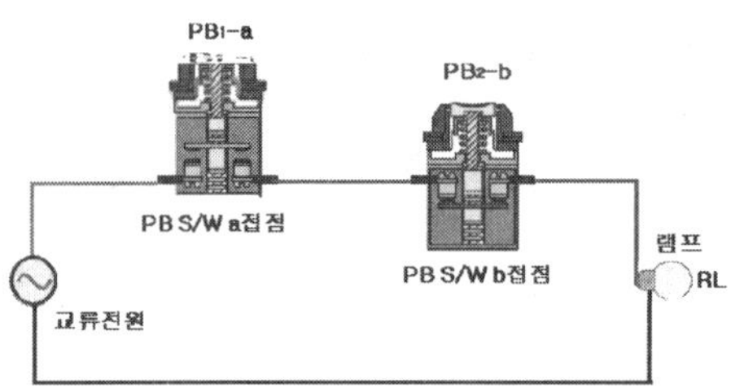

2개의 PB S/W a, b접점 실체배선도

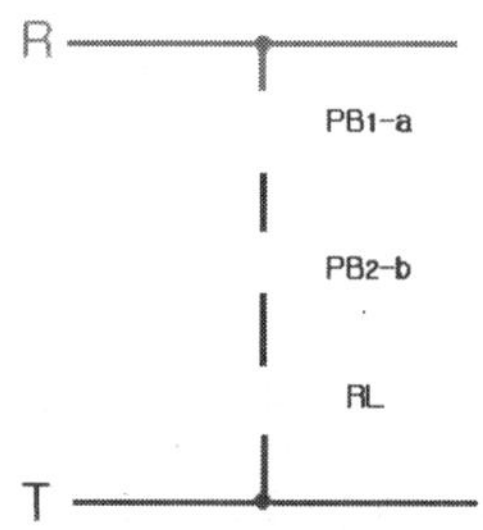

(a) 시퀀스 회로도

입력		출력
PB1-a	PB2-b	램프(RL)
0	0	
0	1	
1	0	
1	1	

(b) 진리표

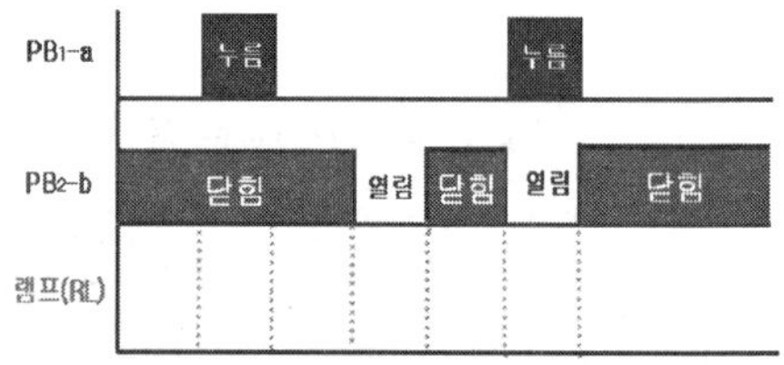

(c) 타임 차트

해답

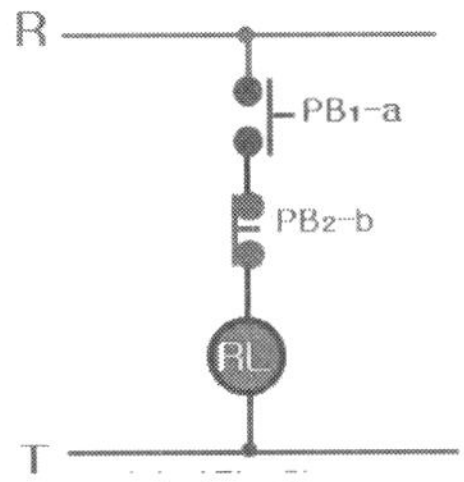

(a) 시퀀스 회로도

입력		출력
PB1-a	PB2-b	램프(RL)
0	0	0
0	1	0
1	0	1
1	1	0

(b) 진리표

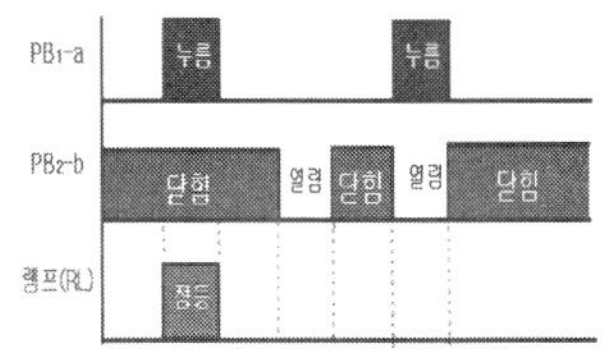

(c) 타임 차트

문/제/4

2개의 PB S/W의 a접점이 병렬로 연결한 램프 점멸회로의 시퀀스 회로도이다. RL의 진리표, RL의 타임 차트 출력을 작성하라.

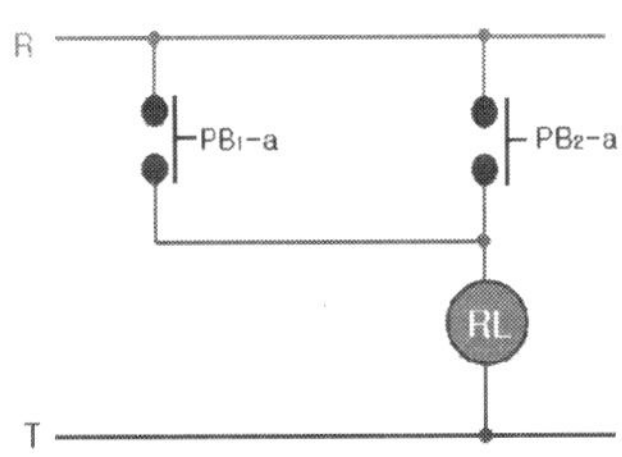

(a) 시퀀스 회로도

PB1-a	PB2-a	RL
0	0	
0	1	
1	0	
1	1	

(b) 진리표

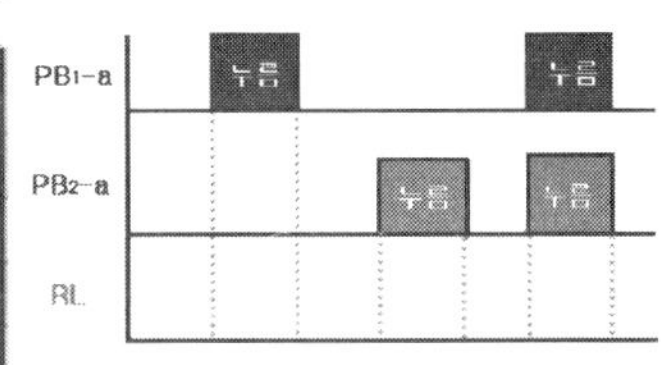

(c) 타임 차트

해답

입력		출력
PB1-a	PB2-a	RL
0	0	0
0	1	1
1	0	1
1	1	1

(b) 진리표

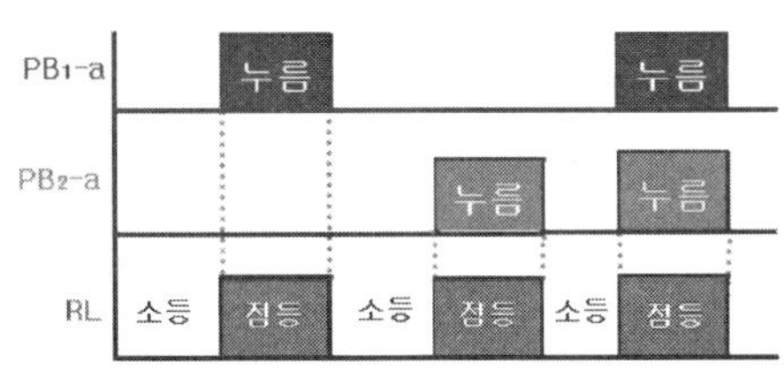

(c) 타임 차트

문/제/5

2개의 PB S/W의 a접점과 b접점을 병렬로 연결한 램프 점멸회로의 시퀀스 회로도이다. RL의 진리표, RL의 타임 차트 출력을 작성하라.

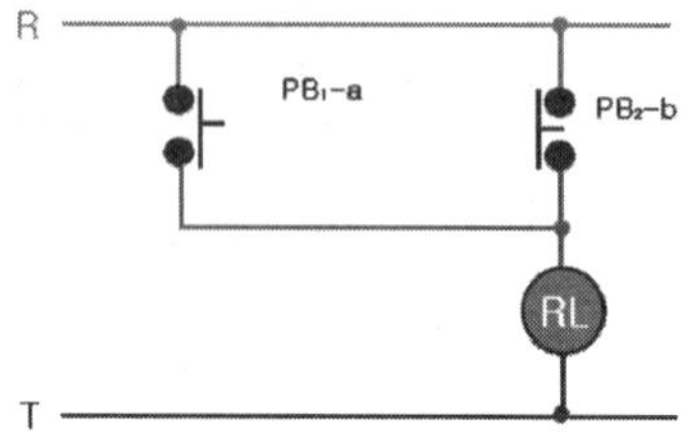

(a) 시퀀스 회로도

PB₁-a	PB₂-b	RL
0	0	
0	1	
1	0	
1	1	

(b) 진리표

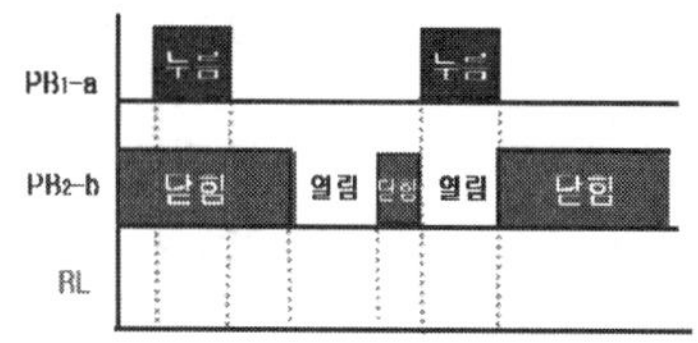

(c) 타임 차트

> PB₁-a를 누르면 램프에 전류가 흐르고 PB₂-b를 누르면 전류가 끊기게 된다. 때문에 PB₁-a를 떼고 PB₂-b를 누른 경우만 RL이 꺼지게 된다.

(d) 회로 동작설명

해답

입력		출력
PB₁-a	PB₂-b	RL
0	0	1
0	1	0
1	0	1
1	1	1

(b) 진리표

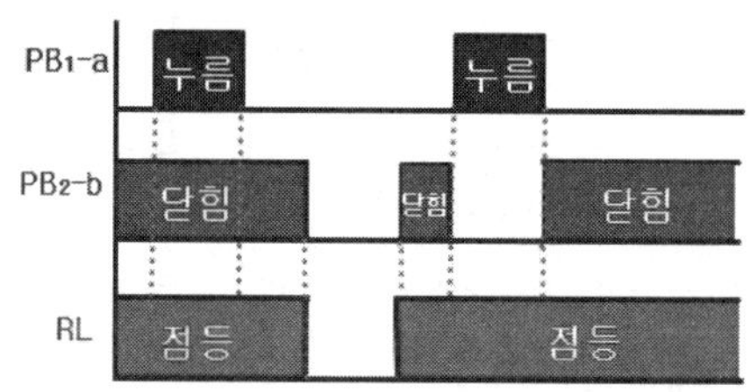

(c) 타임 차트

2. 계전기의 시퀀스 회로도

전자 개폐기, 릴레이 등을 이용하여 제어회로를 유접점으로 구성한 것을 전기 시퀀스 회로라고 한다. 전기 시퀀스의 기초회로와 응용회로에 대하여 설명하고 실습해 본다.

어려운 전기 시퀀스 회로도는 기본적인 회로 몇 개를 조합하여 제어회로를 구성하였으므로, 기초만 충실히 하면 응용회로 시퀀스 회로를 개인이 실습할 수 있도록 쉽게 구성하였고, 시퀀스 회로도, 진리표, 타임 차트 등을 연습하여 회로를 빨리 이해할 수 있도록 하였다. 학교나 산업현장 등의 장소에서 실습이나 회로도를 작성할 때 시퀀스 회로를 완전히 익혀서 실습회로는 본인이 직접 회로도를 보고 완성시켜야 한다.

(1) 8핀 릴레이의 기초이론

릴레이(relay)는 시퀀스의 회로를 구성하는 주요 기기이다. 전자 계전기라고도 하며 전자력에 의해 동작하는 릴레이의 원리와 구조, 릴레이를 이용한 회로의 시퀀스 회로도, 타임 차트, 진리표 등에 대하여 설명한다.

1) 릴레이의 원리와 구조

전자 릴레이의 원리도는 [그림 4-43](a)이다. 철심에 코일을 감고 전류를 흐르게 하면 철심이 전자석으로 되어 철편은 여자된다. [그림 4-43](b)는 릴레이의 구조이며 철편에 전기적 a접점, b접점, 공통 c접점을 연결하여 전기회로의 스위치 작용을 한다. 릴레이는 코일부와 접점부 및 기계적인 가동부로 되어 있다.

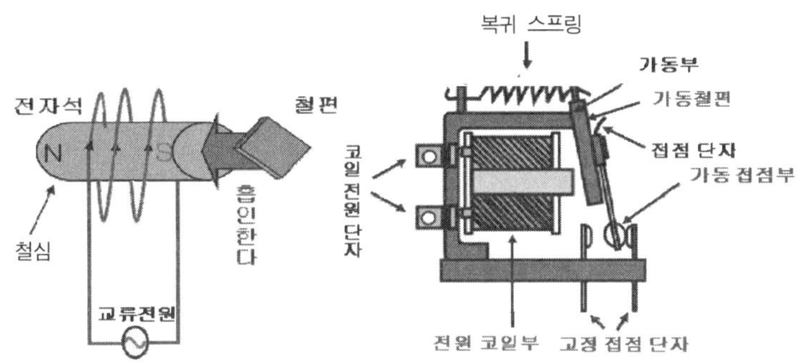

(a) 전자 릴레이의 원리 (b) 전자 릴레이의 구조

[그림 4-43] 전자 릴레이의 원리와 구조

2) 릴레이 특성과 사용 시 주의점

① 릴레이 a접점, b접점의 전류용량이 커서 교류회로의 개폐에 사용한다.

② 릴레이는 핀 수에 따라 여러 개의 접점이 있으므로 동시에 여러 회로를 개폐할 수 있다.

③ 릴레이는 입력(코일)과 출력(접점)이 분리되어 있어 여러 개의 전원회로를 구성한다.

④ 릴레이는 a접점, b접점의 전기적 용량(과부하)에 주의한다(부하의 1.2~1.5배의 a접점, b접점 용량이 필요하다).

⑤ 릴레이 a접점, b접점의 마모나 소손 시 열화에 주의한다.

⑥ 릴레이 전원투입 시 a접점, b접점의 떨림 및 진동이 발생한다.

3) 릴레이의 a, b, c접점 이용방법

① 릴레이 접점의 종류는 a접점, b접점, c접점이 있다. 릴레이 코일과 a, b, c접점의 동작을 [그림 4-44]와 같이 블록도에 나타내었다.

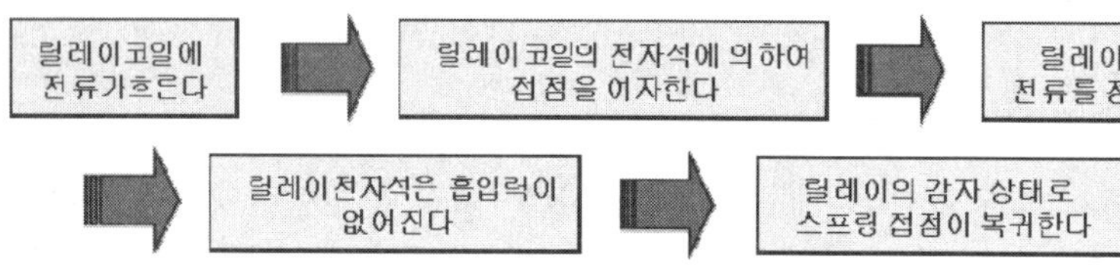

[그림 4-44] 릴레이 접점 블록도

② 릴레이의 a접점과 b접점의 동작상태를 보면 릴레이의 심벌 기호를 NO, NC접점과 코일로 나누어 표시했으며, 릴레이의 a접점을 Ry-a, b접점을 Ry-b로써 [그림 4-45]와 같이 표기했다.

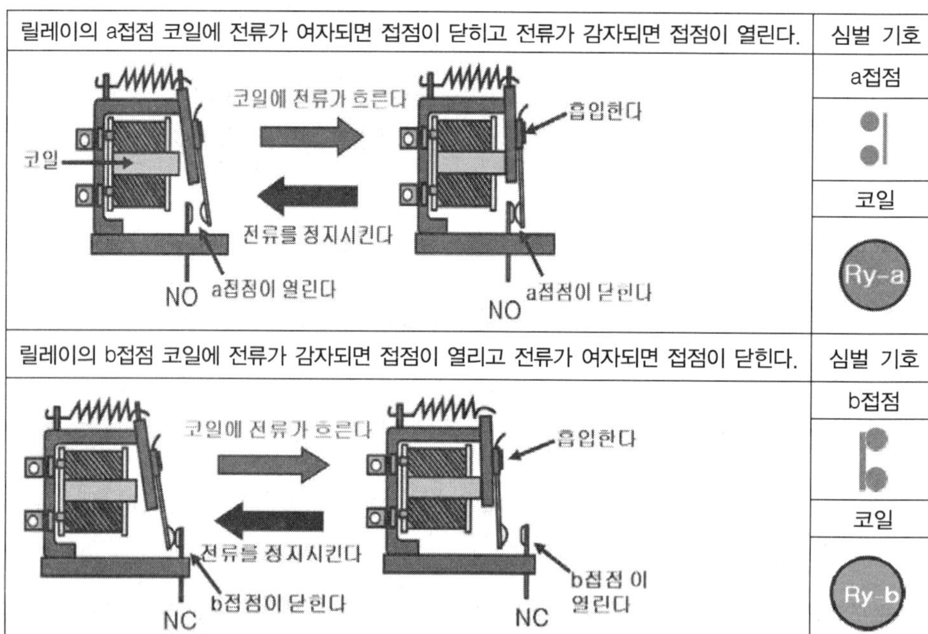

[그림 4-45] 릴레이 a접점과 b접점의 동작과 심벌 기호

③ 릴레이의 공통 접점이 2개의 가동접점(NO단자와 NC단자)이 교대로 개폐동작을 하는 접점을 c접점(changeover contact)이라 한다(그림 4-46).

릴레이의 c접점 코일에 전류가 흐르지 않으면 감자되어 있다가 전류가 흐르면 여자된다. a접점, b접점 사이를 왔다 갔다 하는 공통 단자이다.

릴레이 a접점으로 사용하는 경우 : 전류가 흐르지 않는다(C단자-NO단자 간).

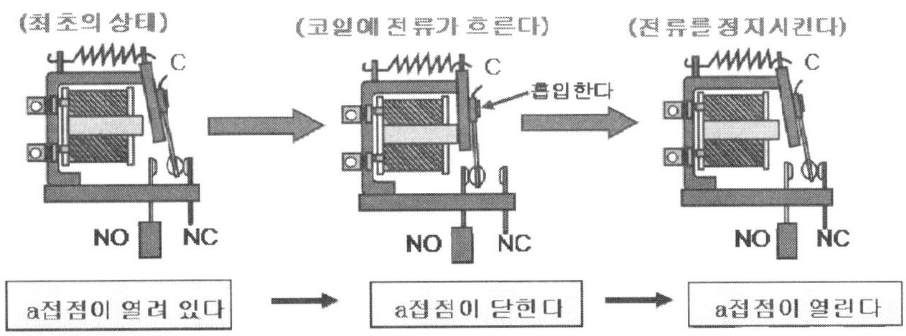

b접점으로 사용하는 경우 : 전류가 흐른다(C단자-NC단자 간).

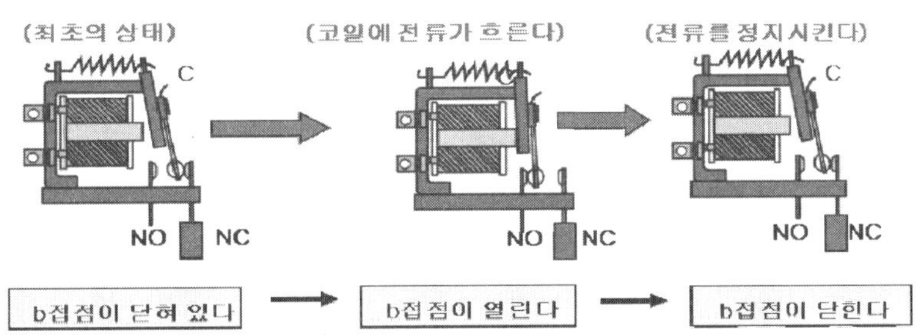

릴레이 접점단자명	심벌 기호	
	접점명	코일
1) C단자(common) : 공통 단자 2) NO단자(normally open) : 정상 열림 단자 3) NC단자(normally close) : 정상 닫힘 단자	NO(a접점) C NC(b접점)	

[그림 4-46] 릴레이 c접점의 동작과 심벌 기호

④ 릴레이는 기본적으로 a접점, b접점 및 c접점인 공통 접점으로 구성되어 있으며 C단자와 NO단자를 연결하면 a접점이고, C단자와 NC단자를 연결하면 b접점으로 사용한다.

(2) 전기회로의 논리회로

1) 8핀 릴레이의 접점 수와 단자

릴레이는 핀 수에 따라 여러 개의 내부 접점이 있다. [그림 4-47]은 8핀 릴레이와 8핀 내부 결선도이다. 코일 하나에 대하여 2개의 공통과 2개의 a, b접점이 있다.

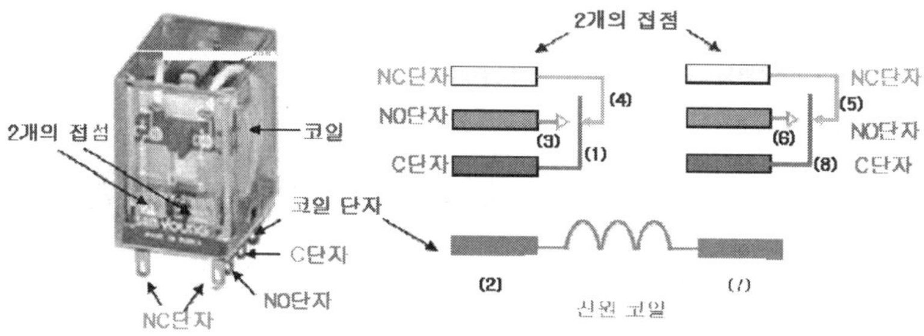

(a) 8핀 릴레이　　(b) 8핀 릴레이 내부 결선도와 핀번호

[그림 4-47] 8핀 릴레이와 8핀 내부 결선도

릴레이의 접점은 a, b, c접점으로 구성되어 있으며 c접점은 공통단자로 구성되어 있고, 회로에 따라 a접점은 어떠한 신호를 주었을 때 동작을 하고, b접점은 어떠한 신호를 주지 않아도 b접점에 연결되어 있는 부하가 동작한다. 특히 릴레이 사용 시 전압에 유의한다. 전압은 코일 표면(외장 케이스)에 표시되어 있다(그림 4-48).

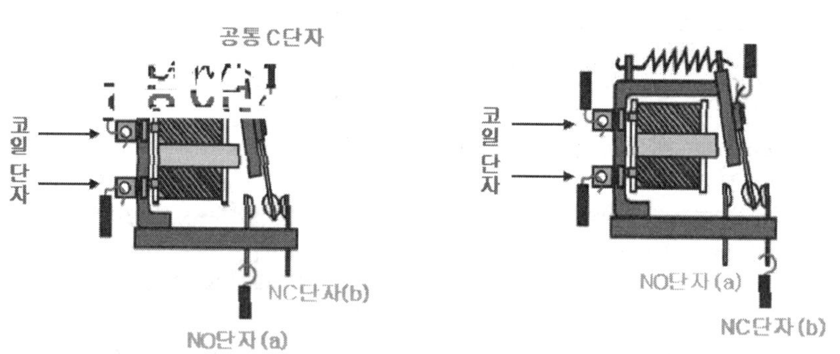

(a) a접점에 케이블이 연결된 경우(C단자–NO단자)　(b) b접점에 케이블이 연결된 경우(C단자–NC단자)

[그림 4-48] 릴레이의 내부구조

2) ON 우선회로 시퀀스 회로도의 실체배선도와 타임 차트

PB S/W와 릴레이를 이용하여 ON 회로와 논리회로인 NOT, AND, OR 회로를 이해

하고 같이 배선하고, 실습을 통해 현장감을 익힌다. ON 우선회로는 입력 스위치를 누르면 출력 램프가 점등된다. [그림 4-49]는 PB S/W의 a접점과 릴레이 a접점, 램프를 이용한 ON 회로의 실체배선도이다.

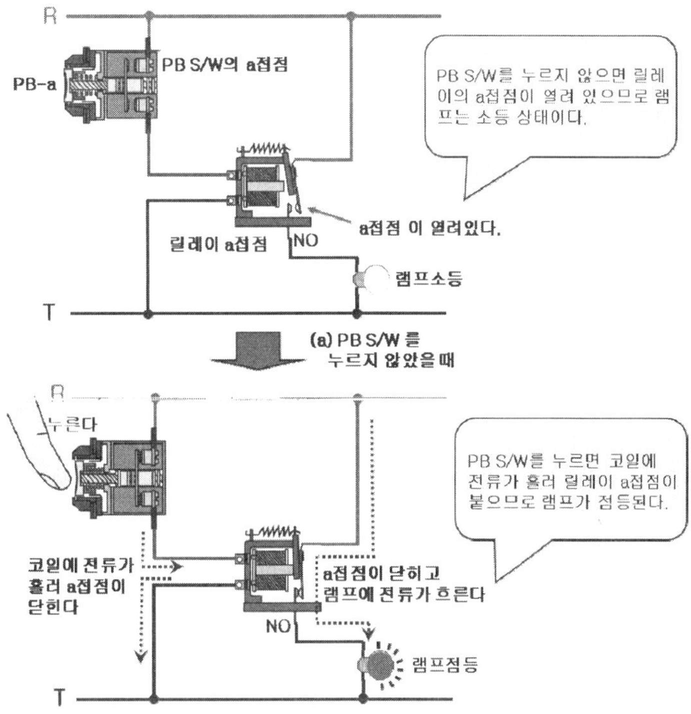

(b) PB S/W를 눌렀을 때

[그림 4-49] ON 회로의 실체배선도

ON 회로의 시퀀스 회로에서 릴레이 코일과 접점은 같은 릴레이의 접점인데 시퀀스 회로를 그릴 때는 코일과 접점을 다른 라인으로 분리해서 회로도를 [그림 4-50]과 같이 그린다.

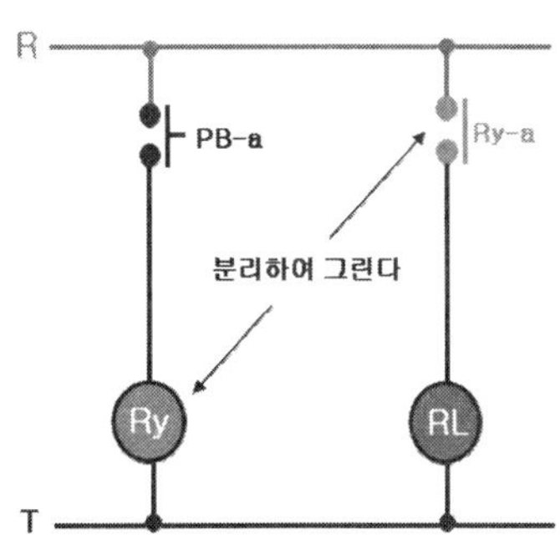

[그림 4-50] 릴레이 ON 회로의 시퀀스 회로도

문/제/1

ON 회로의 회로도에서 Ry, Ry-a, RL의 타임 차트와 RL의 진리표를 작성하라.

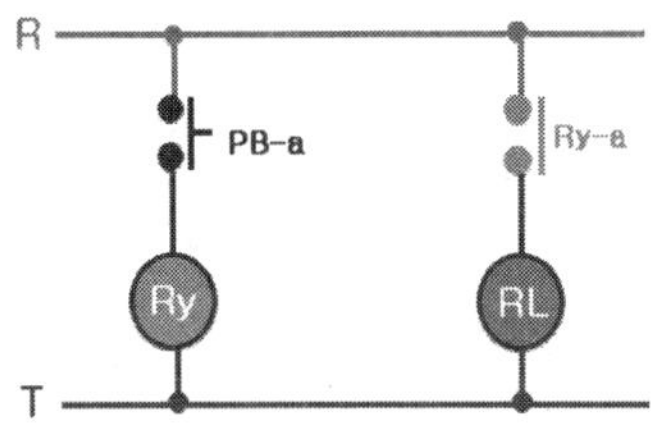

(a) 릴레이 ON 회로의 시퀀스 회로

PB-a	램프(RL)
0	
1	

(b) 진리표

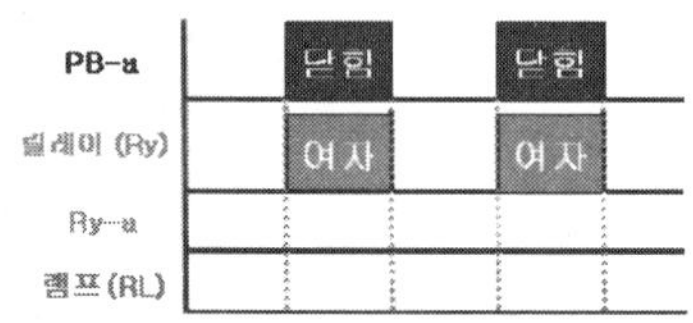

(c) 타임 차트

해답

입력	출력
PB-a	램프(RL)
0	0
1	1

(b) 진리표

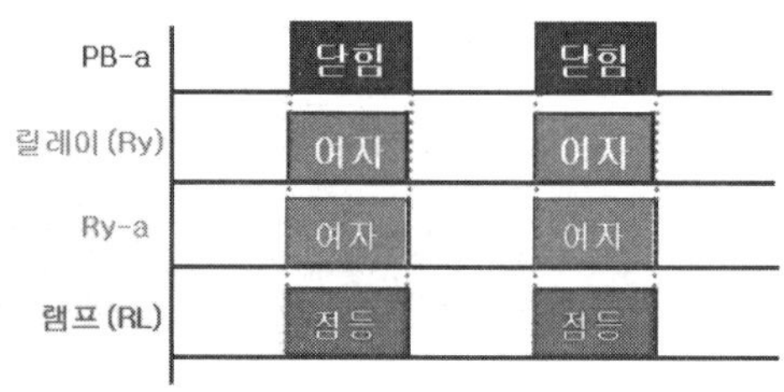

(c) 타임 차트

(3) NOT 회로 시퀀스 회로도와 타임 차트

NOT(부정) 회로는 PB S/W(입력 스위치)를 눌렀을 때에 출력의 램프가 소등되는 회로이다. ON 회로에서 릴레이의 b접점(Ry-b)에 램프를 연결한 회로이다.

문/제/2

PB S/W의 a접점과 b접점의 릴레이를 이용한 NOT 회로이다. 시퀀스 회로도와 타임 차트, 진리표를 작성하라.

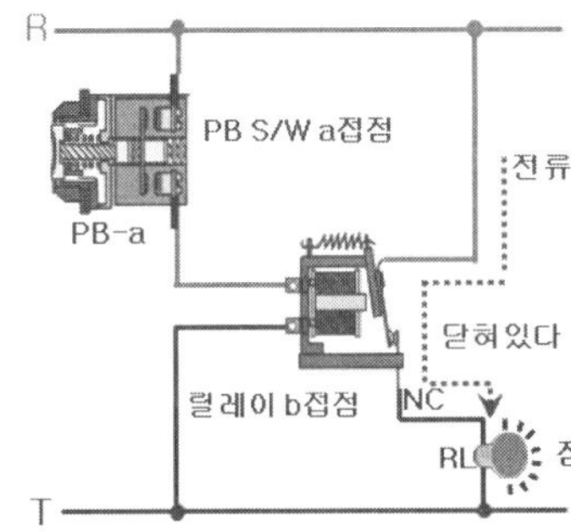

PB S/W a접점을 누르지 않았을 때

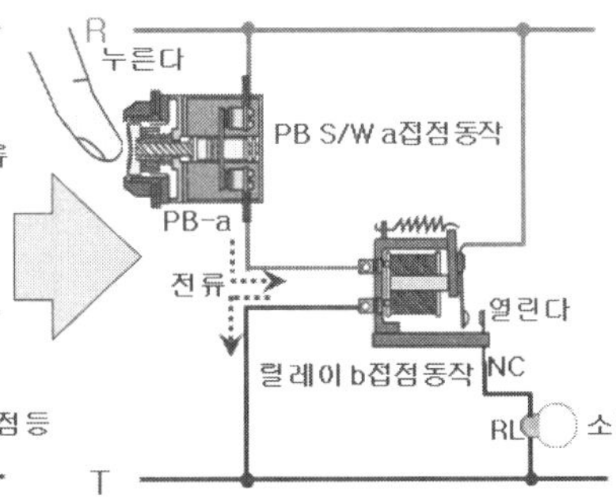

PB S/W a접점을 눌렀을 때

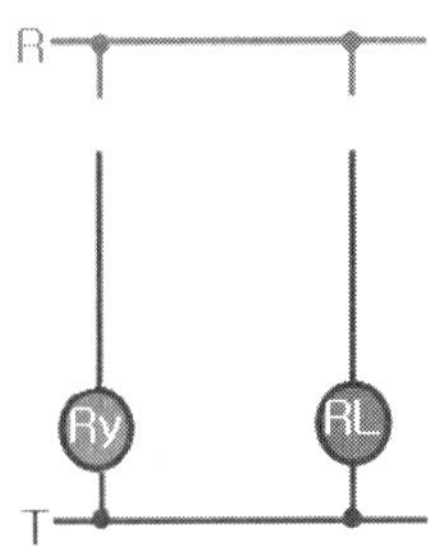

(a) NOT 회로

입 력	출 력
PB-a	램프 (RL)
0	
1	

(b) 진리표

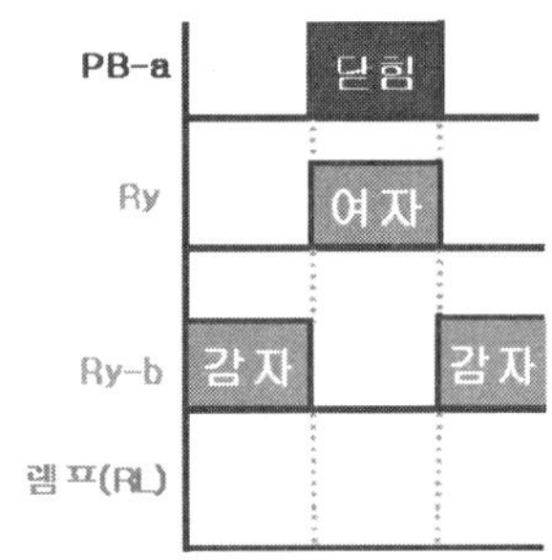

(c) 타임 차트

해답

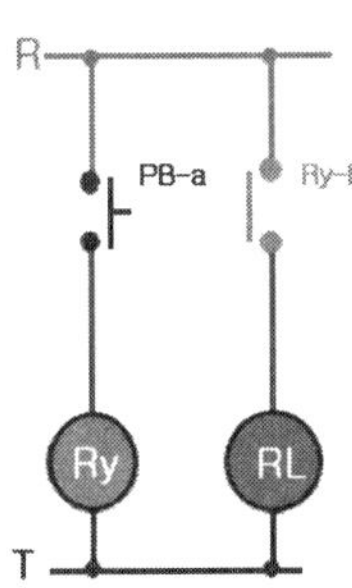

(a) NOT 회로

[illegible]	[illegible]
1	0

(b) 진리표

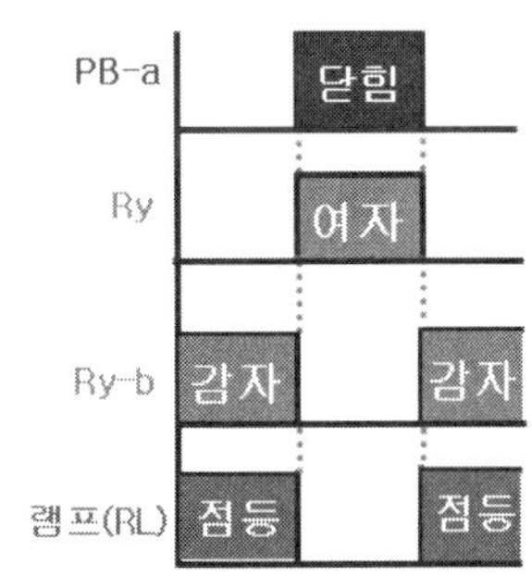

(c) 타임 차트

문/제/3

8핀 릴레이 a접점 2개로 램프 2개를 동시에 소등하는 회로이다. 회로의 타임 차트, 진리표를 작성하라.

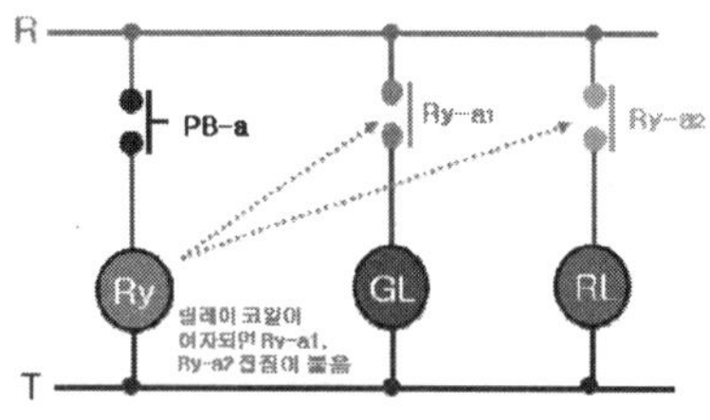

(a) 시퀀스 회로도

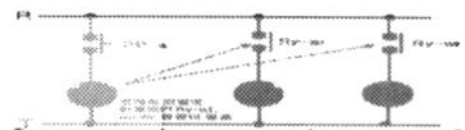

PB-a	GL	RL
0		
1		

(b) 진리표

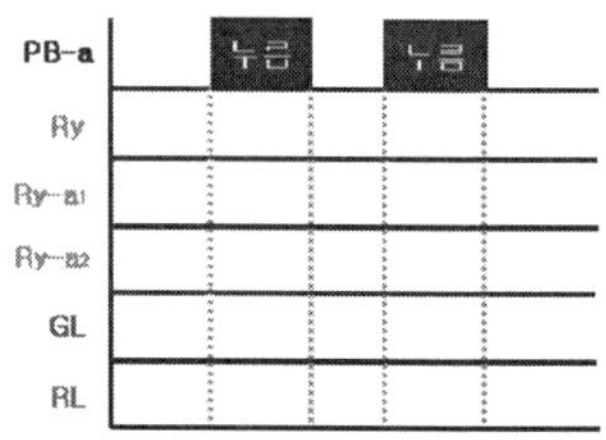

(c) 타임 차트

해답

입력	출력	
PB-a	GL	RL
0	0	0
1	1	1

(b) 진리표

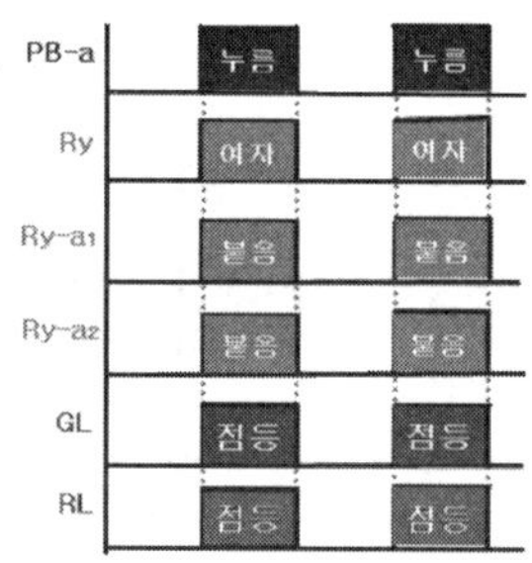

(c) 타임 차트

문/제/4

8핀 릴레이 a접점과 b접점을 이용하여 램프 2개를 각각 점멸시키는 회로이다. 이 회로의 타임 차트, 진리표를 작성하라.

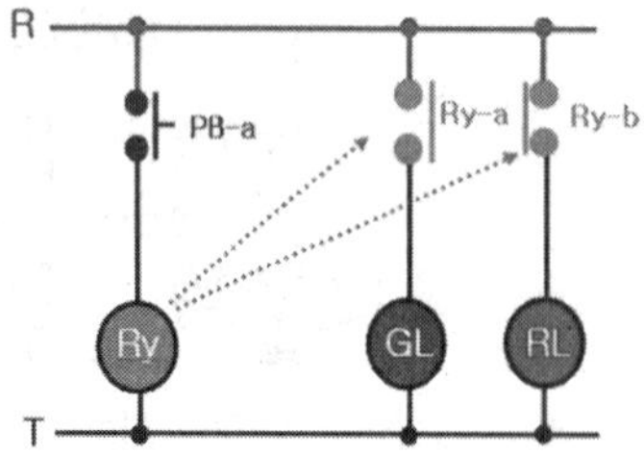

(a) 시퀀스 회로도

입력	출력	
PB-a	GL	RL
0		
1		

(b) 진리표

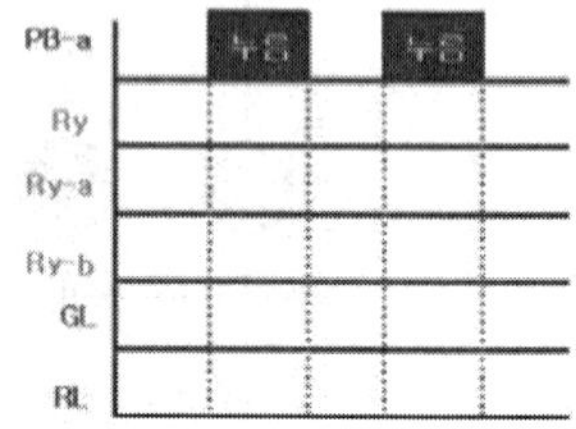

(c) 타임 차트

입력	출력	
PB-a	GL	RL
0	0	1
1	1	0

(b) 진리표

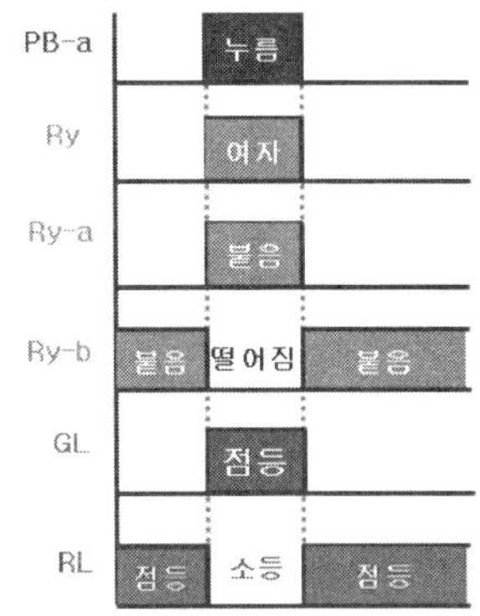

(c) 타임 차트

문/제/5

릴레이 b접점 2개를 이용하여 램프 2개를 동시에 점멸시키는 회로이다. 이 회로의 타임 차트, 진리표를 작성하라.

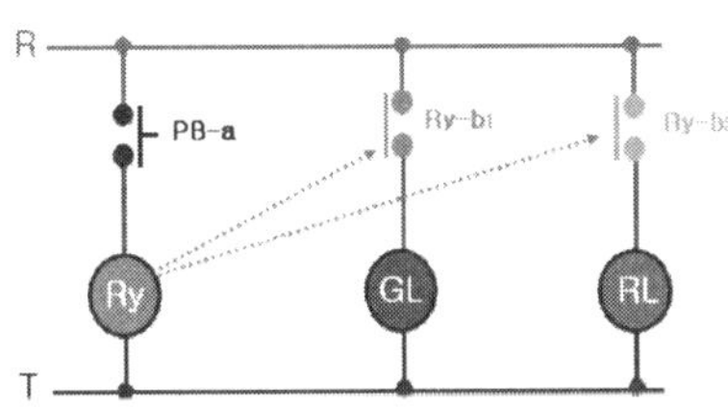

(a) 시퀀스 회로도

입력	출력	
PB-a	GL	RL
0		
1		

(b) 진리표

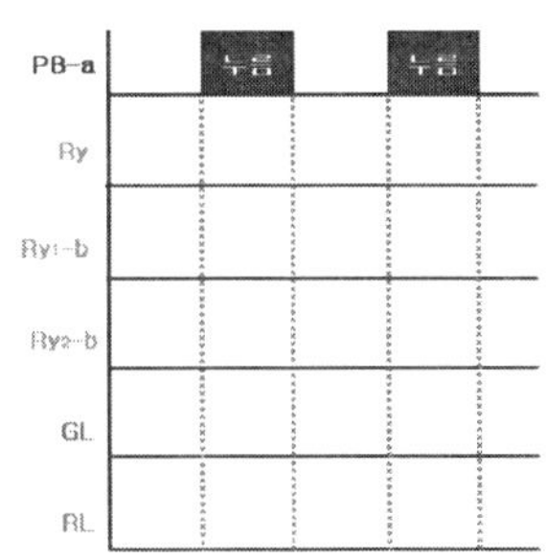

(c) 타임 차트

해답

입력	출력	
PB-a	GL	RL
0	1	1
1	0	0

(b) 진리표

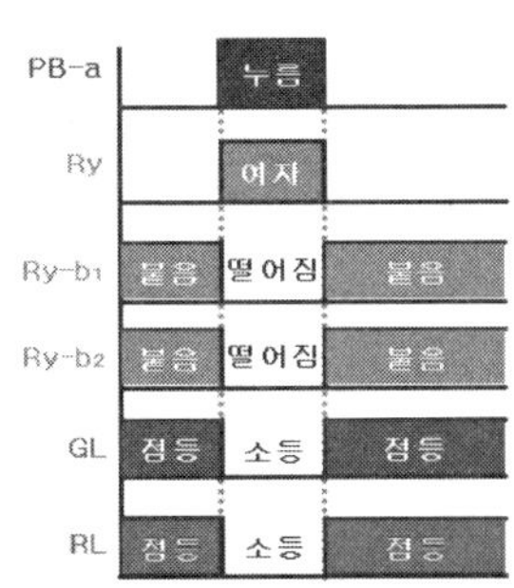

(c) 타임 차트

문/제/6

PB S/W의 a접점 2개를 병렬로 연결한 OR 회로인데 PB_1-a, PB_2-a 어느 한쪽의 스위치를 누르면 램프가 점등한다. 시퀀스 회로도의 타임 차트와 진리표를 작성하라.

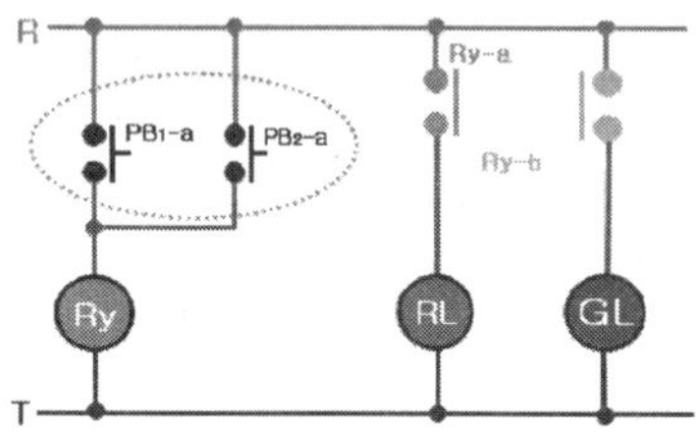

(a) OR 시퀀스 회로도

입력		출력	
PB_1-a	PB_2-a	RL	GL
0	0		
0	1		
1	0		
1	1		

(b) 진리표

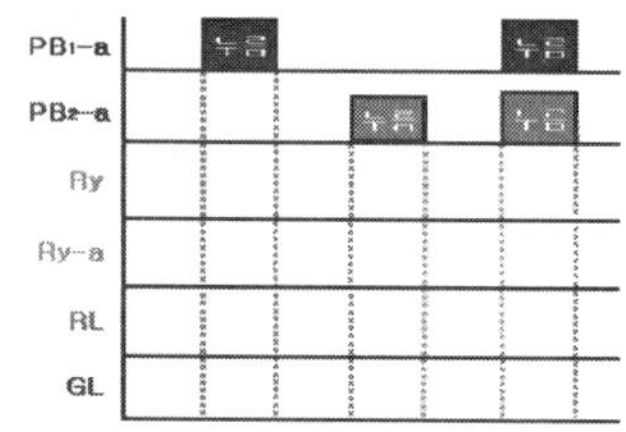

(c) 타임 차트

PB_1-a나 PB_2-a 중 하나만 눌러도 릴레이 Ry가 여자되어 Ry-a가 붙어 램프 RL이 점등된다. 그리고 동시에 Ry-b가 떨어지면서 점등되었던 GL이 점멸된다.

(d) 회로 동작설명

해답

입력		출력	
PB_1-a	PB_2-a	RL	GL
0	0	0	1
0	1	1	0
1	0	1	0
1	1	1	0

(b) 진리표

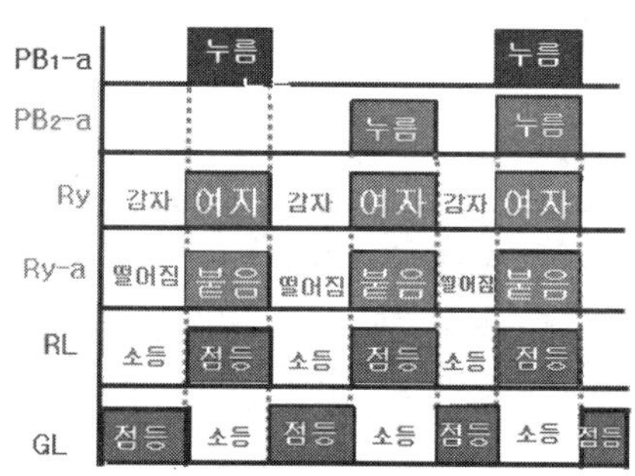

(c) 타임 차트

문/제/7

PB S/W의 a접점 2개를 직렬로 연결한 AND 회로인데 PB_1-a, PB_2-a를 동시에 눌렀을 때 램프가 점등된다. 시퀀스 회로도의 타임 차트와 진리표를 작성하라.

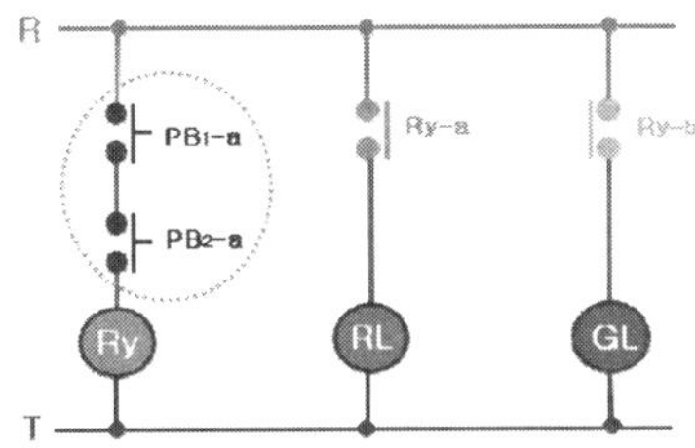

(a) AND 시퀀스 회로도

입력		출력	
PB_1-a	PB_2-a	RL	GL
0	0		
0	1		
1	0		
1	1		

(b) 진리표

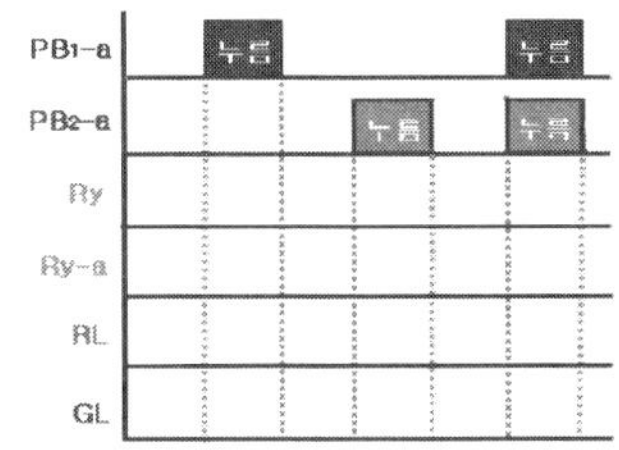

(c) 타임 차트

PB_1-a와 PB_2-a 둘 다 눌러야 릴레이 Ry가 여자되어 Ry-a가 붙어 램프 RL이 점등된다. 그리고 동시에 Ry-b가 떨어지면서 점등되었던 GL이 점멸된다.

(d) 회로 동작설명

해답

입력		출력	
PB_1-a	PB_2-a	RL	GL
0	0	0	1
0	1	0	1
1	0	0	1
1	1	1	0

(b) 진리표

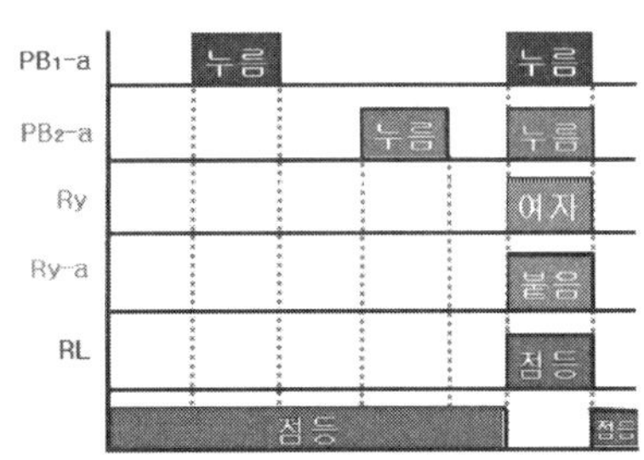

(c) 타임 차트

문/제/8

PB S/W의 a접점 2개를 직렬로 접속한 회로인데 PB_1-a, PB_2-a 동시에 눌렀을 때 릴레이가 여자되면서 램프가 소등된다. 이 회로는 AND 회로를 부정하는 NAND 회로이다.
시퀀스 회로도의 타임 차트와 진리표를 작성하라.

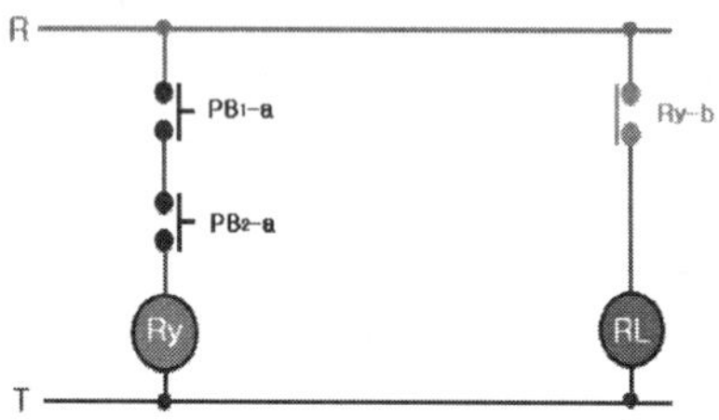

(a) 시퀀스 회로도

입력		출력
PB_1-a	PB_2-a	RL
0	0	
0	1	
1	0	
1	1	

(b) 진리표

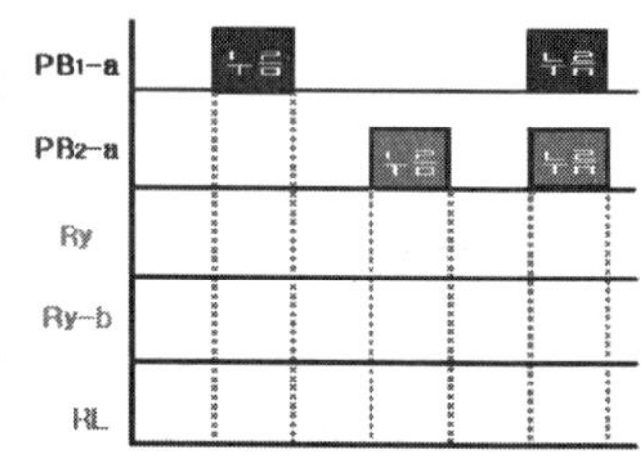

(c) 타임 차트

PB₁-a와 PB₂-a를 동시에 다 눌러야 릴레이 Ry가 여자되어 Ry-b가 떨어지면서 점등되었던 RL이 점멸된다. 두 S/W를 다 눌러야 램프가 점멸되기 때문에 모두 눌러야 램프가 점등되는 AND와는 반대인 NAND 회로가 된다.

(d) 회로 동작설명

해답

입력		출력
PB_1-a	PB_2-a	RL
0	0	1
0	1	1
1	0	1
1	1	0

(b) 진리표

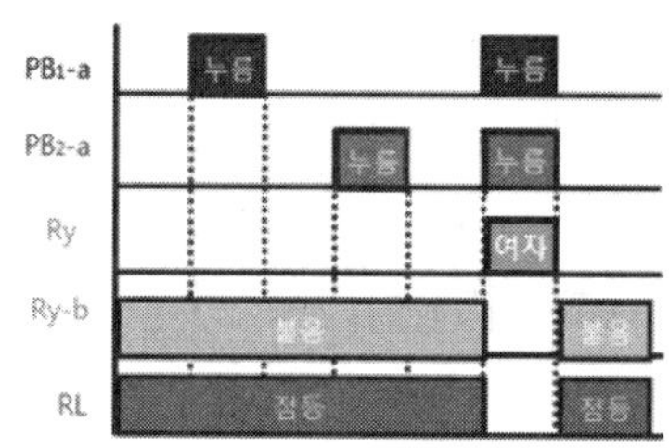

(c) 타임 차트

문/제/9

PB S/W의 a접점 2개를 병렬로 접속한 회로인데 PB_1-a, PB_2-a 중 한 스위치만 눌렀을 때 릴레이가 여자되면서 램프가 소등된다. 이 회로는 OR 회로를 부정하는 NOR 회로이다. 시퀀스 회로도의 타임 차트와 진리표를 작성하라.

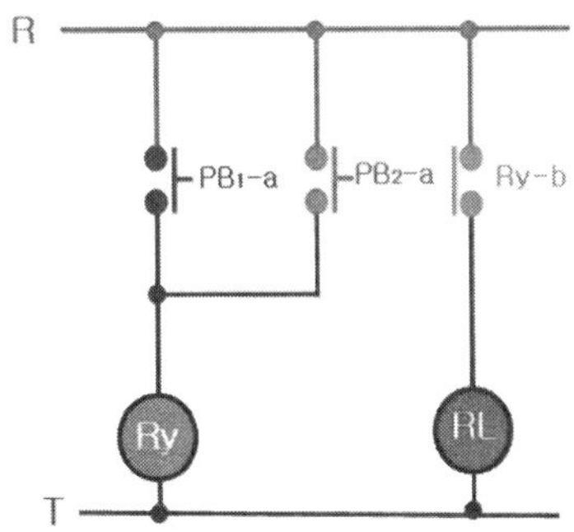

(a) 시퀀스 회로도

입력		출력
PB_1-a	PB_2-a	RL
0	0	
0	1	
1	0	
1	1	

(b) 진리표

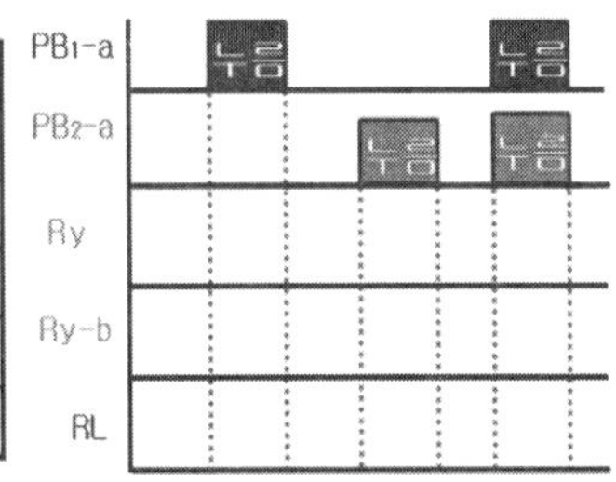

(c) 타임 차트

PB_1-a나 PB_2-a 중 둘 중 하나만 눌러도 릴레이 Ry가 여자되어 Ry-b가 떨어지면서 점등되었던 RL이 점멸된다. OR 회로와 반대로 PB_1-a나 PB_2-a 중 둘 중 하나만 누르면 점멸되는 NOR 회로가 된다.

(d) 회로 동작설명

해답

입력		출력
PB_1-a	PB_2-a	RL
0	0	1
0	1	0
1	0	0
1	1	0

(b) 진리표

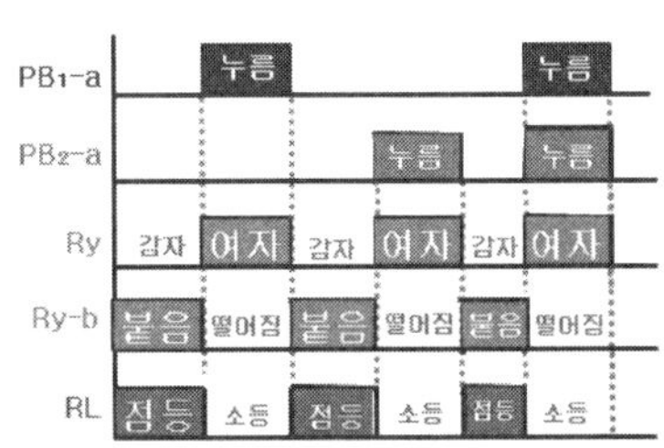

(c) 타임 차트

문/제/10

릴레이 2개를 이용하여 Ry_1, Ry_2가 a접점을 직렬로 접속한 AND 회로이다. Ry_1-a, Ry_2-a 양쪽이 다 눌렀을 때 램프가 점등된다. 타임 차트와 진리표를 작성하라.

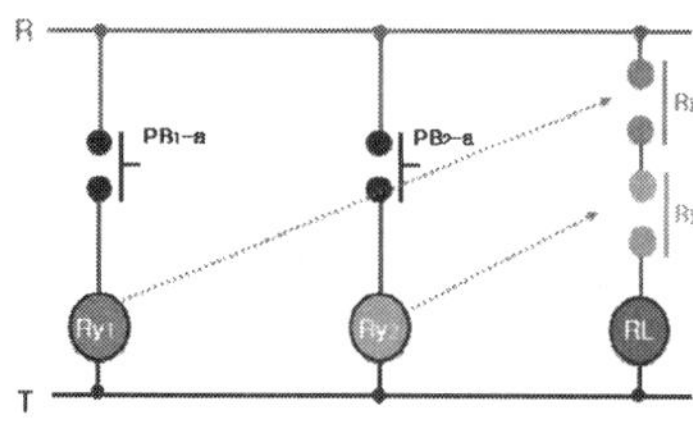

(a) 시퀀스 회로도

입력		출력
PB1-a	PB2-a	RL
0	0	
0	1	
1	0	
1	1	

(b) 진리표

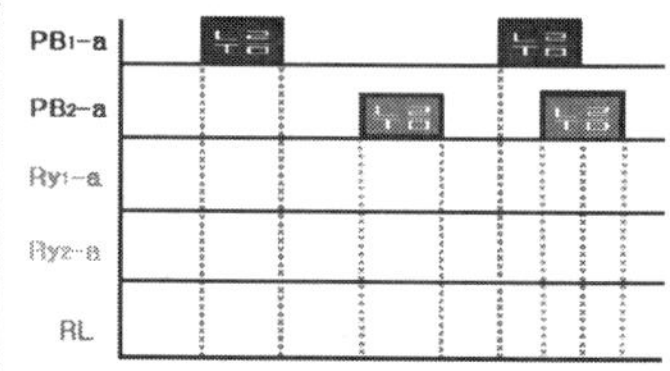

(c) 타임 차트

> PB_1-a와 PB_2-a 둘 다 눌러야 릴레이 Ry_1과 Ry_2가 여자되어 Ry_1-a와 Ry_2-a가 동시에 붙어 램프 RL이 점등되어 논리곱(AND) 동작을 하게 된다.

(d) 회로 동작설명

해답

입력		출력
PB1-a	PB2-a	RL
0	0	0
0	1	0
1	0	0
1	1	1

(b) 진리표

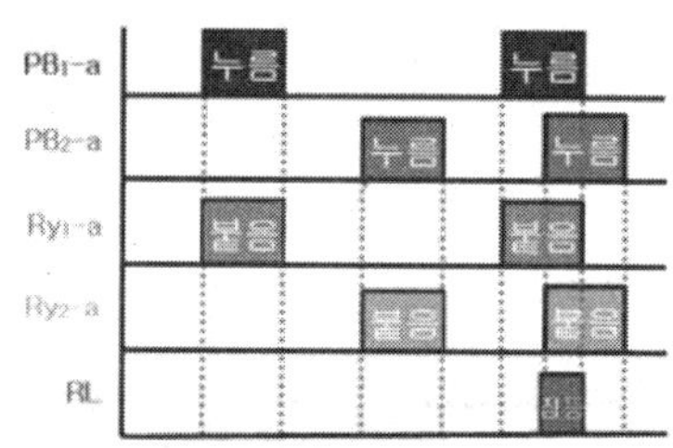

(c) 타임 차트

문/제/11

PB S/W와 릴레이 2개를 이용하여 릴레이 a접점을 병렬로 접속하고 램프는 Ry_1-a, Ry_2-a 중 접점이 붙으면 점등하는 OR 회로이다. 타임 차트와 진리표를 작성하라.

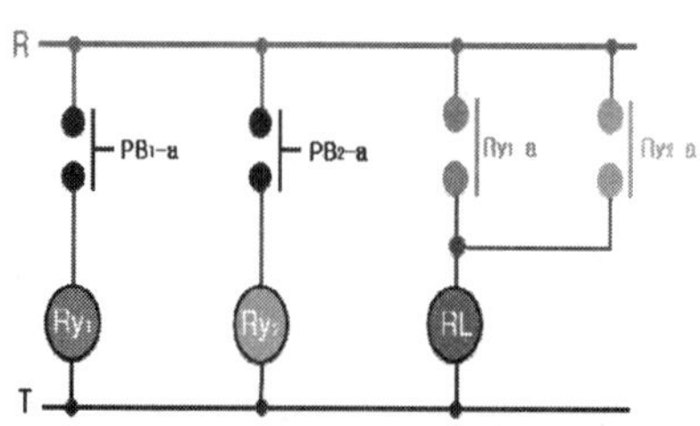

(a) 시퀀스 회로도

입력		출력
PB1-a	PB2-a	RL
0	0	
0	1	
1	0	
1	1	

(b) 진리표

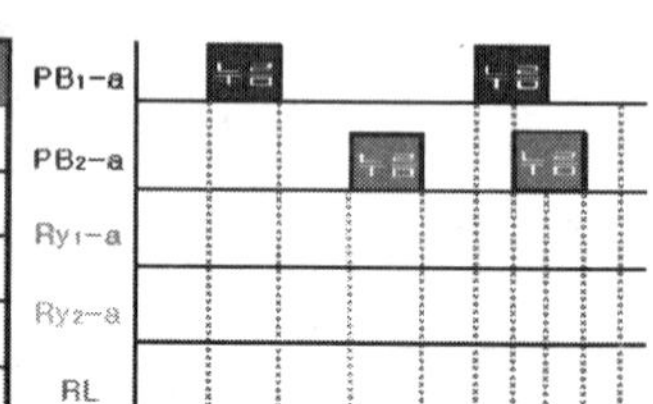

(c) 타임 차트

PB₁-a와 PB₂-a 둘 중 하나만 누르면 릴레이 Ry₁과 Ry₂ 둘 중 하나만 여자되어도 접점 Ry₁-a나 Ry₂-a가 붙어 램프 RL이 점등되어 논리합(OR) 동작을 하게 된다.

(d) 회로 동작설명

해답

입력		출력
PB₁-a	PB₂-a	RL
0	0	0
0	1	1
1	0	1
1	1	1

(b) 진리표

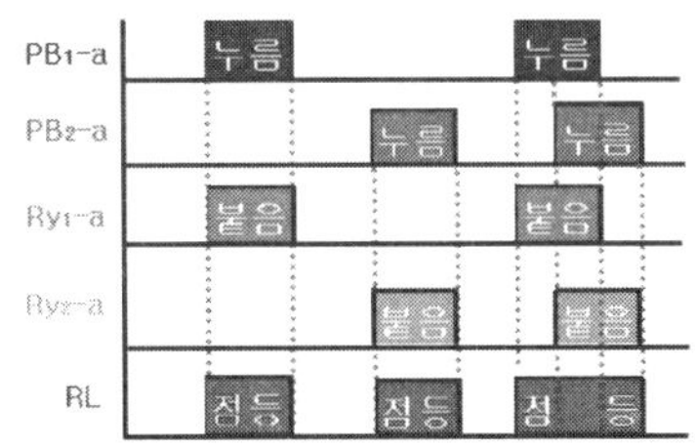

(c) 타임 차트

문/제/12

Exclusive-OR 회로이다. 릴레이 2개의 입력 a접점과 b접점이 동시에 여자와 감자될 때 한 라인은 동작되어 출력이 나오는 회로이다. 배타적 논리합이라 한다. 타임 차트와 진리표를 작성하라.

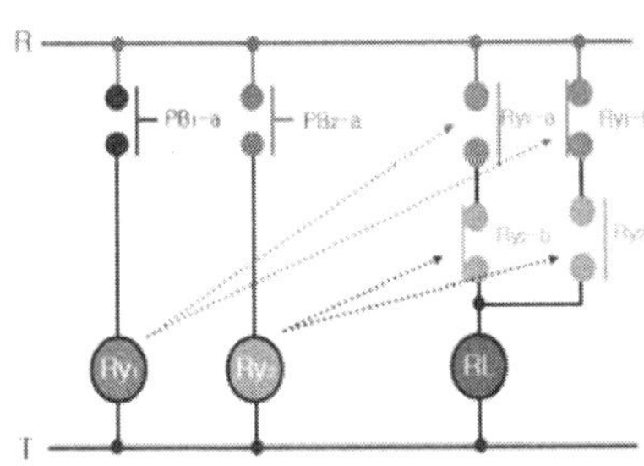

(a) 시퀀스 회로도

입력		출력
PB₁-a	PB₂-a	RL
0	0	
0	1	
1	0	
1	1	

(b) 진리표

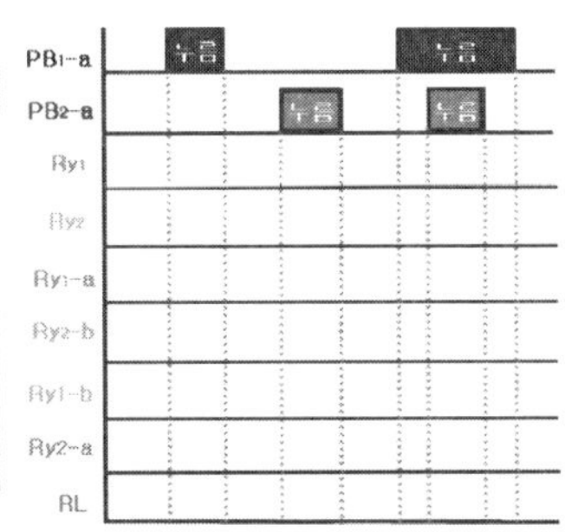

(c) 타임 차트

Ry₁와 Ry₂가 동시에 여자되거나 감자가 되면 Ry₁-a가 붙고 Ry₂-b가 떨어지거나, Ry₁-b가 붙고 Ry₂-a가 떨어져서 램프 RL이 점멸된다. 이런 동작을 배타적 논리합(XOR)이라고 한다.

(d) 회로 동작설명

해답

입력		출력
PB1-a	PB2-a	RL
0	0	0
0	1	1
1	0	1
1	1	0

(b) 진리표

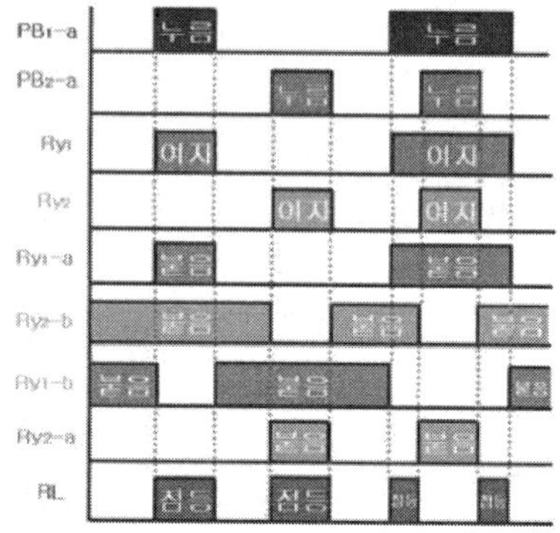

(c) 타임 차트

(3) 전기 시퀀스의 자기 유지회로와 인터록 회로

1) 시퀀스의 자기 유지회로

릴레이 접점을 이용하여 자기의 동작을 여자하려는 회로이다. 자기 유지회로는 한 번 입력된 신호는 차단신호가 있기까지 여자되므로 일명 기억회로라고 하며, 동력 배선작업이나 자동제어회로, 유 · 무 접점회로에 많이 사용된다.

① PB S/W를 누르고 있는 동안에는 릴레이가 여자되어 Ry-a가 붙어 RL 램프가 점등되고, PB S/W를 놓으면 릴레이가 감자되어 RL 램프가 소등된다.

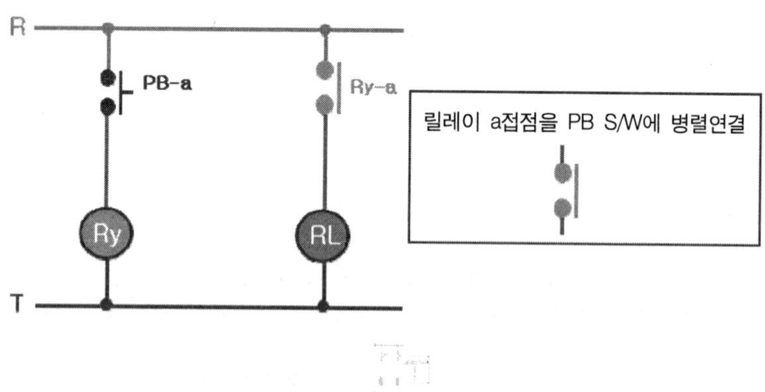

[그림 4-51] PB S/W 릴레이 점등회로

② PB S/W를 누르면 릴레이가 여자되어 Ry_1-a가 붙어 자기 유지회로가 됨과 동시에 Ry_2-a접점이 붙어 RL 램프가 점등되고, PB S/W를 놓아도 릴레이가 여자되어 있으므로 RL 램프가 계속 점등된다. 자기 유지회로는 릴레이 a접점을 PB S/W 앞면이나 뒷면에 추가 결선한다.

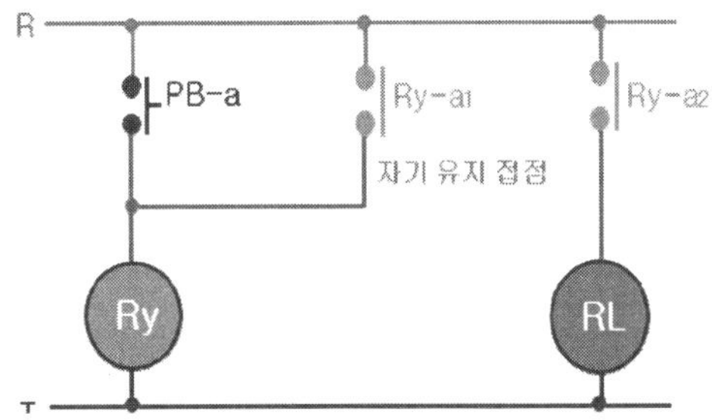

[그림 4-52] 자기 유지회로

2) PB-S/W와 릴레이의 자기 유지회로 동작설명

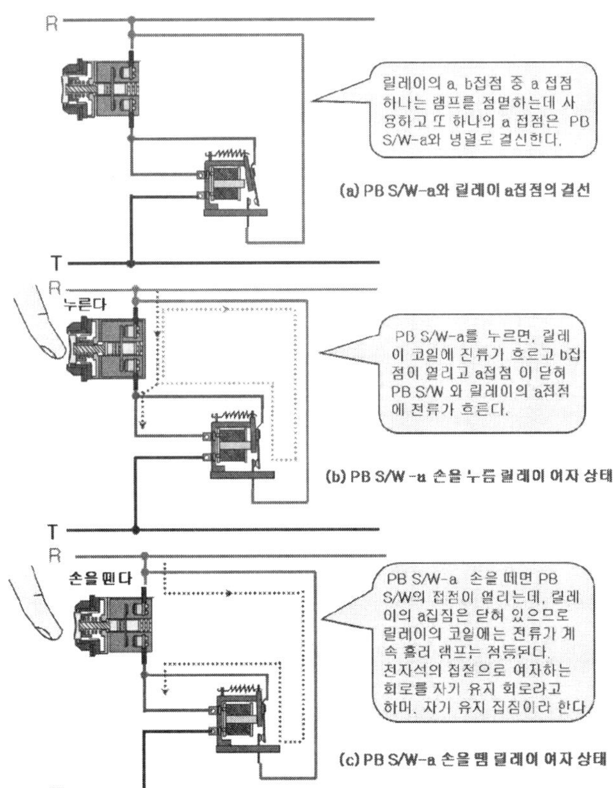

(a) PB S/W-a와 릴레이 a접점의 결선

(b) PB S/W-a 손을 누름 릴레이 여자 상태

(c) PB S/W-a 손을 뗌 릴레이 여자 상태

[그림 4-53] PB S/W와 릴레이의 자기 유지회로 동작

문/제/13

자기 유지회로의 타임 차트와 진리표를 작성하라.

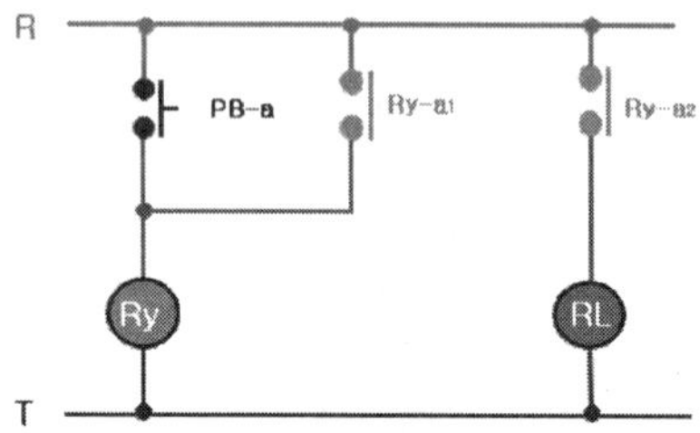

(a) 시퀀스 회로도

입력	출력
PB-a	RL
0	
1	

(b) 진리표

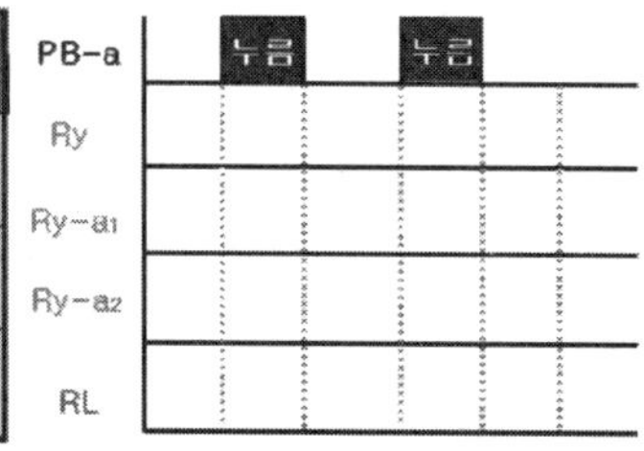

(c) 타임 차트

PB-a를 누르면 접점 Ry-a_1과 Ry-a_2가 동시에 붙으면서 RL이 점등된다. 후에 PB-a가 떨어져도 Ry-a_1가 계속 붙어 있으므로 Ry가 자기 유지되어 RL이 계속 점등된다.

(d) 회로 동작설명

해답

입력	출 력
PB-a	RL
0	0
1	1

(b) 진리표

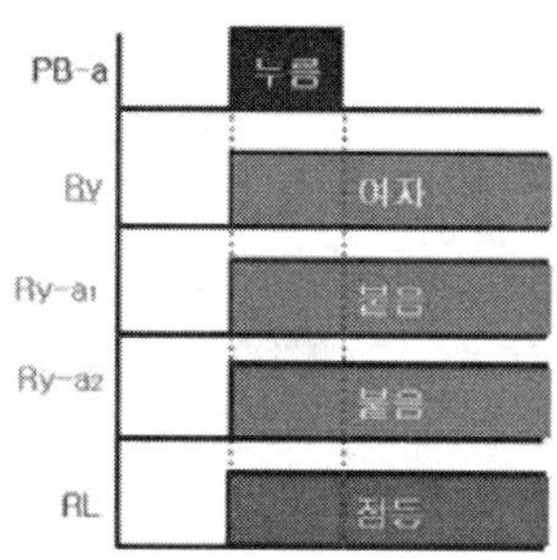

(c) 타임 차트

문/제/14

자기 유지회로의 PB-S/W, PB_2-b를 추가하고 PB_2-b를 누르면 자기 유지가 감자되어 램프가 소등하는 회로이다. 이 회로의 타임 차트, 진리표를 작성하라.

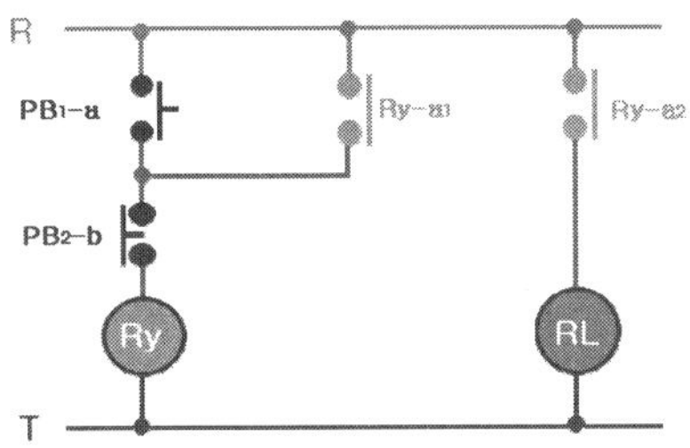

(a) 시퀀스 회로도

입력		출력
PB_1-a	PB_2 b	RL
0	0	
0	1	
1	0	
1	1	

(b) 진리표

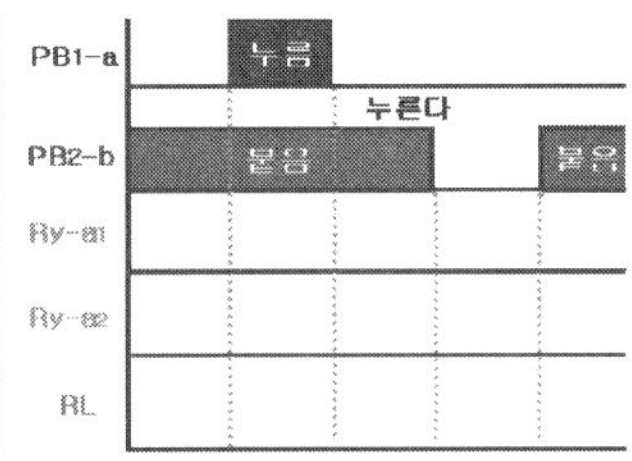

(c) 타임 차트

PB$_1$-a를 누르면 접점 Ry-a$_1$과 Ry-a$_2$가 동시에 붙으면서 RL이 점등된다. 후에 PB$_1$-a가 떨어져도 Ry가 자기 유지되어 여전히 여자되어 있어 RL이 점등되어 있게 된다. 이때 PB$_2$-b를 누르면 Ry의 자기 유지가 끊어지면서 감자되어 RL이 점멸된다.

(d) 회로 동작설명

해답

입력		출력
PB_1-a	PB_2-b	RL
0	0	0
0	1	0
1	0	1
1	1	0

(b) 진리표

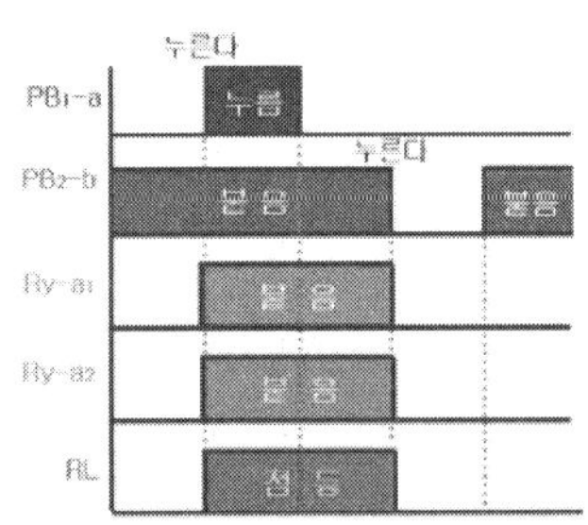

(c) 타임 차트

문/제/15

b접점 우선 자기 유지회로이며, PB S/W인 PB_1-a를 누르면 자기 유지회로가 되면서 램프가 점등되고, PB_2-b를 누르면 릴레이가 감자되어 자기 유지가 해제되고 램프가 소등되는 회로이다. 타임 차트와 진리표 작성하고 동작상태를 설명하라.

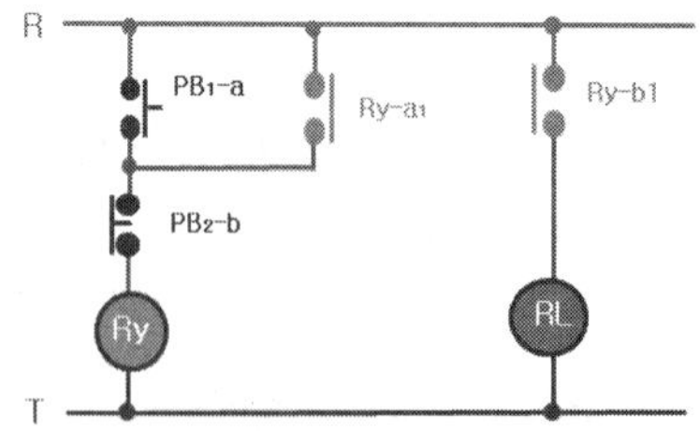

(a)시퀀스 회로도

입력		출력
PB₁-a	PB₂-b	RL
0	0	
0	1	
1	0	
1	1	

(b) 진리표

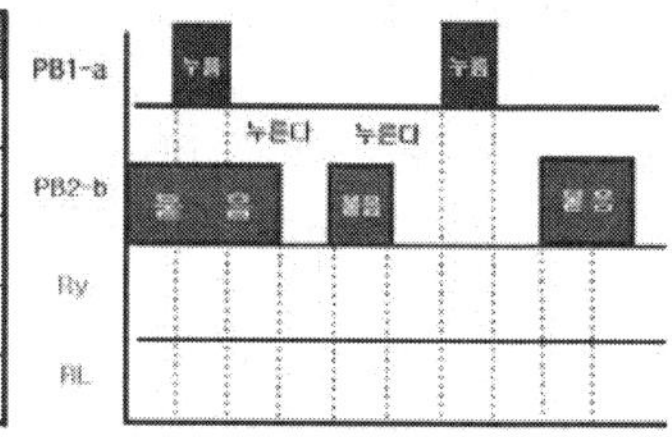

(c) 타임 차트

b접점 우선 자기 유지회로는 PB_1-a를 누르면 릴레이가 여자되어 자기 유지회로가 되면서 램프가 점등되고, PB_2-b를 누르면 릴레이가 감자되어 자기 유지가 해제되고 램프가 소등되는 회로이다. PB_2-b의 S/W를 먼저 누르면 회로가 정지되고 최초의 상태로 원상 복구된다.

(d) 회로 동작설명

해답

입력		출력
PB₁-a	PB₂-b	RL
0	0	0
0	1	0
1	0	1
1	1	0

(b) 진리표

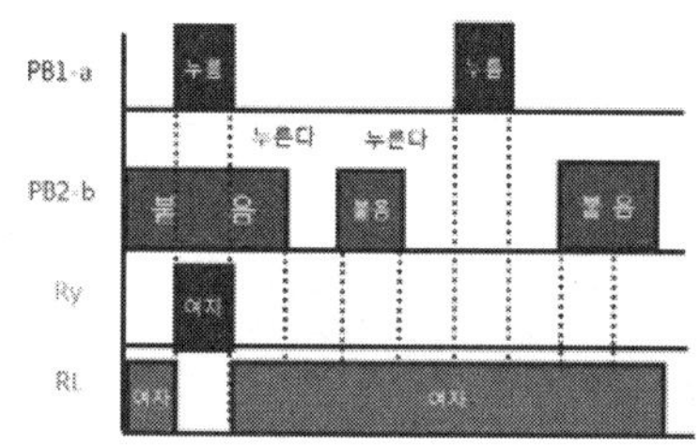

(c) 타임 차트

문/제/16

a접점 우선 자기 유지회로이며, PB S/W인 PB_1-a를 누르면 릴레이가 여자되어 램프가 점등되고, PB_2-b를 누르면 릴레이가 감자되어 자기 유지가 해제되고 램프가 소등되는 회로이다. PB_1-a, PB_2-b를 동시에 누르면 자기 유지는 해제되고, PB_1-a를 누르고 있는 동안은 회로가 동작한다. 타임 차트와 진리표를 작성하고, 동작상태를 설명하라.

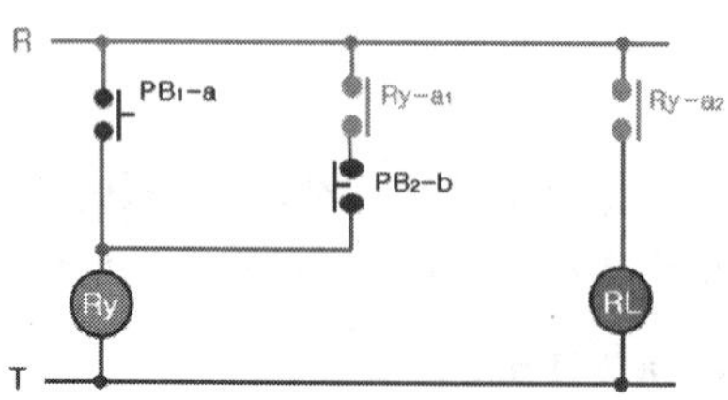

(a) 시퀀스 회로도

PB₁-a	PB₂-b	RL
0	0	
0	1	
1	0	
1	1	

(b) 진리표

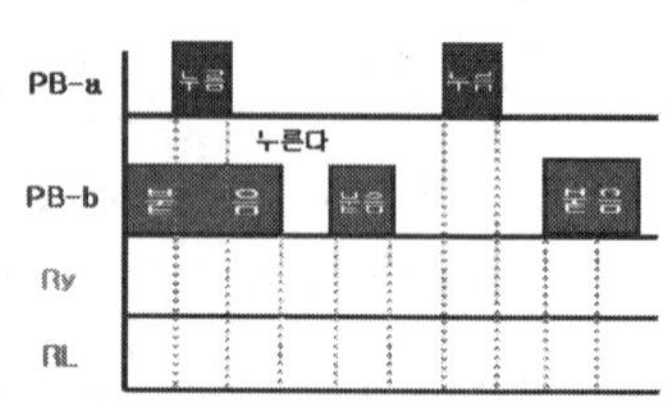

(c) 타임 차트

a접점 우선 자기 유지회로이며, PB S/W인 PB_1-a를 누르면 릴레이가 여자되면서 램프가 점등되고, PB_2-b를 누르면 릴레이가 감자되어 자기 유지가 해제되고 램프가 소등되는 회로이다. PB_1-a, PB_2-b를 동시에 누르면 자기 유지는 해제되나 PB_1-a를 누르고 있는 동안은 회로가 동작한다. PB_1-a S/W가 우선으로 동작한다.

(d) 회로 동작설명

해답

입력		출력
PB1-a	PB2-b	RL
0	0	0
0	1	0
1	0	1
1	1	1

(b) 진리표

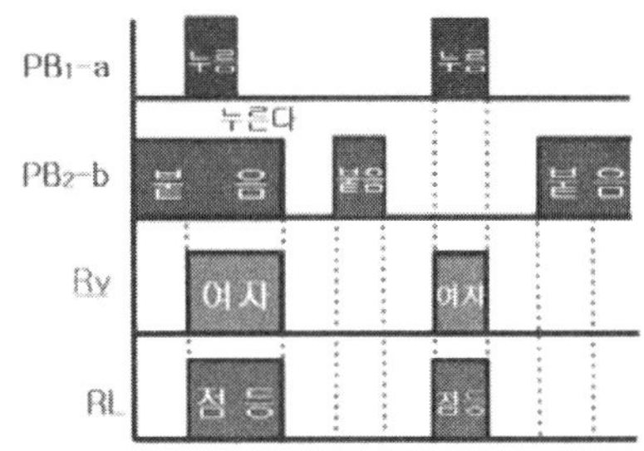

(c) 타임 차트

문/제/17

버스에서 하차용 PB_1-a과 PB_2-a가 있다. 승객이 하차할 때에 어느 한 쪽의 버튼을 누르면 운전석의 하차용 램프가 계속 점등이 되고, 버저 소리가 울리고 운전기사는 PB_3-b를 누르면 램프가 소등되고 버저 소리가 멈추는 시퀀스 회로를 설계하라. 단, PB_2-b 우선 동작회로로 설계한다.

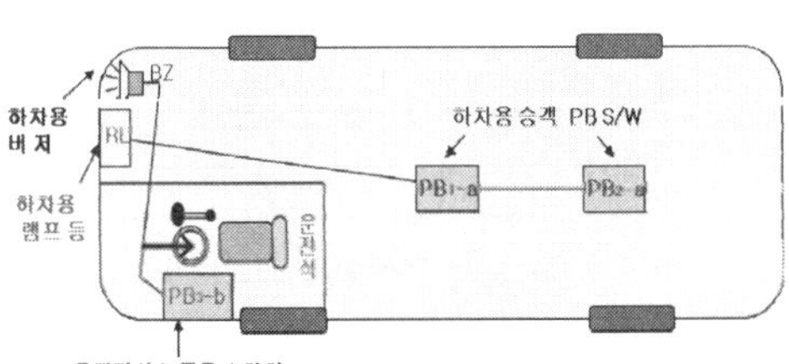

(a) 버스 내부 배치도

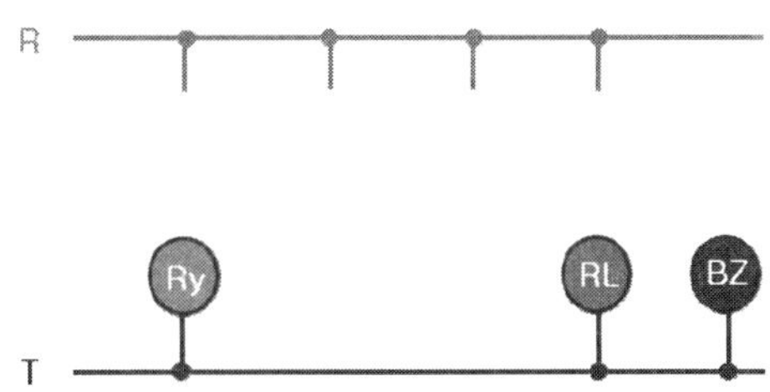

(b) 버스 하차용 표시등 및 버저 회로 기구배치도

PB_1-a와 PB_2-a 둘 중 하나만 눌러도 Ry가 여자되고 접점 Ry-a_1과 Ry-a_2가 붙고 PB를 뗀 후에도 접점 Ry-a_1때문에 Ry가 자기 유지되어 계속적으로 RL가 점등되고 버저(BZ)가 울리게 된다. 이때 PB_3-b를 누르면 접점 Ry-a_1이 떨어져 Ry의 자기 유지가 끊기면서 버저와 램프의 동작이 멈추게 된다.

(c) 회로 동작설명

해답

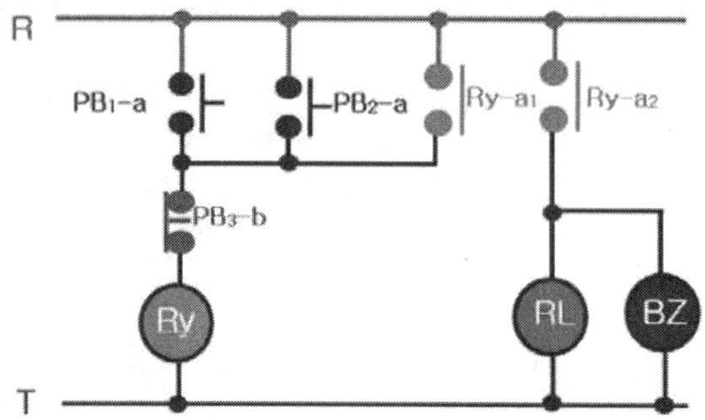

(b) 버스 하차용 표시등 및 버저 회로설계도

문/제/18

전원에 가까운 쪽의 회로가 먼저 동작하는 회로를 순서 우선 동작회로라고 한다.
PB S/W의 PB_1-a, PB_2-a, PB_3-a, PB_4-b에 대한 릴레이 Ry_1, Ry_2, Ry_3의 순서로 동작한다.
Ry_1이 동작하지 않으면 Ry_2가 동작하지 않고 Ry_3도 동작하지 않는다.
타임 차트를 완성하고 순서 우선 동작회로를 설명하라.

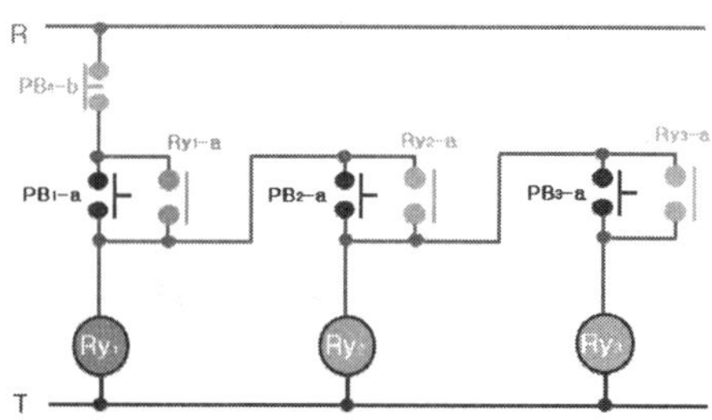

(a) 순서 우선동작 회로도

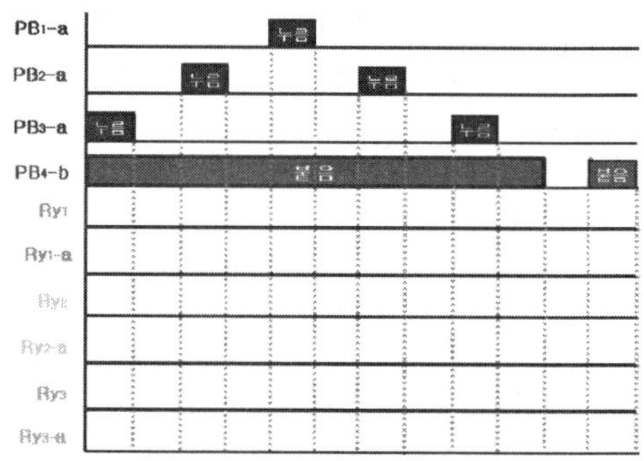

(b) 순서 우선동작 회로도 타임 차트

> 순서 우선 동작회로이며 전원 쪽에 가까운 PB_1-a를 먼저 눌러야 릴레이 Ry_1이 여자되어 PB_1-a를 놓아도 Ry_1-a접점이 붙어 자기 유지되므로 PB_2-a에 전원이 투입된다. PB_2-a를 누르면 릴레이 Ry_2가 여자되어 Ry_2-a접점이 붙어 자기 유지되므로 PB_3-a에 전원이 투입된다. PB_3-a를 누르면 릴레이 Ry_3가 여자되어 Ry_3-a접점이 붙어 자기 유지된다.
> 릴레이 Ry_1, Ry_2, Ry_3을 순서로 여자시켜 동작하는 회로이다. Ry_1이 동작하지 않으면 Ry_2가 동작하지 않고 Ry_3도 동작하지 않는다. PB_1-a를 먼저 눌러야 하며, PB_2-a, PB_3-a 둘 중 먼저 눌러도 동작하지 않으므로 꼭 PB_1-a를 먼저 눌러야 동작한다.

(c) 회로 동작설명

해답

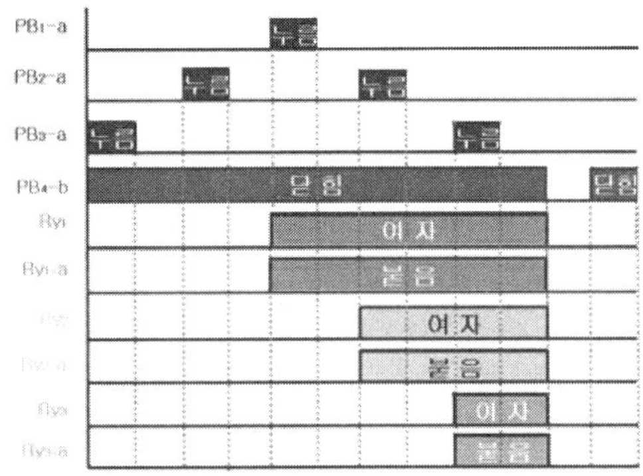

(b) 순서 우선동작 회로도 타임 차트

3) 시퀀스의 인터록 회로

기기보호나 작업자의 안전을 위해 2개의 회로기기 사이에 출력이 동시에 나오지 않도록 하기 위해 기기의 동작상태를 나타내는 접점을 사용하여 관련된 기기의 동작을 금지하는 회로이다.

선행 우선 동작회로 또는 상대 동작 금지회로라고 하며 인터록 회로라 한다. 한쪽이 동작하고 있는 경우에 다른 쪽의 회로에 입력이 있어도 동작하지 않도록 하는 회로이다. 퀴즈 대회와 같이 먼저 버튼을 누른 쪽의 램프가 점등되는 회로이고 전동기의 정회전 · 역회전 등의 회로에 응용된다.

문/제/19

PB_1-a와 PB_2-a의 회로를 결선하고 좌, 우의 PB S/W를 누르면 RL과 GL 양쪽의 램프가 점등되는 회로이다. 인터록 회로를 이용하여 좌, 우 어느 쪽이든 먼저 누른 PB S/W의 램프만 점등되는 회로를 작성하라. PB S/W는 계속 누르고 있어야 한다.

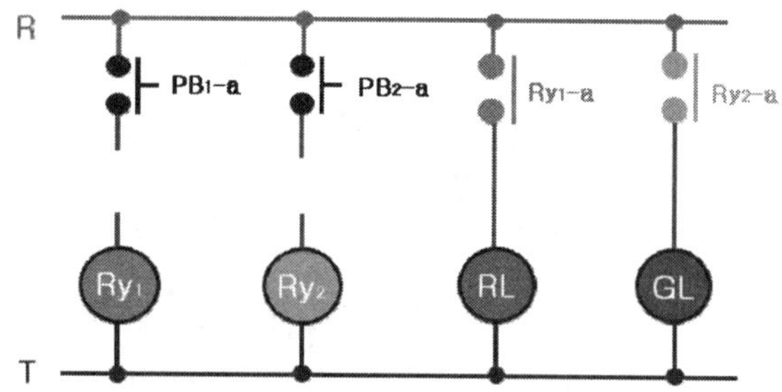

(a) 인터록 회로의 기구배치도

PB$_1$-a를 누르면 Ry$_1$가 여자되어 접점 Ry$_1$-a가 붙고 Ry$_1$-b가 떨어지면서 RL이 점등되고 PB$_2$-a를 누르더라도 Ry$_2$가 여자되지 않는다. 반대로 PB$_1$-a를 떼고 PB$_2$-a를 누르면 GL이 점등되고 PB$_1$-a를 눌러도 Ry$_1$가 여자되지 않는다.

(b) 회로 동작설명

해답

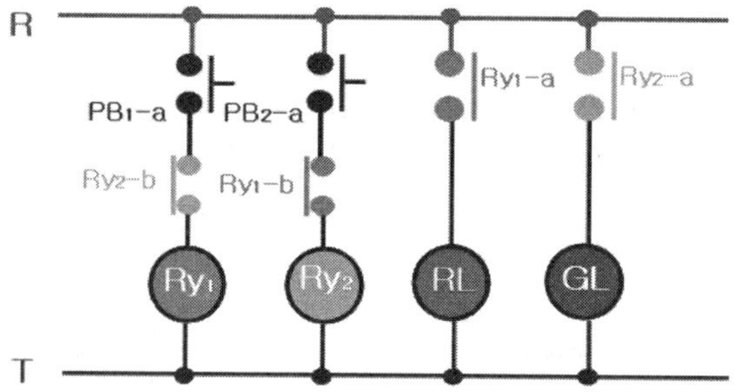

(a) 인터록 회로의 회로도

4) PB S/W와 릴레이의 인터록 회로 동작설명

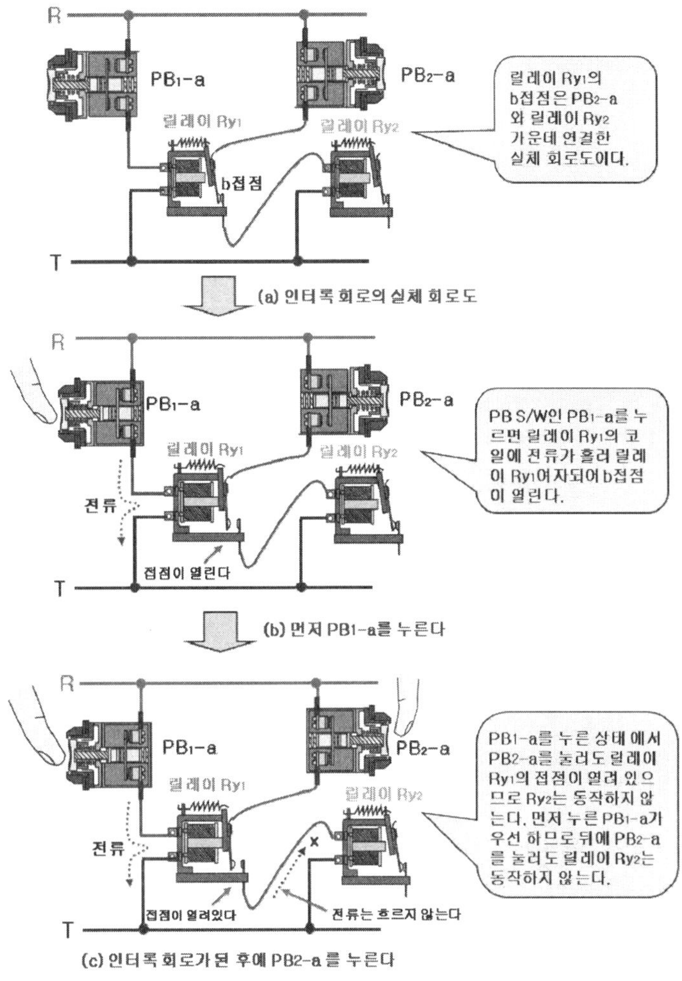

[그림 4-54] PB S/W와 릴레이의 인터록 회로 동작

5) PB S/W와 릴레이의 인터록 시퀀스 회로 동작설명

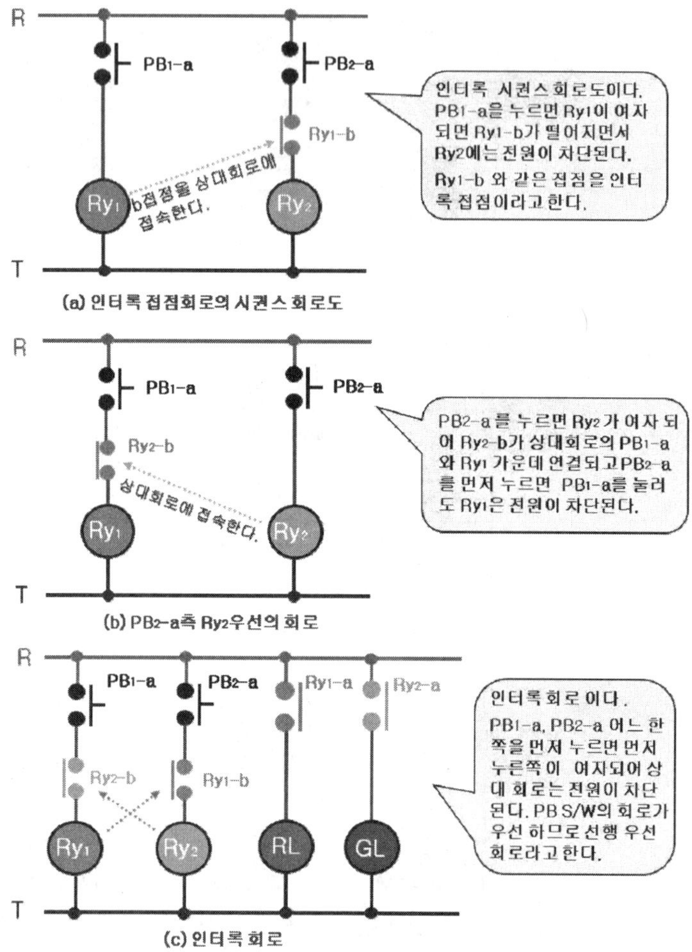

[그림 4-55] PB S/W와 릴레이의 인터록 시퀀스 회로 동작

문/제/20

PB S/W와 릴레이의 인터록 시퀀스 회로도 동작설명에서 (c)의 PB_1-a와 PB_2-a를 눌렀을 때 릴레이는 어떤 동작을 하는지 타임 차트와 램프 RL과 GL의 타임 차트를 완성하고, 인터록 동작회로를 설명하라.

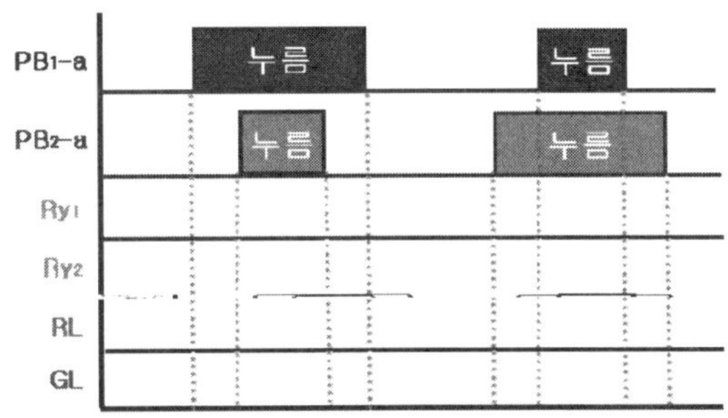

(a) 인터록 회로 타임 차트

PB S/W를 먼저 누르면 우선하여 동작하고 PB_1-a, PB_2-a 중에 뒤에 누른 PB_1-a, PB_2-a는 동작하지 않는다. PB_1-a, PB_2-a 어느 한 쪽을 먼저 누르면 먼저 누른 쪽이 여자되어 상대회로는 전원이 차단된다. PB S/W의 푸시버튼이 우선하므로 선행 우선회로라고 한다.

(b) 회로 동작설명

해답

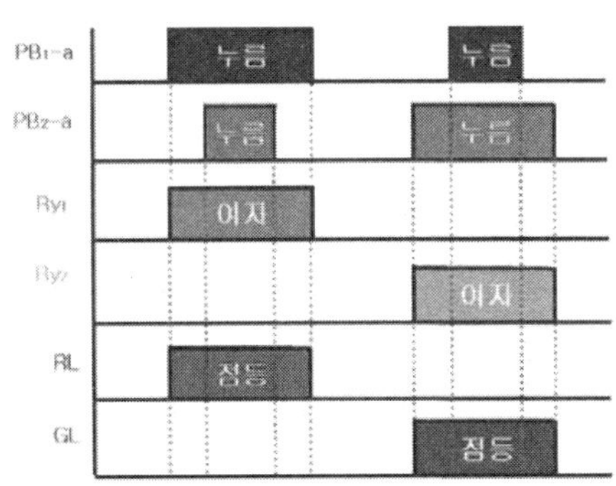

(a) 인터록 회로 타임 차트

문/제/21

인터록 회로에서는 PB S/W를 누르면 램프가 점등되고 PB S/W에서 손을 떼면 소등되고 원상태로 복귀한다. 그 후에 누른 PB S/W측의 램프가 점등된다. 손을 떼어도 먼저 누른 쪽의 램프가 계속 점등하는 회로의 시퀀스 회로도를 작성하라(PB_1-a, PB_2-a접점을 누르고 있는 상태에서는 램프를 소등할 수 없으므로 정지용의 PB_3-b를 접속한다).

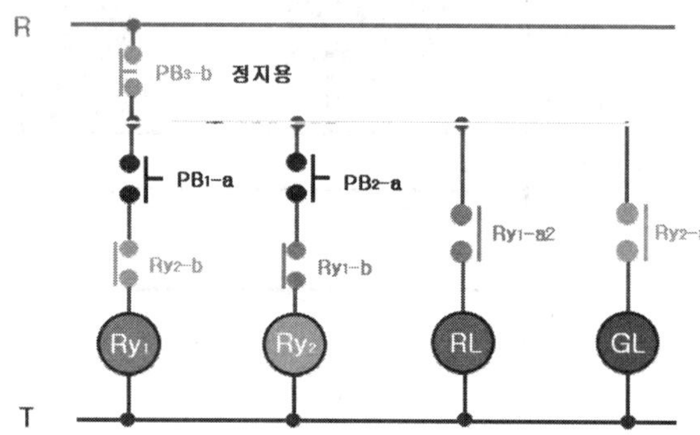

(a) 인터록 회로

해답

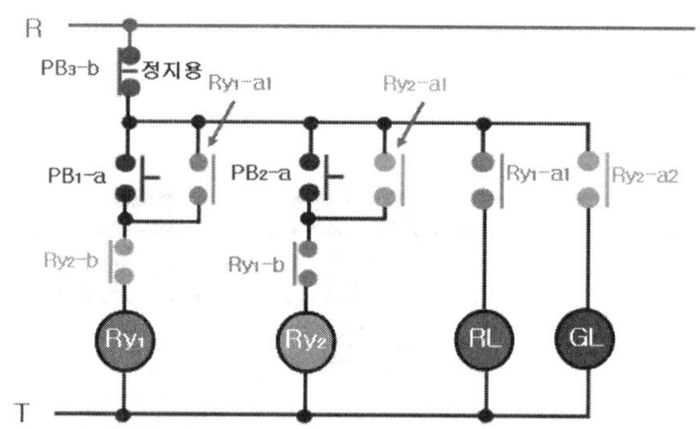

(a) 자기 유지회로와 인터록 회로

문/제/22

문제 21의 자기 유지회로와 인터록 회로에서 PB S/W를 PB_1-a, PB_2-a, PB_3-b를 누를 때 릴레이와 접점 동작상태와 RL과 GL램프의 타임 차트를 작성하라.

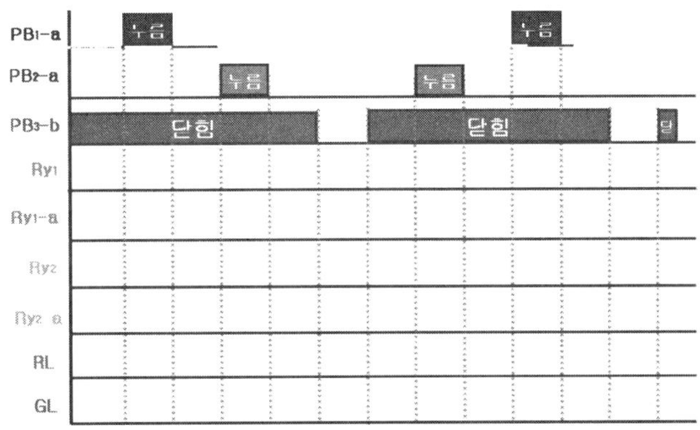

(a) 자기 유지회로와 인터록 회로 타임 차트

해답

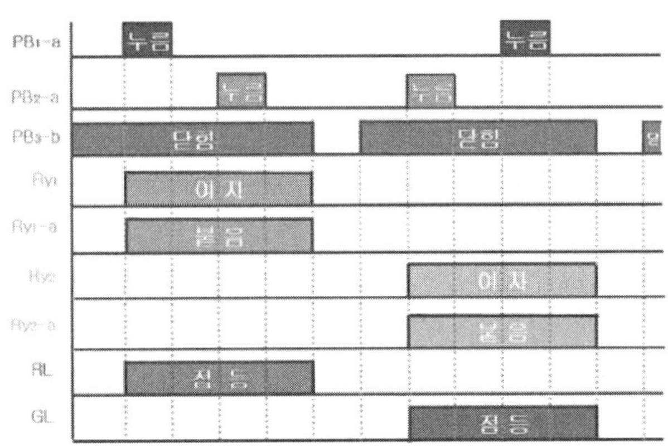

(a) 자기 유지회로와 인터록 회로 타임 차트

문/제/23

인터록 회로는 PB S/W를 먼저 누른 회로가 먼저 동작하는 회로에 대해서 배웠으나, 여기서는 PB_1-a 먼저 눌러도 뒤에 PB_2-a를 누를 때 PB_2-a가 먼저 동작하는 후 입력 우선회로 도면이다. 회로도의 타임 차트를 작성하라.

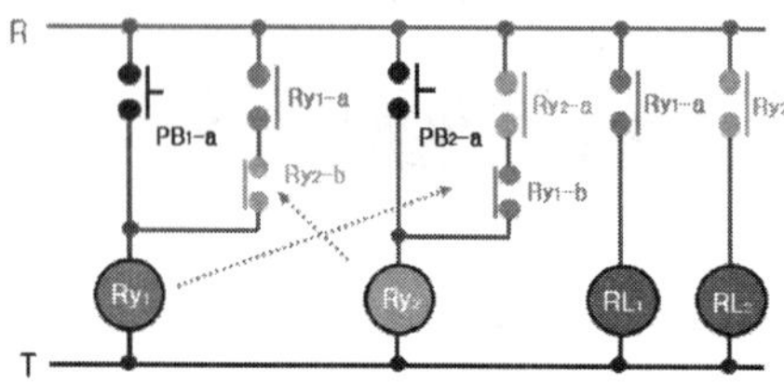

(a) 시퀀스 회로도

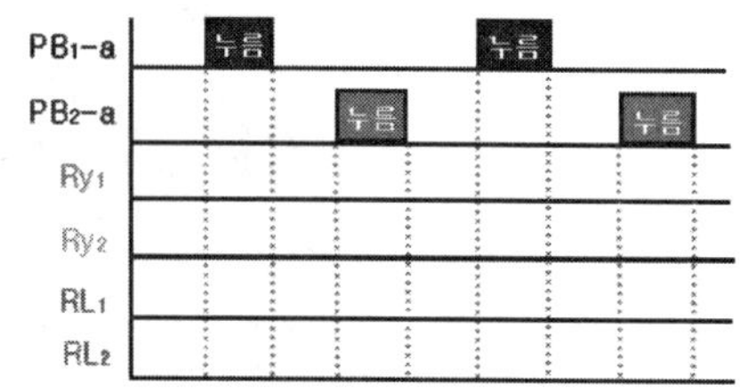

(b) 타임 차트

해답

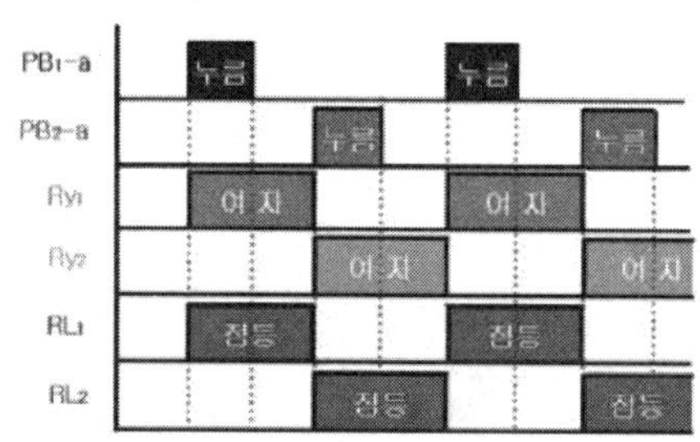

(b) 타임 차트

문/제/24

선수1, 선수2, 선수3, 3명이 퀴즈 대회에 참가하고 있다. 문제를 듣고 PB S/W를 누르고 난 다음 정답을 말하는 퀴즈 대회이다. 가장 빨리 PB S/W를 누른 사람의 램프만 점등하는 회로를 설계하라. 단, PB S/W에서 손을 떼어도 램프가 계속 점등되어야 하며, 진행자 버튼 PB_4-b를 눌러 다음 퀴즈 문제를 진행할 수 있도록 한다.

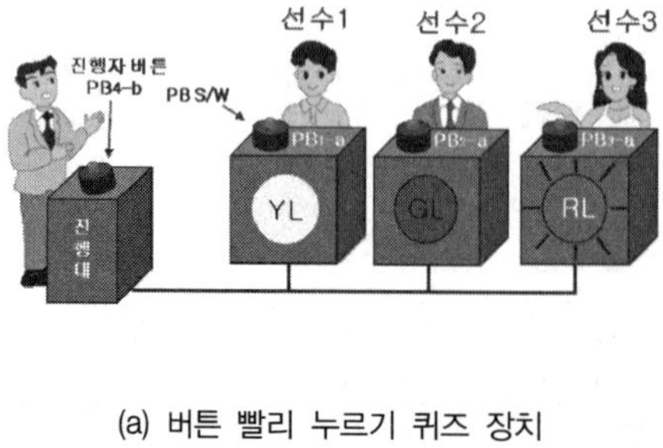

(a) 버튼 빨리 누르기 퀴즈 장치

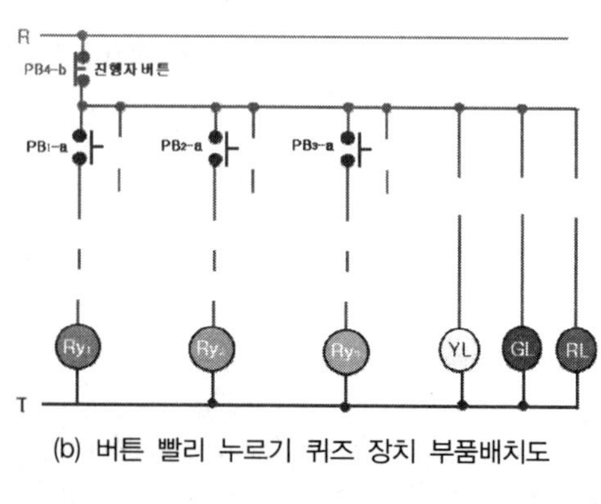

(b) 버튼 빨리 누르기 퀴즈 장치 부품배치도

가장 먼저 PB_1-a를 누르면 Ry_1가 여자되어 자기 유지 접점 Ry_1-a_1이 붙고 PB_1-a를 떼어도 Ry_1-a_2에 연결된 YL이 계속 켜지게 된다. 또한 각 Ry_2, Ry_3에 직렬로 연결된 Ry_1-b_1, Ry_1-b_2가 떨어지면서 PB_2-a나 PB_3-a를 누르더라도 Ry_2, Ry_3가 여자되지 않는다. 이때 PB_4-b를 누르면 Ry_1이 감자되면서 YL이 점멸된다.

(c) 회로 동작설명

해답

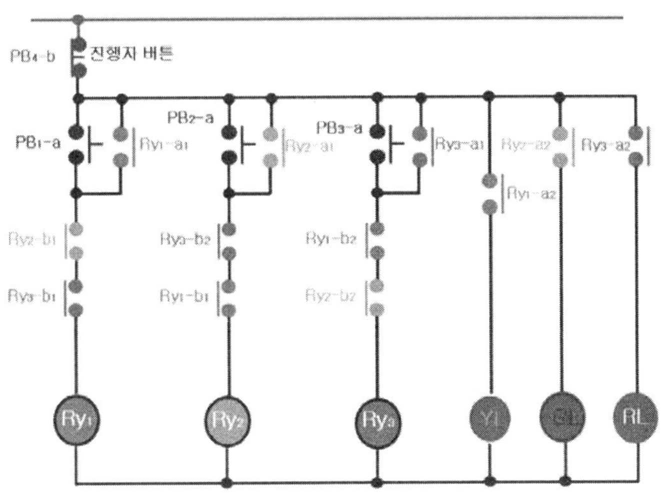

(b) 버튼 누르기 퀴즈 장치 시퀀스 회로도

(4) 타이머를 이용한 회로

1) 타이머의 종류

타이머의 기본동작을 익히고, 기본회로를 이해해야 한다. 타이머는 보통 두 가지 종류의 동작을 올바로 이해하면 된다.

① 온 딜레이 타이머(on delay timer) : 동작할 때에 시간이 지연된다. 타이머에 입력신호를 주면 설정시간이 지난 후에 접점이 동작하는 것을 온 딜레이 타이머(한시동작형)라고 한다.

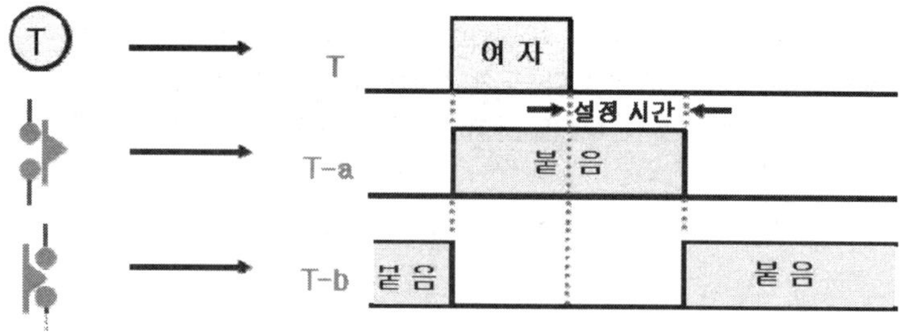

(a) 심벌 기호 (b) 타임 차트

[그림 4-56] 온 딜레이 타이머

② 오프 딜레이 타이머(off delay timer) : 복귀할 때에 시간이 지연된다. 타이머의 입력신호를 제거하고 설정시간이 지난 후에 접점이 동작하는 것을 오프 딜레이 타이머(한시복귀형)라고 한다.

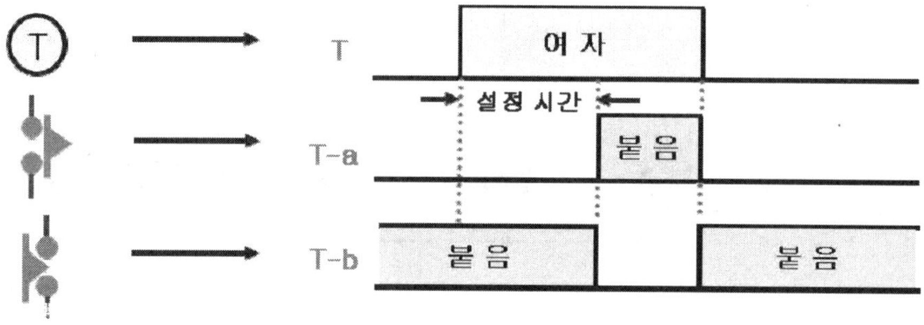

(a) 심벌 기호 (b) 타임 차트

[그림 4-57] 오프 딜레이 타이머

2) 타이머의 종류별 기호와 동작방식

〈표 4-9〉 타이머의 종류별 기호와 동작방식

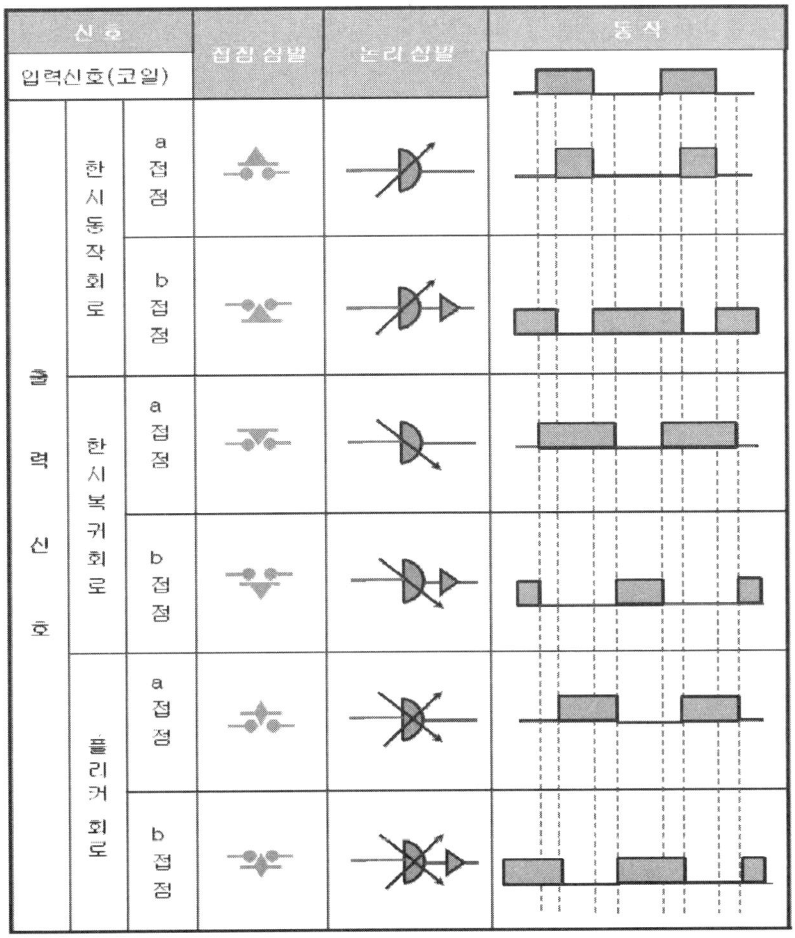

3) 온 딜레이 타이머 회로

타이머에 입력신호를 주면 설정시간이 지난 후에 접점이 동작하는 것을 온(on) 딜레이 타이머라고 한다. 일반적으로 온 딜레이 회로를 타이머라고 하며 설정시간이 지난 후 전기기기가 운전 또는 정지한다.

문/제/25

온 딜레이 타이머를 사용한 램프 점멸회로이다. 타이머의 설정시간 5초를 설정하면 PB-a는 5초 이상 눌러 주어야 타이머가 동작한다. 타임 차트를 완성하라.

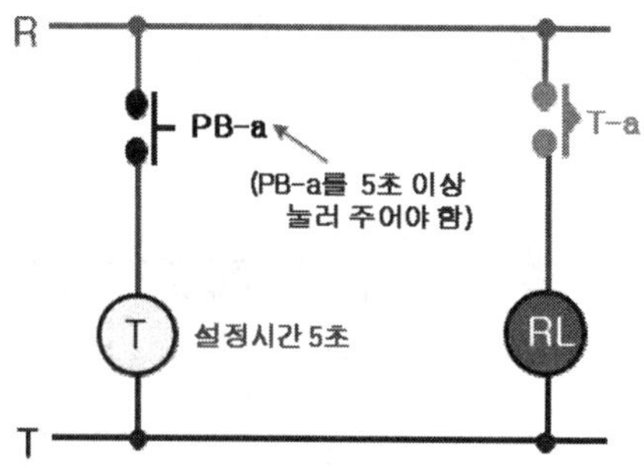

(a) 온 딜레이 타이머 회로

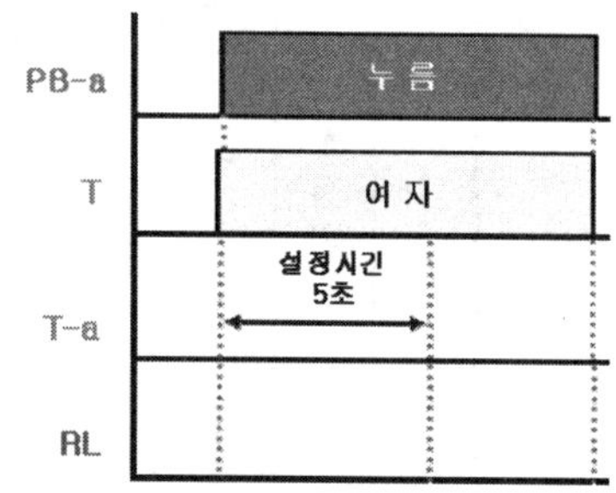

(b) 타임 차트

PB-a를 누르고 있으면 타이머에 전류가 흘러 여자되고 5초 후에 T-a가 붙어 램프가 점등된다. PB-a에 손을 떼면 타이머에 전류가 안 흘러 감자되고 즉시 소등된다(지연 동작회로라고 하며 PB-a는 5초 이상 눌러 주어야 램프가 점등된다).

(c) 회로 동작설명

해답

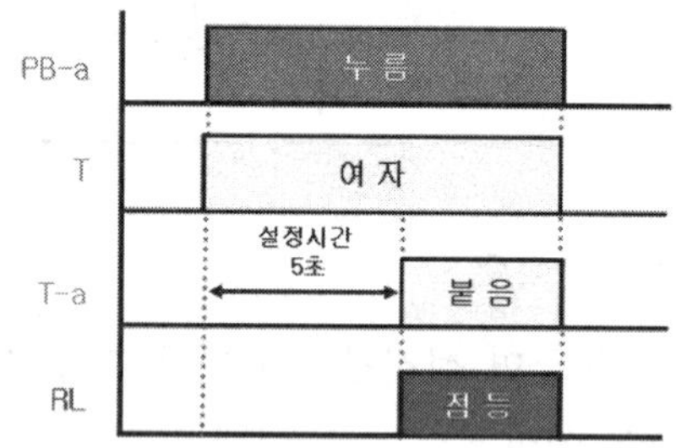

(b) 타임 차트

문/제/26

온 딜레이 타이머 회로에 릴레이 Ry를 이용하여 자기 유지와 Ry-a를 연결하여 점등되는 회로를 완성하고 타임 차트를 작성하라.

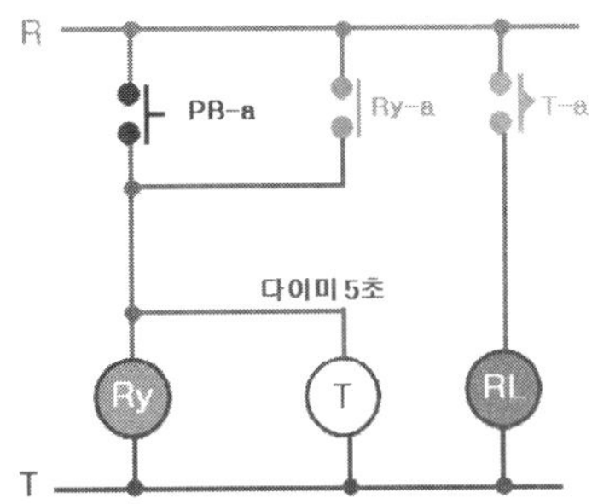

(a) 시퀀스 회로도

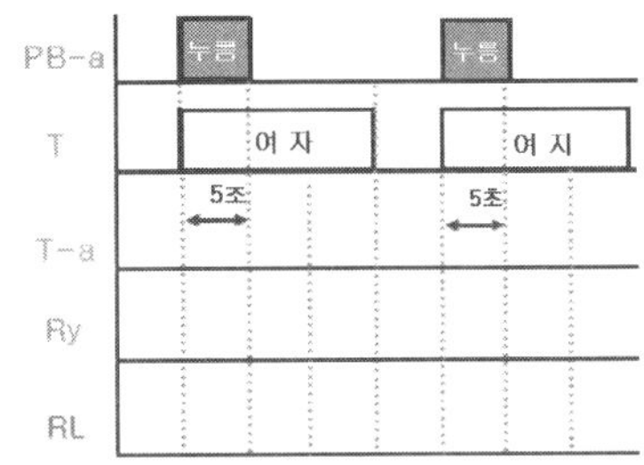

(b) 타임 차트

PB-a를 누르면 타이머와 릴레이에 전류가 흘러 여자되고 릴레이는 자기 유지회로가 된다. 5초 후에 T-a가 붙어 램프가 점등된다. PB-a에 손을 떼도 릴레이와 타이머에 전류가 흘러 여자되어 있으므로 계속 점등된다.

(c) 회로 동작설명

해답

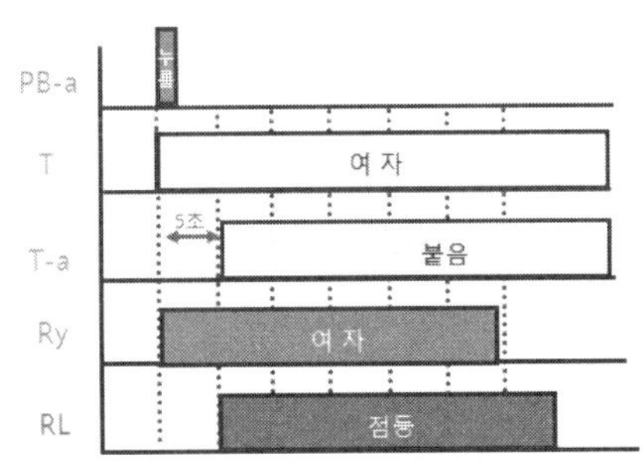

(b) 타임 차트

문/제/27

문제 26은 램프가 점등되면 소등이 안 된다. 정지용의 PB_2-b를 추가하고 PB-a를 누르면 릴레이가 자기 유지되고 5초 지난 후에 램프가 점등되고, PB_2-b를 누르면 소등되는 시퀀스 회로와 타임 차트를 작성하라.

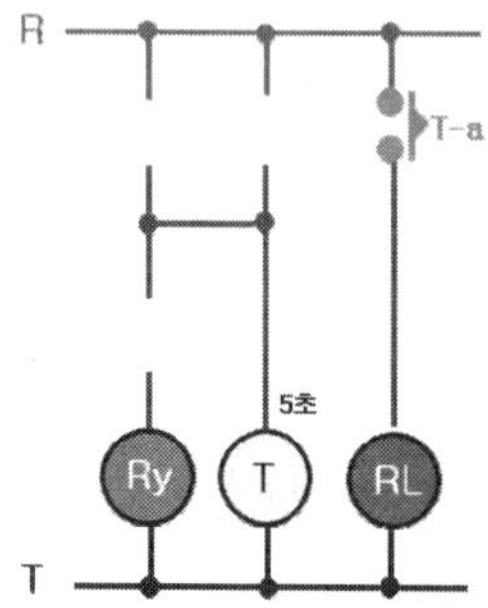

(a) 시퀀스 회로도

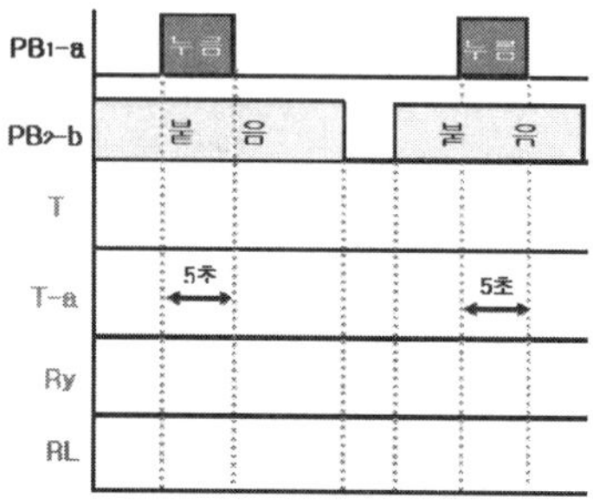

(b) 타임 차트

해답

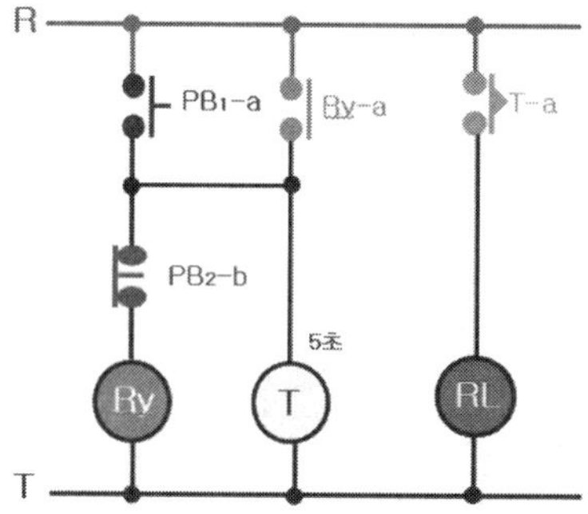

(a) 시퀀스 회로도

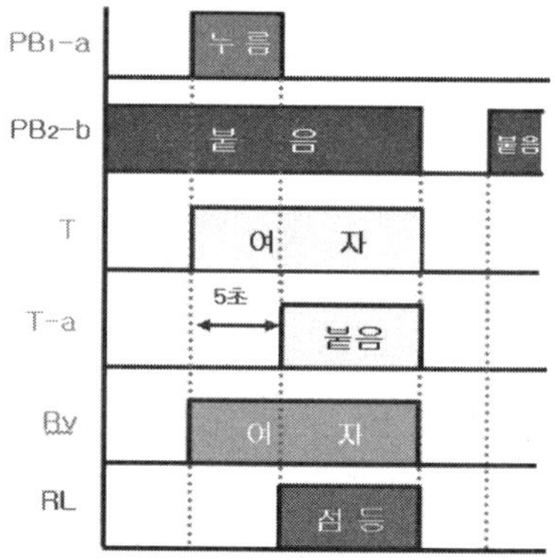

(b) 타임 차트

문/제/28

PB_1-a를 누르면 릴레이와 타이머가 자기 유지되고 타이머가 5초간 점등되어 있다가 타이머 b접점이므로 5초 지난 후에 램프가 소등되고 PB_2-b를 누르면 소등되는 시퀀스 회로와 타임 차트를 작성하라.

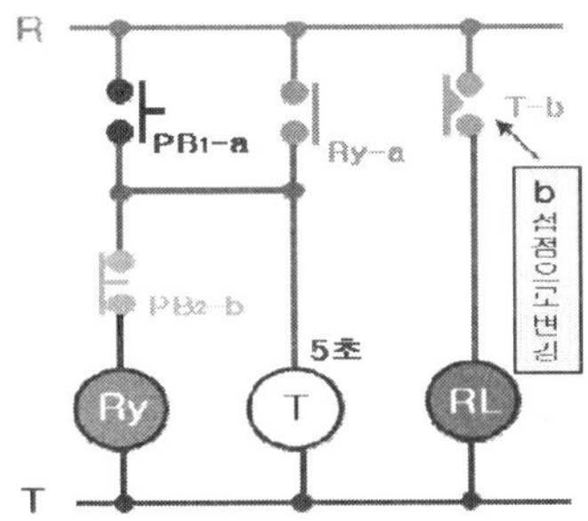

(a) 시퀀스 회로도

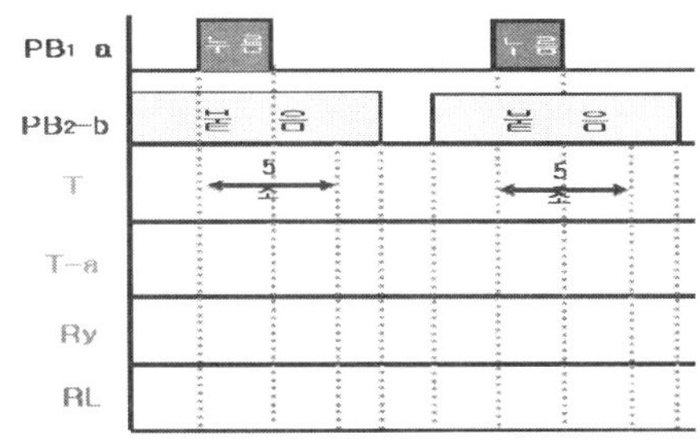

(b) 타임 차트

해답

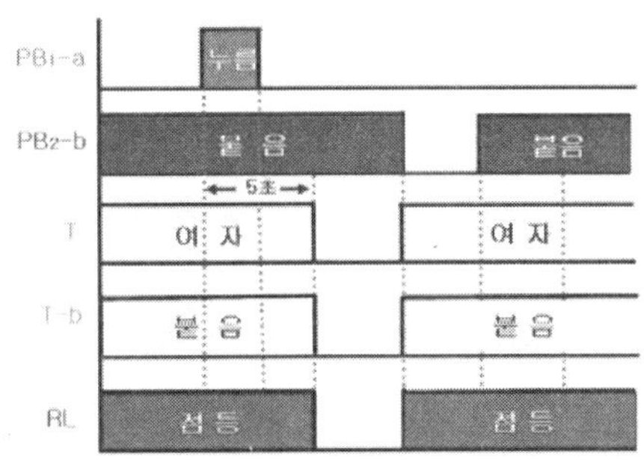

(b) 타임 차트

4) 일정 시간 동작회로

타이머에 입력신호를 주면 일정한 시간만 동작하고 자동적으로 원상 복귀하는 회로를 일정 시간 동작회로 또는 원 숏(one-shot) 회로라고 한다. 전기기기 등을 설정시간만 동작시킬 경우에 사용한다.

문/제/29

정지용 PB S/W인 PB-b 대신 타이머인 T-b접점을 결선하고 타이머는 5초를 설정한다. 램프 회로에 릴레이 a접점을 연결하고 타임 차트와 회로 동작설명을 하라.

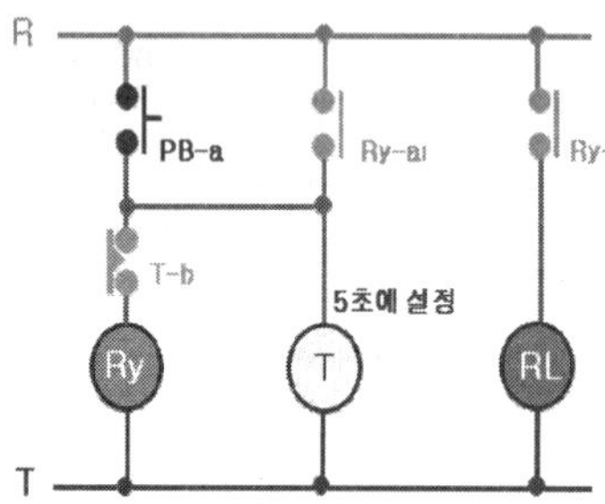

(a) 시퀀스 회로도

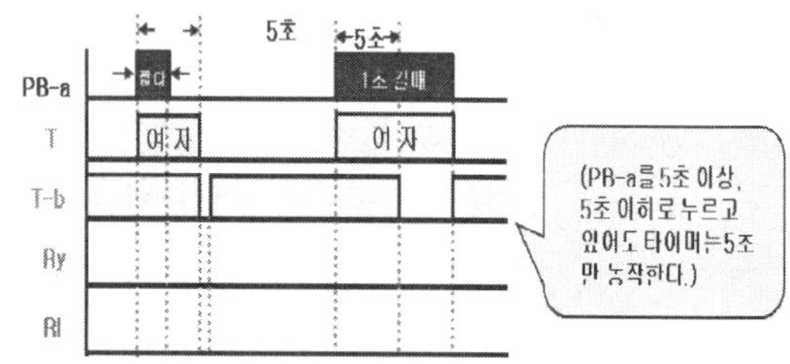

(b) 타임 차트

PB-a를 누르면 Ry와 T가 여자되어 릴레이 Ry-a₁이 자기 유지되고 Ry-a₂가 붙어 램프 RL이 점등된다. 그리고 5초 후에 타이머의 T-b접점이 떨어진다. 그리고 릴레이가 감자되어 RL 램프가 소등된다. 일정 시간 동작회로는 PB S/W를 누르면 5초간만 램프가 점등된다. 이러한 회로를 일정 시간 동작회로라 한다.

(c) 회로 동작설명

해답

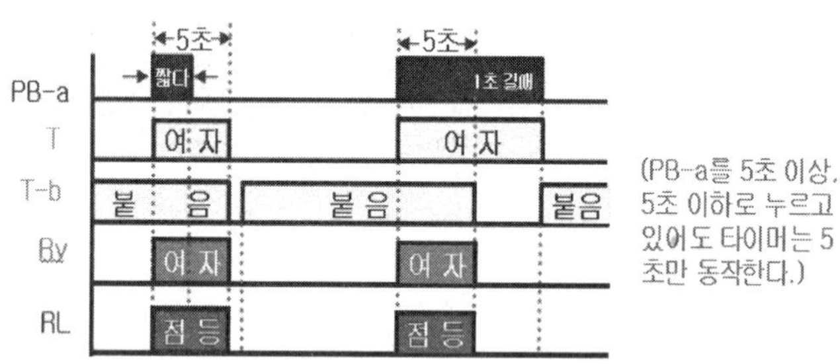

(b) 타임 차트

문/제/30

버스 안에 하차용 PB_1-a와 PB_2-a가 있다. 승객이 PB_1-a이나 PB_2-a 중 어느 PB S/W를 먼저 누르던 운전석의 램프가 점등되고 동시에 버저가 5초간 울리는 회로를 설계하라. 운전기사는 정지용 스위치 PB_3-b를 누르면 램프가 소등된다.

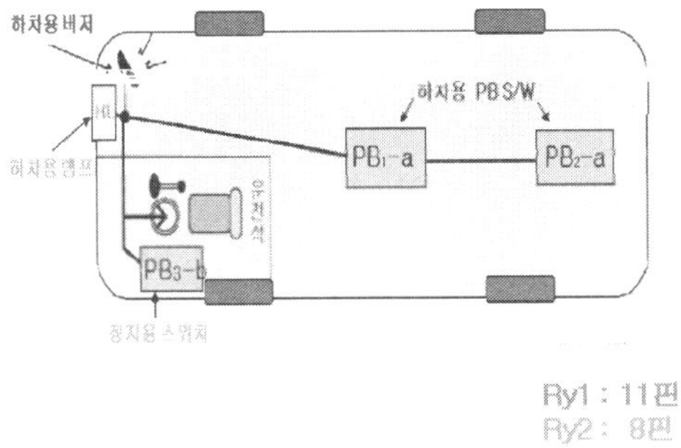

(a) 버스 내부 배치도

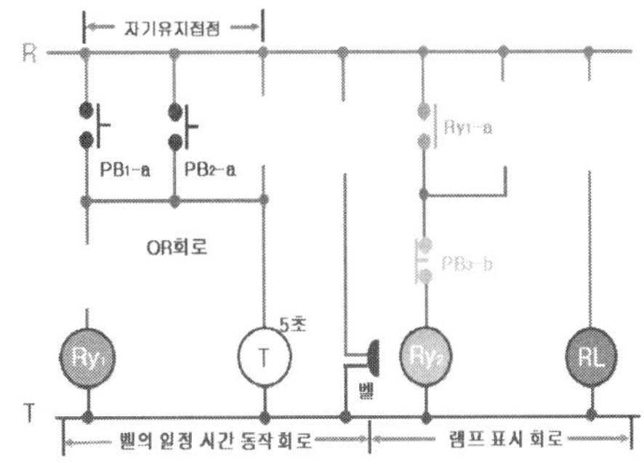

(b) 버스 하차용 표시등 및 버저 회로 기구배치도

PB_1-a, PB_2-a 둘 중 하나만 눌러도 자기 유지 접점 Ry_1-a_1이 붙고 동시에 벨에 연결된 접점 Ry_1-a_2도 붙어 벨이 울리며 Ry_1-a_3도 붙고 RL이 점등된다. 5초 후 타이머에 의해 Ry_1에 연결된 T-b가 떨어지면서 벨이 멈추게 된다. 하지면 또 다른 자기 유지 접점 Ry_2-a_1에 의해 RL은 계속 점등상태로 있다가 PB_3-b가 눌리면 RL까지 꺼지게 된다.

(c) 회로 동작설명

해답

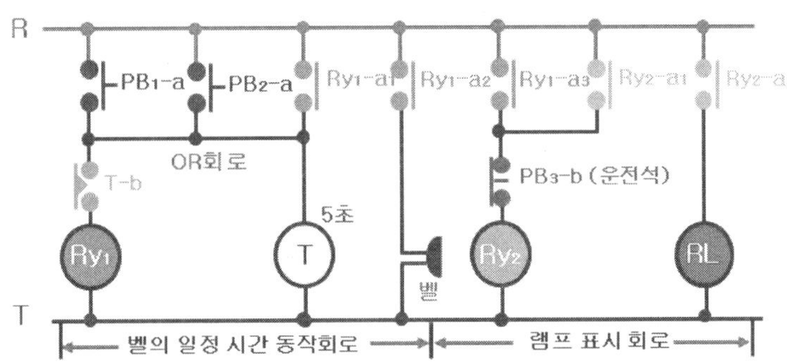

(b) 버스 하차용 표시등 및 버저 회로도

5) 플리커 회로

플리커(flicker) 릴레이를 이용하여 자동적으로 램프 점멸이나 버저 소리를 주기적으로 내는 회로이다. 전기기기 등을 주기적으로 동작시키는 회로를 플리커 회로 또는 주기 동작회로라고 한다.

문/제/31

PB-a를 누르고 있는 동안만 주기적으로 램프를 점멸시킨다. T_1은 2초, T_2는 4초에 설정하고 타임 차트를 작성한다. 회로의 동작을 설명하라.

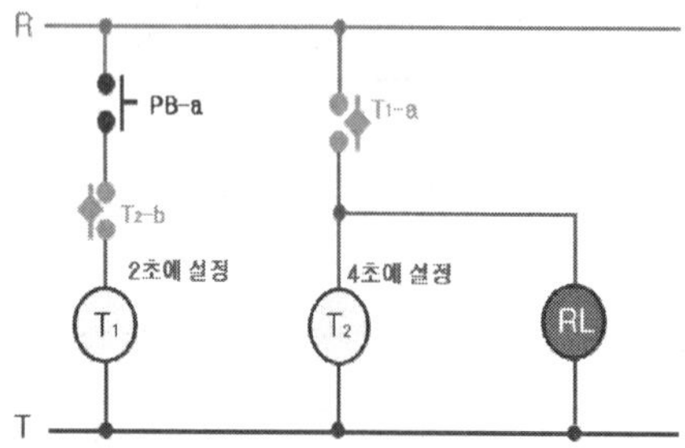

(a) 시퀀스 회로도

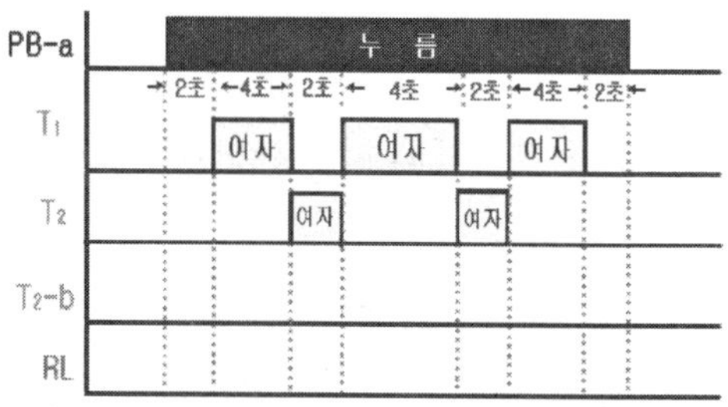

(b) 타임 차트

PB-a를 누르면 T_1이 여자되어 2초 후에 타이머 T_1-a접점이 닫히고 램프 RL이 점등된다. 동시에 타이머 T_2가 여자되어 4초 후에 타이머 T_2-b의 접점이 열리기 때문에 원래의 상태로 복귀하여 램프가 소등된다. PB S/W를 누르고 있는 동안은 같은 동작이 반복된다. 따라서 램프는 4초간 점등되고 2초간 소등되는 동작을 반복한다.

(c) 회로 동작설명

해답

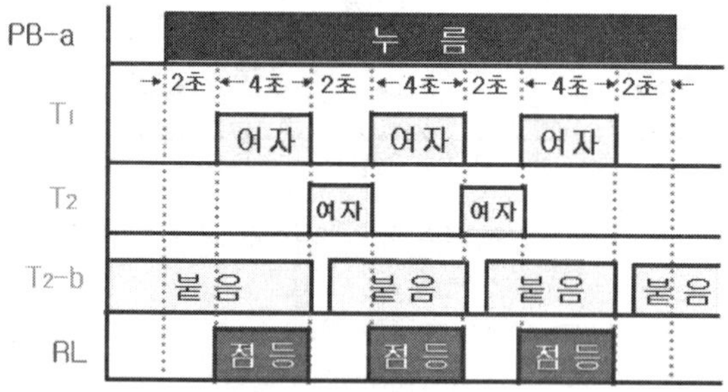

(b) 타임 차트

6) 순차 동작회로

입력신호를 인가하면 타이머 동작에 의하여 명령이 차례로 전송되는 회로를 순차 동작회로라 한다. 엘리베이터, 세탁기 등을 차례로 동작시킬 때나 교통신호등을 차례로 동작하는 회로이며 복잡하지만 가장 기본적인 회로이다.

문/제/32

교통신호등 RL, BL, GL 3개의 램프를 차례로 동작시키는 순차 동작회로이다. 이 회로에 타임 차트를 작성하고 회로를 설명하라.

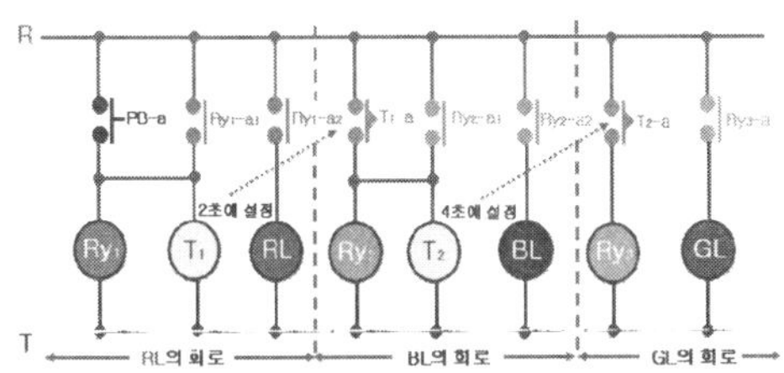

(a) 시퀀스 회로도

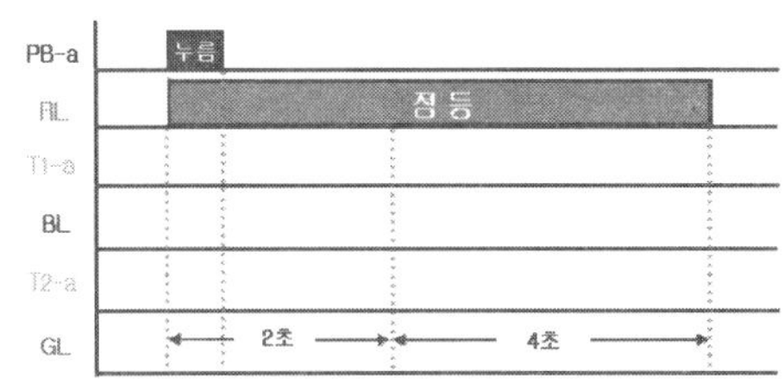

(b) 타임 차트

PB-a를 누르면 릴레이 Ry_1이 여자되어 Ry_1-a_1이 붙어 자기 유지되고 Ry_1-a_2가 붙어 램프 RL이 점등된다. 그리고 타이머 T_1이 여자되어 2초 후에 T_1-a가 붙어 Ry_2가 여자되어 Ry_2-a_1이 붙어 자기 유지되고 Ry_2-a_2가 붙어 램프 BL이 점등된다. 그리고 타이머 T_2가 여자되어 4초 후에 T_2-a가 붙어 Ry_3가 여자되어 Ry_3-a가 붙어 GL이 점등된다.

(c) 회로 동작설명

해답

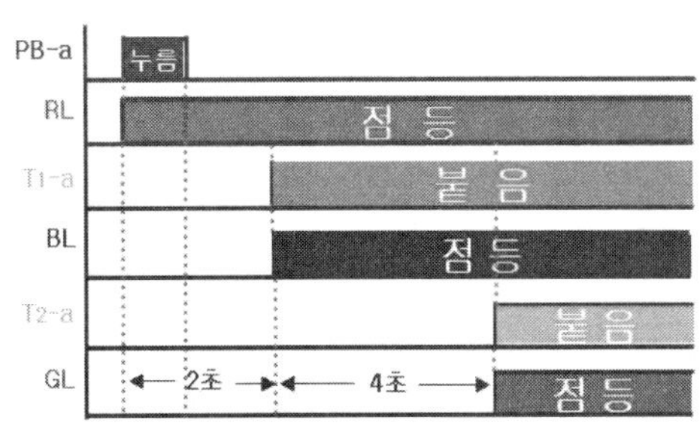

(b) 타임 차트

문/제/33

교통신호등의 3개의 램프 RL, BL, GL을 차례로 점멸하는 램프 순차 동작회로의 시퀀스 회로를 설계하고 타임 차트를 작성하라.

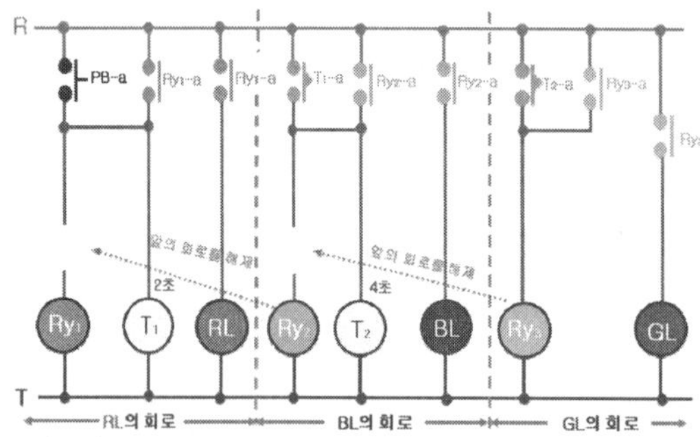

(a) 시퀀스 회로도

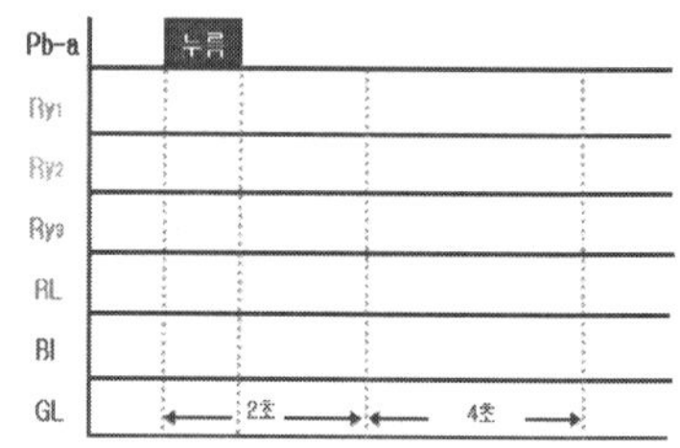

(b) 타임 차트

PB-a를 누르면 릴레이 Ry_1이 여자되어 Ry_1-a_1이 붙어 자기 유지되고 Ry_1-a_2가 붙어 램프 RL이 점등된다. 그리고 타이머 T_1이 여자되어 2초 후에 T_1-a가 붙어 Ry_2가 여자되어 Ry_2-a_1이 붙어 자기 유지되고, 동시에 Ry_1 바로 위쪽에 있는 Ry_2-b접점이 떨어지므로 Ry_1이 감자됨과 동시에 Ry_2-a_2가 붙어 램프 BL이 점등된다. 그리고 타이머 T_2가 여자되어 4초 후에 T_2-a가 붙어 Ry_3이 여자되면서 Ry_2 바로 위쪽에 있는 Ry_3-b접점이 떨어지므로 Ry_2가 감자된다. Ry_3-a_1이 붙어 자기 유지회로가 되고 Ry_3-a_2가 붙어 GL이 점등된다.

(c) 회로 동작설명

해답

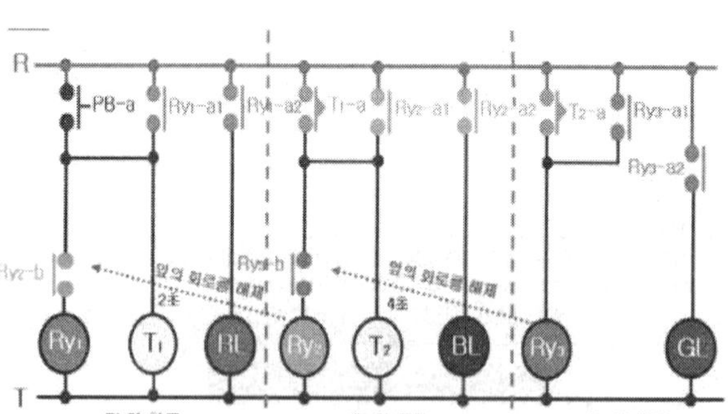

(a) 시퀀스 회로도

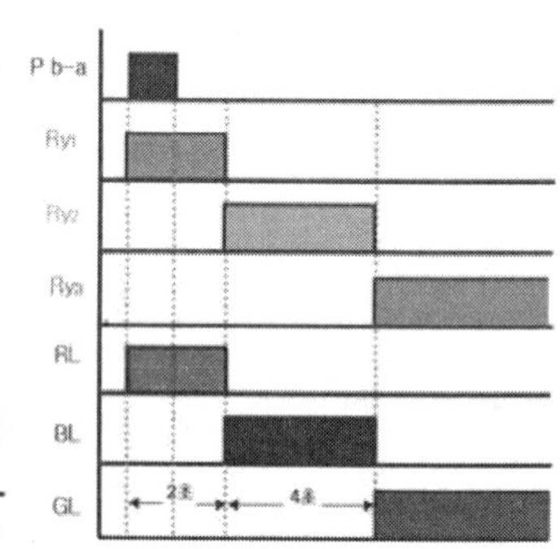

(b) 타임 차트

(5) 유도전동기의 제어

전동기를 기동하기 위해서는 기동전류 때문에 용량이 큰 전류를 흘려야 하기 때문에 접점용량이 큰 전력용 개폐기나 보호계전기를 사용해야 한다.

문/제/34

교통신호등과 같이 PB-a를 누르면 램프의 점멸이 청색, 황색, 적색의 순서로 몇 번이든지 반복 동작하는 회로의 시퀀스 회로도를 설계하라.

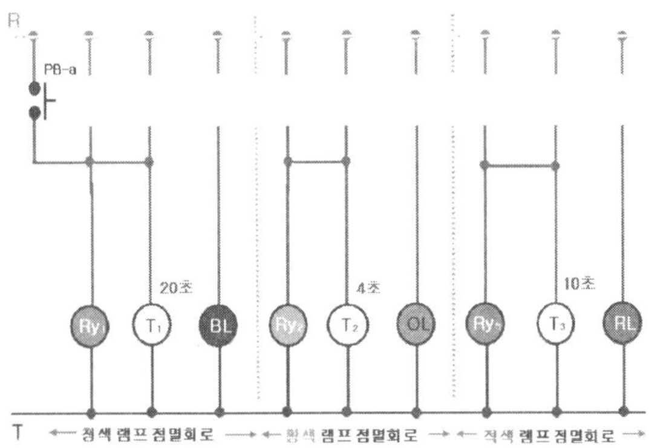

(a) 시퀀스 회로도

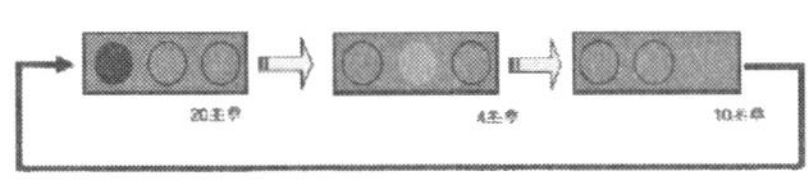

(b) 신호등의 반복동작의 점멸순서

PB-a를 누르면 릴레이 Ry_1이 여자되어 Ry_1-a_1이 붙어 자기 유지되고 Ry_1-a_2가 붙어 램프 BL이 점등된다. 그리고 타이머 T_1이 여자되어 20초 후에 T_1-a가 붙어 Ry_2가 여자되어 Ry_2-a_1이 붙어 자기 유지됨과 동시에 Ry_1 바로 위쪽에 있는 Ry_2-b접점이 떨어지므로, Ry_1이 감자됨과 동시에 Ry_2-a_2가 붙어 램프 OL이 점등된다. 그리고 타이머 T_2가 여자되어 4초 후에 T_2-a가 붙어 Ry_3이 여자되면서 Ry_2 바로 위쪽에 있는 Ry_3-b접점이 떨어지므로 Ry_2가 감자된다. Ry_3-a_1이 붙어 자기 유지회로가 되고 Ry_3-a_2가 붙어 RL이 점등된다.

(c) 회로 동작설명

해답

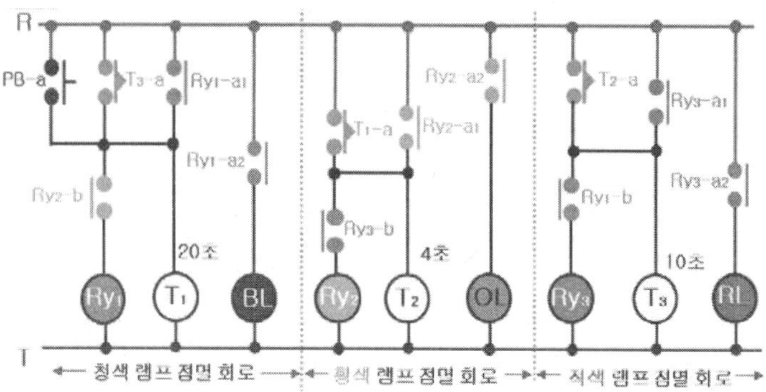

(b) 신호등 회로도

1) 유도전동기의 개폐기와 보호장치

전동기를 기동하기 위해서는 기동전류 때문에 용량이 큰 전류를 흘려야 하기 때문에 접점용량이 큰 전력용 개폐기나 보호계전기를 사용해야 한다(표 4-10).

보조접점의 그림기호는 릴레이와 같다.

〈표 4-10〉 유도전동기의 계기와 보호장치

명 칭	용 도	그림기호	외관
배선용 차단기 (MCB)	전원을 개폐할 때나 트립 장치를 가진 것으로 단락이나 과부하일 때에 자동적으로 회로를 차단하며 브레이커라고도 한다. 또 수동에 의해 회로를 개폐한다.	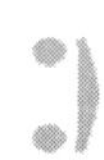	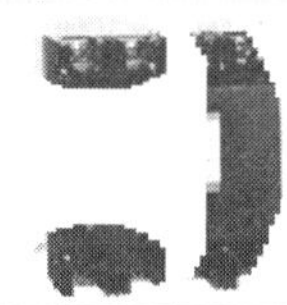
전자 접촉기 (MC)	릴레이와 같은 원리로 주접점과 보조접점이 있다. 주접점은 전동기 등의 개폐에 사용되고 보조접점은 보조제어회로에 사용된다.	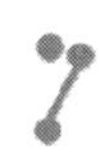	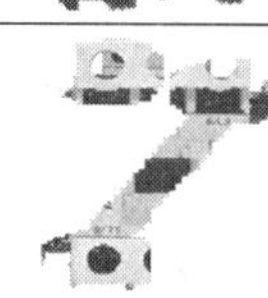
서멀 릴레이 (THR)	과부하 열동 계전기라고도 하며 과전류가 흐르면 접점이 동작하여 MC의 코일이 감자되어 회로를 차단한다. 주로 전동기 등의 과부하 보호에 사용된다.	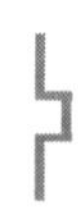	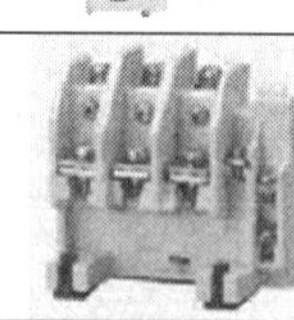
전자 개폐기 (MS)	전자 접촉기와 열동 계전기가 합쳐진 개폐기다. 전동기 등의 개폐와 과부하 보호 및 열화에 사용되고 있다.	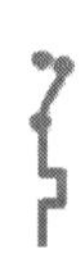	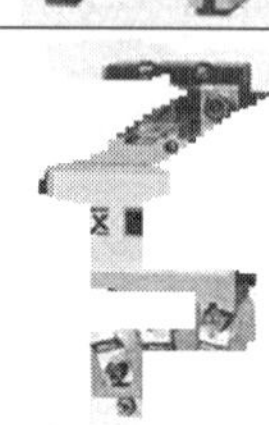

2) 3상 유도전동기의 운전 · 정지

3상 유도전동기를 운전 · 정지하는 시퀀스 회로이며, 주회로와 보조 제어회로로 구성된다. 주회로는 2.6[mm^2]이고 보조회로는 1.6[mm^2] 전선을 사용한다.

① **주회로** : 배선용 차단기, 전자 접촉기(주접점), 전자 개폐기, 서멀 릴레이, 과부하 열동 계전기 등으로 구성되어 유도전동기를 개폐하는 회로이다.

② **보조제어회로** : 시퀀스도로 표시하며 전동기의 운전 · 정지를 제어하고 전동기의 동작상태를 램프로 표시하여 주는 회로이다. 전원은 회로와 같은 교류 3상 전원 R, S, T 중 R, T 2선으로 보조회로에 전원이 공급된다(그림 4-58).

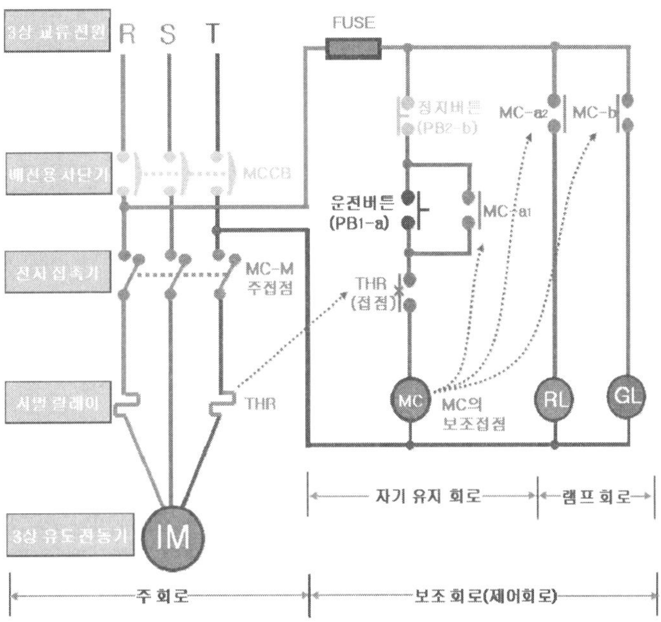

[그림 4-58] 3상 유도전동기의 운전 · 정지 회로

문/제/35

3상 유도전동기의 운전 · 정지 회로를 동작설명에 맞게 완성하고 3상 유도전동기의 타임 차트를 작성하라.

(1) 운전 : 3상 유도전동기의 운전 버튼 PB1-a를 누르면 전자 개폐기 MC의 코일부가 여자되어 주접점 MC-M이 붙어 전동기가 회전한다. 또한 동시에 보조접점 MC-a1가 닫히면서 자기 유지회로가 된다. 램프 표시회로는 운전상태를 표시하는 적색 램프 RL이 점등되고 녹색의 정지 램프 GL은 소등된다.

(2) 정지 : 정지 버튼 PB2-b를 누르면 자기 유지회로가 해제되어 전자 개폐기 MC의 코일부가 감자되어 주접점 MC-M이 떨어져 3상 유도전동기는 정지하게 된다. 또한 동시에 보조접점 MC-a1이 열리면서 자기 유지회로가 해제된다.

램프는 녹색의 정지 램프 GL이 점등되고 적색의 운전 램프 RL이 소등된다.

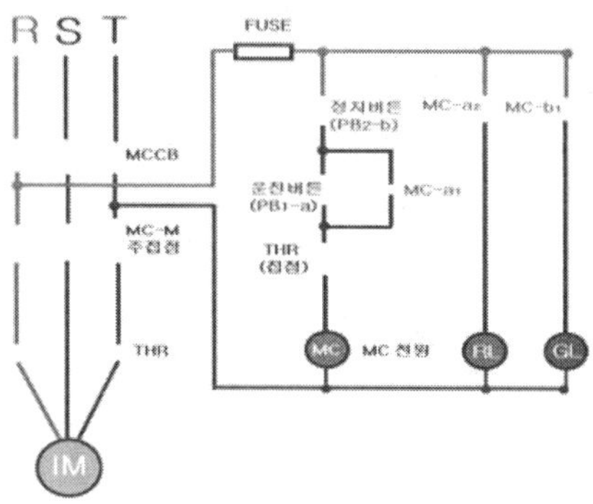

(a) 3상 유도전동기의 시퀀스 회로도

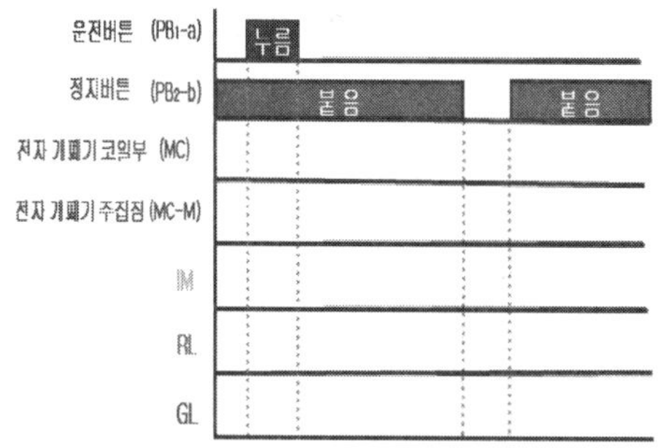

(b) 타임 차트

해답

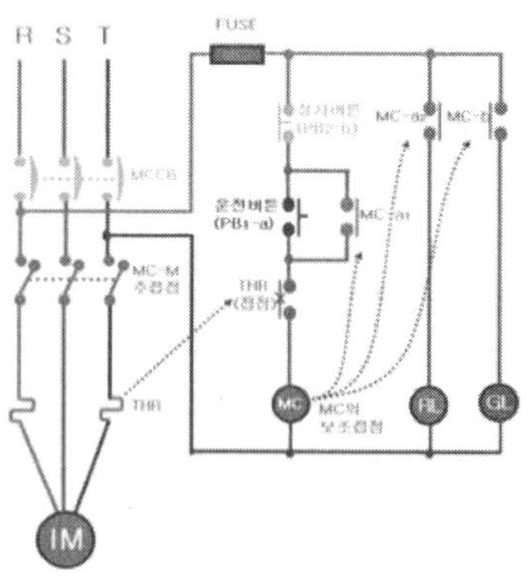

(a) 3상 유도전동기의 시퀀스 회로도

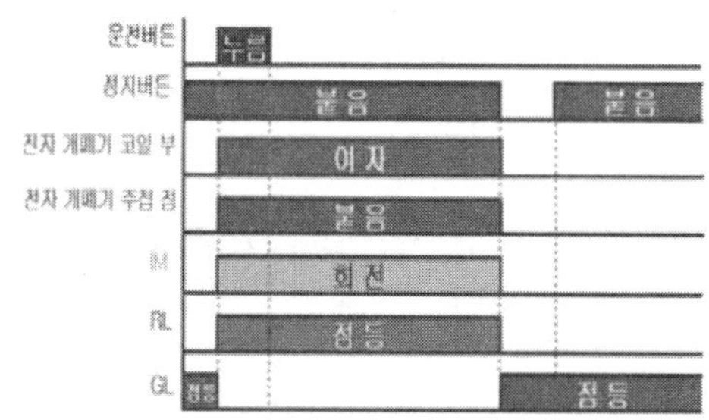

(b) 타임 차트

3) 유도전동기의 정회전 · 역회전

3상 유도전동기의 회전방향을 정회전, 역회전하기 위해서는 [그림 4-59]에서 (a첫번째 그림)정회전, (a두번째 그림)역회전과 같이 전원 3선 중 2선을 교체하면 된다. 정회전과 역회전의 전자 개폐기 1개와 전자 접촉기 1개를 그림(a세번째 그림)과 같이 결선하면 회전방향은 정회전과 역회전으로 회전한다.

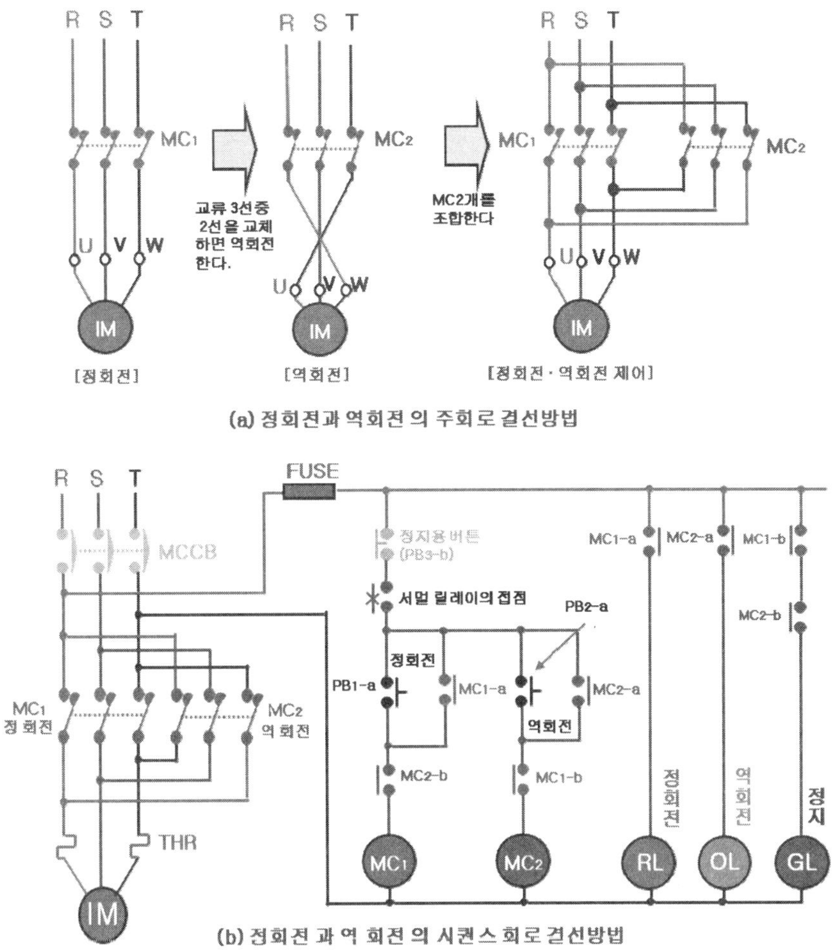

(a) 정회전과 역회전의 주회로 결선방법

(b) 정회전과 역회전의 시퀀스 회로 결선방법

[그림 4-59] 유도전동기의 정회전 · 역회전

06 동력설비 운용실습

응용실습 1	전자 접촉기 회로 배선하기			
실 습 목 표	① 푸시버튼 스위치, 전자 접촉기, 퓨즈, 단자대 등을 도면에 맞게 고정할 수 있다. ② 제시된 도면의 회로를 비닐 절연전선(단선)으로 전선 배선 및 단자 연결을 할 수 있다. ③ 푸시버튼 스위치로 전자 접촉기를 ON하는 회로를 결선할 수 있다.			
기계 및 공구	재료명	규 격	수량	안전 및 유의사항
• 롱노즈플라이어 • 니퍼 • 회로시험기 • 드라이버 • 와이어 스트리퍼	• 전자 접촉기 • 플러그 퓨즈 및 홀더 • 단자대 • 합판 • 푸시버튼 스위치 • 푸시버튼 스위치함	• 4a, 1b • 600[V], 3[A] • 4P • 20X400X400 • 1a, 1b • ϕ25 철재	1개 1개 1개 1개 1개 1개	① 패널에 기구고정 시 기구가 파손되지 않도록 무리한 힘을 가하지 않는다. ② 전원을 투입하기 전에 전자 접촉기의 정격전압을 확인한다.

작 업 순 서

1. 작업준비를 한다.
   ① 주어진 도면을 확인한다.
   ② 지급된 재료가 도면에 맞게 지급되었는가를 확인한다.
   ③ 회로시험기 등을 이용하여 재료의 각 부분(a접점, b접점, 코일 등)을 점검한다.
   ④ 육안으로 가능한 모든 곳을 점검한다.
   ⑤ 작업하기에 편리하도록 재료와 공구를 정리 정돈한다.
2. 부품을 고정한다.
   ① 도면의 위치대로 부품을 임시 배치한다.
   ② 퓨즈, NFB, KS 등을 고정시킬 경우에는 전원측과 부하측을 구별하여 고정시킨다.
   ③ 부품을 고정할 곳에 표시한다.
   ④ 표시된 곳에 부품을 고정 배열하고 수평 · 수직상태와 규정에 맞게 되었는가를 확인한다.
   ⑤ 전선배열을 어떻게 할 것인가를 구상한다.
   ⑥ 부품고정 시 파손된 것이 있는지 확인한다.
3. 배선작업을 한다.
   ① 부품의 배열 위치에 맞도록 실체배선도를 그린다.
   ② 실체배선도를 그릴 경우에는 제어회로의 각 접속선에 임의로 고유의 선번호를 부여한다.
   ③ 선번호를 부여하는 방법은 공통 접속점을 기준하여 동일 번호를 부여하고 실제로 배선작업 시 전선에 번호표를 부착한다.
   ④ 전선에 고정과 묶음은 금속성이 없는 바인드선을 사용한다.
   ⑤ 전선을 중간으로 접속하거나 바닥에 닿지 않도록 배열한다.
   ⑥ 푸시버튼 스위치, 퓨즈, 전자 접촉기 등에 단자연결을 하는 경우에는 전기적 · 기계적으로 완전하게 실습한다.
4. 동작을 확인한다.
   ① 회로시험기 등을 이용하여 완성된 회로가 도면에 맞는가를 확인한다.
   ② 선번호가 일치하는가를 검사한다.
   ③ 지도교수의 평가를 받는다.
5. 정리 정돈을 한다.
   ① 공구를 정리 정돈한다.
   ② 나머지 재료를 정리 정돈한다.
   ③ 주위를 정리 정돈한다.

응용실습 1-1	기동 정지회로 배선하기
회 로 도	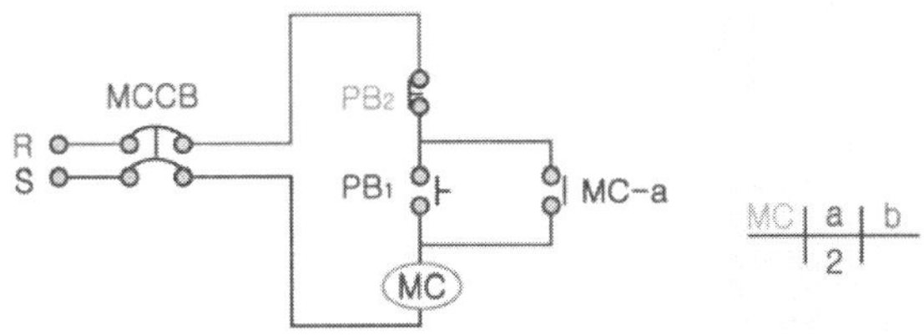
배 치 도	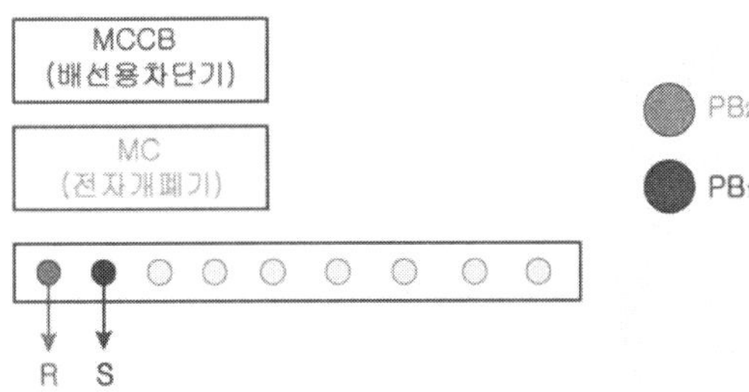
요구사항	1. 동작사항 ① PB_1을 누르면 MC가 동작한다. ② PB_2를 누르면 MC가 동작을 중지한다. 2. 작업방법 ① 바닥배선은 1.38[mm] 단선을 사용한다. ② 단자대에서 PB 및 램프로 가는 제어선은 연선 1.5[mm^2]를 사용한다. ③ 단자대에서 PB 및 램프로 가는 제어선은 전선번호를 매긴다. 3. 동작설명 ① PB_1을 누르면 MC가 여자가 된다. ② MC가 여자가 되어 MC-a가 붙어서 자기유지가 된다. ③ PB_2를 누르면 MC가 감자가 되어 MC-a이 떨어져서 자기유지가 해제된다. ④ PB_1과 PB_2를 동시에 누르면 모든 회로 전원이 차단된다.

응용실습 1-2	2개소 기동 정지회로 배선하기
회 로 도	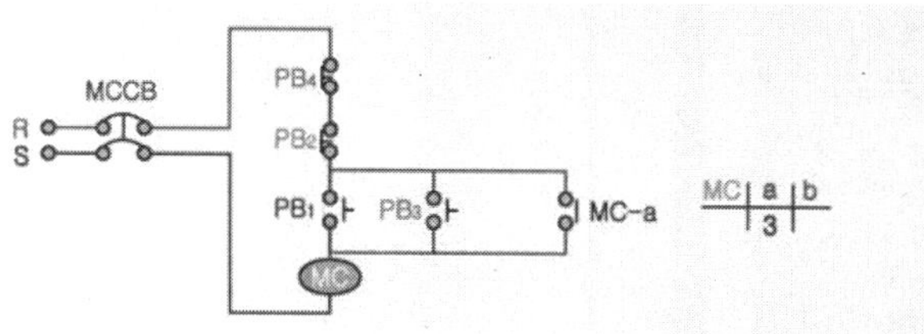
배 치 도	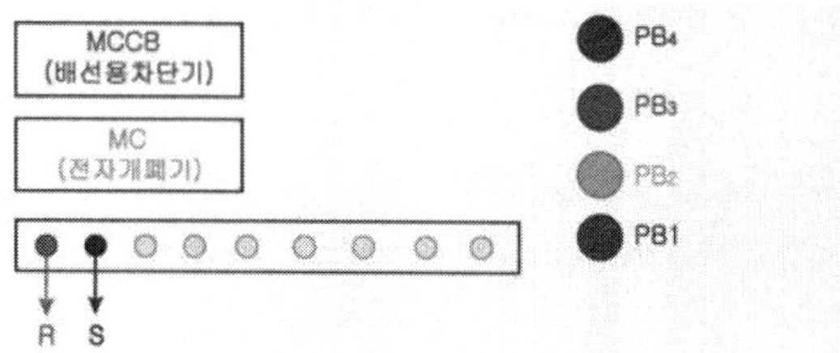
요구사항	1. 동작사항 ① 2개소에서 점멸이 가능하도록 한다. 2. 작업방법 ① 바닥배선은 1.38[mm] 단선을 사용한다. ② 단자대에서 스위치, 램프로 가는 배선은 연선 1.5[mm^2]를 사용하고, 전선 양쪽 끝 부분에 번호를 매긴다.

응용실습 1-3	기동 정지회로와 표시등 배선하기
회 로 도	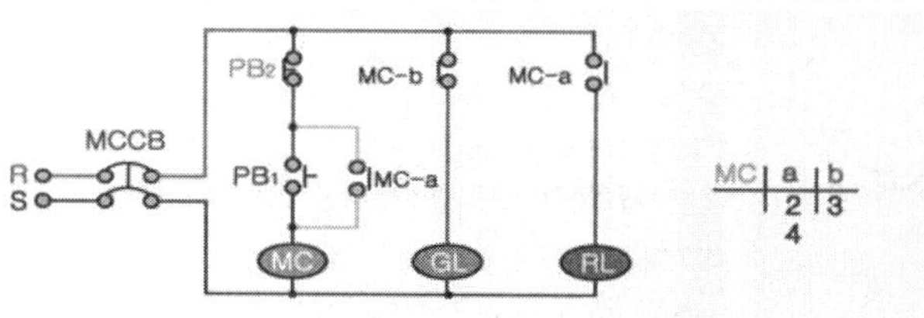
배 치 도	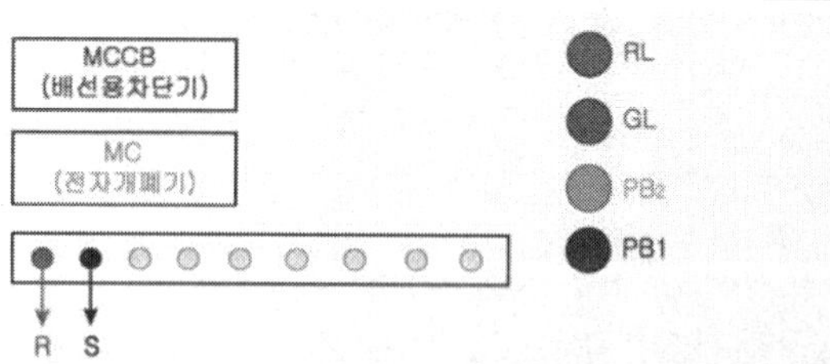
요구사항	1. 동작사항 ① PB_1을 누르면 MC가 여자되어 자기유지회로가 되어 RL등이 점등된다. ② PB_2를 누르면 MC가 감자되어 GL등이 점등된다. 2. 작업방법 ① 바닥배선은 1.38[mm] 단선을 사용한다. ② 단자대에서 스위치, 램프로 가는 배선은 연선 1.5[mm^2]를 사용하고, 전선 양쪽 끝 부분에 번호를 매긴다.

응용실습 1-4	2개소 자기 유지회로 배선하기
회 로 도	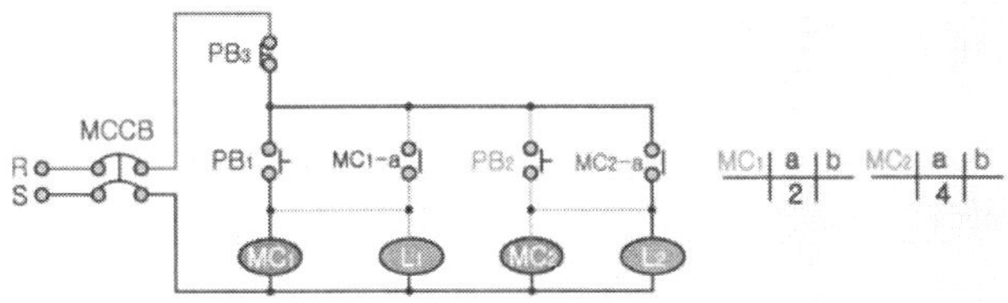
배 치 도	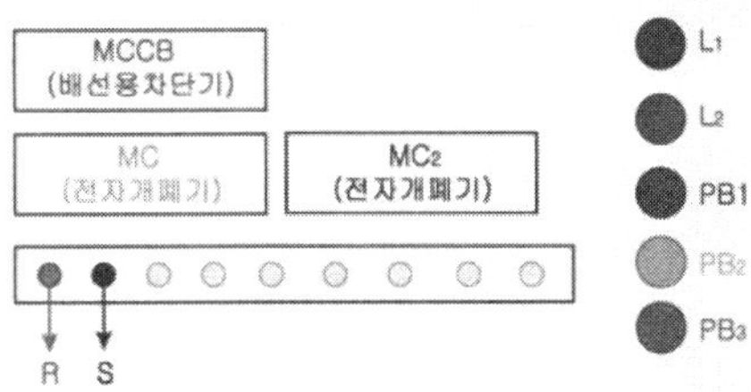
요구사항	1. 작업방법 ① 바닥배선은 1.38[mm] 단선을 사용한다. ② 단자대에서 PB 및 램프로 가는 제어선은 연선 1.5[mm^2]를 사용한다. ③ 단자대에서 PB 및 램프로 가는 제어선은 전선번호를 매긴다. 2. 동작설명 ① PB_1을 누르면 MC_1이 여자가 되고, L_1이 점등된다. ② MC_1이 여자가 되어 MC_1-a가 붙어서 자기유지가 된다. ③ PB_2를 누르면 MC_2가 여자가 되고, L_2가 점등된다. ④ MC_2가 여자가 되어 MC_2-a가 붙어서 자기유지가 된다. (MC_1과 MC_2가 같이 여자가 될 수 있다.) ⑤ PB_3을 누르면 전원이 차단되며, MC_1, MC_2, L_1, L_2가 감자가 된다. MC_1, MC_2가 감자가 되어 MC_1-a, MC_2-a가 떨어진다. ⑥ PB_1, PB_2, PB_3을 모두 같이 누르면 전원이 차단(감자상태)된다.

응용실습 2	전동기 및 주회로 배선하기			
실 습 목 표	① 전동기의 종류와 결선법을 알 수 있다. ② 전자 개폐기의 동작원리와 사용목적을 알 수 있다. ③ 전자 개폐기를 이용한 회로를 이해하고 결선할 수 있다.			
기계 및 공구	재료명	규격	수량	안전 및 유의사항
• 드라이버 • 롱노즈플라이어 • 펜치 • 회로시험기 • 와이어 스트리퍼	• 전자 개폐기 • 단자대 • 조광형 푸시버튼 스위치 • 푸시버튼 스위치 • 전선(단선) • 전선(단선) • 전동기 • 전동기	• 220V5a 2b • 15P • 220V 1a1b • 200V, ø25 • HIV 1.38mm • HIV 1.78mm • 단상 • 3상	1개 1개 3개 3개 3M 3M 1개 1개	① 정격의 차단기 및 휴즈를 사용한다. ② 회로시험기로 기구의 단선 및 합선을 확인하고 실습한다. ③ 각종 공구를 사용할 때 안전에 주의한다. ④ 정리 정돈을 잘한다.

작 업 순 서

1. 작업준비를 한다.
   ① 주어진 도면을 확인한다.
   ② 지급된 재료가 도면에 맞게 배치되었는가를 확인한다.
   ③ 회로시험기 등을 이용하여 재료의 각 부분(a접점, b접점, 코일 등)을 점검한다.
2. 부품을 고정한다.
   ① 도면의 위치대로 부품을 임시 배치한다.
   ② 퓨즈, MCCB 등을 고정시킬 경우에는 전원측과 부하측을 구별하여 고정시킨다.
   ③ 부품을 고정할 곳에 표시한다.
   ④ 표시된 곳에 부품을 고정 배열하고 수평·수직상태와 규정에 맞게 되었는가를 확인한다.
3. 배선작업을 한다.
   ① 부품의 배열위치에 맞도록 실체배선도를 그린다.
   ② 실체배선도를 그릴 경우에는 제어회로의 각 접속선에 임의로 고유의 선번호를 부여한다.
   ③ 푸시버튼 스위치, 전자 접촉기 등에 단자연결을 하는 경우에는 전기적, 기계적으로 완전하게 해야 한다.
4. 회로시험기로 동작을 확인한다.
   ① 회로시험기 등을 이용하여 완성된 회로가 도면에 맞는가를 확인한다.
   ② 선번호가 일치하는가를 검사한다.
   ③ 배선의 접속상태를 점검한다.
5. 전원전압으로 동작을 확인한다.
   ① 전원전압을 확인하고 전원을 연결한다.
   ② 푸시버튼 스위치 조작으로 회로의 동작을 확인한다.
   ③ 표시등 점등상태를 확인한다.
6. 정리 정돈을 한다.

응용실습 2-1	주회로 배선하기
회 로 도	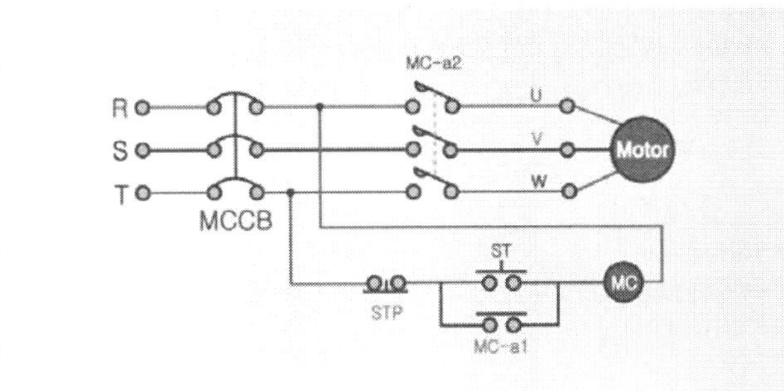
배 치 도	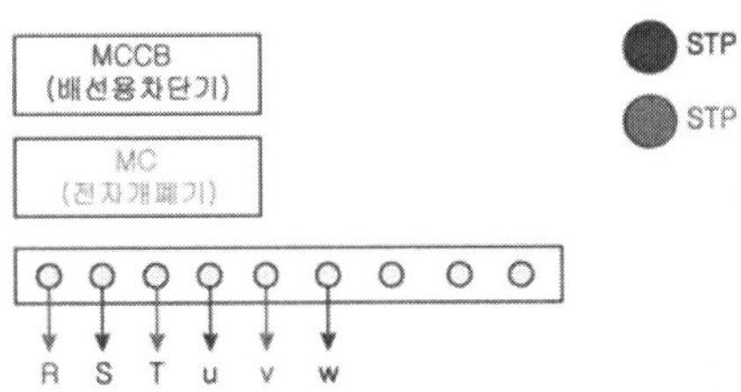
요구사항	1. 작업방법 ① 주회로는 1.78[mm]의 단선을 사용한다. ② 보조회로의 바닥배선은 1.38[mm]를 사용한다. ③ 단자대에서 램프 및 스위치의 배선은 연선 1.5[mm^2]를 사용한다. 2. 동작설명 ① ST 스위치를 누르면 MC가 여자가 된다. ② MC가 여자가 되어 M-a_1이 붙어서 자기유지가 된다. ③ MC가 여자가 되어 M-a_2가 붙어서 모터가 동작된다. ④ STP 스위치를 누르면 MC가 감자가 되어서 자기유지가 해제되고 모터가 동작을 멈추게 된다. ■ 참고 : 전자 개폐기 시퀀스 회로 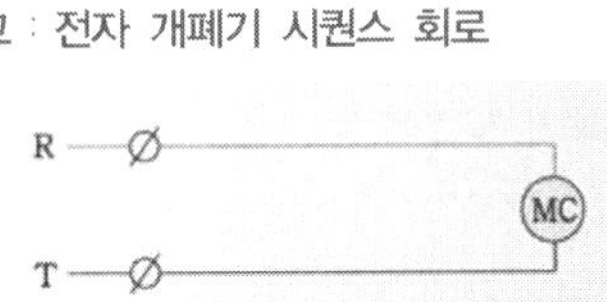① 마그네틱 코일에 전원을 인가한다. 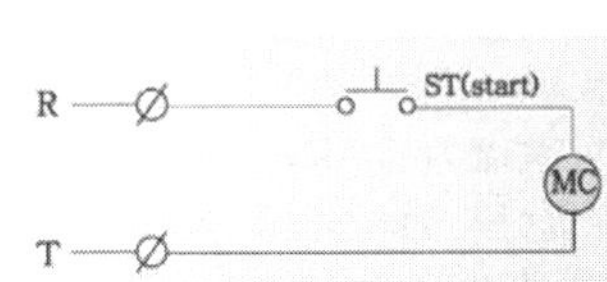② 필요 시 동작시키기 위하여 시동 스위치를 사용한다. 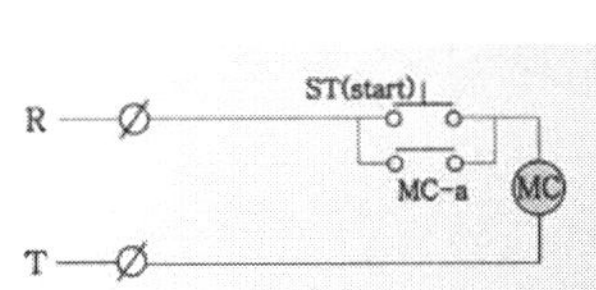③ 마그네틱 코일의 전원 자기유지를 위해 MC-a 접점을 병렬연결한다. 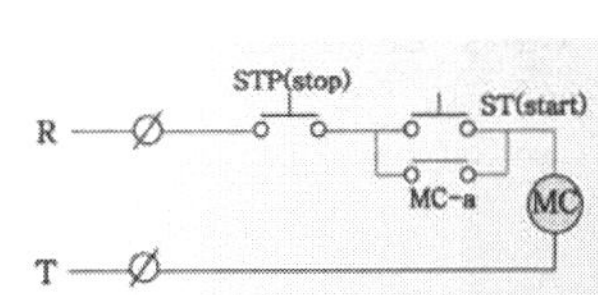④ 비상 시 수동 전원차단을 위하여 정지 스위치를 사용한다.

응용실습 3	전동기 직입 기동회로 배선하기			
실 습 목 표	① 단상 유도전동기 전전압 기동회로의 배선 및 동작을 이해할 수 있다. ② 3상 유도전동기 직입 기동회로의 배선 및 동작을 이해할 수 있다. ③ 3상 유도전동기 2개소 기동운전회로의 배선 및 동작을 이해할 수 있다.			
기계 및 공구	재료명	규격	수량	안전 및 유의사항
• 드라이버 • 와이어 스트리퍼 • 펜치 • 압착기 • 니퍼 • 회로시험기	• 전자 접촉기 • 릴레이 • 램프(표시등) • 푸시버튼 스위치 • 전선 • 연선 • EOCR • THR • 전동기	• 220V 5a 2b • 220V 8핀 • 220V, ϕ25 • 300V 1a1b • 1.38mm 단선 • 1.5mm^2 • 600V 15A • 600V 15A • 단상, 3상 각각	2개 3개 2개 2개 2M 2M 1개 1개 1대	① 기계 및 공구를 사용할 때 안전에 주의한다. ② 기계・기구류의 점검이나 회로수정시 반드시 전원을 차단하고 실시한다. ③ 전원 투입하기 전에 테스터를 사용하여 합선의 유무를 확인 후 동작을 실험한다.

작 업 순 서

1. 작업준비를 한다.
   ① 주어진 도면을 확인한다.
   ② 지급된 재료가 도면에 맞게 배치되었는가를 확인한다.
   ③ 회로시험기 등을 이용하여 재료의 각 부분(a접점, b접점, 코일 등)을 점검한다.
2. 부품을 고정한다.
   ① 도면의 위치대로 부품을 배치한다.
   ② 퓨즈, MCCB 등을 고정시킬 경우에는 전원측과 부하측을 구별하여 고정시킨다.
   ③ 부품을 고정할 곳에 표시한다.
   ④ 표시된 곳에 부품을 고정 배열하고 수평・수직상태와 규정에 맞게 되었는가를 확인한다.
3. 배선작업을 한다.
   ① 부품의 배열위치에 맞도록 실체배선도를 그린다.
   ② 실체배선도를 그릴 경우에는 제어회로의 각 접속선에 임의로 고유의 선번호를 부여한다.
   ③ 푸시버튼 스위치, 전자 접촉기 등에 단자 연결을 하는 경우에는 전기적, 기계적으로 완전하게 해야 한다.
4. 회로시험기로 동작을 확인한다.
   ① 회로시험기 등을 이용하여 완성된 회로가 도면에 맞는가를 확인한다.
   ② 선번호가 일치하는가를 검사한다.
   ③ 배선의 접속상태를 점검한다.
5. 전원전압으로 동작을 확인한다.
   ① 전원전압을 확인하고 전원을 연결한다.
   ② 푸시버튼 스위치 조작으로 회로의 동작을 확인한다.
   ③ 표시등 점등상태를 확인한다.
6. 정리 정돈을 한다.

응용실습 3-1	단상 유도전동기 전 전압 기동회로 배선하기
회 로 도	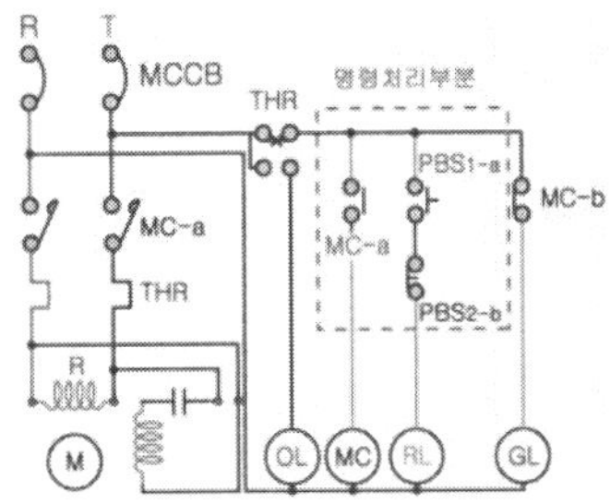
배 치 도	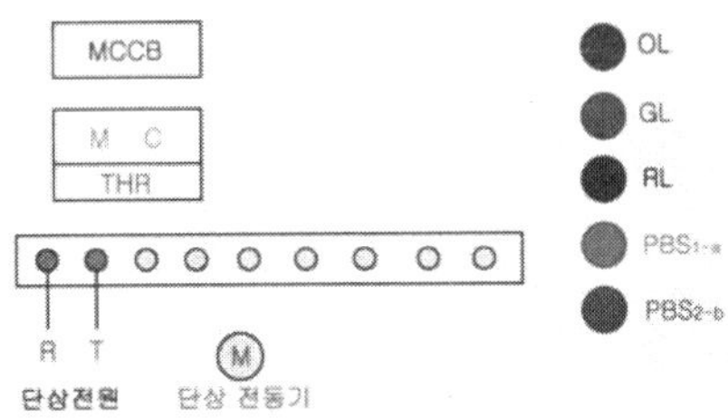
요구사항	① 주회로는 1.78[mm]의 단선을 사용한다. ② 보조회로의 바닥배선은 1.38[mm]를 사용한다. ③ 단자대에서 램프 및 스위치의 배선은 연선 1.5[mm^2]를 사용한다.

동작을 설명하시오.

<table>
<tr><th>응용실습 3-2</th><th>3상 유도전동기 직입 기동회로 배선하기</th></tr>
<tr><td>회 로 도</td><td>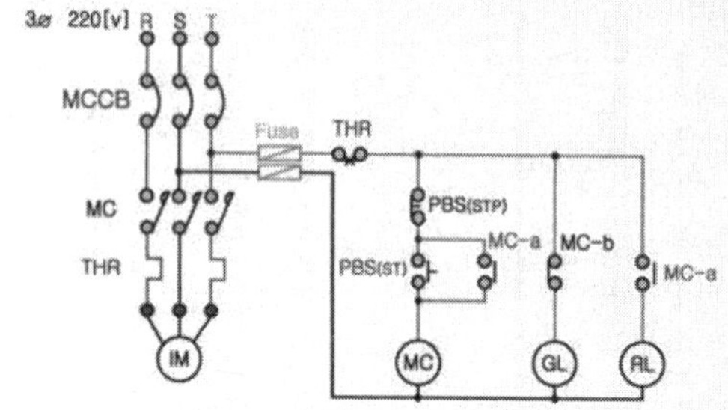
</td></tr>
<tr><td>배 치 도</td><td>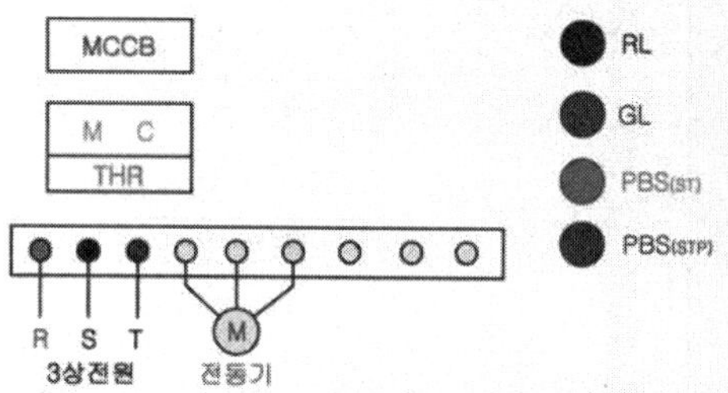
</td></tr>
<tr><td>요구사항</td><td>① 주회로는 1.78[mm]의 단선을 사용한다.
② 보조회로의 바닥배선은 1.38[mm]를 사용한다.
③ 단자대에서 램프 및 스위치의 배선은 연선 1.5[mm²]를 사용한다.</td></tr>
</table>

동작을 설명하시오.

응용실습 3-3	3상 유도전동기 인칭회로 배선하기
회 로 도	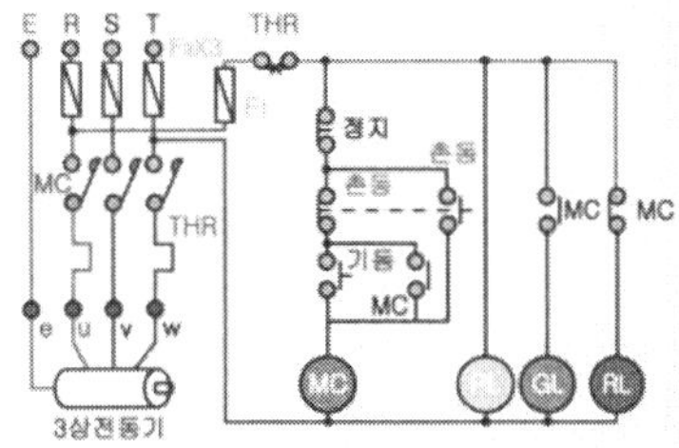
배 치 도	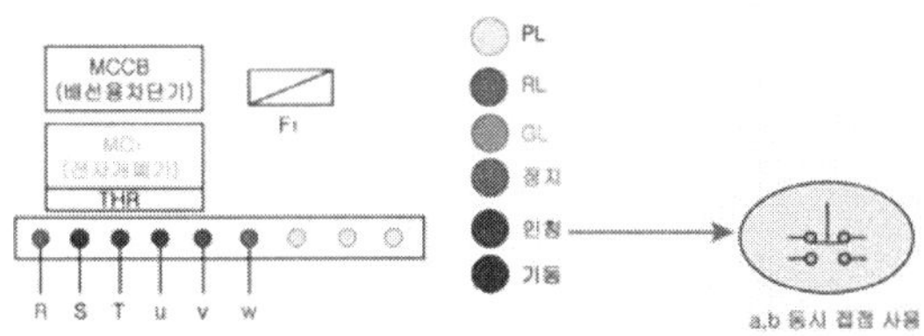
요구사항	① 주회로는 1.78[mm]의 단선을 사용한다. ② 보조회로의 바닥배선은 1.38[mm]를 사용한다. ③ 단자대에서 램프 및 스위치의 배선은 연선 1.5[mm²]를 사용하고, 양단은 압착 터미널과 넘버링 처리를 한다.

동작을 설명하시오.

<table>
<tr><th>응용실습 3-4</th><th>3상 유도전동기 2개소 기동운전회로 배선하기</th></tr>
<tr><td>회 로 도</td><td>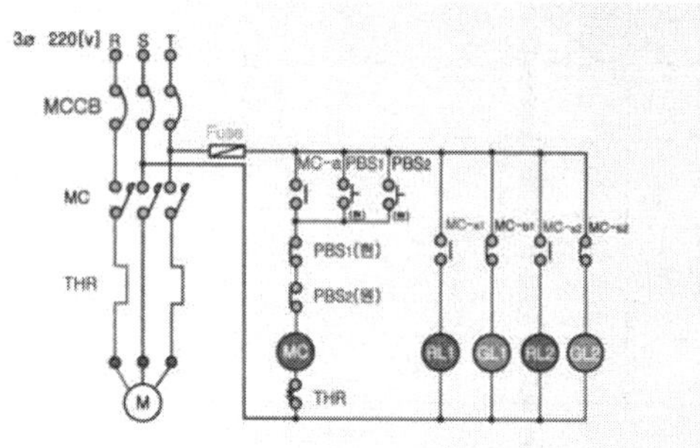
</td></tr>
<tr><td>배 치 도</td><td>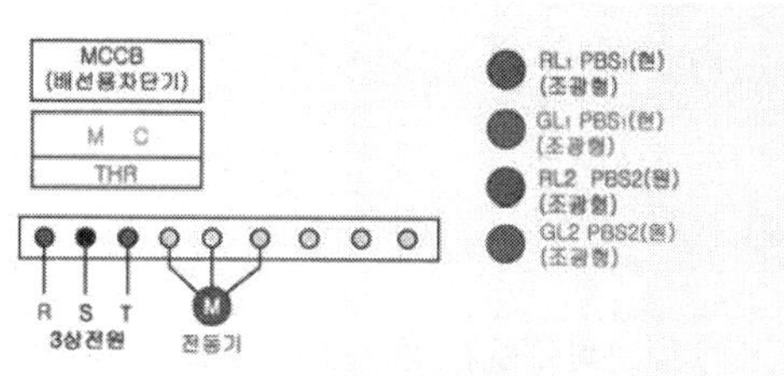
</td></tr>
<tr><td>요구사항</td><td>① 주회로는 1.78[mm]의 단선을 사용한다.
② 보조회로의 바닥배선은 1.38[mm]를 사용한다.
③ 단자대에서 램프 및 스위치의 배선은 연선 1.5[mm²]를 사용한다.</td></tr>
</table>

동작을 설명하시오.

응용실습 4	전동기의 제동회로 배선하기			
실 습 목 표	① 직류제동회로의 동작을 이해하고 배선할 수 있다. ② 역상제동회로의 동작을 이해하고 배선할 수 있다.			
기계 및 공구	재료명	규격	수량	안전 및 유의사항
• 드라이버 • 와이어 스트리퍼 • 펜치 • 니퍼 • 회로시험기 • 압착기	• 전자 접촉기 • 릴레이 • 램프(표시등) • 푸시버튼 스위치 • 전선 • 연선 • EOCR • THR • 전동기	• 220V 5a 2b • 220V 8핀 • 220V, ϕ25 • 300V 1a1b • 1.38mm 단선 • 1.5mm^2 • 600V 15A • 600V 15A • 3상 220V	2개 3개 2개 2개 2M 2M 1개 1개 1대	① 기계 및 공구를 사용할 때 안전에 주의한다. ② 기계·기구류의 점검이나 회로수정 시 반드시 전원을 차단하고 실시한다. ③ 전원 투입하기 전에 테스터를 사용하여 합선의 유무를 확인 후 동작실험

작 업 순 서

1. 작업준비를 한다.
   ① 주어진 도면을 확인한다.
   ② 지급된 재료가 도면에 맞게 배치되었는가를 확인한다.
   ③ 회로시험기 등을 이용하여 재료의 각 부분(a접점, b접점, 코일 등)을 점검한다.
2. 부품을 고정한다.
   ① 도면의 위치대로 부품을 배치한다.
   ② 퓨즈, MCCB 등을 고정시킬 경우에는 전원측과 부하측을 구별하여 고정시킨다.
   ③ 부품을 고정할 곳에 표시한다.
   ④ 표시된 곳에 부품을 고정 배열하고 수평·수직상태와 규정에 맞게 되었는가를 확인한다.
3. 배선작업을 한다.
   ① 부품의 배열위치에 맞도록 실체배선도를 그린다.
   ② 실체배선도를 그릴 경우에는 제어회로의 각 접속선에 임의로 고유의 선번호를 부여한다.
   ③ 푸시버튼 스위치, 전자 접촉기 등에 단자연결을 하는 경우에는 전기적, 기계적으로 완전하게 해야 한다.
4. 회로시험기로 동작을 확인한다.
   ① 회로시험기 등을 이용하여 완성된 회로가 도면에 맞는가를 확인한다.
   ② 선번호가 일치하는가를 검사한다.
   ③ 배선의 접속상태를 점검한다.
5. 전원전압으로 동작을 확인한다.
   ① 전원전압을 확인하고 전원을 연결한다.
   ② 푸시버튼 스위치 조작으로 회로의 동작을 확인한다.
   ③ 표시등 점등상태를 확인한다.
6. 정리 정돈을 한다.

응용실습 4-1 직류제동회로 배선하기

회 로 도

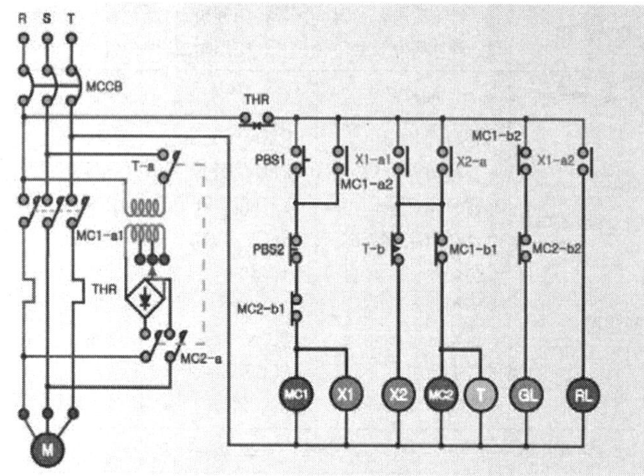

배 치 도

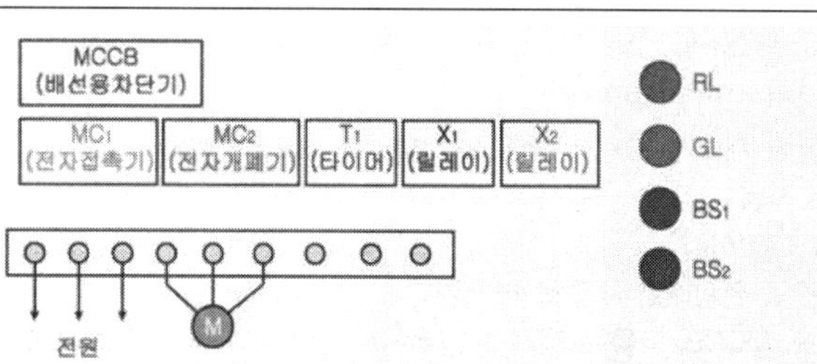

요구사항

1. 작업방법
   ① 주회로는 1.78[mm]의 단선을 사용한다.
   ② 보조회로의 바닥배선은 1.38[mm]를 사용한다.
   ③ 단자대에서 램프 및 스위치의 배선은 연선 1.5[mm^2]를 사용한다.
2. 동작설명
   ① GL이 점등상태이고, PBS_1을 누르면 MC_1, X_1이 여자가 된다.
   ② MC_1이 여자가 되어 MC_1-a_2가 붙어서 자기유지가 되고, MC_1-b_1은 떨어져서 MC_2와 T의 전원이 차단된다. 그리고 MC_1-b_2가 떨어져 GL이 소등되며 MC_1-a_1이 붙어서 M이 정회전으로 동작된다.
   ③ X_1이 여자가 되어 X_1-a_1이 붙어서 X_2가 여자가 되고, X_1-a_2가 붙어서 RL이 점등된다.
   ④ X_2가 여자가 되어 X_2-a가 붙어서 자기유지가 된다.
   ⑤ PBS_2를 누르면 MC_1, X_1이 감자가 된다.
   ⑥ MC_1이 감자가 되어서 MC_1-a_2가 떨어지고, MC_1-b_1이 붙어서 MC_2, T가 여자가 된다. 그리고 MC_1-b_2가 붙고, MC_1-a_1이 떨어지게 된다.
   ⑦ X_1이 감자가 되어서 X_1-a_1이 떨어지고, X_1-a_2가 떨어져 RL이 소등된다.
   ⑧ MC_2가 여자가 되어서 MC_2-b_1이 떨어져서 MC_1, X_1의 전원이 차단되고, MC_2-b_2가 떨어져서 GL이 소등된다. 그리고 MC_2-a가 붙는다.
   ⑨ T가 여자가 되어 T-a가 붙어서 M이 역회전으로 동작된다.
   ⑩ T가 여자가 되고 설정시간이 지나면 T-b가 떨어져서 X_2가 감자가 된다. 그리고 X_2-a가 떨어져서 MC_2, T가 감자가 된다.
   ⑪ MC_2, T가 감자가 되어 X_2 MC_2-a가 떨어지고, T-a이 떨어져서 M이 정지된다. 그리고 MC_2-b_1이 붙고, MC_2-b_2가 붙어서 GL이 점등된다.

응용실습 4-2	역상제동회로 배선하기

회 로 도

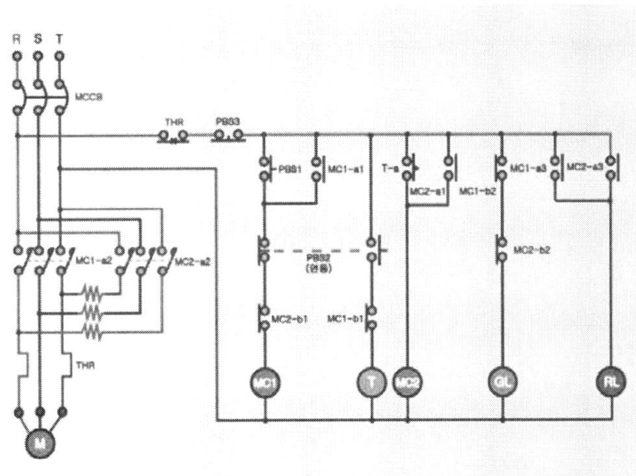

배 치 도

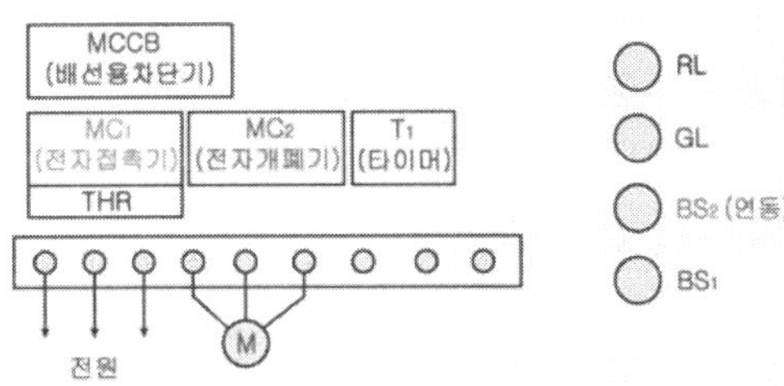

요구사항

1. 작업방법
   ① 주회로는 1.78[mm]의 단선을 사용한다.
   ② 보조회로의 바닥배선은 1.38[mm]를 사용한다.
   ③ 단자대에서 램프 및 스위치의 배선은 연선 1.5[mm^2]를 사용한다.
2. 동작설명
   ① GL이 점등상태이며, PBS_1을 누르면 MC_1이 여자가 되어 MC_1-a_3이 붙어서 RL이 점등되고, MC_1-b_2가 떨어져서 GL이 소등된다. 그리고 MC_1-a_1이 붙어서 자기유지가 되고, MC_1-a_2가 붙어서 M이 정회전으로 동작하며, MC_1-b_1이 떨어져서 T에 흐르는 전원을 차단한다.
   ② PBS_2(PBS_2는 C접점)를 누르면 MC_1이 감자가 되어 MC_1-a_3이 떨어져서 RL이 소등되고, MC_1-b_2가 붙어서 GL이 점등된다. 그리고 MC_1-a_1이 떨어져서 자기유지가 해제되고, MC_1-a_2가 떨어져서 M이 정지하며 MC_1-b_1이 붙어서 T가 여자가 된다.
   ③ T가 여자가 되고 설정시간이 되면 T-a가 붙어서 MC_2가 여자가 되어 MC_2-a_3이 붙어서 RL이 점등되고, MC_2-b_2가 떨어져서 GL이 소등된다. 그리고 MC_2-a_1이 붙어서 자기유지가 되고, MC_2-a_2가 붙어서 M이 역회전으로 동작하며 MC_2-b_1이 떨어져서 MC_1에 흐르는 전원을 차단한다.
   ④ PBS_3은 비상정지 스위치 역할을 한다.

<table>
<tr><td>응용실습 5</td><td colspan="4">Y-△ 기동회로 배선하기</td></tr>
<tr><td>실 습 목 표</td><td colspan="4">① 2접촉식 Y-△ 기동회로의 동작을 이해하고 배선할 수 있다.
② 3접촉식 Y-△ 기동회로의 동작을 이해하고 배선할 수 있다.
③ 타이머를 이용한 Y-△ 기동회로의 동작을 이해하고 배선할 수 있다.</td></tr>
<tr><td>기계 및 공구</td><td>재료명</td><td>규격</td><td>수량</td><td>안전 및 유의사항</td></tr>
<tr><td>• 드라이버
• 와이어 스트리퍼
• 펜치
• 니퍼
• 회로시험기
• 압착기</td><td>• 전자 접촉기
• 릴레이
• 램프(표시등)
• 푸시버튼 스위치
• 전선
• 연선
• EOCR
• THR
• 전동기</td><td>• 220V 5a 2b
• 220V 8핀
• 220V, ø25
• 300V 1a1b
• 1.38mm 단선
• 1.5mm²
• 600V 15A
• 600V 15A
• 3상 220V</td><td>2개
3개
2개
2개
2M
2M
1개
1개
1대</td><td>① 기계 및 공구를 사용할 때 안전에 주의한다.
② 기계 · 기구류의 점검이나 회로수정시 반드시 전원을 차단하고 실시한다.
③ 전원 투입하기 전에 테스터를 사용하여 합선의 유무를 확인 후 동작을 실험한다.</td></tr>
<tr><td colspan="5">작 업 순 서</td></tr>
</table>

1. 작업준비를 한다.
   ① 주어진 도면을 확인한다.
   ② 지급된 재료가 도면에 맞게 배치되었는가를 확인한다.
   ③ 회로시험기 등을 이용하여 재료의 각 부분(a접점, b접점, 코일 등)을 점검한다.
2. 부품을 고정한다.
   ① 도면의 위치대로 부품을 배치한다.
   ② 퓨즈, MCCB 등을 고정시킬 경우에는 전원측과 부하측을 구별하여 고정시킨다.
   ③ 부품을 고정할 곳에 표시한다.
   ④ 표시된 곳에 부품을 고정 배열하고 수평 · 수직상태와 규정에 맞게 되었는가를 확인한다.
3. 배선작업을 한다.
   ① 부품의 배열위치에 맞도록 실체배선도를 그린다.
   ② 실체배선도를 그릴 경우에는 제어회로의 각 접속선에 임의로 고유의 선번호를 부여한다.
   ③ 푸시버튼 스위치, 전자 접촉기 등에 단자연결을 하는 경우에는 전기적, 기계적으로 완전하게 해야 한다.
4. 회로시험기로 동작을 확인한다.
   ① 회로시험기 등을 이용하여 완성된 회로가 도면에 맞는가를 확인한다.
   ② 선번호가 일치하는가를 검사한다.
   ③ 배선의 접속상태를 점검한다.
5. 전원전압으로 동작을 확인한다.
   ① 전원전압을 확인하고 전원을 연결한다.
   ② 푸시버튼 스위치 조작으로 회로의 동작을 확인한다.
   ③ 표시등 점등상태를 확인한다.
6. 정리 정돈을 한다.

<table>
<tr><td>응용실습 5-1</td><td>2접촉식 Y-△ 기동회로 배선하기</td></tr>
<tr><td>회 로 도</td><td>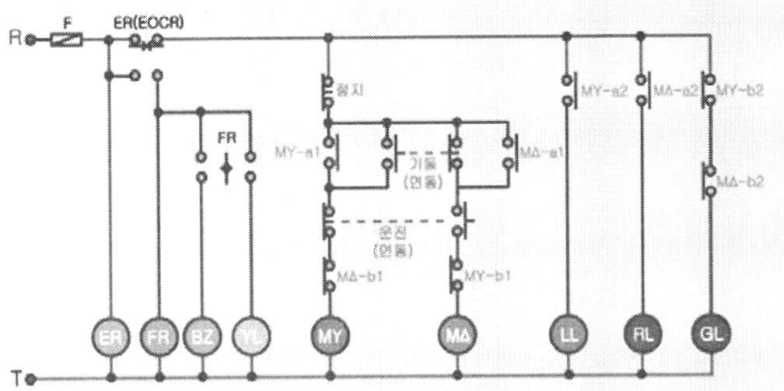
</td></tr>
<tr><td>배 치 도</td><td>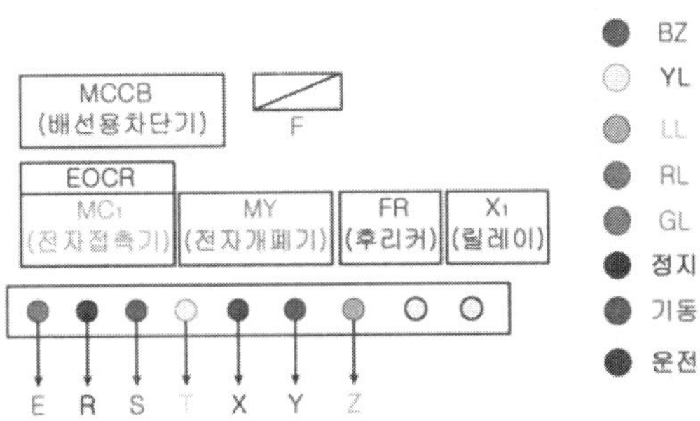
</td></tr>
<tr><td>요구사항</td><td>1. 작업방법
① 주회로는 1.78[mm]의 단선을 사용한다.
② 보조회로의 바닥배선은 1.38[mm]를 사용한다.
③ 단자대에서 램프 및 스위치의 배선은 연선 1.5[mm²]를 사용한다.
2. 동작설명
① *GL*이 점등상태이다.
② 기동 스위치를 누르면 MY가 여자가 된다.
③ MY가 여자가 되어 MY-a_1이 붙어서 자기유지가 되고, MY-a_2가 붙어서 LL이 점등된다. 그리고 MY-b_1이 떨어지고, MY-b_2가 떨어져서 GL이 소등된다.
④ 운전 스위치를 누르면 MY가 감자가 되고, M△가 여자가 된다.
⑤ MY가 감자가 되어 MY-a_1이 떨어져서 자기유지가 해제되고 MY-a_2가 떨어져서 LL이 소등된다. 그리고 MY-b_1, MY-b_2가 붙는다.
⑥ M△가 여자가 되어 M△-a_1이 붙어서 자기유지가 되고, M△-a_2가 붙어서 RL이 점등된다. 그리고 M△-b_1이 떨어지고, M△-b_2가 떨어져서 GL이 소등된다.
⑦ 정지 스위치를 누르면 전원이 차단하여 MY, M△가 감자가 되고, GL이 점등된다.
⑧ 과부하 발생 시 FR가 여자가 되어서 BZ, YL이 번갈아가며 동작한다.</td></tr>
</table>

<table>
<tr><th>응용실습 5-2</th><th>타이머를 사용한 2접촉식 Y－△ 기동회로 배선하기</th></tr>
<tr><td>회 로 도</td><td>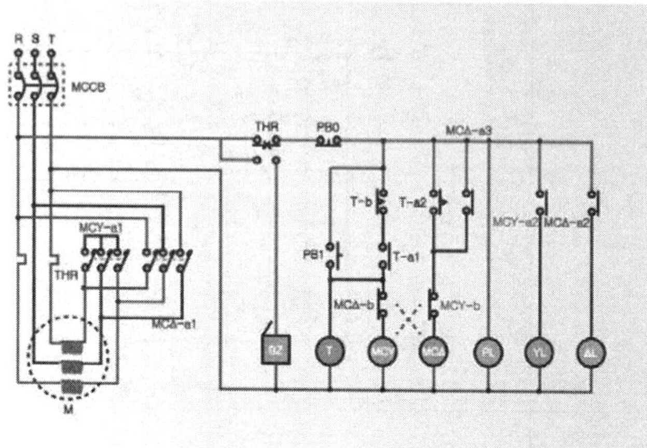
</td></tr>
<tr><td>배 치 도</td><td>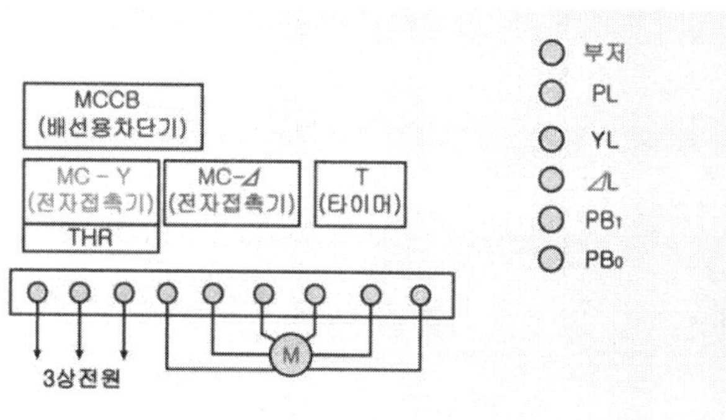
</td></tr>
<tr><td>요구사항</td><td>1. 작업방법
① 주회로는 1.78[mm]의 단선을 사용한다.
② 보조회로의 바닥배선은 1.38[mm]를 사용한다.
③ 단자대에서 램프 및 스위치의 배선은 연선 1.5[mm^2]를 사용한다.
2. 동작설명
① PB_1을 누르면 T, MCY가 여자가 된다.
② T가 여자가 되어 T-a_1이 붙어서 자기유지가 된다.
③ MCY가 여자가 되어 MCY-a_1이 붙어서 M이 동작되고, MCY-b가 떨어진다. 그리고 MCY-a_2가 붙어서 YL이 점등된다.
④ T가 여자가 되고 설정시간이 지나면 T-a_2가 붙고 T-b가 떨어져서 T, MCY가 감자가 되고, MC△가 여자가 된다.
⑤ MCY가 감자가 되어 MCY-a_1이 떨어져서 M이 정지되고, MCY-b가 붙는다. 그리고 MCY-a_2가 떨어져서 YL이 소등된다.
⑥ MC△가 여자가 되어서 MC△-b가 떨어지고, MC△-a_3이 붙어서 자기유지가 된다. 그리고 MC△-a_2가 붙어서 △L이 점등되고, MC△-a_1이 붙어서 M이 동작된다.
⑦ PB_0은 비상정지 스위치 역할을 한다.
⑧ 과부하 발생 시 BZ가 울린다(THR C접점).</td></tr>
</table>

<table>
<tr><th>응용실습 5-3</th><th>3접촉식 Y-△ 기동회로 배선하기</th></tr>
<tr><td>회 로 도</td><td>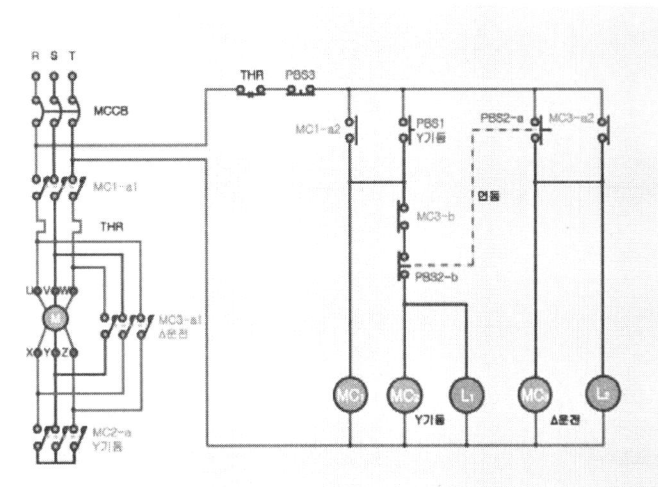
</td></tr>
<tr><td>배 치 도</td><td>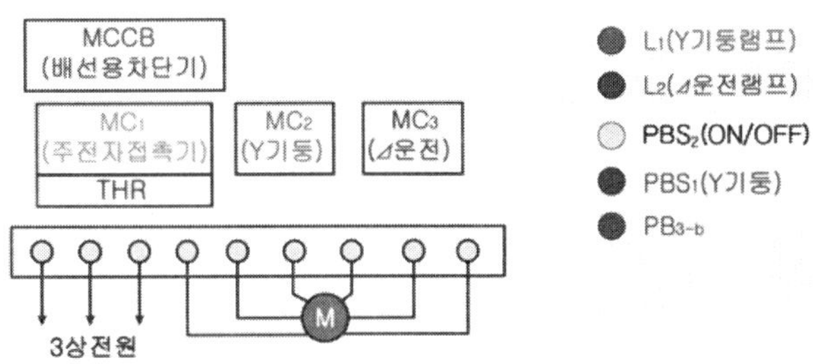
</td></tr>
<tr><td>요구사항</td><td>1. 작업방법
① 주회로는 1.78[mm]의 난선을 사용한다.
② 보조회로의 바닥배선은 1.38[mm]를 사용한다.
③ 단자대에서 램프 및 스위치의 배선은 연선 1.5[mm²]를 사용한다.
2. 동작설명
① PBS_1을 누르면 MC_1, MC_2가 여자가 되고 L_1이 점등된다.
② MC_1이 여자가 되어 MC_1-a_2가 붙어서 자기유지가 되고, MC_1-a_1이 붙는다.
③ MC_2가 여자가 되어 MC_2-a가 붙어서 Y기동이 된다.
④ PBS_2를 누르면 MC_2가 감자가 되고, L_1이 소등되며 MC_3이 여자가 되고, L_2가 점등된다.
⑤ MC_2가 감자가 되어 MC_2-a_1이 떨어져서 Y기동이 정지된다.
⑥ MC_3이 여자가 되어 MC_3-a_2가 붙어서 자기유지가 되고, MC_3-b가 떨어져서 MC_2에 흐르는 전원을 차단한다. 그리고 MC_3-a_1이 붙어서 △운전이 된다.
⑦ PBS_3은 비상정지 스위치 역할을 한다.</td></tr>
</table>

응용실습 5-4	타이머를 사용한 3접촉식 Y-△ 기동회로 배선하기
회 로 도	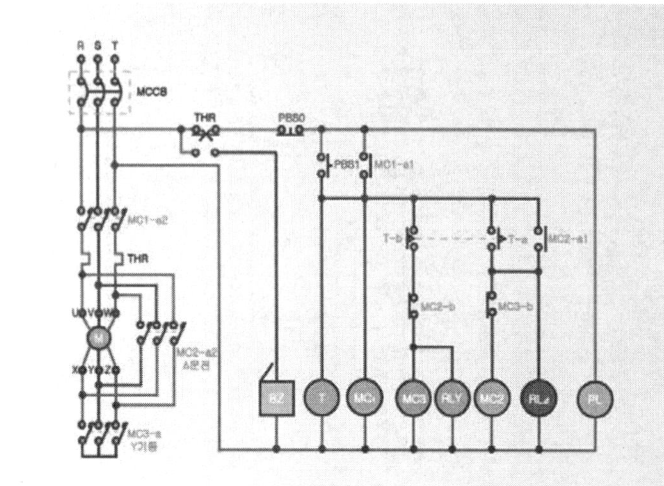
배 치 도	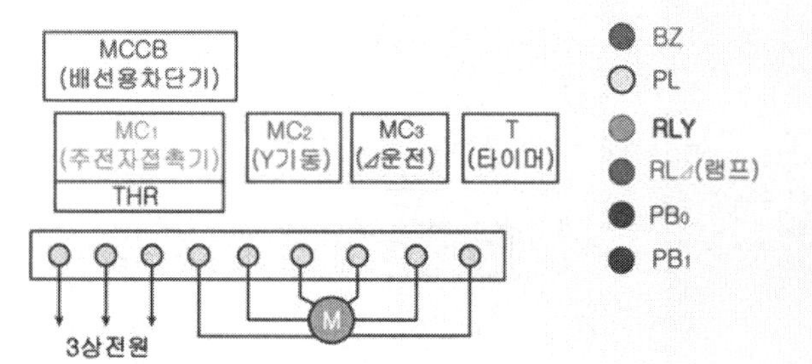
요구사항	1. 작업방법 ① 주회로는 1.78[mm]의 단선을 사용한다. ② 보조회로의 바닥배선은 1.38[mm]를 사용한다. ③ 단자대에서 램프 및 스위치의 배선은 연선 1.5[mm^2]를 사용한다. 2. 동작설명 ① PL이 점등상태이고, PB_1을 누르면 T, MC_1, MC_3이 여자가 되고, RLY는 점등된다. ② MC_1이 여자가 되어 MC_1-a_1이 붙어서 자기유지가 되고, MC_1-a_2가 붙는다. ③ MC_3이 여자가 되어서 MC_3-b가 떨어지고, MC_3-a_2가 붙어서 Y기동이 된다. ④ T가 여자가 되고 설정시간이 지나면 T-a가 붙는다. 그리고 T-b는 떨어져서 MC_3이 감자가 되고, RLY는 소등된다. ⑤ MC_3이 감자가 되어 MC_3-b가 붙어서 MC_2가 여자가 되고, $RL_{\triangle}$는 점등된다. 그리고 MC_3-a가 떨어져서 Y기동이 정지된다. ⑥ MC_2가 여자가 되어 MC_2-a_1이 붙어서 자기유지가 되고, MC_2-b가 떨어진다. 그리고 MC_2-a_2가 붙어서 △기동이 된다. ⑦ PBS_0은 비상정지 스위치 역할을 한다. ⑧ 과부하 발생 시 BZ가 울린다(THR C접점).

<table>
<tr><td>응용실습 6</td><td colspan="4">저항기동회로 배선하기</td></tr>
<tr><td>실 습 목 표</td><td colspan="4">① 수동식 및 자동식 1차 저항기동회로의 동작을 이해하고 배선할 수 있다.
② 2차 저항기동회로의 동작을 이해하고 배선할 수 있다.
③ 권선형 유도전동기의 저항기동회로의 동작을 이해하고 배선할 수 있다.</td></tr>
<tr><td>기계 및 공구</td><td>재료명</td><td>규격</td><td>수량</td><td>안전 및 유의사항</td></tr>
<tr><td>• 드라이버
• 와이어 스트리퍼
• 펜치
• 니퍼
• 회로시험기
• 압착기</td><td>• 전자 접촉기
• 릴레이
• 램프(표시등)
• 푸시버튼 스위치
• 전선
• 연선
• EOCR
• THR
• 전동기</td><td>• 220V 5a 2b
• 220V 8핀
• 220V, ø25
• 300V 1a1b
• 1.38mm 단선
• 1.5mm²
• 600V 15A
• 600V 15A
• 3상 220V</td><td>4개
3개
2개
2개
2M
2M
1개
1개
1대</td><td>① 기계 및 공구를 사용할 때 안전에 주의한다.
② 기계・기구류의 점검이나 회로 수정시 반드시 전원을 차단하고 실시한다.
③ 전원 투입하기 전에 테스터를 사용하여 합선의 유무를 확인 후 동작 실험</td></tr>
<tr><td colspan="5">작 업 순 서</td></tr>
<tr><td colspan="5">1. 작업준비를 한다.
① 주어진 도면을 확인한다.
② 지급된 재료가 도면에 맞게 배치되었는가를 확인한다.
③ 회로시험기 등을 이용하여 재료의 각 부분(a접점, b접점, 코일 등)을 점검한다.
2. 부품을 고정한다.
① 도면의 위치대로 부품을 배치한다.
② 퓨즈, MCCB 등을 고정시킬 경우에는 전원측과 부하측을 구별하여 고정시킨다.
③ 부품을 고정할 곳에 표시한다.
④ 표시된 곳에 부품을 고정 배열하고 수평・수직상태와 규정에 맞게 되었는가를 확인한다.
3. 배선작업을 한다.
① 부품의 배열위치에 맞도록 실체배선도를 그린다.
② 실체배선도를 그릴 경우에는 제어회로의 긱 접속선에 임의로 고유의 신빈호를 부여한다.
③ 푸시버튼 스위치, 전자 접촉기 등에 단자 연결을 하는 경우에는 전기적, 기계적으로 완전하게 해야 한다.
4. 회로시험기로 동작을 확인한다.
① 회로시험기 등을 이용하여 완성된 회로가 도면에 맞는가를 확인한다.
② 선번호가 일치하는가를 검사한다.
③ 배선의 접속상태를 점검한다.
5. 전원전압으로 동작을 확인한다.
① 전원전압을 확인하고 전원을 연결한다.
② 푸시버튼 스위치 조작으로 회로의 동작을 확인한다.
③ 표시등 점등상태를 확인한다.
6. 정리 정돈을 한다.</td></tr>
</table>

응용실습 6-1	수동식 1차 저항기동회로 배선하기
회 로 도	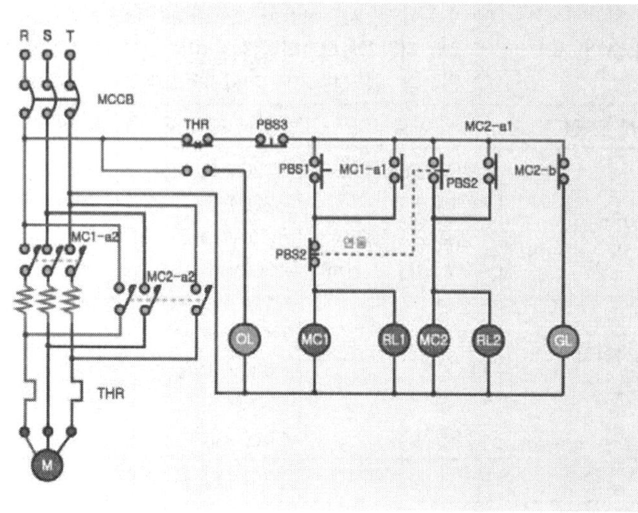
배 치 도	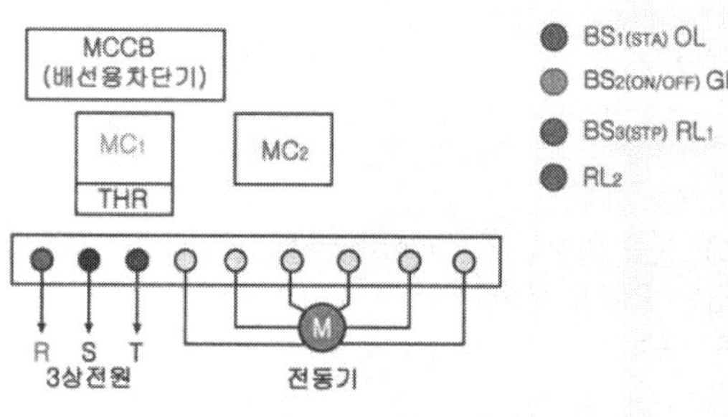

요구사항

1. 작업방법
   ① 주회로는 1.78[mm]의 단선을 사용한다.
   ② 보조회로의 바닥배선은 1.38[mm]를 사용한다.
   ③ 단자대에서 램프 및 스위치의 배선은 연선 1.5[mm^2]를 사용한다.
2. 동작설명
   ① GL이 점등상태이고, PBS_1을 누르면 MC_1이 여자가 되고, RL_1이 점등된다.
   ② MC_1이 여자가 되어 MC_1-a_1이 붙어서 자기유지가 되고, MC_1-a_2가 붙어서 M이 동작된다.
   ③ PBS_2(C접점)를 누르면 MC_1이 감자가 되고, RL_1이 소등된다. 그리고 MC_2가 여자가 되고, RL_2가 점등된다.
   ④ MC_1이 감자가 되어 MC_1-a_1이 떨어져서 자기유지가 해제되고, MC_1-a_2가 떨어져서 M이 정지된다.
   ⑤ MC_2가 여자가 되어 MC_2-a_1이 붙어서 자기유지가 되고, MC_2-b 떨어져서 GL이 소등된다. 그리고 MC_2-a_2가 붙어서 M이 동작된다.
   ⑥ PBS_3은 비상정지 스위치 역할을 한다.
   ⑦ 과부하 발생 시 OL이 점등된다(THR C접점).

응용실습 6-2	자동식 1차 저항기동회로 배선하기
회 로 도	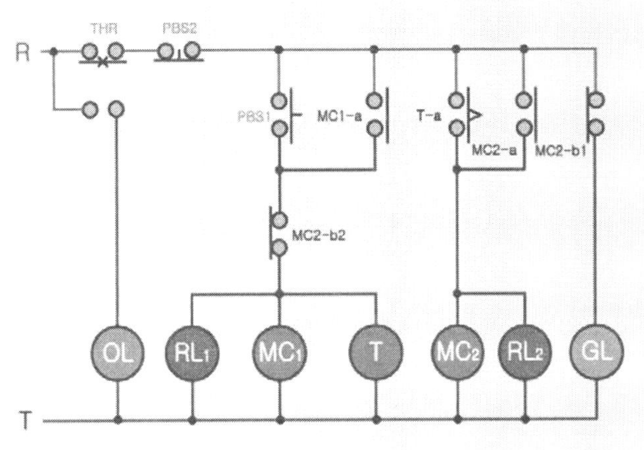
배 치 도	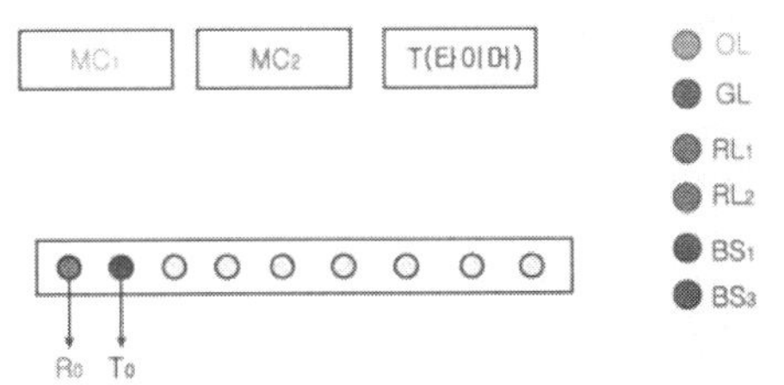
요구사항	1. 작업방법 ① 주회로는 1.78[mm]의 단선을 사용한다. ② 보조회로의 바닥배선은 1.38[mm]를 사용한다. ③ 단자대에서 램프 및 스위치의 배선은 연선 1.5[mm^2]를 사용힌다. ④ 주회로는 수동식 1차 저항기동회로와 동일하다. 2. 동작설명 ① GL이 점등상태이고, PBS_1을 누르면 RL_1이 점등되고, MC_1, T가 여자가 된다. ② MC_1이 여자가 되어 MC_1-a가 붙어서 자기유지가 된다. ③ T가 여자가 되고 설정시간이 지나면 T-a가 붙어서 MC_2가 여자가 되고, RL_2가 점등된다. ④ MC_2가 여자가 되어 MC_2-a가 붙어서 자기유지가 되고, MC_2-b_1이 떨어져서 GL이 소등된다. 그리고 MC_2-b_2가 떨어져서 RL_1이 소등되고, MC_1, T가 감자된다. ⑤ PBS_2는 비상정지 스위치 역할을 한다. ⑥ 과부하 발생 시 OL이 점등된다(THR C접점).

응용실습 6-3	2차 저항기동회로 배선하기
회 로 도	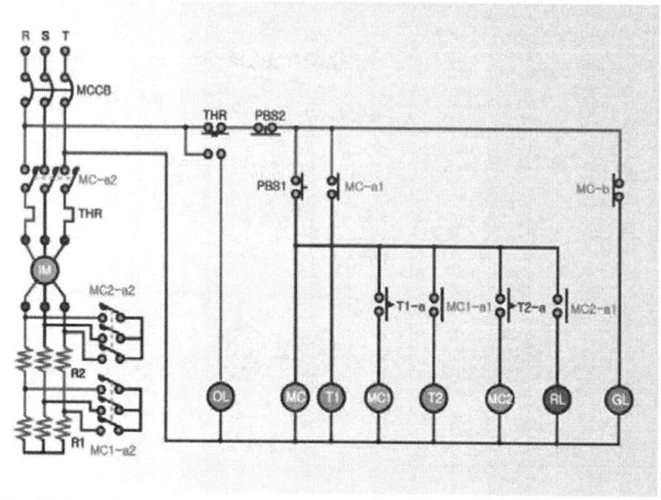
배 치 도	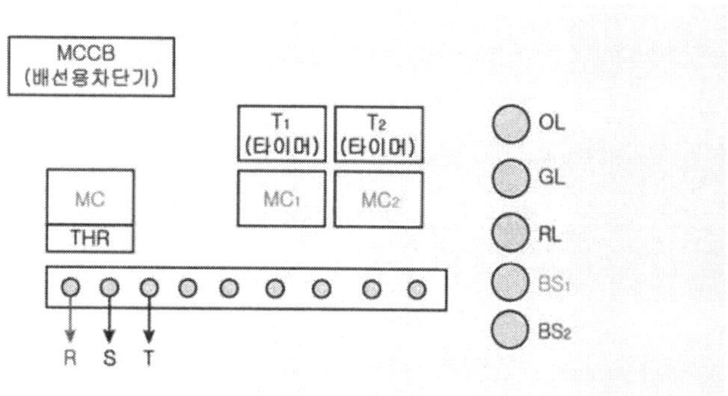
요구사항	1. 작업방법 ① 주회로는 1.78[mm]의 단선을 사용한다. ② 보조회로의 바닥배선은 1.38[mm]를 사용한다. ③ 단자대에서 램프 및 스위치의 배선은 연선 1.5[mm^2]를 사용한다. 2. 동작설명 ① GL이 점등상태이고, PBS_1을 누르면 MC, T_1이 여자가 된다. ② MC가 여자가 되어 MC-a_1이 붙어서 자기유지가 되고, MC-a_2가 붙는다. 그리고 MC-b가 떨어져서 GL이 소등된다. ③ T_1이 여자가 되고 설정시간이 지나면 T_1-a가 붙어서 MC_1이 여자가 된다. ④ MC_1이 여자가 되어 MC_1-a_1이 붙어서 T_2가 여자가 되고, MC_1-a_2가 붙는다. ⑤ T_2가 여자가 되고, 설정시간이 지나면 T_2-a가 붙어서 MC_2가 여자가 된다. ⑥ MC_2가 여자가 되어 MC_2-a_1이 붙어서 RL이 점등된다. ⑦ PBS_2는 비상정지 스위치 역할을 한다. ⑧ 과부하 발생 시 OL이 점등된다(THR C접점).

응용실습 6-4	권선형 유도전동기의 저항기동회로 배선하기

회 로 도

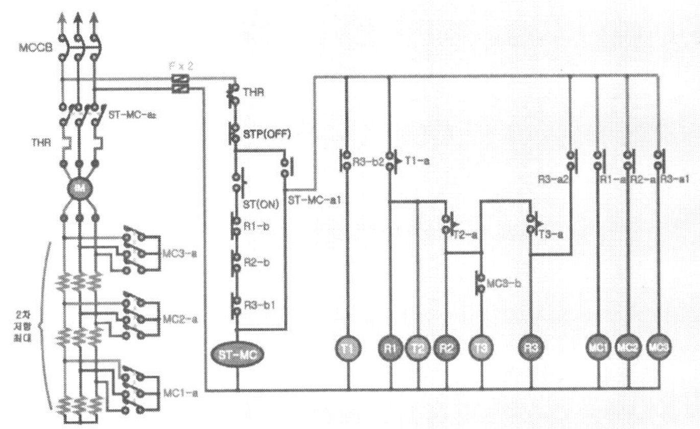

배 치 도

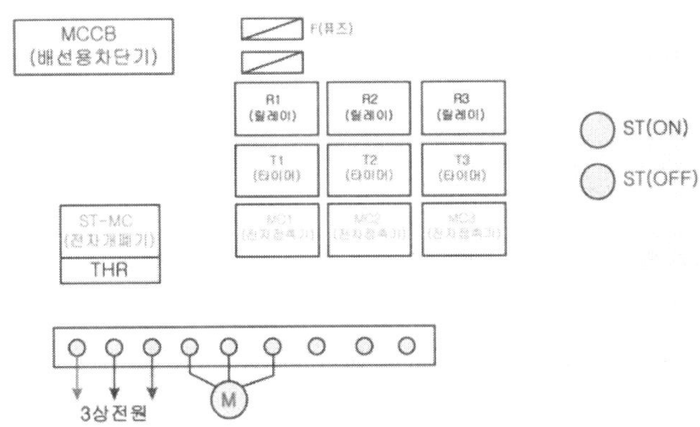

요구사항

1. 작업방법
   ① 주회로는 1.78[mm]의 단선을 사용한다.
   ② 보조회로의 바닥배선은 1.38[mm]를 사용한다.
   ③ 단자대에서 램프 및 스위치의 배선은 연선 1.5[mm^2]를 사용한다.
2. 동작설명
   ① ST(ON)를 누르면 ST-MC, T_1이 여자가 되고, ST-MC가 여자가 되어 ST-MC-a_1이 붙어서 자기유지가 된다. 그리고 ST-MC-a_2가 붙는다.
   ② T_1이 여자가 되고 설정시간이 지나면 T_1-a가 붙어서 R_1, T_2가 여자가 된다.
   ③ R_1이 여자가 되어 R_1-a가 붙어서 MC_1이 여자가 되고, R_1-b가 떨어진다.
   ④ MC_1이 여자가 되어서 MC_1-a가 붙는다.
   ⑤ T_2가 여자가 되고 설정시간이 지나면 T_2-a가 붙어서 R_2, T_3이 여자가 된다.
   ⑥ R_2가 여자가 되어서 R_2-b가 떨어지고, R_2-a가 붙어서 MC_2가 여자가 되어서 MC_2-a가 붙는다.
   ⑦ T_3이 여자가 되고 설정시간이 지나면 T_3-a가 붙어서 R_3이 여자가 된다.
   ⑧ R_3이 여자가 되어 R_3-a_2가 붙어서 자기유지가 되고, R_3-a_1이 붙어서 MC_3이 여자가 된다. 그리고 R_3-b_1이 떨어지고, R_3-b_2가 떨어져서 T_1이 감자가 되어서 T_1-a가 떨어진다.
   ⑨ MC_3이 여자가 되어서 MC_3-a가 붙고, MC_3-b가 떨어져서 T_3이 감자가 된다.
   ⑩ T_1-a가 떨어져서 T_2, R_1, R_2가 감자가 되어 MC_1, MC_2도 감자가 된다.
   ⑪ STP(OFF)를 누르면 모든 회로의 전원이 차단된다.

<table>
<tr><td>응용실습 7</td><td colspan="4">전동기 응용 제어회로 배선하기</td></tr>
<tr><td>실 습 목 표</td><td colspan="4">① 1개의 PBS로 운전 정지회로를 이해하고 배선할 수 있다.
② 가공기 및 오락기의 자동운전회로의 동작을 이해하고 배선할 수 있다.
③ 재료의 치수 및 커튼의 자동회로의 동작을 이해하고 배선할 수 있다.</td></tr>
<tr><td>기계 및 공구</td><td>재료명</td><td>규격</td><td>수량</td><td>안전 및 유의사항</td></tr>
<tr><td>• 드라이버
• 와이어 스트리퍼
• 펜치
• 니퍼
• 회로시험기
• 압착기</td><td>• 전자 접촉기
• 릴레이
• 램프(표시등)
• 푸시버튼 스위치
• 전선
• 연선
• EOCR
• THR
• 전동기</td><td>• 220V 5a 2b
• 220V 8핀
• 220V, ø25
• 300V 1a1b
• 1.38mm 단선
• 1.5mm^2
• 600V 15A
• 600V 15A
•3상 220V</td><td>2개
3개
2개
2개
2M
2M
1개
1개
1대</td><td>① 기계 및 공구를 사용할 때 안전에 주의한다.
② 기계・기구류의 점검이나 회로 수정시 반드시 전원을 차단하고 실시한다.
③ 전원 투입하기 전에 테스터를 사용하여 합선의 유무를 확인 후 동작실험</td></tr>
<tr><td colspan="5">작 업 순 서</td></tr>
</table>

1. 작업준비를 한다.
   ① 주어진 도면을 확인한다.
   ② 지급된 재료가 도면에 맞게 배치되었는가를 확인한다.
   ③ 회로시험기 등을 이용하여 재료의 각 부분(a접점, b접점, 코일 등)을 점검한다.
2. 부품을 고정한다.
   ① 도면의 위치대로 부품을 배치한다.
   ② 퓨즈, MCCB 등을 고정시킬 경우에는 전원측과 부하측을 구별하여 고정시킨다.
   ③ 부품을 고정할 곳에 표시한다.
   ④ 표시된 곳에 부품을 고정 배열하고 수평・수직상태와 규정에 맞게 되었는가를 확인한다.
3. 배선작업을 한다.
   ① 부품의 배열위치에 맞도록 실체배선도를 그린다.
   ② 실체배선도를 그릴 경우에는 제어회로의 각 접속선에 임의로 고유의 선번호를 부여한다.
   ③ 푸시버튼 스위치, 전자 접촉기 등에 단자 연결을 하는 경우에는 전기적, 기계적으로 완전하게 해야 한다.
4. 회로시험기로 동작을 확인한다.
   ① 회로시험기 등을 이용하여 완성된 회로가 도면에 맞는가를 확인한다.
   ② 선번호가 일치하는가를 검사한다.
   ③ 배선의 접속상태를 점검한다.
5. 전원전압으로 동작을 확인한다.
   ① 전원전압을 확인하고 전원을 연결한다.
   ② 푸시버튼 스위치 조작으로 회로의 동작을 확인한다.
   ③ 표시등 점등상태를 확인한다.
6. 정리 정돈을 한다.

응용실습 7-1	1개의 PBS로 전동기 운전 정지회로 배선하기
회 로 도	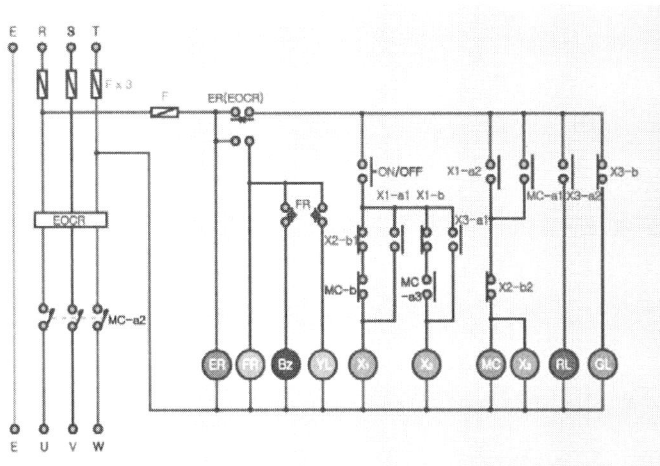
배 치 도	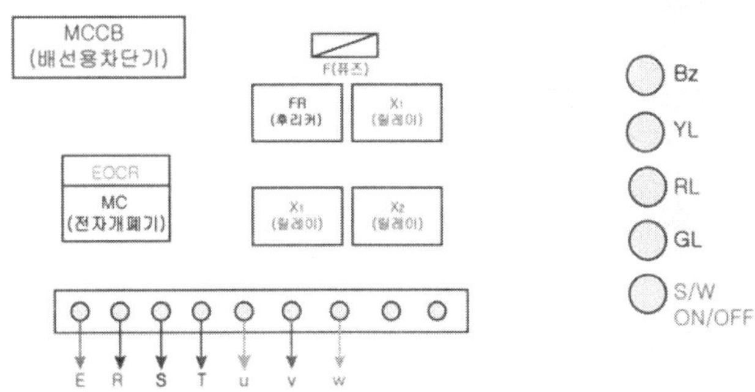
요구사항	1. 작업방법 ① 주회로는 1.78[mm]의 단선을 사용한다. ② 보조회로의 바닥배선은 1.38[mm]를 사용한다. ③ 단자대에서 램프 및 스위치의 배선은 연선 1.5[mm^2]를 사용한다. 2. 동작설명 ① GL이 점등상태이며, ON/OFF 스위치를 한번 눌렀다 놓으면 X_1이 여자가 되어서 X_1-a_1이 붙고, X_1-a_2가 붙어서 MC, X_3이 여자가 된다. 그리고 X_1-b가 떨어진다. (ON/OFF 스위치를 놓으면서 X_1이 감자가 되어 X_1의 접점이 원래 상태로 돌아온다.) ② MC가 여자가 되어 MC-a_1이 붙어서 자기유지가 되고, MC-a_2가 붙어서 주 회로에 전원이 공급된다. 그리고 MC-b는 떨어지고, MC-a_3은 붙는다. ③ X_3이 여자가 되어서 X_3-a_1이 붙고, X_3-a_2가 붙어서 RL이 점등된다. 그리고 X_3-b가 떨어져서 GL이 소등된다. ④ ON/OFF 스위치를 다시 한 번 눌렀다 놓으면 X_2가 여자가 된다. ⑤ X_2가 여자가 되어서 X_2-b_1이 떨어지고, X_2-b_2가 떨어져서 MC, X_3이 감자가 된다. ⑥ MC가 감자가 되어 MC-a_1이 떨어져서 자기유지가 해제되고, MC-a_2가 떨어져서 주회로로 흐르는 전원을 차단된다. 그리고 MC-a_3이 떨어지고, MC-b가 붙는다. ⑦ X_3가 감자가 되어서 X_3-a_1이 떨어진다. 그리고 X_3-a_2가 떨어져서 RL이 소등되며 X_3-b가 붙어서 GL이 점등된다.

<table>
<tr><th>응용실습 7-2</th><th>재료의 치수 선별회로 배선하기</th></tr>
<tr><td>회 로 도</td><td>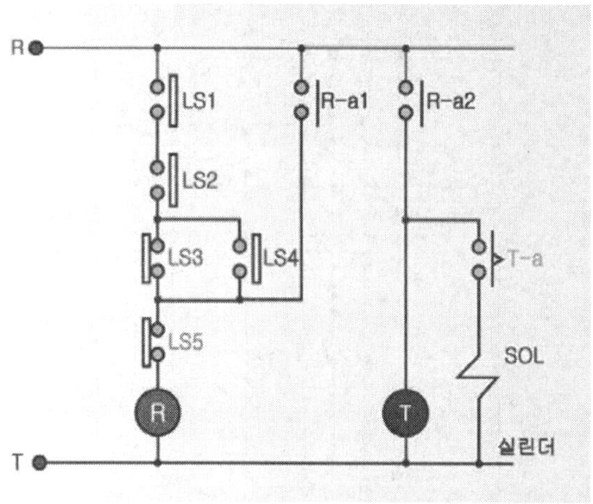
</td></tr>
<tr><td>배 치 도</td><td>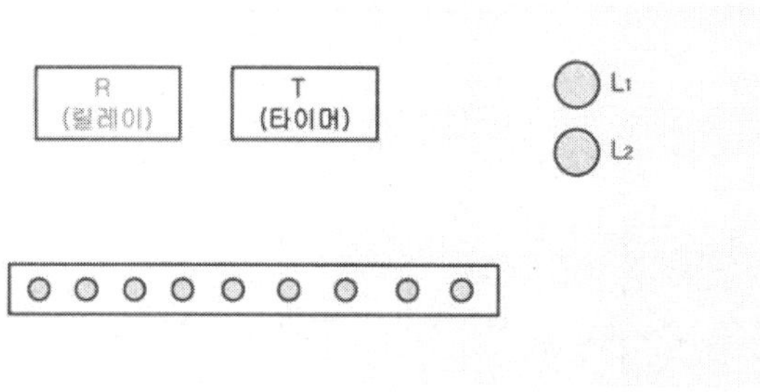
</td></tr>
<tr><td>요구사항</td><td>1. 작업방법
① 주회로는 1.78[mm]의 단선을 사용한다.
② 보조회로의 바닥배선은 1.38[mm]를 사용한다.
③ 단자대에서 램프 및 스위치의 배선은 연선 1.5[mm^2]를 사용한다.
2. 동작설명
① LS_1, LS_2를 같이 누르면 R이 여자가 된다(LS_4도 같이 눌러도 R이 여자가 된다).
② R이 여자가 되어 R-a_1이 붙어서 자기유지가 되고, R-a_2가 붙어 T가 여자가 된다.
③ T가 여자가 되고, 설정시간이 지나면 T-a가 붙어서 실린더가 동작한다.
④ LS_3을 누르면 아무것도 동작 안한다(단, 순서①에서 LS_1, LS_2, LS_3을 같이 누르면 R이 감자이며, LS_1, LS_2, LS_3, LS_4를 같이 누르면 R이 여자가 된다).
⑤ LS_5를 누르면 R이 감자가 된다.
⑥ R이 감자가 되어 R-a_1이 떨어져서 자기유지가 해제되고, R-a_2가 떨어져서 T가 감자가 된다.
⑦ T가 감자가 되어 T-a가 떨어져서 실린더 동작을 멈춘다.</td></tr>
</table>

응용실습 7-3	커튼의 자동개폐회로 배선하기
회 로 도	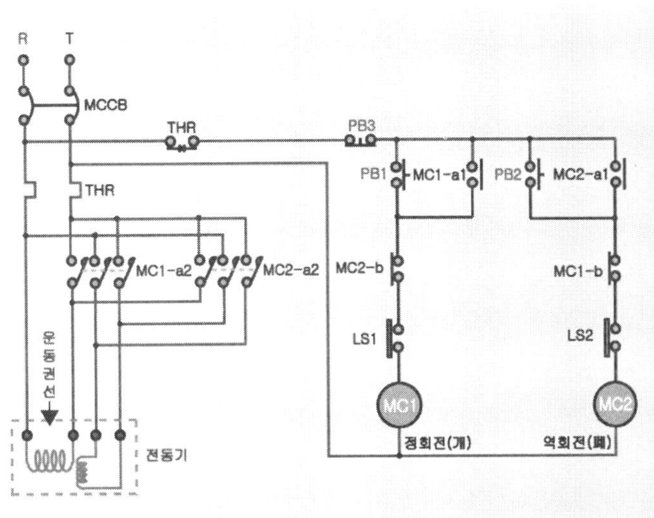
배 치 도	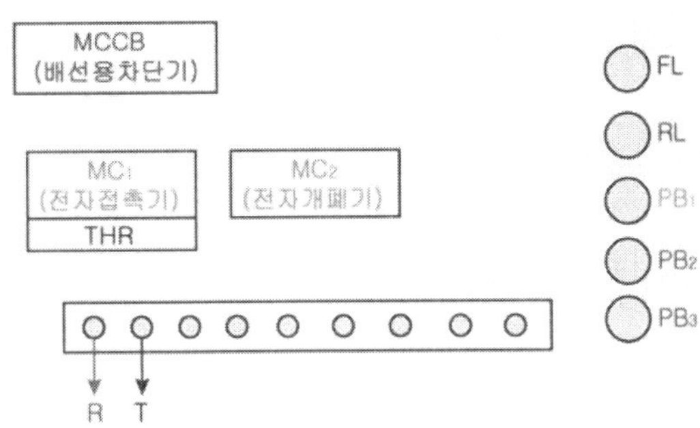
요구사항	1. 작업방법 ① 주회로는 1.78[mm]의 단선을 사용한다. ② 보조회로의 바닥배선은 1.38[mm]를 사용한다. ③ 단자대에서 램프 및 스위치의 배선은 연선 1.5[mm^2]를 사용한다. 2. 동작설명 ① PB_1을 누르면 MC_1이 여자가 되어 MC_1-a_1이 붙어서 자기유지가 되고, MC_1-a_2가 붙어서 전동기가 동작(정회전)된다. 그리고 MC_1-b가 떨어진다. ② LS_1을 누르면 MC_1이 감자가 되어 MC_1-a_1이 떨어져서 자기유지가 해제되고, MC_1-a_2가 떨어져서 전동기가 동작을 멈춘다. 그리고 MC_1-b가 붙는다. ③ PS_2를 누르면 MC_2가 여자가 되어 MC_2-a_1이 붙어서 자기유지가 되고, MC_2-a_2가 붙어서 전동기가 동작(역회전)된다. 그리고 MC_2-b가 떨어진다. ④ LS_2를 누르면 MC_2가 감자가 되어 MC_2-a_1이 떨어져서 자기유지가 해제되고, MC_2-a_2가 떨어져서 전동기가 동작을 멈춘다. 그리고 MC_2-b가 붙는다. ⑤ PB_3은 비상정지 스위치 역할을 한다.

응용실습 7-4	오락 승용물 장치회로 배선하기
회 로 도	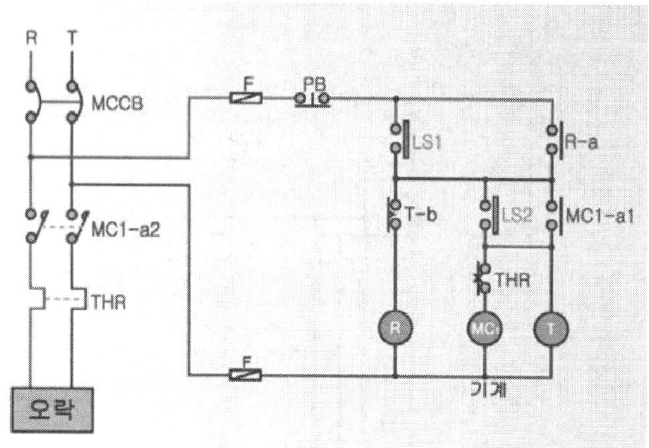
배 치 도	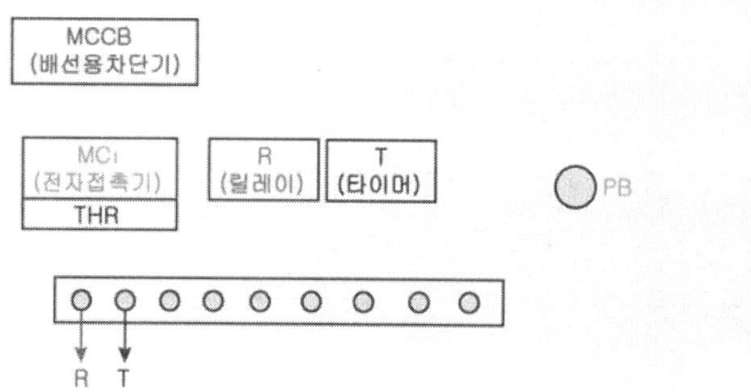
요구사항	1. 작업방법 ① 주회로는 1.78[mm]의 단선을 사용한다. ② 보조회로의 바닥배선은 1.38[mm]를 사용한다. ③ 단자대에서 램프 및 스위치의 배선은 연선 1.5[mm^2]를 사용한다. 2. 동작설명 ① LS$_1$을 누르면 R이 여자가 되어 R-a가 붙어서 자기유지가 된다. ② LS$_2$를 누르면 MC$_1$, T가 여자가 된다. ③ MC$_1$이 여자가 되어 MC$_1$-a$_1$이 붙어서 자기유지가 되고, MC$_1$-a$_2$가 붙어서 주 회로인 오락이 동작한다. ④ T가 여자가 되고, 설정시간이 지나면 T-b가 떨어져서 R이 감자가 된다. ⑤ R이 감자가 되어 R-a가 떨어져서 자기유지가 해제되고, MC$_1$, T가 감자가 된다. ⑦ MC$_1$이 감자가 되어 MC$_1$-a$_1$이 떨어져 자기유지가 해제되고, MC$_1$-a$_2$가 떨어져서 주 회로인 오락이 정지된다. ⑧ T가 감자가 되어서 T-b가 붙는다. ⑨ PB는 비상정지 스위치 역할을 한다.

제5장

조명설비

인간은 오랫동안 자연계에 적응되어 자연주광이 가장 자연스럽고 건강한 이상적인 조명이라 할 수 있다. 그러나 자연 주광만으로는 인간생활에 많은 불편을 주기 때문에 인공조명이 개발되었고, 이러한 문명의 발달로 쾌적한 조명환경이 더욱 요구되어 인공광원의 개발에 촉진제가 되고 있다. 조명설비의 기본이론과 병원, 회사 등의 건물에 사용되는 조명기구에 대하여 구성해 보았다.

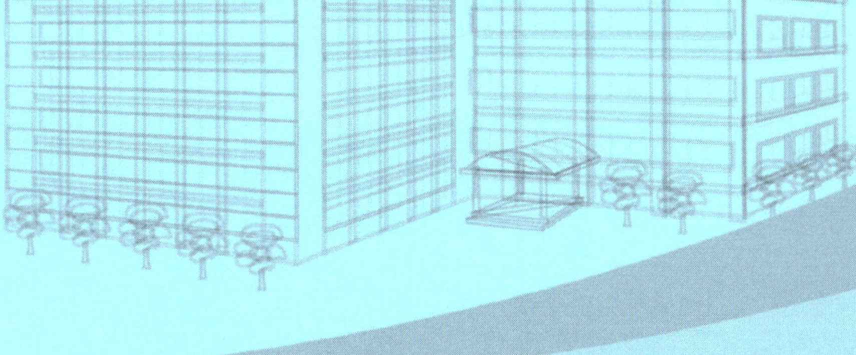

01 조명의 목적과 분류

1. 조명의 목적

인간은 오랫동안 자연계에 적응되어 자연주광이 가장 자연스럽고 건강한 이상적인 조명이라 할 수 있다. 그러나 자연 주광만으로는 인간생활에 많은 불편을 주기 때문에 인공조명이 개발되어 왔다. 조명설비의 목적은 2가지로 분류되는데, 첫째는 명시를 중요시하는 것으로 시작업을 하는데 장시간에 걸쳐서 피로하지 않고 능률적으로 일을 할 수 있는 것으로 병원, 사무실, 공장, 학교 등의 조명이다. 둘째는 분위기를 중요시하는 것으로 응접실, 오락장, 식당 등에서 분위기를 살려서 평화롭고 즐거운 마음을 갖도록 하기 위한 것이다. 조명효과를 향상시키기 위해서는 사용목적에 적합하고, 건축과 어울리는 조명기구의 선정, 광원의 위치선정, 조명방법 및 조도의 결정 등이 중요한 요소이다. 조명방법과 좋은 조명조건은 〈표 5-1〉과 같은 사항을 참조하여 설계에 반영한다.

〈표 5-1〉 좋은 조명의 조건

분류 / 항목	명시 조명	분위기 조명	비 고
조도	필요한 밝기로서 적당한 밝기 좋음	필요한 밝기	표준조도
휘도분포	얼룩이 없을수록 좋음	계획적인 배분	추천 값
눈부심	글레어(직시, 반사)가 없어야 함	눈부심이 주위를 끔	조명방법
그림자	방해되면 나쁨	입체감, 원근감표현 시 의도적	조명방법
분광분포	표준 주광이 좋음	심리적으로 광색을 이용	광원선택
기분	맑은 날 옥외의 감각이 좋음	목적에 따른 감각을 유도	
배치, 의장	단순하고, 간단한 배열	계획된 미적 배치 및 조합	
경제, 유지보수	광원효율이 높을 것	효과 및 달성도가 좋다.	

2. 조명의 분류

조명은 광원별로 백열전구, 방전관 및 기타 등으로 분류된다.

(1) 광원별 구분

광원은 크게 자연광원과 인공광원으로 나눌 수 있는데 자연광은 태양광 밖에 없으나 인공광원에는 백열등, 할로겐 램프, 형광등, 수은 램프, 나트륨 램프, 메탈핼라이드 램프, 삼파장 형광 램프 등이 있다.

1) 백열전구

전구 속의 필라멘트에 전기를 흘려보내 열과 함께 빛을 내는 원리를 이용한 전구를 백열전구라고 하는데 일반 조명용 전구, 할로겐 전구, 특수 전구로 구분한다. 진공상태이거나 불활성가스를 채운 유리구 안에 가는 저항선을 넣고 전류를 통하게 하여 그 발열로 밝은 빛이 나는 전구이다. [그림 5-1]은 백열전구의 구조이다.

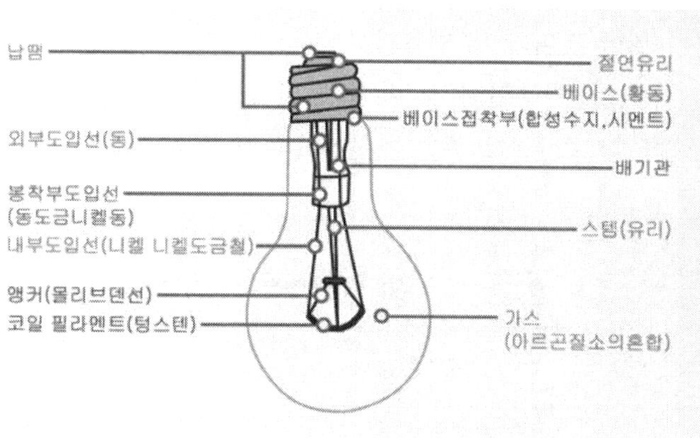

[그림 5-1] 백열전구의 구조

① 일반 조명용 전구 : 일반 전구(코일형, 2중 코일형), 투광전구, 강화 코팅 전구, 장식용 전구가 있다.

② 할로겐 전구 : 유리구 또는 유리관 안에 비활성기체 외에 요오드, 브롬, 염소 등의 할로겐 화합물을 미량 봉입한 것으로, 할로겐은 낮은 온도에서 텅스텐과 결합하고 높은 온도에서는 분해되는 성질이 있다. 즉, 전구 내에 소량의 할로겐을 넣으면 이것이 증발하여 확산되며, 250[℃] 이상에서는 관벽에 달라붙지 않고 증기 상태로 떠돌다가 관벽 근처에서 필라멘트로부터 증발된 텅스텐과 결합하여(결합온도는 500~850[℃]) 할로겐화 텅스텐을 형성한 다음 확산에 의해 유리관 중심으로 이동해온다. 할로겐화 텅스텐은 온도가 높은 필라멘트(2000[℃] 이상) 근처에서 분해되는데(분해온도는 1400[℃] 이상) 그 중 텅스텐은 필라멘트로 되돌아가고 할로겐은 다시 사이클을 반복하게 된다. 고출력 투광용 전구, 소

형 전구가 있다(자동차용, 영사기용). [그림 5-2]는 할로겐 사이클의 모델을 나타내었다.

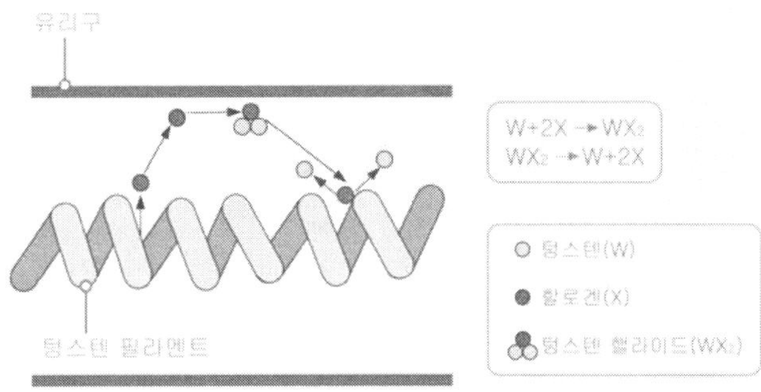

[그림 5-2] 할로겐 사이클의 모델

③ 특수 전구 : 소형 전구(자동차, 영사, 계기용), 초소형 전구(전산기, 항공관계용), 적외선 전구, 신호등용 전구가 있다.

2) 방전관

관내에 가스 또는 증기를 봉해 넣은 저압 기체 중의 방전 현상을 이용한 전자관을 방전관이라고 하는데, [그림 5-3]은 수은방전 램프 중 형광 램프의 구조를 나타내었다.

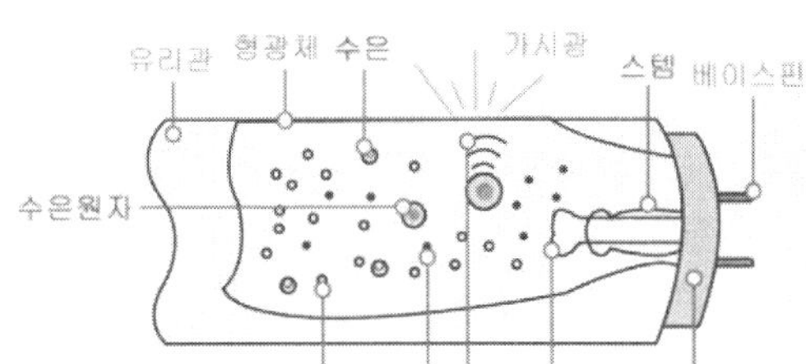

[그림 5-3] 형광램프의 구조

① 수은방전 램프 : 형광 램프, 저압 수은등, 메탈핼라이드등, 초고압 수은등
② 나트륨 방전 램프 : 나트륨램프(고역률형), 고압 나트륨램프
③ 크세논 방전 램프 : 크세논램프
④ 네온 방전 램프 : 네온 글로 램프, 네온관(네온사인)

그 밖에도 분말 분산형 EL램프, 주입형 EL램프(결정발광), 레이저 빔 등이 있으며, [그림 5-4]는 EL램프의 구조를 나타낸 것이다.

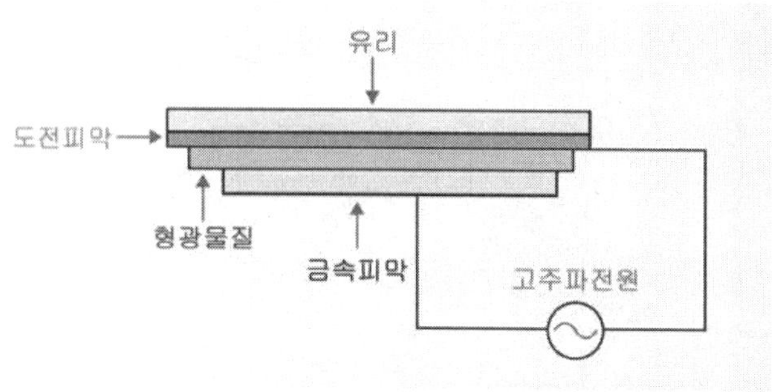

[그림 5-4] EL램프의 구조

백열등, 할로겐등, 형광등, 수은등, 나트륨등의 특성을 〈표 5-2〉에서 비교하였다.

〈표 5-2〉 각종 일반 조명용 전등의 특성 비교

종 류	백열등	할로겐등	형광등	수은등	나트륨등
용량 효율수명	2~100[W] 7~22[lm/W] 1000~1500[h]	500~1500[W] 20~22[lm/W] 2000~3000[h]	6~110[W] 48~80[lm/W] 7500[h]	40~1000[W] 30~55[lm/W] 10,000[h]	20~400[W] 80~150[lm/W] 6000[h]
점등 부속장치	불필요	불필요	안정기 부속 장치가 필요	안정기 부속 장치가 필요	안정기 부속 장치가 필요
광질 및 특색	일반적으로 휘도가 높고 열방사가 많다. 광색에는 적색 부분이 많고 배광제어가 용이하다.	고휘도이고 광색은 적색부분이 비교적 많은 편이다. 배광제어는 용이하다.	저휘도이고 광색의 조절은 비교적 용이하다. 열방사가 적다.	고휘도이고 배광제어는 용이하다. 광색은 청백색인 특성이 있으나 형광 수은 램프, 전구병용 등으로 해결이 가능하다.	저압은 전광속의 60[%] 이상이 5890~5896[Å]인 D선이다. 등황색의 단일 광원이고 고압은 2200[°K]의 황백색이다.
용도	비교적 좁은 장소의 전반조명, 악센트 조명, 기분을 주로 한 효과를 얻기가 쉽다.	장관형은 높은 천장이나 경기장, 광장 등의 투광조명에 적합하다.	옥내외, 전반 조명, 부조명에 적합하다. 명시를 주로 한 양질 조명을 경제적으로 얻을 수 있다.	1등당 큰 광속을 얻을 수 있고, 또한 수명이 길어 높은 천장, 투광조명, 공원조명에 적합하다.	광질의 특성 때문에 도로조명이나 터널조명에 적합하다.

02 조 명

발광다이오드로 비소, 인 등으로 만들어진 반도체이다. 다이오드의 특성을 가지고 있으며 전류를 통하게 하면 빛을 발산한다. 전구에 비해 수명이 길고 응답속도가 빠르다. 또한 다양한 모양으로 제작이 가능하여 근래에 LED를 활용한 각종 제품들이 등장하고 있다.

1. LED 실내 조명기구의 성능 요구사항

(1) 일반사항

통풍이 없는 장소로 주위온도는 25±1[℃]이고 상대습도는 65[%]에서 시험한다. 시험전압은 〈표 5-3〉의 시험전압 측정기준을 만족해야 한다.

〈표 5-3〉 시험전압범위

전압범위	전압변동률	THD
정격전압 (오차범위 0.5[%])	0.3[%] 이하	35 미만

(2) 점 등

점등에서 미점등상태에서 각각 1시간 방치 후 정격전압의 92[%]와 106[%]에서 점등되어야 한다.

(3) 입력전력/입력전류

정격주파수, 정격전압을 인가하여 입력전력 및 입력전류를 측정하고, 입력전력 및 입력전류 표시값의 10[%] 이내이어야 한다.

(4) 역 률

90[%] 이상을 만족해야 한다(단 5[W] 이하는 85[%] 이상을 만족해야 한다(역률 =정격전압측 정입력전류×측정입력전류).

(5) 고조파 함유율

KS C IEC 61000-3-2에 따라 시험하였을 때 이에 적합해야 한다.

2. 컨버터 내장형과 외장형의 LED 램프의 성능 요구사항

(1) 광학적 특성

초기 특성은 측정시간을 포함하여 LED 램프에 정격전압을 인가하여 2,000시간 에이징 후 광속을 측정한다.

(2) 지향각 특성

빛 지향성 LED 램프는 100시간 에이징 후 제품에 표시된 각도 범위 내에서 제품에 표시된 정격 광속의 80[%] 이상이어야 한다.

(3) 내구성

LED 램프를 미 점등상태로 항온기에 넣고 -10[℃]에서 1시간 방치 후, 즉시 50[℃]의 온도를 유지하는 항온기로 이동시켜 1시간동안 방치한다. 이러한 과정을 5회 반복한다. LED 램프에 정격전압을 인가한 후 30초 ON, 30초 OFF하는 조작을 1회로 하여 실시한다. 이러한 과정을 LED 램프 정격수명의 1/2에 해당하는 횟수만큼 반복한다(예 정격수명이 2만 시간인 경우 1만회 실시) 위의 모든 시험 후 LED 램프는 15분간 정상 점등해야 한다).

3. LED 실내 조명기구 재료의 성능 요구사항

(1) 등기구

등기구는 KS C 규정에 적합한 제품 또는 동등 이상의 성능을 가진 것을 사용해야 한다. 등기구에 사용되는 강판은 KS기준을 만족해야 한다. 점등 중의 온도상승으로 각 부에 장해를 일으키거나 램프의 특성 및 수명에 나쁜 영향이 없어야 한다. 등기구 무게에 따라 적절히 천장에 등기구 하중에 견딜 수 있는 등기구 보강장치를 적절히 해야 한다. 등기구 방열판에서 발생하는 온도를 적절히 고려해야 한다(그림 5-5).

(2) 컨버터

컨버터는 KS C 7655(LED 모듈 전원공급용 컨버터의 안전 및 성능 요구사항)에 적합한 제품 또는 동등 이상의 성능을 가진 것으로 사용해야 한다.

(3) 소 켓

소켓은 KS C 7703에 적합한 제품 또는 동등 이상의 성능을 가진 것을 사용해야 한다.

(4) 내 · 외부 배선

배선공사에 사용되는 자재와 부품은 KS 및 IEC 규격에 적합한 제품 또는 동등 이상의 성능을 가진 것을 사용해야 한다(그림 5-5).

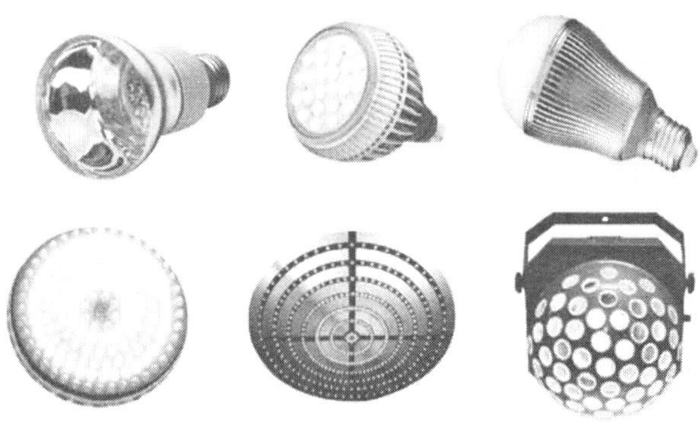

[그림 5-5] LED 조명

4. 병원용 LED 조명기기

전력소비는 낮고 효율이 높은 LED 사용에 대한 관심이 점차 높아지고 있다. 이에 LED를 사용한 의료조명기기들도 속속 등장하고 있다. LED를 응용한 조명용 의료기기는 열상승이 없고, 적외선 등의 유해파장을 차단하여 세포에 대한 영향을 줄일 수 있다. 또한 일반적으로 백색 광원만을 사용하는 기기들과 달리 여러 광원의 LED를 사용하여 색을 손쉽게 조정할 수 있다. 의료조명기기로 LED 무영등, LED 수술보조등, 의료용 헤드 램프, 병원 조명 등이 있다(그림 5-6).

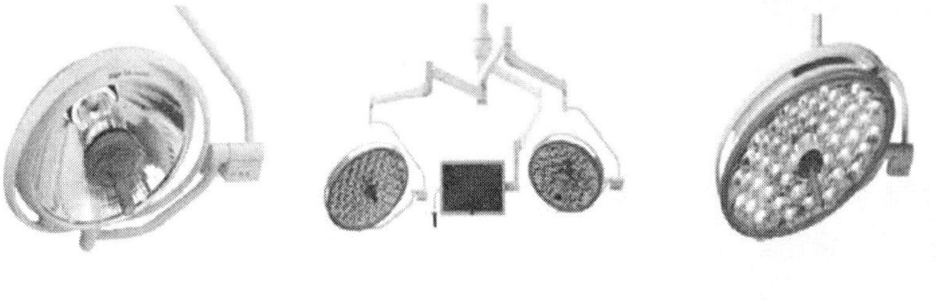

[그림 5-6] LED 의료조명기기

5. LED와 의료기기의 종류

LED 의료기기는 광산업의 핵심 아이콘인 LED라는 광원을 활용하여 의료산업의 기반을 이루는 의료기기를 만들거나 활용하는 대표적인 융복합 산업기술 영역이다.

① LED 의료기기는 진단과 치료 그리고 기타 융복합 분야로 나눌 수 있다. 진단기기 분야는 영상진단과 생체진단 영역으로 구분할 수 있다.

② 영상진단 영역은 세포조직 검사에서 체외 세포조직 검사에 활용되는 형광 영상진단 부분과 체내 조직상태 검사에 활용되는 내시경형 영상진단 부분으로 구분할 수 있다. 영상진단의 다른 한 부분은 망진, 설진 등에 활용되는 디지털 표피검사 영상에 활용되는 영역이 있다. 아직은 이론적 설명만이 가능하지만 실시간 체내 형광영상 시스템이 있으며, 소동물 실험을 통해 일부 가능성이 확인되고 있는 상황이다.

③ 생체진단 영역은 당뇨환자의 혈당측정에 활용되는 무채혈 산소포화도 측정기, 복합 혈행검사기(advanced-SpO_2), 발광수광을 통해 혈류/혈압 등의 생체기록을 광신호로 측정하는 기기, 측정된 생체정보의 전송에 관여하는 가시광통신 등이 있으나, 아직 기술적 진척도는 매우 미흡하다. 그러나 생체신호측정 및 전송에 관여하는 영역은 U-헬스 산업의 기초가 되는 디바이스의 핵심으로 향후 크게 성장할 개연성이 충분하다.

④ 광융복합 분야의 의료기기는 대체의학적 영역과 병원용 조명, 그리고 LED 광원이 활용된 관련 보조기기와 운영 시스템에 관한 영역이 있다.

⑤ 대체의학적 영역은 이미 상당부분 의료영역에 포함되어 있는데, 우울증 및 치매의 치료에 광원을 이용하여 높은 치료율을 얻는데 성공하고 있다.

⑥ 한방분야로 영역을 확장하면 전통적인 방법의 한방광조사, 오색광치료(컬러라이트 치료) 등이 있으며, 통증완화 분야에 적용하고자 하는 시도가 활발하다.

⑦ 대체의학적 영역은 최근 LED 심미치료실, 아로마-컬러 복합 테라피 영역 등으로 확장되고 있다.

⑧ 병원용 조명은 현재 LED 무영등, 치과용 LED 조명등이 개발되어 시판되고 있으나 향후 입원실 조명등에 적용될 것으로 보이며, 검이경, 인후경 등 검사용 조명과 국부절개 수술을 위한 국부조명(광석션기 등) 기기에서 가능성이 타진되고 있다.

⑨ LED 광원을 활용한 그 밖의 영역으로 노인용 지팡이에 적용된 LED 조명, 환자용 휠체어에 적용되는 LED 조명등도 넓은 의미에서 LED 의료기기 영역에 포함되

며, 새로운 무선통신 기술로 주목받고 있는 LED를 이용하는 가시광 통신도 운영 시스템의 일부로 포함될 전망이다.

⑩ 미용의료기기 시장은 의료기기 영역에 포함시키기 모호한 부분이 있지만 시장성만으로 놓고 볼 때 큰 의미가 있는 영역이다. 이미 미국에서는 LED를 이용한 미용의료기기 시장에 대한 기대가 크며, 보안경, 3D안경과 결합된 LED 이용 눈 보호기기 등이 새롭게 등장하고 있다.

(1) 내시경

현재 내시경 기술은 진단만을 위한 기술이 아니라 레이저 등의 고출력 광원의 전달을 통해서 시술을 수행하는 복합기술로 발전되고 있다. LED가 내시경에 이용되는 가장 일반적인 방법은 기존 내시경용 할로겐 광원의 대체조명으로 할로겐이 지니고 있는 단수명, 고열들의 전기 · 기계적 문제와 연색성의 보완을 필요로 하는 광학적 측면에서 다루어져 왔다. 그러나 환부나 특정세포의 형광영상에 대한 연구가 진행되면서 종양과 같은 불량세포에 점착하는 조형제를 투여하고 형광내시경을 활용하여 보다 정확한 세포진단을 수행하려는 연구가 진행 중에 있다(그림 5-7).

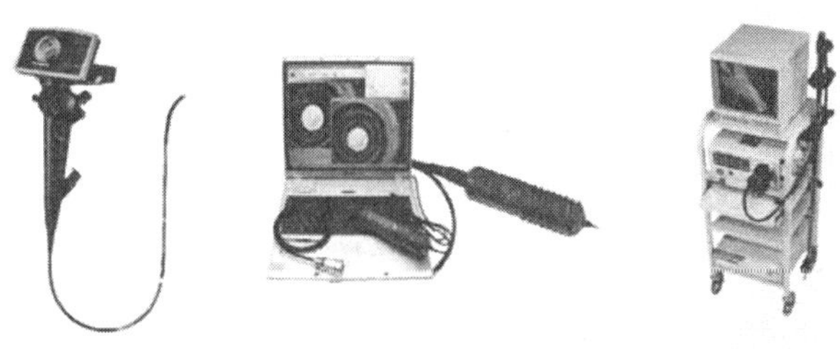

[그림 5-7] LED가 응용된 내시경

(2) 황달치료기

LED 인큐베이터는 신생아들에게서 빈번히 발생하는 황달현상을 치료하기 위한 의료기기로써 주로 일본에서 LED를 이용한 연구가 진행 중이다. 골밀도 강화를 위한 인공광원의 이용은 일사량이 부족한 유럽에서 시작되었으나, 최근 국내 청소년의 일사량 부족현상과 맞물려 새롭게 대두되고 있는 분야이다(그림 5-8).

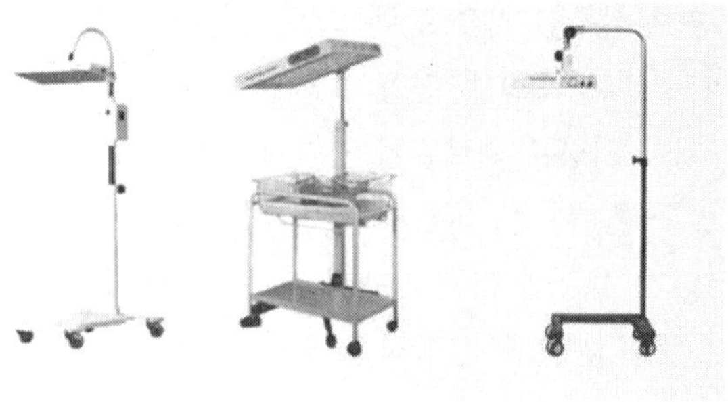

[그림 5-8] 황달치료기

(3) 온열치료기

광을 이용한 온열효과의 한방이용, 온열기능의 팩을 적용할 수 있는 시스템이다. 대전된 두 전극에 인체를 놓고 인체에 13.56[MHz]의 고주파를 유도하여 심부조직 내에 38.5~42[℃]의 온도를 가한다. 할로겐 램프에 의한 온열방사와 적외선 램프(700~50,000[nm]) 조사방식으로 심부까지 열에너지 전달, 40~60[℃]까지 온도조절을 할 수 있다(그림 5-9).

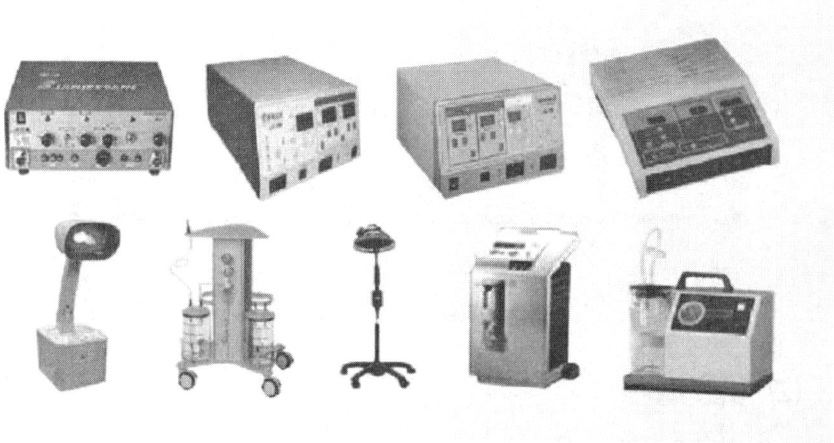

[그림 5-9] 온열치료기

(4) 주름제거기기

IPL(intense pulsed light)과 프락셀은 유명한 주름제거용 광기기로써 피부과 영역에서 가장 널리 사용되고 있는 제품군이다(그림 5-10).

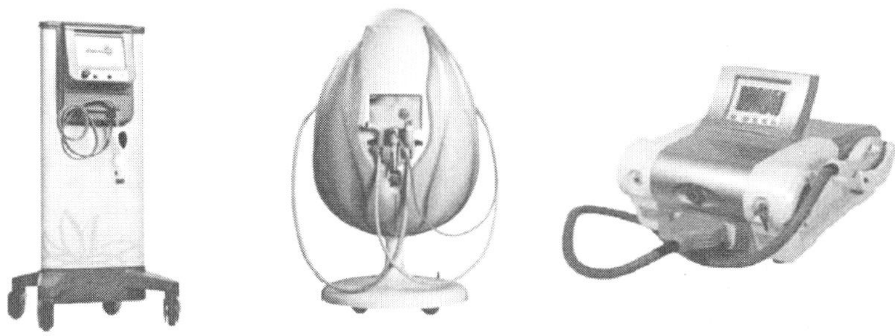

[그림 5-10] 주름제거기기

① 진피층 깊숙한 부분까지 레이저 에너지를 전달하므로 광노화로 손상된 피부를 재생한다.
② 표피에서 진피에 이르기까지 미세 피부손상이 나타남에도 불구하고, 레이저 박피처럼 진물이 나는 현상이 없으며 피부재생이 빠르고 시술시 통증이 적다.
③ 치료속도가 훨씬 빠르고 피부표피에 열손상도 적다.
④ 환자들에게 통증을 줄이고, 표피손상도 낮추는 장점을 갖고 있다.

(5) 치아미백 광조사기

가시광선대의 광파장(400～800[nm])을 사용하는 Plasma arc나 Metal Halide Light를 사용하고 특히 430[nm]～510[nm]대역의 광을 조사하여 치아미백제를 활성화시키는 역할을 한다(그림 5-11).

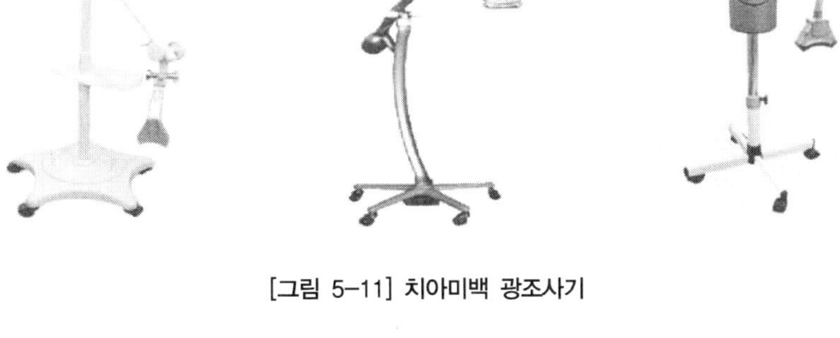

[그림 5-11] 치아미백 광조사기

① 치아표면에 고농도의 미백제를 바르고 미백전용 레이저를 이용하여 고농도의 산소를 발생시켜 치아의 상아질 내로 침투시켜 착색된 물질을 표백한다.
② 미백효과를 높이기 위해 여러 광원을 사용하고 있는데 대표적으로 LED(Light

Emission Diode), Halogen, Plasma, Laser 등을 사용한다.

③ LED light가 다른 어떤 광원을 이용한 장비보다 강하고 효과적이다.

④ 열발생이 거의 없어 열에 의한 과민증이 발생하지 않는다.

(6) Skin Care 활성화 조명

가시광 레이저 혹은 LED를 이용하여 기미제거, 박피, 모공축소 등의 피부관리에 활용한다(그림 5-12).

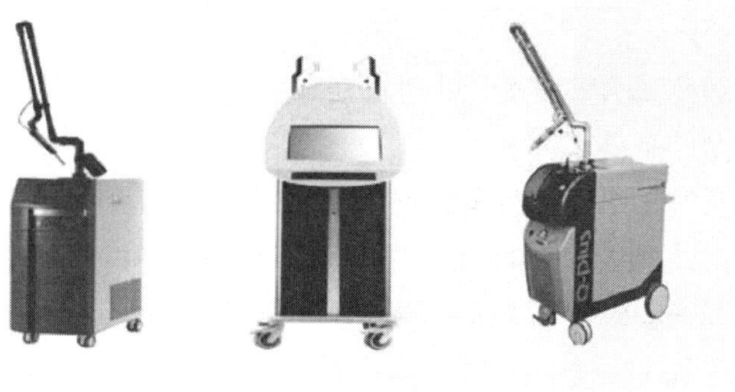

[그림 5-12] 루비 레이저

① 632.8[mm]의 헬륨-네온 레이저와 같은 편광기구를 이용한 치료는 피부의 대사를 촉진하고 혈액순환을 증가시켜 피부재생, 통증완화, 항염증의 효과가 있다.

② 레이저 토닝 기법에 기초한 기미제거에 활용한다.

③ 1410[nm] 레이저 등을 이용한 프락셀 레이저를 박피에 활용한다.

(7) 적외선 치료

시술 후 효과증진용 적외선광선, 기존 적외선 치료 등의 개선 기기이다(그림 5-13).

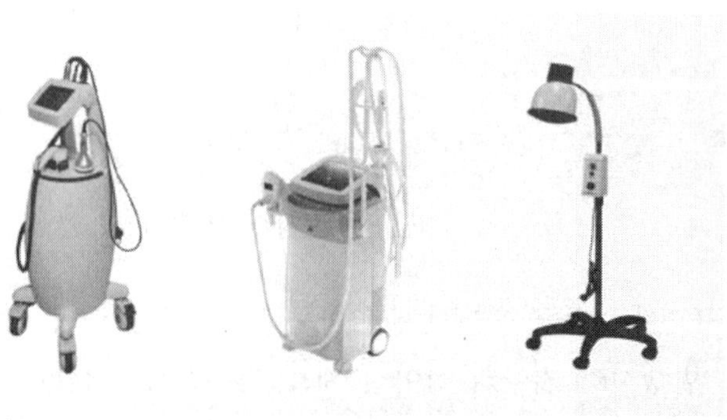

[그림 5-13] 적외선 치료기

① 통증치료와 함께 사용하는 적외선 램프 등이다.

② 인프라케어 : 손쉽게 근육긴장 · 관절염 · 요통 등을 치료할 수 있는 적외선 온열 치료기, 피부에 적외선을 투과시켜 피로물질 제거, 할로겐 램프의 각도와 높이를 조절, 치료부위를 자유롭게 선택이 가능하다.

(8) 광중합기

광중합은 빛의 조사에 의해서 일어나는 중합반응으로서, 고분자 화합물 구조에서 반복단위의 기초가 되는 비교적 분자량이 작은 화합물(단위체)에 빛을 조사하면 단위체가 빛을 흡수, 활성화되어 연쇄적으로 중합반응이 일어나는 것이다(그림 5-14).

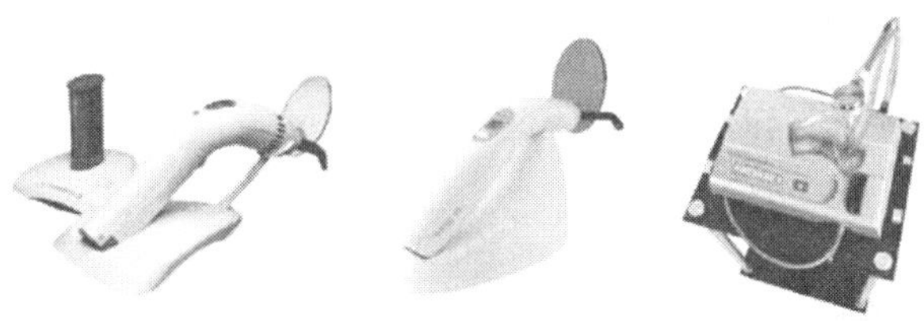

[그림 5-14] 광중합기

① 레진 복합물을 비롯한 광치료 수복재를 수초 이내에 중합시킨다.

② 자체 광도측정기능으로 광출력 이상여부를 확인할 수 있다.

③ 교정 브라켓 접착 시나 소아치료 시 신속하게 치료할 수 있다.

④ 광중합기의 파장 스펙트럼은 대개 390~520[nm]를 가진다.

〈표 5-4〉 의료 분야별 LED 의료기기 적용성 구분

진단 분야	영상진단	형광현미경, 내시경 타입 형광영상진단기, 체내 지방검사 형광기기, 안면색 진단영상기기, IR 카메라, 광영상 유방암 진단기 등
	생체진단	무채혈 산소포화도 측정기, 복합 혈행검사기, 혈류 혈압측정기, 실시간 맥박 및 호흡수 측정기, 호흡 가스 분석기 등
치료 분야	피부치료	LED 피부치료기, 진균성 치료기, 항노화 치료기, 두피케어 등
	외과적 치료	수술환부 봉합촉진기, 비염/중이염 치료기, 안과용 치료기기, 광살균기, 구강살균기, 광중합기, 임플란트 골접합 촉진기 등
	광역학	골밀도 강화기, 심미치료기, 적외선 치료기 등
융복합	대체 의학적	우울증/치매 광치료실, 심미치료실, 오색 광치료기
	병원용 조명	수술용 LED 무영등, 수술보조등, 광석션기, 병원 조명, 국소조명등, 진단용 광원장치 등
	미용의료	미백기기, 주름제거기기, 피부미용광 조사기, 치아미백광 조사기 등
	기타	수술용품, UV 소독기, 치과기기, 광촉매 소독기, 발광지팡이, 이동보조기기, LED 보안경 등

03 조명기구

조명기구는 광원으로부터의 빛을 반사, 굴절, 투과시킴으로써 여러 가지 조명을 하거나 광원을 보호하는데 쓰이는 기구이다. 조명기구의 목적은 효과적인 배광의 변경, 램프의 휘도와 눈부심의 방지, 광원의 보호, 장식 등의 4가지이다. 조명방식을 **등기배치에서 분류**하면 전반조명, 국부조명, 전반 국부용 조명으로 되며, 조명기구를 **배광면에서 분류**하면 직접조명, 간접조명, 반간접조명, 건축화 조명으로 나눌 수 있으며 각각 장 · 단점이 있다.

1. 배광에 의한 분류

조명기구를 배광에 따라 분류하면 직접조명, 반직접조명, 간접조명, 반간접조명, 전반확산조명으로 나눌 수 있으며 각각 장 · 단점이 있다. 〈표 5-5〉는 배광에 따라 분류한 조명기구의 형태와 발산광속, 특징 및 용도를 나타낸 것이다.

〈표 5-5〉 기구의 배광에 의한 분류

조명방식	기구의 형태	발산광속	특 징	용 도
직접조명	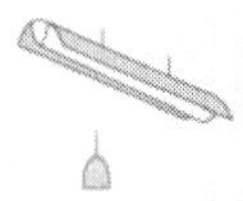	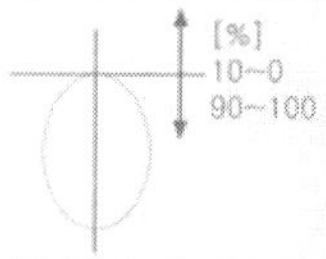	광의 손실이 적고, 효율이 높다. 천장이 어둡고, 진한 그늘이 생기며, 불쾌 눈부심 방지책 필요	공장
반직접 조명	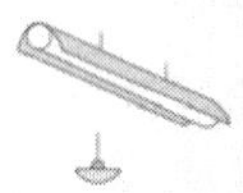	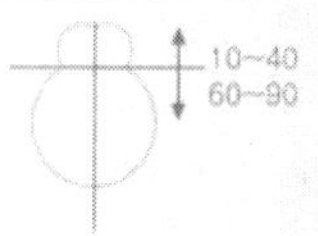	기구 상부를 반투명의 것으로 하여, 직접조명의 결점을 보완한다.	일반사무실 주택
전반확산 조명	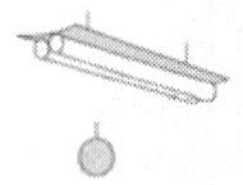	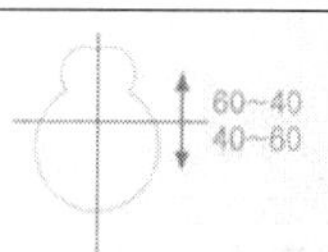	광손실이 50[%] 전후, 빛이 상하좌우로 나가므로 부드러운 조명으로 된다.	고급사무실 상점 고급주택
반간접 조명	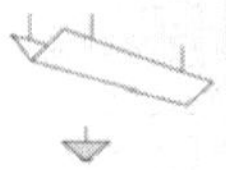	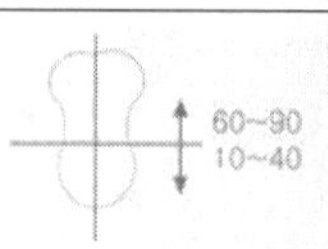	천장, 벽 전체가 광원으로 되므로, 부드러운 빛이 얻어진다. 효율은 나빠진다.	
간접조명	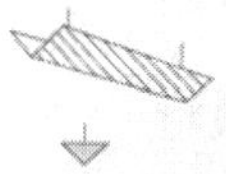	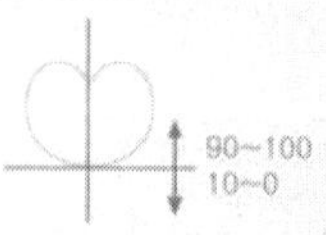	매우 부드러운 빛이기는 하나 효율이 나쁘고, 특수한 장소이외는 추천이 곤란하다.	대합실 회의실 임원실

(1) 직접조명

기구에서 발산되는 광속의 90~100[%]를 어떤 물체(작업면)에 직접 비추어 투사시키는 방식이다. 조명률이 좋고 설비비가 저렴하여 경제적이기는 하지만 균일한 조도분포가 어렵고, 주위와의 심한 휘도 차이로 눈이 부시며 밝고 어두운 부분이 강한 대비를 이루어 그림자를 만든다. 그러므로 기구를 설치할 때는 고휘도 광원이나 광원과 배경과의 심한 휘도 차이 등의 눈부심이 작업자의 눈에 들어오지 않도록 적극 피해야 하며, 직사광이 직접 눈에 들어오는 것을 막기 위하여 15~25[°] 정도의 차광각이 필요하다.

(2) 반직접조명(semi-direct)

광원을 감싸는 조명기구에 의해 상하 모든 방향으로 빛이 확산된다. 60~90[%]의 광량이 직접 표면(작업면)을 향해 아래로 비추고 적은 양(10~40[%])의 빛은 천장면으로 향하여 이 반사광이 작업면의 조도를 높인다. 그림자와 눈부심이 생기는 단점이 있다. 주로 일반 사무실이나 주택의 조명용으로 사용된다.

(3) 간접조명(indirect)

발광체가 90~100[%]의 빛을 위쪽으로 비추고 있을 때 이를 간접조명이라 하는데 광원을 어떤 물체에 비추어 그 반사광으로 조명하는 방식이다. 광원의 90~100[%]를 천장이나 벽에 투사하여 반사, 확산된 빛을 이용하기에 눈부심이 없고, 조도분포가 균일하나 조명의 효율이 적고 보수가 힘들어 비경제적이다. 그러나 천장과 윗벽부분은 밝은 색이어야 하며 빛이 잘 확산되도록 광택이 없는 마감이 되어야 한다. 대합실, 입원실, 회의실 등에 사용된다.

(4) 반간접조명(semi-indirect)

빛의 일부가 직접 투사되고 나머지는 대부분(60~90[%])은 반사되는 방식으로 조도의 균일성이 있고 그늘짐이 부드러우며 눈부심도 적다. 이 방식은 정밀한 작업을 오랫동안 하는 곳에 적당하다.

(5) 전반확산조명

전 방향으로 빛을 비추는 방식으로 직접 눈부심을 조절하기 위해서는 확산성 덮개가 커야 한다. 이러한 종류의 조명기구의 대부분은 유백색 유리나 플라스틱 및 아크릴의 외구형이다.

2. 건축화 조명

건축화 조명은 조명기구를 건축 내장재의 일부로 하여 건축 의장과 조명기구를 일체화시키는 조명방식이다. 적용방법은 천정에 매입, 천장을 광원으로 한 것, 벽면을 광원으로 하는 것 등의 방법이 단독 또는 조합으로 사용된다.

(1) 광천장 조명

천정 전면을 광원으로 하는 조명방식으로 은은하고 깨끗한 조명이다. 천장재에 확산 투과판을 사용하고 그 이면에 광원을 고르게 배치한다. 확산 투과재로는 플라스틱, 메타 아크릴 수지판 등이 주로 사용된다. 발광면에 휘도차가 있으면 얼룩이 져서 보기 싫으므로 램프의 배열에 신경을 써야 하는데, [그림 5-15]와 같이 램프 간격을 S, 램프와 천정면 사이 거리를 D라고 할 때 확산판이 평판이면 $S \leq 1.5D$가 되도록 하고 확산판이 파형판이면 $S \leq D$가 되도록 해야 발광면에 휘도의 얼룩이 생기지 않게 된다. 천장내부의 냉방·난방용의 덕트에 의해서 그늘이 생기지 않도록 해야 한다.

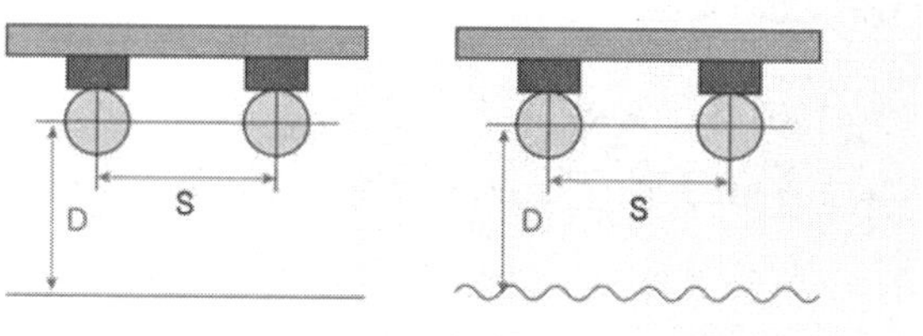

[그림 5-15] 광천장 조명의 배열간격

(2) 코브 조명

나무나 플라스틱으로 가림판을 설치해서 램프가 보이지 않도록 하고 램프로부터의 직사광을 천정이나 벽에 반사시키는 간접조명이다. 조명효율이 매우 나쁘지만 실내에 부드럽고 은은한 분위기를 조성한다.

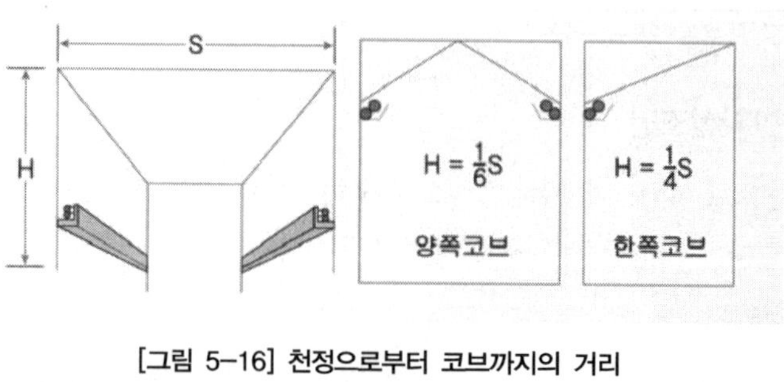

[그림 5-16] 천정으로부터 코브까지의 거리

천정으로부터 코브까지의 거리는 [그림 5-16]과 같이 방의 크기와 천정고에 따라서 결정이 되는데 일반적으로 코브를 양쪽에 설치할 때는 $H=S/6$, 한쪽에만 설치할 때는 $H=S/4$ 정도로 한다. 코브 조명의 목적이 완전히 장식을 위한 것이라면 특수한 모양으로 휘도의 얼룩이 있는 것이 좋겠으나, 일반 조명을 위한 것이라면 천정과 벽면에 얼룩이 없고 균일한 휘도를 가지도록 하는 것이 좋다.

(3) 다운라이트 조명

다운라이트 조명은 등 기구를 천정에 직부하거나 팬던트로 매다는 등의 방법으로 설치하지 않고 천정에 좁은 구멍을 만들고 그 안에 등 기구를 설치하는 방법이다.

등의 배치는 규칙적 배열 보다는 Random 배치가 효과적이다. 구멍의 형태, 지름의 크기, 밑면 확산면의 유무, 확산면의 재료 및 의장, 천정 전체에 설치된 구멍의 수 및 배치 등에 따라서 조명분위기를 여러 가지로 변화시킬 수 있다는 것이 다운라이트 조명의 특징이다.

(4) 루버 조명

루버 조명은 직사광에 의한 현휘가 없으면서도 밝은 직사광이 필요한 곳에 적합한 조명방식이다. 설계 시에는 루버면에 휘도의 얼룩이 생기지 않도록 해야 하고, 광원이 직접 눈에 들어오지 않도록 하기 위해서 램프에서 루버면까지의 거리와 루버 세편간의 거리 및 세편의 높이를 고려해야 한다(그림 5-17).

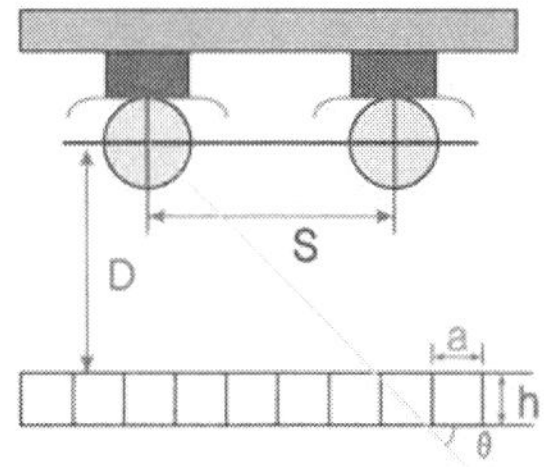

[그림 5-17] 루버 조명설치 시 고려사항

보호각 θ를 45[°]로 할 경우에는 $S \leq D$, θ를 30[°]로 할 때는 $S \leq 1.5D$ 정도로 설계한다. 루버 세편의 간격 a와 높이 h 사이의 관계는 식 (5-1)과 같다.

$$h = a\tan\theta \tag{5-1}$$

(5) 코너 조명

코너 조명은 [그림 5-18]과 같이 천정과 벽면의 경계에 등기구를 배치하여 천정과 벽면을 동시에 비치면서 실내를 조명하는 방법이다. 지하도 조명에 많이 사용된다.

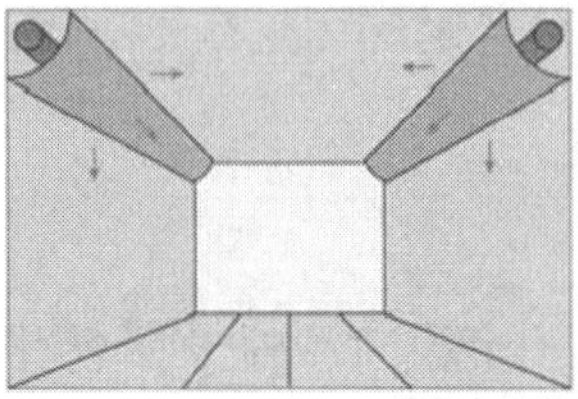

[그림 5-18] 코너 조명

(6) 코니스 조명

코니스 조명은 [그림 5-19]와 같이 천정과 벽면의 경계 부근에 턱을 만들고 그 내부에 등기구를 배치하여 하방으로 조명하는 방법이다. 형광등 건축화 조명의 한 방법으로 널리 사용되고 있다.

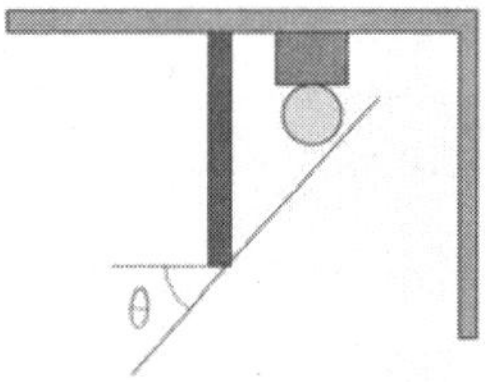

[그림 5-19] 코니스 조명

(7) 발란스 조명

발란스 조명은 [그림 5-20]과 같이 벽에 차광판을 설치하고 그 이면에 등기구를 설치하여 광속이 상하 양방향으로 비치도록 한 조명방식이다. 이 방식은 일반 조명용으로는 별로 사용되지 않고 분위기 조명용으로 일부 사용된다. 차광판으로는 목재, 금속판, 투과율이 낮은 플라스틱판 등이 사용된다.

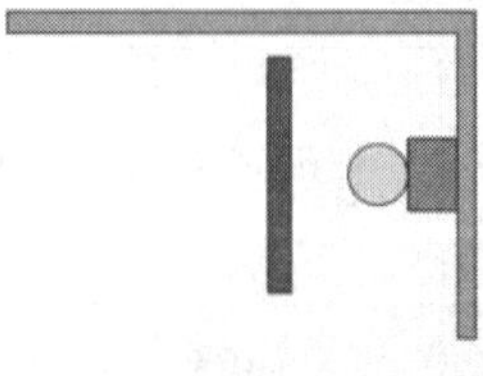

[그림 5-20] 발란스 조명

(8) 코퍼 조명

단조로움을 피하기 위해서 천정에 4각이나 원형의 매립기구를 설치하고 그 안에 광원을 설치하는 방식을 코퍼 조명이라고 한다. 등기구는 [그림 5-21]과 같이 천정면에 매립하고 코퍼의 중앙에 반간접 조명의 효과를 내기 위한 기구를 매다는 등의 방법이 있다. 천정이 높은 은행의 영업실, 빌딩의 홀, 백화점의 1층 등에 사용한다.

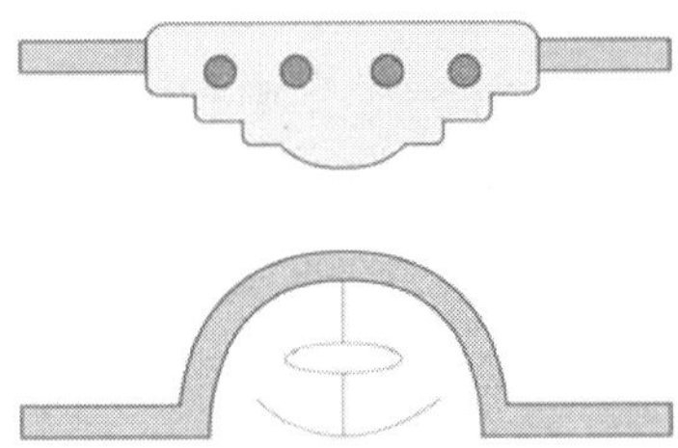

[그림 5-21] 코퍼 조명

(9) 공조형 조명기구

공기조화용의 흡입구 또는 배출구와 등기구를 혼합하여 설치하는 것이다. 공조형은 사무실 천정의 미관을 향상시키고, 램프의 온도를 일정하게 유지하여 형광등의 온도에 따른 광속의 변화를 방지하는 등의 장점을 가지고 있다(그림 5-22).

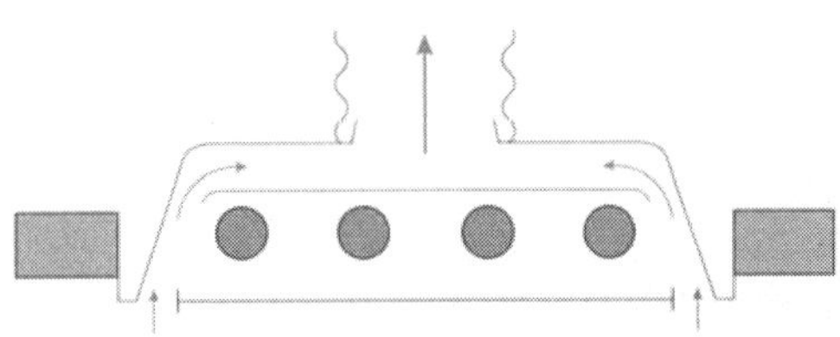

[그림 5-22] 공조형 조명기구

(10) 광창 조명

넓은 4각형의 면적을 가진 광원을 천정 또는 벽에 매입하여 설치하는 방식이다. 시선에 안락한 배경으로 작용한다.

(11) 광량 조명

연속열의 조명기구를 천정이나 들보에 설치하는 방식이다. 광량은 매우 긴 조명기구를 보의 형태로 보이게 한 것이다.

04 조명설비의 설계

1. 조명의 용어정리

(1) 광 속

단위시간에 어떤 면을 통과하는 방사에너지의 양을 **방사속**(radiant flux : [Watt : W] 이라 한다. 방사속 중에서 사람의 눈에 빛의 느낌을 주는 것은 어느 **파장범위**(380~760[nm]) 내의 것이다. **가시범위의 방사속을 시감에 기초를 두어 측정한** 것을 광속(luminous flux)이라 한다. **광속의 단위는 루멘**(lumen : [lm])을 사용하고, 단위시간에 통과하는 광량이다. 같은 광원이라도 조명기구, 설치방법에 따라 광속의 이용률이 달라지고, 기구 내의 온도(주위 온도)나 전원전압에 의해서 광속이 달라진다.

(2) 광 도

모든 방향으로 광속이 발산되고 있는 점광원에서 어떤 방향의 광도(luminous intensity)라는 것은 그 방향의 **단위입체각에 포함되는 광속 수, 즉 발산광속의 입체각도를 의미**한다. 입체각 ω 내에서 **광속** F가 균등하다면 이 입체각의 모든 방향의 광도는 식으로 표현할 수 있다. 광도의 단위는 **칸델라**(candela : [cd]이며, 1[cd]는 단위 **입체각**(1 steradian) 내의 **광속이** 1[lm]인 경우이다.

(3) 휘 도

광원을 보면 그 면이 빛나 보이며, 빛나고 있는 면을 보거나 반투명의 것을 반대쪽에서 보아도 밝게 보이는데 이런 밝기를 휘도(luminance)라 한다. 즉, 발광면의 어떤 방향의 휘도는 그 면과 그 **방향의 광도를 광원의 정사상 면적으로 나눈** 것으로 광도의 밀도이다. 휘도는 눈으로부터 광원까지의 거리에 관계가 없으며, 우리들이 물체를 식별하는 것은 면의 휘도의 차에 의한 것이며, 휘도가 균등하면 모두 평판으로 보인다. **휘도의 단위로**는 [cd/m^2]로 **니트**(nit : [nt]), 또는 [cd/cm^2]로 **스틸브**(stilb : [sb])를 사용한다.

(4) 조 도

어떤 물체에 광속이 반사되면 그 면은 밝게 비추어지며 그 정도를 표시하는데 조도 llumination)를 사용한다. 어떤 면의 조도는 그 면에 투사되는 광속의 밀도이다.

(5) 광속발산도

물체가 보이는 것은 그 물체로부터 방사한 광속이 눈에 들어오기 때문이며, 물체의 밝기는 눈의 방향으로 방사되는 광속밀도에 따라 다르다. 어느 면의 단위면적으로부터 발산되는 광속, 즉 발산광속의 밀도를 광속발산도(luminous emittance)라 한다. 단위는 래드럭스(radlux : [rlx]) 또는 아포스틸브(apostilb : [asb])이라고 한다.

(6) 연색성

물체는 분광분포가 다른 광원을 쪼이면 각각 다른 색으로 보인다. 이와 같이 조명에 의한 물체의 색깔을 결정하는 광원의 성질을 연색성이라 한다. 연색성의 평가방법에는 CIE(국제조명위원회) 등의 측정방법을 따른다.

■ 참고

100[W]백색 전구의 평균 연색 평가 수는 100인데 비하여 백색 형광등은 63이고, 수은등(투명형)은 22이다.

(7) 색온도

어떤 광원의 광색이 어느 온도의 흑채에 광색과 같을 때, 그 흑채의 온도를 이 광원의 색온도라 한다. 일반적으로 온도가 낮은 물체에서 방사하는 빛은 붉고, 온도가 높아질수록 흰색을 띠고, 더욱 온도가 높아질수록 푸른색을 띠게 된다(그림 5-23).

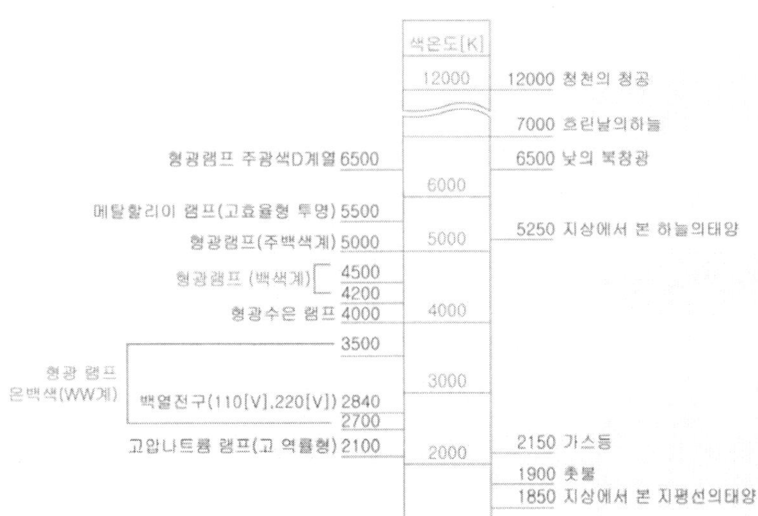
색온도[K]
12000
12000 청천의 청공
7000 흐린날의하늘
형광램프 주광색D계열 6500
6500 낮의 북창광
6000
메탈할라이 램프(고효율형 투명) 5500
5250 지상에서 본 하늘의태양
형광램프(주백색계) 5000
5000
형광램프 (백색계)
4500
4200
형광수은 램프 4000
4000
3500
형광 램프
온백색(WW계)
3000
백열전구(110[V],220[V]) 2840
2700
고압나트륨 램프(고 연률형) 2100
2000
2150 가스등
1900 촛불
1850 지상에서 본 지평선의태양

[그림 5-23] 광원의 색온도

(8) 전등효율

실제로 광원에서 발산되는 전방사속보다 많은 에너지를 가해야 한다. 즉, 전발산 광속 외에 대류, 전도 등에 의한 손실을 포함한 전소비전력을 생각해야 한다. 전력소비 P에 대한 전발산 광속 F의 비율을 전등효율 n이라 하면 식 (5-2)와 같다.

$$n = \frac{F}{P}[\text{lm/W}] \tag{5-2}$$

(9) 발광효율

광원으로부터 어떤 방향의 방사 ϕ[W]가 발산되면 이 중에서 광속 F[lm]만이 육안으로 느끼게 된다. 이 방사속에 대한 광속의 비율은 식 (5-3)과 같다. 그 광원의 발광효율 ε이라 한다.

$$\varepsilon = \frac{F}{\phi}[\text{lm/W}] \tag{5-3}$$

2. 조명의 설계

조명설계는 주어진 장소의 사용목적에 가장 알맞은 광환경과 시작업에 적합하도록 빛의 질, 양 및 방향을 고려하여 광원과 기구의 종류, 크기, 위치 등의 조명시설을 정하는 것이다.

조명설비의 설계는 여러 가지 수치만이 중요한 것이 아니라, 생리나 심리 및 심미적인 견지에서 충분히 가해져야 하며, 건축구조와 의장에 따라서도 좌우된다. 좋은 조명을 하기 위해서는 다음과 같은 조건이 필요하다.

(1) 우수한 조명의 조건

우수한 조명이 되기 위해서는 조도, 광속발산도, 대비, 분광분포, 심리적 효과, 상품적 의의, 경제성 등의 조건이 필요하다.

1) 조 도

조명의 조건으로 광속이나 조도는 대단히 중요한 것이다. 조도는 시력에 현저하게 영향을 미치는 것으로 조도가 증가하면 할수록, 즉 밝으면 밝을수록 물체가 잘 보인다.

〈표 5-6〉 기준 조도

작업단계	공 장	사무실	병 원	학 교	주 택	호텔 · 여관
초정밀작업 1500~ 2000~3000	정밀검색 정밀용접	정밀제도	분만실 외과수술실 구급처치실 (응급실), 부검	정밀제도 정밀실험 재봉		
정밀작업 600~ 1000~1500	권선, 직물, 색상검사, 기기 검사, 제분, 수제화작, 목공예마무리	설계, 제도, 도서열람, 타이핑,	검사실, 주사,조제	흑판면, 실험실, 도서열람, 재봉, 미술, 설계, 제도, 정밀공작	공부, 독서(장시간), 재봉	조리실, 회계사무실
보통작업 300~ 450~600	배선, 공구상 일반도장, 용접, 볼링 압면, 제본,	일반사무실 서고, 회의실, 응접실, 강당, 식당, 컴퓨터실	로비, 홀, 진찰실, 처치실, 회의실	일반교실, 연구실, 서고, 교직원실, 실내체육관	조리(부엌), 독서, 세탁, 화장실	로비, 홀 프론트, 식당, 세탁, 사무실, 현관

각 시점의 필요 조도 관계를 기준 조도로 하여 〈표 5-6〉과 같이 나타낸다. 이 조도는 주로 시작업면에서의 수평조도를 표시하지만 작업내용 등에 따라 연직면 또는 경사면 조도를 나타낸 것이다. 이때 시작업면은 특별히 지정이 없을 때는 바닥위 85[cm], 앉아서 하는 작업일 때는 바닥위 40[cm], 복도나 옥외에서는 바닥면 또는 지면에서의 조도이다.

2) 광속발산도의 위치

실내의 각 부분의 밝기는 가능한 한 균등해야 하며 이를 위해서는 휘도가 큰 광원에는 그루브(groove)를 끼우고 광원의 높이, 위치, 빛의 방향 등을 고려해야 한다.

3) 대 비

밝은 곳과 어두운 곳의 비이다. 이는 물체에 입체 값을 주기 위한 것으로 밝은 곳과 어두운 곳의 대비는 2~6 사이의 값을 갖는 것이 바람직하다. 이 값보다 적으면 평면적인 느낌을 받으며, 가장 좋은 조도의 대비는 3 : 1이다.

4) 분광분포

사람의 눈은 자연광색에 익숙해져 있으며 백열전구의 광색은 황색감이 난다. 형광등에 있어서도 광색, 백색, 천연색 등이 있어 천연색이면 가장 바람직하다고 생각하나, 조도에 따라 느끼는 감이 달라진다.

그리고 일반 조명에서 광원은 가시광선 이외에 적외선이나 자외선이 불필요하다. 광원의 효율은 경제성과도 관계가 깊으므로 광원 선택에 유의해야 한다. 또 광원은 필요한 빛 외에도 열을 방출하는데 한 사람당 68[W/m^2] 이상은 좋지 않다. 이 값은 백열전구에서는 1600[lx], 형광등에서는 8600[lx] 이상에 해당한다.

5) 심리적 효과

건물 내의 광속발산도는 위에서 아래로 감에 따라 낮게 하는 것이 심리적 효과도 좋다.

그러나 천장 전체를 밝게 하고 벽 및 마루의 반사율이 낮으면 효과도 낮다. 이와 같은 심리적 효과는 건축물의 벽면, 건축물의 색채 등을 기능적으로 활용해서 조화와 아름다움을 고려하여 환경과 안전이라는 2대 목표에 대해 유익한 효과를 내도록 색채 조화의 원리를 고려하여 설계해야 한다.

6) 상품적 의의

개인차라든지 수량상의 문제 등의 제약이 있으나 조명기구의 모양, 색깔 등은 간결한 것이 좋으며, 너무 장식적인 것은 피하는 것이 좋다. 또 등기의 배치도 기하학적으로 간단한 것이 좋다.

7) 경제성

경제적 입장에서 무엇보다도 우선되어야 할 것이다. 일반적으로서 효율이 좋고 배광도 적당한 조명기구를 사용할 것은 물론, 실내에서의 반사율을 높임으로써 조명률을 향상시킬 수 있다.

(2) 조명설계의 순서

조명설계를 할 때는 [그림 5-24]의 설계흐름도를 참조하여 사용자의 입장에서 설계를 진행한다.

(3) 조명계산

조명기구를 선택하고 조명기구의 간격 및 배치를 결정하였다면, 조명기구의 실지수와 조명률, 보수율, 총 광속, 소요등의 수를 계산하여 최적의 조명을 결정한다.

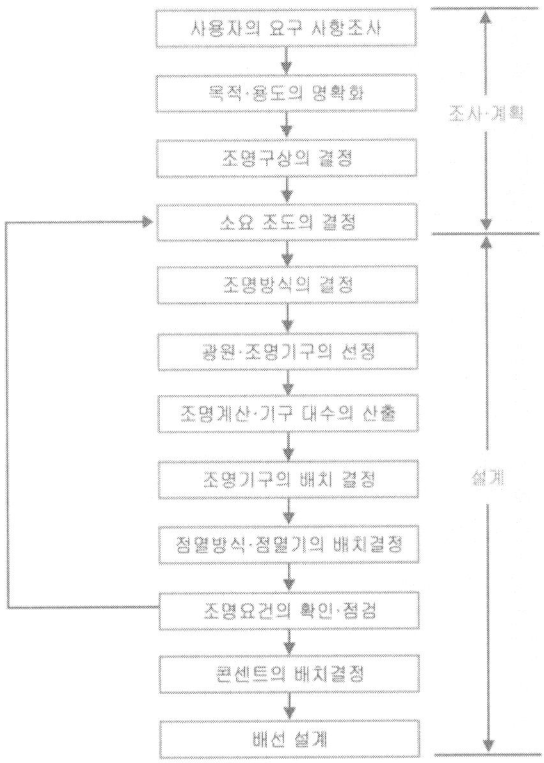

[그림 5-24] 조명설계순서의 흐름

1) 실지수의 결정

방의 크기와 형태의 빛의 이용에 많은 영향을 끼치고 있다. 큰 방은 바닥면에 비하여 빛을 흡수하는 벽면이 적으므로 적은 방보다 효율이 높다. 또, 천장의 높이도 같은 이유로 낮은 쪽이 효율이 좋게 된다. 이와 같이 방의 크기, 모양, 광원의 위치 등에 의하여 결정되는 계수를 실지수(room index)라 하며 식 (5-4), (5-5)와 같다.

$$\text{실지수} = \frac{X \cdot Y}{H(X+Y)} \tag{5-4}$$

$$\text{실계수} = X \cdot \left(\frac{Y}{Z}\right)(X+Y) \tag{5-5}$$

X : 방의 가로 길이[m] Z : 바닥으로부터 천장까지의 거리[m]
Y : 방의 세로 길이[m] H : 작업면으로부터 광원까지의 거리[m]

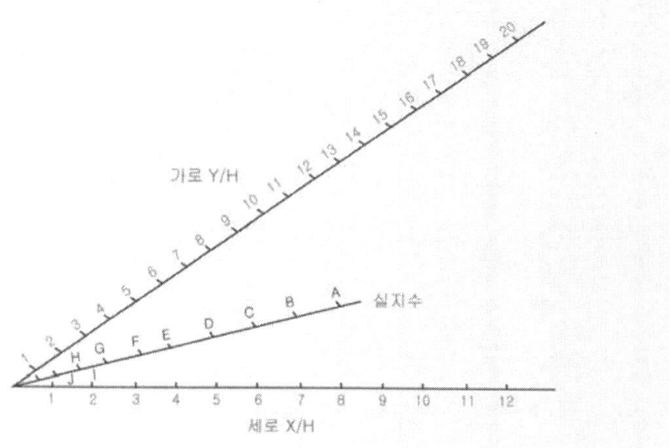

[그림 5-25] 실지수를 구하는 도표

실지수는 [그림 5-25]의 실지수를 구하는 도표에 의하여 구할 수도 있고, 실지수를 숫자 대신 〈표 5-7〉과 같이 로마자를 사용하는 경우가 많다.

〈표 5-7〉 실지수를 구하는 표

범위	4.5 이상	4.5~3.5	3.5~2.75	2.75~2.25	2.25~1.75	1.75~1.38	1.38~1.12	1.12~0.9	0.9~0.7	0.7 이하
방지수	5.0	4.0	3.0	2.5	2.0	1.5	1.25	1.0	0.8	0.6
기호	A	B	C	D	E	F	G	H	I	J

2) 조명률

광원의 전 광속과 작업면에 대한 유효 광속과의 비이며, 방의 크기 및 모양, 즉 실지수와 조명기구의 종류, **감광보상률** 혹은 **보수율**, **실내 반사면의 반사율** 등에 의해 식 (5-6)과 같이 결정된다.

$$조명률=\left(\frac{유효광속}{전광속}\right)\times 100[\%] \tag{5-6}$$

3) 보수율

조명시설 후의 방 및 기구의 오염, 램프 광속의 저하 등에 의하여 **평균조도**(mean illumination)는 저하된다. **소요 평균조도**를 유지하기 위한 **조도저하에 대응하는 계수를 보수율**(maintenance factor)이라 하며, 기구의 모양이나 사용장소에 따라 다르게 된다. 또, 보수율의 역수를 감광보상률(depreciation factor)이라 하며, 기구의 모양이나 사용장소에 따라 다르게 된다(표 5-8).

〈표 5-8〉 조명률, 감광보상률 및 등의 설치간격

배 광	기구의 예	감광보상률 (D) 부수상태			반사율 천장	0.75			0.50			0.30	
					벽	0.5	0.3	0.1	0.5	0.3	0.1	0.3	0.1
설치간격		상	중	하	방지수	조명률 U[%]							
간접		전구			J	16	13	11	12	10	08	06	05
					I	20	16	15	15	13	11	08	07
					H	23	20	17	17	14	13	10	08
	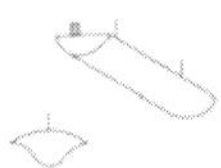	1.5	1.8	2.0	G	28	23	20	20	17	15	11	10
					F	29	26	22	22	19	17	12	11
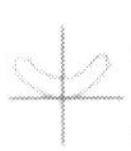 ↑0.80 ↓0		형광등			E	32	29	26	24	21	19	13	12
					D	36	32	30	26	24	22	15	14
					C	38	35	32	28	25	21	16	15
		1.6	2.0	2.4	B	42	39	36	30	29	27	18	17
					A	44	41	39	33	30	29	19	18
반간접		전구			J	18	14	12	14	11	09	08	07
					I	22	19	17	17	15	13	10	09
					H	26	22	19	17	17	15	12	10
	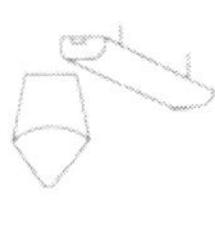	1.4	1.5	1.8	G	29	25	22	22	19	17	14	12
					F	32	28	25	24	21	19	15	14
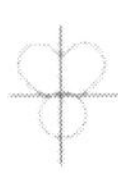 ↑0.70 ↓0.10		형광등			E	35	32	29	27	24	21	17	15
					D	39	35	32	29	26	21	19	18
S≦1.2H					C	42	38	35	31	28	27	20	19
		1.6	1.8	2.0	B	46	42	39	34	31	29	22	21
					A	48	44	42	36	33	31	23	22
전반확산		전구			J	24	19	16	22	18	15	16	14
					I	29	25	22	27	23	20	21	19
					H	33	28	26	30	26	24	24	21
	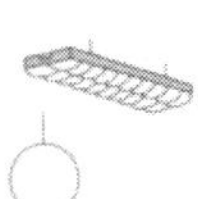	1.4	1.5	1.7	G	37	32	29	33	29	26	26	24
					F	40	36	31	36	32	29	29	26
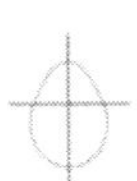 ↑0.40 ↓0.40		형광등			E	45	40	36	40	35	33	32	29
					D	48	43	39	43	39	36	34	33
S≦1.2H					C	51	46	42	45	41	38	37	34
		1.4	1.5	1.7	B	55	50	47	49	45	42	40	38
					A	57	53	49	54	47	44	41	40

4) 총 광속의 계산

소요 평균조도나 조명률(effisiency of illummination), 감광보상률이 결정되면 식 (5-7)에 의하여 **총광속** F_O를 구한다.

$$F_O = \frac{EAD}{U}[\text{lm}] \tag{5-7}$$

E : 평균조도[lm], A : 실내의 면적[m^2], U : 조명률, D : 감광보상률

5) 소요등 수의 결정

소요등의 수를 결정하는 공식은 식 (5-8)과 같다.

$$N = \frac{F_O}{F} = \frac{EAD}{FU} \tag{5-8}$$

E : 평균조도[lx] A : 실내의 면적[m^2] U : 조명률
M : 보수율 N : 소요등 수(개) F : 1등당 광속[lm]

〈표 5-9〉 실내면 반사율계수

재 료	반사율[%]	재 료	반사율[%]
백지	78~80	흰색 페인트	60
신문지	45~55	회색 페인트	60~80
하얀석회	60~80	흑색 페인트	35~55
백벽	60〈	빨간 벽돌	10~35
엷은 크림색 벽	50~60	장자지	5
진한 황색벽	10~30	뿔재료	15
콘크리트벽	25	티노티움	30~40
목재(흰색)	40~60	회색섬유판	40
목재(황색)	30~50	아스팔트	20

제6장

자동화설비

산업화가 급성장함에 따라 인간의 수작업으로는 물량, 처리속도, 정밀도 등이 크게 뒤처지게 되었다. 이 단원에서는 전기공압제어에 의한 자동화설비의 기본이론과 산업설비에 어떠한 기계들이 쓰이고 있는지 알아보도록 하였으며, 산업설비를 제어하기 위한 제어회로 운용실습을 구성하였다.

01 자동화소자
02 조작 · 검출 스위치
03 전기공압제어
04 지능형 로봇 제어
05 산업용 로봇 제어
06 전기공압제어 실습응용

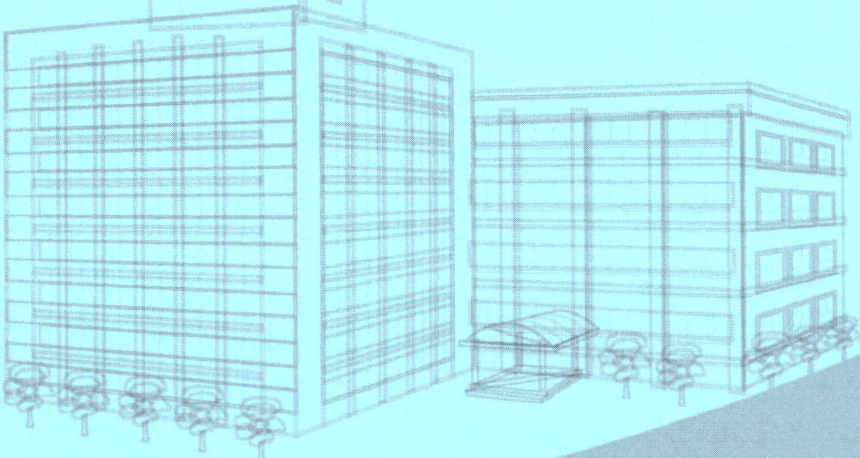

01 자동화소자

공장자동화에서 PLC와 PC 성능이 비약적으로 발전되면서 각각의 적용영역에서의 크로스오버(cross over) 현상이 점차 확산되고 있다. 고성능의 PC는 사용환경의 안정성을 높여 PLC(Programmable Logic Controller)와 더불어 공장자동화 영역에서 많이 사용되고 있다. 반면, 공장자동화에서 많이 적용되어 있는 DCS(Distributed Control System)는 PC 기반을 중심으로 시스템이 구성되었지만, PLC의 다양한 네트워크 지원과 상위 시스템과의 호환성 향상으로 DCS 제어기로써 뿐만 아니라 소규모 DCS를 구성할 수 있을 단계까지 발전하였다.

공장자동화는 일정한 거리 사이에서 재료 또는 화물을 자동으로 연속 운반하는 기계장치로 공장 내에서 부품의 운반 및 반제품의 이동 등에 널리 사용되고 있다. 또한, 단순한 운반장치만이 아닌 작업원의 제어에 따라 움직이는 작업대로도 사용되어 공장 내의 대량 생산방식의 기초를 형성하고 있다. 공정상 특수한 장치를 포함해서 반제품이 부착되도록 하여 가공 기계와 결합한 트랜스퍼머신 또는 운반 도중에 부품을 선별하거나 방향을 수정시키는 경우에 사용되는 특수한 시스템과 같이 설비의 목적에 따라 장치구성이 다양해진다.

1. 전기제어용 소자

자동화를 하기 위해서는 제어부, 구동부, 검출부가 필요하다. 공·유압기기는 구동부를 구성하고, 제어부는 전기, 검출부는 전기와 공기 또는 유압이 복합적으로 사용된다. 전기공압·유압 제어방식은 제어신호의 매체로서 공·유압을 사용한 것으로, 구동부까지 포함하여 모두 공·유압 에너지로 처리하는 것이다.

제어계에 사용되는 전기제어용 기기는 특별히 "공·유압 기기용"은 없으며 일반적으로 전기제어회로용으로서 사용되고 있다. 전기제어용 소자로는 전부터 사용되고 있는 유접점식(전자 릴레이 등)과 최근에 사용되고 있는 무접점식으로 구분되며 전기기기의 용어는 다음과 같다.

① 여자 : 계전기 코일에 통전시켜 자화성질을 갖게 되는 것이다.
② 소자 : 계전기 코일에 전기를 차단시켜 자화성질을 잃게 되는 것이다.
③ 자기유지 : 계전기가 여자된 후에도 동작기능이 계속 유지되는 것이다.
④ 조깅 : 기기의 미소 시간동작을 위해 조작, 동작시키는 것이다.

⑤ 인터록 : 두 계전기의 동작을 연관시키는 것으로 한 계전기가 동작할 때에는 다른 계전기가 동작하지 않는 것이다.

⑥ a접점 : 외력이 작용하지 않으면 접점이 항상 열려 있는 것으로 [그림 6-1]과 같이 상시 열림, 정상상태 열림(Normally Open : NO형), Make contact라고도 한다.

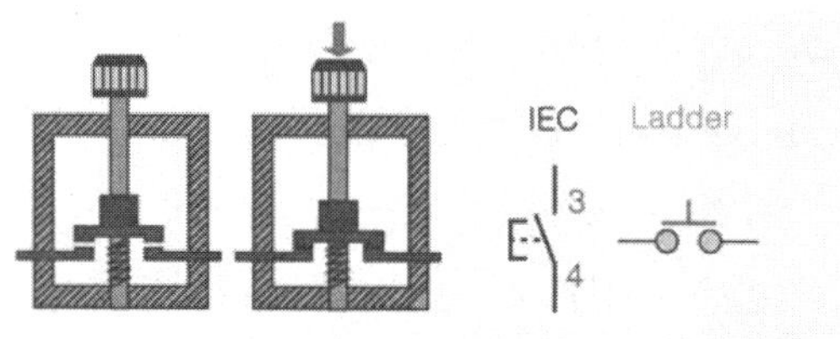

[그림 6-1] 푸시버튼 a접점 스위치

⑦ b접점 : 접점이 항상 닫혀 있어 통전되고 있다가 외력이 작용하면 열리는 것, 즉 통전이 차단되는 것을 [그림 6-2]와 같이 상시 닫힘형, 정상상태 닫힘형(Normally Closed : NC형), break 접점(b접점)이라고 한다.

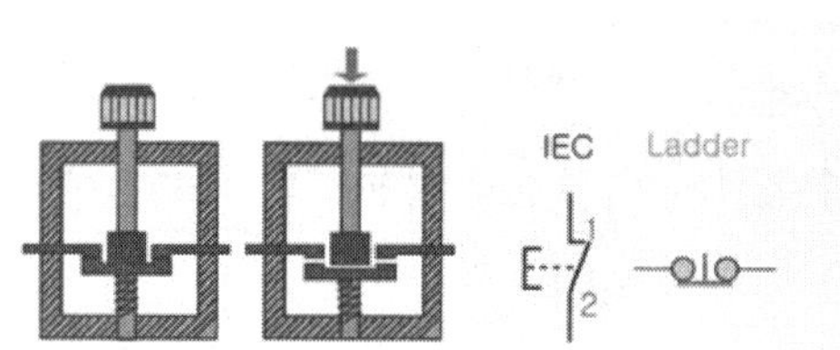

[그림 6-2] 푸시버튼 b접점 스위치

⑧ c접점 : 하나의 스위치에 a, b접점을 동시에 가지고 있는 접점을 c접점(change over contact) 또는 절환접점, 전환접점이라 한다. 이 접점은 전기적으로 독립되어 있지 않으므로, [그림 6-3]과 같이 a접점이나 b접점을 동시에 사용하지 못하고 두 접점 중 하나의 기능을 선택하여 사용한다.

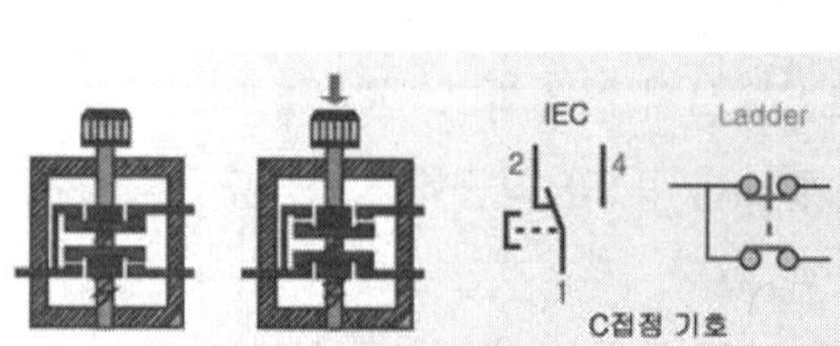

[그림 6-3] 푸시버튼 c접점 스위치

⑨ 접점 스위치 : 하나의 스위치에 여러 개의 독립된 접점을 갖고 있어 한 번 동작에 [그림 6-4]와 같이 여러 개의 접점을 ON/OFF시킨다.

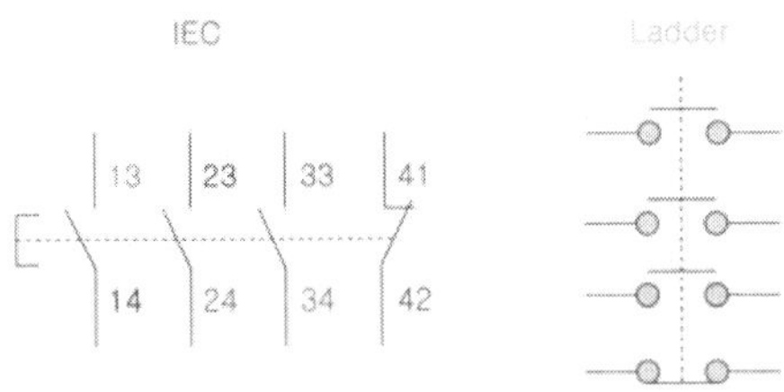

[그림 6-4] 3a-1b 다접점 스위치

⑩ 독립된 접점 : 기계적인 동작은 동시에 이루어지지만 〈표 6-1〉과 같이 전기적으로는 각각 독립된 통전을 한다.

〈표 6-1〉 전기회로용 기기의 기호

명 칭		기 호	부호	명 칭		기 호	부호
퓨즈		개방형 포장형	FU	타이머	코일		TR
수동조작 자동 복귀 접점(푸시버튼 스위치)		a접점 b접점	PB		ON 딜레이	a접점 b접점	TR
조작 스위치 잔류 접점 (셀렉터 스위치)		a접점 b접점	SS		OFF 딜레이	a접점 b접점	TR
플로 스위치 압력 스위치		a접점 b접점 동작에 따라 개폐 절환	FLS PS		딜레이	a접점 b접점	TR
릴레이	코일		CR MS	전동기			M
	자동 복귀 접점	a접점 b접점	CR MS	전자 코일 (솔레노이드)			RES
버저			RZ	저항	고정		RES
					가변		RH
표시등			LT L	배선 교차		비교차 교차	

예 a접점 2개, b접점 2개로 구성되어 있으면 2a-2b형, a접점 3개와 b접점 1개로 구성되어 있는 것을 3a-1b형이라 한다.

⑪ 스위치의 초기 상태 : 제어회로도에서 〈표 6-2〉와 같이 모든 스위치는 초기상태이다.

㉠ 모든 에너지와 수동조작 스위치는 OFF되어 있다.

㉡ 모든 구동장치는 작업 전의 원래 위치를 유지하고 있다.

㉢ 작업대상물은 존재한다.

〈표 6-2〉 IEC 방식과 래더 방식의 기호

명 칭	IEC 기호		래더 기호	
	a접점	b접점	a접점	b접점
푸시버튼 스위치	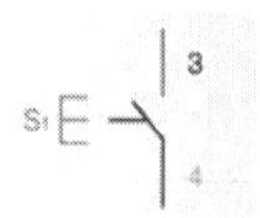	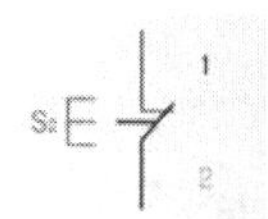	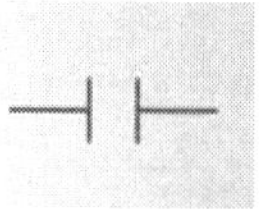	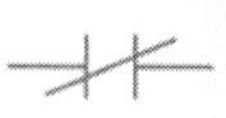
리밋 스위치	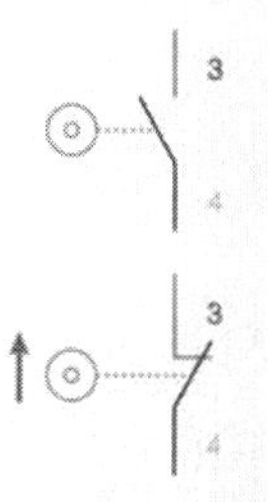	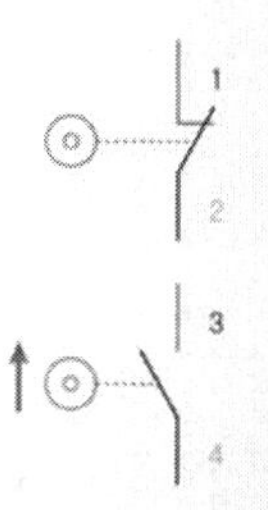	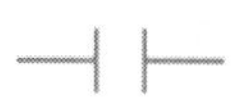	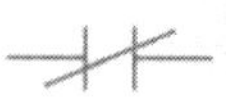
릴레이	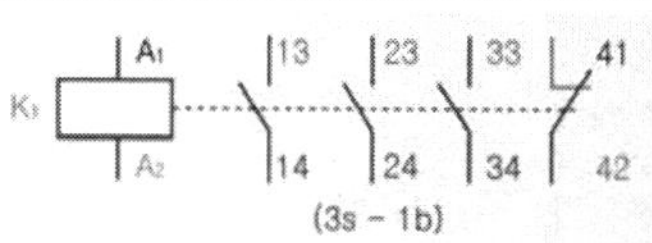		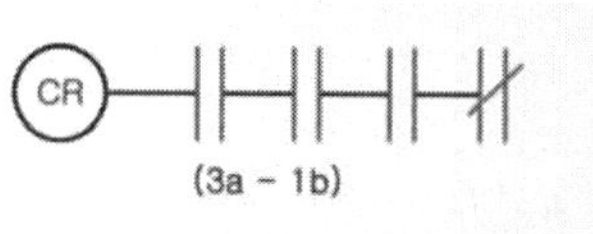	
솔레노이드 밸브	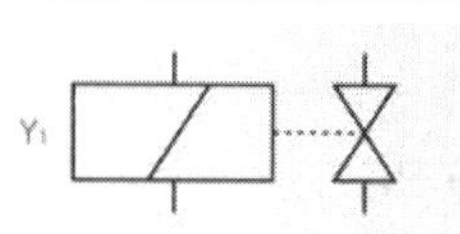		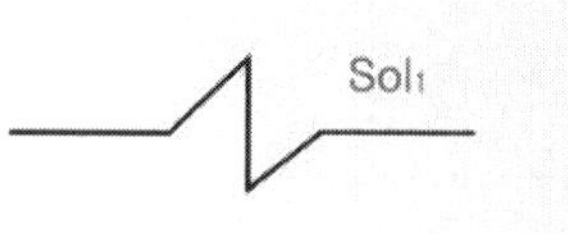	

02 조작 · 검출 스위치

전기제어회로의 시동, 정지, 개별조작 등에 사용되는 스위치로 **접촉형**과 **비접촉형**으로 구분된다. 접촉형에는 형상에 따라 푸시버튼형, 버섯형, 셀렉트형(선택 스위치), 토글형 선택 스위치 및 기타(풋 스위치) 등이 있고, 비접촉형에는 근접 스위치(자기형, 고주파 발진형 등 리드 스위치)와 광전 스위치(투과형, 반사형, 방사형)가 있다.

1. 접촉 스위치(접촉 센서)

피검출체에 접촉하여 검출하는 스위치이다.

(1) 텀블러 스위치(tumbler switch)

지지형(유지형) 푸시버튼 스위치 또는 로커 스위치(locker switch)라고도 하며, [그림 6-5]와 같이 기계적으로 지지되고 손가락 끝으로 파동형 핸들의 끝부분을 누르면 스프링 기구를 갖는 접점기에 의하여 전로의 개폐, 변환동작을 하는 명령용 스위치이다.

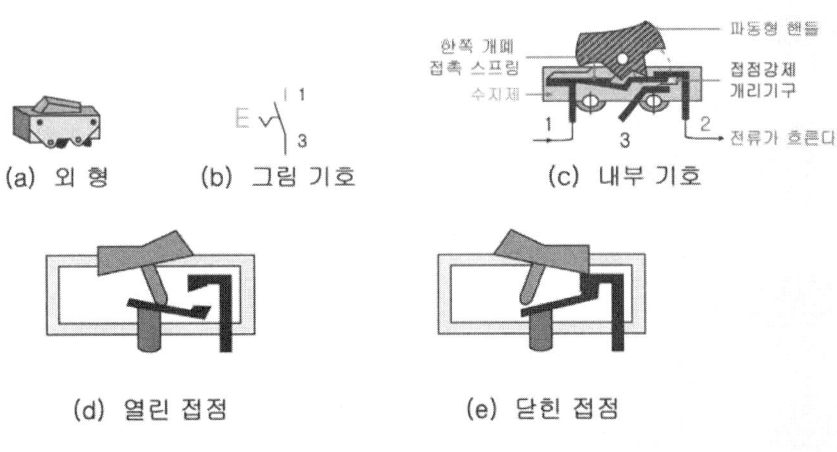

[그림 6-5] 텀블러 스위치

(2) 푸시버튼 스위치(push button switch)

가장 일반적으로 사용하고 있는 스위치로서 버튼을 누르면 전환 요소는 스프링의 힘에 대항하여 동작한다. a접점, b접점, c접점이 있다.

(3) 마이크로 스위치와 리밋 스위치(limit switch)

수동으로 조작하는 푸시버튼 스위치를 대신하여 기계적인 조작에 의해 접점을 개폐하는 스위치이다. 기계적 강도가 높고 내수, 방진, 방침 및 내유 등의 특성이 있으며, 물체의 위치, 힘 등의 기계량 검출에 널리 사용된다.

1) 마이크로 스위치

비교적 소형으로 [그림 6-6]과 같이 성형품 케이스에 미소 접점간격과 스냅 액션기구를 갖고 밀봉되지 않은 구조로서 정해진 힘과 움직임으로 개폐되는 접점기구를 내장하고, 외부에 액추에이터를 갖춘 소형 스위치로 주로 계측장치나 소형 기계장치의 검출기용으로 사용된다.

① 마이크로 스위치의 장점 : 소형이고 대용량의 전력을 개폐할 수 있으며, 정밀 스냅 액션 기구를 사용하여 반복정밀도가 높고 응차의 움직임이 있으므로 진동과 충격에 강하다.

② 마이크로 스위치의 단점 : 금속접점을 사용하여 접점 바운스나 채터링이 있는 것도 있다. 응력집중형이기 때문에 전자부품과 같은 고체화 소자에 비해서 수명이 짧다. 동작복귀 시에 소음이 나고 전자회로와 같은 드라이 서킷 회로에서는 개폐 능력에 한계가 있다. 또한 구조적으로 완전 밀폐가 아니므로 사용환경에 제약이 있다.

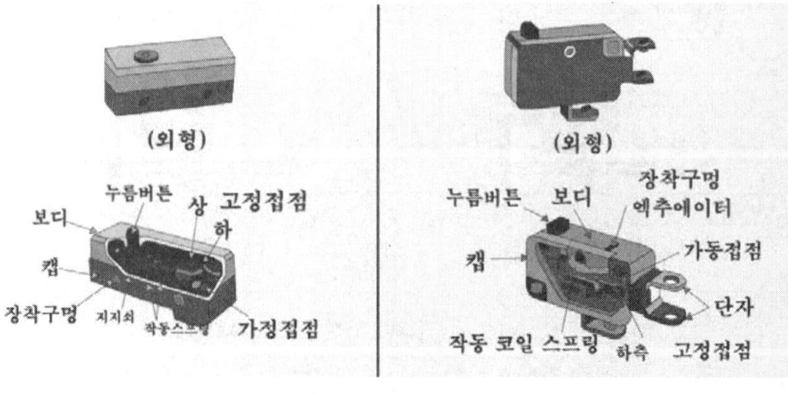

[그림 6-6] 마이크로 스위치의 내부구조

2) 리밋 스위치

견고한 다이캐스트 케이스에 마이크로 스위치를 내장한 것으로 [그림 6-7]과 같이 밀봉되어 방수, 방청의 구조로 내구성이 요구되는 장소나 외력으로부터 기계적 보호가 필요한 생산설비와 공장자동화설비 등에 사용된다. 기기의 운동행정 중 정해진 위치에서 동작하는 제어용 검출 스위치로 스냅액션형의 ON/OFF 접점을 갖추고 있다. 따라서 리밋 스위치를 봉입형 마이크로 스위치라고 한다.

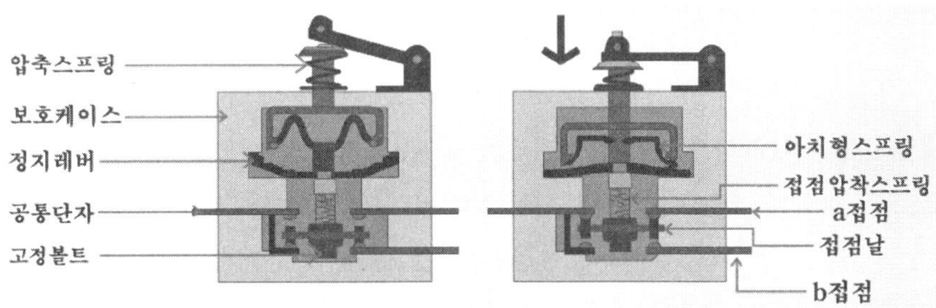

[그림 6-7] 리밋 스위치

(4) 압력 스위치

액체 또는 기압의 압력이 설정치 이상 또는 이하에 도달하면 전기접점을 개폐하는 스위치이다. 압력의 감시와 유 · 공압장치의 제어 등에 사용된다. 계전기와 함께 사용하여 전자 밸브를 작동시켜 유압 펌프를 제어하거나, 전원회로의 단속 등을 하는 데 이용된다.

1) 히스테리시스(응차)

압력 스위치는 압력이 낮은 상태에서 높게 되었을 때 검출하는 위치와 높은 상태에서 낮게 되었을 때에 검출하는 위치에서는 그 스위치의 ON/OFF위치가 다르다. 이 차를 히스테리시스라고 한다. 때문에 압력설정은 압력상승측이나 하강측에서 행할 필요가 있다.

2) 압력변동이 큰 경우

압력설정과 같이 동일하게 압력변동이 큰 경우에는 수명이 짧게 되므로 보호용의 교축 밸브를 부착할 필요가 있다.

2. 비접촉 스위치(비접촉 센서)

피검출체에 전혀 접촉하지 않고 검출하는 스위치이다. 근접 스위치(자기형, 고주파 발진형 등 리드 스위치)와 광전 스위치(투과형, 미러 반사형, 직접 반사형)가 있다.

(1) 광전 스위치(photo electric switch)

빛을 매체로 하여 빛을 내는 투광부와 빛이 대상물에 의해서 반사, 투과, 흡수, 차광 등의 변화를 받는 것을 수광부에서 수광하여 ON/OFF 신호를 내는 것으로 물체의 유무검출에서부터 색채검출 및 색 농도검출, 이미지 검출 등에 사용되는 검출기이다. 근접 스위치와 같이 무접촉으로 동작하고, 검출물체의 재질상의 제약이 적으며, 광빔을 예리하게 함으로써 검출거리가 긴 것을 만들 수 있는 등의 특징이 있다. 광로의 일부에 광섬유를 사용하면 지름 1[mm] 정도의 미세한 물체도 검출할 수 있다. 광전 스위치는 포토 트랜지스터 등을 이용한 투광기, 수광기, 앰프, 비교회로 및 출력회로로 구성된다. 투광기 내의 광원에서 반사된 빛은 물체에 의하여 차단 또는 반사되어 변화하는 빛의 양을 수광기 내의 광전변환 소자에 의하여 전기량으로 변화시킴으로써 스위치를 동작시키고 물체의 유무나 상태변화 등을 무접촉으로 검출한다. 센서의 검출물은 금속과 비금속 모두 가능하고 비교적 원거리에서의 검출도 가능한 것이 특징이다. 광섬유에 의해 빛만을 유도하는 것은 부착장소, 환경온도, 진동 등의 제약도 적어 미소물체 검출 등에 적합하다.

1) 광전 스위치의 사용상 주의점

가장 고려해야 할 점은 먼지 등의 이물질이 렌즈 면에 덮여서 투광 및 수광이 방해되는 것이다. 특히 유분이 있는 환경에서 금속의 먼지가 있는 경유에는 대책을 세우지 않으면 사용하기 곤란하여 외란광에 주의해야 한다.

2) 광전 스위치의 가시광

가시광의 영역은 보라색(약 380[nm])에서 빨간색(약 780[nm])까지 좁은 부분이며 주파수 영역은 1015[Hz] 범위에 있다. 수광부의 응답은 파장의 종류에 따라 달라진다. 빛은 전자파의 일종으로 입자성을 가진 파동으로 눈에 보이는 가시광선, 눈에 보이지 않는 자외선, 적외선 등이 있으며 특히 X-선과 같은 극히 투과도가 높은 방사선도 있다. [그림 6-8]은 가시광의 영역을 설명한 것이다.

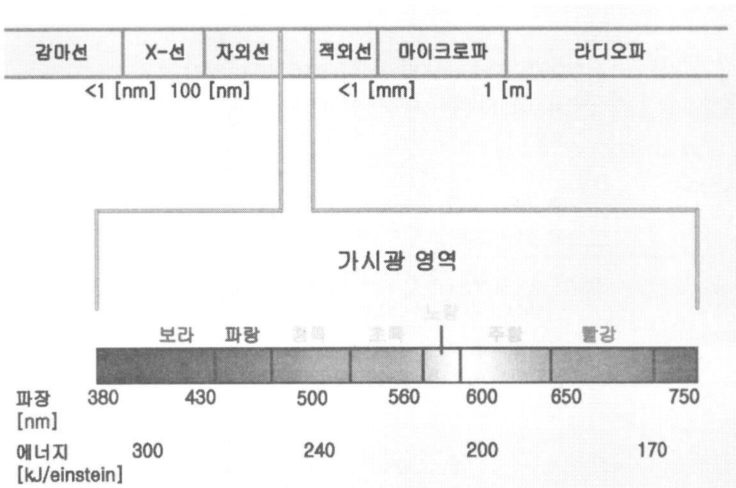

[그림 6-8] 가시광의 영역

3) 광전 스위치의 특징

비접촉으로 검출할 수 있고 검출거리가 길며 대부분의 대상물을 검출할 수 있다. 〈표 6-3〉과 같이 광전효과, 광기전력 효과, 광도전 효과가 있다.

〈표 6-3〉 광전효과, 광기전력 효과, 광도전 효과

광전효과	광과 물질 사이에는 물리적 상호작용이 작용된다. 즉, 물질이 광자를 흡수하고 그 결과 전자를 방출하게 되는 현상이다.
광기전력 효과	반도체의 접합부에 빛이 조사되면 전자와 정공의 흐름이 생겨 기전력이 발생하는 현상의 효과로 대표적인 센서에는 포토 다이오드와 포토 트랜지스터 등이 있다. 이 형식의 소자는 Si나 Ge를 베이스로 한 반도체가 많고 감도영역은 가시광에서 적외영역까지이다.
광도전 효과	반도체에 빛이 조사되면 전자와 정공이 증가하고 광량에 비례하는 전류증가가 일어나는 현상의 효과로 빛이 조사되면 소자의 도전성이 양호해지는 소자가 사용되는데 대표적인 것으로는 CdS 셀이 있다. 감도는 가시광의 중심영역으로 소자는 비교적 응답이 늦다.

4) 광전 스위치의 구성

광전 스위치의 발생광원과 변조방식에는 일반적으로 발광다이오드 펄스 변조방식이 가장 많이 사용되며, 광학램프 직류점등식이 투과형에 일부 사용되고, 고속응답으로 색판별능력을 갖는 고급 마크 센서로 사용되기도 한다. 투광부는 투과형에서는 대향하는 수광부에 대하여 그리고, 반사형에서는 검출물체 또는 반사 미러에 대하여 신호광을 내는 부분이다. 〈표 6-4〉와 같이 투광부, 수광부로 구성되어 있다.

〈표 6-4〉 투광부와 수광부

투광부	투광소자로서는 발광다이오드(LED)가 많이 사용되는데 〈표 6-5〉와 같이 발광다이오드는 순방향으로 전압을 가함으로서 발광하는 반도체로서 작은 전류로 발광하고 발열이 작고 소형이다. 발광다이오드의 수명은 10만 시간 이상으로 길고 응답성이 극히 좋아 광출력은 작으나, 광전 스위치의 공원으로는 거의 이상적인 것이라 할 수 있다. 또한, 광출력이 작은 점은 펄스 변조에 의하여 간헐적으로 큰 전류를 흘려서 평균전류를 작게 하여 발열을 억제할 수 있다.
수광부	투광부로부터 검출물체에 방사된 빛은 반사 또는 흡수되어 수광부의 수광소자면에 반사되어 포토 다이오드나 포토트랜지스터에 의해 전기신호로 변환되고, 조정되어 출력신호를 내게 되는데 이러한 기능부를 수광부라 하고, 광학계와 수광소자로 구성된다. 광학계는 렌즈, 슬릿, 필터, 미러로 구성되며 기능은 투광기와 역으로 되어 있고, 필터는 신호광 이외의 불필요한 대역의 파장의 광을 제거하여 내외란 광의 특성을 향상시키기 위해 수광소자 앞에 설치한다.

〈표 6-5〉 LED의 종류와 특성

종 류	PN 접합 결정재료	발광파장	발광색	광출력	특징과 응용
적외선 LED	Ga, As (갈륨, 비소)	930[nm] 부근	근적외선 (불가시광)	대	• 출력이 커질 수 있으므로 범용품에 널리 사용된다. • 투과력이 강해 먼지에 강하다. • 색판별능력이 거의 없다.
적색광 LED	Ga, As, P (갈륨, 비소, 인)	660[nm] 부근	적색	중	• 눈으로 확인할 수 있다. • 비교적 근거리의 센서 또는 흑, 청, 녹색계의 마크센서로 사용된다.
녹색광 LED	Ga, P (갈륨, 인)	550[nm] 부근	녹색	소	• 광이 약하다. • 마크센서로서 색판별 및 투과량의 차이 검출에 주로 사용된다.

5) 광전 스위치의 종류 및 특징

광전 스위치의 종류는 투과형, 미러 반사형, 직접 반사형 등이 있다.

① 투과형 : 투광기와 수광기로 구성되며, 설치할 때는 광축이 일치하도록 일직선상에 마주 보도록 해야 한다. 검출체가 접근하여 빛을 차단하면 수광기에서 검출신호가 발생한다. 이 투과형은 검출거리가 가장 길고 검출 정도도 높으나 투명물체의 검출은 곤란하다.

〈표 6-6〉 투과형 광전 스위치

대향 투과형	리플렉스 리플렉터 투과형 광전 스위치	대향 일체식 광전 스위치
수광부와 투광부를 대향(對向)해서 설치해 두고, 그 사이를 투과하는 물체에 의해서 생기는 투과 광량(光量)의 변화에 의해 검출하는 방식이다.	일체형의 투광부, 수광부를 리플렉스 리플렉터(후부반사기(後部反射器)와 이격하여 설치하고 그 사이를 통과하는 물체에 의해서 생기는 투과 광량의 변화에 의해 검출하는 방식이다.	대향투과형 광전 스위치에는 투광부, 수광부가 독립되고, 용도에 따라서 설치하는 거리를 임의로 설정할 수 있는데 대향 일체식 광전 스위치는 투 · 수광부를 ㄷ자형으로 일체화한 것이며, 물체가 ㄷ자 공간 내에 통과할 때 투과 광량에 의해서 검출한다.

[그림 6-9]와 같이 투광부, 수광부가 각자 독립되어 마주보고 있고 장거리물체검출에 많이 사용한다.

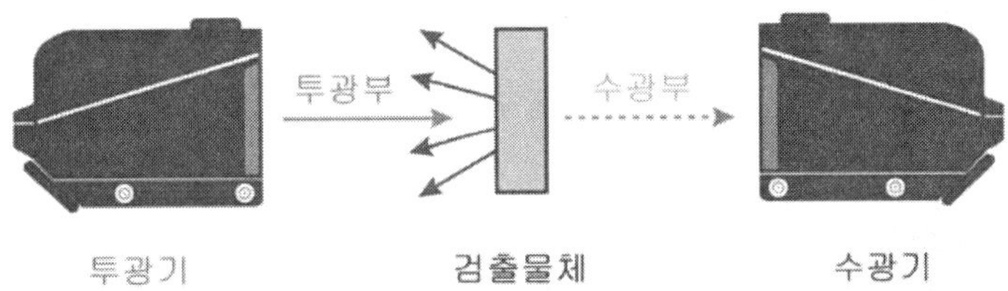

[그림 6-9] 투과형 광전 스위치

② 반사형 : 투광부를 수광부의 같은 축 위에 또는 가까운 축 평행으로 설치해 두고 그 앞을 통과 또는 접근하는 물체에 의해시 생기는 방사광량의 변화에 의해 검출하는 방식이다.
미러 반사형은 투광기와 수광기가 하나의 케이스로 조립되어 있고, 반사경으로 미러를 사용한다. 동작원리는 투광기와 미러 사이에 미러보다 반사율이 낮은 물체가 광을 차단하면 출력신호를 낸다. 이 형식의 광전 스위치는 광축조정은 쉬우나 반사율이 높은 물체는 검출이 곤란하다.
[그림 6-10]과 같이 미러에 맞고 돌아오는 광량으로 검출물체인식 검출거리가 중거리에 많이 사용한다.

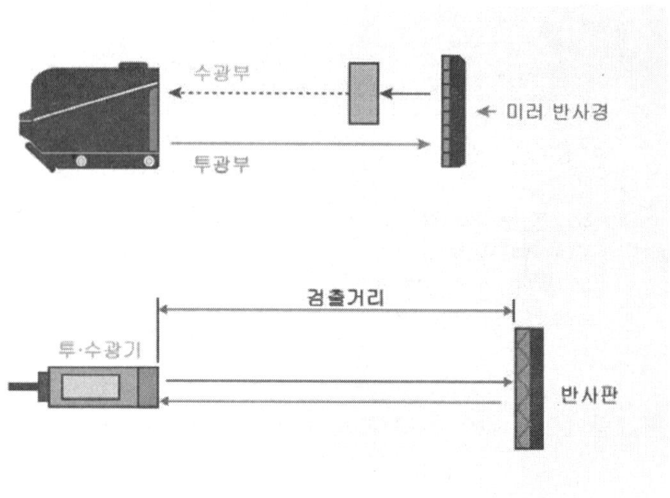

[그림 6-10] 미러 반사형 광전 스위치

③ 직접 반사형 : 투광부, 수광부가 일체형이며 직접 검출물체에 투광부로 빛을 쏘아 수광부로 돌아오는 광량으로 동작한다. 대부분 검출거리가 단거리에 많이 사용한다. 확산반사형이라고도 하며 미러 반사형처럼 투광기와 수광기가 하나의 케이스에 내장되어 있다. [그림 6-11]과 같이 투광기로부터 나온 빛이 검출물체에 직접 부딪혀 그 표면에 반사하고, 수광기는 그 반사광의 출력신호를 발생시키는 것이다.

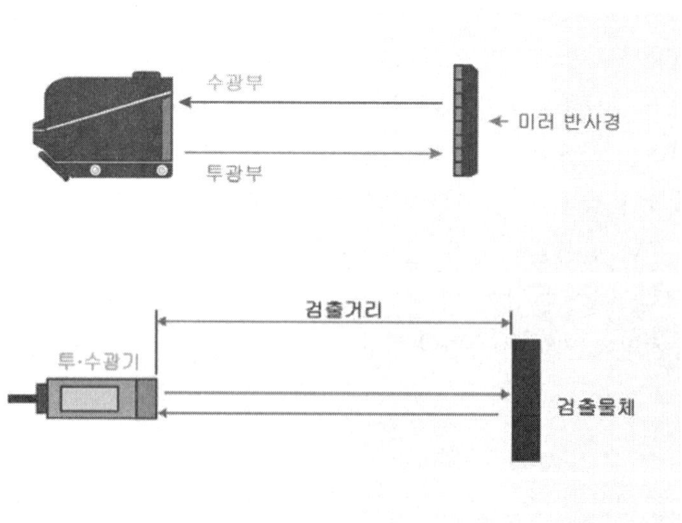

[그림 6-11] 직접 반사형 광전 스위치

직접 반사형은 미러 반사형처럼 한쪽 배선만으로 배선이 절약되고, 미러도 필요치 않아 설치자유도가 크며, 광축조정이 불필요하고 투명체를 포함하여 거의 모든 물체를 검출할 수 있지만 검출거리가 3형식 중 가장 짧다.

6) 광전 스위치의 용어설명

광전 스위치의 광축, 직류광, 변조광, 외란광, 지향각, 슬릿 등은 〈표 6-7〉과 같다.

〈표 6-7〉 광전 스위치의 용어

<table>
<tr><td>광 축</td><td>광망의 중심축이고 광이 향하고 있는 방향 또는 수광 시야의 중심이다.</td></tr>
<tr><td>직류광</td><td>시간적으로 명도가 변화하지 않는 광(태양광, 백열전구 등)이다.</td></tr>
<tr><td>변조광</td><td>일정주기로 변화를 계속하는 광이다(변조된 LED광, 형광등광, 수은등광).</td></tr>
<tr><td>외란광</td><td>광전 스위치에 필요가 없는 외부에서 광전 센서에 영향을 주는 광이다.</td></tr>
<tr><td>지향각</td><td>투과형과 거울반사형 광전 센서에서 동작 가능한 각도범위는 [그림 6-12]와 같다.
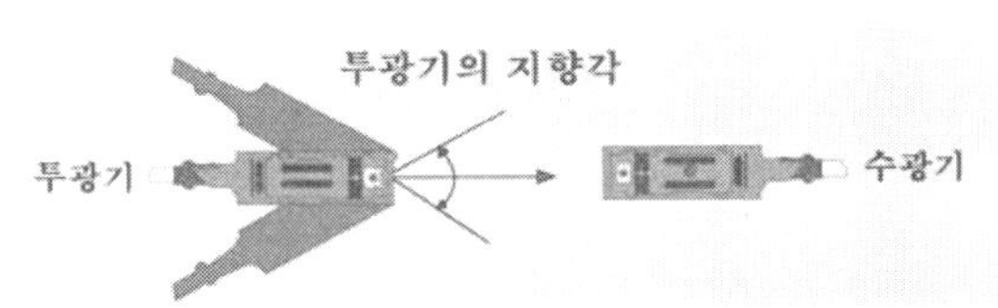

[그림 6-12] 지향각</td></tr>
<tr><td>슬 릿</td><td>얇은 금속판에 작은 구멍을 뚫고 투광광원을 좁게 하기 위하여 사용한다.</td></tr>
<tr><td>검출거리</td><td>일반적으로 센서의 감지거리를 나타낼 때는 kodak grey card CAT 1527795의 거친 백색면을 이용한다. 이 카드 보드의 백색면은 450[nm]에서 700[nm]의 파장을 갖는 빛의 90[%] 반사율을, 회색면은 18[%]의 반사율을 각각 나타내도록 제작된 것이다. 직접빈사 물제라도 수광부로 반사되지 않는 광성분이 증가하면 검출거리는 감소한다. 다만, 10[°] 정도의 경사는 5[%] 정도 검출거리가 감소하는데 불과하다. 광택이 있는 물체는 영향이 매우 크고 미러 등은 검출되지 않게 되는데 이 현상을 역이용하여 경사의 검출도 할 수 있다. 〈표 6-8〉은 재질에 따른 보정계수를 나타낸 것이다.
〈표 6-8〉 재질에 따른 보정계수
<table>
<tr><th>재 질</th><th>보정계수</th></tr>
<tr><td>Cardboard, 백색면</td><td>1.0</td></tr>
<tr><td>Expanded polystyrene, white</td><td>1.0~1.2</td></tr>
<tr><td>Metal, shiny</td><td>1.2~2.0</td></tr>
<tr><td>Wood, coarse</td><td>0.4~0.8</td></tr>
<tr><td>Cotton material, white</td><td>0.5~0.8</td></tr>
<tr><td>Cardboard, black matt</td><td>0.1</td></tr>
<tr><td>Cardboard, black shiny</td><td>0.3</td></tr>
<tr><td>PVC, grey</td><td>0.4~0.8</td></tr>
</table></td></tr>
</table>

<table>
<tr><td>응차거리</td><td>직접 반사형 광전 스위치에서 동작과 복귀의 거리차이며, 일반적으로 정격 검출거리에 대한 비율로 표시한다. [그림 6-13]은 응차거리에 대한 설명이다.

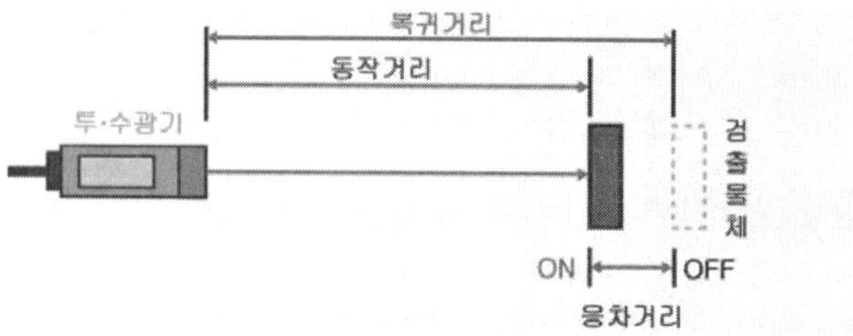

[그림 6-13] 응차거리</td></tr>
<tr><td>불감대</td><td>직접 반사형 광전 센서에서 렌즈면 바로 앞부분의 투광 에리어와 수광 에리어가 중첩되는 부분으로 이 부분에서는 검출이 불가능하다(그림 6-14).

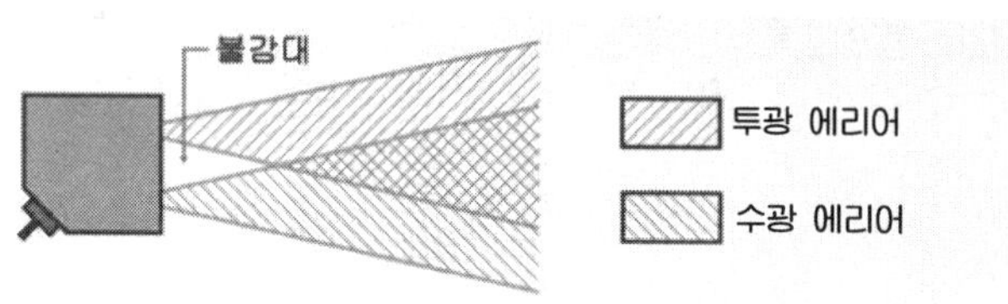

[그림 6-14] 불감대</td></tr>
<tr><td>응답시간</td><td>빛의 입력이 단속적으로 계속될 때 제어출력이 동작, 복귀하는 시간이며 [그림 6-15]와 같이 광전 센서에서는 동작시간(T_{ON})≒복귀시간(T_{OFF})이다.

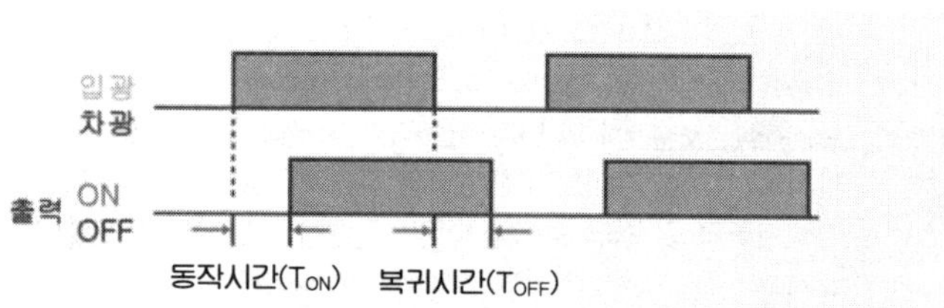

[그림 6-15] 응답시간</td></tr>
<tr><td>평행이동
작동거리</td><td>투과형 또는 미러 반사형에서 광축이 일치되어 동작하고 있는 상태에서 투광기 또는 반사 미러를 광축에 대하여 평행 이동시킬 때 동작을 계속하는 거리로 광전 센서의 지향성을 아는데 중요한 특성을 가진다.</td></tr>
<tr><td>입광동작</td><td>수광기에 빛이 입사되거나 광속이 증가할 때 출력이 나오는 것을 입광동작(light ON)이라 한다(표 6-9).</td></tr>
<tr><td>차광동작</td><td>수광기에 들어가는 빛이 차단되거나 감소되었을 때 출력이 나오는 것을 차광동작(dark ON)이라 한다(표 6-9).</td></tr>
</table>

〈표 6-9〉 입광동작과 차광동작

구 분	입광동작(light ON)	차광동작(dark ON)
투과형	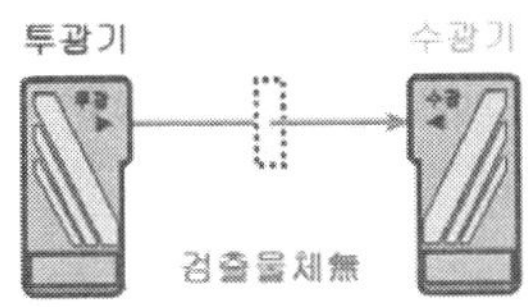	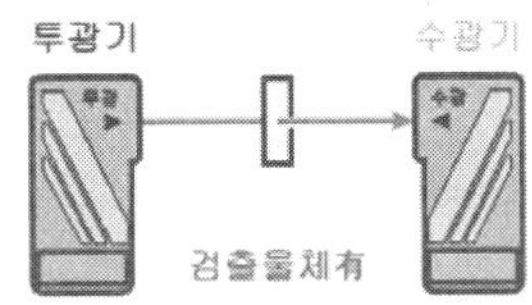
직접 반사형	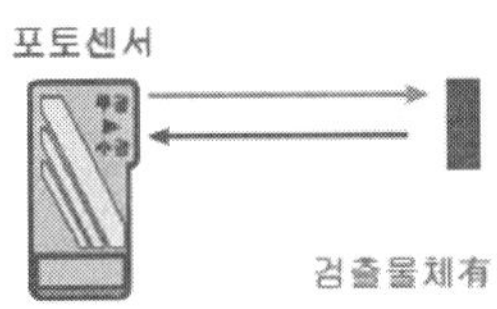	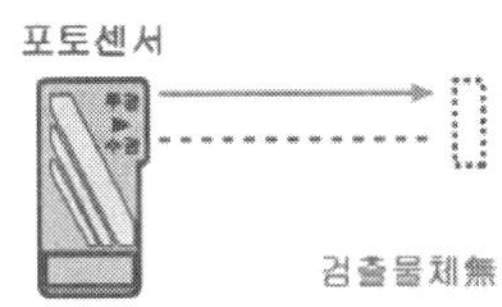
미러 반사형	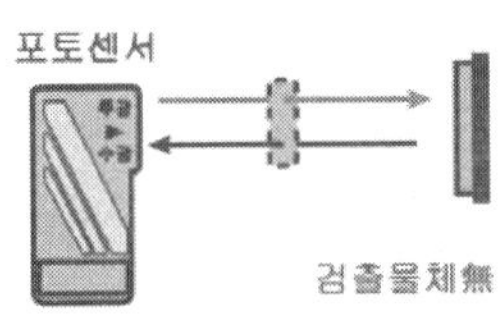	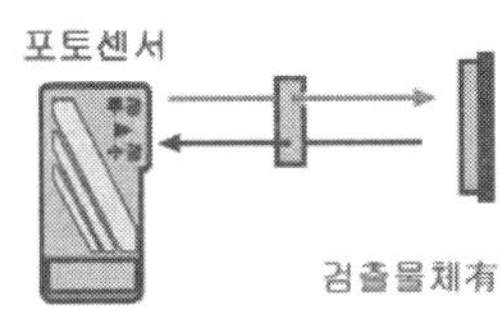

7) 광전 스위치 검출방식

투과형(through-scan type), 회귀 반사형(retro-reflection type), 확산 반사형(diffused-reflection type)이 있다. 구조에 의하여 분류를 하면 갭형과 반사형으로 나뉜다. 갭형은 발광소자와 수광소자 사이에 공산석 갭을 두고, 그 안에 들어오는 물체를 감지하여 검출한다. 반사형은 반사광의 강도변화를 포착하여 동작하므로 일반적으로 검출감도가 낮다. 이 때문에 여러 가지의 회로적인 연구가 진행되고 있다. 반사형은 발광, 수광소자를 근접하여 설치할 수 있기 때문에 소형화할 수 있는 반면, 출력레벨이 작고 S/N이 나쁘다. 이 센서는 회전계나 침입경보장치, 계전기회로, 이동방향감지장치, 종이 테이프 리더, 광학적 마크 판독장치(OMR), 맹인 보행보조기, 연기감지기, 시퀀스 제어회로 등 널리 응용되고 있다. 투과형과 회귀 반사형, 확산 반사형의 내용은 다음 〈표 6-10〉과 같다.

〈표 6-10〉 투과형과 회귀 반사형, 확산 반사형의 내용

<table>
<tr><td>투과형</td><td>투과형 광센서는 발광부에서 생성된 빛이 수광부까지 전달된 것을 검출하여 물체의 유무를 판단한다. 밝은 곳에서 이 센서를 사용한다면 주변의 빛 때문에 간섭을 받을 수 있다. 이 간섭을 막기 위해서 광센서는 발광신호를 변조해서 내보낸다. [그림 6-16]과 같이 수광측에는 변조신호를 검출해서 발광신호의 진위여부를 확인해서 동작한다.
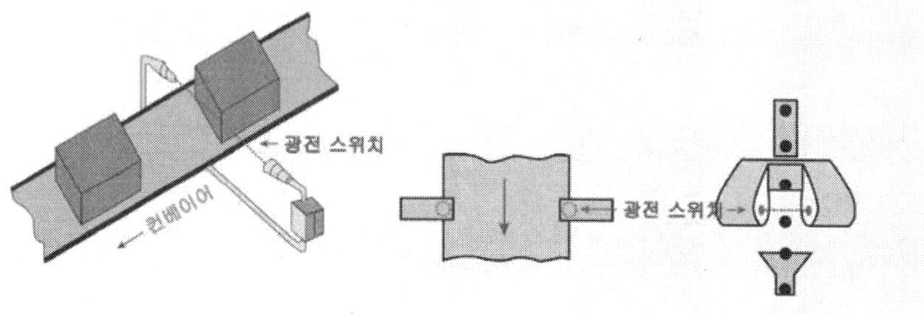

(a) 통과물체검출 (b) 낙하 물체의 검출 (c) 시트의 양 끝단 검출
[그림 6-16] 투과형 센서</td></tr>
<tr><td>확산 반사형</td><td>물체로부터의 반사광을 검출하는 센서이다. 보통 발광다이오드나 반도체 레이저 등의 광원과 포토다이오드 등의 검출기를 조합하여 구성된다. 반사광의 유무에 의하여 물체를 검출하는 검출기로서 [그림 6-17]과 같이 자동문의 인체검출기나 생산 라인에서의 물체의 위치 검출기 등에 사용된다.
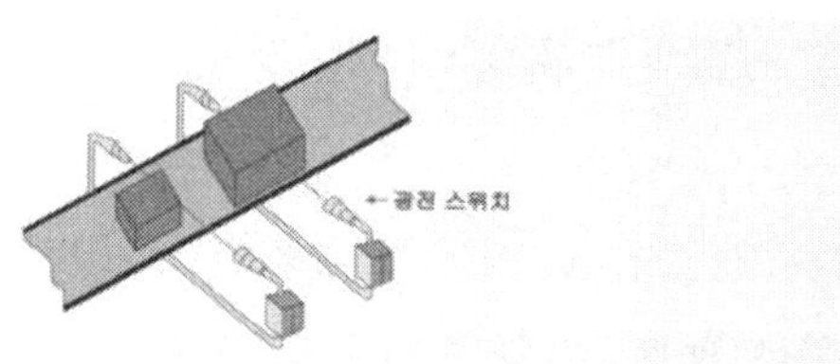

[그림 6-17] 확산 반사형 센서</td></tr>
<tr><td>회귀 반사형</td><td>반사판을 사용한 반사형 광전 스위치. 발광소자와 수광소자가 일체형으로 되어 동일 방향으로 향하고 있을 때 반대쪽에 반사판을 설치하여 발광소자로부터 광을 반사시켜 수광소자에 입사시킨다. 그 사이를 어떤 물체가 통과하면 광을 차단시켜서 스위치가 동작하는데 이러한 작용은 물체의 검출 등에 사용된다. 반사판은 난반사하도록 되어 있기 때문에 광축 조정을 용이하게 하고 있다(그림 6-18).
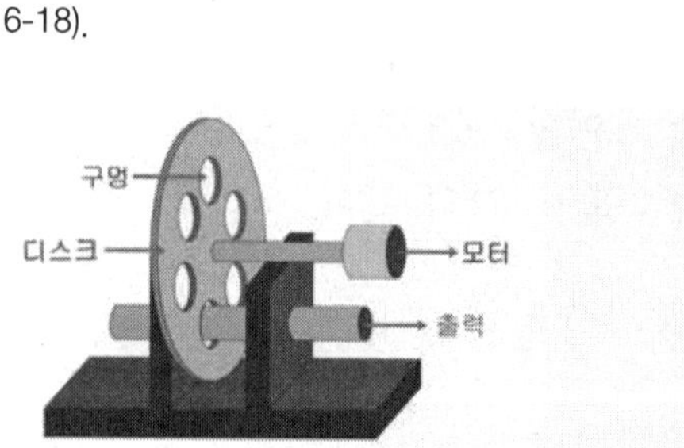

[그림 6-18] 회귀 반사형 센서</td></tr>
</table>

(2) 근접 스위치

〈표 6-11〉은 근접 스위치(proximity switch, electric proximity switch)를 분류한 것이다.

〈표 6-11〉 근접 스위치의 분류

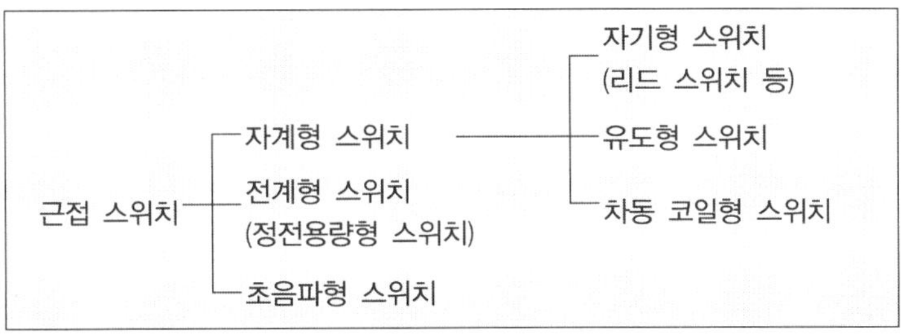

기계적으로 온-오프를 하던 리밋 스위치나 마이크로 스위치 대신 비접촉 동작으로 같은 스위칭 작용을 하게 한 센서이다. 센서의 동작원리로부터 고주파 발진식, 정전용량식, 자기식, 광전식(방사선 포함)으로 분류할 수 있다. 일반적인 근접 스위치는 고주파 발진식과 정전용량식인 것을 의미한다. 다른 두 방식은 리드스위치, 광전 스위치로 구별한다.

1) 고주파 발진식 근접 스위치

검출 코일에 금속물체가 접근하면 전자유도작용에 의하여 금속물체 내에 유도전류가 흐르고, 검출 코일의 인덕턴스가 변화한다. 따라서 검출 코일에 발진회로를 접속해 놓으면 발진회로의 발진주파수나 발진진폭이 변화하여 스위칭 동작을 시킬 수 있다. 검지대상은 금속물체에 국한된다.

2) 정전용량식 근접 스위치

도체 전극을 가진 검출부에 피검지 물체가 접근하면 센서 부분의 정전용량이 크게 변화하는 현상을 이용한 것이다. 정전용량 변화를 이용하고 있기 때문에 피검지 대상물은 금속, 비금속을 가리지 않는다. 따라서 플라스틱, 종이, 반도체 등 모든 유전체를 검지할 수 있는 장점이 있다.

(3) 자기형 스위치

리드 스위치 등을 이용하는 스위치이다. 리드 스위치는 자석으로 작동이 빠른 전환 사이클 요구될 때 적당하다. 합성수지 상자 안에 있는 가스로 채워진 튜브안쪽에 접점이 퓨즈로 연결되어 있으며, 리드 스위치에 영구자석으로 된 피스톤 마그넷이 접근하면 리드편(片)이 자화되므로 양자가 서로 끌어서 접촉하여 스위치는 ON으로 된다. 〈표 6-12〉는 자기형 스위치의 기술자료를 명시한 것이다.

〈표 6-12〉 스위치 기술자료

항 목	내 용
스위칭 전압	12~27[V] DC, AC
스위칭 정밀도	±0.2[mm]
최대 스위칭 전력	40[W]
최대 허용간섭 자장	0.16[mT]
최대 스위칭 전류	2[A]
최대 스위칭 주파수	500[Hz]
스위칭 타임	≤2[ms]
접촉저항	0.1[Ω]
수명(보호회로 내장)	5×106회
보호등급	IP66
허용 주위온도	−20~60[℃]

■ 참고 : 자계형

자계(磁界)의 에너지를 이용해 영구자석을 지닌 검출 헤드에 접근하는 금속체를 기계적으로 접촉시키지 않고 검출해 전기회로를 개폐해 제어하는 것으로 고주파 발진형이 많이 사용되고 있다.

물리적인 접촉면을 갖기 때문에 접점식 스위치라 하고, 접점식 스위치 외에 가동부분이 없는 무접점 스위치가 있다. 무접점 리드 스위치의 작동원리는 [그림 6-19]와 같다. 리드 스위치 등의 자기감응형(感応形) 스위치는 피스톤에 마그넷을 내장하고 있어 마모의 염려가 없고, 수명이 길며, 응답속도가 빠르고, 접촉신뢰성이 높다.

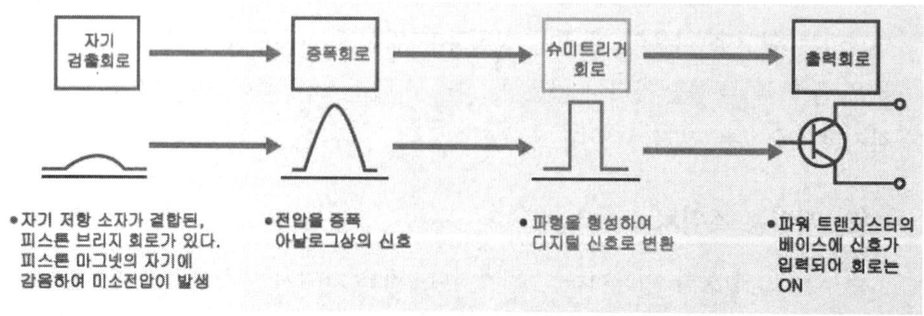

[그림 6-19] 무접점 리드 스위치의 작동원리

1) 교류용 리드 스위치

리드 스위치는 접점이 극히 작아서 외부로부터의 서지 전압, 전류에 의해 접점 간에 스파크가 발생하면 수명이 현저하게 짧아지고, 접점이 용착되는 경우가 있기 때문에 서지 대책을 세워야 하며, 유도성 부하를 직접 움직이는 것은 피해야 한다. [그림 6-20]은 교류용 리드 스위치의 구조원리이다.

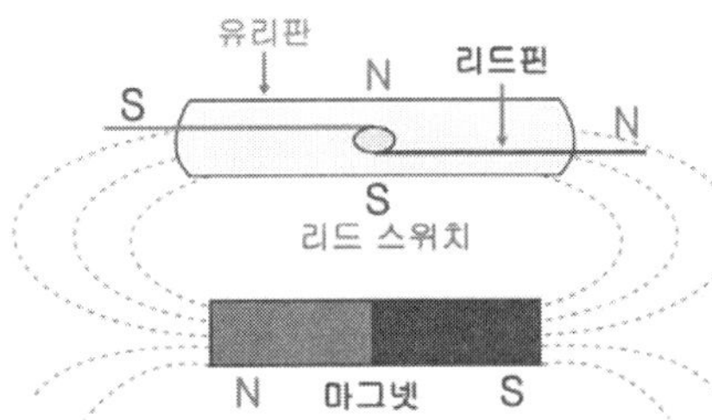

[그림 6-20] 리드 스위치의 구조원리

2) 직류용 리드 스위치

표시등 없는 리드 스위치와 발광다이오드를 표시등으로 내장한 것 등이 있다.

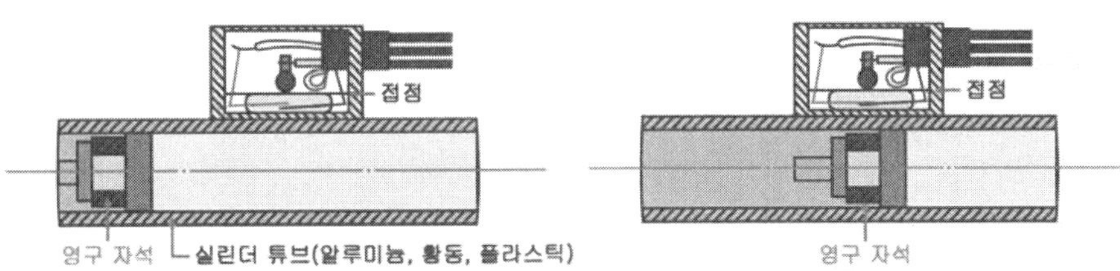

[그림 6-21] 리드 스위치의 작동원리

3) 서지 전압

전자 밸브, 릴레이 등의 전자석에 통전시키면 자기가 발생되고, 전기를 OFF하면 축적된 자기에너지는 순간적으로 전기에너지를 가진 전자석으로 변환되어 코일에서 튀어나가는 서지 전압이 발생하며, 사용전압의 10~30배의 전압을 갖고 있는 것으로 전자, 전기부품을 파괴하고, 제어의 오작동의 근원이 된다. 릴레이 등의 유도성 부하를 접속할 때 똑같은 CR회로를 넣을 필요가 있으며, 콘덴서는 0.01~0.1[μF], 저항은 1~4[kΩ]의 것을 사용하고, 〈표 6-13〉과 같이 스위치가 ON일 때 발생하는 용량성 서지 전압과 스위치가 OFF일 때 발생하는 유도성 서지 전압이 있다.

〈표 6-13〉 스위치 기술자료

용량성 서지 전압	스위치에 접속되어 있는 리드면이 발생원이며, 리드선이 10[m] 이상이 되면 1~5[mH]의 쵸크 코일을 사용하여 서지 전압을 제거한다.
유도성 서지 전압	솔레노이드에서 발생하는 것으로 서지 업소버(완충기), *CR*회로, 플라이휠 다이오드 등을 사용하여 제거한다.
서지 전압의 크기	솔레노이드에 따라 다르며, 〈표 6-14〉와 같은 대책으로 발생원인인 솔레노이드 가까이에서 서지 전압을 제거하여 배선으로 흐르지 못하게 해야 한다.

〈표 6-14〉 각종 서지 전압 대책방식과 그 효과

방 식	없 음	*CR* 방식	*SR* 방식	서지 업소버 방식
사용 회로	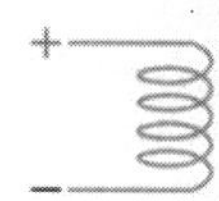	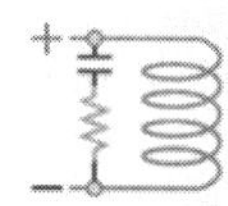 $C=1[\mu F]$ $R=130[\Omega]$	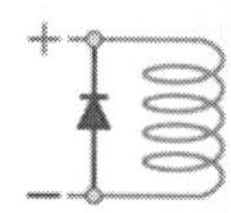 애벌런치 V06G	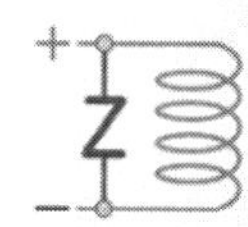 ZNR K330
서지 전압	−600[V]	−130[V]	−0.6[V]	−40[V]
저압파형 전류파형	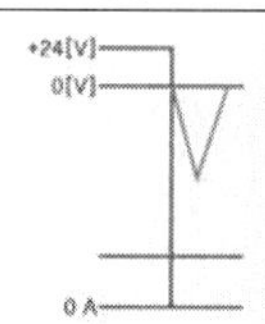	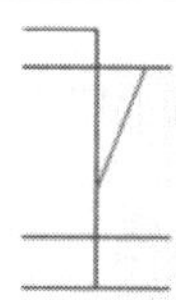	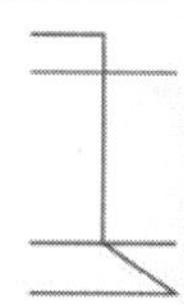	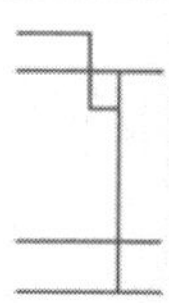
ON하는 시간	19[ms]	18[ms]	19[ms]	18[ms]
OFF하는 시간	17[ms]	18[ms]	45[ms]	18[ms]
매초 동작수	25[회]	25[회]	8[회]	22[회]

4) 실린더 고정 리드 스위치

자기감지형 리드 스위치는 접점이 항상 열린 비자성체(알루미늄 합금, 구리, 스테인리스) 리드 스위치를 내장하고 있고, 영구자석은 실린더의 피스톤에 부착되어 있어 영구 자석이 접근하면 리드 스위치의 접점이 자화되어 폐로(ON)하게 된다. 배관내부의 철분이 부착되기 쉽고, 외부 자기의 영향을 받기 쉽다(그림 6-22).

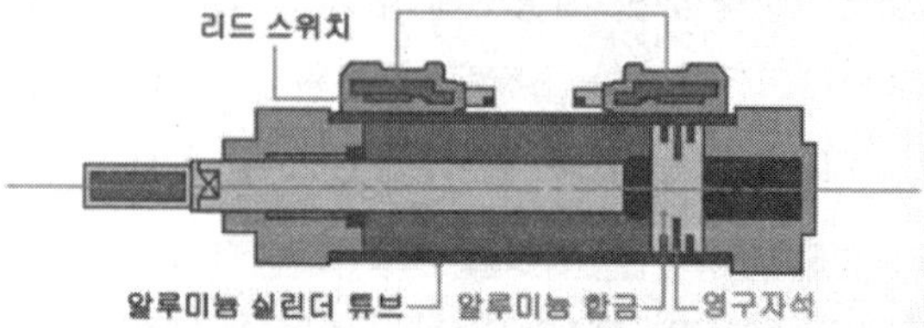

[그림 6-22] 실린더 고정 리드 스위치

5) 철편감지형(자기평형형) 리드 스위치

리드 스위치에 영구자석을 내장하여 스위치 접점이 항상 열린(OFF)상태가 되도록 자기평형을 이루고 있는 것으로 외부 자기의 영향을 받기 어렵고, 스위치와 영구자석의 자기평형의 관계상, 스위치의 부착에 방향성이 있다. [그림 6-23]은 철편감지형 리드 스위치의 구조를 나타낸 것이다.

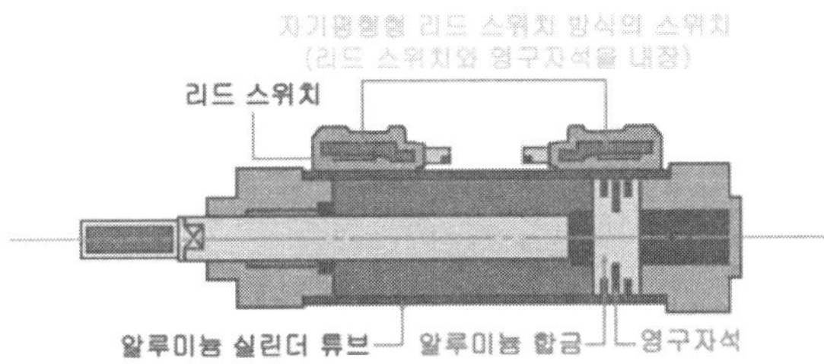

[그림 6-23] 철편감지형 리드 스위치

(4) 유도형(고주파 발진형)

검출단에서 고주파를 발진하고 검출물체가 접근하면 물체 내에 와전류손을 발생시켜 와전류손에 의한 발진전력의 변화를 검출, 동작시키는 형식의 유도형 센서는 자계를 이용하여 검출하는 센서로 1958년 독일의 화학회사에서 개발된 것으로 주요 구성요소에는 발진회로, 검파회로, 트리거 회로, 출력회로가 있다. [그림 6-24]는 유도형 근접 센서의 구조를 나타낸 것이다.

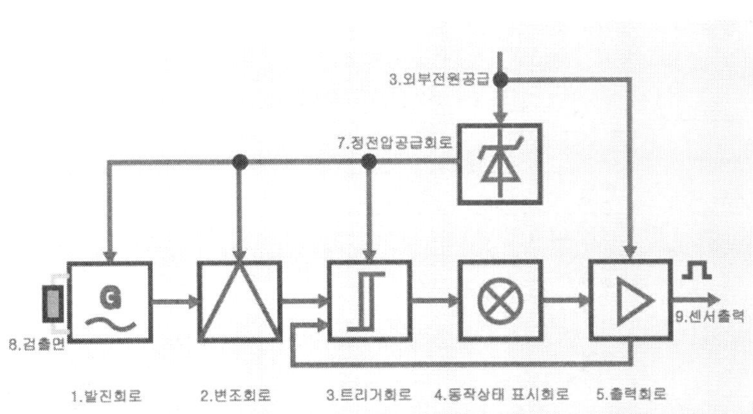

[그림 6-24] 유도형 근접 센서의 구조

1) 고주파 발진형의 동작원리

센서에 전원이 공급되면 LC 발진회로에 의한 고주파의 자장이 검출면에서 발진되고 이로 인해 일정크기의 전류가 흐르게 된다. 이 때 검출면에 전기적 도체가 접근하면 전자유도에 의한 와전류(eddy current)가 도체 내에 발생되고, 이 영향으로 근접센서의 발진 에너지는 감소하게 된다. 이 발진감쇠 현상은 검파회로에 의해 포착되어 트리거 회로를 통해 2진 신호형태로 출력된다.

2) 검출거리

센서의 검출거리는 센서의 검출면의 크기에 따르며 표준 검출체를 이동시켰을 때 근접 센서의 검출면에서 검출동작이 일어나는 곳까지의 거리이고, 표준 검출체는 1[mm]두께의 연철로 사각면의 길이는 센서 검출면의 직경 또는 공칭검출거리 Sn의 3배보다 큰 것으로 한다.

3) 검출거리의 측정 시 허용조건

센서를 표시하는데 사용하는 검출거리로 제조공정, 온도, 공급전압에 의한 허용오차를 고려하지 않은 것으로 정격 또는 공칭검출거리(Sn)와 정격전압과 정격 주위온도일 때 측정하는 것으로, $0.9Sn \le Sr \le 1.1Sn$ 범위의 정미검출거리(Sr), 공급전압과 주위온도의 허용한도 내에서 측정한 것으로, $0.9Sr \le Su \le 1.1Sr$ 범위의 유효검출거리(Su), 어떠한 전압변동 또는 온도변화에도 관계없이 표준검출체를 검출할 수 있는 영역으로 $Sw \le 0.9 \times 0.9 \times Sn$ 범위의 실검출거리(Sw)가 검출거리의 측정 시 허용조건이다. 〈표 6-15〉는 금속재료의 보정계수를 나타낸다.

〈표 6-15〉 실검출거리를 계산하기 위한 보정계수

재 질	보정계수
연철	1.0
크롬 니켈 강	0.7~0.9
황동	0.35~0.5
알루미늄	0.35~0.5
구리	0.25~0.4

4) 응답주파수

검출물체를 반복하여 접근시켰을 때 1초 사이에 검출하는 횟수의 최대값으로 일반적으로 센서의 검출면이 클수록 응답주파수는 낮아지며, 교류전원용 센서보다 직류

전원용 센서의 응답주파수가 높다. [그림 6-25]는 EN 50010(european standard)의 응답주파수 측정방법을 나타낸 것이다.

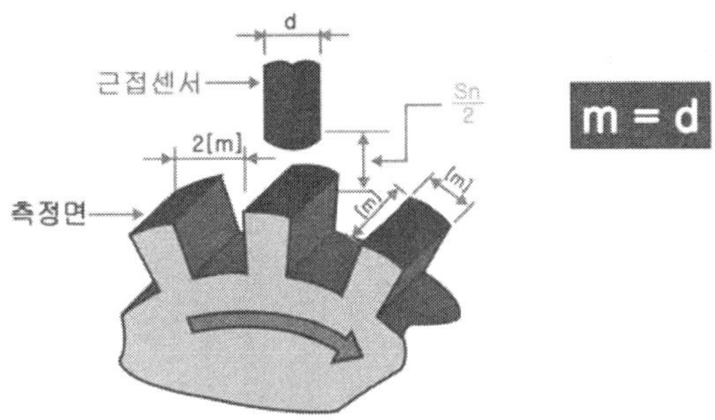

[그림 6-25] EN 50010에 의한 응답주파수 측정방법

5) 사용 시 주의사항

플러쉬형은 금속면과 센서의 검출면이 평면을 유지해도 좋으나 금속면보다 낮아서는 안된다. 센서의 직렬연결 시에는 센서 지름 d 이상의 거리를 유지해야 한다. 또한 오동작을 방지하기 위해 배경체와 거리를 Sn의 3배 이상 유지해야 한다. [그림 6-26]은 플러쉬형의 안전거리에 대한 설명이다.

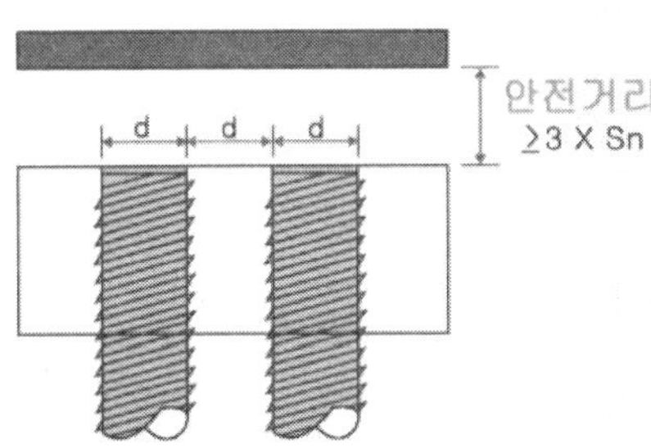

[그림 6-26] 플러쉬형

논-플러쉬형은 센서의 전면과 측면에서 모두 자장을 형성하는 것이다. 플러쉬형에 비해 검출거리가 길다. 금속 체에 내장하여 사용할 때는 지름 d의 3배 이상의 공간을 확보해야 한다. [그림 6-27]은 논-플러쉬형의 안전거리에 대한 설명이다.

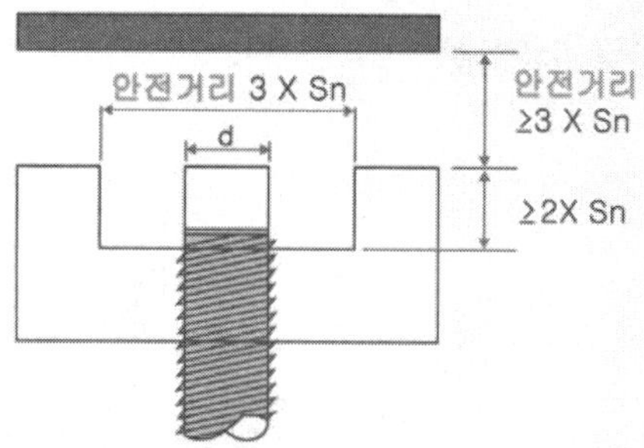

[그림 6-27] 논-플러쉬형

(5) 차동 코일형

피검출체가 근접하면 와전류에 의한 자속의 변화를 검출 코일과 비교 코일의 차로 신호화하는 것을 차동 코일형이라 한다.

(6) 전계형

전계 중에 존재하는 금속, 비금속 등의 물체 내 전하이동, 분리(분극 외부 자계에 의하여 물체 내부의 전하가 분리되는 것)에 따른 정전용량의 발진회로 변화를 포착하여 신호화하여 검출하는 정전용량형 스위치라고도 한다. 용량형 근접 센서의 검출회로는 고주파 발진회로이며, 그 일부로 검출면에 전극이 배치되어 있다. 물체의 이동에 따른 발진신호는 변조회로로 검파되고, 트리거 회로를 거쳐 출력회로에 의해 출력된다. 플라스틱, 유리, 도자기, 목재와 같은 절연물(유전체)과 물, 기름, 약물과 같은 액체도 검출 가능하다. 범용의 레벨 스위치에 비해 일반적으로 검출감도가 높고, 미세한 정전용량의 변화에 대해서도 반응을 한다. 유도형 근접 센서에 비해 감지 대상체의 종류가 많고 따라서 활용범위가 넓다. [그림 6-28]은 용량형 센서의 구조를 나타낸 그림이다.

1) 용량형 근접 센서의 원리

센서에 전원이 공급되면 대지는 (−)전하로, 센서 전극은 (+)전하로 대전되어 이들 사이에 약한 전계가 형성된다. 이때 전극에 충전되는 전하를 Q, 전극에 가해지는 전압을 V, 정전용량을 C라 할 때 $Q=CV$의 관계로 표현된다. 검출체가 센서에 접근하면 물체 내부는 통상, 중성이고 전하는 분리되기 시작한다. 그 결과 전극의 (+)전하는 증가하게 된다.

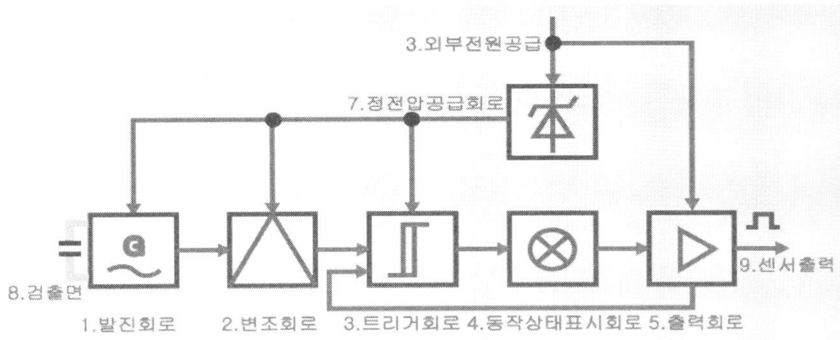

[그림 6-28] 용량형 센서의 구조

2) 센서의 정전용량 변화

센서의 정전용량 변화는 [그림 6-29]와 같이 전극과 대지의 전계, 검출제의 접근, 전원선의 접지에 따라 변화한다.

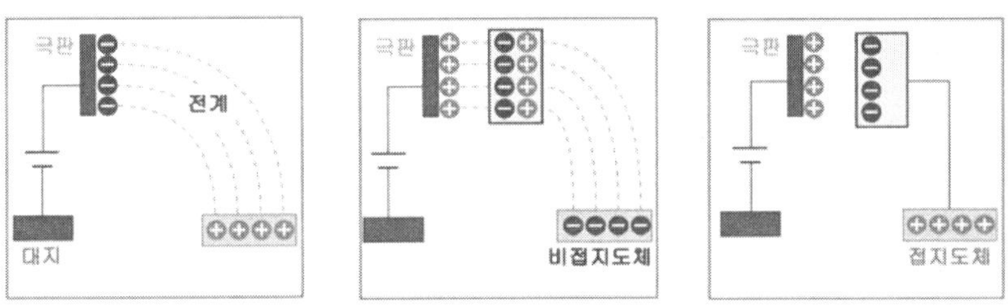

(a) 전극과 대지의 전계 (b) 검출체의 접근 (c) 전원선의 접지

[그림 6-29] 센서의 정전용량 변화

3) 발진파형

센서는 정전용량의 변화에 의해 [그림 6-30]과 같이 발진주파수가 변화하게 되고, 이 발진주파수의 변화를 검파하여 출력하게 된다. 즉, 용량형 센서는 감지되지 않은 상태에서 약 1[mA] 이내의 전류가 흐르다가 감지거리 내로 검출체가 센서에 접근하면 약 4[mA]로 상승된다. 또한 센서에는 감도(감지 정도)를 조절할 수 있는 포텐쇼미터가 부착되어 있다.

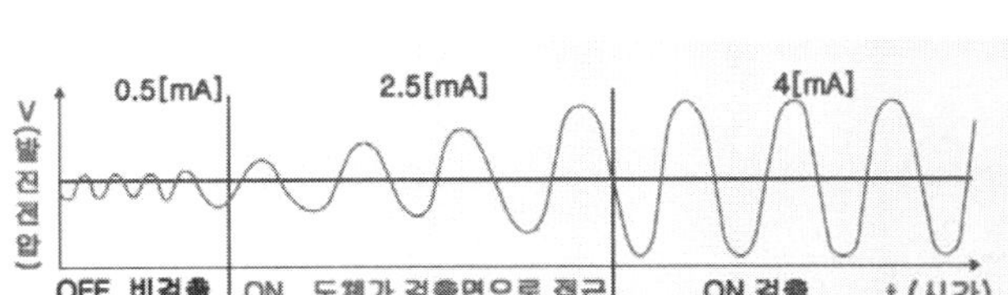

[그림 6-30] 용량형 센서의 발진파형

4) 물질의 비유전계수

센서 전극의 정전용량은 [그림 6-31]과 같이 검출체의 크기, 두께, 유전율과 관계가 있다. 따라서 센서의 검출거리에 영향을 미치는 인자로는 검출면과 검출체 사이의 거리, 검출체의 크기, 검출체의 유전율 등을 들 수 있다.

물질의 비유전율은 ⟨표 6-16⟩과 같다.

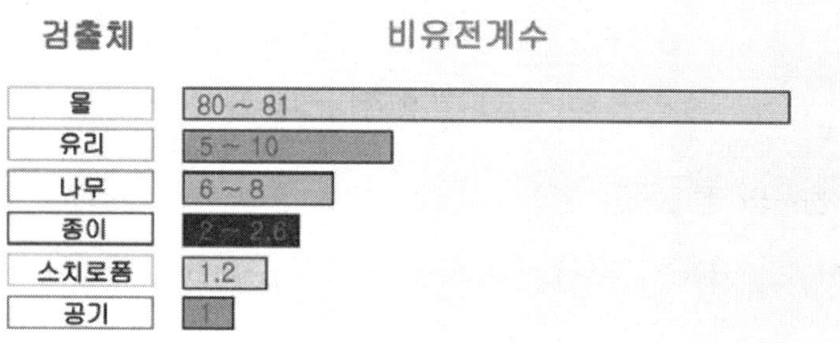

[그림 6-31] 비유전계수

⟨표 6-16⟩ 물질의 비유전율

물 질	비유전율	물 질	비유전율
에틸알코올	25.1	슬레이트	6~10
폴리비닐 클로라이드	2.9	공기	1
메틸알코올	33.5	벽돌	2.3
폴리에틸렌	2.3	단단한 고무	3~4
유리	3~15	바셀린	2.1~2.3
폴리스틸렌	3.0	종이	1.2~3.0
물	81	전선비닐	2.5
변압기 기름	2.2~2.5	파라핀	2.2
얼음	4	기름종이	5

〈표 6-17〉 재질에 따른 보정계수

재 질	보정계수
모든 금속	1.0
물	1.0
유리	0.3~0.5
플라스틱	0.3~0.6
카드보드	0.3~0.5
나무(수분함유량에 따라 다름)	0.2~0.7
기름	0.1~0.3

접지조건					
	스위치 A	ON	OFF	ON	OFF
	스위치 B	ON	ON	OFF	OFF
동작거리[mm]		15	15	6	6

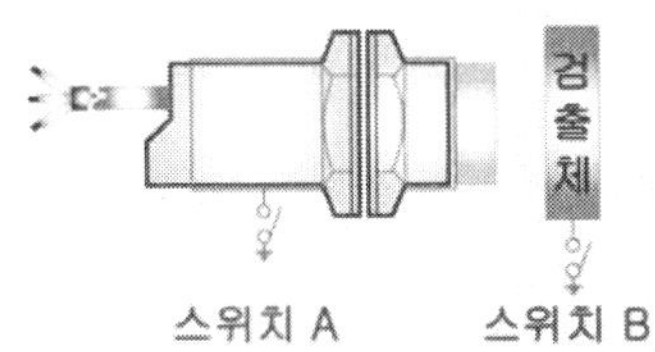

[그림 6-32] 접지에 따른 검출거리

재질에 따른 보정계수는 〈표 6-17〉과 같다.
접지에 따른 검출거리는 [그림 6-32]와 같다.

5) 출력형식

① PNP(Positive Switching) : 직류 전원을 사용하는 PNP 출력의 근접 센서는 [그림 6-33]과 같이 (+)전원을 출력으로 한다. 즉 센서의 출력단에 부하를 연결할 때 부하의 다른 한쪽은 0[V]선에 연결해야 한다.

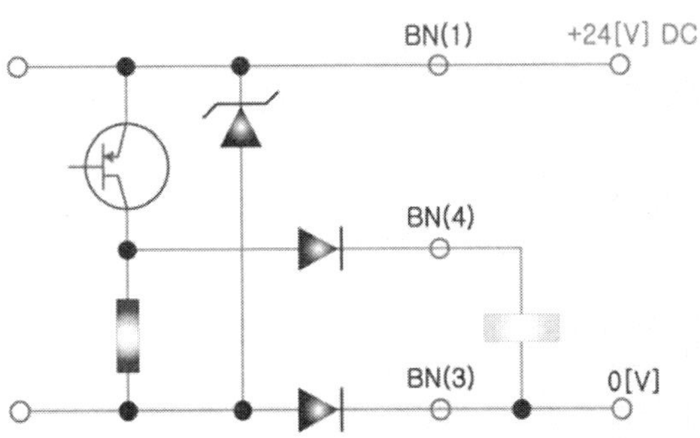

[그림 6-33] PNP

② NPN(Negative Switching) : NPN 출력을 갖는 근접 센서의 출력은 (−) 전원을 출력한다. 즉, [그림 6-34]와 같이 센서의 출력단에 부하를 연결할 때 부하의 다른 한쪽은 전원의 (+)단자에 연결해야 한다.

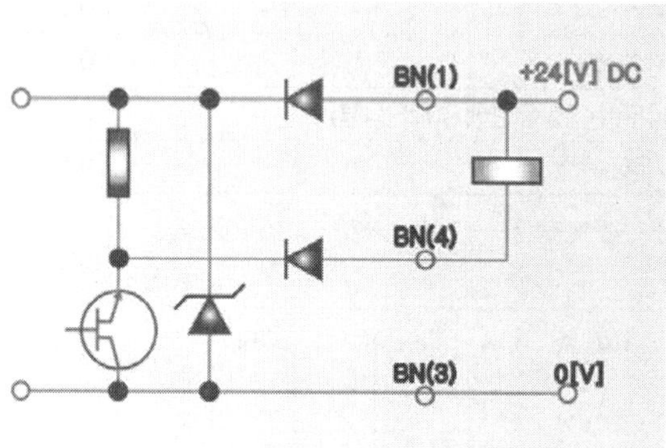

[그림 6-34] NPN

③ 응답시간 : 센서의 입력신호가 간헐적으로 계속될 때 제어출력이 동작 또는 복귀하기까지 지연되는 시간을 말하며, 일반적으로 ON/OFF형 출력을 갖는 센서에서는 [그림 6-35]와 같이 동작시간(T_{ON})≒복귀시간(T_{OFF})이다.

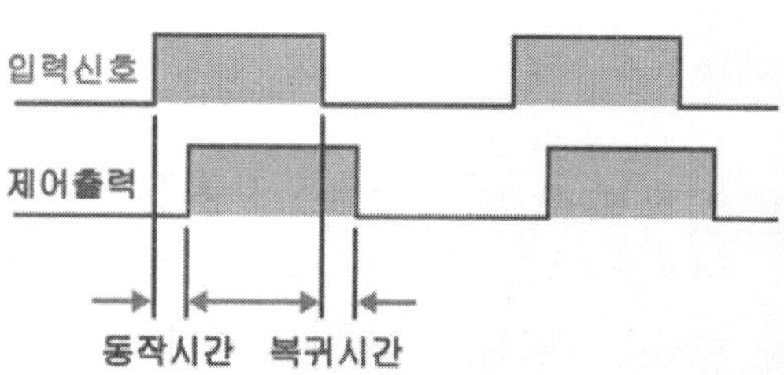

[그림 6-35] 응답시간

(7) 초음파형

압전소자 등의 초음파 진동자를 송파기로 하여, 반사파의 유무 감쇠량 등을 검출하여 신호화한다. 장거리 검출이 가능하나 여러 개를 사용할 때에는 상호 간섭방지를 위해 동기처리 등을 해야 한다.

1) 초음파 센서의 종류

초음파 센서의 종류는 〈표 6-18〉과 같다.

〈표 6-18〉 초음파 센서의 종류

<table>
<tr><td>공중
초음파 센서</td><td>공중 초음파 센서는 금속판과 압전 세라믹을 붙인 구조의 바이모프(bimorph) 진동자에 로트형(콘형)의 공진자를 결합한 복합 진동체를 실리콘 접착제에 의하여 베이스에 탄성 고정시킨 다음 케이스에 수납한 구조로 되어 있다.</td></tr>
<tr><td>방적형
초음파 센서</td><td>개방형 초음파 센서는 개방 구조로 되어 있기 때문에 옥외에서 사용하는 경우, 비에 의한 물방울, 오염물질이나 먼지의 부착 등이 문제가 된다.</td></tr>
<tr><td>고주파형
초음파 센서</td><td>종전 바이모프 진동의 굴곡 진동자는 80[kHz] 이상이 되면 실용적인 특성을 얻을 수 없기 때문에 압전 세라믹 두께의 상하진동을 이용한다. 압전 세라믹과 공기는 음향 임피던스가 5자리 정도 차이난다. 따라서 세라믹에서 직접 공중에 초음파를 방사하려고 해도 경계면에서 대부분이 반사되어 공중에는 거의 방사되지 않아 효율이 매우 나쁘다.</td></tr>
<tr><td>수중용
초음파 센서</td><td>수중에서 장거리 전파되는 음파는 전파 중에 감쇠한다. 감쇠비율은 주파수의 제곱에 비례하여 증가하기 때문에 장거리 음파 전파에서는 저주파가 유용하다.</td></tr>
<tr><td>탐상용
초음파 센서</td><td>초음파 탐상법은 내부결함을 비파괴 검사(Non-Destructive Inspection : NDI)하는 방법이다. 철강재의 내부결함이나 용접부 갈라짐의 검출 등이 큰 특징을 발휘하는 분야로 초음파 탐상법의 원리는 초음파 탐상기에서 전기 펄스를 발생시켜 이것을 탐촉자에 가해 초음파 펄스로 만들어 시험체 속으로 초음파를 방사하고, 그 내부결함 등으로부터의 반사파를 탐촉자로 수신, 그 수신정보를 전기신호로써 브라운관에 표시하여 결함 등의 위치나 크기를 알아내는 것이다. 초음파 탐상법의 방법은 〈표 6-19〉와 같다.

〈표 6-19〉 초음파 탐상법
<table>
<tr><th>방 법</th><th>설 명</th><th>검사 예</th></tr>
<tr><td>수직법</td><td>수직으로 초음파 입사</td><td>내부결함 검사, 재질측정, 접합부 검사, 두께 측정</td></tr>
<tr><td>경사각법</td><td>비스듬히 초음파 입사</td><td>용접 검사, 표면 부근의 결함 검사, 펄스 검사</td></tr>
<tr><td>표면파법</td><td>표면파 이용</td><td>표면 결함 검사, 얇은 물체의 검사</td></tr>
<tr><td>판파 이용</td><td></td><td>판상 물체 검사</td></tr>
</table>
</td></tr>
</table>

2) 초음파 센서의 구성

초음파 센서는 송신부에 의한 음파가 물체에서 반사되어 수신부로 되돌아오는 원리이다. [그림 6-36]에는 초음파 센서의 구성과 원리에 대해 나타내었다.

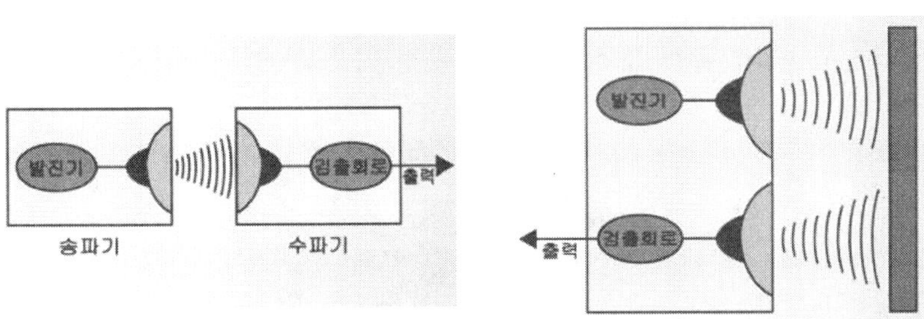

(a) 대향형 초음파 센서 (b) 반사형 초음파 센서

[그림 6-36] 초음파 센서의 구성과 원리

3) 초음파 센서의 일반적 사양

초음파 센서의 일반적인 사양은 〈표 6-20〉과 같다.

〈표 6-20〉 초음파 센서의 일반적 사양

항 목	내 용
동작전압	직류 24[V]
공칭 검출거리(조절 가능)	100[mm]에서 1[m], 최대 10[m]까지
검출 대상	흡음재를 제외한 모든 것
스위칭 전류(트랜지스터 출력)	직류 100~400[mA]
사용 주위온도	0~70[℃] 특수한 경우 −10[℃]
먼지에 대한 감도	보통
수명	길다
초음파 주파수	30~300[kHz]
스위칭 주파수	1~125[Hz]
외형	원통형, 사각형
보호 등급	최대 IP 67까지

4) 초음파 근접 센서의 사용범위

창고설비, 이송장치, 식품산업, 금속, 유리, 플라스틱 공정, 적하물의 검출 등에 사용된다.

3. 전자 릴레이(전자 계전기)

전자 릴레이는 제어전류를 개폐하는 스위치의 조작을 전자석의 힘으로 하는 것으로, 전압이 코일에 공급되면 코일에 자장이 형성되고 전기자가 코일의 중심으로 당겨진다. 가동 부분, 즉 철심의 중량이 적고 작동거리가 짧은 것이 내구성이 높다.

(1) 종 류

일반용(소형의 전자 접촉기), 미니어처 릴레이, 파워 릴레이, 기타 특수 동작용 등이 있고, [그림 6-37]과 같이 접점은 a접점, b접점, c접점이 있다.

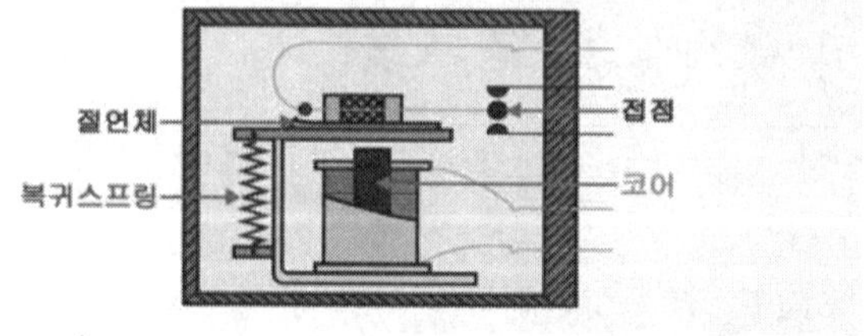

[그림 6-37] 릴레이의 구조

(2) 사용상의 주의

IEC 방식은 K, 래더는 CR 또는 R의 약호로 표시한다. [그림 6-38]과 같이 제어하는 솔레노이드 밸브의 부하전류에는 적합한 접점 전류용량의 릴레이를 사용해야 한다. 솔레노이드의 전자 코일은 유도부하라고 하며, 저항부하에 기재되어 있는 경우에는 1/3~1/10의 값으로 낮추어 사용하는 것이 좋다.

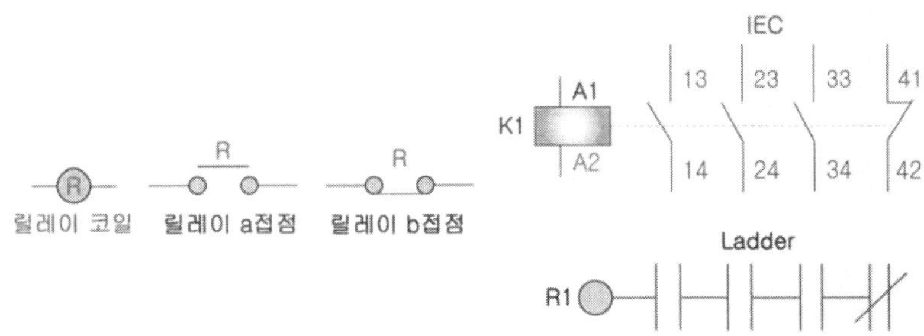

[그림 6-38] 릴레이의 기호

4. 타이머

타이머(Time-delay Relay : TR)는 릴레이의 일종으로 입력신호를 받은 후 설정시간이 경과된 후에 회로를 개폐하는 기기이다. 종류에는 [그림 6-39]와 같이 입력신호를 주면 일정시간 후에 출력신호(접점)를 내는 여자지연(delay ON)이 있다.

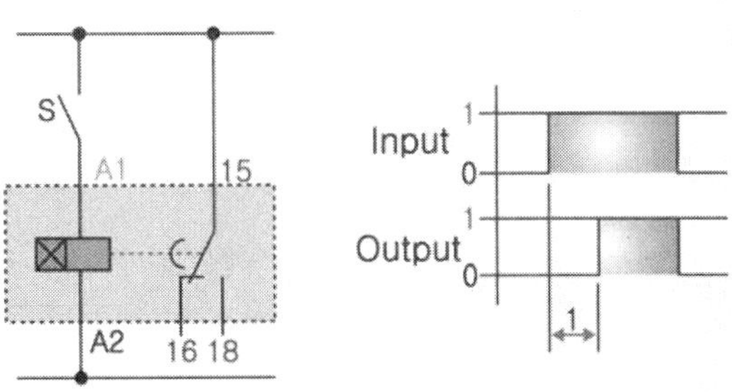

[그림 6-39] 여자지연 타이머

전기신호를 차단한 후 [그림 6-40]과 같이 출력신호(접점)를 내는 소자지연(delay OFF)이 있다.

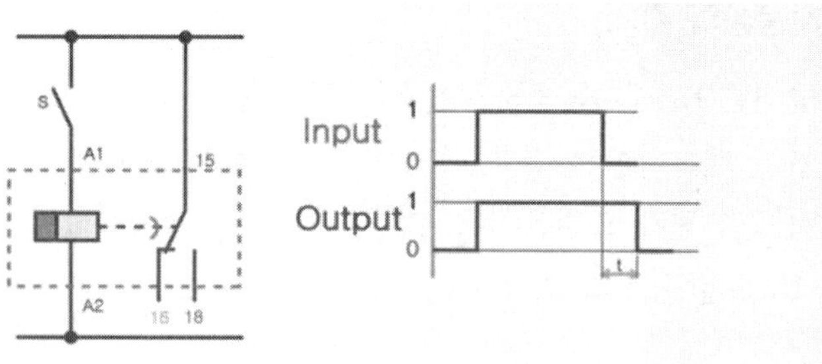

[그림 6-40] 소자지연 타이머

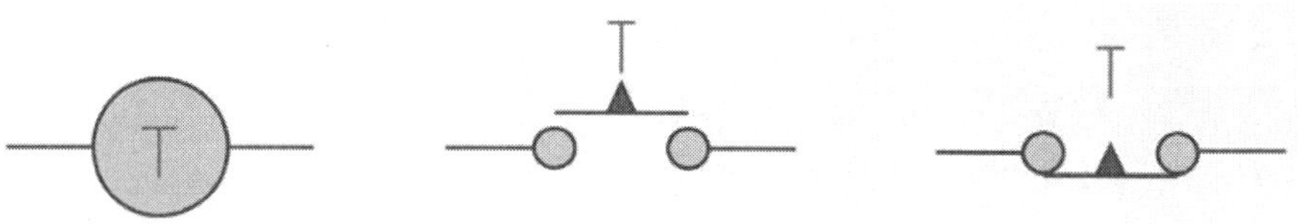

(a) 코일부 (b) a접점 (c) b접점

[그림 6-41] 여자지연 타이머의 래더 기호

여자지연의 래더 기호는 각각 [그림 6-41]과 같다.
소자지연의 래더 기호는 각각 [그림 6-42]와 같다.

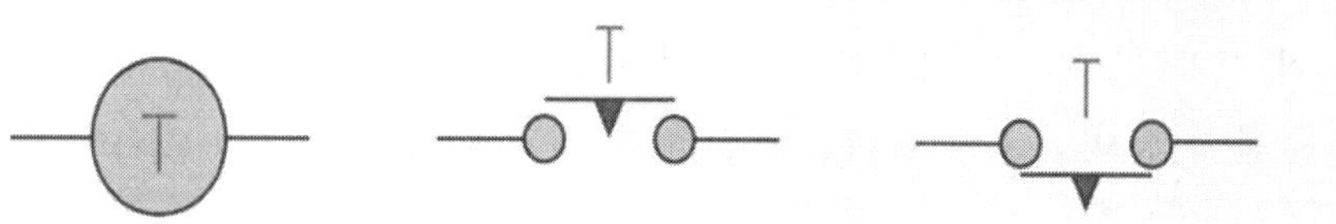

(a) 코일부 (b) a접점 (c) b접점

[그림 6-42] 소자지연 타이머의 래더 기호

5. 계수기

물체의 위치나 상태를 감지하여 코일에 전류를 통과하면 전자석에 의해 휠을 1개씩 회전시켜 계수를 표시하는 기기이며 〈표 6-21〉은 계수기(counter)의 종류이다.

〈표 6-21〉 계수기의 종류

메커니컬 계수기	회전 또는 왕복운동의 기계적인 입력을 계수한다.
전기 계수기	전압을 입력신호로 하여 기기 안에 전자석이 부착되어 전압신호가 기계적인 운동으로 변환되어 계수한다.
전자 계수기	전기신호를 입력신호로 하여 전자회로에 계수한다.
공압 계수기	공압으로 구동되는 계수기이다.

6. 솔레노이드 밸브

전기신호에 의한 전자석의 힘을 이용하여 밸브를 움직이게 하는 전환 밸브로 솔레노이드부와 밸브부의 두 부분으로 구성되어 있고, 솔레노이드의 힘으로 직접 밸브를 움직이는 직동식과 소형의 솔레노이드로 파일럿 밸브를 동작시켜 출력 압력에 의한 힘을 이용하여 밸브를 움직이는 파일럿 방식 있다. 직접제어 밸브(직동식)는 일반적으로 자력이 충분하지 못하므로, 밸브의 공칭치수가 커지면 솔레노이드가 너무 커지기 때문에 작은 곳에서만 사용하며 스위칭 시간이 느리다.

파일럿 방식의 하나인 서보제어 밸브는 파일럿 솔레노이드 밸브(solenoid valve, 작은 치수의 3/2-way 밸브)와 공기로 작동되는 주밸브로 구성되어 있으며, 오버랩이 일어나지 않고 솔레노이드의 전원이 차단되면 파일럿 밸브의 플런저와 주 밸브의 파일럿 스풀은 스프링에 의해 원위치로 돌아간다.

(1) 솔레노이드의 구조

교류용과 직류용이 있으며 일반적으로 교류용이 많이 사용되고 있다. [그림 6-43]의 솔레노이드의 구조에서 보듯이 솔레노이드는 비교적 행정이 큰 경우에 사용되며 규소강판을 여러 장 겹친 구조인 T형 플런저와 행정이 작은 경우에 사용되는 F형과 I형 플런저가 있다.

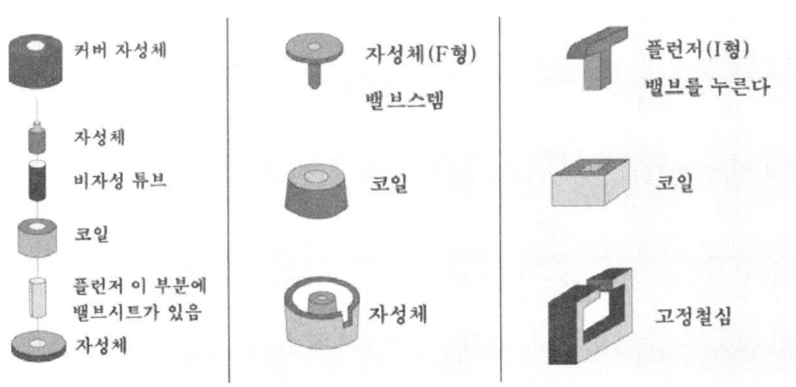

(a) I형 플런저 (b) F형 플런저 (c) T형 플런저

[그림 6-43] 솔레노이드의 구조

1) 전자석

전자석에는 직류 전자석과 교류 전자석이 있다.

① 직류 전자석 : 직류는 전류값이 항상 일정하여 솔레노이드가 안정되고 소음이 없

다. 흡인력에 맥동이 없고 플런저가 흡착할 때에 흡입력이 매우 강하다. 전압은 24[V]가 가장 많이 사용되고 6, 12, 48[V] 등 다양하게 사용되고 있다. 전자석에 간단한 정류기를 부착하여 직류화를 시키면 소손을 방지할 수 있다. 히스테리시스, 와전류에 의한 손실이 없고 온도상승도 작아 특수 재료를 사용할 필요가 없다.

② 교류 전자석 : 교류-직류 변환기가 필요하지 않고 응답성이 좋으며 이동거리도 길게 할 수 있다. 전압, 전류가 시간적으로 변화하기 때문에 소음이 있고 가동편과 고정철심이 접촉면에서 완화 코일을 장착한다. 교류 전자석은 전원회로의 구성부품을 쉽게 얻을 수 있고 가격도 저렴하다. 흡수할 때의 전력은 커지나 흡입 후에는 작아져 소비전력이 절감되고, 반 사이클마다 자속이 변화하므로 가동철심의 작동속도가 빠르다.

2) 세이딩 코일

교류전원일 때 주파수 60[Hz]로 전류가 맥동하여 흡인력이 120[Hz]로 맥동하게 되는 떨림을 방지하기 위한 고정철심을 흡착면에 압입시키는 둥근 모양의 구리링이다.

(2) 솔레노이드의 기본특성

솔레노이드에는 흡인력과 전류의 특성, 절연의 종류와 온도상승값, 응답시간, 절연저항, 내전압 등의 기본특성이 있다.

1) 솔레노이드의 흡인력 특성 및 전류특성

흡인력과 행정(stroke), 전류와 행정 사이의 흡인력은 가동철심이 떨어져 있을수록 작고, 반대로 전력은 많이 소비된다. 일반적으로 전류가 솔레노이드로 흐르는 순간에는 밀착되어 있을 때 전류(유지전류)의 4~8배가 흐른다.

2) 절연의 종류와 온도상승값

전자 밸브는 보통 E종이나 B종이 사용되며 특수용으로 F종, 증기용 2포트 밸브는 보통 H종이 사용된다. 절연의 종류와 그에 따른 온도상승값을 〈표 6-22〉에 나타내었다.

〈표 6-22〉 절연의 종류와 온도상승값

절연의 종류	온도상승값(℃)	절연의 종류	온도상승값(℃)
A	65 이하	F	115 이하
E	80 이하	H	140 이하
B	90 이하		

3) 응답시간

밸브의 입구에 5[kgf/cm^2]의 압력을 가하여 출구에 설치한 압력 검출장치에 압력이 검출될 때까지의 시간으로서 밸브의 동작성능을 나타낸다(그림 6-44).

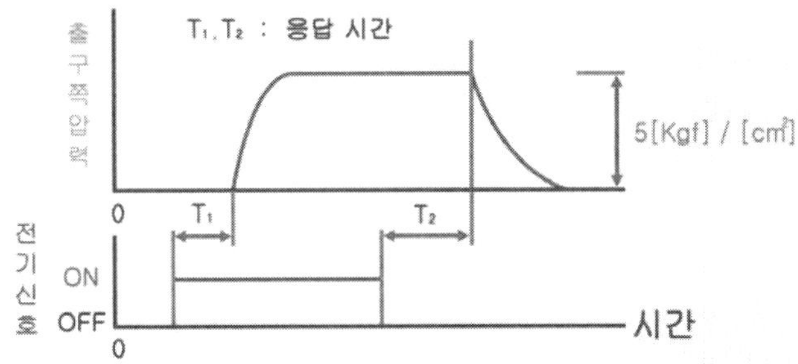

[그림 6-44] 솔레노이드 밸브의 응답시간

4) 절연저항

500[V]의 절연저항계로 여자권선 단자와 금속부분 사이의 절연저항을 측정하여 1[MΩ] 이상이 되어야 한다.

5) 내전압

여자권선 단자와 금속부분 사이에 60[Hz]의 정현파에 가까운 1500[V]의 전압을 1분간 가해도 파괴나 균열 등의 해를 끼치는 결함이 없어야 한다.

6) 복귀전압

힘 F_2보다 작게 되는 전압까지 낮아지지 않으면 플런저는 복귀하지 않게 되며 복귀할 때 전자석에 흐르는 전압을 복귀전압이라 한다.

03 전기공압제어

1. 공압기술의 이용과 특징

공기압(pneumatics)은 공기의 운동이나 현상에 관한 학문으로서 고대 그리스어인 Pneuma(호흡, 바람)에서 유래되었으며, 압축공기를 이용하여 공압 실린더나 공압 모터 등을 구동하는 액추에이터와 이를 제어하는 밸브, 유체 소자를 산업기술에 응용하는 것이다. 공기를 이용한 공압기술은 산업기계, 자동차, 화학공업, 공기공구 분야 등 여러 분야에 이용되고 있다.

공기를 이용한 공압기술의 이용분야와 특징은 〈표 6-23〉과 같다.

〈표 6-23〉 공기를 이용한 공압기술

산업기계	자동차	화학공업	공기공구	농업	주택산업	의료기구	해양개발
• 공작기계 • 포장기계 • 식품기계 • 에어컨 • 베이어 • 공압프레스	• 에어도어 • 에어클러치 • 에어타이어 • 에어백 • 에어브레이크	• 공정제어 • 액화가스	• 에어그라인더 • 에어리벳 • 에어햄머 • 에어드릴 • 에어임팩 • 에어건	• 에어소독 • 방충분무	• 에어도어 • 에어커텐 • 도장 • 스프레이 • 쿨러	• 에어매트 • 인공심장 • 고압산소	• 해저송기 • 시스템 • 후커잠수

2. 대기의 압력과 단위

대기압은 수면에 가해지는 공기의 무게를 기준으로 하고 있는데 이 무게는 지구상 위치나 기상상태에 따라 약간씩 다르므로 위도 40[°] 지역에서 1년간 측정된 값을 평균한 것을 표준기압으로 삼고 있다(1대기압=1.033[kg/cm²]).

1기압은 물을 약 10[m] 정도 끌어 올리는 힘, 수은을 약 76[cm] 정도 끌어 올리는 힘을 나타낸다. 1기압은 760[mmHg], 1013[Hpa], 1013[mbar], 1.013[bar], 14.7[PSI] 등의 여러 단위로 나타낼 수 있다. 대기압은 기상요인에 영향을 받기 때문에 시간에 따라 달라진다. 같은 장소일지라도 시간에 따라 온도, 햇빛 등의 기상요인이 바뀌므로 대기상태가 다를 수 있다. 국지적으로 해안과 육지가 만나는 지점에서 육지의 비열이 바다보다 작기 때문에, 낮에는 육지의 온도가 높아 육지에서 상승기류가 발달하고 밤에는 육지의 온도가 낮아 바다에서 상승기류가 발달한다. 이런 시간적인 차이에 따라서 대기압은 다를 수 있다.

3. 공압기술의 장 · 단점

공압기술에도 여러 가지 장점과 단점은 〈표 6-24〉와 같다.

〈표 6-24〉 공압기술의 장 · 단점

장 점	단 점
1. 에너지원을 손쉽게 얻을 수 있다. 2. 힘의 전달 및 증폭이 용이하다. 3. 속도, 압력, 유량 등의 제어가 용이하다. 4. 보수, 점검 및 취급이 용이하다. 5. 인화 및 폭발의 위험성이 없다. 6. 에너지의 축적이 용이하다. 7. 과부하가 되어도 안전하다. 8. 내환경성이 좋다. 9. 고속으로 작동할 수 있다. 10. 구조가 간단하고 취급성이 좋다. 11. 매우 빠른 작업속도를 얻을 수 있다. (1~2[m/s])	1. 에너지 변환효율이 낮다. 2. 위치, 속도의 제어성이 나쁘다. 3. 응답성이 나쁘다. 4. 윤활대책이 필요하다. 5. 배기소음이 크다. 6. 이물질에 약하다. 7. 큰 힘을 얻을 수 없다. 8. 힘의 전달 측면에 비해 가격이 비싸다. 9. 균일한 속도를 얻을 수 없다. 10. 실린더의 속도가 20[mm/s] 이하인 경우 스틱 슬립 현상이 발생할 수 있다.

4. 압력에 관한 법칙

압력에 관한 법칙에는 보일의 법칙, 샤를의 법칙, 보일-샤를의 법칙, 파스칼의 원리 등의 법칙이 존재한다.

① 보일의 법칙 : 기체의 온도가 일정할 때 압력과 기체의 부피는 서로 반비례한다.

② 샤를의 법칙 : 기체의 압력이 일정할 때 기체의 부피와 온도는 서로 비례한다.

③ 보일-샤를의 법칙 : 기체에 가해지는 압력과 기체의 부피, 기체의 온도와의 관계를 종합하여 설명하는 법칙이다. 관계식은 식 (6-1)인 보일-샤를의 법칙과 같다.

$$\frac{P_1 V_1}{T_1} = \frac{P_2 V_2}{T_2} \qquad (6\text{-}1)$$

P : 압력, V : 부피, T : 온도

④ 파스칼의 원리 : 밀폐된 용기 속에 정지유체의 일부에 가해지는 압력은 유체의 모든 부분에 동일한 힘으로 동시에 전달된다. 이것을 파스칼의 원리라 한다.

㉠ 경계를 이루는 어떤 표면 위에 정지하고 있는 유체의 압력은 그 표면에 수직으로 작용한다.

㉡ 정지유체 내의 점에 작용하는 압력의 크기는 모든 방향으로 같게 작용한다.

㉢ 정지하고 있는 유체 중의 압력은 그 무게가 무시될 수 있으면, 그 유체 내의 어디에서나 같다.

⑤ 힘은 피스톤의 단면적에 비례하므로 단면적이 크면 큰 힘을 얻을 수 있다.

5. 공압장치의 구성

공압장치는 전동기나 원동기(내연기관)로 공기압축기를 구동하여 기계적 에너지를 공기의 압력 에너지로 변환시키고, 이 공기의 압력을 제어하여 공압 실린더나 공압모터와 같은 액추에이터(actuator)에 공급함으로써 각종 기계적인 일을 하게 된다. 이들 일련의 기기요소를 공압기기라 하고, 이들 결합체를 공압장치(pneumatic system)라 한다.

공압장치의 구성은 [그림 6-45]와 같으며, 기본장치는 공압 발생장치, 공기청정화 장치, 압축공기 조정제어 밸브 및 액추에이터로 구성된다.

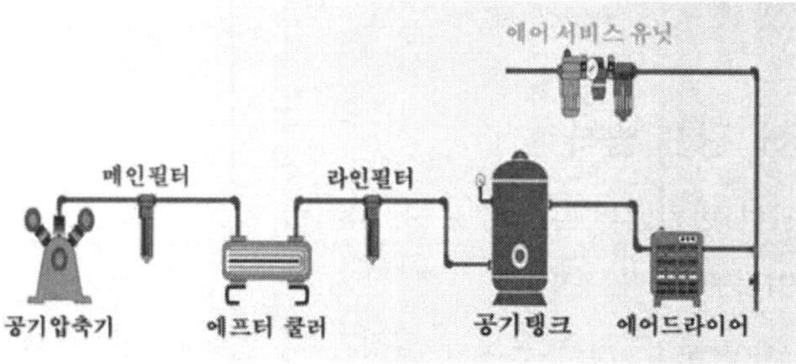

[그림 6-45] 공압장치의 구성

(1) 공기압축기

공압 액추에이터를 구동시키고 압축공기를 만들어 내기 위한 기기로서, 공압장치는 공기압축기(air compressor)를 출발점으로 구성된다. [그림 6-46]과 같이 공기압축기는 대기압의 공기를 흡입, 압축하여 이상의 압력을 발생시키는 것이다.

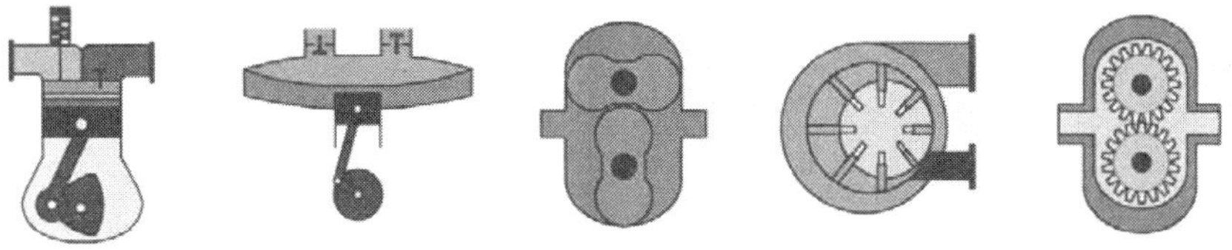

(a) 피스톤식 (b) 다이어프램식 (c) 루트볼 (d) 베인식 (e) 스크류식

[그림 6-46] 체적형 공기압축기의 종류

1) 공기압축기의 설치 및 운전방법에서의 고려사항

공기압축기의 설치 및 운전 시 설치비용과 유지비용, 정비비용 등을 고려해야 한다.

① 저렴한 설치비용 : 집중화된 압축장치는 1대의 대형 압축기를 사용하므로, 설치비(구입비+부속장치비)와 설치공간이 몇 대의 소형 압축기를 사용하는 분산된 장치보다 적다. 흡입공기의 여과, 통풍조건, 냉각수의 취급, 환기 및 제습장치들이 한 장소에 위치하게 되며 소음이 감소되는 효과가 있다.

② 저렴한 유지비용 : 완전 부하에서 대형 압축기를 1대를 운전하는 것이 몇 대의 소형 압축기를 완전 부하상태에서 운전하는 것보다 훨씬 경제적이다.

③ 저렴한 정비비용 : 반복되는 정비작업에 대해 작업시간을 절약할 수 있다. 가동상태의 점검 및 오일 분석과 같은 복잡한 정비방법의 적용과 취급이 용이하고, 자동 원격조정과 연속운전에 대한 능력이 뛰어나다.

2) 2대 이상의 압축기를 연동하여 사용할 시 고려할 사항

① 일반적으로 압축기의 가동 중 예상하지 못한 급정지(shut down)시 최소한의 생산공정이 가동될 수 있도록 2대의 50[%] 유량압축기를 선정한다(단, 연속 생산이 필요하다면 3대의 50[%] 유량압축기를 설치한다).

② 압축기 2대는 운전용이고 한 대는 예비용이다. 이러한 설치의 경우 2대의 압축기는 예비 압축기가 운전되지 않는 동안 완전 부하(full load)상태가 되도록 선정한다(완전 부하상태로 운전될 때 압축기 효율과 역률이 우수하다).

③ 3대의 50[%] 유량압축기에서 예비 압축기(stand by compressor)는 생산공정의 필요 유량과 계획된 정비작업으로 생산의 손실이 없도록 선정한다.

④ 압축기를 연동하여 취급하는 사용방법은 대형 압축기의 효율저하와 급작스런 정지 시 전체 생산공정의 중단없이 기본적인 압축공기를 공급해야 하는 경우에 대한 해결책이다.

⑤ 1대의 대형 압축기를 사용하는 경우보다 작은 용량의 압축기 설치가 주말과 야간의 사용유량의 변동 등의 효과로 효율적인 운전이 될 수 있다.

⑥ 대형 압축기가 설치되었을 때는 과전류의 유입으로 주 전원공급이 방해받을 수 있다.

3) 압축공기 Air net의 설치 시 고려할 사항

① 압축공기 사용처와 압축기가 설치된 곳의 압력저하를 최소화한다.

② 누설의 최소화를 해야 한다.

③ 높은 효율의 시스템을 유지하기 위해 응축수와 먼지제거를 한다.

④ 공기압축 시스템의 전 부분(리시버, 파이프, 밸브 등)은 반드시 적정한 길이와 크기로 해야 한다.

⑤ 처음의 3개항은 압축공기를 소비하는 곳의 변동사항에 대해 압축기에서 만들어진 압축공기가 최소의 손실을 갖고 운송시키는 데 목적이 있다.

⑥ ②항은 파열에 대해 안전하도록 적합한 설계와 자재공급을 확실히 하는데 목적이 있다. 대부분의 나라가 리시버와 배관에 대한 산출근거와 검사규정이 있다. 그러나 공기압축 배관작업의 기능적 설계는 설계자의 재량에 있다.

⑦ 공기압축 시스템의 배관 크기를 산정할 때는 공기 소비증가를 확실히 고려해야 하고 공기압축장치의 배관 내 압력강하는 0.1[bar]를 초과해서는 안된다. 넓은 지역을 점하는 공기배분 시스템은 몇 부분으로 나누어져야 하고, 각각의 부분은 주배관에 Shut-off 밸브를 설치해야 한다. 또한 분리된 모든 지관을 차단하는 것이 가능해야 한다. 실외 배관은 용접 배관이어야 하고 밸브들이나 트랩은 프랜지 연결방식이 좋고 공기배관은 실내 배관이 효율적이다. 만약 압축공기가 습공기라면 모든 파이프는 1/200의 기울기를 가져야 하며, 응축수 트랩은 낮은 지점에 설치되어야 한다.

4) 공기압축기의 방식

공기압축기는 압축공기를 생산하는 방식에 따라 [그림 6-47]과 같이 피스톤식과 베인식으로 분류된다. 피스톤식은 1, 2차 실린더에서 생산된 압축공기를 냉각기로 보내 냉각팬으로 냉각시킨 다음 이것을 3차 고압 실린더로 보내 다시 압축하는 방식이다. 베인식은 여과기를 통해서 저압 펌프로 들어가 압축된 공기를 냉각기로 보내 냉각시켜서 고압 펌프로 보내 다시 압축한 후 공기탱크에 저장하는 방식이다. 스크류식은 케이싱 내에 맞물려 회전하는 로터(rotor)라고 불리는 숫나사(male rotor)와 암나사

(female rotor)를 갖고 있고, 암수 로터가 회전하면서 공기를 흡입, 압축하여 토출구를 통하여 압축공기가 배출되는 방식이다.

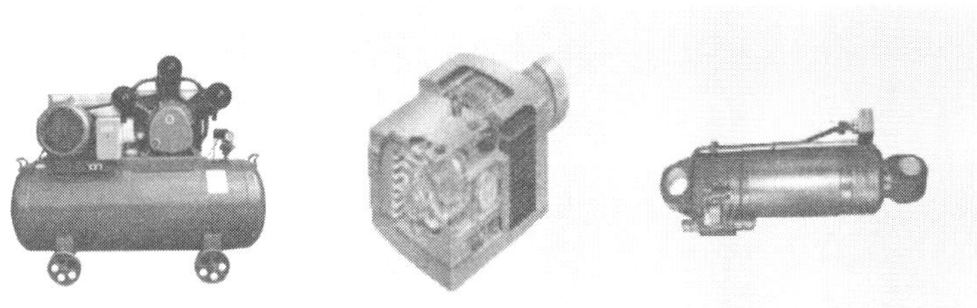

(a) 피스톤식 (b) 베인식 (c) 스크류식

[그림 6-47] 공기압축기

5) 공기압축기의 종류

공기압축기는 왕복동식 압축기, 스크류식 압축기, 터보식 압축기로 분류된다.

① 왕복동식 피스톤식(압축기) : 대개 피스톤에 의해서 공기를 흡입한 후, 압축하는 과정을 거쳐서 압축공기를 생산하게 된다. 흡입하는 과정에서 피스톤이 위로 움직이면서 체적을 늘리고, 배출하는 과정에서 피스톤이 아래로 움직이면서 체적을 줄이면서 공기를 압축한다. 일반적으로 피스톤을 쓰는 과정과 유사하다. [그림 6-48]은 왕복동식 압축기를 나타낸 것이다.

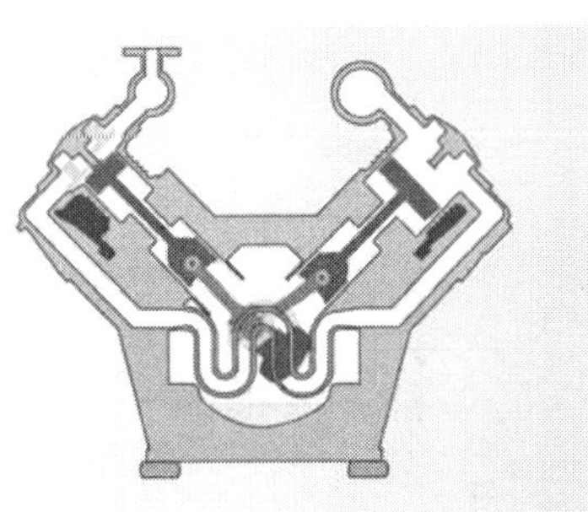

[그림 6-48] 왕복동식(피스톤식) 공기압축기

② 스크류식 압축기 : 스크류식 압축기(그림 6-49)는 크기와 비용에 비해 효율이 좋아서 많은 공장에서 선호하는 타입이다. 스크류식 압축기는 세부적으로 분류할 수 있는데 대표적으로 공랭식과 수냉식으로 구분되기도 하고, 다음과 같이 급유식과 무급유식으로 나누기도 한다.

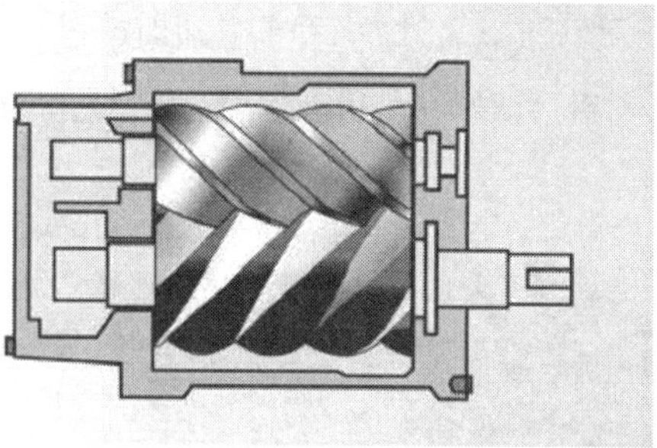

[그림 6-49] 스크류식 공기압축기

㉠ 급유식 타입 : 공기압축 시 발생하는 열을 윤활유를 통해서 냉각하고, 열을 품고 있는 윤활유는 공기나 물과의 열교환을 통해서 2차 냉각을 하게 된다.

㉡ 무급유식 타입 : 공기압축 시 발생하는 열을 인체에 무해한 오일(식약청 평가 기준 통과 제품)을 사용하거나, 아예 오일을 사용하지 않는 무윤활방식을 사용한다. 대부분 오일을 통해서 냉각한 뒤 공기나 물과의 열교환을 통해서 2차 냉각을 하고, 처음부터 공냉식으로 사용하는 경우는 많지 않다. 스크류식 압축기의 구조는 [그림 6-50]과 같다.

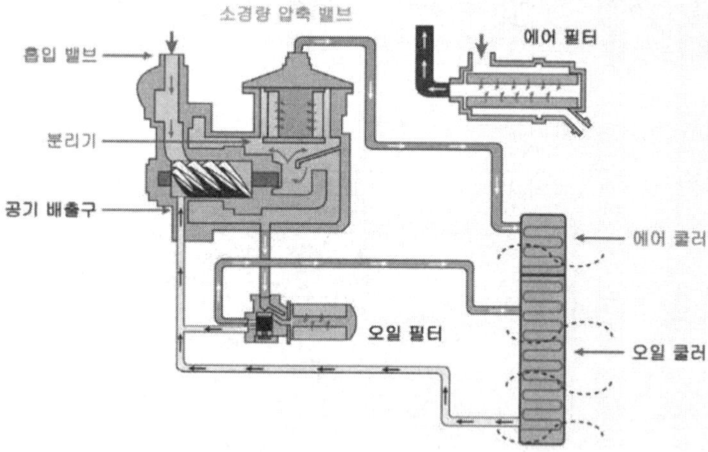

[그림 6-50] 스크류식 공기압축기 내부구조

㉢ 베인식 압축기 : 원심식 압축기라고도 하는데, 윤활유가 압축공기와 섞이지 않는다. 같은 출력의 경우 다른 종류의 압축기보다 크기가 작고 무게도 가볍다. 하지만 주변환경에 민감하고 비용이 증가하는 단점이 있다. [그림 6-51]은 베인식 압축기를 나타낸 것이다.

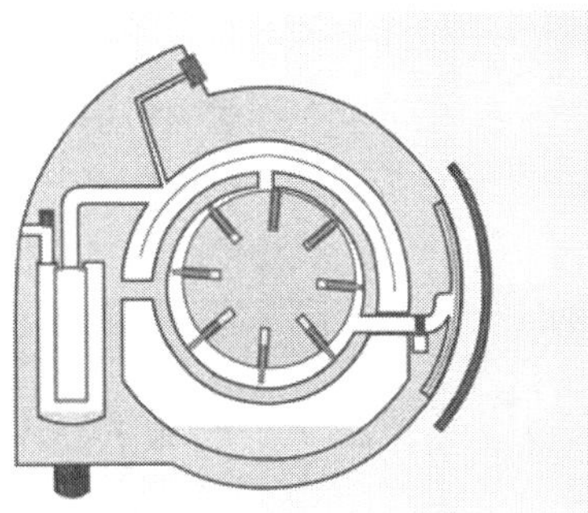

[그림 6-51] 터보식 공기압축기

㉣ 왕복동식, 스크류식, 베인식 각각의 특성을 비교하면 〈표 6-25〉와 같다.

〈표 6-25〉 공기압축기의 분류에 따른 특성

특성 \ 분류	왕복동식	스크류식	베인식
구조	비교적 간단	간단하고 섭동부가 크다	대형으로 되기 쉽고 복잡하다
전동	비교적 많다	적다	적다
소음	비교적 높다	적다	적다
보수성	좋다	섭동부의 정기교환이 필요	비교적 좋으나 오버홀이 필요
토출공기압력	중 · 고압	중압	표준압력
가격	싸다	비교적 비싸다	비싸다

6) 분산압축 시스템의 이점

① 보다 적은 Air net, 적은 공기누설과 압력강하의 이점이 있다.
② 분리된 Air net이 서로 다른 압력에서 작동될 수 있다.
③ 급작스런 정지에 유연하다.

7) 분산압축 시스템의 사용시기 및 사용공기

① 서로 다른 작업압력이 발생할 때 사용한다.
② 단조공구의 바람영향에 필요한 따뜻한 공기가 사용된다.
③ 고전압 차단기에 대한 공기를 공급하여 사용한다.
④ Pneumatic 제품의 운반이 필요할 때 사용한다.

(2) 공기여과기

공압제어회로 속에 이들 이물질이 들어가지 못하도록 입구부에 공기여과기(air

filter)를 설치하여 압축공기 중에 수분이나 불순물을 제거하고 정화된 공기를 시스템으로 공급하는 기기이다. 공기여과기의 작동원리는 [그림 6-52]와 같다.

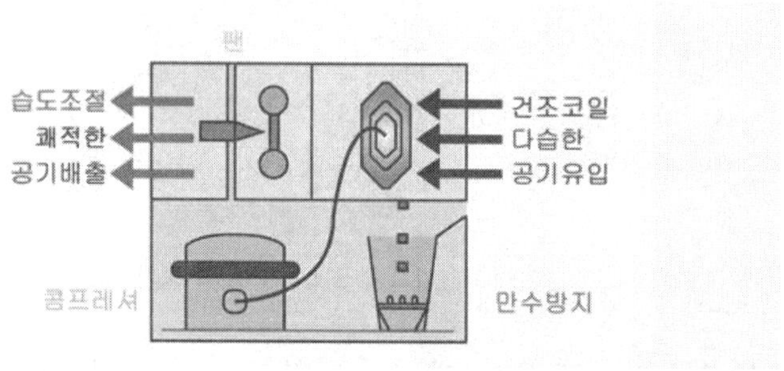

[그림 6-52] 공기여과기

(3) 레귤레이터

레귤레이터(regulator)는 공기압축기로부터 설정된 1차 압력을 다시 작업 라인에 알맞은 압력으로 조정하기 위한 기기이다. 즉, 2차 압력을 항시 일정하게 유지하기 위한 기기이다. [그림 6-53]은 레귤레이터를 나타낸 것이다.

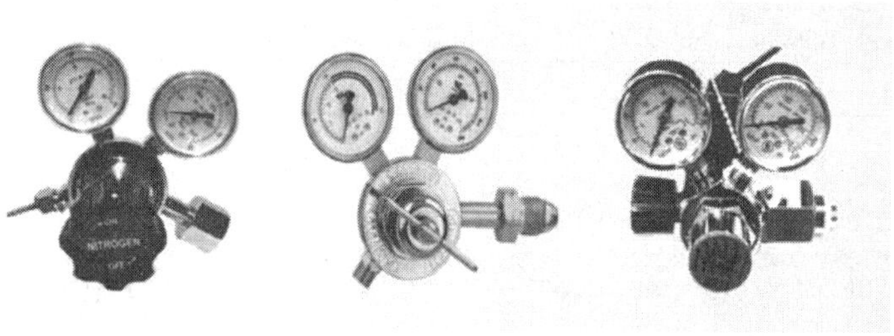

[그림 6-53] 레귤레이터

(4) 윤활기

공기여과기로부터 공급되는 압축공기는 건조공기이므로 윤활기능이 없다. 따라서 윤활기(lubricator)는 공압 실린더나 각종 제어 밸브가 원활한 작동을 할 수 있도록 윤활유를 공급해주는 장치이다. [그림 6-54]는 공기여과기, 레귤레이터, 윤활기로 구성된 공압 조절 유닛의 내부구조를 나타낸 것이다.

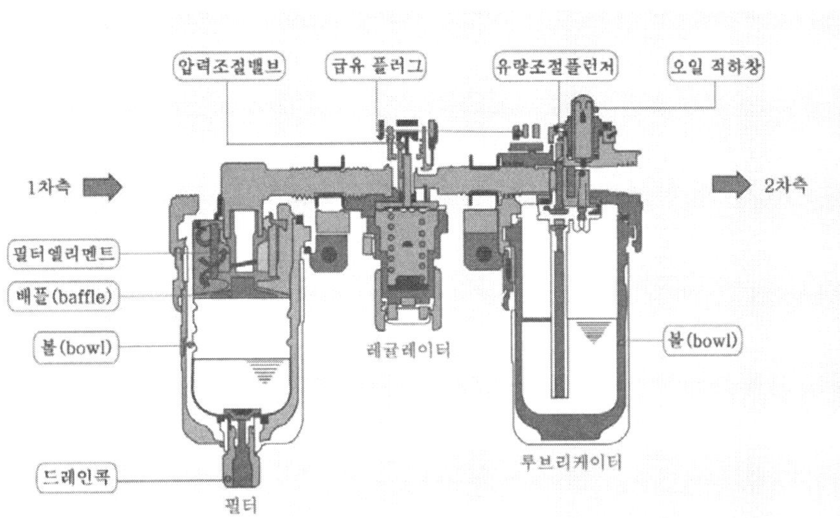

[그림 6-54] 공압조절 유닛의 내부구조

(5) 액추에이터

액추에이터는 기계를 작동시키는 장치이며, 전기 모터 혹은 유압이나 공기압으로 작동하는 피스톤·실린더 기구이다. 최근에는 신소재를 이용한 인공근육이나 초소형 액추에이터의 개발 등이 활발하게 이루어지고 있다.

자동화 기계는 액추에이터, 감지기 그리고 제어기로 구분할 수 있다. 액추에이터는 외부에서 에너지를 공급받아 일을 하는 곳이다. 감지기는 액추에이터의 작업완료 여부 및 상태를 감지하여 제어장치에 정보를 제공하는 곳이다. 제어기는 감지기로부터 입력되는 정보를 분석, 처리하여 필요한 제어명령을 내려주는 곳이다. 세 가지의 기본요소 외에 밸브(감지기, 제어기)는 액추에이터가 움직이는 방향, 속도, 그리고 힘을 제어할 수 있는 요소이다.

1) 액추에이터의 분류

액추에이터는 공압식, 유압식, 전기식으로 구분할 수 있으며 그에 따른 분류는 〈표 6-26〉과 같다.

〈표 6-26〉 액추에이터의 분류

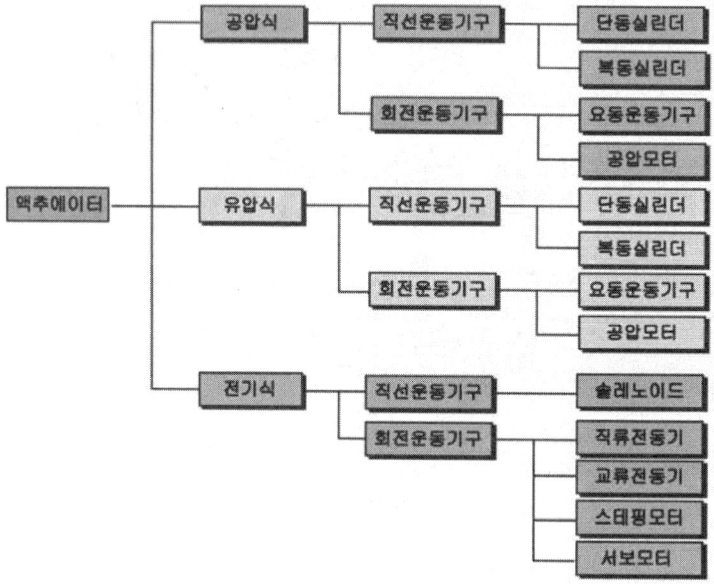

2) 공압 밸브의 분류

공압 밸브는 기능적으로 압력제어 밸브, 유량제어 밸브, 방향제어 밸브, 논 리턴 밸브로 분류할 수 있다.

① 압력제어 밸브(pressure control valve) : 압축공기의 압력을 일정하게 유지하거나, 설정 압력을 초과할 경우 공기를 대기 중 방출하여 기기의 안전을 확보하기 위한 기기로 [그림 6-55]와 같이 감압 밸브(regulator), 릴리프 밸브(relief valve), 시퀀스 밸브(sequence valve), 압력 스위치(pressure switch)가 있다. 공기유량을 조정하여 사용하는 구동기기에 배기량 또는 공급량을 조절하여 구동기기의 속도를 제어한다. 밸브 내부의 통로면적을 변화시킴으로써 공기흐름의 유량을 변화시키는 구조이므로 용도 및 기능에 따라 교축 밸브, 속도제어 밸브, 급속배기 밸브 등으로 분류할 수 있다.

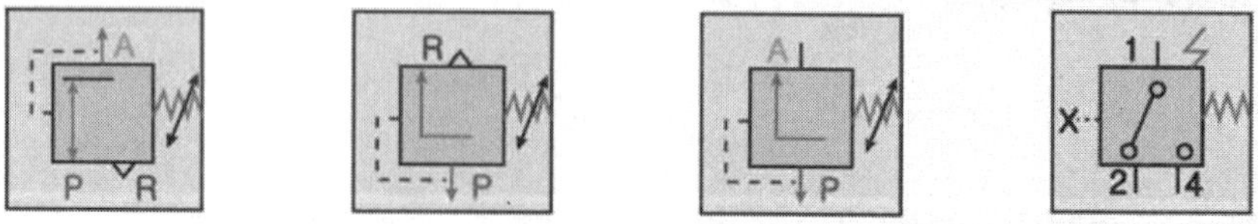

(a) 감압 밸브 (b) 릴리프 밸브 (c) 시퀀스 밸브 (d) 압력 스위치

[그림 6-55] 압력제어 밸브의 이해

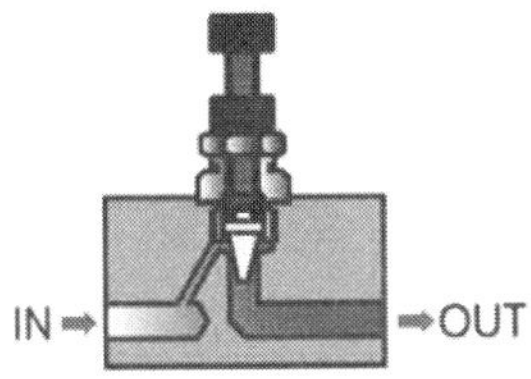

(a) 교축 밸브

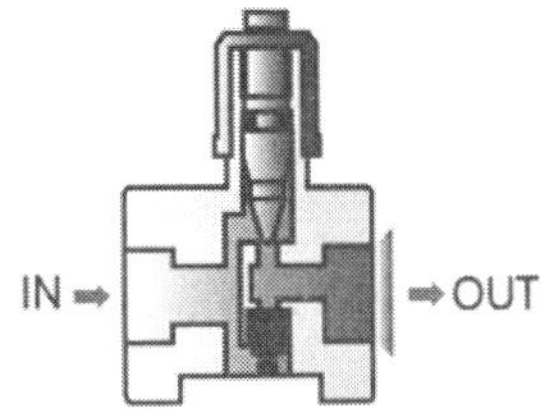

(b) 속도제어 밸브

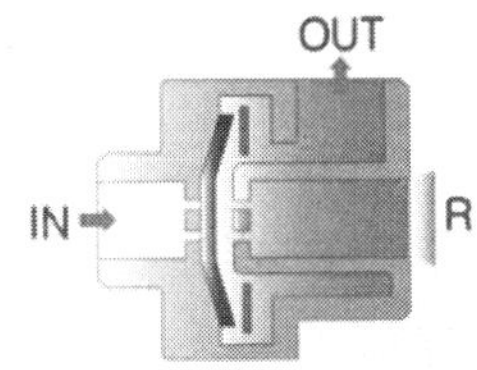

(c) 급속배기 밸브

[그림 6-56] 유량제어 밸브의 종류

㉠ 교축 밸브 : 원추모양의 밸브봉을 밸브시트에 상·하 운동시키는 구조로 된 것이 많으며 미소 유량조정을 위한 슬릿식도 있다. 교축 밸브는 [그림 6-56](a)와 같이 미세한 조정을 할 목적으로 실(seal) 부분이 메탈실로 되어 있어서 미소한 누설이 생긴다.

㉡ 속도제어 밸브 : 교축 밸브와 하향으로만 흐름을 허용하는 체크 밸브의 2가지로 구성된 밸브이다. [그림 6-56](b)와 같이 제어흐름 상태에서 체크 밸브는 닫혀 있고, 공기는 교축 밸브의 좁은 통로를 지나 흐르며 니들에 의해 유량조절이 가능하다. 자유흐름은 교축 밸브와 체크밸브의 양쪽으로 흐른다.

㉢ 급속배기 밸브 : 배관이나 방향제어 밸브의 저항을 피하고, 저항이 적은 단락상태로 공기를 대기 중으로 방출하여 액추에이터의 속도를 증가시킬 목적으로 사용된다. [그림 6-56](c)와 같이 방향제어 밸브에서 나온 공기압이 급속배기 밸브를 지나 실린더에 공급되다가 배기 시에는 피스톤이 반대로 움직이면서 IN측의 압력이 떨어지고 IN측의 입구가 막히고 R측으로 급속배기 된다.

② 방향제어 밸브(directional valves, way valve) : 공기흐름의 시작과 정지, 그리고 흐름의 방향을 제어하는 장치이다. 2종류 이상의 흐름의 형태를 가지며, 2개 이상의 포트가 있는 것을 방향제어 밸브라고 한다. 공기압회로에서 공기압을 공급 또는 차단하는 ON-OFF 제어, 공기압을 공급 또는 배출시키는 제어, 실린더 등을 왕복 동작하기 위해 공기압의 공급방향을 전환하는 제어 등, 방향제어를 위하여 전환 밸브를 사용한다. 전환밸브가 가장 많이 사용되고 있으며 종류도 상당히 많다.

㉠ 체크(check) 밸브 : 공기압회로 내에서 공기압이 역류하지 않도록 하기 위해 사용되는 것으로 한쪽 방향으로만 유체의 흐름을 허용하고, 반대방향으로는 흐름을 방지하는 밸브이다.

㉡ 셔틀(shuttle) 밸브 : 공기압회로에서 OR 회로를 구성하기 위해 사용하는 것으로 2개의 입구와 1개 공통의 출구를 갖고, 출구는 입구 압력의 작용에 의해 입구의 어느 쪽이든 한쪽 방향으로 자동적으로 접속되는 밸브이다.

㉢ 전환 밸브 : 가장 많이 사용되고 있는 제어방법으로 조작방식에 따라 인력조작, 기계조작, 전자조작, 공기압조작으로 분류된다. 공기압에 의한 자동화 제어방식에서의 제어계에는 제어성이 제한적이므로, 처리속도가 빠른 전기를 사용하고, 전환 밸브인 전자 밸브(전자조작방식의 전자 밸브)를 넣고 구동계인 공기압 구동기기를 구동시키는 방식, 이른바 전기-공기 제어방식이 가장 일반적으로 사용되고 있다. 이외의 방식으로는 제어계도 공기압으로 행하는 전공압 제어방식, 수동으로 행하는 인력조작방식, 캠 등을 통해서 행하는 기계조작방식 등이 있다.

㉣ 전자 밸브(solenoid valve) : 전자석에 의해 유체의 흐름을 조작(전환)하는 방식으로 전자조작방식에는 직동형과 파일럿(pilot)형 두 종류가 있다.
직동형은 전자력 그 자체로서 유체의 흐름을 전환하고, 파일럿형은 파일럿 밸브(일반적으로 3포트 전자 밸브)로 유체흐름을 전환하며 피스톤 등을 매개체로 하여 큰 조작력으로 변환하여 그 힘으로서 주 밸브를 전환하는 것이다.

㉤ 공기압 조작방식(air operated valve) : 공기압력에 의해 밸브 몸체를 조작하는 것으로서 마스터밸브(master valve)라 한다. 사용환경면에서 전기를 사용할 수 없는 경우, 즉 방폭성이 요구되는 장소나 전공압회로에서 사용된다.

㉥ 기계조작방식 : 기계력에 의하여 공기의 흐름방향을 전환하는 밸브로서 플런저형, 롤러형, 롤러레버형 등이 있다. 전공압회로의 마스터 밸브 등으로 신호발생에 이용되는 구동기기의 구동에 이용된다.

㉦ 인력조작방식 : 인력에 의해 공기흐름을 전환하는 것으로 손으로 조작하는 것은 수동 밸브이며 레버형, 푸시버튼형 등이 있다. 발로 조작하는 것은 풋 밸브이다. 공기압회로의 ON-OFF나 구동기기의 인력조작에 이용된다.

③ 논 리턴 밸브(non-return valve) : 방향제어 밸브를 조작방식에 따라 분류한 것으로 그에 따른 기호는 〈표 6-27〉과 같다.

〈표 6-27〉 조작방식의 분류와 기호

조작의 분류			기 호
조작방식	전자조직	직동형	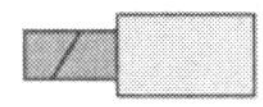
		파일럿형	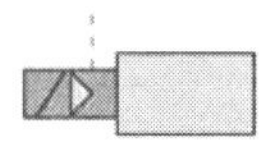
	공기압 조작방식		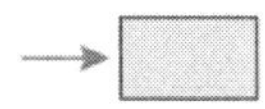
	인력조직	푸시버튼	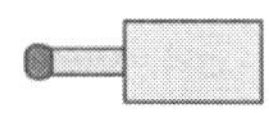
		페달	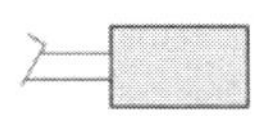
		레버	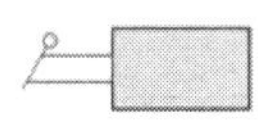
	기계조작	플런저	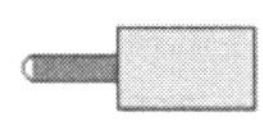
		롤러	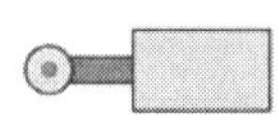
복귀유지방식	스프링 리턴		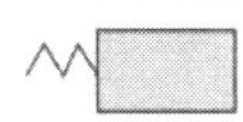
	자기 위치유지		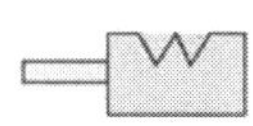

3) 밸브의 종류 및 기호

밸브 기호의 제어위치는 사각형으로 나타내고 겹쳐져 있는 사각형의 개수는 제어위치의 개수를 나타낸다. 밸브의 기능과 작동원리는 사각형 안에 표시된다. 매체가 흐르는 유로는 직선, 화살표는 흐르는 방향, 매체의 흐름이 차단되는 위치는 T자와 같이 나타내고, 밸브의 출구와 입구의 연결구는 사각형 밖에 직선으로 표시한다. 밸브의 종류와 기호는 〈표 6-28〉에 나타냈다.

〈표 6-28〉 밸브의 종류 및 기호

종 류		KS 기호	참 고
2 포트	2위치	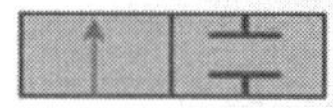	정상상태 닫힘(NC) 2/2–Way 밸브
	2위치	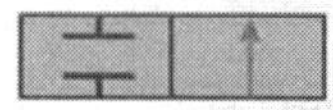	정상상태 열림(NO) 2/2–Way 밸브
3 포트	2위치	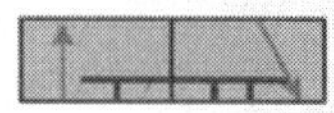	정상상태 닫힘(NC) 3/2–Way 밸브
	2위치	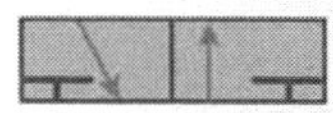	정상상태 열림(NO) 3/2–Way 밸브
	3위치	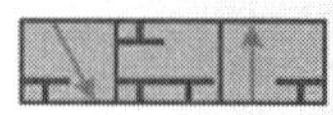	중립 위치 닫힘 3/3–Way 밸브
4 포트	2위치	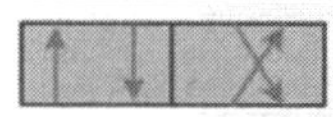	4/2–Way 밸브
	3위치 (all port block)	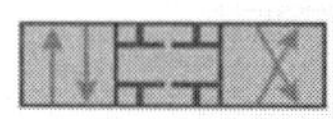	중립 위치 닫힘 4/2–Way 밸브
	3위치 (ABR 접속)	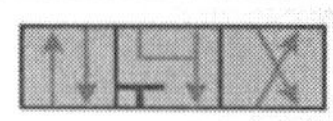	중립 위치 배기 4/2–Way 밸브
	3위치 (PAB 접속)	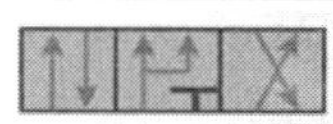	중립 위치 열림 4/3–Way 밸브
5 포트	2위치	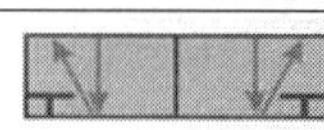	5/2–Way 밸브
	3위치 (all port block)	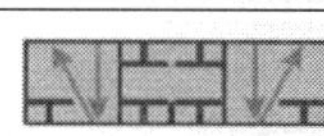	중립 위치 닫힘
	3위치 (ABR 접속)	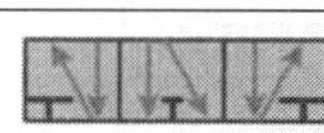	중립 위치 배기 5/3–Way 밸브
	3위치 (PAB 접속)	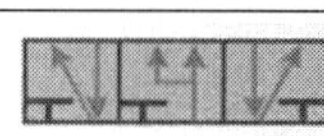	중립 위치 열림 5/3–Way 밸브

(6) 공압 구동기기

압축된 공기 에너지를 기계적인 직선운동 에너지 또는 회전운동 에너지 등으로 변환시키는 기기이다. 이는 직선왕복운동을 하는 공압 실린더, 요동회전운동을 하는 요동 액추에이터, 연속회전운동을 하는 공압 모터 등으로 크게 나눌 수 있다.

1) 공압 실린더의 구조와 명칭

공압 실린더는 최종적으로 압축 공기의 압축 에너지를 기계적 에너지로 변환하여 직선왕복운동을 하는 액추에이터이며, 구조와 명칭은 [그림 6-57]과 같다.

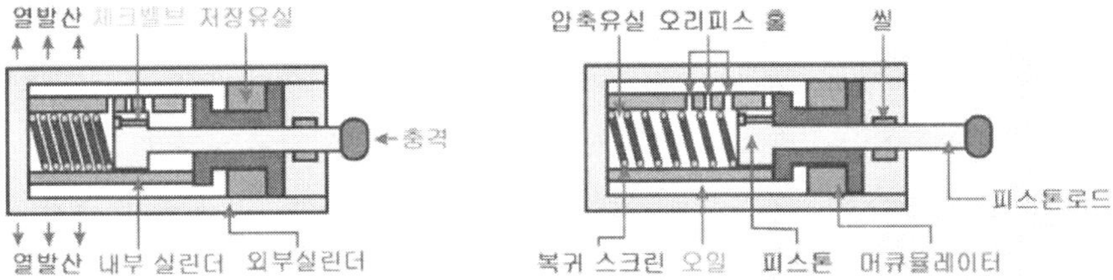

(a) (b)

[그림 6-57] 공압 실린더의 구조와 명칭

① 실린더 튜브 : 실린더의 외곽을 이루는 부분으로서 피스톤의 움직임을 안내하기 때문에 피스톤의 미끄럼운동과 내압이 걸리므로 내압성과 내마모성이 요구된다. 이와 같은 기계적 성능을 높이기 위해 튜브에는 20[μm] 정도의 경질 크롬도금을 하고 그 표면을 1.6S 이하의 표면 거칠기로 다듬질한다. 재질로는 알루미늄관, 기계구조용 압연강관, 황동관 등이 일반적으로 사용되어 왔으나, 최근에는 소형 실린더에 스테인리스관 또는 플라스틱 튜브도 사용된다.

② 피스톤 : 공기압력을 받는 실린더 튜브 내에서 미끄럼운동을 하며 때로는 고속으로 헤드커버에 충돌하기도 한다. 그러므로 피스톤은 충분한 강도와 내마모성이 요구된다. 피스톤 외주에는 피스톤과 튜브 사이에 누설을 방지하기 위해 패킹이 조립된다. 재질로는 부하의 정도에 따라 강, 회주철, 알루미늄 합금 등이 사용된다.

③ 피스톤 로드 : 피스톤과 연결되어 피스톤의 출력을 외부에 전하는 로드이다. 피스톤 로드는 작용하는 부하에 따라 인장, 압축, 굽힘, 진동 등의 하중에 견딜 수 있는 충분한 강도와 내마모성이 요구된다. 재질로는 S45C 정도의 기계구조용 탄소강에 내식성, 내마모성을 향상시키기 위해 경질크롬으로 도금한 것이 많다. 특수한 용도로는 스테인리스계를 사용하는 경우도 있다.

④ 헤드커버, 로드커버 : 실린더 튜브의 양 끝에 설치되어 피스톤의 행정거리를 결정한다. 급배기 포트, 피스톤 포드 부싱, 쿠션 기구 등을 내장하는 부품으로서 재질은 부하에 따라 아연, 주철, 알루미늄 합금, 합금강 등이 사용된다.

2) 공압 실린더의 형식분류

공압 실린더는 작동형식에 따라 크게 단동식 실린더와 복동식 실린더로 구분되며, 그 밖에도 로드의 형식, 쿠션 기구 및 급유의 유무, 설치방법에 따라 여러 종류의 실린더가 있다.

① 피스톤 형식에 의한 분류 : 공압 실린더는 피스톤 형식에 따라 피스톤형, 램형, 비피스톤형 등으로 분류한다.

㉠ 피스톤형 : 일반적인 공압 실린더와 같이 피스톤과 피스톤 로드를 갖춘 구조이다.

㉡ 램형 : 피스톤 직경과 로드 직경의 차가 없는 가동부를 갖는 구조로서 복귀는 자중이나 외력에 의해 이루어지며 공압용으로는 별로 사용되지 않는다.

㉢ 비피스톤형 : 가동부에 다이어프램이나 벨로즈를 상용한 형식으로 미끄럼 저항이 적고 최저 작동압력이 약 0.1[kgf/cm^2] 정도로 낮은 압력에도 고감도가 요구되는 곳에 사용된다.

② 작동형식에 따른 분류 : 작동형식에 따라서는 단동 실린더, 복동 실린더, 차동 실린더로 분류되며, 단동 실린더는 한 방향 운동에만 공압이 사용되고 반대 방향의 운동은 스프링이나 자중, 또는 외력으로 복귀된다.

③ 장착형식에 따른 분류 : 공압 실린더의 장착형식은 크게 고정형과 요동형으로 나누어지며, 실린더를 기계나 장치에 부착하는 방법에 따라 결정된다.

㉠ 고정형 : 실린더 본체를 고정하고 로드를 통하여 부하를 움직이는 형식으로 KS규격에서는 축방향푸트형(LB), 플렌지형(FA : 정방향 로드측, FB : 헤드측 장방향)이 있다.

㉡ 요동형 : 부하의 움직임에 따라 실린더 본체가 요동하는 형식으로 크레비스형(CB), 또는 트러니언형(TC)이 있으며 로드 선단에 너클을 사용하는 경우가 많다.

3) 공압 실린더의 각 명칭과 기호

실린더의 기호와 명칭은 〈표 6-29〉와 같다.

〈표 6-29〉 실린더 구조의 분류

명 칭	실린더 기호	명 칭	실린더 기호
단동 실린더	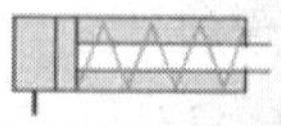	탠덤 실린더	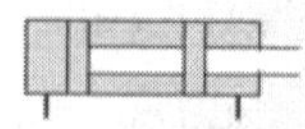
복동 실린더	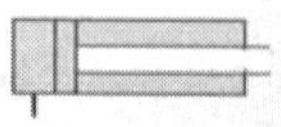	텔레스코프형 실린더	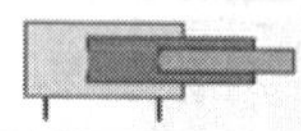
양 로드실린더	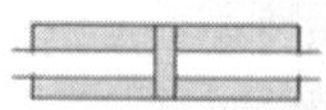	램형 실린더	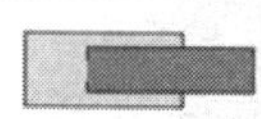
듀얼 실린더	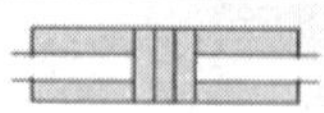	충격 실린더	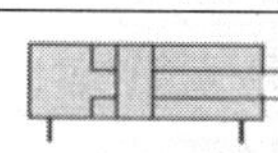
스트로크 조절 실린더	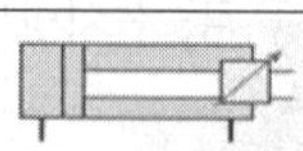	케이블 실린더	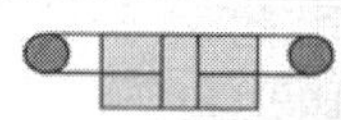

① 단동 실린더(single acting cylinder) : 한 방향의 운동에만 압축공기를 사용하고 반대방향의 운동에는 스프링이나 피스톤 및 로드의 자중 또는 외력에 의해 복귀시킨다. 복귀운동용 스프링이 내장된 단동 실린더로서 이와 같은 실린더는 스프링 때문에 행정거리가 제한되는데 보통 150[mm] 정도가 최대 행정길이이다. 주요 용도로는 클램핑, 프레싱, 이젝팅 등의 용도에 사용된다.

② 복동 실린더(double acting cylinder) : 압축공기를 양측에 번갈아가며 공급하여 피스톤을 전진운동시키거나 또는 후진운동을 시키는 실린더이다. 따라서 전진운동 및 후진운동 모두 일을 할 수 있다. 그러나 실린더의 운동속도가 빠르거나, 실린더로 무거운 물체를 움직일 때는 관성으로 인한 충격으로 실린더가 손상을 입게 된다. 실린더의 손상을 방지하기 위해 피스톤이 헤드 커버나 로드 커버에 닿기 전에 쿠션링이 공기의 배출통로를 차단하여 공기가 교축된 좁은 통로를 통해 빠져나가게 하여 배압을 형성시키고 실린더의 속도를 끝단에서 감소하게 하는 쿠션기구가 피스톤 끝 부분에 장착된 실린더가 있다.

③ 양 로드실린더(double rod cylinder) : 피스톤 로드가 양쪽에 있는 양 로드형 실린더로 피스톤 로드를 잡아주는 베어링이 양쪽에 있어 왕복운동이 원활하며, 로드에 걸리는 수평 하중에도 견딜 수 있다. 또한 운동 부분에 리밋 스위치 등 검출용 기구를 설치할 수 없는 곳에서는 작업을 하지 않는 반대측에 설치할 수 있으며, 실린더가 전진 및 후진 때 낼 수 있는 힘이 같다는 장점이 있는 실린더이다.

④ 탠덤 실린더(tendem cylinder) : 2개의 복동 실린더가 서로 나란히 연결된 복수의 피스톤을 갖는 공압 실린더를 탠덤 실린더라 한다. 이 실린더는 2개의 피스톤에 압축공기가 공급되기 때문에 피스톤 로드가 낼 수 있는 출력은 2배가 된다. 탠덤 실린더는 공압 실린더가 사용압력이 낮아 출력이 작기 때문에 실린더의 직경은 한정되고 큰 힘을 필요로 하는 곳에 사용된다.

⑤ 다위치형 실린더 : 2개 이상의 복동 실린더를 동일 축선상에 연결하고 각각의 실린더를 독립적으로 제어함에 따라 몇 개의 위치를 제어하는 것으로 위치정밀도를 비교적 높게 제어할 수 있다.

⑥ 로드리스 실린더(rodless cylinder) : 공압 실린더에는 피스톤 로드가 없는 형식도 있다. 로드가 없는 실린더라 해서 로드리스 실린더라 하며 일반 공압 실린더의 피스톤 로드에 의한 출력방식은 달리 피스톤의 움직임을 요크나 마그넷, 체인 등을 통하여 행정 범위 내에서 테이블을 직선운동시켜 일을 하는 것이다. 따라서 로드리스 실린더를 사용하면 설치면적이 극소화되는 장점이 있으며, 전진 시 또는 후진 시의 피스톤 단면적이 같아 중간 정지특성이 양호하다는 이점도 있다.

⑦ 기타 실린더 : 공압 실린더에는 위에 설명한 종류 외에도 가변행정 실린더나 슬라이드 실린더, 유압기구와 조합한 하이드로 체커(hydro checker), 차동형 실린더, 충격 실린더, 텔레스코프 실린더 등이 있다. 또한 각종 요소와 조합하여 상용상의 편리를 추구한 것으로 전자 밸브 붙이 실린더, 스피드컨트롤러 내장형 실린더, 브레이크 붙이 실린더, 프리마운트 실린더 등이 있다.

4) 공압 모터

압축공기 에너지를 기계적 회전 에너지로 변환하는 액추에이터이며 정회전, 정지, 역회전 등은 방향제어 밸브에 의해 제어된다. 공압 모터는 오래 전부터 광산, 화학공장, 선박 등 폭발성 가스가 존재하는 곳에 전동기 대신 사용되어 왔으며, 특히 최근에는 저속 고토크 모터, 가변속도 모터 등의 출현으로 방폭이 요구되는 장소 이외에 호이스트, 컨베이어, 교반기 등의 일반 산업기계에도 널리 사용된다.

① 공압 모터 종류 : 공압 모터는 구조원리에 따라 베인식, 피스톤식, 기어식, 터빈식 등의 공압 모터가 있으나, 산업용에는 베인식 모터가 주로 사용되고 터빈식은 치과용 의료기기에 많이 쓰인다. 베인식은 구조가 간단하고 무게가 가볍기 때문에 많이 사용된다. 공압 모터의 구조는 베인 압축기의 반대로 케이싱 안쪽으로 베어링이 있고 그 안에 편심 로터가 있다. 로터에 가공되어 있는 슬롯에 3~10개의 베인이 삽입되어 있다. 압축공기에 의해 베인이 회전하게 되면 원심력에 의해 케이싱 내벽 쪽으로 힘이 작용되어 공간을 밀폐시킨다. 모터가 회전하기 전에도 적은 양의 공기만으로 베인이 내벽에 밀착되어 실효과가 있으며, 슬롯에 스프링을 넣어 밀봉효과를 높인 구조도 있다. 베인식 고압 모터의 출력은 0.075~7.5[kW] 정도이며 회전수는 무부하 상태에서 3000~15000[rpm] 정도이다.

② 공압 모터 특징 : 공압 모터의 특징은 종류나 구조에 따라 약간의 차이는 있지만 일반적인 특징은 다음과 같다.

㉠ 공압 모터는 전동기와 비교할 때 시동 · 정지가 원활하며 출력/중량비가 크다.

㉡ 공기의 압축성 때문에 회전속도는 부하의 영향을 쉽게 받으나 과부하에 대해 안전하다.

㉢ 폭발성 환경 속에서도 안전하게 사용할 수 있다.

㉣ 속도제어와 정 · 역회전의 변환이 간단하다.

㉤ 온도, 습도 등의 사용환경에 대하여 전동기만큼 큰 제한을 받지 않는다.

㉥ 공압 모터의 자체 발열이 적다. 또한 각 섭동부의 마찰열은 압축공기의 단열팽창으로 냉각된다.

㉦ 압축공기 이외에 질소가스, 탄산가스 등도 사용할 수 있다.

㉧ 공기 탱크를 설치하면 정전 시 단시간동안 비상운전이 가능하다.

5) 공압 요동형 액추에이터

공압 요동형 액추에이터는 출력축의 회전각도가 제한되어 있는 공압 모터와 같으며, 압축공기 에너지를 기계적인 회전운동 에너지로 변환하여 일정각도 사이를 왕복 회전시키는 것으로 볼 밸브의 자동개폐, 자동문의 개폐, 노의 반전장치, 인덱스 테이블의 구동 등에 이용되고 있다.

공압 모터 종류와 구조는 요동형 액추에이터에는 공압 모터와 같은 구조인 베인식과 피스톤의 직선운동을 기계적인 나사나 기어 등을 이용하여 회전운동으로 변환시켜 토크를 얻는 피스톤식으로 크게 나누어진다.

[그림 6-58]은 베인식 요동형 액추에이터로 요동각도 90[°], 180[°], 270[°] 등이 표준이다. 피스톤식 요동형 액추에이터에는 랙피니언식, 나사식, 크랭크식, 요크식 등으로 분류되며 이 중 랙피니언식 요동형 액추에이터가 가장 많이 사용되고 있다.

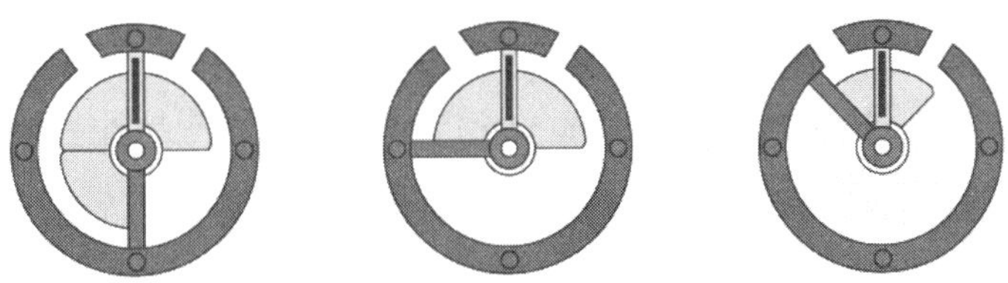

(a) 90[°] (b) 180[°] (c) 270[°]

[그림 6-58] 베인식 요동형 액추에이터

04 지능형 로봇 제어

1. 지능형 로봇의 개념

지능형 로봇은 인간과의 상호작용을 통하여 인간의 명령 및 감정을 이해하고, 반응하며 [그림 6-59]와 같이 최첨단 기술을 바탕으로 인간에게 다양한 서비스를 제공하는 로봇이다. 1980년대부터 시작된 산업용 로봇 시장은 자동차와 전자산업 등 노동집약적 산업의 발달을 배경으로 급속도로 성장하였다. 그러나 1990년대 들어와 산업용 로봇 시장이 성숙기에 들어서면서, 로봇 시장이 정체되고 이로 인하여 새로운 분야의 산업형성과 기술발전을 모색하게 되는 계기로 작용하였다.

이 새로운 분야의 로봇은 최근에 들어와서 가사노동이나 기타 생활지원에 대한 사회적 요구가 확대되고 고령화 사회의 진전이 이루어지면서 기존의 고정된 환경에 단순반복 작업을 위주로 하는 산업용 로봇에서 탈피하여 변화하는 환경에 능동적으로 대처하며 인간과 밀착된 서비스를 제공하는 서비스 로봇의 형태로 발전되어 가고 있으며, 21세기 차세대 성장산업으로 지정되면서 정보통신부의 주관으로 지능형 서비스로봇으로 정의되었다. 지능형 로봇의 종류는 가사보조, 생활지원, 오락용, 교육 및 연구용, 공공복지용, 목적용 등이 있다.

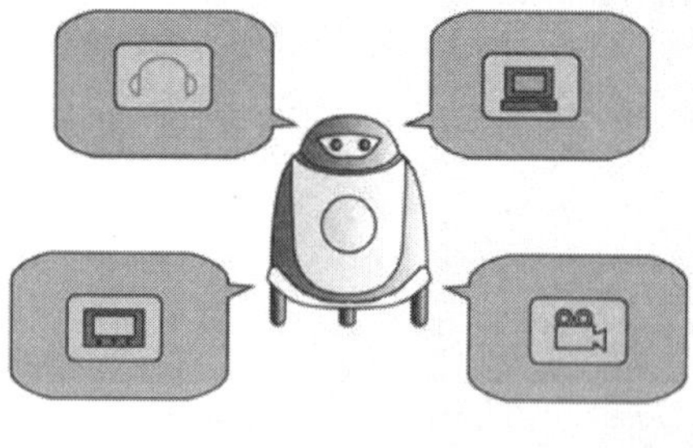

[그림 6-59] 지능형 로봇

2. 가사보조

가사보조 로봇은 청소용과 집안관리용이 있다.

(1) 청소용

사람이 진공청소기를 이용하여 집을 청소하는 일을 대신하는 로봇이다. [그림 6-60]과 같이 로봇은 스스로 이동한 경로를 저장하고 저장한 경로에 따른 청소구역을 할당한다. 청소한 곳을 또다시 청소하지 않고 집안 전체를 단시간 내에 청소할 있다. 주변 환경 및 장애물을 인식하여 환경의 변화를 확인하고 이에 따라 청소구역 및 경로를 변경한다. 또한 경로 이동 중 배터리가 방전되면 충전장소로 알아서 이동하여 충전한다. 사용자는 간단한 버튼 및 음성인식, 조이스틱을 이용하여 간편하게 동작시킬 수 있다.

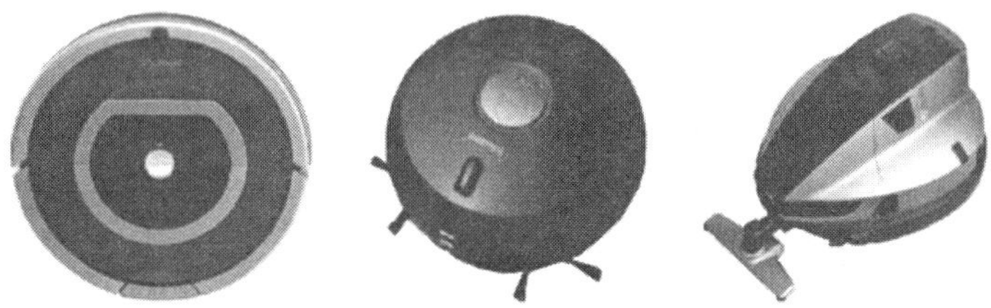

[그림 6-60] 청소용 로봇

(2) 집안관리용

집안 내에서 사람의 생활환경을 최적으로 만들기 위해 집안을 쾌적하고 안전하게 하는 로봇이다. [그림 6-61]과 같이 로봇은 연기, 독성 가스, 습도, 온도, 조도 레벨을 모니터링하여 연기가 많을 때 환풍기를 돌리고 날씨가 더울 때는 에어컨의 온도를 낮추는 등 가전기기를 제어한다. 언어인식 기능이 있어 인간의 명령을 정확하게 인식할 수 있으며 인터넷을 이용하여 기상예보, 물가정보 등 생활에 필요한 정보를 제공한다.

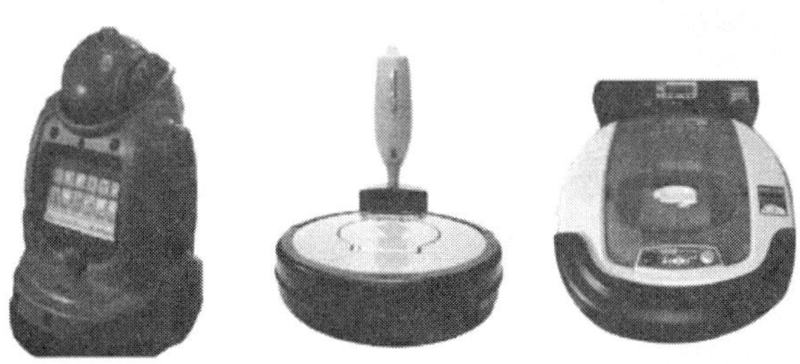

[그림 6-61] 집안관리 로봇

3. 생활지원

생활지원 로봇은 간호 보조용, 도우미용, 보안 및 경비용 등이 있다.

(1) 간호보조용

가정에서 사람을 간호하는 로봇으로 [그림 6-62]와 같이 사람의 말투, 동작, 표정, 움직임을 인식하여 인간의 감정상태에 따라 주변환경을 변화시키고 체온, 혈압, 호흡, 혈색을 확인하여 상태에 따라 로봇에 저장된 정보를 이용하여 사람에게 의료정보를 제공한다. 또한 인터넷을 통하여 실시간으로 담당의사에게 알려 개인차에 따른 간호를 지원한다.

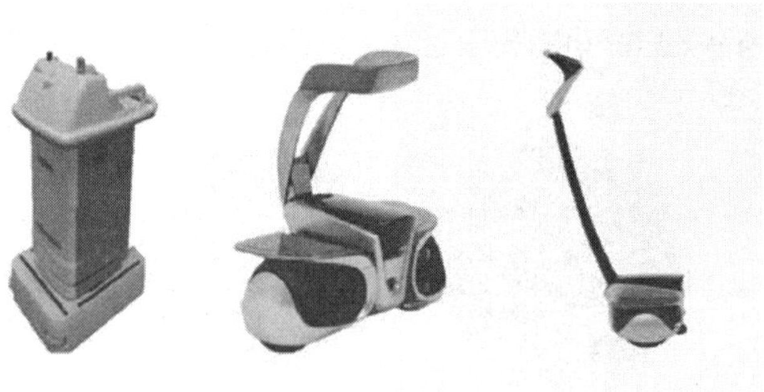

[그림 6-62] 간호보조 로봇

(2) 도우미용

움직임이 불편한 노약자, 장애인의 생활을 보조하는 로봇이다. [그림 6-63]과 같이 로봇에 팔이 장착되어 사람대신 물건을 운반하고, 재활을 돕기 위해 사람을 부축하면서 걸음걸이, 손의 힘 등을 체크하여 사람의 균형을 유지하도록 한다. 또한 휠체어 형태로 사람의 이동수단으로 사용되기도 한다. 시각장애인을 안내하기 위하여 장애인 시스템을 이용하여 길가의 장애물에 대한 정보를 알려주고 신호등과 각종 안내판의 정보를 사용자에게 알려준다.

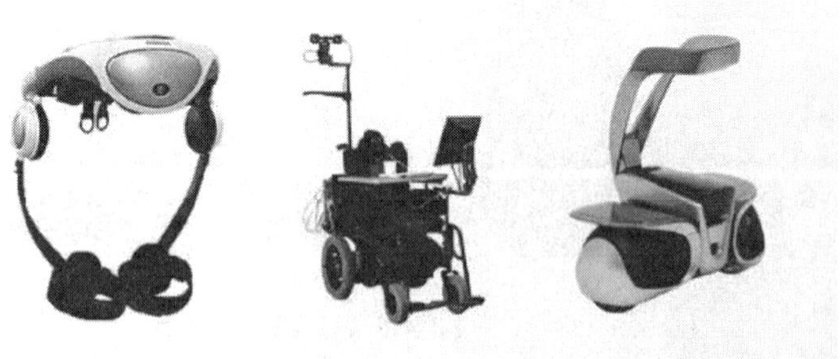

[그림 6-63] 장애인 로봇

(3) 보안 및 경비용

주인의 얼굴을 인식하고, 가전 내의 형태를 전자지도로 그려 로봇의 위치를 파악하면서 각 방의 이상여부를 확인하는 로봇이다. [그림 6-64]와 같이 가정 내 독성가스를 추적하고 침입자를 찾아내어 영상을 저장하였다가 주인 및 보안기관으로 연락하여 범인을 검거한다. 원격지에서 사람이 집안을 감시하도록 인터넷을 통한 화상전송과 로봇 제어를 지원하여 가정 내의 안전상태를 직접 확인할 수 있다.

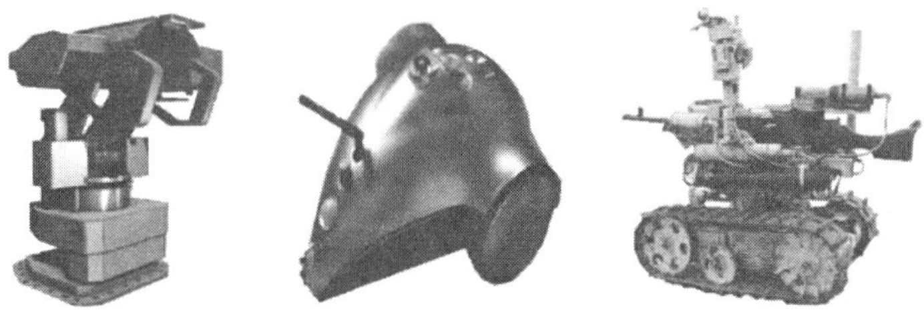

[그림 6-64] 보안 로봇

4. 오락용

오락용 로봇은 게임용, 완구용 등이 있다.

(1) 게임용

로봇 축구, 로봇 전투, 강아지 로봇경기 등 로봇을 이용한 게임들이 많이 생겨나고 있다. [그림 6-65]와 같이 각각 게임의 크기 및 경기방법도 다양하다. 학생들의 로봇에 대한 흥미유발과 로봇 기술을 발전시키기 위한 것으로 축구 로봇은 로봇의 무선제어, 객체제어, 영상인식을 발전시키는데 큰 역할을 하였으며 로봇 전투는 로봇을 튼튼하게 만드는 기술을 발전시켰다.

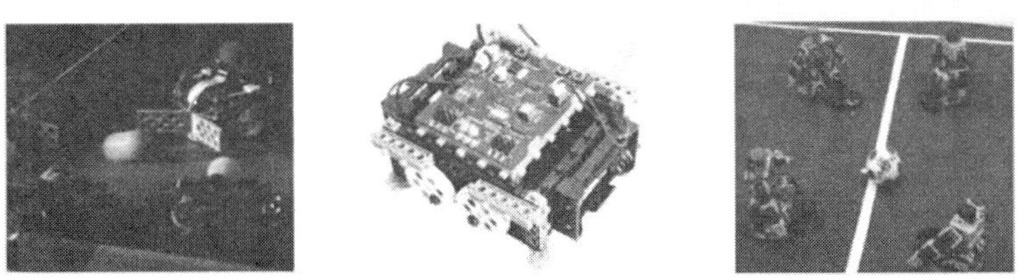

[그림 6-65] 축구 로봇

(2) 완구용

완구는 일반적으로 어린이의 놀이도구를 목적으로 사람의 손으로 만들어진 것이다. [그림 6-66]과 같이 완구에 모터, 센서, 제어장치가 포함되면서 스스로 이동하고 동작하게 되었고 완구용 로봇이라는 말이 탄생되었다.

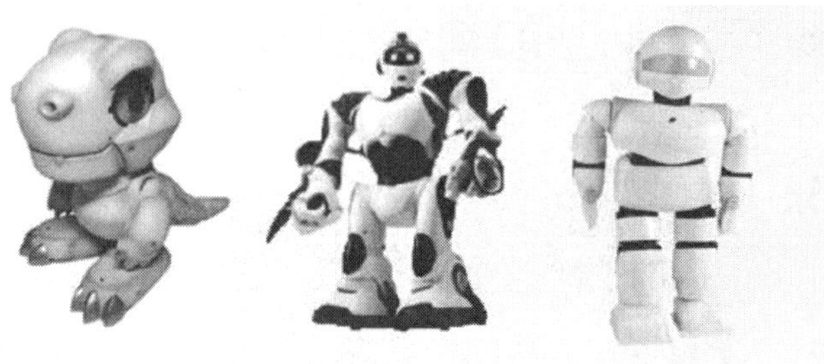

[그림 6-66] 완구 로봇

5. 교육 및 연구용

로봇에 대한 연구나 교육을 목적으로 제작된 로봇이다. [그림 6-67]과 같이 일반적으로 학교에서 로봇 교육을 하거나 연구소에서 알고리즘을 연구하기 위해서는 로봇의 기구설계 제작이나 전자제어 보드가 필요하다. 로봇을 직접 만들게 되면 목적하였던 교육이나 연구에 대한 시간이 부족하게 된다. 연구현장이나 학교에는 로봇의 구성이 완비되어 있는 플랫폼을 제공받아 플랫폼 제작에 대한 시간을 절약하고 로봇 알고리즘 연구 및 교육을 보다 집중할 수 있도록 만들어진 것이다.

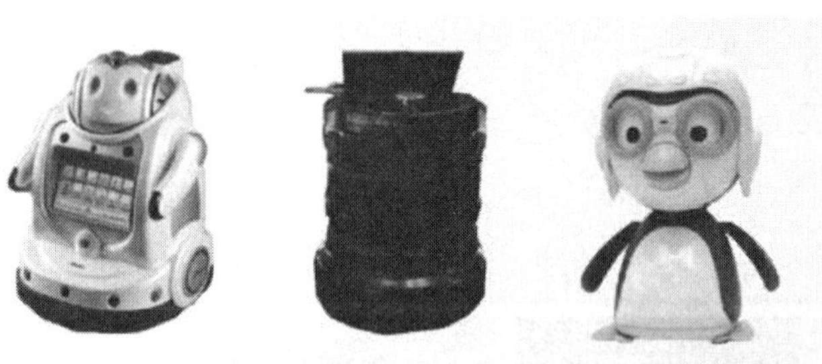

[그림 6-67] 교육용 로봇

6. 공공복지용

공공복지용 로봇은 거리청소 로봇, 안내 로봇 등이 있다.

(1) 거리청소 로봇

가정용 청소 로봇과 다르게 빌딩이나 거리를 청소하는 로봇이다. 이러한 로봇은 청소원을 기계적으로 돕는 역할을 수행하며 수동제어를 통하여 청소원이 지저분한 곳을 들어가지 않고도 청소할 수 있다. [그림 6-68]과 같이 로봇 안에 잔디를 깎거나 길을 닦는 등의 기능 모듈을 가지고 있어 환경에 따라 기능을 변경하면서 사용할 수 있다. 해당 도시의 전자지도가 입력되고 위성항공 시스템에 따른 적응지도와 대비하여 이동하며 레이더센서를 이용하여 물체의 유무를 판단한다.

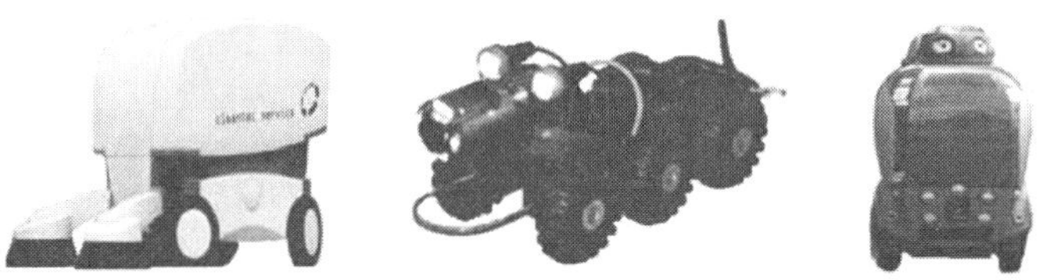

[그림 6-68] 거리청소 로봇

(2) 안내 로봇

전시장, 대형 마트, 공항에서 사람이 원하는 장소까지 안내해 주는 로봇이다. [그림 6-69]와 같이 건물 내부지도를 미리 입력하여 음성, 터치스크린 등의 입력장치를 통하여 지정한 장소로 사람을 안내한다. 또한 서류나 물건을 운반하여 업무에 도움을 준다. 안내 로봇은 도로공사현장에서 차량을 유도하여 자동차를 안전하게 운행할 수 있도록 하는 역할도 수행한다.

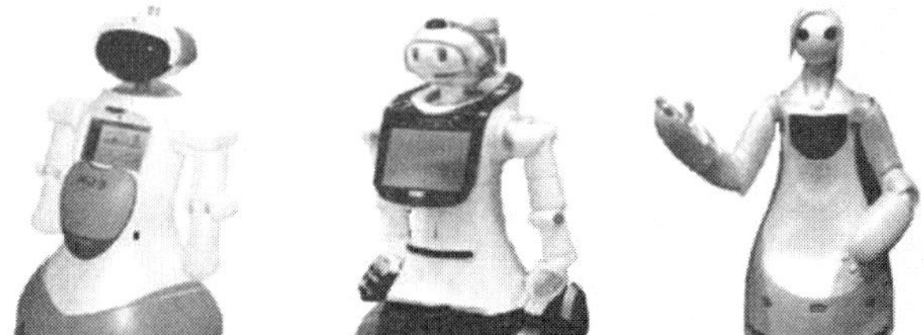

[그림 6-69] 안내 로봇

7. 목적용

지능형 로봇을 분류할 때 어느 특별한 기능만 수행하는 것이 아니라 사용목적에 따라 다양한 기능과 역할을 갖는 로봇이다. [그림 6-70]과 같이 집을 지키면서 무단침입자를 추적, 사진을 촬영, 주인과 함께 놀아주는 기능 등을 가지고 있다. 특히 음성인식과 더불어 자율적인 행동을 하며 지능이 조금씩 향상되는 성장기능도 있다.

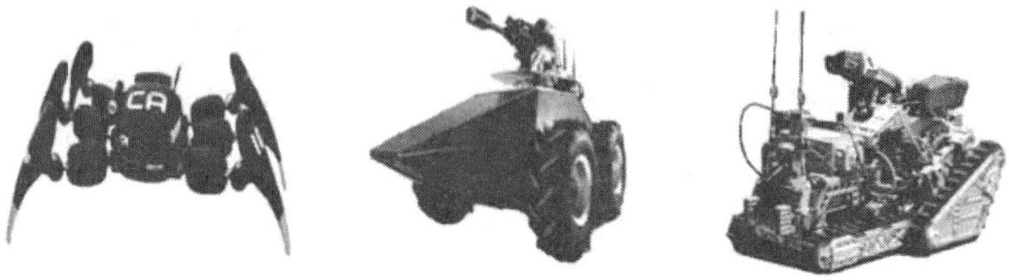

[그림 6-70] 다목적용 로봇

8. 지능형 로봇 교육 시스템(Hanuri RD)

교육 시스템은 지능형 로봇을 교육할 수 있는 지능형 로봇, 실습장비와 RCS(Robot Composer Studio)로 나누어지며, [그림 6-71]과 같이 교육환경을 제공하기 위한 환경세트, 무선장비, 충전기로 구성되어 있다. 로봇의 이동부분을 제외하고 지능형 로봇과 실습장비의 구성은 동일하며 실습장비는 지능형 로봇을 구동하기 전에 로봇의 동작을 이해하기 위해 사용된다.

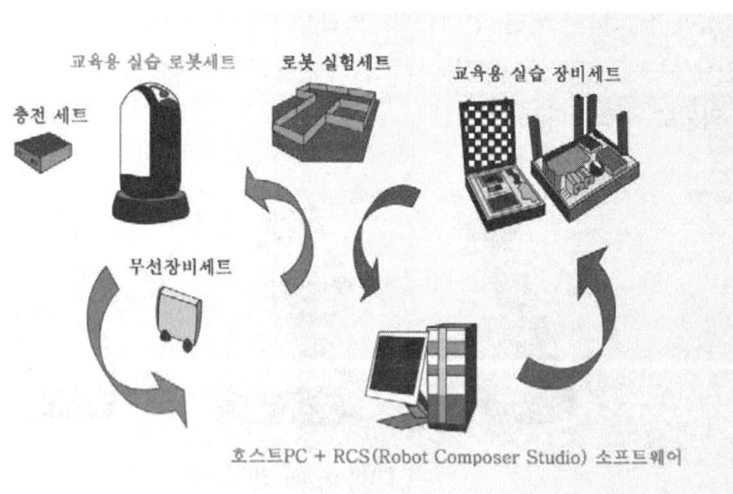

[그림 6-71] 지능형 로봇 시스템 구성도

9. 제어부

로봇의 가장 중요한 부분으로 로봇의 모든 동작을 결정하고 실행한다. 센서를 이용하여 주변환경에 대한 변화를 수집하고 분석하여 가장 알맞은 명령을 구동부로 지시한다. 이러한 기능을 수행하기 위해서는 일반 PC와 같은 사양을 요구하며 또한 로봇 내에 장착되어야 하기 때문에 크기가 작고 전력소모가 적어야 하는 제약조건이 있다. 지능형 로봇 교육 시스템에는 이러한 조건을 만족시키는 프로세서를 제작하여 장착하였다. [그림 6-72]는 로봇 뒤쪽에 장착되어 있는 터치스크린이다.

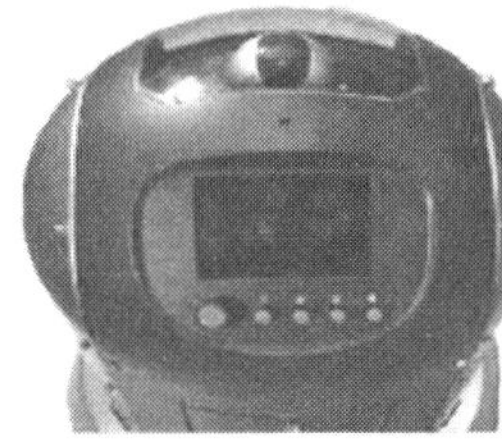

[그림 6-72] 로봇 제어부

제어부의 기능은 PDA나 핸드폰 등 정보화 가전기기에 많이 사용되고 있는 32[bit] 프로세서와 함께 멀티미디어 기능을 제공하는 오디오, 디지털 카메라가 장착되어 있다. 이러한 기능을 이용하여 동영상을 보거나 문서를 편집할 수 있으며, 네트워크를 이용하여 사용자와 로봇간의 정보를 공유할 수 있다. [그림 6-73]은 실습장비에 포함되어 있는 프로세서보드와 터치스크린이다.

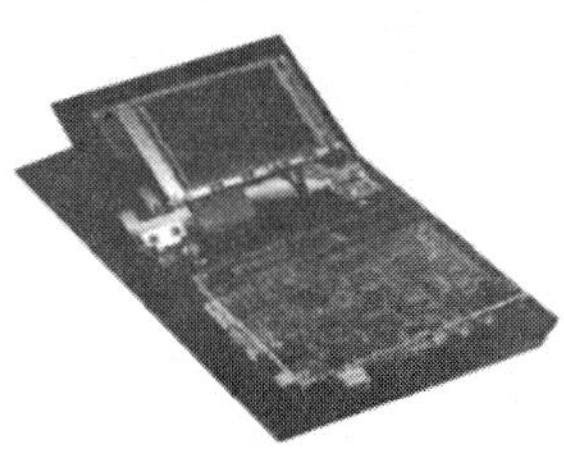

[그림 6-73] 프로세서보드와 터치스크린

10. 구동부

로봇에 장착되어 로봇을 구동하거나 구동에 도움을 주는 장치이다. 지능형 로봇은 산업용 로봇과 다르게 이동을 기본으로 다양한 기능을 수행해야 하기 때문에 이동에 필요한 모터, 사물을 인식할 수 있는 적절한 센서, 사용자와 인터페이스를 위한 통신수단이 필요하다.

11. 모터부

로봇의 이동구조로는 바퀴구조와 보행구조가 있으며 바퀴구조에서는 무한궤도바퀴, 양(좌·우) 바퀴, 동기식 바퀴가 사용된다. [그림 6-74]는 모터제어보드이다.

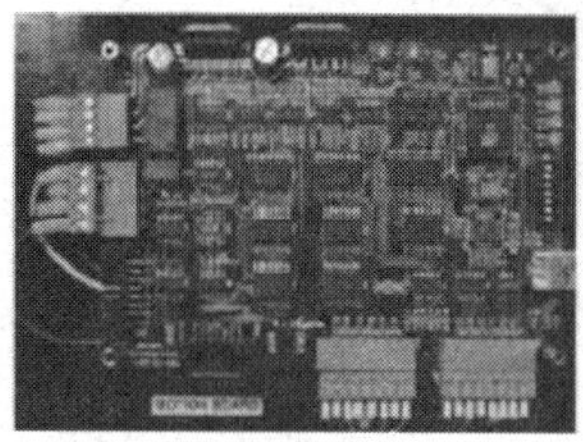

[그림 6-74] 모터 제어기

보행구조로는 인간, 동물, 곤충의 이동형태를 가진 구조가 사용된다. 또한 물건을 운반하기 위하여 로봇팔이 장착된다. 이러한 모든 구조를 구동하기 위해서는 필수적으로 모터가 필요하다. [그림 6-75]는 실습장비에 장착된 모터이다.

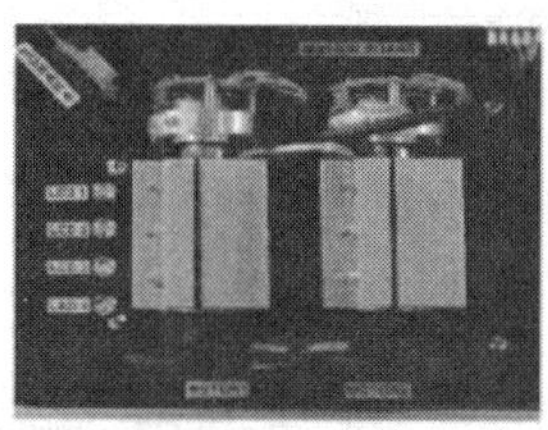

[그림 6-75] 장비 모터

12. 센서부

로봇이 주변환경을 인식하기 위한 부분이다. [그림 6-76]은 로봇 외관에 장착된 초음파 센서이다.

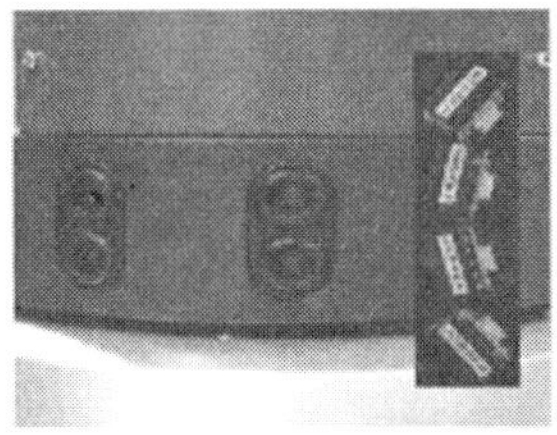

[그림 6-76] 음파형 센서 외관

카메라는 사람의 눈과 같이 사물의 형태를 파악하는데 사용되며, 초음파 센서는 주변 환경의 거리를 확인하는데 사용된다. [그림 6-77]은 로봇 및 실습장비에 장착된 카메라를 나타낸 것이다.

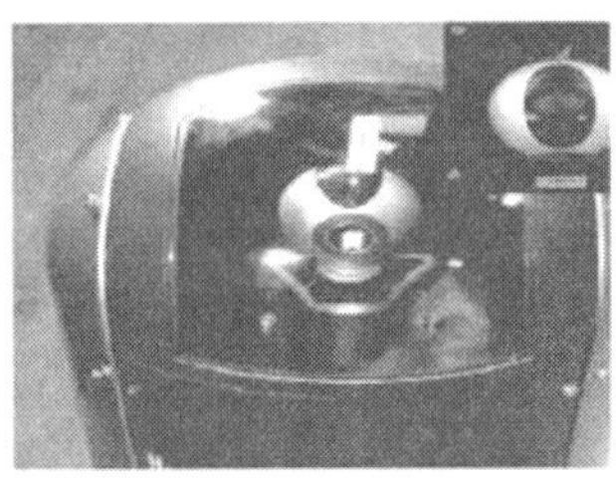

[그림 6-77] 로봇의 카메라 외관

13. 통신부

지능형 로봇 교육 시스템은 로봇이 음성을 이용하여 사람에게 정보를 전달하고 유무선 네트워크를 이용하여 로봇에게 역할 및 기능에 대한 프로그램을 업로드하도록 제작되었다. [그림 6-78]은 무선 환경제어기를 나타낸 것이다.

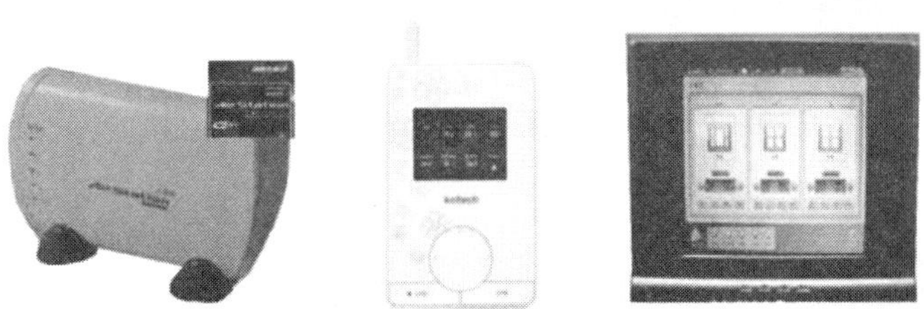

[그림 6-78] 무선 환경제어기

통신부분은 3가지 형태로 나눌 수 있다.

① 로봇이 수집한 데이터를 사용자에게 전달하는 것으로 로봇 음성이 이에 해당된다.
② 사용자가 로봇의 역할 및 기능을 프로그램하여 로봇으로 업로드하는 기능이다.
③ 로봇 내부에서 제어부분이 구동부분을 제어하기 위한 통신기능으로 나누어진다. 이러한 기능을 수행하는 장치로 유·무선 통신장치, 멀티플레이 장치 등 다양한 장치를 들 수 있다.

14. 음향 입·출력부

음향기술의 발달로 로봇에서 정보전달에 필요한 사람과 유사한 목소리 또는 음악을 출력할 수 있게 되었다. [그림 6-79]는 장비에 포함된 헤드셋이다.

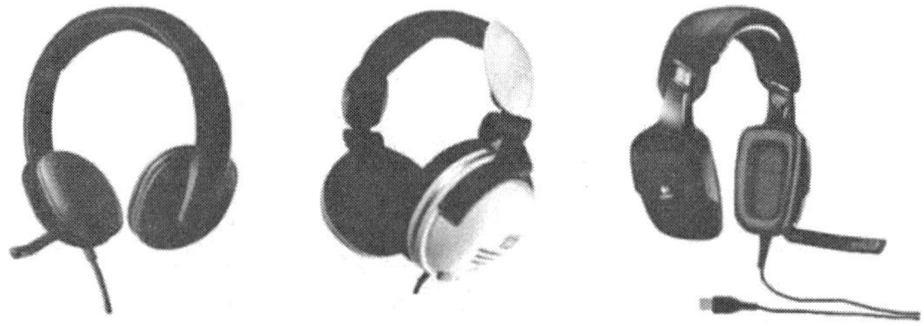

[그림 6-79] 헤드셋

소리를 출력하는 장치가 오디오 장치(스피커)이며 [그림 6-80]은 로봇 내부의 오디오 장치이다.

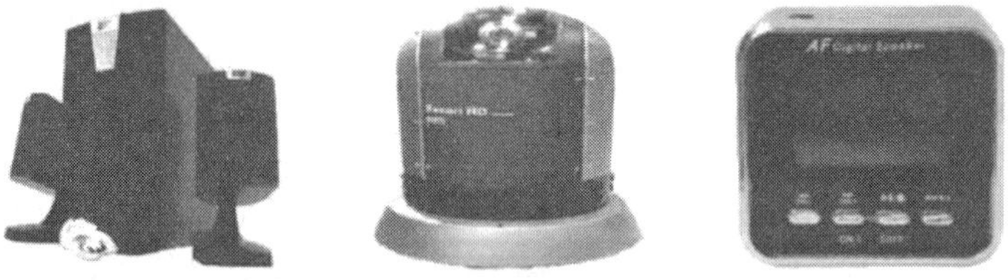

[그림 6-80] 오디오 장치

05 산업용 로봇 제어

로봇(robot)은 Robota(노동)와 Robotnik(노예)의 합성어로, 작업에 알맞도록 고안된 도구를 부착시킨 관절을 제어장치에 내장된 프로그램의 순서대로 수행하도록 한 기계이다. 따라서 로봇을 '자동제어에 의해 여러 가지 작업을 수행하거나 이동하도록 프로그램할 수 있는 다목적 기계'라고 정의할 수 있다. 로봇은 전기 · 전자공학, 기계공학, 전산공학 등의 복합기술을 총망라하여 적용된 첨단기술의 산물이다.

또한 미래의 로봇은 인공지능과 신경회로, 퍼지 이론을 도입한 기술과 음성 · 화상 인식기술 등이 복합되어 다양한 기술적 복합체가 될 것이다.

1. 산업용 로봇의 활용 분야

산업용 로봇이 사용되는 대표적인 분야로는 용접(welding), 도장(painting), 조립(assembly), 물류(material handling) 분야 등이 있으며, 공장자동화의 최종목표인 무인공장을 구성하기 위한 필수적인 요소이다.

2. 산업용 로봇의 구성

산업용 로봇은 기본적으로 기계장치와 제어장치로 구성되며, 지각 · 판단과 기억 · 행동의 기능을 수행한다. 센서를 통해 입력된 신호를 인식하고 판단하는 일을 제어장치가 담당하고, 판단결과의 조작신호를 기계장치로 보내 행동으로 옮겨 미리 정해진 작업을 수행한다. 산업용 로봇은 인간의 전체적인 기능과 모습을 가진 형태로 만들어진 것이 아니라, 특정한 생산작업에 맞도록 부분적인 기능을 확대시켜 만든 것이 대부분이다.

산업용 로봇의 구조 픽 앤 플레이스 로봇(pick & place robot), 직교좌표 로봇(cartesian coordinate robot), 원통좌표 로봇(cylindrical coordinate robot), 수평다관절 로봇(horizontal articulated robot), 수직다관절 로봇(vertical artivulated robot) 등이 있다.

3. 최초의 산업용 로봇

최초의 산업용 로봇은 [그림 6-81]의 유니메이션(Unimation)사(미국)가 개발한 유니메이트(Unimate 1961)라는 로봇으로 포드 자동차 공장에서 사용되었다.

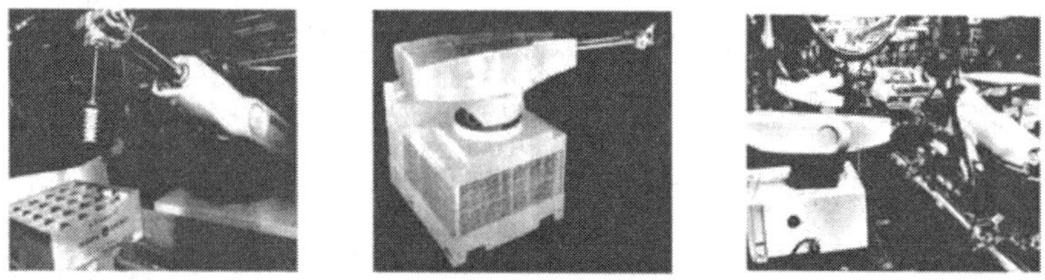

[그림 6-81] 최초의 산업용 로봇

4. 산업용 로봇의 형태에 의한 분류

산업용 로봇의 형태에 의한 분류는 수직다관절 로봇, 수평다관절 로봇, 직교좌표 로봇, 갠트리 로봇 등이 있다.

(1) 수직다관절 로봇

용접, 도장 등에 가장 많이 사용되는 로봇으로 [그림 6-82]와 같이 사람의 팔처럼 6개의 자유도를 지니고 있어 유연한 동작을 할 수 있다. 형태는 직렬형과 병렬형이 있으며 설치면적에 비해 작업영역이 큰 장점을 지니고 있다.

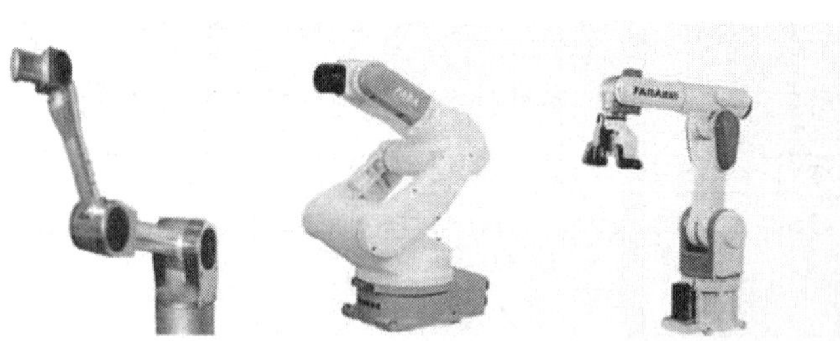

[그림 6-82] 수직다관절 로봇

(2) 수평다관절 로봇

스카라 로봇(SCARA robot)이라 불리며, 전자조립에 가장 적당한 로봇이다. 설치면적에 비해 동작범위가 크고, 동작속도가 매우 빠르다. [그림 6-83]과 같이 3개의 회전축과 1개의 상하향축으로 구성되어 있다.

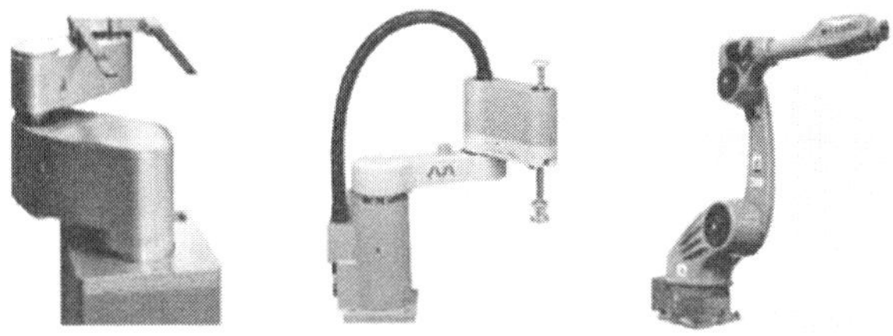

[그림 6-83] 수평다관절 로봇

(3) 직교좌표 로봇

X, Y 로봇이라 불리며, 베이스 프레임, 액추에이터, 볼 스크류 등으로 구성되어 있어 구조가 간단하다. 각 축이 기구학적, 동력학적으로 완전히 독립되어 균일한 제어특성을 지닌다. 작업영역에 비해서 다른 로봇보다 상대적으로 몸체가 차지하는 공간이 크다. [그림 6-84]는 직교좌표 로봇을 나타낸 것이다.

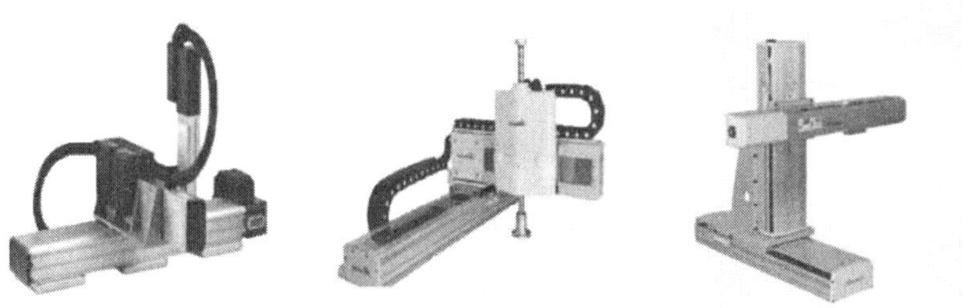

[그림 6-84] 직교좌표 로봇

(4) 갠트리 로봇

실질적 작업을 수행하는 작은 로봇을 달고서 이동시키는 로봇으로 로봇의 작업영역을 넓히는 역할을 하여 비교적 큰 작업영역을 갖는 로봇이다. [그림 6-85]는 갠트리 로봇을 나타낸 것이다.

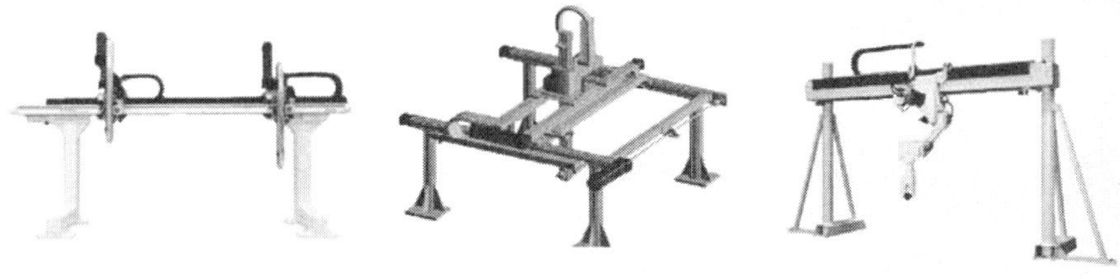

[그림 6-85] 갠트리 로봇

5. 수직다관절 로봇의 제어

(1) 수직다관절 로봇의 특징

수직다관절 로봇(RV-M1)의 특징은 다음과 같다.

① 모두 회전축으로만 구성되어 있어서 이동속도가 빠르다.

② 동작영역은 베이스를 중심으로 한 구형이다.

③ 현재 산업현장에서 가장 많이 사용되고 있다.

④ 보통 6개의 자유도로 구성되어 있어 동작영역 내의 어떤 위치로든 접근이 가능하다.

⑤ 회전축으로만 구성되어 있어 제어와 사용이 어렵다.

⑥ 바닥의 부피와 설치면적이 작다.

⑦ 수직다관절 로봇은 직렬형과 병렬형이 있는데, 직렬형은 소형, 병렬형은 대형에 주로 사용되며, 병렬형은 직렬형에 비해 강성이 크고 케이블의 연결에 유리하지만 링크의 충돌로 인하여 작업영역이 줄어드는 것이 단점이다.

⑧ 매터리얼 핸들링, 조립공정, 실링, 검사공정 등 다양한 공정에 적용되고 있다. [그림 6-86]은 수직다관절 로봇의 구성에 대한 설명이다.

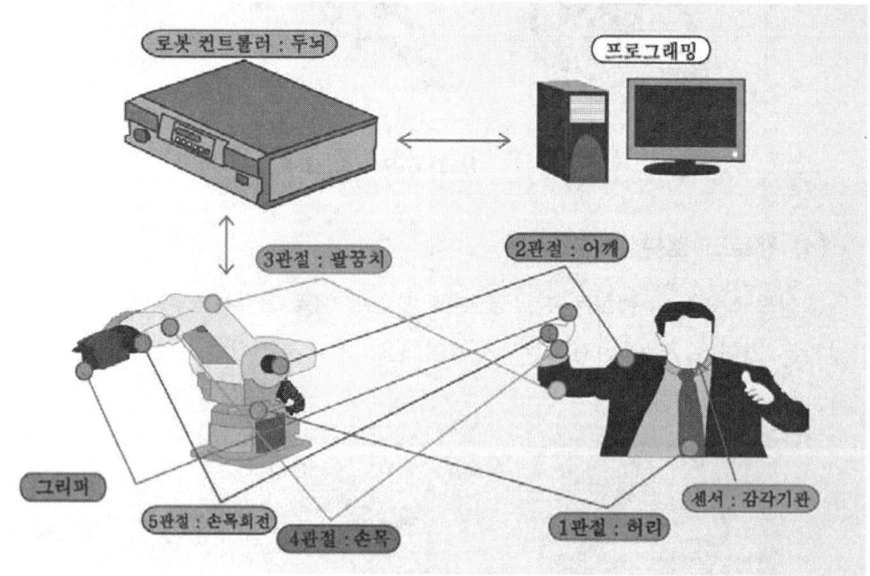

[그림 6-86] 수직다관절 로봇의 구성

(2) 수직다관절 로봇 구동의 순서

수직다관절 로봇은 [그림 6-87]과 같은 순서로 구동된다.

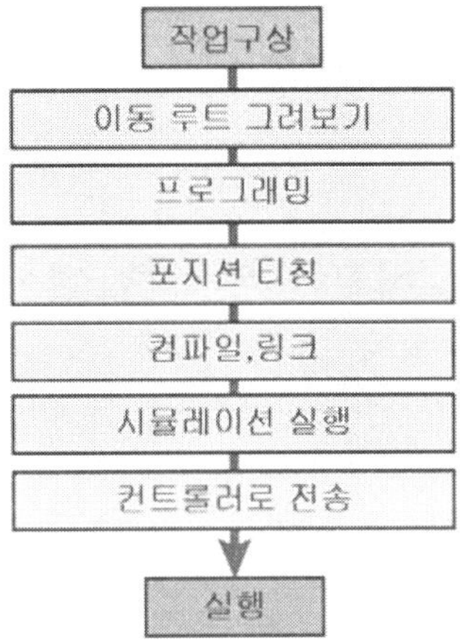

[그림 6-87] 수직다관절 로봇 구동의 순서도

1) 작업구상

먼저 로봇에게 어떤 일을 수행시키려고 하는지 구상하고, A지점의 일감을 B지점으로 옮겨놓는 작업을 구상한다. 작업구상은 이후 프로그램 작성에 영향을 미치며 명료한 구상을 하지 못하면 효율적인 작업이 될 수 없다.

2) 그리퍼의 이동경로 그려보기

수행할 작업을 구상하고 난 뒤, 이동경로를 직접 그려 놓고 프로그램을 작성하면 오류를 줄일 수 있으며 작업이 훨씬 수월해진다. 그리퍼의 대기점에서 출발하여 일감이 놓여있는 지점으로 이동한 후, 일감을 잡아서 다시 충돌을 피하기 위한 안전높이만큼 상위한 지점과 차례로 경유하여 목표점으로 옮겨놓는 그리퍼의 이동경로를 그린다(그림 6-88).

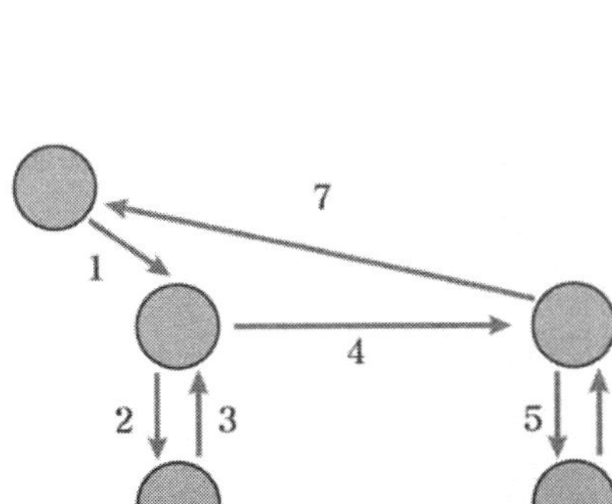

[그림 6-88] 그리퍼의 이동경로 그려보기

3) 프로그래밍

수직다관절 로봇은 〈표 6-30〉의 명령어를 통해 프로그래밍할 수 있다.

〈표 6-30〉 수직다관절 로봇의 명령어

명 령 어	프로그램 예
NT : 로봇 원점(Nest) 수행	10 NT
SP : 로봇 이동속도 지정 (0~9)	20 SP 5
RC : 구간 반복(Repeat Cycle)	30 RC 2
MO : 이동(Move)	40 MO 1
GC : 그리퍼 잠김(Gripper Close)	50 GC
GO : 그리퍼 열림(Gripper Open)	60 GO
TI : 지연 시간 설정(Time)	70 TI 10
PX : 포지션 치환(Point Exchange)	80 PX 2,4
NX : 구간 반복의 끝	90 NX
ED : 프로그램 끝(End)	100 ED

6. 수직다관절 아크 용접 로봇의 기본기능 및 장 · 단점

(1) 용접 로봇의 주요 기본기능

1) 용접 전류 · 전압 제어기능

① 용접 전압 · 전류설정 및 모니터링

② 용접 파라미터 설정

③ 자동 융착제거

2) 위빙 기능

① 여러 형태의 위빙 기능(예 단진동형, 진자형, 사용자 정의형 등)

② 위빙패턴, 주파수, 진폭, Dwelling Time 설정

3) Arc Sensor 추적기능

① 용접 시 실시간으로 용접선 추적

② 부가설비 필요없이 소프트웨어로 구현

③ 실시간으로 위빙 좌우 및 높이 추적

4) Touch Sensor 기능

① 용접모재와 접촉으로 용접시작점 자동 검출
② 기존의 용접 와이어(wire) 사용
③ 각종 용접형상에 따른 터치 패턴 설정

5) 충격 센서

로봇 동작 중 터치 충돌 시 비상정지

(2) 용접 로봇의 장 · 단점

1) 장 점

① 작업자가 작업 시 열악한 환경으로의 탈피가 가능(PLC 제어 등으로 공장자동화)
② 위치반복정도가 ±0.1[mm]로 균일한 용접품질을 일관성 있게 유지할 수 있다.
③ 정확하게 배열된 용접물에는 높은 생산성을 유지한다.

2) 단 점

① 장비가 비싸다.
② 용접물의 공차, 비틀림, 간섭물이 있는 협소한 공간 등에는 적용하기 힘들다.
③ 용접선에 공작물의 방해를 받아 로봇이 접근하기 어렵다.

06 전기공압제어 응용실습

1. 전기공압 기초제어회로

(1) 복동 실린더 제어회로실습(1)

[동작설명]
전진푸시버튼을 누르면 실린더가 전진한다. 이 때 푸시버튼에서 손을 떼도 실린더는 전진상태를 유지한다.
후진 푸시버튼을 누르면 실린더는 후진한다.

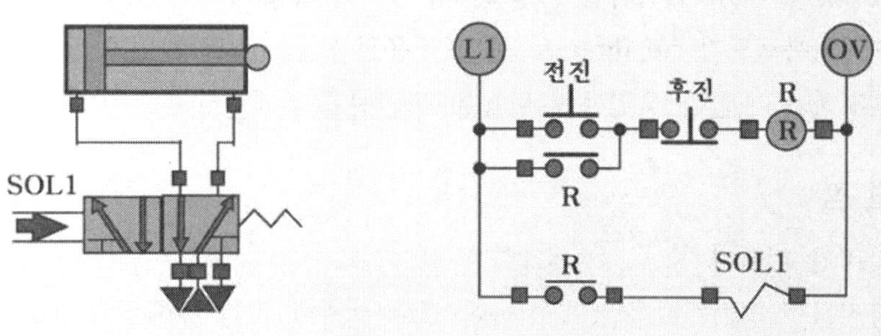

(a) 공압 시퀀스 회로도

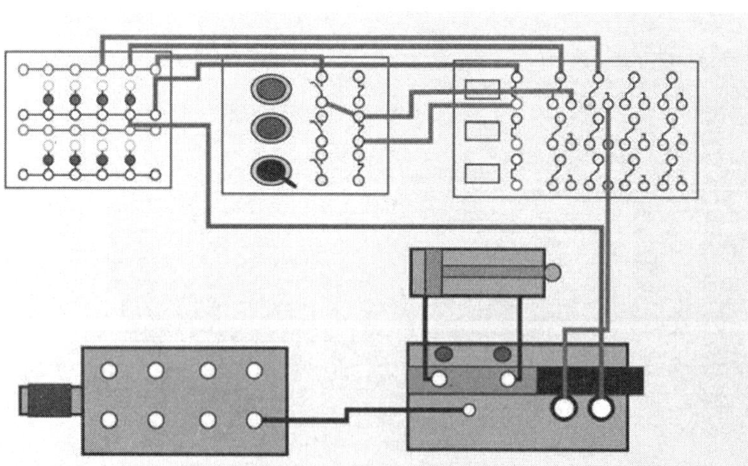

(b) 전기공압 회로결선도

(2) 복동 실린더 제어회로실습(2)

[동작설명]
PBS1 푸시버튼을 누르면 실린더가 전진한다. 이 때 푸시버튼에서 손을 떼도 실린더는 전진상태를 유지한다. PBS2 푸시버튼을 누르면 실린더는 후진한다.

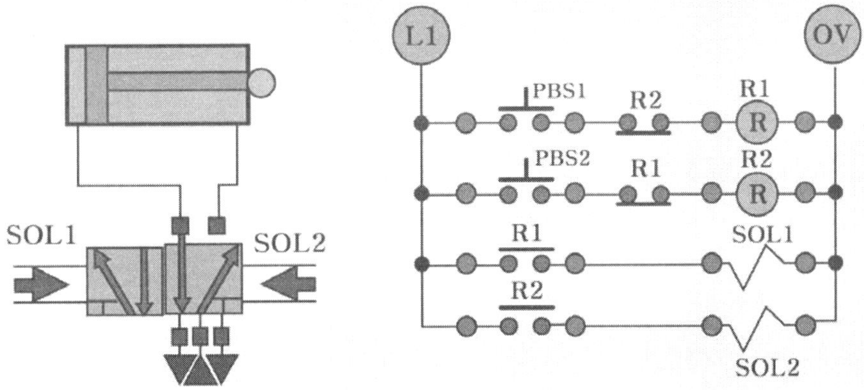

(a) 공압 시퀀스 회로도

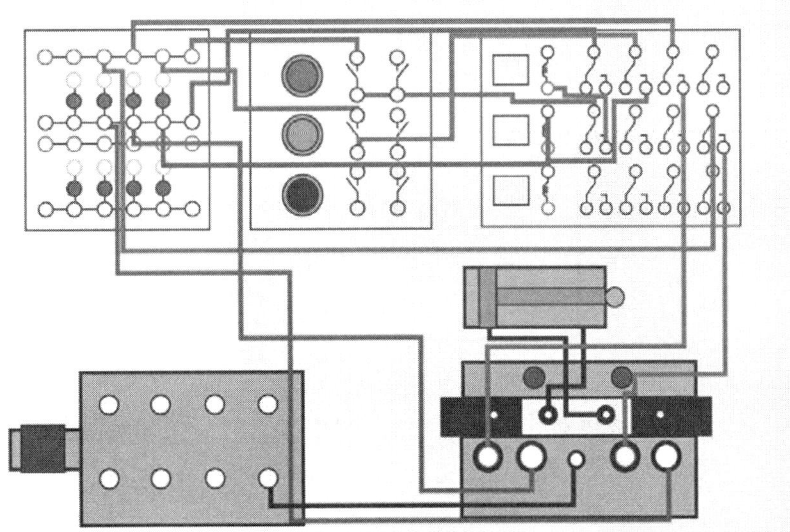

(b) 전기공압 회로결선도

(3) 복동 실린더 제어회로실습(3)

[동작설명]
PB1 푸시버튼을 누르면 실린더가 전진한다.
실린더의 피스톤 로드가 리밋스위치(LS1)를 ON하면 스스로 복귀한다.

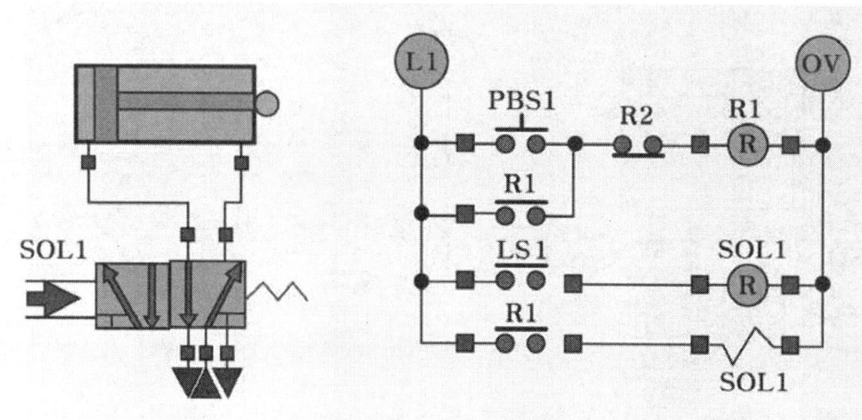

(a) 공압 시퀀스 회로도

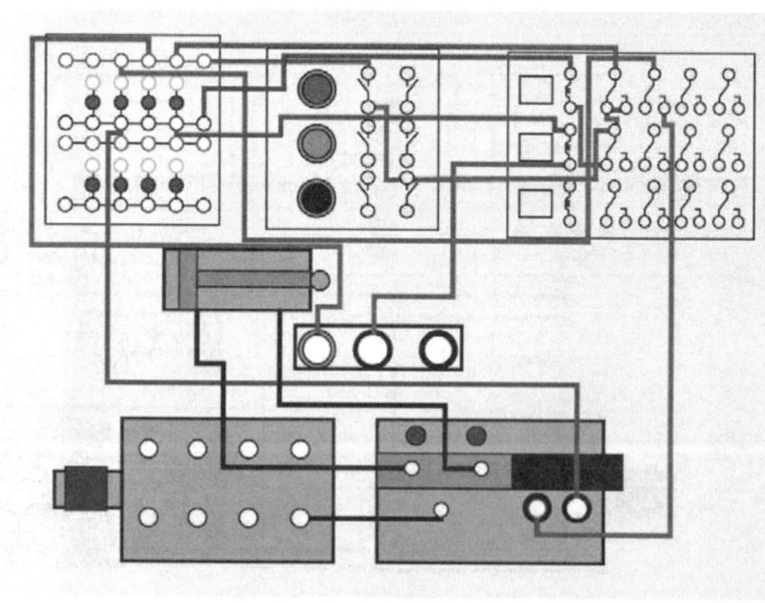

(b) 전기공압 회로결선도

(4) 복동 실린더 제어회로실습(4)

[동작설명]
PB1 푸시버튼을 누르면 실린더가 전진한다.
실린더의 피스톤 로드가 리밋스위치(LS1)를 ON하면 스스로 복귀한다.

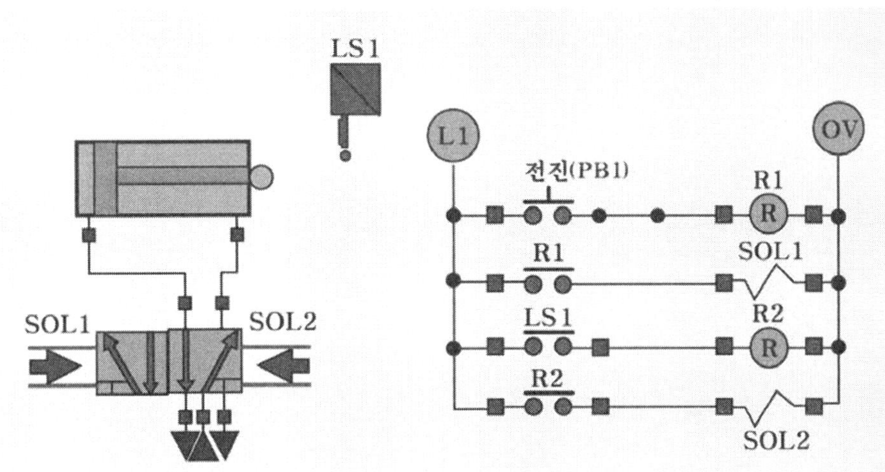

(a) 공압 시퀀스 회로도

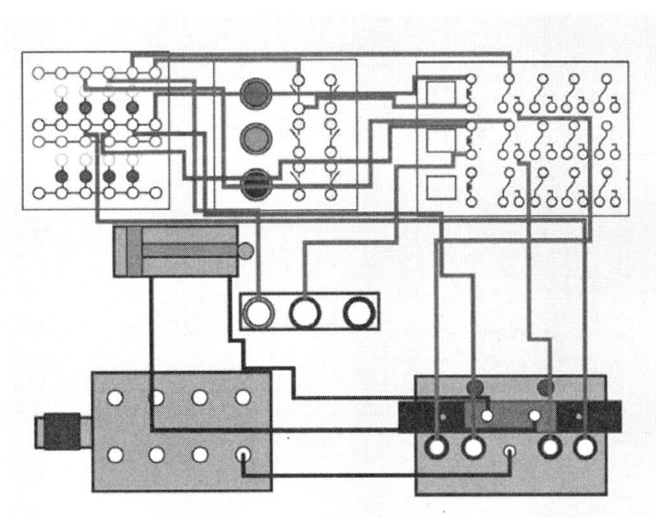

(b) 전기공압 회로결선도

(5) 복동 실린더 제어회로실습(5)

[동작설명]
PLC Trainer의 디지털 입력 스위치에서 연속 왕복할 횟수를 카운터에 입력하고 PB1 푸시버튼을 누르면 입력한 수만큼 실린더가 왕복한 후 정지한다.

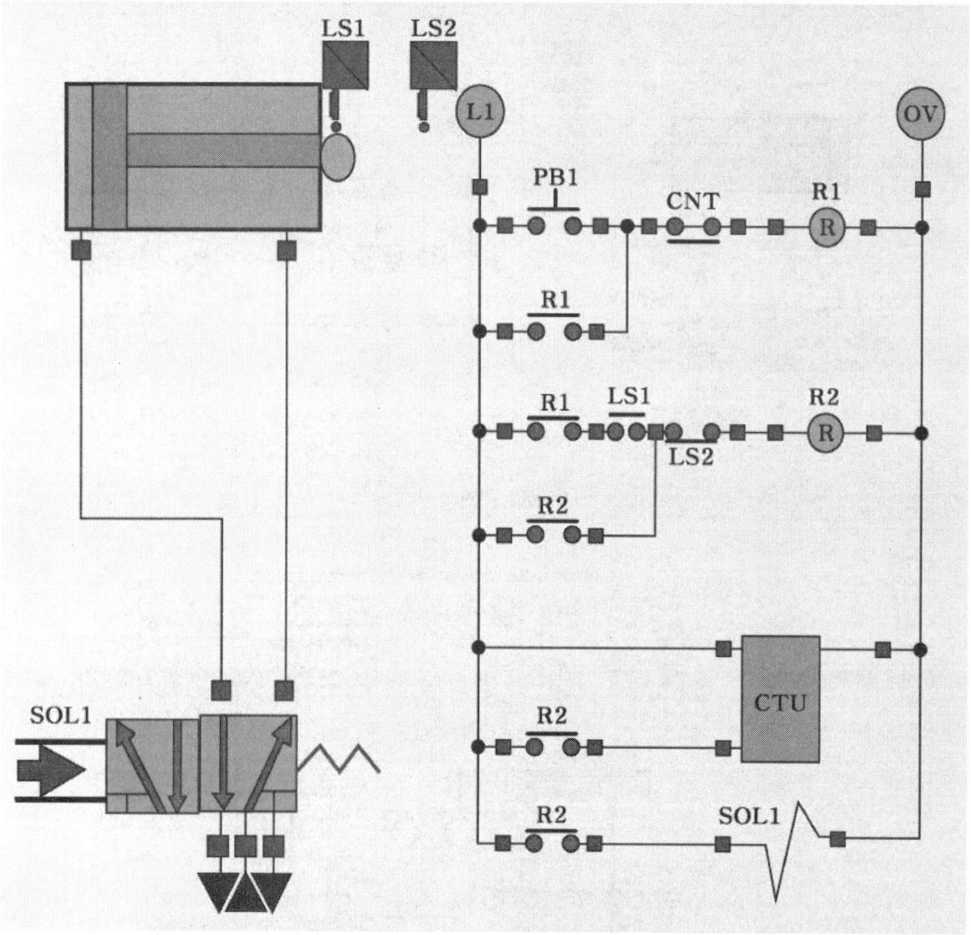

〈공압 시퀀스 회로도〉

(6) 복동 실린더 제어회로실습(6)

> [동작설명]
> 회로의 동작원리는 시동 스위치인 PB1을 ON시키면 릴레이 R1이 여자되어 자기유지되며, 솔레노이드를 ON시켜 실린더를 전진시킨다. 동시에 타이머 T1이 동작하여 설정된 시간 후 R1의 자기유도를 해제하므로 밸브가 스프링에 의해 원위치되어 실린더가 자동으로 후진한다.

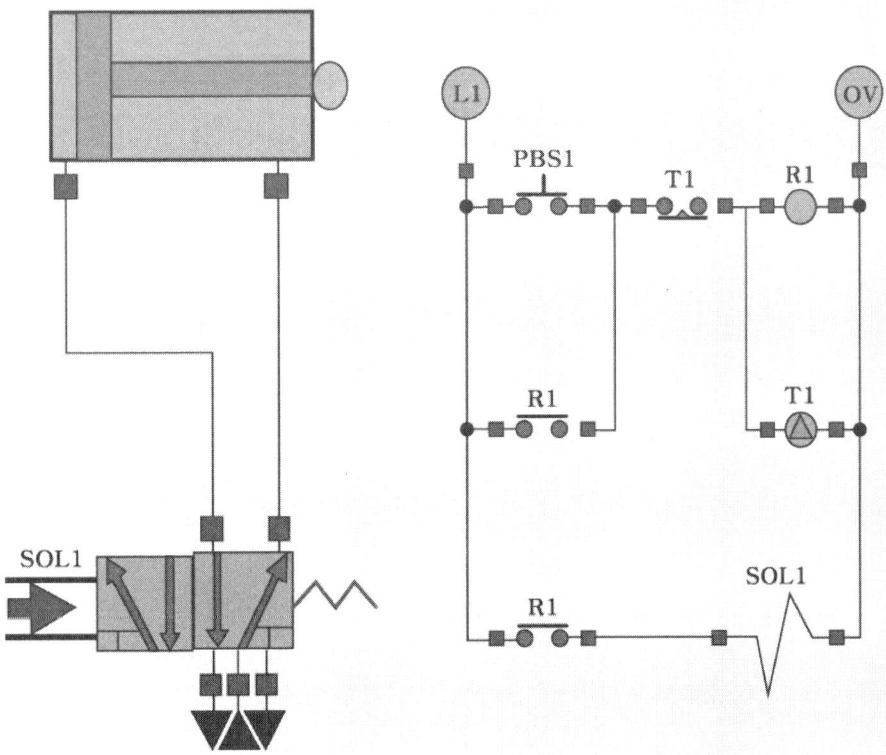

〈공압 시퀀스 회로도〉

2. 전기공압 응용제어회로

(1) 복동 실린더 순차작동실습(1)

[동작설명]
두 개의 복동 실린더가 시동신호를 주면 A+B+A-B-의 순서로 순차작동 되어야 한다.

[구성기기]

복동실린더 - 2개
푸시버튼 스위치 - 1개
연결케이블 - 1Set
리밋스위치 - 4개
DC Power Supply
5포트 2위치 양측 전자 밸브 - 2개
계전기(릴레이) - 4개

[설계공식]

@ 양솔을 사용 할 경우
Rn = 입력조건 x Rn
(입력조건은 시작스위치와 LS)
@ 편솔을 사용 할 경우
Rn = [(입력조건) + 자기유지]
(전단 동작 확인 LS)

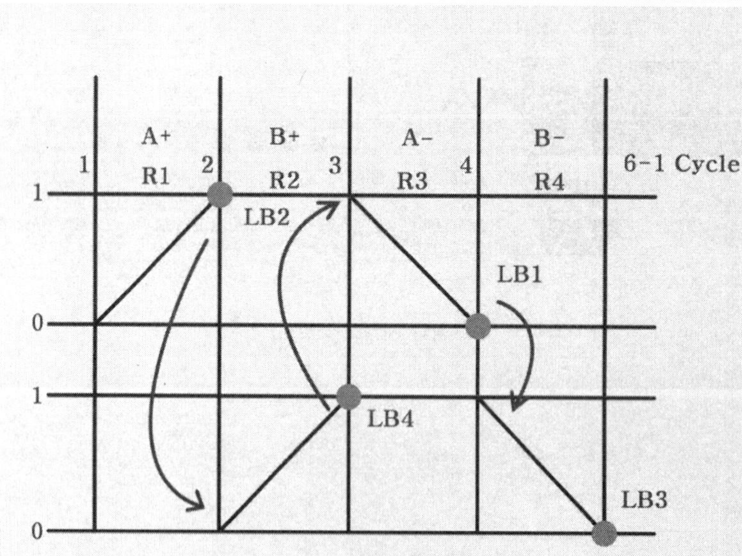

〈변위선도〉

(2) 복동 실린더 순차작동실습(2)

[동작설명]
두 개의 복동 실린더가 시동신호를 주면 A+B+A-B-의 순서로 순차작동 되어야 한다. (편솔사용)

[구성기기]

복동실린더 - 2개
계전기(릴레이) - 4개
연결케이블 - 1Set
리밋 스위치 - 4개
DC Power Supply
5포트 2위치 편측 전자 밸브 - 2개
푸시버튼 스위치 - 1개

[설계공식]

@Rn = [(입력조건) + 자기유지]
(전단 동작 확인 LS)

LS4 : A- 의 조건제시(b접점)
LS1 : B- 의 조건제시(b접점)

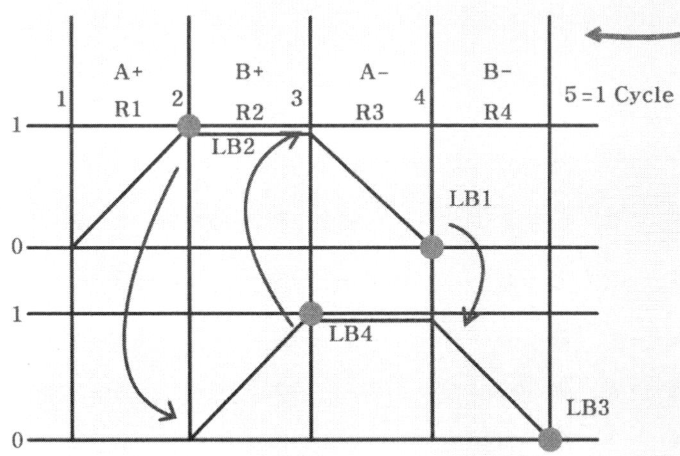

〈변위선도〉

(3) 복동 실린더 순차작동실습(3)

[동작설명]

START > R1 > SOL1 > A실린더 전진(자기유지) > LS2닫힘 > R2 > SOL3 > B실린더전진(자기유지) > LS4닫힘 > R3 > SOL2 > A실린더 후진(자기유지) >LS1닫힘 > R4 > SOL4 > B실린더 전진(자기유지)

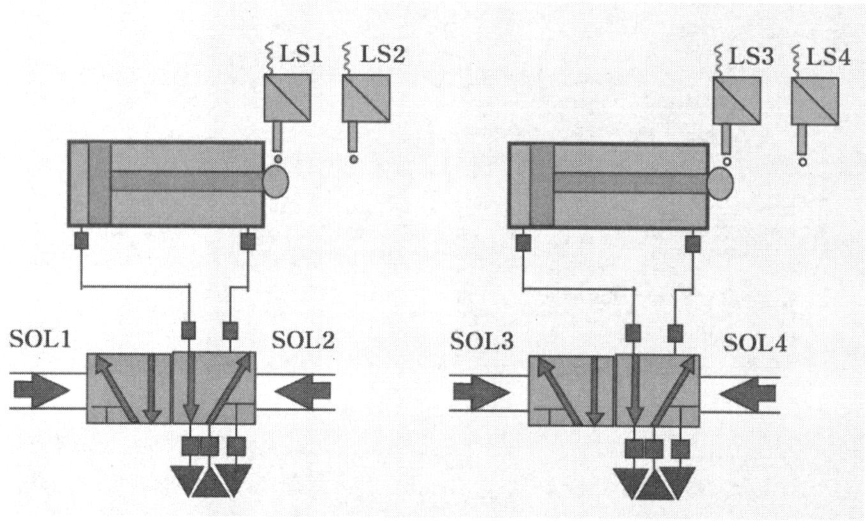

(a) 공압회로

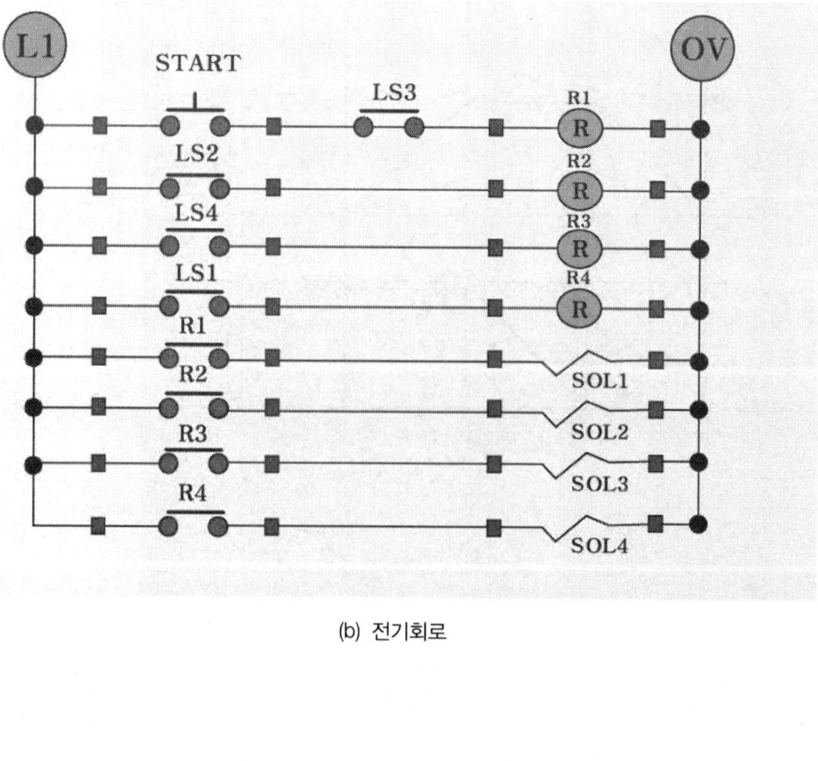

(b) 전기회로

(4) 복동 실린더 순차작동실습(4)

[동작설명[

START(입력조건에서 LS3은 닫힘) 〉 R1 〉 SOL1 〉 A실린더 전진(자기유지)〉
LS2 닫힘 〉 R2 〉 SOL2 〉 B실린더전진(자기유지) 〉 LS4 b접점 열림 〉
R1 개전기 자기유지 해제 〉 스프링에 의해 A실린더 후진 〉
LS1 b접점 열림 〉 R2 계전기 자기유지 해제 〉 스프링에 의해 SOL2 실린더 후진

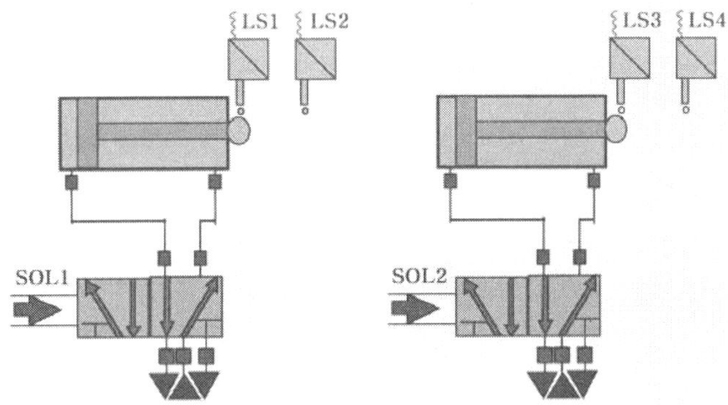

(a) 공압회로

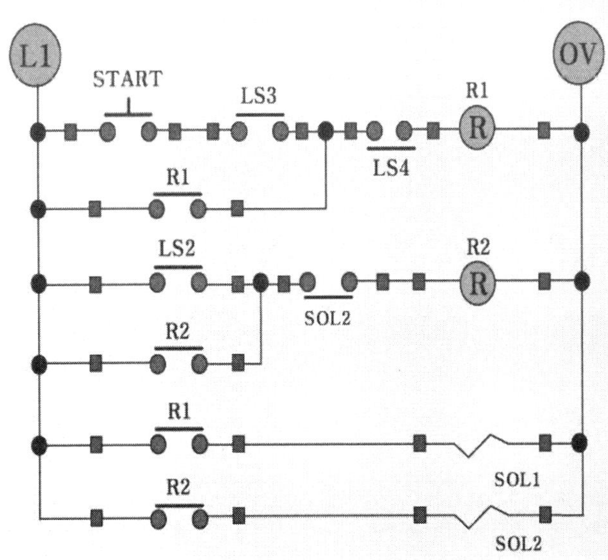

(b) 전기회로

(5) 복동 실린더 부가조건실습(1-설명)

[동작설명]
복동 실린더의 동작을 1회(단동) 사이클 기능과 연속 사이클 기능으로 분리시킨다.

[구성기기]

복동실린더 - 1개
계전기(릴레이) - 3개
연결테이블 - 1Set
리밋스위치 - 2개
DC Power Supply
4포트 2위치 양측 전자 밸브 - 1개
푸시버튼 스위치 - 3개
유지형 스위치 - 1개

[설계공식]

제어계를 단속동작과 연속동작의 부가조건 기능을 부여할 수 있는 기능을 익힌다.

가. 전기회로a : 단동 사이클 동작으로는 푸시버튼 스위치를 사용하고 연속 사이클 동작으로는 유지형 토글 스위치를 사용함

나. 단동 : 단동 LS1 - R1 - SOL1(전진) - LS2 - R2 - SOL2(후진)

다. 연속 : 연속 LS1 - R1 - SOL1(전진) - LS2 - R2 - SOL2(후진)[반복동작]

가. 전기회로b : 단동 사이클 동작과 연속 사이클 동작을 모두 자동복귀식 푸시 버튼 스위치를 사용함(정지신호 - 후진된 상태에서 정지)

나. 단동 : 단동-LS1-R1-SOL1(전진)-LS2-R2-SOL2(후진)

다. 연속 : 연속-정지(b접점)-R3-LS1-R1-SOL1(전진)-LS2-R2-SOL2(후진)
〈R3의 자기유지 접점에 의해서 동작이 반복됨〉

가. 전기회로c : a와 b에서는 단동과 연속의 선택기능은 있으나 제어계에 시동스위치가 없다. 안전상 연속동작은 시동 스위치에 의해서 동작함.

나. 단동 : 시동-R1-R3-SOL1(전진)-LS2-R4-SOL2(후진)

다. 연속 : 연속-시동-R1-R3-SOL1(전진)-LS2-R4-SOL2(후진)
〈R2가 자기유지 상태가 되어있으므로 동작이 반복됨〉

〈회로설명도(전기회로 a~c)〉

(6) 복동 실린더 부가조건실습(1-회로)

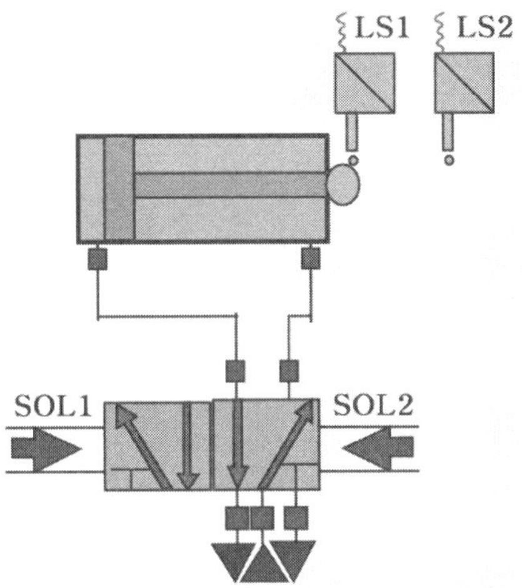

(a) 공압회로

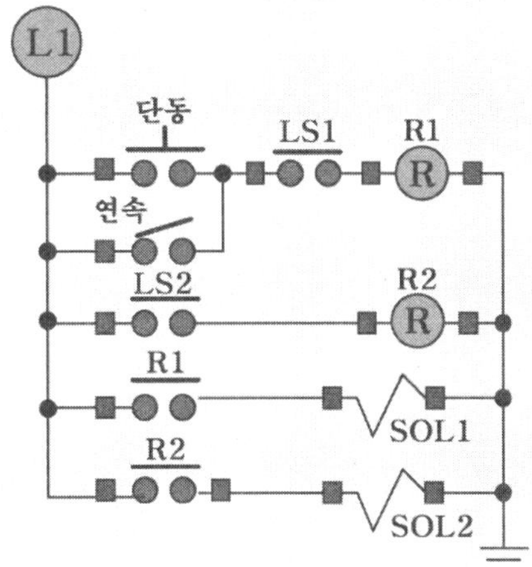

(b) 전기회로 a

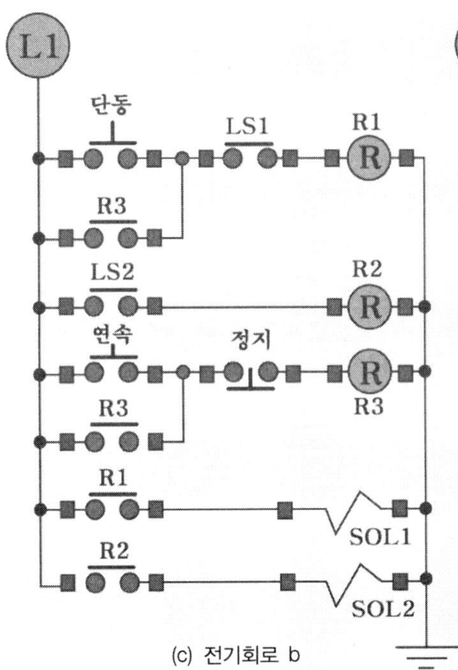

(c) 전기회로 b

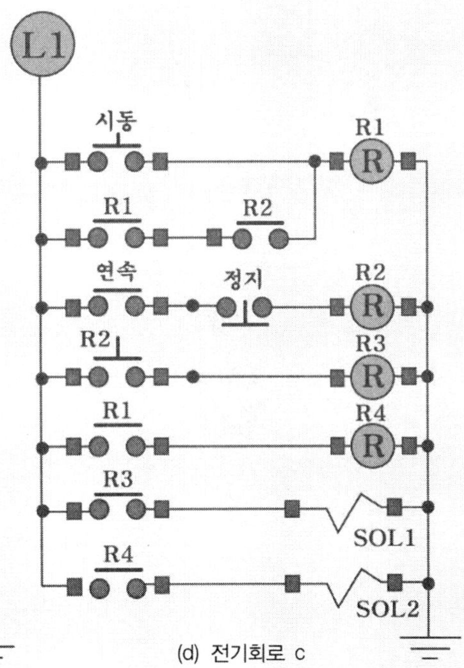

(d) 전기회로 c

(7) 복동 실린더 부가조건실습(2)

[동작설명]
복동 실린더의 동작을 자동 혹은 수동으로 동작 시킬 수 있게 한다.

[구성기기]
- 복동실린더 - 1개
- 계전기(릴레이) - 2개
- 연결케이블 - 1Set
- 리밋스위치 - 2개
- DC Power Supply
- 4포트 2위치 양측 전자 밸브 - 1개
- 푸시버튼 스위치 - 3개
- 양접점 스위치 - 1개

[설계공식]
제어계를 자동/수동 동작이 가능하도록 할 수 있는 기능을 익힌다.

전원분리방법

가. 자동 : 시작 - LS1 - R1 - SOL1(전진)
- LS2 - R2 - SOL2(후진)

나. 수동 : 전진 - SOL1(전진), 후진 - SOL2(후진)

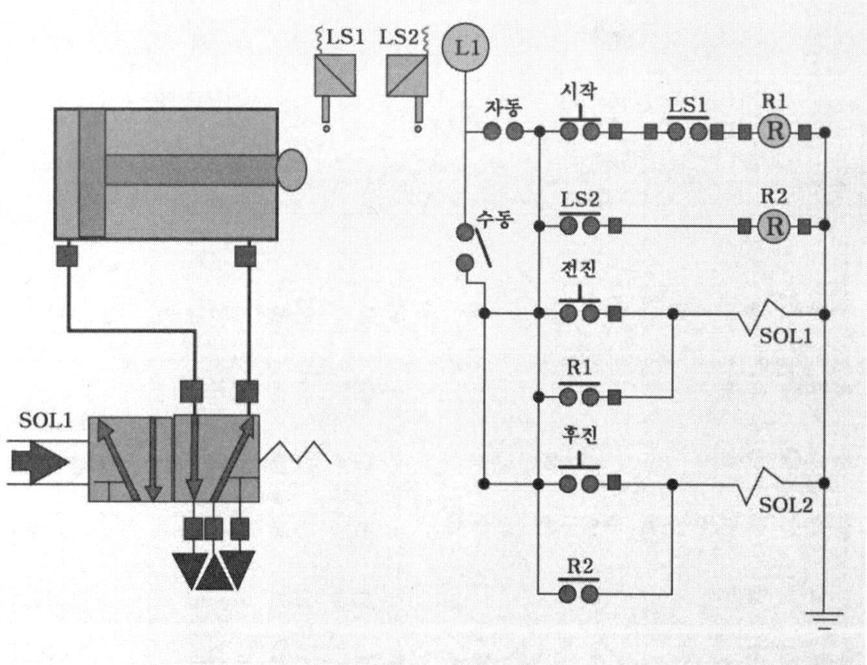

〈공압 시퀀스 회로도〉

제7장
의용 센서의 설비운용

인간은 입, 코, 귀, 입, 피부 등 오감각에 의해 주변사물을 인지하고 감응한다. 이와 마찬가지로 센서 또한 인지하고 감응하는 기계적 요소로 센서의 정의와 분류, 특성을 알아보고, 각각의 센서들의 기본원리와 측정하는 과정들을 이해할 수 있어야 한다.

01 센서의 기초이론
02 센서의 분류

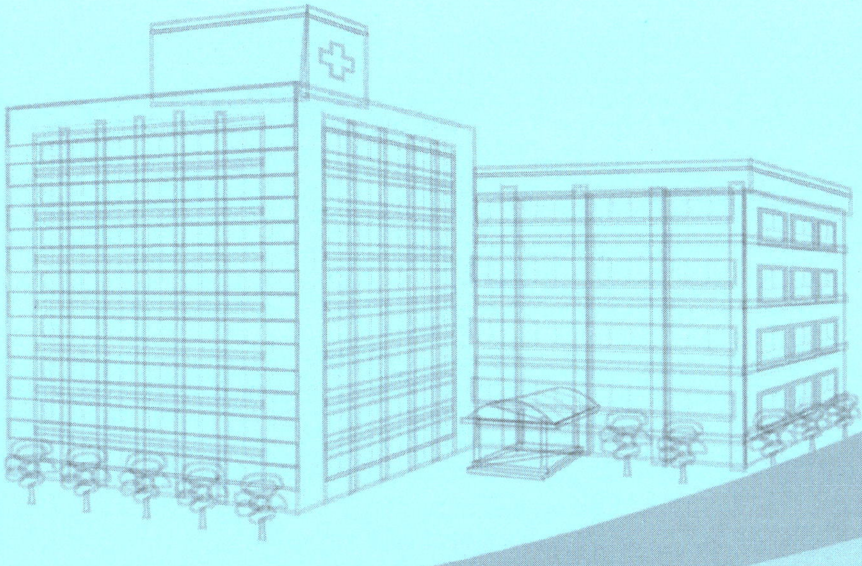

01 센서의 기초이론

센서(sensor)라는 단어는 라틴어의 sens-(-us)에서 유래된 것으로 1965년 경까지도 문헌상에 나타나지 않았다. "Dictionary of Scientific and Technical Terms"에 처음으로 정의를 넣어서 Sensor라는 단어를 수록하였다. 온도, 압력, 유량 또는 그들의 변화 혹은 빛, 소리, 전파 등의 강도를 감지하여 정보수집 시스템의 입력신호로 변환하는 디바이스라고 한다.

센서의 사전적 해석은 빛, 소리, 압력, 변위, 진동, 자계 등 각종 물리량이나 이온, 가스, 당분 등 여러 가지 화학량 등 외계의 정보를 검지하여 신호처리하기 쉬운 전기나 빛의 신호로 변환하는 기능을 지닌 소자이다.

센서는 [그림 7-1]과 같이 측정 대상의 물리량이나 화학량을 시간적으로 측정하여 유용한 신호(주로 전기적 신호)로 변환하여 출력하는 역할을 하며, 센서는 인간의 감각을 대신하여 외계의 물리적 현상을 감지하는 검출기로서 첨단 과학기술의 핵심 기술로 일컬어지고 있으며 그 중요성이 크게 부각되고 있다.

메커니즘, 컨트롤부, 센서의 3가지 요소가 발달하여 공장자동화(FA), 사무자동화(OA) 및 가정자동화(HA)에서 중추적인 역할을 한다.

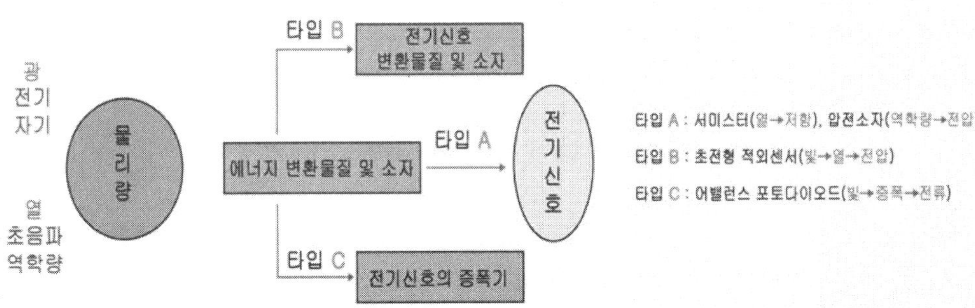

[그림 7-1] 센서의 변환과정

1. 인간의 오감과 센서의 대비

인간의 오감과 관련있는 센서를 비교하면 〈표 7-1〉과 같다.

〈표 7-1〉 오감과 센서의 대비

인간의 오감	기 관	센 서
시각	눈	광센서
청각	귀	음파 센서
촉각	피부	압력 센서, 촉각 센서
후각	코	가스 센서
미각	혀	이온 센서, 바이오 센서
그 외의 센서		중력 센서, 전류 센서, 자기 센서

2. 센서의 선정

센서를 선택하는데 있어서 장치의 특성을 파악해야 한다. 기계장치의 설계단계에서 최적의 센서를 설계해 둘 필요가 있다. 선정기준 외에 센서를 채용할 때 센서의 안전성, 내구성, 내식성, 내후성, 노이즈, 신호의 신뢰도, 통일성 등을 고려해야 한다(표 7-2).

〈표 7-2〉 센서의 선정조건

검토사항	의 미	항 목
측정조건	시스템이나 기계장치 전체에 대해 검토하고, 센서의 필요성과 사용목적을 명확히 한다.	• 측정의 목적 • 측정량 • 측정범위 • 입력신호 • 요구정도 • 측정시간
특성	여러 가지 센서의 특성과 요구되는 특성을 갖춘다.	• 정도 • 안전성 • 응답성 • 직선성
사용조건	센서의 특성을 최대한으로 발휘하기 위한 분위기와 환경을 고려한다.	• 설치장소 • 비접촉식, 접촉식 • 외부 신호
입수 보수	종류와 가격이 다른 센서 중에서 최적화된 것을 선정한다. 입수하기 쉽고, 보수가 용이하고, 장시간 운전에 좋은 것을 선정한다.	• 가격 • 납기 • 서비스 • 보증기간

(1) 내구성

센서에는 수명이 있다. 주변 환경에 따라 변할 수 있으며, 센서의 기능이 반복할 경우에 필요한 정도가 유지 가능한 시간이며 이것은 짧으면 보수유지와 고장이 빈번히 발생하게 된다.

(2) 안전성

센서의 안전성은 센서 자체의 파괴로 인한 직접 사고의 방지를 들 수 있다. 센서가 외부환경으로부터의 스트레스에 견딜 수 있도록 설계해야 한다. 또한 검출치에 대한 신뢰성이 높은 정보를 출력하는 것 등이 있다.

(3) 노이즈성

센서는 아주 미약한 전류를 출력한다. 주변 전기기기를 조작할 때 발생하는 유도기전력, 정전유도, 전파 등의 영향을 받기 쉽다.

(4) 내후성

옥외에서 사용할 경우에 바람, 비, 염분, 분진, 화학성 물질 등을 포함한 대기, 유화물로 센서에 영향을 준다. 이러한 환경으로부터 센서를 차단하는 설계가 필요하다.

(5) 보조동력

정전이나 단선 등으로 동력원이 끊어졌을 때에도 센서만을 동작시키고 싶을 경우에는 보조동력을 마련해야 한다.

(6) 신호의 통일성

다수의 센서를 사용할 경우 센서의 출력신호에 통일성이 있어야 설계하기 쉽다.

컴퓨터나 마이크로프로세서로 신호를 받아 처리하므로 아날로그 신호를 디지털 신호로 변환하여 사용하는 것이 일반적이다.

(7) 내구성의 영향

센서가 기계에 설치되면 기계는 고장 없이 운전되도록 부수 점검을 주기적으로 해야 센서의 수명이 연장된다.

(8) 간단하고 취급하기 쉬운 구조

센서는 최대한 간단하고 취급하기 쉬운 구조여야 다루기가 쉽다.

(9) 필요 최소한의 개수

많은 센서를 사용할 경우에는 오감지 · 오작동을 방지하기 위해 필요 최소한의 개수를 사용한다.

02 센서의 분류

센서의 종류에는 광센서, 압력 센서, 온도 센서, 이미지센서, 광섬유 센서, 전기화학 센서, 바이오 센서, 용량성과 유도성 센서, 위치 · 변위 센서 등이 있다.

① 광센서 : 빛을 감지하여 이를 다시 처리가 용이한 양으로 변환하는 소자, 즉 트랜스듀서(변환기, transducer)라 한다.

② 압력 센서 : 기체나 액체의 압력을 전기신호로 변환하는 센서이며, 화학공업의 플랜트 제어에서는 반드시 필요하고 중요한 센서이다.

③ 온도 센서 : 온도의 변화에 응답하는 센서이다. 온도의 변화를 감지하여 온도관리를 자동화하는 데 이용한다.

④ 이미지 센서 : 1차원 또는 2차원적인 광강도 분포를 읽어서 시계열의 전기신호로 변환하는 센서이다. 공간적으로 배치한 복수개의 광센서를 순차적으로 주사하여 촬상을 한다.

⑤ 광섬유 센서 : 가늘고 유연하고 투명한 유리 또는 고분자 섬유이며 이를 통해 가시광선을 전송할 수 있는 센서이다.

⑥ 전기화학 센서 : 기체나 액체 속에 있는 특정 입자(원자, 분자, 이온 등)의 농도를 검출하는 센서이다.

⑦ 바이오 센서 : 생물물질이나 생체조직, 미생물, 세포기관, 감각기관, 효소, 항체, 핵산 등을 물리 · 화학적 변환기나 변환 마이크로시스템과 결합시킨 광학적, 전기 · 화학적, 온도계상, 압전기적, 자기적 분석장치, 다른 생물분자나 화학물질을 추출하기 위해 생물분자를 사용하는 센서이다.

⑧ 용량성과 유도성 센서 : 용량성 · 유도성 센서는 우수한 주파수 응답을 가지며, 정적 및 동적 현상 모두를 측정하는 센서이다.

⑨ 위치 · 변위센서 : 위치와 변위의 변화량에 따라 물체의 흐름을 측정하는 센서이다.

1. 광센서

광센서는 광을 이용, 비접촉으로 물체의 이상 유무를 감지하는 센서이다. 검출할 대상 물체의 반사와 차광에 의해 생기는 수광량에 의해 전기신호를 보낸다. 주로 공장자동화, 생력화 FA(Factory Automaton)에 이용한다. 광센서의 종류와 특징은 〈표 7-3〉과 같다.

〈표 7-3〉 광센서의 종류와 특징

분 류	센서의 종류	특 징	주용도
광도전 효과형	광도전 셀	소형, 고감도, 저가	카메라 노출계, 포토릴레이, 광제어
광기전력 효과형	포토다이오드 포토트랜지스터 포토사이러스터 (포토리플렉터, 포토인터럽터) CCD, CMOS 이미지센서 태양전지	소형, 저가, 전원 불필요, 대출력, 대전류 제어	카메라 EE 시스템, 스트로보, 광전 스위치, 바코드 리더, 카드 리더, 화상판독, 조광 시스템, 레벨 제어
광전자 방출형	광전자 증배관 광전관	초고감도, 응답속도 빠름, 펄스 계측, 미약광 검출, 펄스 카운터	정밀 광계측기기, 미약광 검출
자외선 센서	Si 자외선 포토다이오드 UV 트론	소형, 전원불필요 고감도	의료기기, 분석기기
복합형	포토커플러 포토인터럽터	아날로그 검출	무접점 릴레이, 전자장치 노이즈 커트, 광전 스위치, 레벨 제어, 광전식 카운터

① 광도전 효과 : 반도체에 빛을 조사하면 반도체 중 캐리어 밀도가 증가하여 도전율이 증가하는 현상이다. 외부로부터의 빛의 에너지에 의하여 가전자대의 자유전자가 전도대에 여과되어 도전성을 나타나게 하는 현상이다.

② 광기전력 효과 : 전자 · 정공쌍 생성이라고 한다. 전계와 열확산에 의해 PN 접합의 전위장벽을 뛰어넘어 이동하여 기전력을 발생한다. 광전효과의 일종으로서 반도체의 PN 접합이나 반도체와 금속의 접합면에 빛이 입사했을 때의 현상이다.

③ 광전자 방출효과 : 금속이나 금속산화물 등에 빛이 닿았을 때 일의 함수보다도 큰 에너지를 얻게 되며, 원자상의 전자가 금속표면에서 방출되는 효과를 가리키며 그 효과를 이용하는 수광면을 광전면이라 한다.

(1) CdS 광도전 셀

CdS 광도전 셀의 장점은 교류 동작이 가능하며, 가시광의 영역에 분광감도를 가지고 있다. 노이즈에 강하며, 비교적 큰 전류가 출력으로 잡히지만 다른 광센서에 비해 응답속도가 늦고 저조도 특성이 전력에 의존한다. 또 가시광 영역에 분광감도를 가지고 있어 주위의 광이 노이즈로 작용하기 쉽다는 단점이 있다. CdS는 카메라의 노출계, 조명의 자동점멸장치, TV수상기의 자동휘도조정장치, 광스위치 등에 사용된다.

1) 구 조

CdS는 극성 없이 교류회로에 사용 가능하며 제작은 세라믹 기판에 CdS 분말을 소결하여 제작한다. CdS는 광도전체를 좌우 전극으로 둘러싸서 저항체를 구성하고 CdS의 황화카드뮴이 광도전체 역할을 하게 되며, 빛에너지가 입사하게 되면 내부적으로 광도전 효과가 발생하고 두 전극사이에 내부저항이 작아지게 된다(그림 7-2).

광센서의 특징과 용도는 〈표 7-4〉와 같다.

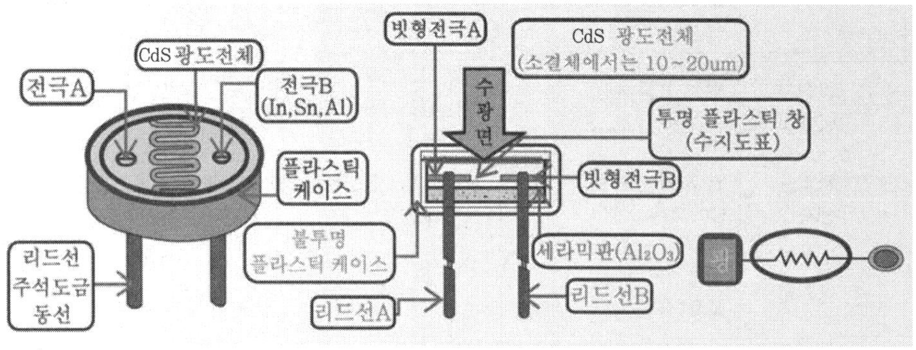

(a) CdS 셀의 외관모양 (b) CdS 셀의 단면구조(플라스틱 케이스형) (c) 기호

[그림 7-2] CdS 셀의 구조와 원리

〈표 7-4〉 광센서의 특징과 용도

특 징	용 도
• 소형이며, 가격이 저렴하다. • 무극성(ohm 구조) 소자이므로 회로구성이 매우 간단하다. • 응답특성이 낮으므로 고속 광스위칭에서는 적합하지 않다.	• 카메라의 노출계 • 조명의 자동점멸장치 • TV수상기의 자동휘도조정장치 • 광스위치

2) 조도 대 저항 특성

CdS 셀의 조도지수는 감마(g)로 나타낸다. 조도가 가장 클 때([Lmax], [Lux]), 가장 작을 때([Lmin], [Lux])의 CdS 내부저항값을 각각 $R_{max}[\Omega]$, $R_{min}[\Omega]$이라고 하면 조도지수 g는 식 (7-1)과 같다.

$$g = \log \frac{\log \dfrac{R_{max}}{R_{min}}}{\log \dfrac{L_{max}}{L_{min}}} \tag{7-1}$$

3) 구성회로

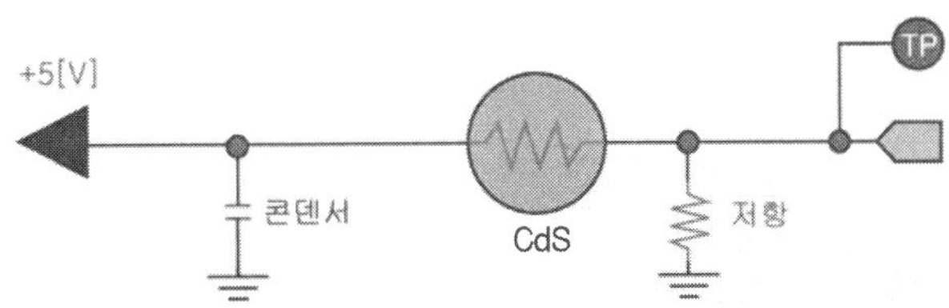

[그림 7-3] CdS를 응용한 회로

$R_i = 10[\mathrm{k}\Omega]$이면 0[Lux] CdS의 저항값 $R_{\min} = 50[\mathrm{k}\Omega]$, 10[Lux]일 때 $R_{\min} = 20[\mathrm{k}\Omega]$이고 $V_{cc} = 5[\mathrm{V}]$를 인가할 때 출력값의 범위는 다음과 같다.

0[Lux]일 때 출력값은 식 (7-2)와 같다.

$$V = \frac{R_{\min}}{(R_i + R_{\min})} \times V_{cc} = \frac{50[\mathrm{k}\Omega]}{(10[\mathrm{k}\Omega] + 50[\mathrm{k}\Omega])} \times 5 = 4.1[\mathrm{V}] \qquad (7\text{-}2)$$

10[Lux]일 때 출력값은 식 (7-3)과 같다.

$$V = \frac{R_{\max}}{(R_i + R_{\max})} \times V_{cc} = \frac{20[\mathrm{k}\Omega]}{(10[\mathrm{k}\Omega] + 20[\mathrm{k}\Omega])} \times 5 = 2.5[\mathrm{V}] \qquad (7\text{-}3)$$

(2) 광다이오드

광을 흡수하여 전자를 방출하는, 즉 광에너지를 전기 시스템에서 응용할 수 있도록 전류로 변환하는 광전변환소자로 입력된 광세기를 전류량으로 변환시킨다(표 7-5).

〈표 7-5〉 광다이오드의 요구사항

요구사항	종 류
• 동작파장영역에서 응답성이 우수해야 한다. • 응답특성이 선형성을 가져야 한다. • 작은 잡음특성으로 검출된 신호를 정확히 재현할 수 있는 잡음특성과 신뢰성이 요구된다.	• 포토다이오드 • 포토트랜지스터 • 포토사이리스터 • 태양전지

1) 포토다이오드

광을 흡수하여 전자를 방출하는, 즉 광에너지를 전기 시스템에서 응용할 수 있도록 전류로 변환하는 광전변환소자로 입력된 광세기를 전류량으로 변환시킨다.

① 내부원리 : 포토다이오드의 동작원리를 [그림 7-4]와 같이 설명하기 위한 모델도이며 PN접합선에 광에너지가 조사되고 있는 모습을 나타내고 있다. 먼저 안정에너지 준위상태의 접합소자에 역바이어스를 인가하게 되면 P, N영역 사이에 공핍층은 넓어지게 된다. 여기서 광자가 전자를 여과시키게 되는 광에너지의 크기는 물질의 에너지 갭(E_g)만큼의 크기인 광에너지($E_p = h_{fp}$)이다.

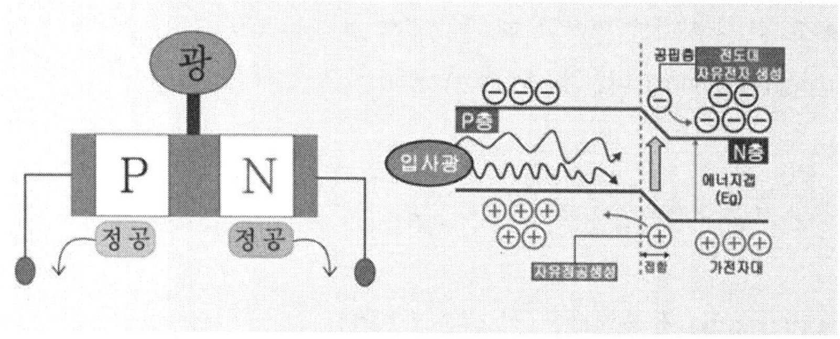

[그림 7-4] 포토다이오드와 PN 접합

② 포토다이오드의 종류 : 포토다이오드는 주로 PIN 포토다이오드와 Avalanche 포토다이오드가 사용되고 있다(그림 7-5).

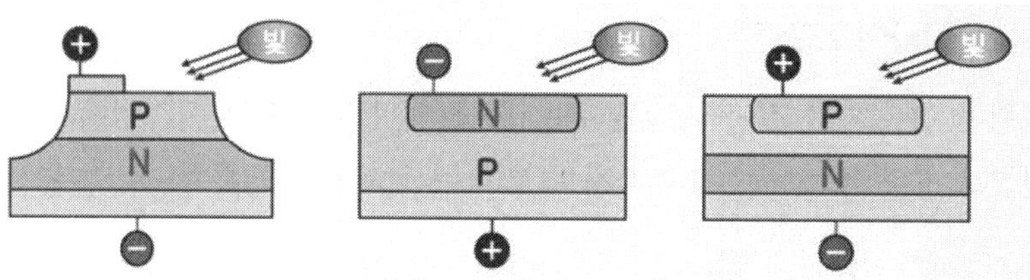

(a) 메사형 (b) 플래너형 (c) PIN형

[그림 7-5] 포토다이오드의 종류와 구조

㉠ PIN 포토다이오드 : PIN 포토다이오드는 [그림 7-6]과 같이 PN 접합의 중간에 캐리어가 적어 저항이 큰 진성반도체의 층(i층)이 설치된 구조이다. 사용 시 역바이어스 전압을 걸어 i층은 캐리어의 공핍층으로 하고, 내부에 전기장을 만들어 두어야 한다. P층 쪽에는 창문이 설치되어 있고, 입사한 빛은 P층을

통과하여 i층으로 들어가고, 그 에너지를 흡수하여 전기장에 따라 정공과 전자가 생긴다. 이들 캐리어는 전기장에 따라 음극과 양극을 향하여 이동하고 외부에 전류가 되어 방출된다. PIN 구조는 단순한 PN 접합보다 i층 내의 높은 전기장에서 고속성이 얻어지는 특성을 가지고 있다.

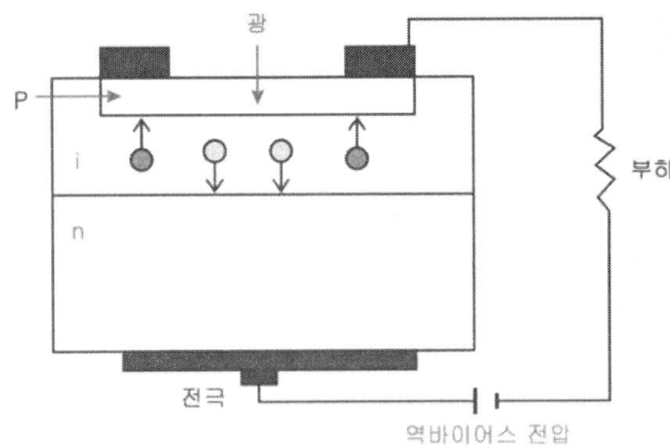

[그림 7-6] PIN형 포토다이오드

㉡ Avalanche 포토다이오드 : Avalanche 포토다이오드는 [그림 7-7]과 같이 PN 접합 중간에 사태(avalanche)층이 있고, 입사한 빛의 여기에 따라서 발생한 캐리어가 높은 전기장에 의해 사태층 내에서 원자에 충돌하여 새롭게 홀과 전자의 쌍을 만들고, 그들이 또 새롭게 충돌을 일으키는 과정에서 사태효과를 일으켜 광전류가 증대되는 원리로 작동된다.

증대율은 바이어스 전압이 높은 만큼 커지므로, PIN 포토다이오드보다 높은 바이어스 전압(수십에서 200[V] 정도)에서 사용되고 있다. Avalanche 포토다이오드는 증배에 수반하여 잡음도 많고, PIN 포토 다이오드보다 S/N비가 작지만 출력전류가 크기 때문에 다음 단의 증폭기가 포함되면 S/N비는 개선될 수 있다.

따라서 고감도 수광을 목적으로 하는 장거리 통신의 경우는 통상 Avalanche 포토다이오드가 사용되지만, 광자 입자계, LAN 등의 중·단거리 통신에서는 특별한 전원을 필요로 하지 않는 PIN 포토다이오드가 많이 사용되고 있다.

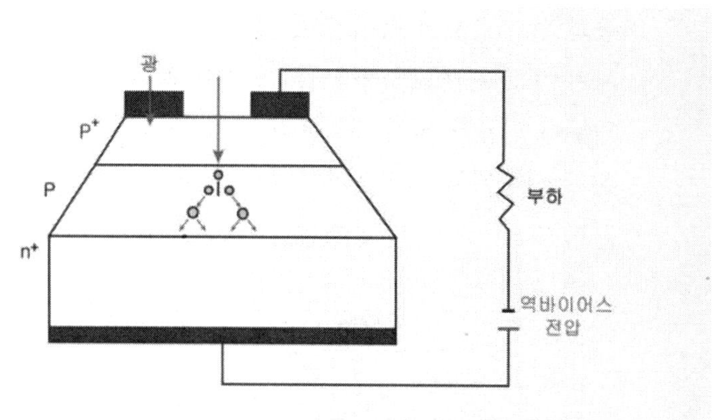

[그림 7-7] Avalanche형 포토다이오드

포토다이오드의 $V-I$ 특성은 암(dark)상태에서는 통상의 정류 다이오드와 같다. 그러나 포토다이오드에 빛이 조사되면 빛의 세기에 따라 [그림 7-8](b)와 같이 $V-I$ 특성이 (−)쪽으로 이동하게 된다. 이 때 단자간을 개방해두면 전압이 생기고 단락하면 역방향으로 전류가 입사광량에 비례하여 흐르게 된다. 역방향으로 흐르는 전류는 [그림 7-8](c)와 같이 1/1,000~1/10,000[Lux]의 범위에서 상당히 좋은 직선성을 가지고 있다.

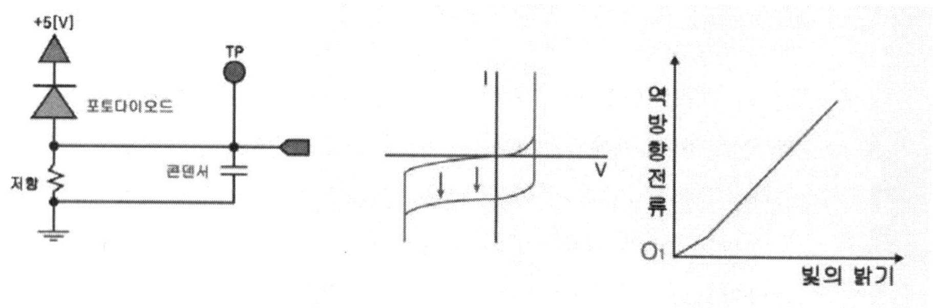

(a) 구성회로 (b) $V-I$ 특성 (c) 단락전류 조도 특성

[그림 7-8] 포토다이오드의 특성

2) 포토트랜지스터

포토트랜지스터는 [그림 7-9]와 같이 N형 기판 위에 P형의 베이스 영역을 형성하고 또한 N형의 이미터를 형성한 구조로 되어 있다.

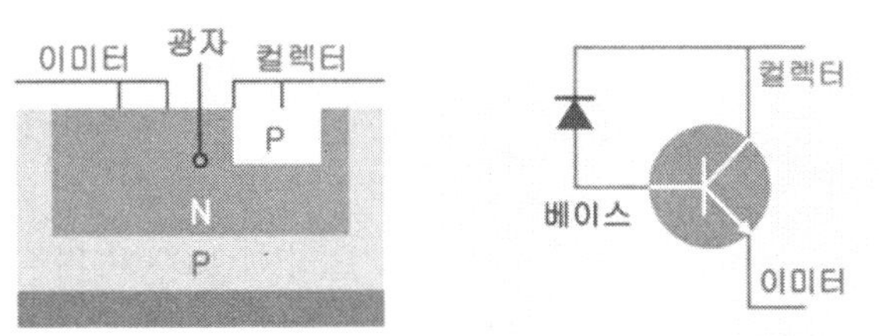

(a) 포토트랜지스터의 구조 (b) 포토트랜지스터의 등가회로

[그림 7-9] 포토트랜지스터의 구조 및 등가회로

① 원리 : 반도체 재료는 실리콘이고, 약간의 게르마늄이 사용되고 있다. 베이스 표면에 빛이 입사하면 역방향 바이어스된 베이스-컬렉터 사이에 광전류가 흐르게 되고, 이 전류가 트랜지스터에 의해 증폭되어 외부 리드에 흐르는데 이것이 **포토트랜지스터의 원리이다. 포토트랜지스터는 일반적인 트랜지스터형이다.** 하지만 달링턴 트랜지스터형인 경우에는 전류는 다시 다음 단의 트랜지스터에 의해 증폭되므로 외부의 리드선에 흐르는 광전류는 처음 단과 다음 단의 트랜지스터 전류증폭률과는 곱이 되므로 대출력이 얻어진다.

② 특징 : 현재 가장 많이 사용되고 있는 수광소자로서 대개 500~1,610[nm]의 **파장 영역**에서 사용할 수 있고, 특히 800[nm] **부근에서 최대 감도**를 갖고 있다. 일반적인 트랜지스터형이지만 달링턴 트랜지스터형인 경우에는 전류는 다시 다음 단의 트랜지스터에 의해 증폭되므로 외부의 리드선에 흐르는 광전류는 처음 단과 다음 단의 트랜지스터 전류증폭률과는 곱이 되므로 대출력이 얻어진다. 포토다이오드에 비해 출력되는 광전류가 크고 신호는 동일 칩 내에서 증폭되고 있어서 **전기적 노이즈가 적고 큰 신호 대 잡음비를 얻을 수 있다.**

㉠ 포토트랜지스터 장점

ⓐ 신뢰성이 높고 소형화할 수 있으며 전류증폭률이 크다.

ⓑ 기계적으로 강하며, 암전류가 적고 가격이 싸다.

㉡ 포토트랜지스터 단점

ⓐ 포토다이오드에 비해 입사광에 대한 광전류의 직선성이 나쁘다.

ⓑ 고감도일수록 응답속도가 늦고, 포화전압이 높다.

③ 포토트랜지스터의 주요 용도 : 포토트랜지스트가 주로 많이 사용되는 곳은 다음과 같다.

㉠ 광전 스위치(포토커플러) : 광전도 효과를 이용한 스위치, 광전소자에 가해지는 **빛의 양에 따라 전류가 켜짐/꺼짐한다.**

㉡ 포토아이솔레이터 : 포터아이솔레이터는 LED와 Si의 수광소자를 마주보게 배치하여 그 사이를 투명수지로 채우고 그 주변부를 불투명 수지로 감싼 구조이다.

㉢ 단거리 광통신기 : 광섬유의 빛을 이용해 1,0,1,0(디지털 신호)의 신호(사각파형)를 통해서 통신을 하는 것이고 단거리 광통신기는 155[M]급 장비 이하에 유리하다.

3) 적외선 센서

체표면 온도에 의해 복사열이 방출되는 것을 이용하여 적외선 센서로 복사량을 측정하여 표면의 온도분포를 측정한다.

① 적외선 센서의 개요 : 적외선은 파장이 가시광선보다 길고 전파보다 짧은 전자파의 일종이다. 적외선은 자연계에 존재하는 모든 사물로부터 방사되고 있으며, 이들 물체들의 온도에 따라 파장이 달라진다.

인간의 체온은 36~37[℃]이므로 9~10[μm]에서 피크를 가진 원적외선이 방사되며 약 400~700[℃]로 가열된 물체로부터는 3~5[μm] 피크를 가진 중적외선이 방사된다. 적외선을 감지하여 전기적 신호로 바꾸어 주는 적외선 센서에는 열로 변환해서 저항변화나 기전력들의 형태로 출력하는 열형이 있고, 반도체의 이동간 에너지 흡수차를 이용한 광전도 효과나 PN 접합에 의한 광기전력 효과를 이용하는 양자형이 있다.

적외선 센서 [그림 7-10]은 일상생활에서도 많이 이용되고 있는데 자동문의 스위치, 적외선 리모컨, 서멀 카메라, 전자식 드라이어, 버스 출입문 등 근접 또는 통과 등을 검출하는 곳에서 많이 쓰인다.

자연계에 존재하는 것은 온도에 따라서 적외선 광을 방출하고 있다. 온도가 높은 것은 파장의 영역이 짧은 적외선 광을 방출한다. 온도가 낮은 것은 파장이 긴 적외선 광을 내고, 이것은 플랑크의 흑체방사법칙을 적용한다. 자연계에 존재하는 모든 생물이나 식물 등의 그 온도가 매우 엄밀하게 제어되고 있으므로 그 온도변화에서 이상현상을 알 수가 있다.

또한 넓은 공간에 걸쳐 온도의 패턴은 모니터 링크 작업상 중요한 정보를 제공해준다. 해양상의 오염 모니터 링크에서는 오염된 영역의 물은 그 방사율이 다른 것에 확실히 구별할 수 있다.

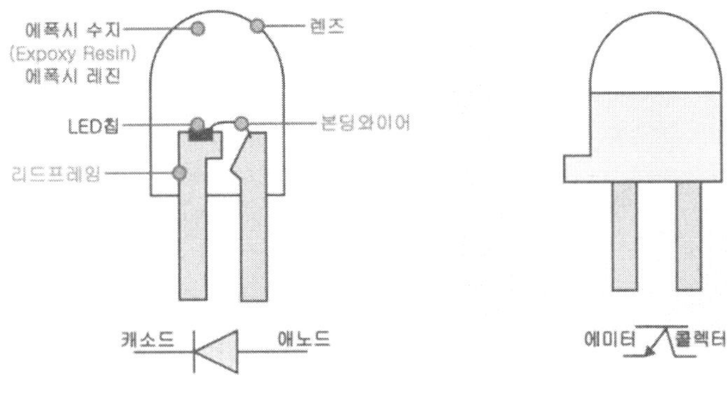

(a) 적외선 발생(발광부) (b) 적외선 검출(수광부)

[그림 7-10] 적외선 센서

② 적외선 센서의 분류와 특징 : 적외선 센서에는 양자형과 열형이 있다.

㉠ 양자형 : 양자형은 PbS(황화납), HgCdTe(수은−카드뮴−텔루륨) 등의 반도체를 사용하는 것이므로 입사광의 광자 에너지에 의해서 여가되는 전자에 의해서 생기는 도전율의 변화나 기전력을 검출하는 것이다. 양자형은 열형에 비해서 감온, 응답속도가 우수하고 종류도 많다. 양자형 센서에는 광기전력 효과를 중심으로 한 포토다이오드, 태양전지, 기타 광도전 효과를 응용한 PbS, CdS 셀 등이 있다(그림 7-11).

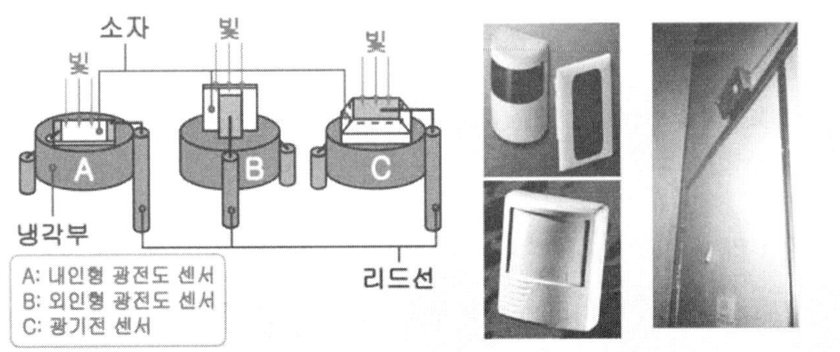

[그림 7-11] 적외선 센서의 구조

㉡ 열형 : 열형은 흑체 방사에 기초를 두고 적외선 방사 에너지의 흡수에 의한 온도 변화를 이용한 것이다. 열형 센서에는 열기전력 효과를 중심으로 한 서모파일과 초전효과를 중심으로 한 PZT 등이 있다. 그러나 양자형은 감도의 파장 선택성을 갖는 점과 특히 중적외용과 원적외용에서는 감도를 높이기 위해 냉

각을 필요로 하는 것이 많다. 열형은 수[μm]에서 수십[μm]의 넓은 적외선 파장 영역에 걸쳐 평탄한 감도를 갖고 또한 실온에서 사용한다. 열형에는 도전율의 변화를 이용하는 서미스터 바로미터나 기전력을 검출하는 서모파일 등이 있지만 서미스터 바로미터는 바이어스 전압을 필요로 하고 서모파일은 출력이 작은 것이다.

㉢ 적외선 센서의 주요 용도 : 포토 셀 광전관과 같이 광원이 필요한 센서와는 달리 [그림 7-12]와 같이 광원을 필요로 하지 않는 초전형 적외선 센서이며 방범, 방화 분야에서 널리 이용되고 있다. 즉, 침입자 감지, 위험한 장소로의 사람 출입감지, 재난감지 등 방범, 방재 시스템의 응용과 흔히들 사용하고 있는 인체감지에 의한 커튼의 제어, 조명의 자동 점등과 소등, 자동문, 절수 드레인, 조리기로의 이용 등을 목적으로 하는 응용회로 등에 사용되고 있다.

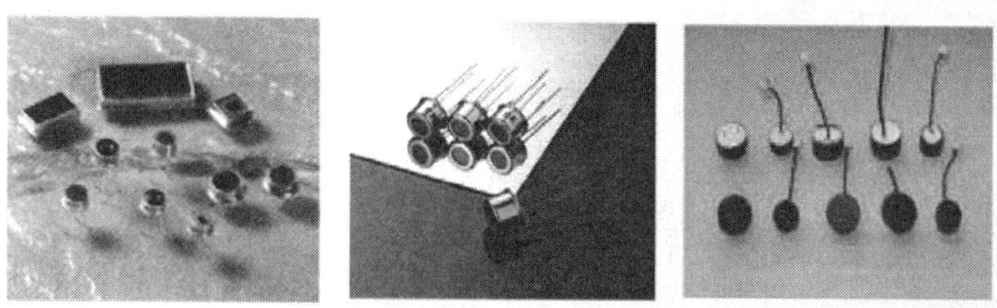

[그림 7-12] 초전형 적외선 센서

2. 압력 센서

2개의 물체가 접촉면 또는 물체 사이의 두 부분의 양측에서 서로 미는 힘이다. 일반적으로 이것은 단위면적당 작용하는 힘의 정도로 나타나게 된다.

(1) 압력 센서의 정의

기체, 액체, 고체 등 모든 물질 간에 작용하는 역학적 에너지*를 검출하기 위한 센서이다. 여기에는 대기압의 압력을 측정하는 '압력계'와 대기압보다 낮은 압력을 측정하는 '진공계'를 포함한다(그림 7-13).

---

* 역학적 에너지 : 역학량은 압력 외에 물체의 중량, 회전력의 토크(torque), 그리고 물체 간에 작용하는 힘을 총칭한다.

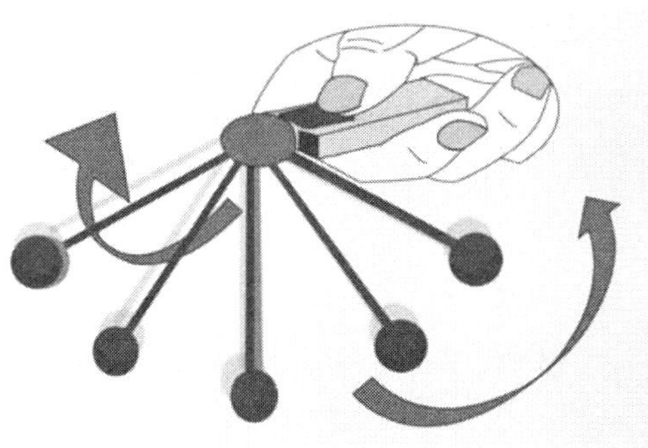

[그림 7-13] 역학적 에너지 실험

(2) 압력 센서의 용도

압력 센서(pressure senssor)로 검출 가능한 물리량은 [그림 7-14]와 같이 압력, 중량, 토크 등이며 힘의 역학상 미묘한 차이를 갖기에 각각의 물리량에 따라 압력 센서를 적절하게 구분하여 사용해야 한다.

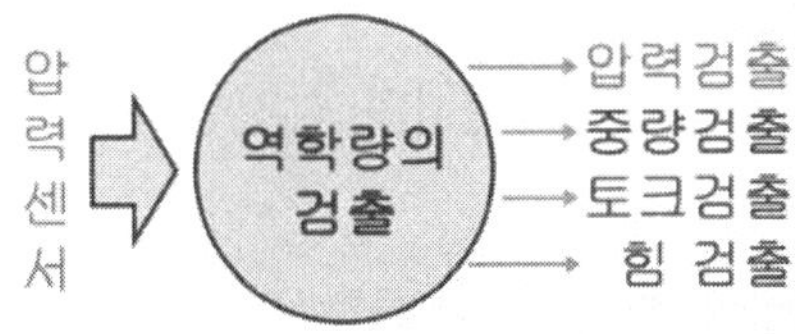

[그림 7-14] 역학량의 검출

(3) 압력 센서 사용상의 요점

압력 센서는 통상적으로 매우 세심한 센서들이기에 취급에 각별한 주의가 필요하다. 센서 취급에 관해 주의할 점은 다음과 같다.

① 반도체 압력 센서는 온도의존성이 크다.

② 압력 센서 모듈에는 스위칭 타입과 아날로그 출력 타입이 있다.

③ 반도체 압력 센서의 바이어스 회로에는 정전류 구동법이 좋다.

④ 압력 센서는 설치 중 부주의한 응력을 주어서는 안된다.

(4) 압력 센서의 종류

압력 센서에는 공진형, 압전형, 스트레인게이지형, 정전용량형이 있다.

1) 공진형 압력 센서

변형하는 소자에 부착된 공진구조는 압력에 의해 발생된 인장/압축력에 의해 공진주파수의 변화를 야기시킨다. 이것은 기타와 같은 음악 악기에서 줄이 인장력을 받을수록 고음을 나타내는 것과 같다. 줄이 얇고, 인장력을 크게 받을수록 공진주파수가 상승하여 고음을 표현할 수 있게 된다.

이때 **공진주파수는 인장력의 제곱근**에 비례하게 된다. 이러한 공진형 압력 센서는 댐핑(damping)을 크게 감소시켜 공진 피크(peak)가 명확히 발생할 수 있도록 설계하게 되는데, 이는 작은 압력변화에도 공진주파수의 변화를 쉽게 얻기 위함이다. 이러한 공진형 압력 센서는 대체로 고가이고 정밀도가 높은 곳에서 사용된다.

2) 압전형 압력 센서

몇몇 종류의 결정체(crystal)는 특정한 방향으로 힘을 받으면 자체 내에 전압이 유기되는 성질을 갖고 있으며, 이와 같이 전압이 유기되는 현상을 **압전효과**(piezoelectric effect)라고 한다. **압전형 압력 센서는 이러한 압전효과를 이용하여 입력 압력에 대응하는 전기적 출력을 얻을 수 있도록 설계된 센서**이다. [그림 7-15]는 노크 센서(knock sensor)를 예로 하여 전자유도방식의 센서와 압전방식의 센서의 구조를 비교한 것이다.

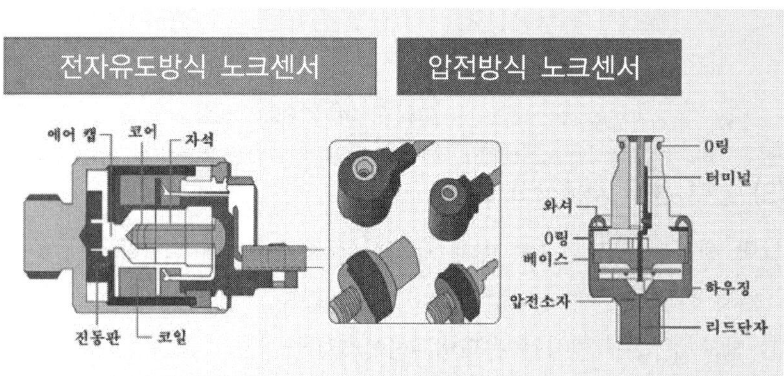

[그림 7-15] 압전형 압력 센서

압전효과에서 유의해야 할 점은 압전재료에서 발생되는 전압이 압력변화에만 민감하게 반응한다는 것이다. 따라서 압전형 압력 센서는 전압측정에는 적합하지 않다. 압력이 압전 센서에 스텝 형태로 가해지는 경우 전압은 곧 감쇠되어 사라지게 되기 때문에 이를 증폭하여 정보를 저장하고 읽을 수 있는 수단이 필요하게 된다. 압전형 압력 센서는 응답특성이 매우 빠르기 때문에 동압, 충격압 측정에 주로 사용되며, 폭발압, 수

중폭발압, 로켓트 추진압, 내연기관 연소압 등에 응용되고 있고 1[MHz] 이상의 주파수 응답특성을 갖는다.

3) 스트레인게이지형 압력 센서

스트레인게이지는 힘 측정 분야에서 가장 보편적으로 사용되는 측정방법 중의 하나이다. 스트레인게이지는 인장이나 압력을 받아 스트레인이 발생할 때 저항변화가 유도되는 특성을 이용한다. 이러한 측정은 [그림 7-16]의 **휘트스톤 브리지 회로**에 연결되어 사용되는데, 저항변화가 작더라도 우수한 감도로 측정하는 것을 가능하게 한다.

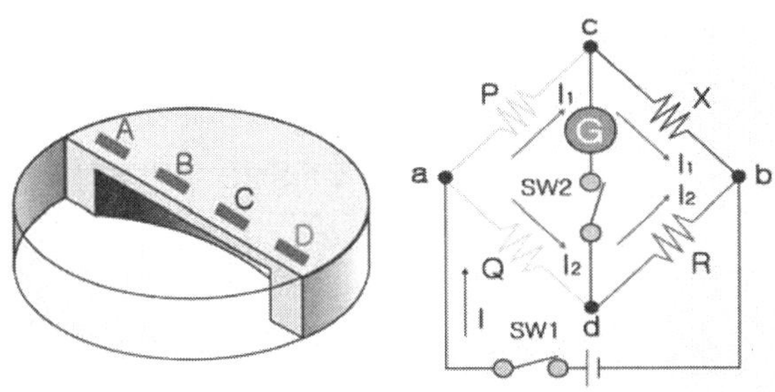

[그림 7-16] 휘트스톤 브리지 회로

기계적 힘에 의해 야기되는 스트레인에 기인한 저항률의 변화현상은 압력저항(piezoresistivity) 효과로 알려져 있으며 대부분의 전도체 및 반도체에서 나타나는 특성이다.

금속줄이 힘을 받아 늘어나게 되면 길이방향으로는 늘어나고 두께방향으로는 얇아지게 된다. 이러한 형상의 변화는 압저항효과와 더불어 저항을 늘어나게 한다. 이러한 변화는 식 (7-4)와 같다.

$$G = \frac{(\alpha R/R)}{(dl/l)} = 1 + 2v + \frac{(dp/p)}{(dl/l)} \qquad (7\text{-}4)$$

R : 줄의 저항, G : 게이지율, l : 줄의 길이, v : 포아송 비(Poison's ratio)
p : 비저항(resistivity)

4) 정전용량형 압력 센서

최근의 많은 정전용량형 압력 센서는 한쪽 면이 압력에 노출되고 2개의 전극이 한쪽 기준면 쪽에 치우쳐져 있는 형태를 갖는다. 이러한 구조는 **단면 이중전극**(single sideddual-electrode)형태이며, 두 전극이 하나의 세라믹판에 증착되어 일반적으로 황소눈(bull's eye) 형상을 갖는다. [그림 7-17]은 정전용량형 압력 센서를 나타낸 것이다.

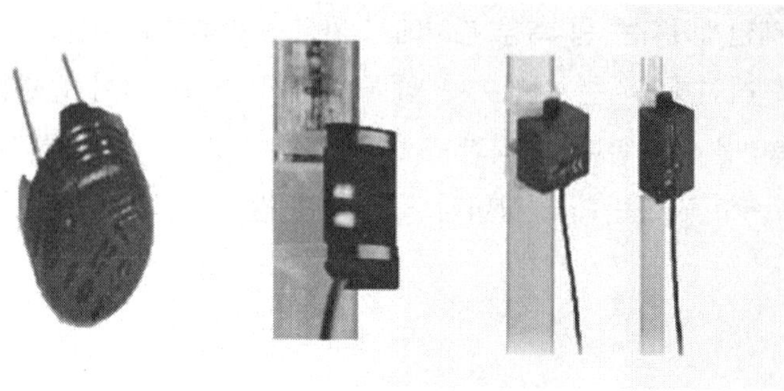

[그림 7-17] 정전용량형 압력 센서

5) 힘-감지저항기

표면에 수직 힘이 증가되면 저항이 감소하는 특성을 가진 장치이다. 그리고 고분자의 두꺼운 필름 표면에 수직으로 힘이 증가되면 저항은 감소하는 특성을 가진 고분자의 두꺼운 필름 장치이다. 10~10,000[gr]의 힘이 변화할 때 저항값은 500[kΩ]에서 약 1[kΩ]까지 변화한다. [그림 7-18]은 전형적인 힘-감지저항기를 보여준다. 이 센서의 저항이 감소하면 센서에 작용하는 힘이 증가함을 의미한다.

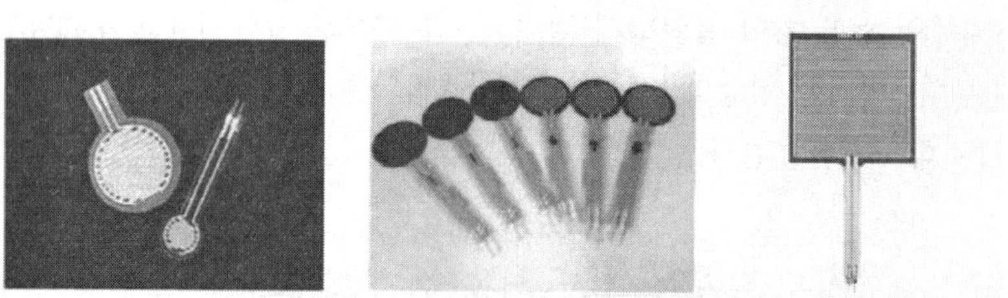

[그림 7-18] 힘-감지저항기

3. 온도 센서

물체의 차고 뜨거운 정도를 수량으로 나타낸 것이 온도이다. 이 온도를 객관적으로 측정하기 위해 온도계 또는 온도 센서를 사용한다. 보통의 재료나 전자소자는 온도에 따라 전기특성이 변화하기 때문에 모두 온도 센서가 될 수 있는 것이지만, 검출온도 영역과 검출정밀도, 온도특성, 양산성, 신뢰성 등에서 사용목적에 알맞는 것이 온도 센서로써 쓰이고 있다. 공업계측용으로서는 열전쌍, 온도측정 저항체, 서미스터(NTC), 금속식 온도계가 사용되며, 생활필수품 기기의 센서로써는 서미스터(NTC, PTC, CTR) 감온 페라이트, 금속식 온도계가 많이 쓰이고, 특수용도로서 NQR(핵4중극공명), 초음파, 광섬유를 사용한 센서도 있다. 온도의 기준용으로는 기체온도계, 유리제2중관 온도계, 수정온도계, 백금 온도측정 저항체, 백금-백금로듐 열전쌍이 쓰이고 있다.

(1) 온도 센서의 원리

발생하는 저항이나 기전력을 측정하여 온도를 구하는 방법이 온도 센서의 원리이다.

1) 측정방법에 따른 온도 센서의 분류

온도 센서는 측정방법에 따라 접촉온도 센서, 비접촉 온도 센서로 분류한다. **접촉온도 센서**는 피측정물, 환경에 직접 센서를 접촉시켜 측정하고, **비접촉 온도 센서**는 피측정물에서 방사되는 적외선을 떨어진 장소에서 측정한다. 〈표 7-6〉은 접촉방식과 비접촉방식의 특징을 비교하였다.

〈표 7–6〉 접촉방식과 비접촉방식

방식 / 분류	접촉방식	비접촉방식
측정물의 크기	피측정물의 온도가 변할 수 있고 작은 물체의 측정이 어려움	작은 물체도 측정가능
응답속도	고속으로 움직이는 물체에 부적합	고속 물체도 측정가능
측정상태	접촉상태에서 측정가능	원거리 측정가능
측온점	임의의 개소에서 측정가능(내부온도가능)	표면온도
온도범위	2000[℃] 정도	고온 측정가능
수명	일반적으로 단명	길다

■ 참고 : 온도 센서를 실제 사용 시의 검토사항

- 검출대상의 온도범위
- 응답속도
- 치수형상
- 생산성, 가격
- 감도, 정밀도, 잡음
- 실장 회로
- 기계적 강도, 내후성, 내열성

2) 열전대의 특성

현재 널리 사용되고 있는 열전대로는 구성재료에 따라 E, J, T, K, R, S, B의 7종류로 규격화되어 있다. 열전대의 규격의 종류와 그 특징에 대해서 〈표 7-7〉에 나타내었다.

〈표 7-7〉 각종 열전대의 특성

기호	+각	-각	온도범위[℃]	특 징
E	크로멜	콘스탄탄	-200~700	K에 비해 가격이 저렴하며, 열기전력이 크고, 환원성 분위기에 약하다.
J	철	콘스탄탄	-200~600	K와 E에 비해 가격이 저렴하고, 열기전력의 직선성이 양호하며, 품질특성의 변동이 크고, 녹에 약하다.
T	구리	콘스탄탄	-200~300	가격이 저렴하고, 저온특성이 좋다, 균질성이 좋고, 환원성 분위기에 적합하고, 열전도 오차가 크다.
K	크로멜	알루멜	-200~1,000	열기전력의 직선성이 좋으며, 내산화성이 양호하고 환원성 분위기에 약하다.
R	백금·로듐 (13[%])	백금	0~1,400	안전성이 좋으며, 분산이나 열화도 적다. 표준 열전대로 적합하고, 산화성 분위기에 강하고, 감도가 좋지 않다. 0[℃] 이하 저온측정이 불가능하고, 환원성 분위기에 약하고, 가격이 비싸다.
S	백금·로듐 (10[%])	백금	0~1,400	
B	백금·로듐 (30[%])	백금	300~1,500	상온에서 열기전력이 매우 적으며, 보상 도선이 불필요하며, 가격이 고가이다.

※ 크로멜 : 니켈·크롬 합금, 알루멜 : 니켈·알루미늄 합금, 콘스탄탄 : 니켈·구리 합금

(2) 온도 센서의 종류

온도 센서의 종류에는 서미스터와 실리콘 온도 센서가 있다.

1) 서미스터

서미스터는 Thermally Sensitive Resistor로 열을 의미하는 “Thermal”과 저항의 “Resistor”가 축약된 것으로 온도에 따라 저항값이 변하는 저항소자이다.

① 서미스터의 종류 : 서미스터는 NTC(Negative Temperature Coefficient)형 서미스터와 PTC(Positive Temperature Coefficient)형 서미스터, CTR형 서미스터 등이 있는데, 대부분 NTC형을 기준으로 한다. 서미스터의 전기저항은 백금이나 니켈의 전기저항과 비교하여 온도상승에 따라서 급속히 감소한다.

㉠ NTC 서미스터 : 저온용으로는 Mn(망간), Co(코발트), Ni(니켈), Fe(철)계가 사용된다. 고온용으로는 Co-Mn계에 Al(알루미늄), Zn(아연), Mg(마그네슘), Cr(크롬) 등을 첨가 하거나 CeO_2-ZrO_2계가 사용되고 있다.

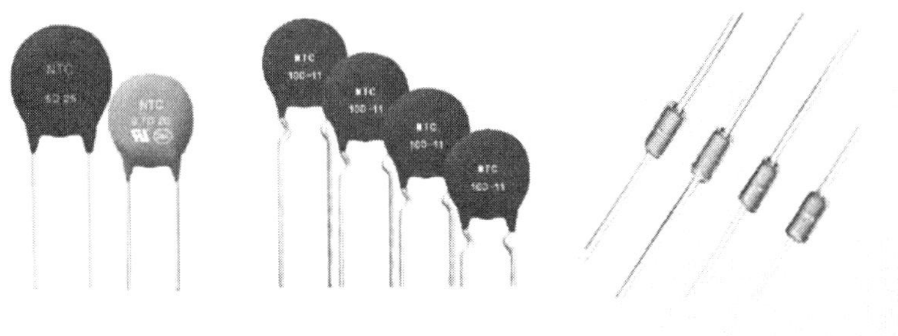

[그림 7-19] NTC 서미스터

NTC 서미스터는 [그림 7-19]와 같이 여러 형태가 있다.

㉡ PTC 서미스터 : 티탄산바륨 특유의 퀴리점에서 상의 전이에 따라 소자가 특정한 온도에 도달하면 저항값이 급격히 증가하는 성질을 가진다. PTC 서미스터는 주위온도를 바꾸어 가면서 줄열에 의한 자기발열을 수반하지 않을 정도의 미소전압에서 측정된 저항-온도 특성에서 저항값이 급격히 증가할 때의 온도를 저항급변점 온도 또는 퀴리 온도(T_C)라 한다. 퀴리 온도는 R_{min}(최소 저항값)의 2배 저항값에 대응하는 온도로 정의한다. 또 온도를 상승시키면 일단 저항이 최대값을 나타낸 후에는 온도상승에 따라 반대로 저항값이 감소하는 성질을 나타낸다.

㉢ CTR 서미스터 : 어떤 온도에서 저항값이 급변하는 것을 CTR 서미스터라 한다. 즉 VO(바나듐 산소)계 화합물은 어떤 온도에서 반도체-금속의 전리를 일으키고 전기저항값이 급격히 변화한다. 특히 VO_2(산화바나듐)는 70[°] 부근에서 2자리 이상의 저항변화를 나타내므로 이를 이용하여 서미스터로 활용한다. CTR은 특정 온도의 정점 측정, 온도경보, 적외선 검출 등에 이용할 수 있다.

② 서미스터의 재료 및 제조 : NTC 서미스터는 전기 세라믹의 일종으로 천이 금속화합물의 소결체이다. 주성분은 망간, 코발트, 니켈 등이 있지만 알루미나, 철 등을 첨가하는 경우가 있다. 1000[℃] 이상의 고온에서 구운 것으로 상온부근에서 아주 안정한 성질을 가지고 있다.

③ 서미스터의 특징 : 서미스터의 특징은 다음과 같다.

㉠ 신호출력이 높아 실용상 2/10000 정도의 미소 온도변화를 검지할 수 있다.

㉡ 소자 자체의 전기저항이 크므로 리드선의 길이를 길게 할 수 있다.

㉢ 보상도선이나 기준점과 같은 것을 필요로 하지 않고 제작비용이 싸다.

㉣ 외계의 영향을 받기 어렵고 수명이 길다.

ⓜ 전자회로와의 조합이 용이하여 응용범위가 넓다.

ⓑ 소자치수가 비교적 작고 목적에 따라서 각종 형상의 소자를 만들 수 있다.

ⓢ 품질의 불균일성이 크고 출력신호의 비직선성이 현저하며, 기계적 충격에 취약하다.

ⓞ 공업계측용, 각종 자동제어기기, 가정용 기기 등에 널리 사용된다.

④ 각종 서미스터의 특징 : 세 종류의 서미스터 외에도 여러 가지 서미스터가 있으며 특징은 다음과 같다.

㉠ 마이크로 비드형 서미스터 : 현재 바깥지름 0.7[mm]정도의 주사침 속에 봉입하여 동식물의 실험용으로 사용되며, 다시 유리관에 봉입하여 피복 등의 응용을 통해 사용된다.

㉡ 디스크형 서미스터 : 대량 양산용 모델이며, 100[℃]도 이하의 비교적 저온형 온도보상 소자로써 사용된다.

㉢ 칩 서미스터 : 디스크형의 서미스터에 은-파라듐계 합금 등의 전극을 붙여 칩 모양으로 잘라낸 것으로 1[mm] 정도의 작은 칩모양으로 잘라 전자회로에 내장하여 온도보상용 부품으로 사용된다.

㉣ 후막식 서미스터 : 알루미나 기판상에 서미스터용 페이스트를 인쇄하여 후막저항소자를 제작하는 경우와 유사한 방법으로 온도검출용 소자를 구성한 것이다.

2) 실리콘 온도 센서

반도체 Si의 전기저항의 온도의존성이나 Si 트랜지스터의 베이스-이미터 접합 전압의 온도의존성을 이용한 온도 센서이다. 전기저항식에서는 길쭉한 Si에 리드선을 단 것도 좋지만, 대량 생산용으로 넓적한 저항을 이용하는 것이 개발되고 있다. 이것은 IC 기술을 응용하여 만들어지기 때문에 한꺼번에 많은 칩형상의 센서를 만들 수 있다. 트랜지스터의 베이스–이미터 전압을 이용하는 센서에서는 온도에 대하여 거의 직선적인 출력이 얻어진다.

트랜지스터 온도 센서 외에 증폭회로나 직선화회로 등을 하나의 실리콘 칩으로 형성한 집적화 온도 센서도 만들어지고 있다. 실리콘 온도 센서의 항목과 그에 따른 단위는 〈표 7-8〉과 같다.

〈표 7-8〉 실리콘 온도 센서의 항목과 단위

항 목	단 위
• 동작온도 • 최대전류	• −55~175[℃] • 10[mA]

① 실리콘 온도 센서의 특성 : 실리콘 온도 센서는 N형 실리콘 단결정의 전자이동도에 대한 의존성을 이용한 소자이며 온도계수는 25[℃]에서 0.75[%]/[℃]이다.

② 구조 : 유리를 봉입한 다이오드의 패키지에 센서부가 되는 Si 칩을 봉입한 형태이다. 칩의 위쪽에는 직경이 약 40[μm]인 원형 커넥터가 있고, 밑에는 수 [μm]의 N^+ 확산층 영역이 있다. 컨텍트 위에는 두께가 수십 [μm]인 은(Ag)계 다층 전극이 형성되어 있다.

③ 응용 : 실리콘 온도 센서는 소형으로 사용 온도범위가 넓고, 신뢰성이 높기 때문에 각종 제조공정에 대한 온도 센서, 전자회로의 온도보상용 센서, 과열보호회로 등에 쓰인다.

4. 이미지 센서

CCD 센서가 카메라 산업용으로 개발된 기술을 사용하여 생산되는 반면 CMOS 센서는 이미 PC 등에 장착되는 메모리 칩에 널리 쓰이는 표준기술에 기초하여 제조공정의 경제성과 주변 칩들과의 연결상의 용이성 때문에 탄생했다. [그림 7-20]의 카메라의 이미지 센서는 빛을 전기적 신호로 변환하는 기능을 한다.

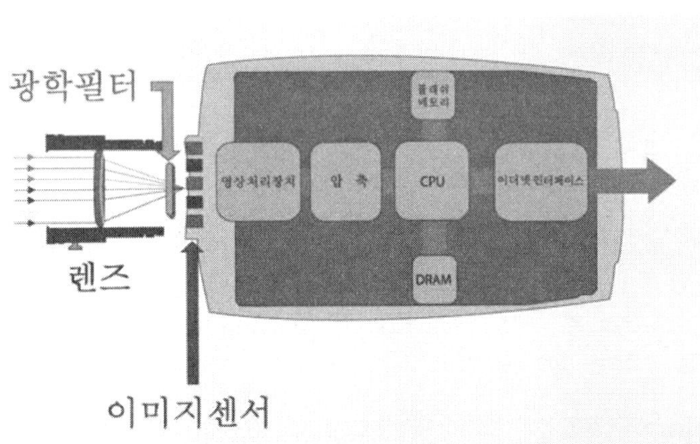

[그림 7-20] 이미지 센서를 이용한 카메라의 구동원리

(1) CCD 방식

전하의 축적에 의한 기억과 전하의 이동에 의한 전송이라는 2가지 기능을 갖고 있어 고집적화가 가능하다. CCD는 전하의 크기에 따른 아날로그 양의 기억전송이 가능하기 때문에 TV 카메라의 영상회로, 영상기억장치에 대한 응용화가 진행되었다. 1970년 벨 연구소에서 최초로 개발한 이후, 1983년부터 양산화되어 그 후에 200만 화소의 제품도 고해상 TV용으로 등장하였다. CCD 방식은 [그림 7-21]과 같이 현재 디지털 카메라 및 많은 종류의 비디오카메라의 이미지 센서로 사용되고 있다.

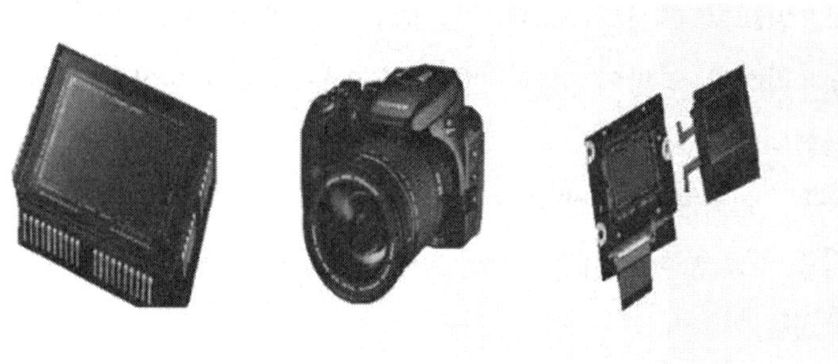

[그림 7-21] CCD를 이용한 이미지 센서

수광소자에 축적된 전하는 타이밍 신호에 의해 축적된 전하를 동시에 출력한다. 변환된 전자는 다시 전압으로 변환된다. A/D 컨버터의 성능에 따라 RGB 색상 채널당 비트 수가 결정되게 된다. CCD의 종류와 특징은 〈표 7-9〉와 같다.

〈표 7-9〉 CCD의 종류별 특징

종 류	명 칭	특 징
IT-CCD	Interline Transfer CCD	• 현재 대부분의 캠코더와 디지털 카메라에서 사용되는 CCD 타입이다. • 빛을 받아들이는 부분과 전송하는 부분이 하나의 기판에 구분되어 있다. • 칩 사이즈가 적고, 가격대비 성능이 우수하다. • 노이즈(noise)가 많이 발생하고 동적 범위가 좁으며, 스미어(smear) 현상이 발생할 수 있다.
FT-CCD	Frame Transfer CCD	• 빛을 받아들이는 부분과 전송하는 부분이 기판의 윗부분과 아래부분으로 구분되어 있는 방식이다. • 구조가 간단하고 감도가 높다.
FTT	Frame Interline Transfer CCD	• IT형과 FT형의 장점만 채택한 타입이다. • 스미어 현상을 억제하고 전자 셔터에 의해 동작할 수 있다. • 칩 면적이 넓으며 동적 범위가 좁다.

(2) CMOS 방식

CMOS는 PMOS와 NMOS 트랜지스터를 가지고 구현하며, 각 수광소자에 저장된 전하를 직접 전하로 변환한다. 1990년대 초 최초의 CMOS형 카메라 칩이 발표된 후 본격적인 개발이 시작되면서 저가형 디지털 카메라에서 채택되기 시작하였다. 이후 급격하게 기술적 발전을 이루면서 화질이 개선되었으며, 〈표 7-10〉과 같이 CCD 방식에 비하여 전력소비가 적고 가격이 저렴하다는 이점 때문에 디지털 카메라 등에 주력 이미지 센서로 주목받고 있다.

〈표 7-10〉 CCD와 CMOS 비교표

구 분	CCD 방식	CMOS 방식
구조	광전변환 반도체와 전하 결합소자로 구성	광전변환 반도체와 CMOS 스위치로 구성
원리	빛에너지에 의해 발생된 전하를 축적 후 전송	빛에너지에 의해 발생된 전하를 반도체 스위치로 읽어냄
장점	화질이 우수하다.	• 회로의 집적도가 높고 주변 IC와 원 칩화 가능 • 저소비전력, 저렴한 가격
단점	• 가격이 비싸다. • 주변 회로가 복잡하다. • 주변 IC와 원 칩화가 불가능하다.	• 노이즈가 많이 발생한다. • 감도가 낮다. • 동적 범위가 좁다.
활용	• 고품질 디지털 입력기기에 사용 • 고화소 고품질 지향	저품질, 디지털 입력기기에 사용

5. 광섬유 센서

광섬유는 빛의 전달을 목적으로 유리 또는 다른 투명한 물질로 만든 섬유이다. 한쪽 끝에서 빛을 비춰 섬유 안으로 통과시키면 섬유 안을 빛이 통과해 들어가는데 광섬유는 그 굵기가 너무 얇아서 어느 정도 구부린다고 해도 안에 들어간 빛이 유리를 다시 통과해 나올 수 있는 각도가 잡히지 않는다. 따라서 빛은 광섬유가 구부러져 있다 해도 유리벽을 뚫고 나오지 못하고 계속 전반사를 거듭해 반대쪽 끝까지 무사히 전달된다.

(1) 광섬유 센서의 원리 및 구성

센서 응용의 경우 광섬유는 측정할 물리량이 있는 곳에 손쉽게 빛을 전달하는 역할뿐 아니라, 광섬유를 구성하고 있는 유리를 매개로 빛과 측정하고자 하는 외부 신호 사이에 상호작용을 일으키게 하는 역할을 한다. 이러한 신호들에 의해 변화되는 빛의 성질에는 세기, 위상, 편광, 파장 등이 있으며, 이들의 미세 변화를 측정할 수 있는 여러 가지 방법들이 동원된다.

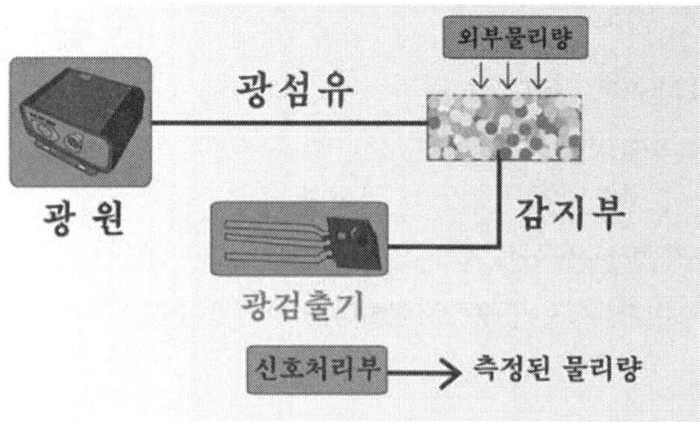

[그림 7-22] 광섬유 센서의 기본구성

① 빛의 성질을 변화시키는 물리적 현상의 예로는 굴절률 변화(온도, 압력, 인장력, 화학물질의 농도 등), 편광상태의 변화(전기장, 자기장, 압력 등), 파장에 따른 광손실의 변화(화학물질의 농도, 구부림 등) 등으로부터 상대론적 위상변화(Sagnac effect로 회전각속도에 의해 유도됨), 비선형 현상(라만 산란, 브릴루앙 산란, Kerr 효과 등)들까지 다양하다. 이와 같은 여러 가지 빛의 특성 변화를 읽어 우리가 원하는 외부 물리량의 변화를 측정하는 것이 광섬유 센서의 기본원리이다.

② 광섬유 센서의 기본구조는 [그림 7-22]와 같이 광원, 광섬유, 감지부, 광검출기 및 신호처리로 되어 있다. 광원으로는 작고 빛의 세기가 큰 반도체 레이저가 주로 쓰이고 있으며, 파장은 가시광부터 적외선까지 용도에 따라 선택하여 쓴다.

③ 광검출기는 광원과 마찬가지로 화합물 반도체가 사용되고 있으며, 신호처리는 변화되는 빛의 특성에 따라 빛의 세기측정, 간섭계에서의 위상변화측정, 빛의 파장변화측정 등을 위한 광학적/전기적 선호처리기가 개발되어 사용되고 있다. 이외에도 센서의 감도를 향상시키기 위해 측정하고자 하는 물리량을 빛의 특성 변화로 쉽게 유도해 낼 수 있는 트랜스듀서(transducer)가 많이 사용되고 있다.

(2) 광섬유 센서의 특징

광섬유 센서가 다른 센서들에 비해 갖는 장점들은 전자소자 대신에 빛을 이용해 측정하며, 이 측정신호의 전달 역시 빛으로 하고 있는데서 기인한다. 우선 전기가 통하는 전도체가 포함되어 있지 않으므로 주변의 여러 장치에서 발생할 수 있는 전자파 장애에 의한 잡음이 없고, 전기적인 접지, 누전, 감전 등의 염려가 없다. 크기가 작고 가벼우며, 거의 모든 종류의 물리량 측정에 이용할 수 있다. 특히 파장이 매우 짧은 빛을 기준으로 측정하게 되어 매우 높은 감도를 보장하고 있다. 통신의 경우와 마찬가지로 광손실이 적고 정보전송 대역폭이 넓어 많은 수의 센서를 광섬유 한 가닥에 연결하여 동시에 측정할 수 있는 배열형 센서가 가능하며, 수십[km] 떨어진 거리에서도 원격측정을 할 수 있고, 위치에 따른 물리량의 분포를 측정하는 분포계측이 가능하다. 이러한 특징들과 함께 언급해야 될 점은 광섬유 센서를 이용하면 기존의 기술로는 센서의 동작이 불가능한 환경에서도 사용할 수 있다는 점이다.

(3) 광섬유 회전 센서(광섬유 자이로스코프)

광섬유 센서의 중요한 분야 중 하나가 바로 광섬유 자이로스코프이다. 자이로스코프는 물체의 회전을 측정하는 장치로서, 비행기의 관성 항법장치 등에 사용되는 중요한 센서이다. 자이로스코프에는 기계식 자이로스코프, 고리형 레이저 자이로스코프, 광섬유 자이로스코프 등이 있다.

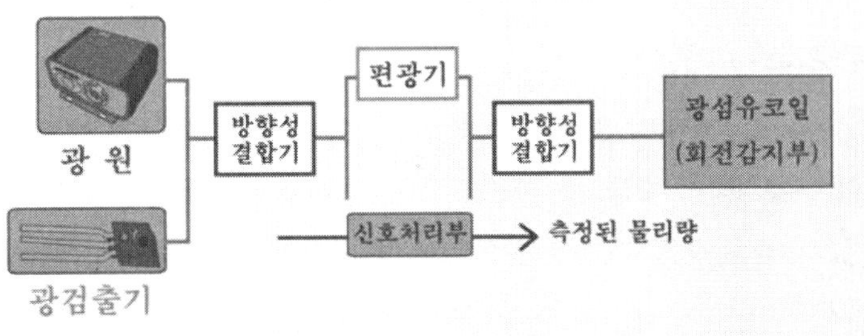

[그림 7-23] 광섬유 자이로스코프의 기본구성

① 광섬유 자이로스코프 : [그림 7-23]과 같이 기본적으로 광원과 광섬유를 원형으로 감아놓은 광섬유 코일(회전감지부)로 구성되어 있다. 광원에서 나온 빛은 방향성 결합기를 지난 후 2개의 빛으로 나뉘어서 광섬유 코일을 지나게 된다. 서로 반대 방향으로 광섬유 코일을 지난 두 빛은 다시 방향성 결합기에서 만나서 간섭한다. 자이로스코프가 정지상태에 있는 경우, 두 빛은 광섬유 코일을 지나는 동안 똑같은 위상변화를 경험하므로, 방향성 결합기에서 보강 간섭하고 광검출기의 출력은 최대가 된다. 반면, 자이로스코프가 회전하고 있는 경우, Sagnac 효과에 의하여 두 빛 사이에는 회전량에 비례하는 위상차가 발생하고 광검출기의 출력이 변화된다. 그러므로 광검출기의 출력세기 변화를 측정함으로써 회전량을 검출할 수 있다. 이러한 광섬유 자이로스코프는 다른 형태의 자이로스코프에 비하여 가격, 안정도, 내구성, 빠른 기동시간 등에서 큰 이점을 가지고 있다.

② 자이로스코프의 응용분야 : 비행기, 미사일, 우주선, 잠수함 등에 사용되는 항법장치, 카메라, 로봇, 무인자동화 기기 등의 자세 제어, 그리고 자이로 콤파스 등

으로 매우 넓다. 자이로스코프는 그 응용에 따라서 요구되는 정밀도와 안정도가 다르다.

③ 자동차용 항법장치에 사용되는 광섬유 자이로스코프는 그다지 큰 정밀도나 안정도가 요구되지 않기 때문에 최근 들어 응용이 활발한 편이며, 상품이 이미 실용화되었다. 또한 방위각을 측정할 수 있는 자이로 콤파스도 이미 상품으로 나오고 있으며, 잠수함이나 장거리 비행체 등에 사용할 높은 정밀도와 안정도를 갖는 광섬유 자이로스코프도 속속 개발되고 있다. 이렇게 정밀도가 높은 광섬유 자이로스코프로 만들기 위하여 광섬유 자이로스코프에 들어가는 여러 가지 광학 부품도 많이 연구되고 있으며, 위상차를 정밀하게 측정할 수 있는 신호처리 기법들도 연구되고 있다. 최근에는 광섬유 레이저를 이용한 광섬유 레이저 자이로스코프가 새로이 연구되고 있다.

(4) 분포계측 / 배열형 센서

광섬유 센서의 큰 장점 중 한 가지는 긴 길이의 광섬유를 감지부를 이용하여 동시에 여러 위치에서 물리량을 측정하는 분포계측이 가능하다는 것이다. [그림 7-24]와 같이 하나의 광원과 광검출기만으로 광섬유가 놓인 위치에 따른 물리량의 변화를 측정하는 것을 분포계측(distributed sensing)이라 한다. 이외에도 파장분할방식(wavelength-division multiplexing), 주파수분할방식 등이 있다. 또한, 측정하는 물리량에는 음파, 온도, 인장 등이 있다.

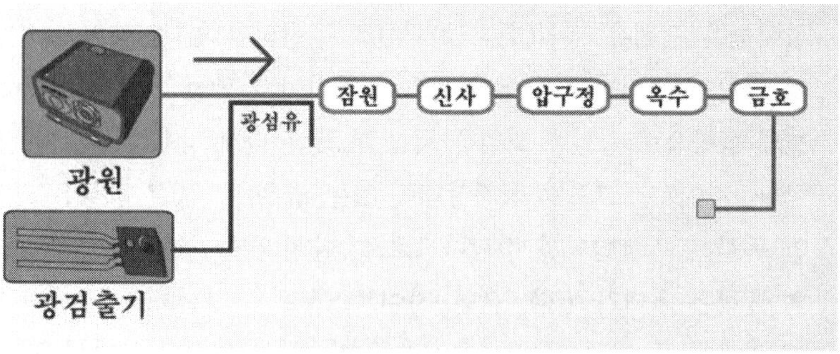

[그림 7-24] 광섬유 분포계측 센서

① 광섬유 음향 센서 및 배열형 센서 : 광섬유로 음파를 탐지하기 위해서는 주로 마이켈슨이나 마하젠더 광섬유 간섭계를 감지부로 사용한다. [그림 7-25]는 마하젠더 간섭계를 나타낸 것이다. 이 간섭계는 2개의 결합기로 구성된 것으로, 첫 번째 결합기에 의해 나누어진 빛은 각기 다른 광섬유를 지난 뒤 다시 두 번째 결합

기에서 만나 간섭하게 된다. [그림 7-26]과 같이 이 간섭계의 한쪽 광섬유에 음파가 도달하면 그 압력에 의하여 광섬유의 굴절률과 길이가 변하게 된다. 이로 인하여 두 광섬유 사이의 광경로차가 변하게 되어 간섭계의 출력이 변하게 된다. 따라서 간섭계의 출력변화를 통하여 음파의 세기와 파형을 측정할 수 있다.

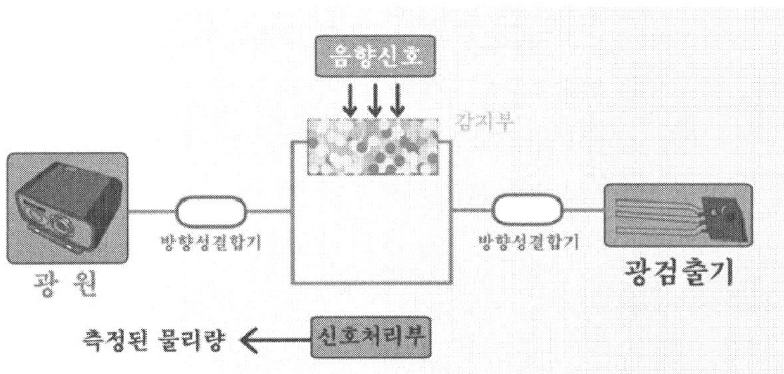

[그림 7-25] 광섬유 마하젠더 간섭계를 사용한 음향 센서의 기본구성

배열형 음향 센서를 나타낸 [그림 7-26]은 한 가닥의 광섬유에 여러 개의 간섭계를 부착하여 구성된다. 위치별 음파신호를 구분하는 방법으로는 주로 시간분할방식이 사용된다. 이 센서의 응용 분야로는 바다 속에 위치한 잠수함의 위치감지, 해저지형 분석, 석유원 탐사 등이 있다.

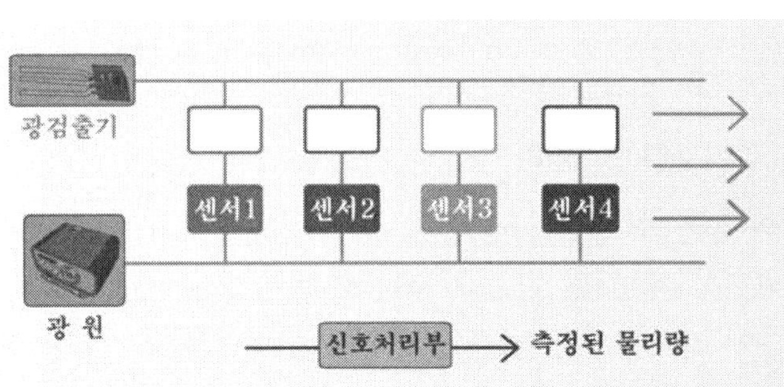

[그림 7-26] 배열형 음향 센서

② 광섬유 브래그 격자배열형 센서 : 한 가닥의 광섬유에 여러 개의 광섬유 브래그 격자를 길이에 따라 새긴 후, 주변 온도나 인장강도에 따라 각 격자에서 반사되는 빛의 파장이 달라지는 특성을 이용한 센서이다.

광섬유 브래그 격자배열형 센서에는 한 가닥의 광섬유에 여러 개의 격자가 사용되는데, 이 경우 각 격자의 반사파장을 모두 다르게 함으로써 반사된 빛의 스펙트럼으로부터 특정 격자가 겪는 물리량을 쉽게 구분할 수 있다. 이러한 방법을 파장분할방식이라 하는데, 이 방법에서는 광원의 한정된 선폭에 의하여 동시에 측정할 수 있는 격자의 개수에 제약을 받는다. 측정할 수 있는 격자의 개수를 증가시키기 위한 방법으로 파장분할방식과 시간분할방식을 병행하기도 한다.

③ 브릴루앙 온도/인장 분포계측센서 : 브릴루앙 센서는 광섬유에 세기가 큰 빛이 진행할 때, 실리카 유리 안에 존재하는 음향진동파(acoustic phonon)에 의하여 이 세기가 큰 빛(펌프광)이 브릴루앙 산란에 의하여 반사되는 현상을 이용한 센서이다. 이때 반사된 빛의 중심 파장이 주변 온도나 인장에 따라 달라지는 성질을 이용한 것이다. 브릴루앙 분포계측 센서에서 광섬유 각 위치별 온도나 인장강도 변화를 구분하여 측정하기 위한 방법으로는 시간분할방식이 일반적으로 사용된다. 높은 세기의 광펄스를 입사시킨 후, 반사되는 빛의 스펙트럼을 시간에 대한 함수로 측정함으로써 광섬유 위치에 따른 온도나 인장강도의 변화를 측정할 수 있다.

6. 전기화학 센서

전기화학 센서는 일반적으로 수용기와 신호변환기(signal transducer)로 구성된다. 수용기로 사용되는 물질로는 감지하고자 하는 물질과 반응성이 있는 효소, 항체, 항원, 세포, 막, 조직 및 DNA 등이 선택적으로 사용된다. 전기화학 센서 중 90[%]는 의료분야에서 응용되며 혈당 센서가 대부분을 차지한다. 폴리피롤은 유연성을 가지며 생체적합성 및 좋은 전도성을 가지므로 혈당 센서의 개발에 많이 이용되었다.

(1) 전기화학 센서의 원리

전극면 위에 폴리피롤을 합성할 때 생체감지물질로서 혈당 센서에 이용되는 효소의 하나인 Glucose Oxidase(GOx)를 이용한 전기화학 센서가 가장 많이 이용된다.

GOx는 혈액 내의 글루코스를 산화시켜 Gluconic acid를 만들고 그 자신은 수소를 얻어 환원되며 환원된 GOx는 다시 혈액 내의 산소와 반응하여 과산화수소를 발생시키는 촉매역할을 한다. 이러한 전체 반응을 식 (7-5)에 나타내었다.

$$\text{Glucose} + O_2 \rightarrow \text{Gluconic acid} + H_2O_2 \tag{7-5}$$

여기에서 생성된 H_2O_2는 식 (7-6)과 같이 전극에 걸어준 전압에 의해 O_2, $2H^+$로 분리되면서 전자($2e^-$)를 방출하고, 방출된 전자는 폴리피롤 고분자를 거쳐 전극면에 전달되어 전류흐름을 형성한다.

$$H_2O_2 \rightarrow O_2 + 2H^+ + 2e^- \tag{7-6}$$

이 때 흐르는 전류의 양은 글루코스의 농도와 비례하기 때문에 전류량을 검출함으로써 글루코스를 정량화할 수 있다. 이러한 방법이 **전기화학적 검출방법**이며 위에서 설명한 글루코스와 폴리피롤 고분자와의 화학반응을 [그림 7-27]에 나타냈다.

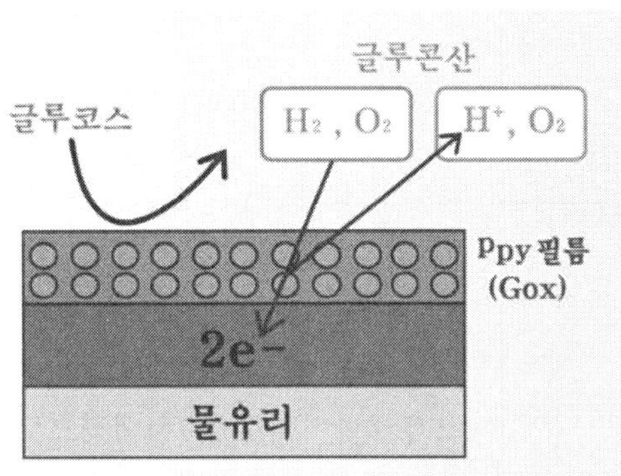

[그림 7-27] 고분자와의 화학반응

(2) 전기합성에 의한 효소고정화 방법

효소고정화 방법은 물리적 방법과 화학적 방법으로 나눌 수 있다. **물리적 고정화**는 효소형태를 그대로 유지하게 하는 방법이나 결합력이 약한 단점이 있는 반면, **화학적 고정화**는 공유결합(covalent bonding)을 통해 효소를 매트릭스(matrix)에 속박시키는 것으로 물리적 방법보다 상대적으로 강한 결합을 하고 있다. 가장 많이 사용되는 매트릭스 중의 하나가 폴리피롤이다.

(3) 전기화학적 신호검출방법

전기화학 센서 구조에서 신호변환기는 검지된 물질의 농도에 비례하여 측정 가능한 신호를 발생하는 장치로 [그림 7-28]에 전기화학적 측정을 위해 사용되는 3전극 시스템을 나타내었다. **3전극 시스템**에서 WE는 반응을 측정하는 전극, RE는 WE의 전위를 유지시키는 기준전극, CE는 WE와의 전류흐름을 유지하는 전극이다. 따라서 WE와 RE 사이의 전위차는 전극반응으로부터 발생되는 전류에 의한 저항전위(ohmic potential), 농도분극, 과전위와 같은 영향을 받지 않고 일정하게 유지될 수 있다.

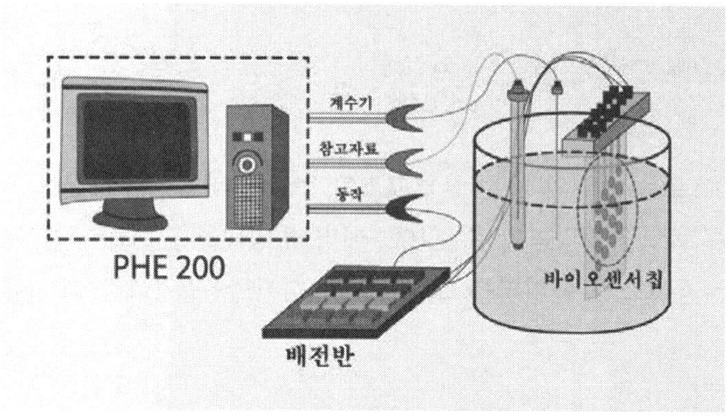

[그림 7-28] 전기화학적 신호검출방법

7. 바이오 센서

바이오 센서는 특정한 물질에 대한 인식기능을 갖는 생물학적 수용체가 전기 또는 광학적 변환기와 결합되어 생물학적 상호작용 및 인식반응을 전기적 또는 광학적 신호로 변환함으로써 분석하고자 하는 물질을 선택적으로 감지할 수 있는 소자이며, 생물학적 수용체는 분석물질을 선택적으로 인식함과 동시에 변환기가 측정할 수 있는 신호를 발생시키는 역할을 하는 생체분자로서 [그림 7-29]와 같이 효소, 항원, 항체, 단백질, DNA, 세포, 호르몬 등이 사용되고, 신호변환방법으로 전기화학, 광학, 형광, SPR(Surface Plasmon Resonance), 발색, 자기 등이 사용되어 전기신호를 얻어낸다.

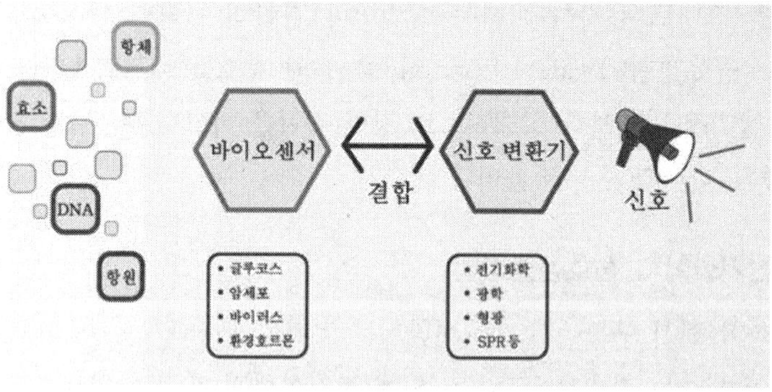

[그림 7-29] 바이오 센서의 기본원리

(1) 바이오 센서의 원리와 응용

센서는 목적하는 물질의 존재유무 또는 농도에 따라 물리적인 변화나 화학적인 반응을 재현성 있게 일어나도록 하고 이를 비례적으로 감지하여 전기적 신호로 변환하여 수치화하는 기기라 할 수 있다. 바이오 센서는 가스센서나 이온 센서와 같이 화학물질을 검출하는 센서이다. 화학 센서 일종으로서 분류되고 있다. 일반적인 화학 센서와 차이는 생체물질을 교묘히 이용하는 점에 있다. 바이오 센서의 다음과 같은 뛰어난 특성은 생체물질을 이용함으로써 생겨난다.

■ 참고 : 바이오 센서의 특성

① 측정 대상에 대한 선택성이 탁월하다.
② 상온, 상압 등 매우 온화한 조건에서 작동한다.
③ 감도가 매우 예민하다.

(2) 바이오 센서의 정의

바이오 센서는 주로 효소, 균 동식물의 조직 등 생체물질을 이용한 센서에 초점을 둔다. 센서는 크게 두 부분으로 나뉘어져 있다. 먼저 특정 분자를 인식하고 그 농도에 비례하여 물리 · 화학적 변화를 일으키게 하는 부위와 이들 물리 · 화학적 변화를 전기신호화 하는 부위이다. 시료 속의 특정분자를 선택적으로 인식할 수 있으면 분리경제를 번거롭게 하지 않아도 된다.

[그림 7-30]과 같이 분자인식부위가 특정 분자하고만 선택적으로 결합이 이루어지고 물리 · 화학적 반응에 의하여 전기적으로 쉽게 검출할 수 있는 새로운 물질이 생성 또는 감소하거나 열, 광 등을 발생할 때 이에 상응하는 적당한 검출기를 부착하여 센서를 구성한다.

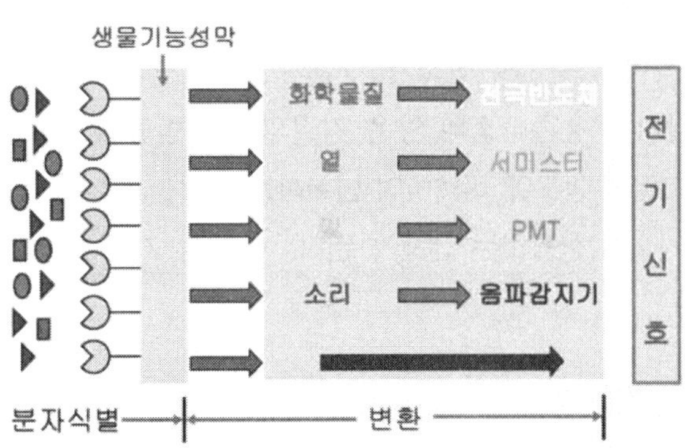

[그림 7-30] 선택적 결합의 원리

바이오 센서는 분자인식부위에 효소나 동식물의 조직을 이용한다. 효소는 기질특이성이 뛰어나 혼합물 속에서도 특정 분자하고만 선택적으로 반응한다.

예 글루코스(Glucose)는 Glucose Oxidase(GOD)에 의하여 식 (7-7)과 같이 산화된다.

$$\text{Glucose} + O_2 \rightarrow \text{gluconic acid} + H_2O_2 \tag{7-7}$$

이 반응에서 소모되는 산소량을 측정하거나, 생성하거나, 생성되는 Gluconic Acid 또는 H_2O_2를 검출하면 간접적으로 글루코스의 농도를 측정할 수 있다. 따라서 산소전극 상에 GOD를 고정화하면 글루코스와 반응한 산소의 농도를 측정함으로써 글루코스를 측정할 수 있는 글루코스 센서가 된다.

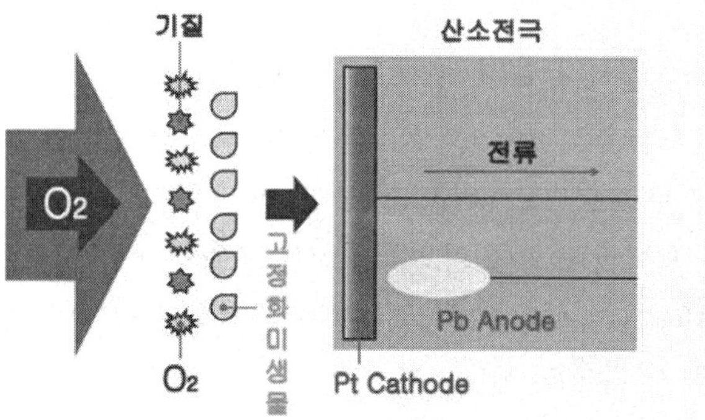

[그림 7-31] 글루코스의 농도측정

[그림 7-31]은 산소전극과 효소 공정화된 막을 이용하여 어떻게 기질의 농도를 측정하는가를 나타낸다.

용액 속에 녹아 있는 용존산소가 기질의 산화반응으로 소모되게 되면 산소전극으로 확산하여 도달하는 용존산소의 양은 기질의 산화반응이 없을 때보다 훨씬 적게 된다. 즉 산화되는 기질의 농도에 비례하여 변화하는 응답신호로 기질의 원래 농도를 측정할 수 있도록 하면 기질에 상응하는 센서가 된다. 이들의 기본구성과 측정 대상의 예는 〈표 7-11〉과 같다.

〈표 7-11〉 바이오 센서의 연구사례

바이오 센서	리셉터	트랜스듀서	피측정물질
효소 센서	효소막	• O_2투과막/Pt캐소드/Ag애노드 • H_2O_2투과막/Pt캐소드/Ag캐소드 • H^+감응 유리막/Ag-AgCl • CO_2 투과막/H+감응유리막/Ag	요산, 글루코스, 모노아민, 중성지질, 페니실린, 아노미산
오르가넬라 센서 (세포내 소기관)	미토콘드리아 전자전달입자막	O_2 투피막/Pt캐소드/Ag애노드	NADH
미생물 센서	미생물막	• O_2투과막/Pt캐소드/Ag애노드 • H_2투과막/Ni-Pb애노드, 캐소드 • H^+감응 유리막/Ag-AgCl • CO_2투과막/H^+ 감응유리막/Ag	글루코스, 자화당, 초산, 나이스타틴, 메탄, 의산 글루타민산, 리진
면역 센서	• 항원막 • 항체막	• Ag-AgCl • O_2투과막/Pt캐노드/Ag애노드	매독항체, 혈행형, 알부민

(3) 웨어러블 센서

손목시계, 목걸이, 반지, 가슴 띠, 의류 등에 생체신호측정을 위한 센서를 내장하며, 환경센서는 사용자가 일반적으로 사용하는 거울, 침대, 변기, 의자, 욕조, 칫솔 등에 내장하여 생체신호측정과 활동량 등을 모니터링한다. 각각의 방법은 서로 기술적인 장·단점을 가지고 있기 때문에 사용자가 직면한 상황에 따라 적절히 상호 보완되어야 한다.

① 웨어러블 센서의 경우 어느 정도 정확한 데이터를 얻을 수 있는 반면 착용에 따른 불편함을 감수해야 하며, 환경 센서를 사용자 주변 환경으로 분산시킬 경우 사용자가 자연스러운 상태에서 데이터를 얻을 수 있지만, 사용자가 의식적으로 주의를 기울이지 않는 한 데이터가 부정확할 수 있다. 또한 주거자가 여러 명일 경우 ECG(electrocar-diogram) 패턴, 행동 패턴 등으로 자동으로 주거자를 식별하는 기술들이 논의되고 있으나, 다수의 주거자가 존재할 경우 사용자 파악을 위한 별도의 기술이 요구된다.

② 센서가 내장된 장치가 외부 망과 직접 연결이 가능한 경우 측정된 데이터는 서비스 제공자에게로 바로 전달된다. 반면 근거리 통신망을 갖춘 측정기기라면 게이트웨이를 통해 측정된 정보가 외부 망으로 전송되어 서비스 제공자에게로 전달된다.

예 환경 센서를 이용한 모니터링의 경우 측정된 데이터는 지그비(ZigBee), 블루투스와 같은 근거리 통신을 이용하여 가정 내 게이트웨이로 전달되어 외부망으로 전송된다. 이 때 게이트웨이는 단순히 데이터를 전송하는 기능 외에 전송해야 할 데이터양이 방대할 경우 불필요한 데이터를 필터링하고 해당 정보를 분석하는 1차 결정기능을 가질 수도 있다.

③ 건강 관련 데이터는 지극히 개인적인 정보이기 때문에 게이트웨이를 통해 외부 공중망으로 전송 시 정보의 중요도에 따라 암호화와 복호화가 필요하다.

④ 서비스 제공자는 수신한 정보에 기반하여 개인화된 건강 관련 서비스 콘텐츠를 제공하거나 혹은 응급상황일 경우 직접적인 의료 서비스를 제공할 수 있다. 사용자는 제공되는 서비스 내용에 따라 해당 서비스를 사용할 것인지 아닌지를 최종적으로 결정하게 된다. 따라서 단순히 측정된 데이터 수치를 보여주는데 있는 것이 아니라, 사용자의 지속적이고 적극적인 서비스 사용을 유도하기 위해 다양한 서비스가 제공되어야 하며 개인화된 서비스 제공은 필수적이다.

⑤ 원격 모니터링이 가능한 질병에는 당뇨, 혈압, 체지방, 외상관리, 수술 후 관리, 재활관리 등이 있다. 서비스 모델의 경우 지역적, 국가적인 차이가 심하며, 당뇨 환자가 많은 우리나라의 경우 혈당 모니터링을 서비스 모델로 채택하고 있는데 사용자의 질환이나 건강상태에 따라 서비스 내용도 달라진다.

⑥ 현재 국내의 경우 u-Health 시범 서비스는 사용자의 혈당측정 데이터를 모니터링하는 수준이지만 의료진이 개입되는 유료 서비스인 경우에는 의료수가, 의료사고 시 책임문제, 법제도의 미비 등으로 적극적인 유료 서비스를 구현하기가 힘든 실정이다.

⑦ u-Health 서비스가 보편화된 서비스로 자리잡기 위해서는 기존의 의료정보 데이터가 표준화되어야 하나 아직 완료되지 않은 상태이며, u-Health에 대한 데이터 표준화도 논의가 되어야 한다.

(4) 여러 형태의 바이오 센서와 사용 예

바이오 센서는 생체 관련 물질을 막에 포괄 또는 고정화하여 그것을 전기화학장치에 연결시킨 장치로써 분석하고자 하는 시료를 생체촉매에 흡착하여 복합체를 형성한 다음 일어나는 상호화학, 전기화학반응 등에 의하여 형성되는 전자 또는 전류, 가스(O_2, CO_2, NH_3 등), 수소이온농도, 열 등을 물리적 신호로 전환시킨 다음 증폭장치를 통해 확대시켜 기록계, 검출기 등에 의하여 정량할 수 있도록 만들어진 장치이다. [그림 7-32]와 같이 신호변환기(transducer)의 생체촉매로서 주로 효소나 미생물 또는 면역체 등 Biological Element를 사용하게 되어 이를 바이오 센서라 한다.

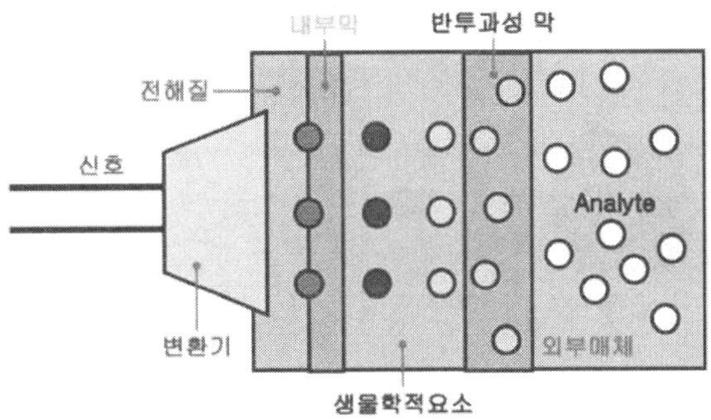

[그림 7-32] 물리적 신호로 전환과정

1) 미생물 센서

효소는 일반적으로 가격이 비싸고 불안정하므로 안정한 화학 센서가 여러 분야에서 요망되어 왔다. 대부분의 경우 효소는 미생물로부터 추출, 정제되고 미생물 자체는 다수의 효소를 포함하고 있다. 따라서 효소 대신 미생물 자체를 분자식별 소자로 이용하는 미생물 센서는 경제적이고 안정성도 우수하기 때문에 공업 프로세스, 환경계측에 응용되어 주목되고 있다. 〈표 7-12〉는 미생물 센서의 장 · 단점이다.

〈표 7-12〉 미생물 센서의 장 · 단점

장 점	단 점
효소를 분리 정제하여 사용하지 않으므로 가격이 싼 편이다.	감응시간(response time)이 길다.
PH나 각종 염류에 대한 저해 정도가 상대적으로 적은 편이다.	다음 분석을 위한 recovery time이 길다.
오랫동안 사용할 수 있다.	많은 종류의 효소들이 내포되어 있어 선택성이 떨어진다는 점이다.

미생물의 호흡과 대사기능을 이용하면 화학물질을 선택적으로 식별할 수 있다. 미생물 센서는 다른 바이오 센서와 마찬가지로 미생물 고정화 막과 전극으로 구성된다. 즉, 미생물을 분자식별 소자로 사용하기 위해서는 이것을 물에 녹지 않는 고분자막에 고정화할 필요가 있다. 미생물을 고정화함으로써 기능이 안정화되어 장기간 반복하여 사용할 수 있다. 미생물 센서의 경우 고정화 상태에서도 살아 있는 미생물을 이용할 때가 많고 센서에 관여하는 생화학 반응은 일반적으로 복잡하다. [그림 7-33]과 같이 미생물의 호흡활성을 지표로 하는 센서를 호흡측정형 센서라고 한다.

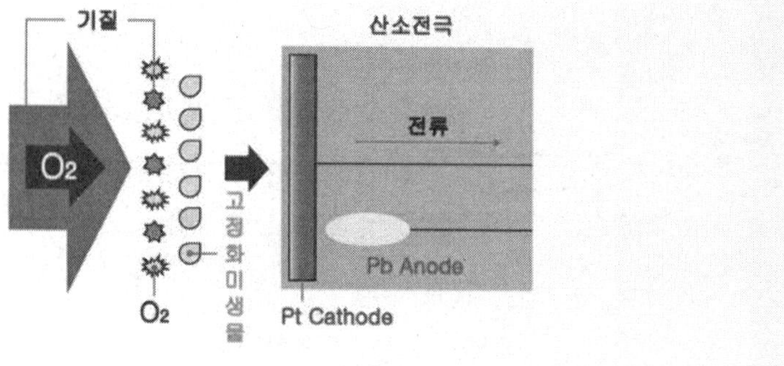

[그림 7-33] 호흡측정 센서

호기성의 미생물은 호흡에 의해 산소를 소비하므로 격막 산소전극을 이용하여 미생물의 호흡활성을 측정할 수 있다. 유기화합물이 존재하지 않는 포화 용존 산소상태의 시료액 중에 센서를 넣으면, 미생물막에 확산하는 산소가 미생물의 호흡으로 소비되고, 남은 산소 사이에 평행 성립하여 정상 전류값이 얻어진다. 이 때 얻어지는 전류값은 포화 용존산소 때의 격막 산소전극 자체의 전류값보다 낮다. 미생물의 대사작용에 의해 대항물질이 전극활성물질을 측정할 수 있다. [그림 7-34]와 같이 대사산물을 지표로 하는 형식의 센서를 전극활성물질 측정형 센서라고 한다.

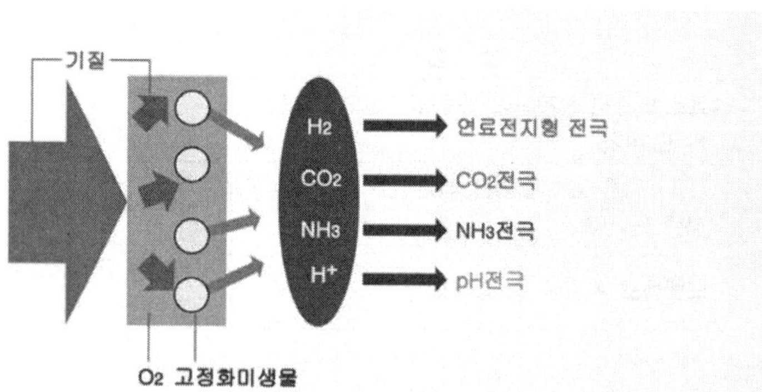

[그림 7-34] 측정형 센서

수소생산균 공정화 막을 연료전지형의 양극 전극표면에 부착하여 미생물 센서를 제작할 수 있다. 백금 전극을 양극으로, 과산화은 전극을 캐소드로, 인산완충액을 전해액으로 사용하고, 이온 교환막의 맥락을 가지고 있는 전극으로 양극에 수소 등이 반응하면 전류값이 얻어진다. 이 미생물 센서를 유기물을 포함하는 시료액 안에 넣으면 수소생산균에 의해 유기물이 반응하여 수소가 생성된다. 이때 생성된 수소는 젤 막 안을 확산하여 백금 전극 표면에서 산화되기 때문에 전류값은 서서히 증가한다. 그러나 유기물의 확산속도가 정상상태가 되면 수소생성속도도 정상상태로 된다. 즉, 용액으로부터 유기물의 확산속도와 미생물에 의한 유기물의 분해속도 사이에는 평행이 성립하므로 전극 표면으로의 수소확산속도가 정상상태가 되고, 정상 전류값이 얻어진다. 이 정상 전류값과 시료액 중의 유기물 농도와의 상관관계를 이용하여 시료액 중의 유기화합물을 측정할 수 있다.

① 글루코오스 센서 : 박테리아 프소이도모나스 프레올렛센스는 글루코오스로 전극 활성물질을 생성하지만 다른 당류나 아미노산은 많이 생성하지 않는다. 따라서 이 균을 천연 고분자의 콜라겐 막 중에 포괄 고정화하여 산소전극 위에 부착함으로써 글루코오스 센서를 제작할 수 있다. 이 센서로부터 얻어지는 전류값과 글루코오스 농도와의 상관관계를 이용하여 글루코오스 농도를 측정할 수 있다. 이 미생물 센서는 효소와 거의 같은 정도의 감도로 측정할 수 있다.

② 알코올 센서 : 효모의 일종인 트리코스포론 브라시카에는 알코올과 반응하는 균으로 알려져 있다. 이 미생물을 다공성 아세틸셀룰로오스막에 흡착 고정화하여 산소 전극의 테플론 막 위에 부착하고 다시 가스 투과성막으로 피복하여 O-링으로 고정하면 [그림 7-35]와 같이 알코올 센서를 제작할 수 있다.

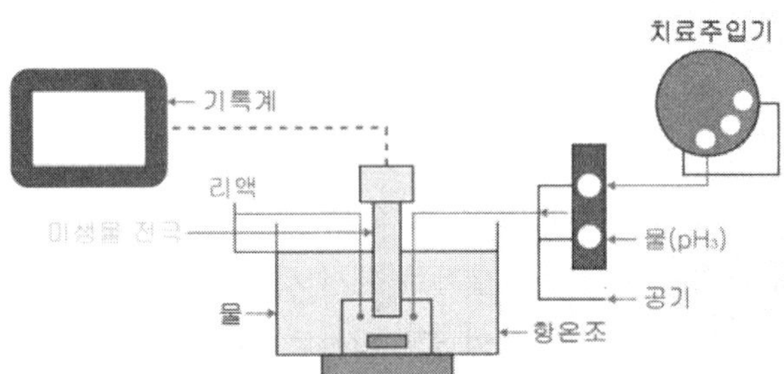

[그림 7-35] 알코올 센서

미생물 고정화 전극을 플로 셀에 장착하면 센서 시스템을 구성할 수 있다. 이 센서 시스템에 중성의 완충액을 연속적으로 흘려보내면서 여기에 각종 농도의 에탄올 시료액을 주입하면 에탄올은 가스 투과성막을 통하여 미생물 막에 도달하여 미생물과 반응하기 때문에 미생물의 호흡활성을 지표로 하여 에탄올을 측정할 수 있다.

③ 유기산 센서 : 아세트산의 pKa 이상에서는 아세트산은 이온으로 존재하여 가스 투과성막을 투과할 수 없기 때문에 pH3의 완충액을 센서 시스템에 연속적으로 흘려 보내면서 아세트산을 포함하는 시료액을 주입하면 극소 전류값이 얻어진다. 이때의 극소 전류값과 아세트산 농도와의 상관관계를 이용하여 아세트산 농도를 신속히 구할 수 있다.

④ 아미노산 센서 : 미생물 센서로 [그림 7-36]과 같이 각종 아미노산 농도를 측정할 수 있다.

예 글루탐산은 대장균 고정화막과 이산화탄소 전극으로 측정할 수 있다.

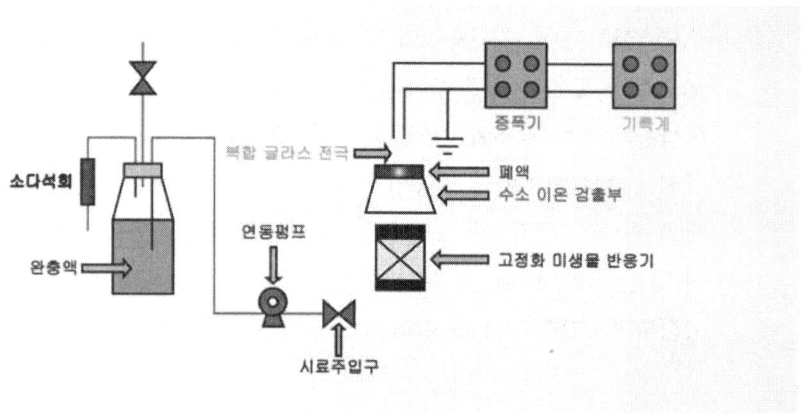

[그림 7-36] 아미노산 측정과정

글루탐산의 카르복실기는 대장균 중의 글루탐산 디카르복실리아제에 의해 분해되어 r-아미노부티르산과 이산화탄소를 생성하므로 이산화탄소 전극을 이용하여 글루탐산을 측정할 수 있다. 실제로 센서 시스템에 시료액을 주입하면 극대 전위차가 얻어지고, 이 극대 전위차의 글루탐산을 측정할 수 있다.

⑤ 암모니아 센서 : 질화균은 암모니아를 질산으로 산화하는 미생물로 알려져 있고 이 반응에서 산소가 소비된다.

[그림 7-37]과 같이 질화균 고정화막과 산소전극을 조합하여 암모니아 센서를 제작할 수 있다. 센서에 암모니아를 포함하는 시료액을 주입하면 전류값이 감소하여 암모니아를 전류측정방식으로 측정할 수 있다. 이 암모니아 센서와 효소를 조합하면 응용범위가 더욱 더 넓어질 것이다.

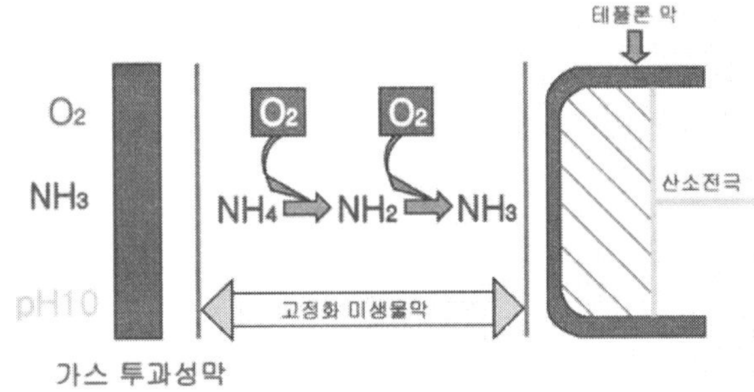

[그림 7-37] 암모니아 센서의 원리

⑥ BOD 센서 : 미생물 센서를 폐수에 넣으면 극소 전류값이 얻어지고, 이것은 폐수의 BOD값에 비례한다. 이 원리에 기초하여 미생물 센서를 이용한 폐수의 BOD 측정 시스템을 [그림 7-38]과 같이 제작할 수 있다. 이 시스템으로 폐수의 BOD를 신속하고 연속적으로 측정할 수 있으며, 현재 실용화되어 공장폐수의 BOD 측정에 이용되고 있다.

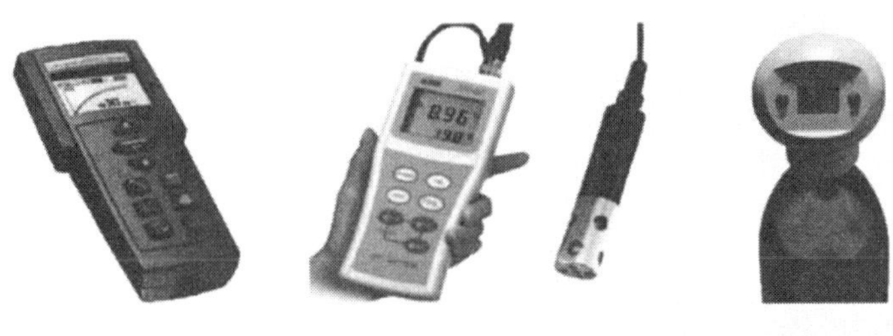

[그림 7-38] BOD 측정 시스템

⑦ 변이원 센서 : 발암물질의 대부분을 돌연변이 원이므로 미생물의 변이원성을 조사함으로써 발암물질을 1차 스크리닝할 수 있다. 실제로 살모넬라균을 이용하는 엠스 시험, 바실루스 섭틸루스균(ruth bacteria bacillus seoptil)을 이용하는 렉 어세이(direct assay) 등의 방법이 개발되어 발암물질의 1차 스크리닝, 즉 변이원의 1차 스크리닝이 행하여지고 있다. 그러나 이들 방법은 복잡한 조작과 장시간의 측정 등 문제가 있으므로 신속한 변이원 측정용 미생물 센서의 제작을 시도하였다.
같은 원리로 [그림 7-39]와 같이 살모넬라균의 고정화막을 이용한 센서, 바실루스 섭틸루스의 DNA 수복기능 결핍성균의 고정화막을 이용하는 센서 등이 개발되고 있고, 신속한 변이원 1차 스크리닝을 할 수 있다.

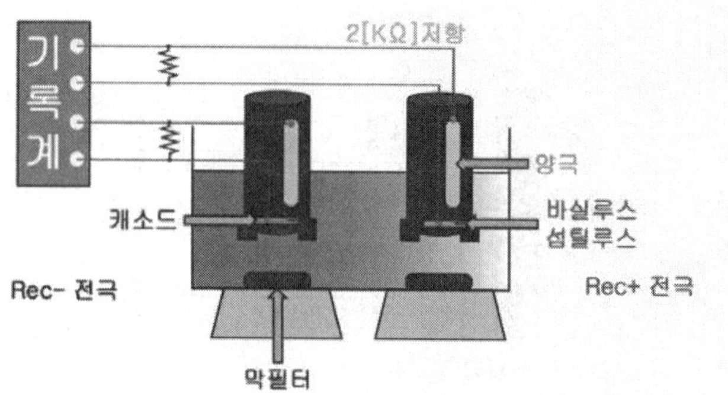

[그림 7-39] 변이원 1차 스크리닝 과정

⑧ 항생물질 센서 : 항생물질 여기는 마이크로바이오 어세이법으로 측정 등에 문제가 있었다. 그래서 미생물 센서의 원리를 이용한 항생물질 센서를 제작하였다. 전극을 이용한 센서는 지금까지 설명한 센서 외에도 니코틴, 비타민 B1, 지질, 미생물 교수, 아질산, 이산화질소, 메탄 등을 측정하는 미생물 센서가 제작되어 있다. 또한 안정한 미생물 센서의 개발을 목적으로 호열성 미생물을 스크리닝하여 센서의 소자로 이용하는 미생물 센서의 개발도 최근에 활발히 진행되고 있다.

예 온천에서 불리한 이산화탄소 자화균과 산소전극을 조합한 전류측정방식의 이산화탄소 센서가 알려져 있고, 잡식성 호열 세균을 이용한 BOD 센서도 연구되고 있다. 이들 호열균을 이용함으로써 미생물 센서의 수명이 현저히 증가하였고 고온에서 감도가 매우 높아졌다. 이와 같이 미생물 센서의 연구는 현재 활발히 진행되고 있다. 이것은 미생물 센서가 매우 안정하여 공업 프로세스 환경계측에 이용할 수 있기 때문이다.

2) 그 밖의 미생물 센서

최근 미생물을 ISFET 위에 고정화하여 분자식별 소자로 이용하기 위한 연구도 진행되고 있다.

예 부티르산균인 클로스트리듐 부티르산균, 젖산균인 락토바실루스, 메탄 발효조 중의 유기산 생성균을 한천막에 고정화하여 ISFET 위에 부착한 글루코오스 센서가 있다.

ISFET의 표면에 고정화한 후 이 센서를 테플론막으로 피복했다. 이 센서를 알코올을 포함하는 시료액 안에 넣으면 알코올이 가스 투과성막을 통과하여 아세트산균에 확산되어 알코올이 산화되어 아세트산이 생성된다. 이 아세트산량은 ISFET의 게이트 전압의 변화로 측정할 수 있다. 이 센서를 이용하여 알코올 농도를 측정할 수 있다.

① 리셉터 센서 : 생체 내에서 화학물질을 수용하는 리셉터는 특징 화학물질을 고감도로 식별할 수 있으므로 리셉터를 분자식별 소자로 이용하려는 연구가 진행되

고 있다. 우리 몸의 미뢰나 후각 세포는 특수한 리셉터가 당이나 아미노산 등을 감지한다. 따라서 이들 리셉터를 지질 2중막 안에 포괄 고정화하여 각종 트랜스듀서와 조합하여 미각 센서, 후각 센서의 모델을 만들 수 있다.

② 면역 센서 : 효소 센서는 저분자 화학물질의 측정에 이용되지만 단백질, 항원, 호르몬, 의약품 등의 고분자 측정에는 면역반응을 이용한 면역 센서가 활용되고 있다. 면역반응의 특징은 항원과 항체사이의 특이적인 복합체의 형성이다. 이 현상을 이용한 면역분석법이 이미 개발되어 응용되고 있는데, 이러한 현상을 이용한 면역분석법에는 동위원소, 형광 프로브(probe), 효소 등을 표지제로서 이용한다.

3) 전극을 이용한 면역 센서

항원·항체 고정화막과 전극으로 구성된 것으로 막형 센서와 반응기형 센서로 분류된다. 막형 센서로는 항알부민 항체막을 부착시킨 셀(cell)로 구성된 HSA(Human Serum Albumin)을 측정하는 면역 센서가 있다. 항체 고정화막은 중성에서 산성까지 양전하로 하전되어 있고, 단백질은 음전하를 띠고 있다. 이 셀의 한 방향에 항원을 포함한 시료 용액을 주입시키면, 막표면에서 항원·항체 반응이 일어나게 된다. 그 결과로 양전하가 감소하게 되고, 막전위가 변화하게 된다. 이 때 막전위 변화는 결합한 알부민 농도에 따라 비례하게 되는데, 이와 같은 원리를 이용하여 HSA 농도측정, 매독 혈청의 진단 혈액형의 판정 등을 위한 센서가 개발되어 활용되고 있다.

그러나 항원·항체 고정화막에 혈청성분이 비특이적으로 결합한다는 문제가 있어 이런 점을 고려하여 사용해야 한다.

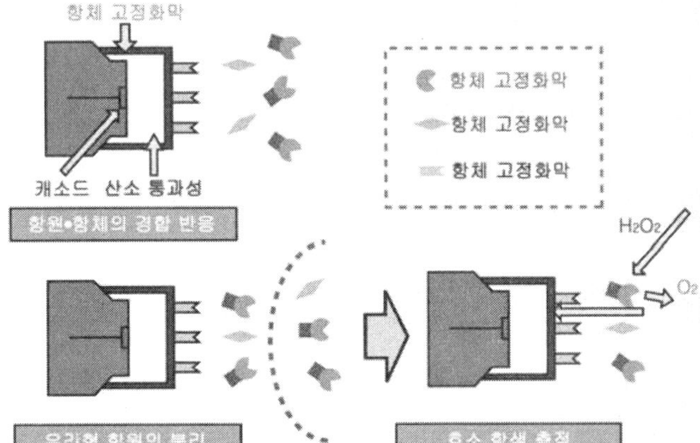

[그림 7-40] 항원의 농도계산

면역 센서에 효소 면역분석법의 원리를 도입한 효소 면역 센서가 있는데, 항체 고정화막을 부착시킨 산소전극을 이용하면 항원의 측정이 가능하다. 즉, [그림 7-40]과 같이 산소전극을 항원 혹은 카탈라아제(catalase)로 표시한 항원과 반응시킨 후, 과산화수소 수용액 중에 넣어서 효소반응에서 생성되는 산소량을 산소전극으로 측정함으로써 항원의 농도를 계산할 수 있다.

4) 광계측 디바이스를 이용한 면역 센서

루미놀(luminol)은 과산화수소와 공존할 때 금속 착체나 금속효소 등의 촉매작용에 의해 발광한다. 각종 산화효소의 반응에 의해 과산화수소가 생성되므로 산화효소 반응과 루미놀 반응을 조합하면 발광량을 지표로 한 기질이나 Oxidase의 활성 측정이 가능하다. 또한 발광현상을 지표로 하여 면역분석에도 응용할 수 있다. 이러한 원리에 기초하여 가스트린의 계측이 하여 면역분석에도 응용할 수 있다. 가스트린은 17개의 아미노산으로 구성된 위장 호르몬의 일종으로, 1가 항원이므로 표지 항원을 사용하는 경합법으로 측정할 수 있다. 센서 시스템은 [그림 7-41]과 같이 면역반응기와 발광량을 측정하는 광계측기로 구성되어 있다. 항가스트린 항체는 친화성 겔에 고정화시켜 반응기 내에 채워져 있으며, 발광량을 연속적으로 측정하기 위해 광계측기의 수광부에 유리관으로 제작한 나선형은 Flow cell이 삽입되어 있다. 가스트린 농도와 발광량 사이의 상관관계에서 가스트린 농도를 구할 수 있다.

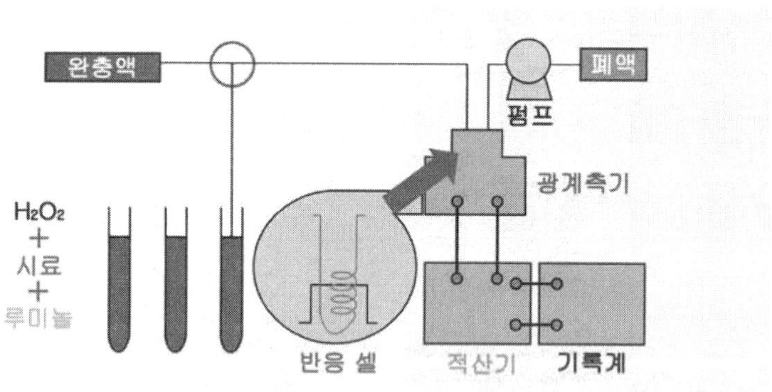

[그림 7-41] 가스트린 농도화 과정

5) 영상처리 시스템을 이용한 센서

면역분석방법은 항원·항체 반응에 기초한 응집반응을 직접 육안으로 측정하는 방법이다. 응집률은 CCD(전하결합소자) 이미지 센서와 컴퓨터를 이용하여 자동적으로 계산된다. 이상 영상처리 시스템, 특히 CCD 이미지 센서를 이용한 면역 센서를 바이오 이미지 센서라고 하며, 종래에는 자동화되지 않았던 응집에 의한 면역반응의 계측용 시스템으로 적용할 수 있다.

6) 미각 센서

미각 센서에 대한 연구는 생체와 같은 물질을 사용하여 생체를 모방한 시스템으로 미각 센서를 제작하려는 시도이고 맛의 주성분을 측정하여 맛의 강도를 측정하는 방법이다.

예 맛을 내는 주성분으로 글루탐산 나트륨, 이노신산 및 구아닐산이 널리 알려져 있다. 특히, 이노신산과 글루탐산의 상승효과는 파넬라에 의해 그 상관관계의 식이 있다. 따라서 글루탐산 센서, 이노신산 센서, 구아닐산 센서를 1개의 Flow cell에 삽입하여 세 종류의 화학물질의 농도를 측정하는 것이다.

글루탐산과 이노신산의 맛의 강도 식으로 맛의 강도를 계산하고 표시하는 것이다. 이미 시판 중인 많은 액체 식품을 이 센서 시스템으로 측정한 결과 대부분의 식품의 맛의 강도가 0.5~1.0의 범위에 있으므로 세 종류의 화학물질의 농도가 모두 어떤 일정한 값으로 판단되며, 단지 세 종류의 화학물질만 측정되고 있다.

8. 용량성과 유도성 센서

용량성 센서(capacitive sensor)는 유전체 상수가 1.2보다 큰 물체가 존재하면 반응한다. 이 경우 센서 내부의 물질은 콘덴서(capacitor or condenser)로서 동작하고, 센서 탐침(probe)의 전체 용량 성분이 올라간다. 이것이 내부 발진기의 기동신호가 되어 출력단을 켜게 되고 출력신호를 보낸다. 즉, 센서는 측정범위 내 물체의 존재를 검출할 수 있다. 용량성 센서는 나무, 액체, 그리고 화학재료와 같은 비금속을 검출할 수도 있다.

유도성 근접 센서(inductive proximity sensor)는 금속의 표면을 검출하는 데 사용된다. 페라이트(ferrite) 코어를 가진 코일과 발진기-검출기(oscillator-detector), 그리고 고체상태(solid state)의 스위치이다. 센서가 가까이 접근 시 금속 물체의 존재가 있으면 발진의 크기는 감소한다. 수신기는 변화를 검출하고 고체상태 스위치를 단락시키는데, 센서의 검출범위를 벗어나게 되면 다시 켜지게 된다.

(1) 용량성 센서

용량성 변환기는 우수한 주파수응답을 가지며, 정적 및 동적 현상 모두를 측정한다. 이것의 단점은 온도변화에 민감하며 긴 리드 길이 때문에 불규칙적인 혹은 신호를 왜곡

할 가능성이 있다. 면적 A, 거리 x인 양극 사이의 용량성분을 보면 식 (7-8)과 같다.

$$C = \varepsilon_0\, \varepsilon_r \frac{A}{x} \tag{7-8}$$

ε_0 : 자유공간 유전상수 ε_r : 부도체의 상대유전상수(공기 중에서는 1)

x : 거리 A : 면적

원칙적으로 ε_r, A, x의 세 파라미터의 변화에 의해 변위를 관찰하는 것이 가능하다. 그러나 가장 일반적으로 쉽게 사용하는 방법은 두 평판사이의 간격(x)을 변화시키는 것이다. 정전용량형 압력 센서를 사용한 [그림 7-42]는 2개의 양측 금속 다이아프램은 본체 중심부를 관통한 연결축에 연결되어 있고, 그 연결축 중앙부에는 원판상 금속판인 가동전극이 있으며, 이 가동전극 양쪽에는 세라믹 소재의 고정전극이 있어 양 전극 사이의 정전용량을 발생하고 있다.

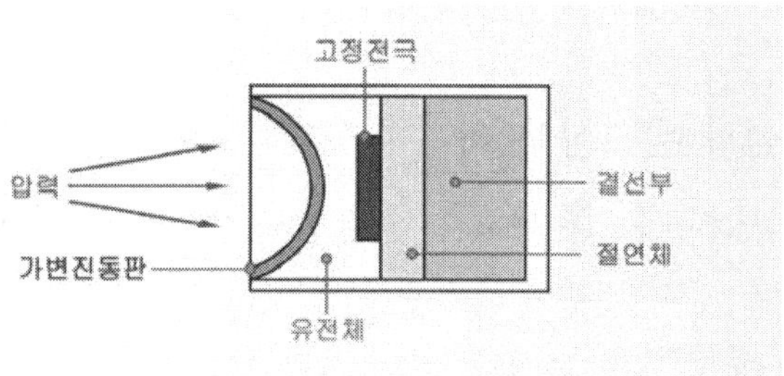

[그림 7-42] 용량성 센서

압력이 다이어프램에 가해지면 양측 압력차에 의해서 이동전극이 좌로 이동, 측고정전극의 좌측용량은 증가, 우측은 감소됨으로써 이것을 측정하면 차압 또는 압력이 구해지는 것이다(그림 7-43).

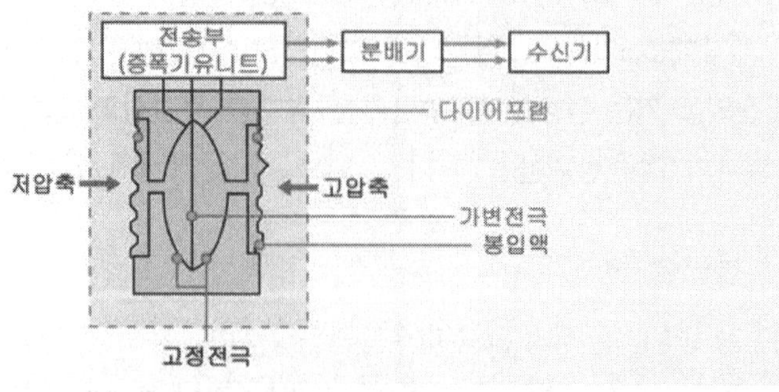

[그림 7-43] 용량형 압력 센서의 내부구조

■ 참고 : 용도

① 용량형 센서의 용도 : 흉부심박동음, 상박의 박동, 요골박동 등을 측정한다.
② 용량형 센서의 장점 : 비접촉성, 성형성, 주파수특성 등이 우수하다.

(2) 유도성 센서

코일 내 코어(core)의 이동이 유발하는 인덕턴스(inductance)의 변화로 변위측정하며, 유도성 변환기에서 힘은 한 쌍의 코일에 인덕턴스비 변환 혹은 단일 코일의 인덕턴스 변화에 의해 대략 측정된다. 인덕턴스 성분 L은 코일의 세 가지 요소 중 어떤 한 가지를 변화시킴으로써 거리를 측정하는데 식 (7-9)가 사용된다.

$$L = n^2 G\mu \tag{7-9}$$

n : 코일의 감은 수　　G : 기하적 상수　　μ : 매체의 유효투자율

이들 각각의 요소들은 기계적인 값들에 의해서 변환된다.

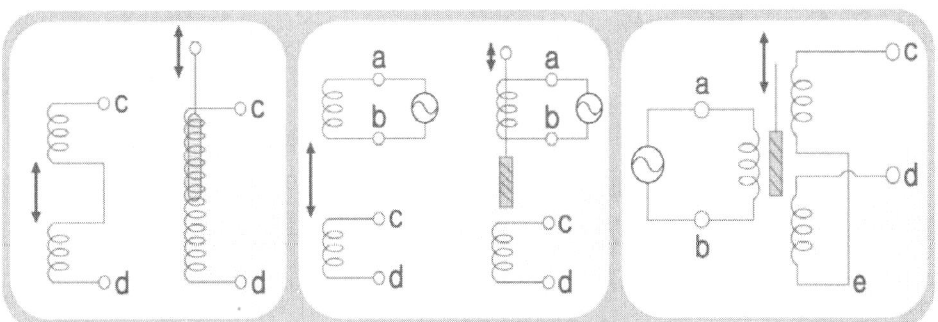

(a) 자기 인덕턴스　　(b) 상호 인덕턴스　　(c) 차등변환 형태의 인덕턴스 변환기

[그림 7-44] 인덕턴스 회로도

[그림 7-44](a)는 자기 인덕턴스이고, (b)는 상호 인덕턴스이다. 그리고 (c)는 차등변환 형태의 인덕턴스 변환기이다. 코일에 인덕터 코어(자성체)의 위치변동에 따라 코일에서 유도기전력의 변화를 이용한 센서를 유도성 센서라고 한다.

① 유도성 센서 : 주변 환경의 유전성에 영향을 받지 않지만 자성체 근처에서는 외부자장에 의한 영향을 받게 된다. 유도성 센서는 심장의 치수를 측정하고 유아의 호흡을 제어하며 동맥의 직경 확인 등에 이용한다.

② 인덕턴스 변환기 : 주위의 유전체 특성에 의해 영향을 받지 않는다는 장점을 갖

고 있다. 그러나 인덕턴스 변환기는 자계물질 근접에 의한 외부자장에 의해 영향을 받을 수 있다. 한 개의 이동철심을 이용한 가변 인덕턴스가 [그림 7-44]와 같다. 이동요소의 변화나 혹은 코일 내 자기 철심의 이동으로 인해 코일의 자기 인덕턴스의 변화가 생긴다는 원리에 의해 인덕턴스 변환기는 작동한다. 인덕턴스 변환기는 낮은 전원으로 구동이 가능하고 인덕턴스의 변화가 크기 때문에 원격측정 분야에서도 사용가능하다.

③ 상호 인덕턴스 변환기 : 분리된 2개의 코일을 이용하여 그 자계결합 변형의 변화를 측정하는 데 사용된다. 인가된 힘에 의해 주파수가 변하는 LC 발진기의 성분으로 코일이 사용된다. 변환기의 이러한 형태는 특히 원격측정법 시스템에서 사용되며 단일 코일에서 국부발진기의 주파수를 조정한다. 변환기의 히스테리시스 오차는 기계적 성분이 거의 전체에서 제한된다. 유도성 센서는 정적 및 동적 측정에 반응하며 연속적인 분석 및 높은 출력을 갖는다. 유도성 변화기의 단점은 주파수 응답(인가된 힘의 변화)이 Force-summing 성분의 구성에 따라 제한된다. 더욱이 외부의 자계가 오동작의 원인이 된다.

9. 위치 · 변위 센서

코어(core)가 중심점에 있을 때 [그림 7-45]와 같이 1차측과 2차측은 같으며 따라서 $V_a = V_b$이고 출력 $V_o = 0$이 된다. 코어가 이동하면 이동변위에 비례하여 V_a가 V_b와 달라지고, 따라서 영점으로부터 양쪽방향으로의 변위에 비례하여 V_o의 크기와 위상이 변한다. 코어가 중심 위치에 있을 때 2개의 신호 V_a와 V_b는 같고, 여기신호 V_c는 중간이 된다. 대표적으로 Half-Bridge Transducer는 휘트스톤 브리지 회로의 절반의 형태이며, 영점으로부터의 변화를 즉시 감지할 수 있다. 2가지 형의 트랜스듀서는 사인파 AC 여기전압으로 작동하며 출력의 변화는 코어의 변위와 여기신호에 의해 변화한다. 이 관계는 감도라고 표시되며 [mV], [output/V], [energising/mm travel]로 표기한다.

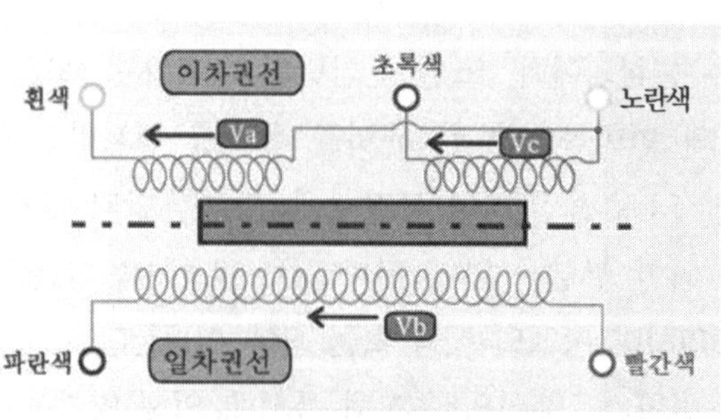

[그림 7-45] 위치 · 변위 센서의 원리

(1) LVDT

RVDT(회전변위 차동트랜스)와 함께 변위의 측정이나 제어용 센서로 널리 이용되고 있을 뿐만 아니라, 하중이나 압력과 같은 물리적 변화량을 선형변위로 변환하는 수단으로 이용되고 있다. 초정밀성과 반복특성, 극한 환경에서의 측정이 가능하므로 다방면의 산업현장과 군사 · 우주항공 분야에서 중요한 의미를 갖는 변환기(transducer)이다.

1) 마찰 없는 측정과 무한 수명

접촉저항이 전혀 없는 장치이므로 마찰부하가 허용되지 않는 섬세한 측정에 이용할 수 있다. 예 유연한 소재의 다이내믹한 편향이나 진동 테스트, 섬유 기타 고신축성 소재의 인장이나 크립 테스트를 들 수 있다.

코일과 코어는 접촉과 마찰이 전혀 없으므로 마모가 있을 수 없고 실질적으로 무한한 수명을 갖는다. 이것은 재료 및 구조의 피로수명을 측정하는 응용에서는 불가결의 요구사항이며, 비행기 · 미사일 · 우주왕복선 · 중요한 산업장비 등의 고신뢰성 메커니즘과 시스템 역시 무한수명이 매우 중요한 것이다.

2) 무한 분해능과 안정적인 반복특성

선형변위 차동트랜스(LVDT)의 2가지 특징에서 첫째는 진정한 무한분해능이다. 즉, 아무리 미소한 코어의 모션일지라도 이에 상응하는 출력이 생성되어 무한 분해능이 제공되며, 이 분해능은 사용하는 전자장치에 따라 제한될 뿐이다. 둘째는 LVDT 구조 본래의 대칭성으로 인하여 영점(null position)의 재현성에서 초 안정적인 특징을 갖는다. 그러므로 고이득 폐회로 제어 시스템에서 정밀한 제로위치 지시계로 이용되고 있다.

3) 환경적 적합성

LVDT는 스텐강 구조이므로 부식성 액체 속이나 유독성 기체가 발산되는 부적합한 여러 가지 환경 속에서 사용할 수 있는 몇 안 되는 변환기 중 하나이다. 용접밀폐가 가능하므로 외부와의 접속단자가 안정성 있는 방식을 따른다면 인화성 환경이나 분진이 포함된 위험한 분위기에서도 사용이 가능하다. 액화질소나 액화산소에 잠기는 극저온 환경에 적합한 소재와 기술로 만들어진 모델도 있으며, 600[℃]의 고온과 고밀도 방사능의 핵반응장치용 구조, 연속적인 고압유체환경과 이들 극한 환경들이 복합적으로 중첩되는 환경에서도 사용할 수 있도록 설계된 LVDT가 있다.

4) LVDT의 구조와 동작

LVDT는 Electro-mechanical device로서 분리개체로 자유로이 이동하는 코어의 변위에 비례하여 전기적 출력이 생성되는 장치이다. [그림 7-46]과 같이 1차 코일을 감은 원통형의 코일보빈에 2개의 2차 코일을 대칭으로 감은 구조이며, 코일 속으로 코어를 삽입하면 1차와 2차 코일들을 연계하는 자력선의 유도가 생긴다. 1차 코일이 외부의 AC 소스에 의해 자화되면 코어를 통하여 2개의 2차 코일에 전압이 유도된다. 2차 코일을 서로 감긴 방향이 반대가 되도록 접속하면 출력전압은 두 2차 코일 전압의 차가 되며, 코어가 중앙(null 위치)에 위치할 때 두 전압은 상쇄되어 0이 된다. Null 위치로부터 전압이 증가하는 코일방향으로 코어를 이동시키면 유도전압은 증가하고, 그 반대의 코일로 이동시키면 감소한다. 이러한 동작으로 코어의 위치변화와 함께 직선적으로 변하는 편차전압의 출력이 생성된다. 코어가 Null의 한 쪽에서 다른 편으로 이동하는 찰나에 출력전압의 위상은 급격하게 180[°]반전한다.

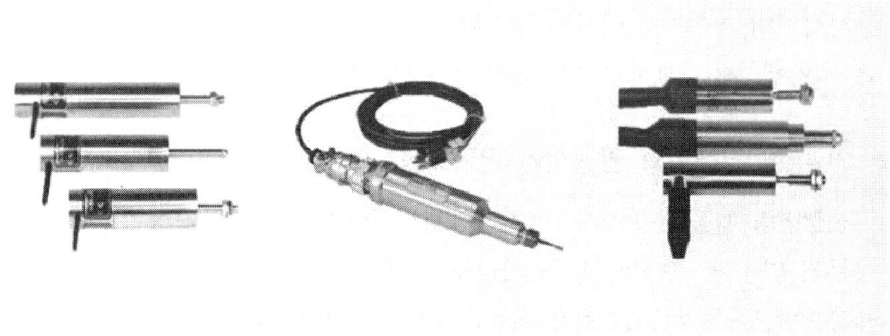

[그림 7-46] 일반적인 LVDT 형상

5) 측정범위와 성능

LVDT의 측정범위는 ±0.001[mm] 범위의 초소형/초정밀형에서부터 ±500[mm] 또는 그 이상에 이르는 다양한 모델들이 있다.

참고 : 측정범위

±0.25[%] FS의 직선성이 보장되는 사용범위이며, 이 범위의 150[%]에서 모델에 따라 0.25~0.75[%] FS의 측정성능을 제공한다. 공칭 측정범위 미만의 사용에서는 50[%]의 경우 0.10[%] FS까지의 더 좋은 직선성을 제공하게 되므로 초정밀측정의 응용이 가능하다.

사용목적에 따라서 Probe 타입의 게이지 헤드(Gauge head)를 선택하거나, DC-in/DC-out의 DC용을 선택하여 측정 시스템과 제어 시스템의 구성을 간소화할 수 있다.

AC 1~6[V_{rms}], 400~10[kHz]의 여기(excitation) 전압과 −55~200[℃] 환경에서 진동과 내충격성이 강한 일반적인 성능은 물론, 고온/고압 챔버에 매립하여 사용하는 특수 모델과 유압 실린더 전용으로 자기변형(magnetostrictive) 타입의 위치/속도 변환기가 있다.

6) 비접촉식 변위 센서 특성

비접촉식 변위 센서는 반경방향 및 추력용 유막(oil film) 베어링을 가지고 있는 기계, 특히 큰 중량의 케이싱 및 견고한 베어링 내에 설치된 상대적으로 가벼운 중량의 모터를 가지는 터빈, [그림 7-47]과 같이 원심펌프 및 압축기의 진동상태를 감시하는데 아주 유용하다.

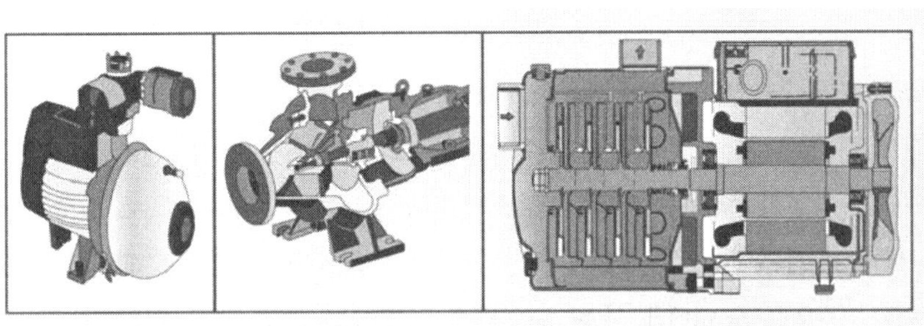

[그림 7-47] 원심펌프 형상 및 구조

이 센서는 베어링에 대한 축의 동적 성분(AC)과 정적 성분(DC) 측정이 가능하며, 정적 성분을 이용하여 센서에 대한 축의 평균위치를 나타낸다. 이 신호는 통상적으로 추력에 의한 축방향의 위치변화를 감시하는데 사용되고 있지만, 축 중심선의 평균위치가 베어링 내에 있을 때 정적성분 또한 반경방향의 감시용으로도 이용된다. 축방향, 즉 추력(thurst)위치 감시장치는 고정부에 대한 상대적인 축방향 위치를 감시하고, 또한 기준 위치를 정하기 위하여 1개나 2개의 비접촉식 Probe로부터 정적 성분을 이용할 수 있다.

(2) 구조 및 동작원리

와전류의 원리로 작동되는 비접촉식 변위변환기는 산업 기계의 보호와 상태 감시에 대하여 세계적으로 널리 인정을 받고 있다. 비접촉식 변위변환기는 근접 프로브(proximity probe), 연결 케이블, 진동신호 변환기로 구성되어 있다. 축 변위 프로브는 나사산이 있는 몸체 내에 넣어진 부도체의 플라스틱이나 세라믹 물질의 내부에 전선 코일이 설치되어 있고 Proximitor와 연결된다.

Proximitor(signal sensor)는 발진기회로, 검출기(detector) 또는 복조회로, 필터 회로를 포함하며 어떤 시스템에는 증폭회로도 있다.

감지 코일과 연결 케이블은 발진회로의 일부이며 발진회로는 감지 코일에 고주파 전류를 발생시킨다. 이 고주파 전류에 의해 감지 코일 주변에 자장이 형성되며, 감지 코일 가까이 강철과 같은 도체를 접근시키면 이 도체가 자속선을 끊어 도체 내에 와전류를 유기시킨다.

진동이 없다면 출력은 갭(gap)에 비례하는 일정 직류전압(DC)이 될 것이며 진동발생이 있다면 출력은 평균 갭에 비례하는 직류전압과 진동에 비례하는 교류전압이 된다.

(3) 설치방법

모든 변환기를 사용할 때 프로브 설치가 견고한가, 풍손으로부터 보호되는가, 느슨해진 상태로 작동되지 않을 것이 확실한가에 세심한 주의를 기울여야 한다. 느슨해진 프로브e나 느슨한 설치는 종종 운전 주파수나 그 근방에서 높은 진폭의 진동으로 관측될 것이다. 이러한 상태는 혼란을 일으키거나 진단하기 어려우므로 견고한 설치로 이러한 상황이 일어나지 않도록 해야만 한다. 가능하다면 기계를 분해하지 않고 제거하거나 교체할 수 있는 어댑터의 변위 프로브를 설치하는 것이 매우 바람직하다.

프로브를 설치하는데 사용되는 수많은 방법 중 가장 효과적인 방법 중의 하나는 간단한 [그림 7-48]과 같이 Block Mount이다. 이 Block은 보통 1/2~3/8인치(6~8[mm]) 두께의 강이나 알루미늄을 잘라서 만들며, 프로브를 관통하여 고정할 수 있는 구조로 되어 있다. 2개의 Socket Head Cap 나사부를 가지고 있는 홀더(holder)는 베어링 캡의 바깥쪽 끝에 부착 고정된다.

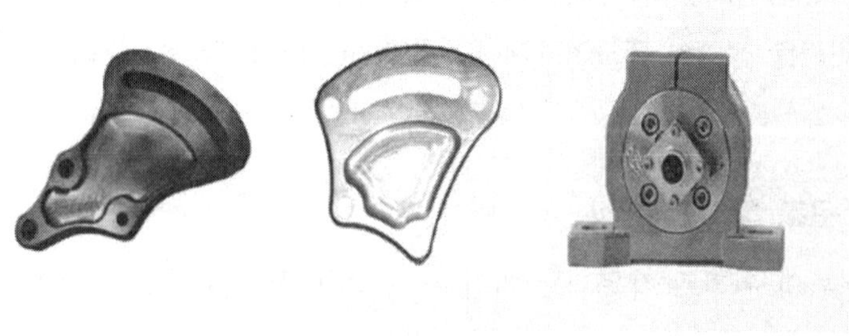

[그림 7-48] Block Mount

프로브의 간격을 맞추기 위해 관통되지 않은 구멍을 통하여 베어링 캡에 Block을 나사로 고정한다. 이것이 완료되면 프로브가 튼튼하게 제자리에 고정되도록 다른 나사를 조인다. 프로브가 견고하게 설치되어야 함은 물론 Probe Tip은 축의 단(step)이나 기타 다른 금속 표면으로부터 Tip 직경의 최소 2배 간격을 가져야 하며 프로브의 자장이나 간섭을 받아서는 안된다(그림 7-49).

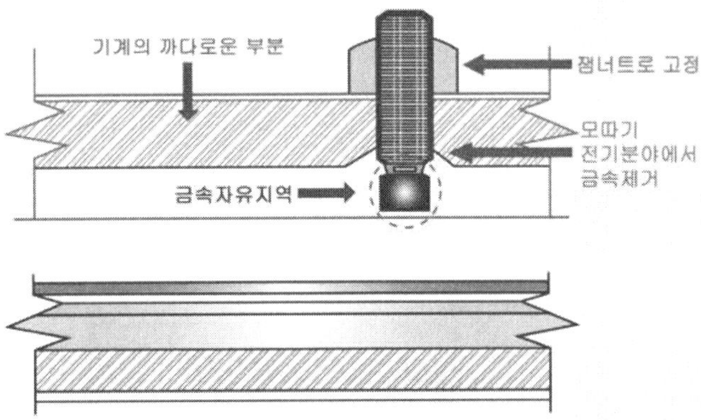

[그림 7-49] 비접촉식 프로브

프로브의 자장 내에서 어떤 전도체의 간섭은 운동에 대한 응답을 크게 변경시킬 것이다. 보다 확실히 하기 위하여 프로브 끝과 나사부 사이에서 시작하여 관측되는 표면에 이르기까지 45[°]의 원추형 모양 안에 전도체가 있어서는 안된다. 베어링 하우징 같은 편평한 표면에 프로브를 설치할 때도 동일한 법칙이 적용된다. 즉 프로브는 원추형 모양이 표면과 교차되지 않도록 충분히 떨어지게 설치되어야 한다.

만일 프로브를 좀더 연장할 필요가 있으면 연장으로 인한 공진주파수는 승속에 감속까지 고려하며, 어떠한 잠재적인 가진 원으로부터 충분히 멀리 떨어져 있어야 한다. 2개의 프로브가 너무 가깝게 설치되어 프로브에서 발생되는 자장이 서로 간섭되는 경우가 있다. 일반적으로 매우 높은 주파수의 가진력이 관측되며 이 간섭은 일반적으로 프로브의 간극을 축 표면에 더 가깝게 조정하거나 적절하게 반경 방향이나 축방향으로 이동 분리하여 제거할 수 있다.

프로브는 종종 작은 간격의 구멍을 통해 설치된다. 이 경우에 프로브의 Gap을 조정할 때 Gap Voltage는 프로브가 구멍으로 들어감에 따라서 감소될 것이며, 종종 원하는 수치 이하로 감소될 것이다. 이 위치에서는 Gap Voltage가 구멍까지의 측면 거리에 의해 결정되기 때문에 적정한 위치에 프로브를 고정시키려는 의도에는 적합하지 않게 될 것이다. 프로브가 더 깊이 삽입되고 통과하게 됨에 따라 Gap Voltage는 증가하였다가 축이 가까워짐에 따라 다시 감소할 것이다. 이 두 번째 감소점이 프로브가 고정되어야 하는 위치이다.

(4) 리졸버

리졸버(resolver)는 선형가변미분형 변압기의 원리와 매우 비슷하지만 각운동(angular motion)의 측정에 사용된다. 리졸버는 변압기의 일종이며, 1차 코일은 회전축에 연결되어 있고 슬립 링(slip ring)을 통해서 교류전류를 공급하는 변압기라고 할 수가 있다(그림 7-50).

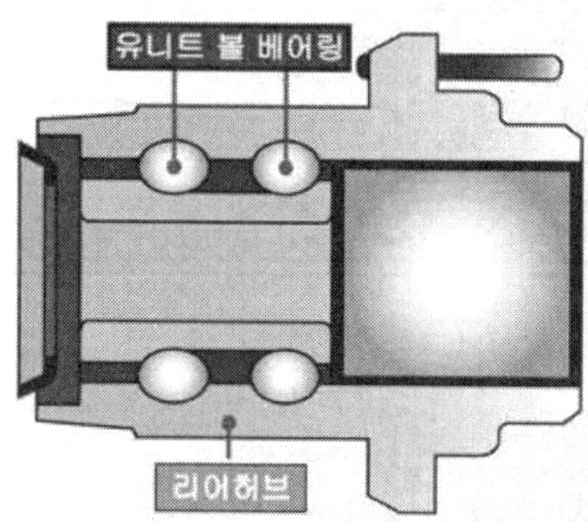

[그림 7-50] 커플링 허브(hub)를 통한 구조

① 리졸버는 공간적으로 직각인 2쌍의 권선을 갖는 전기자와 계자로 되어 있으며, 철심과 코일로 구성되어 있다. 싱크로 전기기계가 3상의 소자인데 비하여 리졸버는 2상의 소자이다.

② 리졸버는 서로 90[°] 떨어진 2개의 2차 코일을 가지고 있다. 전기자의 1차 코일이 2차측 코일과 평행할 때 코일에서 생성되는 전압은 최대가 되며 다른 2차측 코일은 수직위치에 오게 되며, 이 경우엔 전압은 발생하지 않고 전기자가 회전함에 있어서 궁극적으로 첫 번째 1차측 코일에는 전압이 0으로 떨어지게 되는 반면에, 두 번째 코일에서는 최대전압이 발생하게 된다.

③ 리졸버의 출력은 아날로그이지만 그것은 사인과 코사인 각과 같고 이 값은 후에 계산하기 위해 제거되며, 보통 인코더는 인크리멘탈식이라서 절대위치를 잡기 힘든데 리졸버 타입은 회전각을 그대로 읽어낼 수 있으므로 절대값 인코더로 볼 수 있다. 그리고 리졸버는 신뢰할 만하며 강인하고, 정확하다.

제8장

PLC 기본실습

PLC 프로그램은 컴퓨터를 중심으로 하는 전자장치이다. PLC의 입·출력 기기에 대하여 이해하도록 하고, 제어방법(래더도)을 습득하여 PLC 전용의 프로그램을 입력함으로써 유접점 시퀀스와 같은 무접점 동작을 제어할 수 있어야 한다.

01 PLC 제어
02 PLC 기초이론 및 운용실습

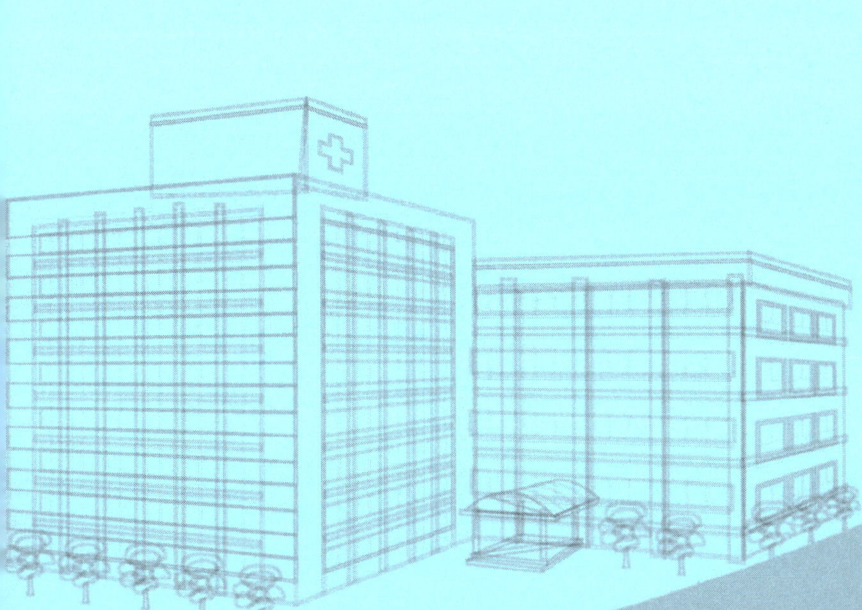

01 PLC 제어

1. PLC의 개요

PLC(Programmable Logic Controller)는 제어장치의 일종으로 무접점 제어회로에 가장 많이 이용되고 있는 장비이다. 자동화를 위하여 종전에는 제어 시스템의 회로도에 릴레이, 타이머, 카운터 등을 하드웨어로 연결하여 사용하였으나, 이는 다품종 소량 생산체제에 따른 제어장치를 변경하는 데 많은 시간과 비용이 요구되었다. 이 문제를 해결하기 위하여 1996년 GM(General Motor)이 자동차의 조립 라인에 사용할 새로운 제어장치를 구매하기 위하여 〈표 8-1〉과 같은 제어장치가 구비해야 할 7가지 조건을 명시한 것이 PLC의 출현 동기가 되었다.

〈표 8-1〉 GM사의 새로운 제어장치의 7가지 조건

1. 프로그램 작성 및 변경이 용이하고 현장에서도 쉽게 시퀀스를 작성, 변경할 수 있을 것
2. 점검 및 보수가 용이하고 부품은 플러그인(plug-in) 방식일 것
3. 릴레이는 제어반보다 신뢰성이 높아야 하며, 릴레이 제어반보다 소형일 것
4. 상위 컴퓨터와 데이터 전송이 가능, 릴레이 제어반이나 무접점 제어반보다 가격면에서 유리
5. 입력은 교류 220[V]를 받을 수 있을 것, 출력은 교류 220[V], 2[A]를 공급할 수 있을 것
6. 전체 시스템의 변경을 최소화하면서 기본 시스템은 확장이 가능할 것
7. 4000[Word]까지 확장 가능한 프로그램 메모리를 가지고 있을 것

이와 같은 7가지 조건을 충족시키기 위해 마이크로프로세서(microprocessor) 기능을 갖춘 새로운 형태의 제어기인 PDP-14가 미국의 DEC사에 의해 최초로 개발되었다. 1970년대는 다중 프로세서 PLC를 비롯하여 원격 입・출력, 16[bit] 프로세서를 CPU로 하는 PLC 등이 개발되었으며, 1980년대는 더욱 발전하여 전 산업 분야에 공급되었고 PLC의 기능도 고도화되었다. 특히 1980년대 중반부터는 PLC, Computer, CNC, Robot 등을 통합한 총합화 생산 시스템(Computer Integrate Manufacturing : CIM)으로 발전하였다.

2. PLC의 구성

병원설비 및 의료기기 또는 기계나 기계장치 등을 운전, 제어하기 위하여 사용함으로써 열악한 생산현장에서도 견딜 수 있도록 온도, 습도 및 노이즈 등에 강하고 취급

이 용이한 구조로 되어 있다. 또한 제어 대상의 내용에 알맞은 규모를 선정, 조합하여 사용할 수 있도록 구성되어 있다. [그림 8-1]과 같이 인간의 두뇌에 해당하는 **중앙처리장치**(CPU : Central Processing Unit), 기계와 설비장치의 신호를 주고받는 입 · 출력(I/O : Input/Output), 시퀀스 회로의 내용에 해당하는 프로그램을 기억하는 기록부 등의 주변 기기(프로그램 로더, EPROM writer)로 구성된다. 이는 PLC 자체가 마이크로 프로세서를 이용한 응용 기계의 하나라고 볼 수 있으며 이것을 보다 쉽게 활용하도록 응용 프로그램을 사용하는 것이다.

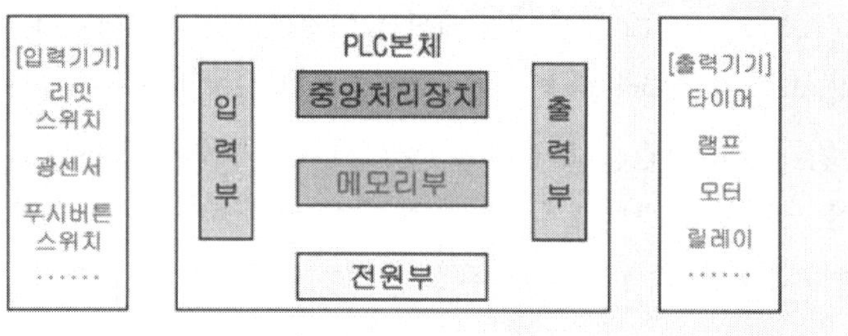

[그림 8-1] PLC의 구성

3. 입 · 출력부의 구성회로 및 구분

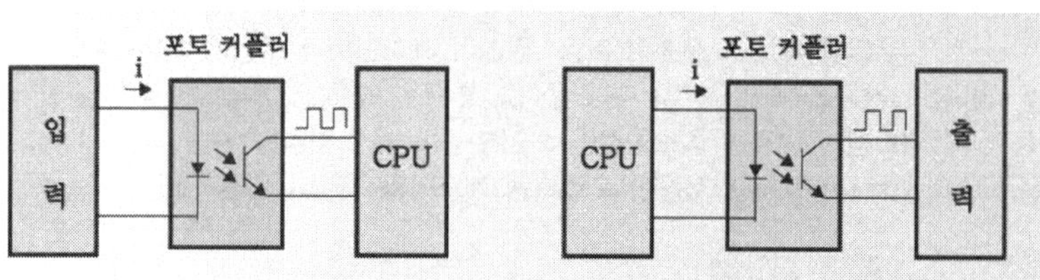

(a) 입력부 (b) 출력부

[그림 8-2] 입 · 출력부의 구성회로 및 구분

〈표 8-2〉

I/O	구 분	부착장소	외부기기의 명칭
입력부	조작 입력	제어반과 조작반	푸시 스위치 / 선택 스위치 토글 스위치
	검출 입력	기계장치	리밋 스위치 / 광전 스위치 근접 스위치 / 레벨 스위치
출력부	표시 정보출력	제어반 및 조작반	파일럿 밸브 / 버저
	구동 출력	기계장치	전자 밸브 / 전자 클러치 전자 브레이크 / 전자 개폐기

02 PLC 기초이론 및 운용실습

1. PLC의 기초이론

프로그래머블 로직 컨트롤러(Programmable Logic Controller : PLC)는 종래에 사용하던 유접점 회로인 제어반 제어회로에 사용하던 릴레이, 타이머, 카운터 등의 기능을 IC, 트랜지스터 등의 반도체 소자로 대체시켜 기본적인 시퀀스 제어기능에 수치 연산 기능을 추가하여 프로그램 제어가 가능하도록 한 자율성이 높은 제어장치이다.

미국전기공업협회(Natipnal Electrical Manufacturers Association : NEMA)에서는 "디지털 또는 아날로그 입 · 출력 모듈을 통하여 로직, 시퀀스, 타이머, 카운터, 연산과 같은 특수한 기능을 수행하기 위하여 프로그램 가능한 메모리를 사용하고, 여러 종류의 기계나 프로세서를 제어하는 디지털 동작의 전자장치"로 정의하고 있다. 마이크로컴퓨터를 이용한 시퀀스 제어전용의 전자장치이다.

프로그래머블 로직 컨트롤러는 컴퓨터의 지식을 필요로 하지 않으며 지금까지 실습한 기본 명령만 이해하면 간단히 설계할 수 있으며, 복잡한 배선을 필요로 하지 않고 제어회로를 간단히 변경할 수 있다는 장점을 가지고 있다. 릴레이 시퀀스 대신 폭넓게 이용되어 생산현장 건물 자동화에서 많이 사용되고 있다.

(1) PLC의 입 · 출력기기

프로그래머블 로직 컨트롤러는 릴레이, 타이머, 카운터 등의 기능이 회로 중에 구성되며 마이크로컴퓨터를 중심으로 하는 전자장치이다. 기기의 명칭은 프로그래머블 로직 컨트롤러인데 PLC로 명칭을 통일하여 사용한다.

PLC의 입력기기에는 푸시버튼 스위치, 리밋 스위치, 근접 센서, 광전 센서, 각종 센서 등의 기기를 연결하고 출력기기는 램프나 버저, 릴레이, 전자 개폐기 등의 기기를 출력으로 사용한다. 이들 기기로 입력에 대한 출력의 제어방법은 전개 접속회로도(래더도)를 기초로 하여 PLC 전용의 프로그램을 입력함으로써 유접점 시퀀스와 같은 무접점 동작을 제어할 수 있다(그림 8-3).

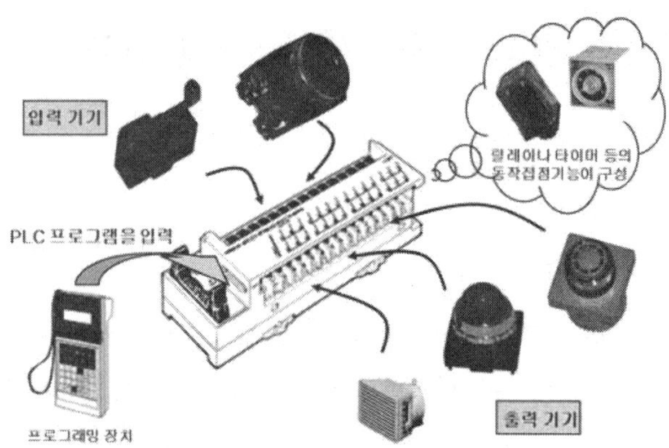

[그림 8-3] PLC의 입 · 출력기기

(2) PLC의 하드웨어 구조

PLC는 마이크로프로세서(microprocessor) 및 메모리를 중심으로 구성되어 인간의 두뇌 역할을 하는 중앙처리장치(CPU), 외부 기기와의 신호를 연결시켜주는 입출력부, 각 부에 전원을 공급하는 전원부, PLC 내의 메모리에 프로그램을 기록하는 주변장치로 구성되어 있다. PLC의 본체 입력부에는 푸시버튼 스위치나 여러 종류의 센서 등을 입력기기 등에 접속하고, 출력부에는 램프나 전자 개폐기, 릴레이, 타이머 등의 출력기기 등을 접속한다. 그리고 PLC를 이용한 연산, 제어부, 반도체 메모리 등을 사용한 기억부로 구성되어 있다.

프로그램은 PLC 전용의 명령 용어가 사용되며 프로그래밍 장치에 의해 기억부에 보존된다. 프로그램 입력을 실행하면 프로그램의 제어내용에 따라 출력기기가 동작한다. PLC의 전체 구성도는 다음과 같다(그림 8-4).

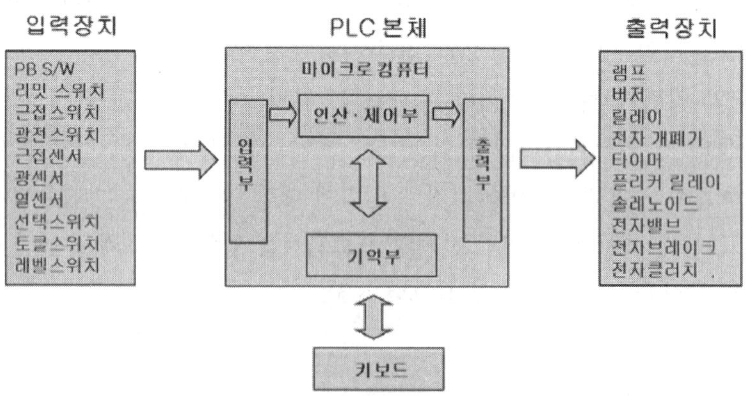

[그림 8-4] PLC의 전체 구성도

1) 입 · 출력부

PLC의 입 · 출력부는 현장의 외부 기기에 직접 접속하여 사용한다. PLC 내부는 직류전원(TTL)을 사용하지만 입 · 출력부는 직 · 교류 전압을 사용한다. 입 · 출력의 결선은 시스템 안정에 결정적인 요소가 되므로 외부 기기와 전기적 규격이 일치해야 한다. 외부 기기로부터의 노이즈가 CPU 쪽에 영향을 주면 안되며 결선이 용이해야 하고 각 접점상태를 점검할 수 있어야 한다. 입력기기나 출력기기를 직접 연결한다.

2) 연산 · 제어부

연산부에서 논리 연산처리가 행해지면 출력부를 통하여 출력장치를 구동시킨다. 제어부는 메모리에 저장되어 있는 시퀀스 제어내용의 프로그램을 차례대로 인출하여 판독하고 프로그램을 수행한다. 프로그램의 입력내용을 동작순서에 따라 실행시킨다.

3) 기억부

PLC의 두뇌에 해당하는 부분으로서 메모리에 저장되어 있는 프로그램을 실행하고 해독하여 처리내용을 실행한다. 매우 빠른 속도로 반복되며, 모든 정보는 2진수로 처리되고 프로그램을 기억한다.

4) 프로그래밍 장치

PLC의 사용자가 장치를 제어할 프로그램을 작성하여 메모리에 저장시키는 부분으로 그 내용은 LCD를 통해서 표시된다. 프로그램 작성이나 판독 등을 한다.

(3) PLC 래더 다이어그램 기호

〈표 8-3〉 PLC 래더 다이어그램 기호

접점의 종류	시퀀스 기호		래더 다이어그램 기호	
	a접점	b접점	a접점	b접점
푸시버튼 스위치	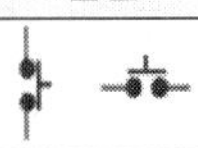	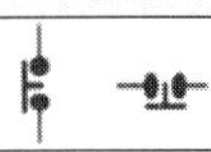	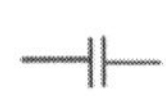	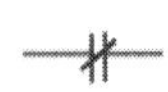
리밋 스위치	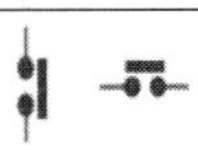	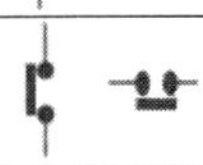	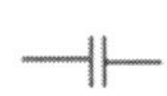	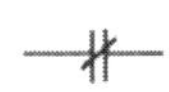
릴레이 계전기	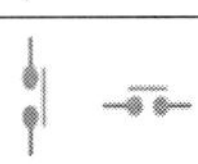	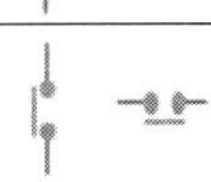	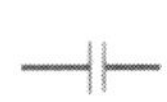	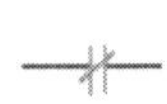
타이머	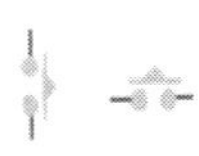	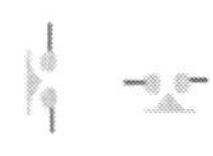	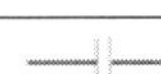 또는 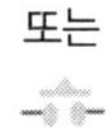	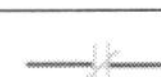 또는 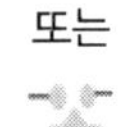

(4) PLC의 기호 및 기능

PLC 명령과 기호 및 기능을 〈표 8-4〉에 나타내었다.

〈표 8-4〉 PLC 명령과 기호 및 기능

기본명령어	명령어 호칭	래더 다이어그램 기호	래더 다이어그램 기능설명	비 고
LD	로드	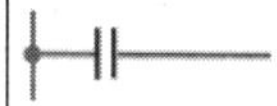	모선에서 시작되는 최초의 a접점 (논리 스타트)	입력명령
LDI	로드 인버스	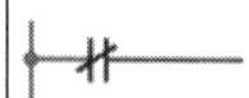	모선에서 시작되는 최초의 b접점 (논리 부정 스타트)	
OUT	아웃	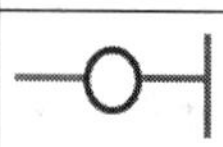	릴레이, 타이머, 카운터 등의 코일부를 구동(논리연산 결과의 출력)	출력명령
		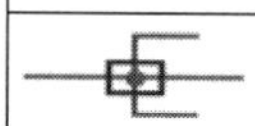	일시 기억	
		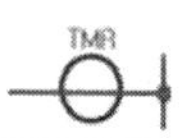	내부 타이머	
		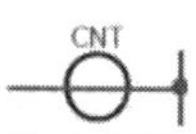	내부 카운터	
END	엔드	END	프로그램의 종료 시에 반드시 사용한다.	
AND	앤드	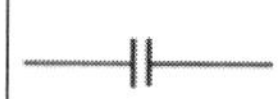	a접점의 직렬회로 접속 (논리적)	
ANI	앤드 인버스	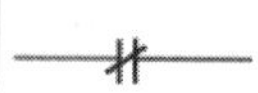	b접점의 직렬회로 접속 (논리적 부정)	
OR	오어	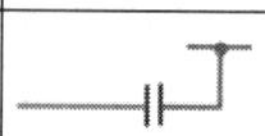	a접점의 병렬회로 접속 (논리합)	
ORI	오어 인버스	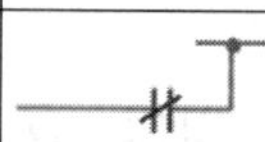	b접점의 병렬회로 접속 (논리합 부정)	
ANB	앤드 블록	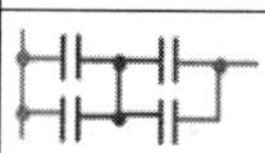	병렬회로 블록의 직렬회로 접속명령(블록 간의 논리적)	
ORB	오어 블록	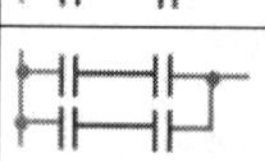	직렬회로 블록의 병렬회로 접속명령(블록 간의 논리합)	
PLS	펄스	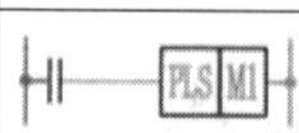	상승 펄스 출력	출력 릴레이와 보조 릴레이에 사용한다. RST는 타이머 또는 카운터에 사용한다.
PLF	펄프	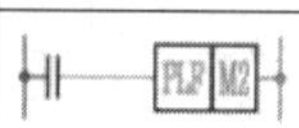	하강 펄스 출력	
SET	셋	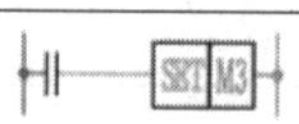	동작 유지회로 출력	
RST	리셋	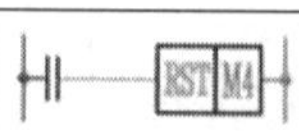	동작 유지회로 해제	

(5) 타이머와 카운터의 요소번호 및 설정값

적산 타이머는 전원이 차단되어도 배터리로 현재값이 유지되며, 비적산 타이머는 전원이 차단되면 현재값이 지워진다.

〈표 8-5〉 타이머의 요소번호 및 설정값

타이머의 종류	요소번호	기준값	설정값 범위	내장개수
비적산 타이어	T0~T199	0.1초	0.1~3200초	200
	T200~T245	0.01초	0.01~320초	46
적산 타이머	T250~T255	0.1초	0.1~3200초	6

각종 센서와 연결하여 길이 및 생산수량 등의 숫자를 셀 때 사용하는 용도로 카운터는 가산(up), 감산(down), 가·감산용이 있으며 입력신호가 들어오면 출력으로 수치를 표시한다. 입력이 되는 펄스 신호를 가하는 것은 카운터 인풋(counter input) 접점을 이용하며, 취소(복귀) 시는 리셋(reset) 접점에 신호를 가한다.

〈표 8-6〉 카운터의 요소번호 및 설정값

카운터의 종류	요소번호	설정값	내장개수
업 카운터	C0~C99	1~32767	100
업 카운터 정전 유지	C100~C199	1~32767	100

(6) 래더 다이어그램 작성법

PLC 프로그램에 사용하는 회로에는 래더 다이어그램(ladder diagram)을 이용한다. 전개 접속회로를 그리는 방법에는 종서와 횡서법이 있으며, 래더 다이어그램은 종서법을 사용한다.

〈표 8-7〉 래더 다이어그램 작성기호

접점의 종류	릴레이 시퀀스 기호	PLC 래더 다이어그램
a접점	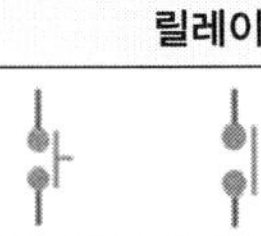	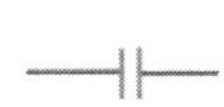
b접점	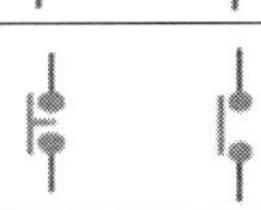	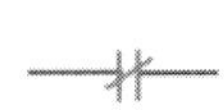
코일부	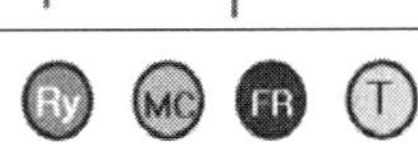	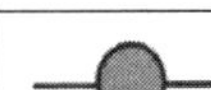

래더 다이어그램(ladder diagram)은 좌우로 제어 전원 모선이 있고, 모선 사이로 PLC에 내장되어 있는 접점과 입출력 전기기기 등의 요소를 결선한다. 접점은 모두 a접점과 b접점의 기호로 표시되며 전기기기 등의 코일부는 기호로 표시된다.

문/제/1

시퀀스 회로도의 가로쓰기로 된 전개접속도 회로이다. PB-a를 누르면 릴레이 Ry가 여자되어 Ry-b가 떨어져 타이머 T_1이 감자되는 회로이다. 이 회로를 래더 다이어그램으로 변환하여 그려라.

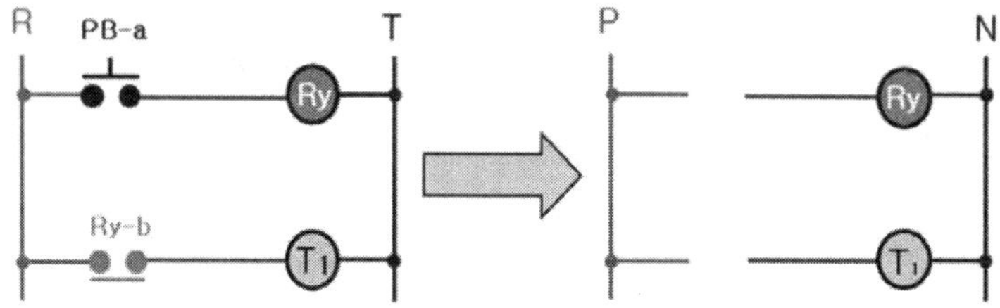

(a) 시퀀스 회로도 (b) 래더 다이어그램

해답

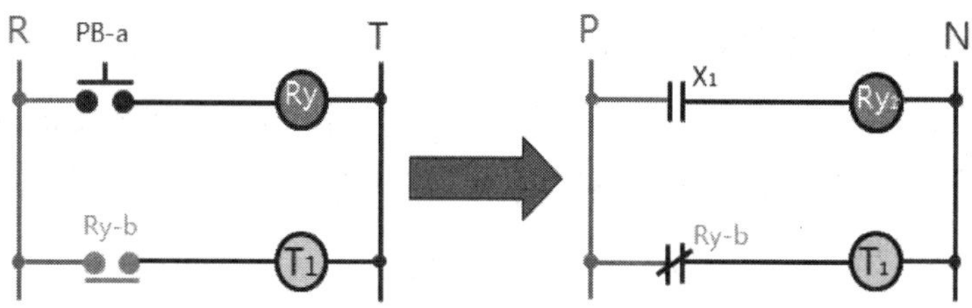

(a) 시퀀스 회로도 (b) 래더 다이어그램

문/제/2

3개 회로의 시퀀스 회로를 래더도로 나타내어라.

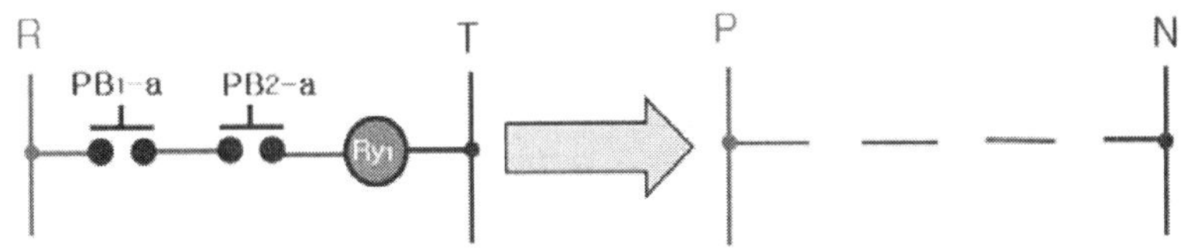

(a) AND 회로 시퀀스 회로도 (b) AND 회로 래더 다이어그램

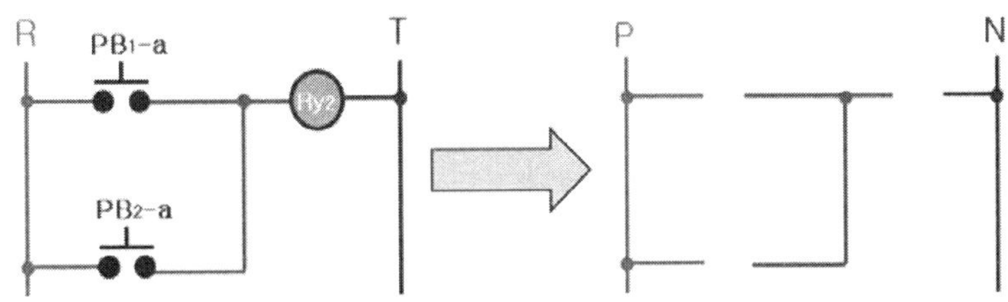

(a) OR 회로 시퀀스 회로도 (b) OR 회로 래더 다이어그램

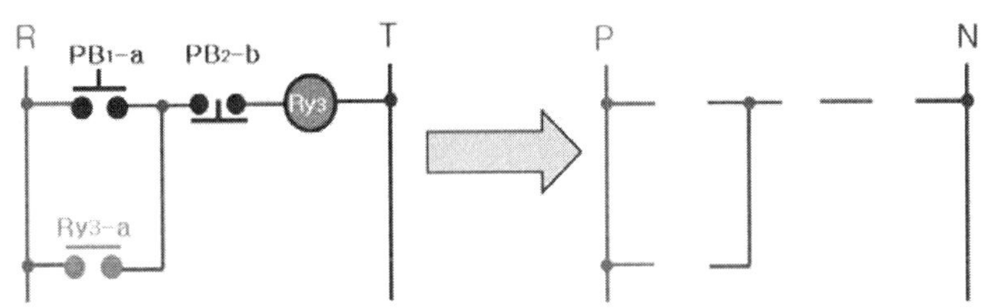

(a) 자기 유지회로 시퀀스 회로도 (b) 자기 유지회로 래더 다이어그램

해답

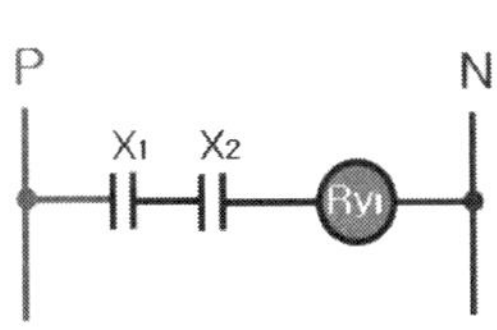

(a) AND 회로 래더 다이어그램

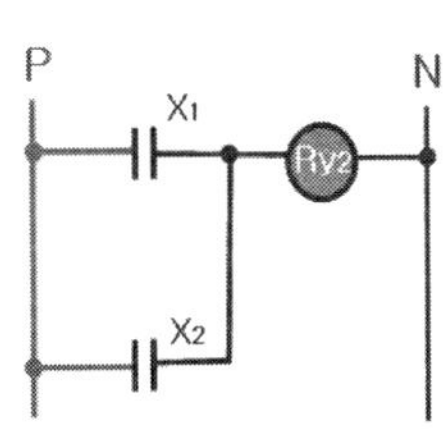

(b) OR 회로 래더 다이어그램

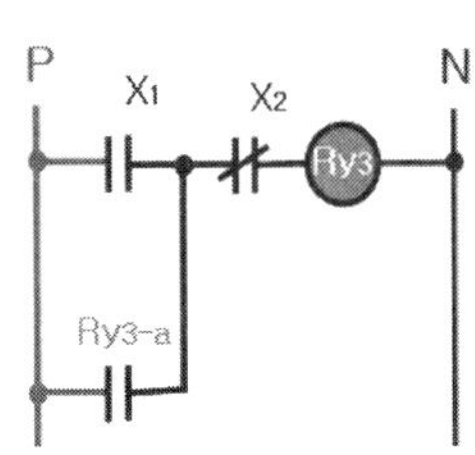

(c) 자기 유지회로 래더 다이어그램

문/제/3

선행 우선회로와 선입력 우선회로의 인터록 회로의 시퀀스를 래더도로 나타내어라.

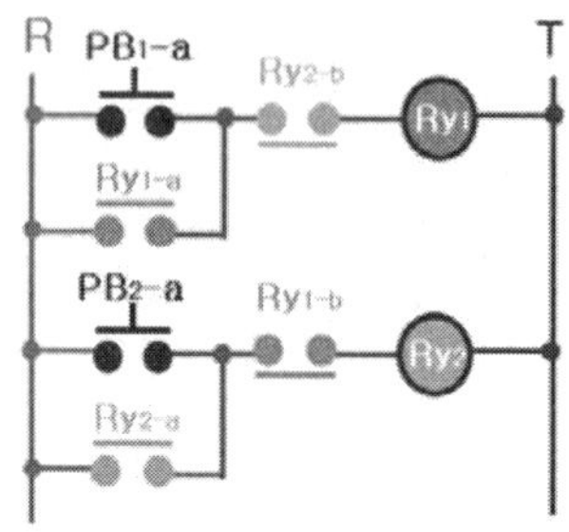

(a) 선행 우선회로 시퀀스 회로도

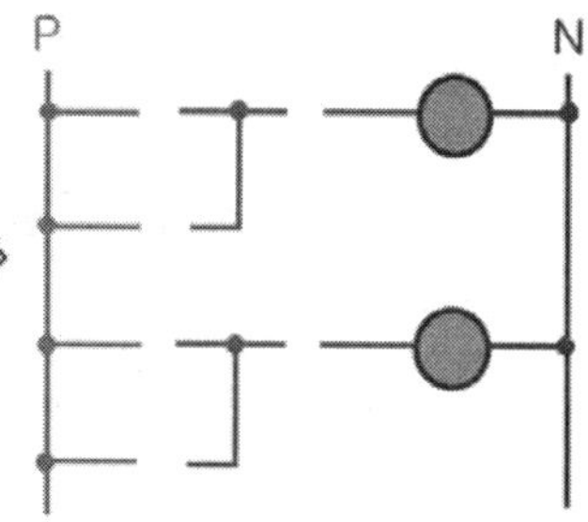

(b) 선행 우선회로 래더 다이어그램

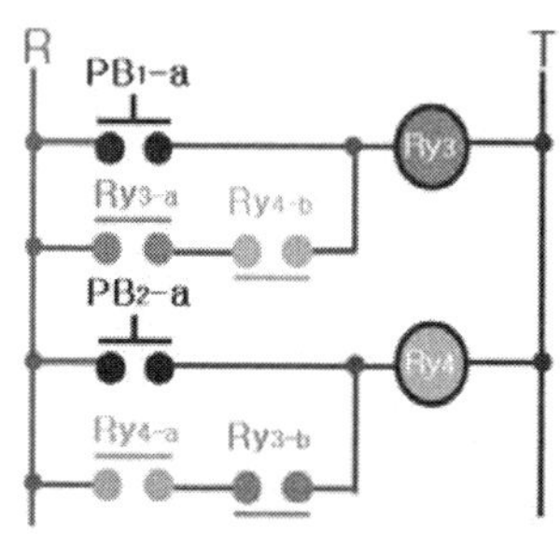

(a) 선입력 우선회로 시퀀스 회로도

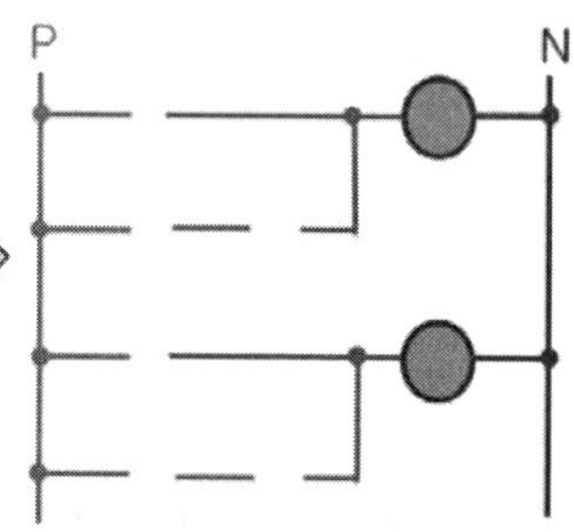

(b) 선입력 우선회로 래더 다이어그램

해답

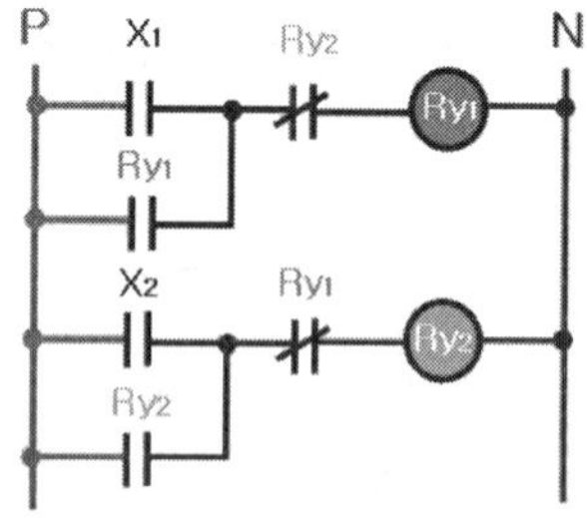

(a) 선행 우선회로 래더 다이어그램

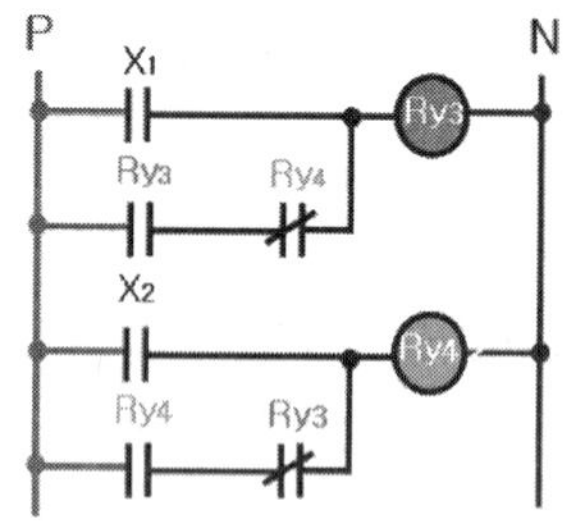

(b) 선입력 우선회로 래더 다이어그램

2. PLC 프로그램의 명령과 기본회로

(1) PLC의 기본명령 작성법

PLC는 기종과 제조사에 따라 명령용어가 약간 다르지만 그 기능은 같다. 시중에서 흔히 사용하는 미쓰비시 계열의 A사 명령어는 〈표 8-8〉과 같다.

〈표 8-8〉 PLC의 기본명령 작성법

명령용어		기 능	
A사	B사		
LD	LD	로드	a접점의 모선 접속
LDI	LD NOT	로드인버스	b접점의 모선 접속
AND	AND	앤드	a접점의 직렬 접속
ANI	AND NOT	앤드인버스	b접점의 직렬 접속
OR	OR	오어	a접점의 병렬 접속
ORI	OR NOT	오어인버스	b접점의 병렬 접속
OUT	OUT	아웃	출력 명령
END	FUN 01	앤드	프로그램의 종료

(2) PLC 프로그램의 구성

프로그램은 회로의 동작순서를 설명하는 것으로서 래더도의 각 요소를 명령의 순서를 프로그램으로 표시하는 스텝 번호와 명령용어, 요소번호로 나타낸다. 자기 유지회로의 래더도를 보고 프로그램을 작성하면 [그림 8-5]와 같다.

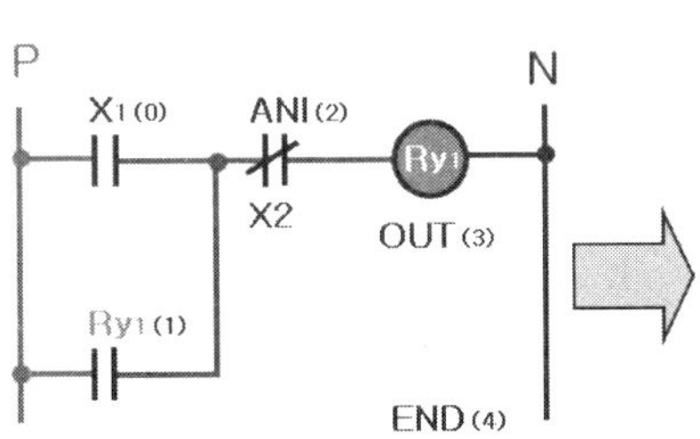

(a) 자기 유지회로의 래더도

	명 령		
	명령용어	요소번호	
0	LD	X_1	Go
1	OR	Ry_1	Go
2	ANI	X_2	Go
3	OUT	Ry_1	Go
4	END		

(b) 자기 유지회로의 프로그램

[그림 8-5] PLC 프로그램

(3) PLC 프로그램의 실행순서

PLC 제어와 릴레이 시퀀스의 가장 근본적인 차이점은 '직렬처리와 병렬처리'라는 동작상의 차이가 있다. PLC는 메모리에 있는 프로그램을 순차적으로 연산하는 직렬처리 방식이고, 릴레이 시퀀스는 여러 회로가 전기적인 신호에 의해 동시에 동작하는 병렬처리 방식이다. 따라서 PLC의 회로를 부분적으로 보면 한 가지 일 밖에 하지 않는다. 명령은 0스텝에서 END 명령까지 반복하여 실행되며 프로그램의 스텝 번호는 2000스텝까지 사용할 수 있다(기종에 따라 다름). 2000스텝까지의 소요시간은 약 10[ms] 정도이다. 스텝 번호의 순서로 실행되므로 프로그램을 작성할 때에는 회로처럼 주의가 필요하다(그림 8-6).

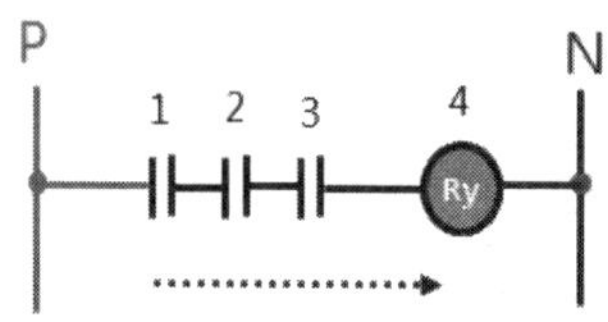

(a) P쪽에서 N쪽으로 차례로 실행한다.

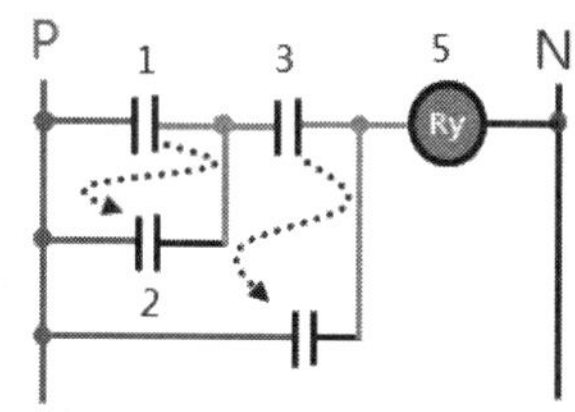

(b) 병렬회로일 때는 P쪽에서부터 아래쪽으로 먼저 작성한다.

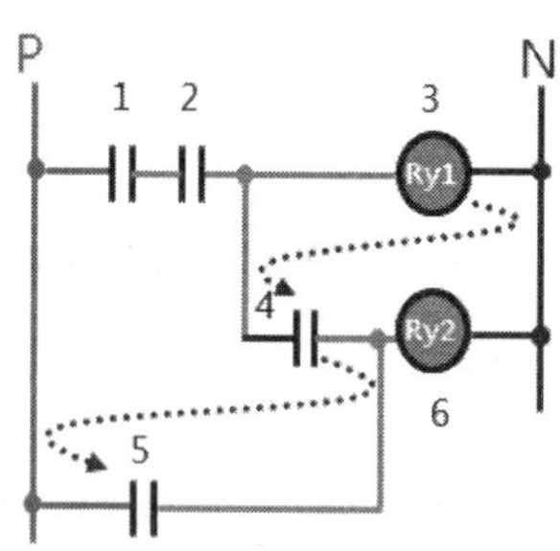

(c) 직·병렬로 결선한 회로이며 화살방향으로 프로그램을 작성한다.

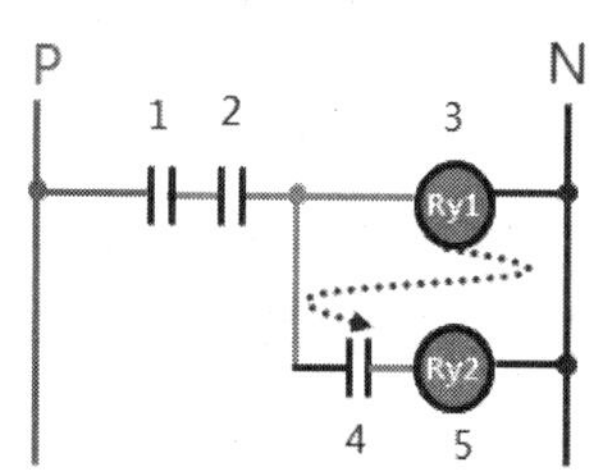

(d) N측 방향에서 분류가 있을 때는 위 라인을 작성한 후에 아래 라인을 작성한다.

[그림 8-6] 프로그램의 실행순서

(4) PLC 프로그램의 요소번호

시퀀스 회로에는 릴레이, 타이머, 카운터 등 기능의 부품이 많이 내장되어 있다. 입·출력 릴레이의 요소번호에 한하여 8진수이다(X0~X7과 X10~X17, Ry0~Ry7과 Ry10~Ry17). 입력 릴레이를 사용할 때에는 "X0~X17"까지의 요소번호를 사용한다. 대개 출력 릴레이는 "Y"로 나타내고 여기서는 이해를 돕기 위해 릴레이 "Ry"로, 보조 릴레이는 "M", 타이머는 "T", 카운터는 "C"의 요소기호로 나타낸다(그림 8-7).

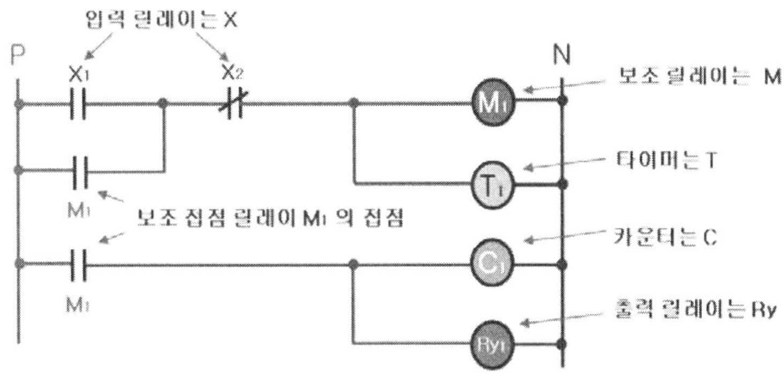

[그림 8-7] PLC 프로그램 보조 릴레이

〈표 8-9〉 PLC 프로그램의 요소

요 소	요소번호	개 수
입력 릴레이	X0~X17	16
출력 릴레이	Ry0~Ry17	16
보조 릴레이	M0~M1023	1,024
타이머	T0~T255	256
카운터	C0~C199	200

(5) 릴레이 시퀀스와 PLC의 장 · 단점 비교

PLC는 LSI 등 전자부품의 집합으로 릴레이 시퀀스와 같은 접점이나 코일은 존재하지 않으며, 접점이나 코일을 연결하는 동작은 소프트웨어로 처리되므로 실제로 눈에 보이는 것이 아니다.

또, 동작도 코일이 여자되면 접점이 닫혀 회로가 활성화되는 릴레이 시퀀스와는 달리, 메모리에 프로그램을 기억시켜 놓고 순차적으로 내용을 읽어서 그 내용에 따라 동작하는 방식으로 사용자가 제어 로직에 맞게 프로그램의 내용을 마음대로 작성할 수 있는 차이점이 있다.

릴레이 시퀀스 회로의 여러 가지 결점을 보완하기 위해 개발된 것으로 여러 가지 장점이 있다.

① PLC는 배선이 유접점이 아니고 무접점이므로 복잡하지 않다.

② PLC는 회로설계가 용이하고 프로그램의 변경을 간단히 할 수 있다.

③ PLC는 보수관리가 용이하고 기기의 신뢰성이 높으며 콤팩트하지만 초기 구입비가 많이 든다.

(6) PLC 프로그래밍 장치의 구성

소형 PLC 프로그래밍 장치(휴대용)는 의공학 전공자에게 기초로 알아야 하기 때문에 간단히 조작하는 프로그램의 기입, 판독뿐만 아니라 동작을 점검하는 모니터나 테스트 등의 기능을 갖추고 있는 PLC 프로그래밍 장치로 각 키의 동작과 조작에 대하여 실습한다(그림 8-8).

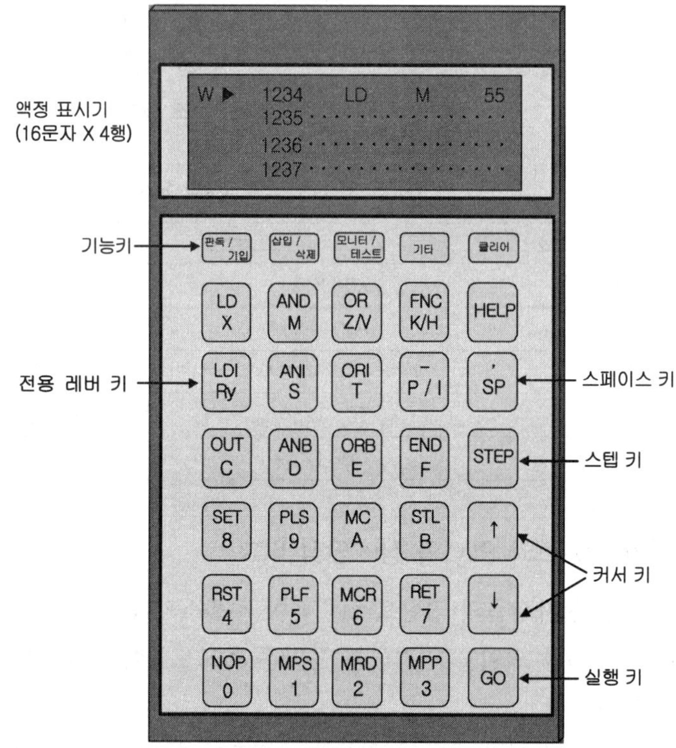

①기능 키 : 판독 / 기입, 삽입 / 삭제, 모니터 / 테스트의 키로 한번 누르면 키 왼쪽 상부 표시의 기능을 선택하며 다시 누르면 오른쪽 하부 표시의 기능으로 된다.
②클리어 키 : 키 입력의 삭제 등에 사용한다.
③커서 키 : 키 입력의 위,아래 이동 시 사용된다.
④실행 키 : 라인 커서, 프롬프트의 이동 등을 실행한다.
⑤명령어 키 / 요소기호 키 / 숫자키 : 상단과 하단의 기능은 조작의 진행에 따라 자동적으로 변화 한다.

[그림 8-8] PLC 프로그래밍 장치의 구성

(7) PLC의 조작방법

PLC의 가장 기본이 되는 입 · 출력 명령에 대하여 설명하고 PLC의 조작이나 사용방법에 대하여 실습한다.

1) 프로그램의 기기준비

다음과 같은 순서로 실행하여 프로그램 기기를 조작한다.

① PC와 프로그래밍 장치를 접속한다.

② PLC의 RUN 입력 스위치를 OFF로 한다.

③ PLC의 전원을 ON으로 하면 [그림 8-9]와 같은 표시화면으로 된다.

④ 프로그램 순서로 키를 누른다.

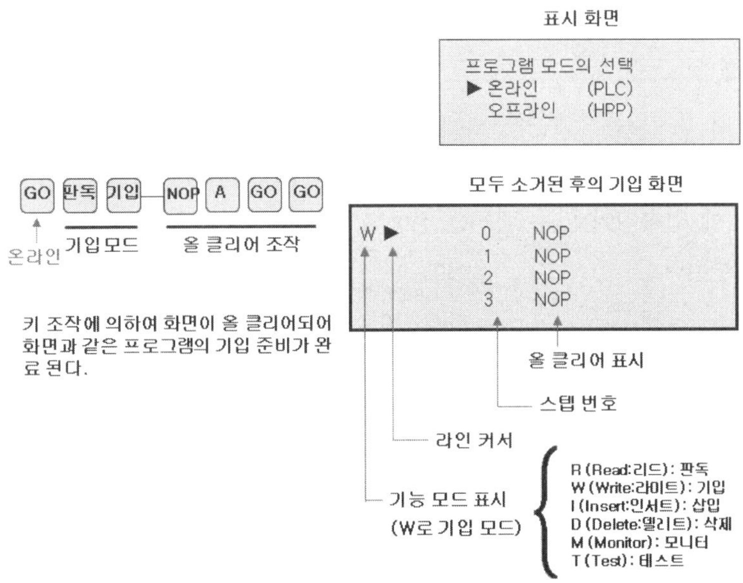

[그림 8-9] PLC의 조작방법

2) 프로그램의 기입

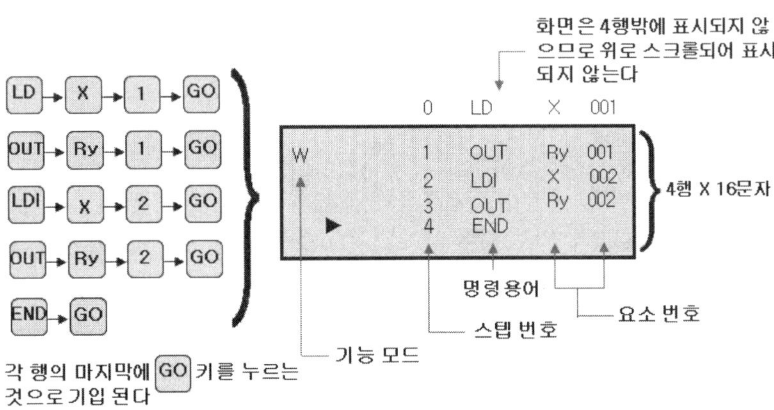

[그림 8-10] 프로그램의 기입

3) 잘못 조작했을 경우의 정정방법

① GO 키를 누르기 전이면 클리어 키를 누른다.

② 잘못 입력한 스텝 번호에 라인 커서를 이동시키고 다시 기입한다.

③ 프로그램을 추가 또는 삭제하고자 할 경우에는 해당하는 스텝 번호에 라인 커서를 이동시켜 삽입, 삭제 키를 누르면 수정된다.

4) 프로그램의 실행

RUN 입력 스위치를 ON으로 하면 프로그램이 실행되며 다음과 같이 동작이 되는지 확인한다.

① X_1의 푸시버튼 스위치를 누르면 Ry_1의 출력단자에 접속되어 있는 램프가 점등되고 놓으면 소등된다.

② Ry_2에 접속되어 있는 램프는 점등되어 있으므로 X_2의 푸시버튼 스위치를 누르면 소등된다.

5) 시퀀스의 종료

전원을 OFF하면 종료된다(OFF로 해도 프로그램은 메모리에 저장되어 있으므로 전원을 ON하면 바로 실행할 수 있다. 또한 EEPROM을 접속하면 프로그램을 저장할 수도 있다).

6) 시퀀스의 동작과 구조

입력한 프로그램을 실행했을 때의 입 · 출력 기기와 마이크로컴퓨터 내부의 동작은 동시에 이루어진다(그림 8-11).

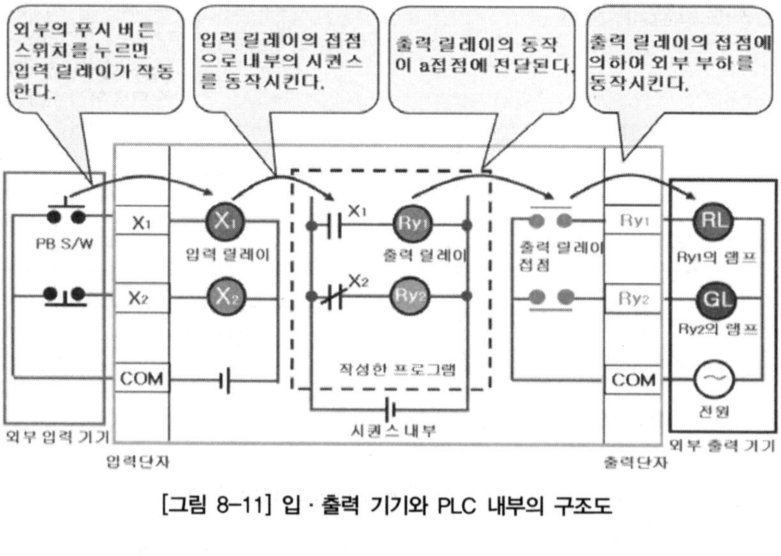

[그림 8-11] 입 · 출력 기기와 PLC 내부의 구조도

(8) LD, LDI, OUT, END의 사용법

PLC의 가장 기본이 되는 입출력 명령에 대하여 설명하고 PLC의 조작이나 사용법에 대하여 실습한다.

〈표 8-10〉 LD, LDI, OUT, END의 사용법

명령용어	호 칭	기 능	비 고
LD	로드	모선에서 시작되는 최초의 a접점	입력명령
LDI	로드인버스	모선에서 시작되는 최초의 b접점	
OUT	아웃	릴레이, 타이머, 카운터 등의 코일부를 구동	출력명령
END	앤드	프로그램의 작성이 끝난 후 반드시 사용한다.	종료명령

(9) LD, LDI, OUT의 사용법

시퀀스 회로도를 래더도로 바꾸어 명령을 하나씩 추가하면 [그림 8-12](b)의 X_1은 모선에서 시작되는 최초의 a접점이므로 명령용어로서 LD(로드)를 사용한다. 또한 Ry_1은 코일부를 구동시키는 출력 릴레이이므로 OUT을 사용한다. 마찬가지로 X_2는 b접점이므로 LDI(로드인버스)를 사용하고, Ry_2는 OUT을 사용하며 END로 프로그램이 끝난다.

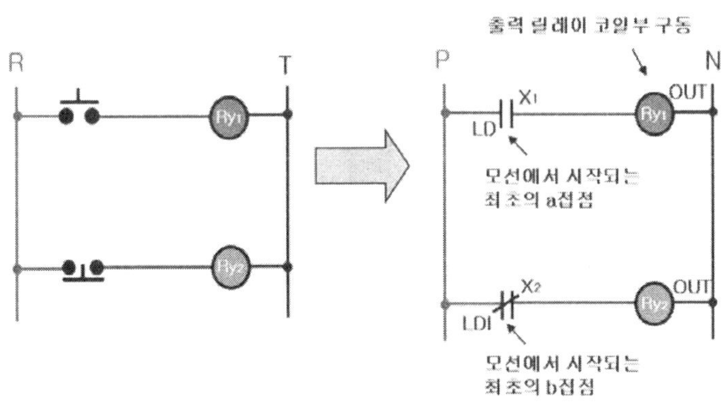

(a) 시퀀스 회로도 (b) 래더 다이어그램

[그림 8-12] LD, LDI, OUT의 사용법

(10) 래더도에서 프로그램 작성법

시퀀스 회로도를 래더도로 바꾸어 프로그램이 실행하는 순서에 따라 명령을 프로그램화하면 [그림 8-13]과 같이 된다.

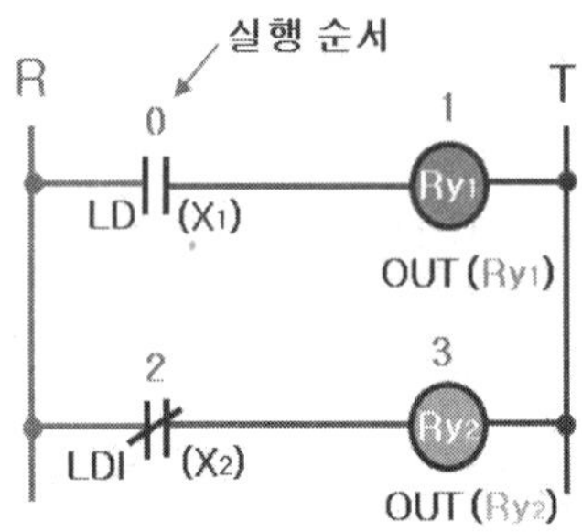

(a) 래더 다이어그램

스텝 번호	명령		
	명령용어	요소번호	
0	LD	X_1	GO
1	OUT	Ry_1	GO
2	LDI	X_2	GO
3	OUT	Ry_2	GO
4	END		

(b) 프로그램

[그림 8-13] 래더도에서 프로그램 작성법

PLC 회로의 프로그래밍 장치에서 프로그램을 작성하여 입력시킨 뒤 입력기기와 부하인 출력기기를 연결하여 PLC 회로가 동작하는지 확인한다(그림 8-14).

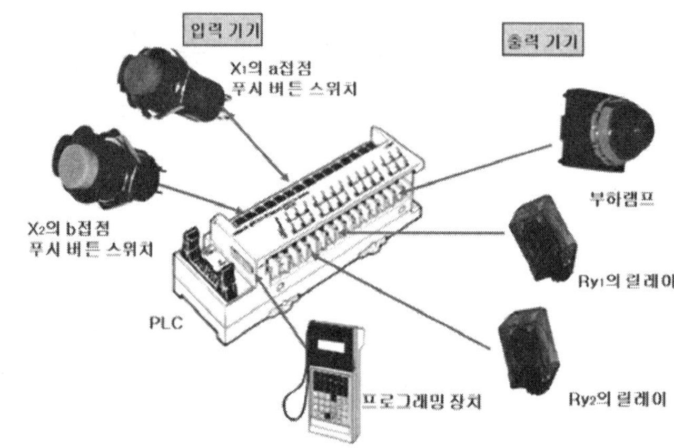

[그림 8-14] PLC 회로의 입·출력 기기의 연결

문/제/4

래더도를 보고 프로그램을 작성하라.

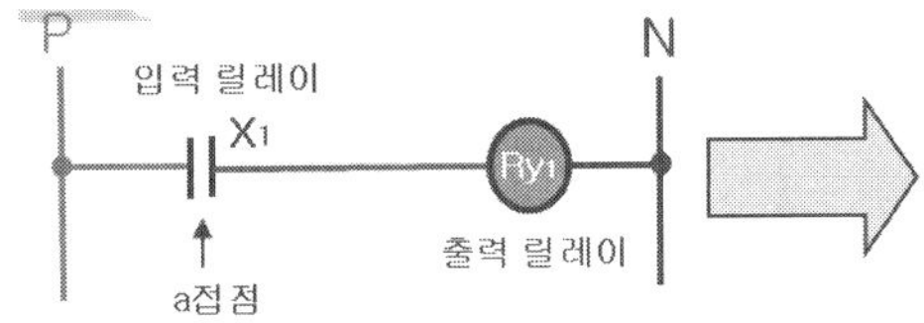

(a) 래더 다이어그램

스텝	명 령		기입키
0	LD	X_1	GO
1	OUT	Ry_1	GO
2	END		

(b) 프로그램

①

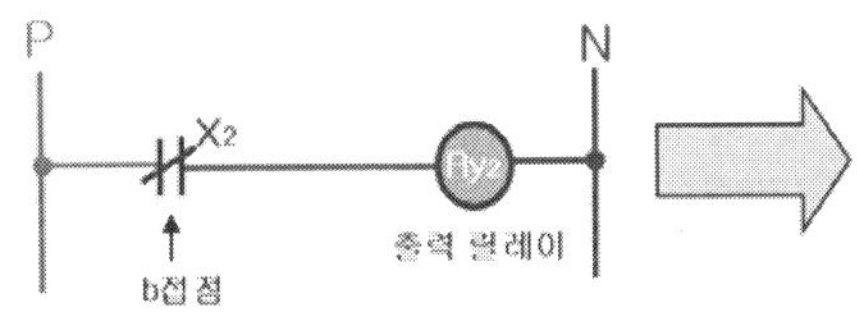

(a) 래더 다이어그램

스텝	명 령		기입키
0			GO
1			GO
2	END		

(b) 프로그램

②

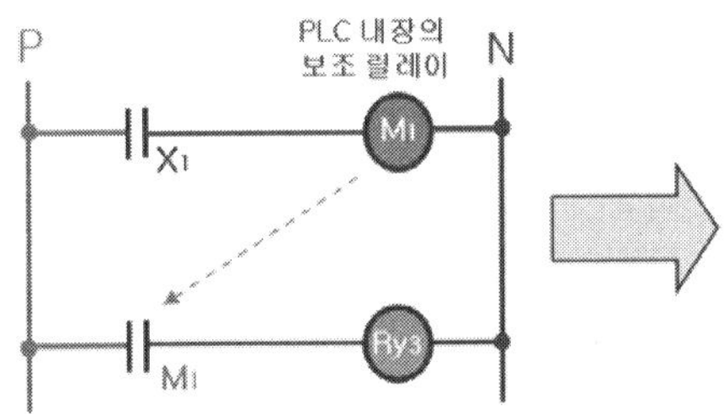

(a) 래더 다이어그램

스텝	명 령		기입키
0			GO
1			GO
2			GO
3			GO
4	END		

(b) 프로그램

③

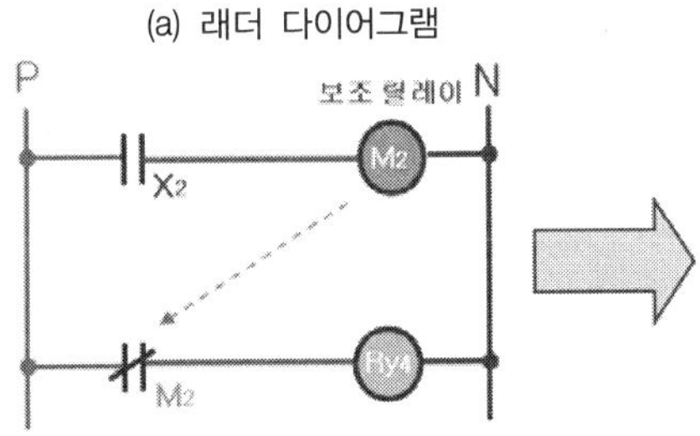

(a) 래더 다이어그램

스텝	명 령		기입키
0			GO
1			GO
2			GO
3			GO
4	END		

(b) 프로그램

해답

①

스텝	명 령		기입키
0	LDI	X_2	GO
1	OUT	Ry_2	GO
2	END		

②

스텝	명 령		기입키
0	LD	X_1	GO
1	OUT	M_1	GO
2	LD	M_1	GO
3	OUT	Ry_3	GO
4	END		

③

스텝	명 령		기입키
0	LD	X_2	GO
1	OUT	M_2	GO
2	LDI	M_2	GO
3	OUT	Ry_2	GO
4	END		

(b) 프로그램

문/제/5

시퀀스 회로도를 래더도로 바꾸어 프로그램을 완성하고, PLC에 프로그램을 입력하여 동작한 상태를 타임 차트로 작성하라.

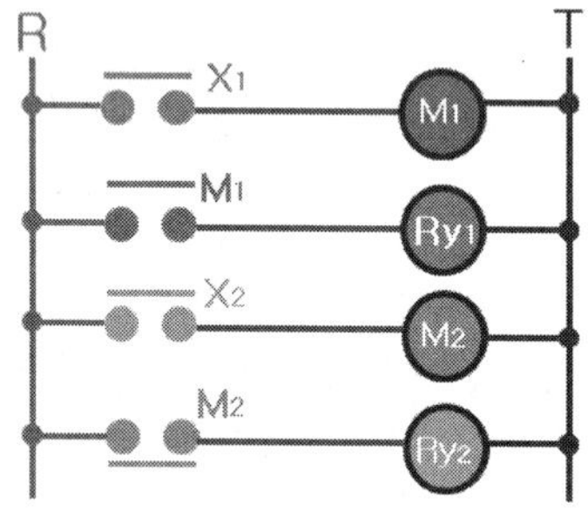

(a) 시퀀스 회로도

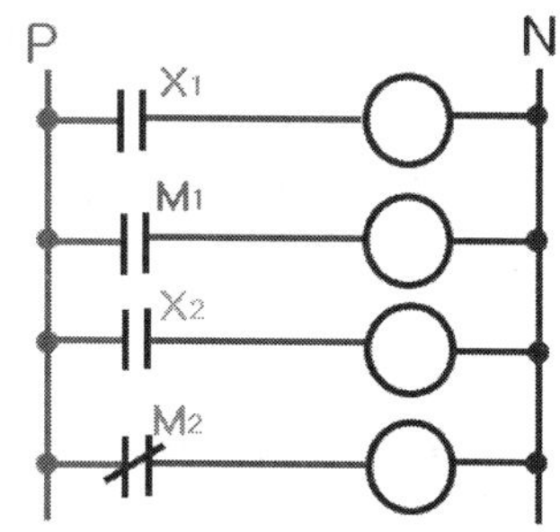

(b) 래더 다이어그램(기호를 기입)

스텝	명 령		기입키
0	LD	X_1	GO
1			GO
2			GO
3			GO
4			GO
5			GO
6			GO
7			GO
8	END		

(c) 프로그램

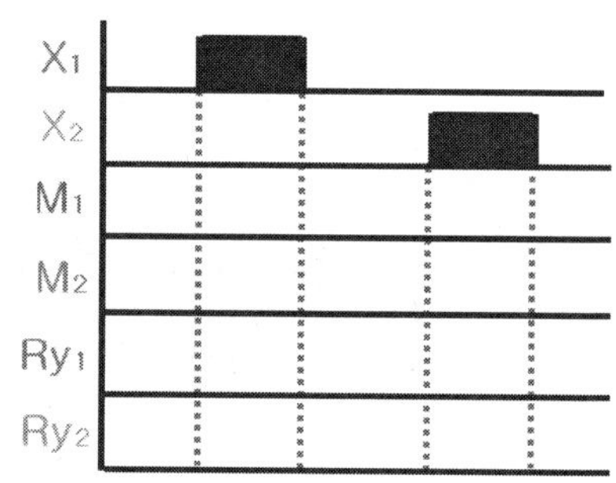

(d) 타임 차트

해답

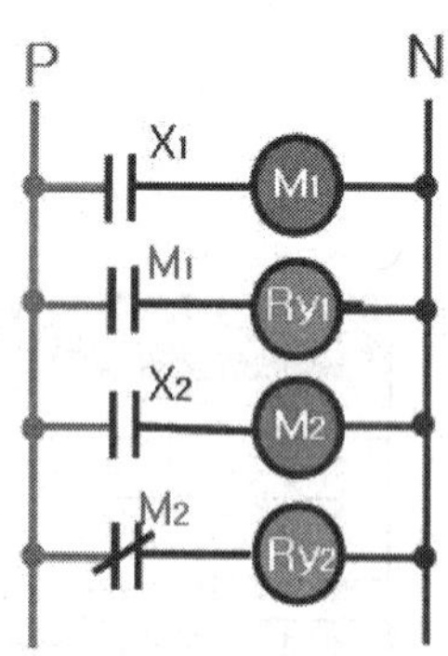

(b) 래더 다이어그램(기호를 기입)

스텝	명 령		기입키
0	LD	X_1	GO
1	OUT	M_1	GO
2	LD	M_1	GO
3	OUT	Ry_1	GO
4	LD	X_2	GO
5	OUT	M_2	GO
6	LDI	M_2	GO
7	OUT	Ry_2	GO
8	END		

(c) 프로그램

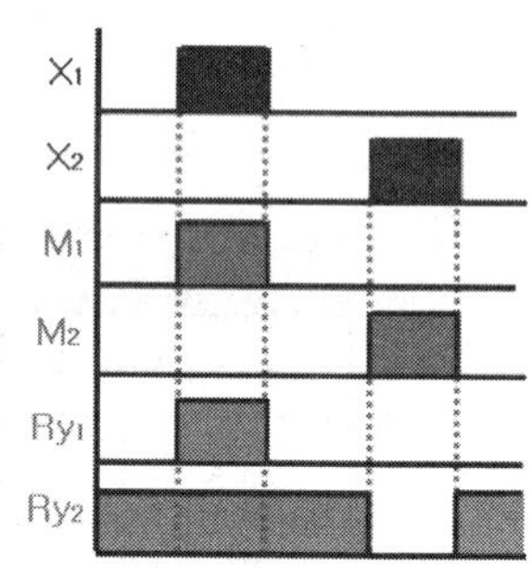

(d) 타임 차트

(11) AND, ANI, OR, ORI의 사용법

PLC의 직 · 병렬회로의 접점에 대하여 실습한다.

〈표 8-11〉 AND, ANI, OR, ORI 명령어

명령용어	호 칭	기 능
AND	앤드	a접점의 직렬 접속
ANI	앤드인버스	b접점의 직렬 접속
OR	오어	a접점의 병렬 접속
ORI	오어인버스	b접점의 병렬 접속

문/제/6

PLC의 래더도 직렬 접속회로이며 AND, ANI로 표현하고 프로그램을 작성하라.

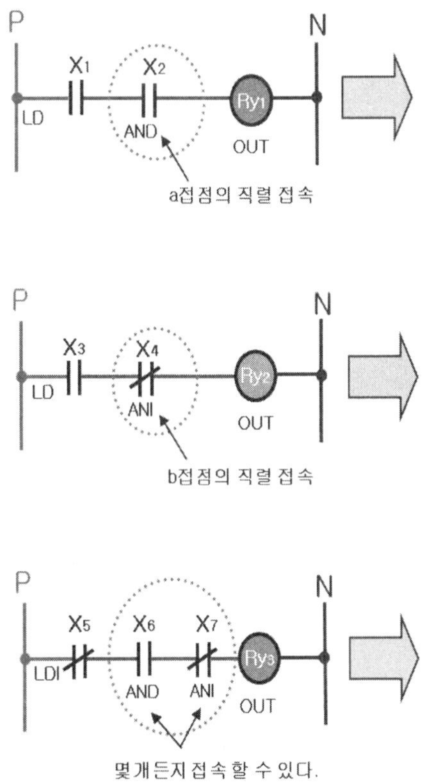

(a) 래더 다이어그램

스텝	명령		기입키
0	LD		GO
1	AND		GO
2	OUT		GO
3	END		

스텝	명령		기입키
0	LD		GO
1	ANI		GO
2	OUT		GO
3	END		

스텝	명령		기입키
0	LDI		GO
1	AND		GO
2	ANI		GO
3	OUT		GO
4	END		

(b) 프로그램

해답

①

스텝	명령		기입키
0	LD	X_1	GO
1	AND	X_2	GO
2	OUT	Ry_1	GO
3	END		

②

스텝	명령		기입키
0	LD	X_3	GO
1	ANI	X_4	GO
2	OUT	Ry_2	GO
3	END		

③

스텝	명령		기입키
0	LDI	X_5	GO
1	AND	X_6	GO
2	ANI	X_7	GO
3	OUT	Ry_3	GO
4	END		

(b) 프로그램

문/제/7

PLC의 래더도 병렬회로이며 OR, ORI로 나타내고 프로그램을 완성하라.

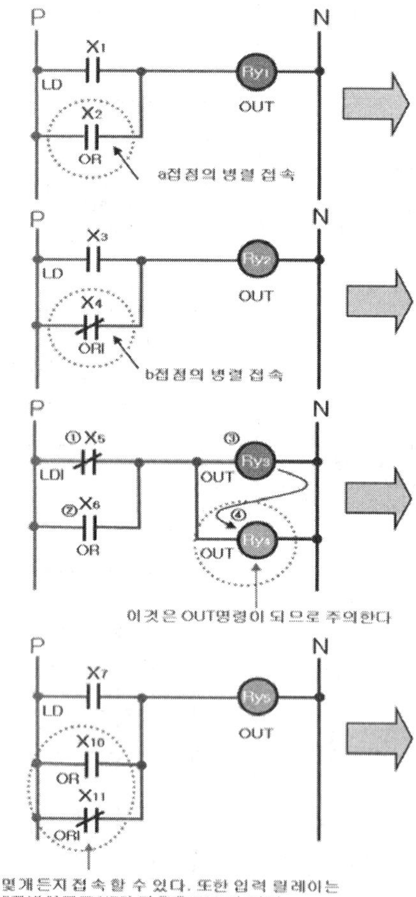

(a) 래더 다이어그램

스텝	명령		기입키
0	LD		GO
1	OR		GO
2	OUT		GO
3	END		

스텝	명령		기입키
0	LD		GO
1	ORI		GO
2	OUT		GO
3	END		

스텝	명령		기입키
0	LDI		GO
1	OR		GO
2	OUT		GO
3	OUT		GO
4	END		

스텝	명령		기입키
0	LD		GO
1	OR		GO
2	ORI		GO
3	OUT		GO
4	END		

(b) 프로그램

해답

①

스텝	명 령		기입키
0	LD	X_1	GO
1	OR	X_2	GO
2	OUT	Ry_1	GO
3	END		

②

스텝	명 령		기입키
0	LD	X_3	GO
1	ORI	X_4	GO
2	OUT	Ry_2	GO
3	END		

③

스텝	명 령		기입키
0	LDI	X_5	GO
1	OR	X_6	GO
2	OUT	Ry_3	GO
3	OUT	Ry_4	GO
4	END		

④

스텝	명 령		기입키
0	LD	X_7	GO
1	OR	X_{10}	GO
2	ORI	X_{11}	GO
3	OUT	Ry_5	GO
4	END		

(b) 프로그램

문/제/8

래더도의 프로그램을 작성하고, 실행결과를 진리표에 기입하라.

①

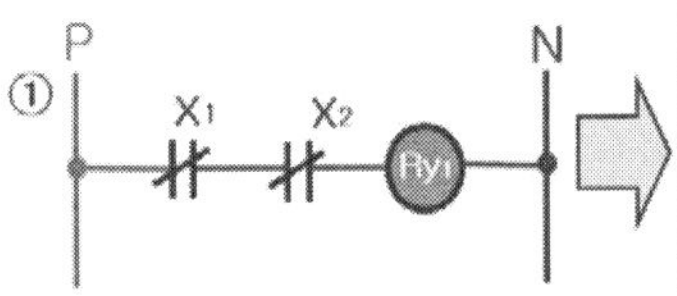

스텝	명 령		기입키
0			GO
1			GO
2			GO
3	END		

X_1	X_2	Ry_1
0	0	
0	1	
1	0	
1	1	

②

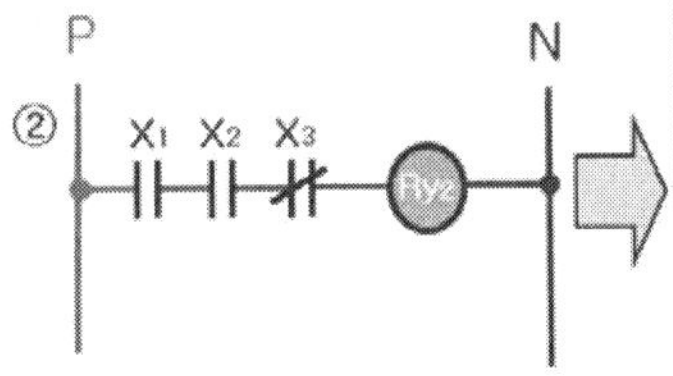

스텝	명 령		기입키
0			GO
1			GO
2			GO
3			GO
4	END		

X_1	X_2	X_3	Ry_2
0	0	0	
0	1	0	
1	0	0	
0	0	1	
1	1	0	

③

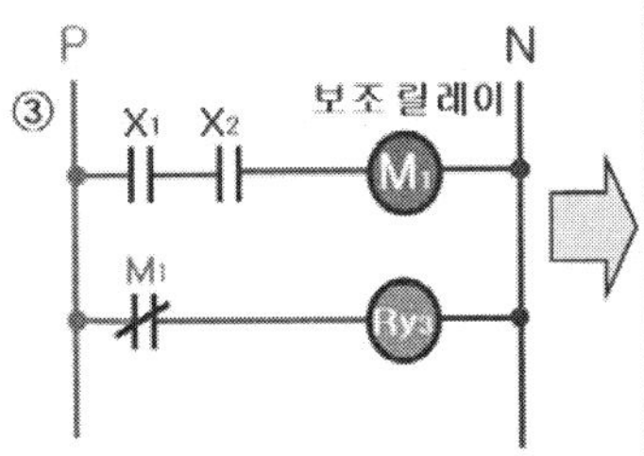

스텝	명 령		기입키
0			GO
1			GO
2			GO
3			GO
4			GO
5	END		

X_1	X_2	Ry_3
0	0	
0	1	
1	0	
1	1	

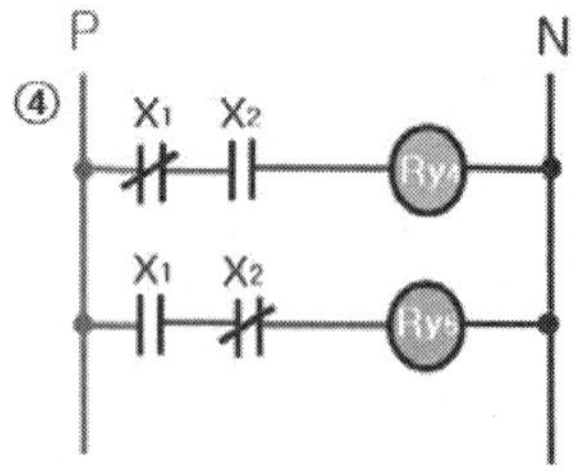

(a) 래더 다이어그램

스텝	명령		기입키
0			GO
1			GO
2			GO
3			GO
4			GO
5			GO
6	END		

(b) 프로그램

X_1	X_2	Ry_4	Ry_5
0	0		
0	1		
1	0		
1	1		

(c) 진리표

해답

①

스텝	명령		기입키
0	LDI	X_1	GO
1	ANI	X_2	GO
2	OUT	Ry_1	GO
3	END		

X_1	X_2	Ry_1
0	0	1
0	1	0
1	0	0
1	1	0

②

스텝	명령		기입키
0	LD	X_1	GO
1	AND	X_2	GO
2	ANI	X_3	GO
3	OUT	Ry_2	GO
4	END		

X_1	X_2	X_3	Ry_2
0	0	0	0
0	1	0	0
1	0	0	0
1	1	0	1

③

스텝	명령		기입키
0	LD	X_1	GO
1	AND	X_2	GO
2	OUT	M_1	GO
3	LDI	M_1	GO
4	OUT	Ry_3	GO
5	END		

X_1	X_2	Ry_3
0	0	1
0	1	1
1	0	1
1	1	0

④

스텝	명령		기입키
0	LDI	X_1	GO
1	AND	X_2	GO
2	OUT	Ry_4	GO
3	LD	X_1	GO
4	ANI	X_2	GO
5	OUT	Ry_5	GO
6	END		

(b) 프로그램

X_1	X_2	Ry_4	Ry_5
0	0	0	0
0	1	1	0
1	0	0	1
1	1	0	0

(c) 진리표

문/제/9

PLC의 래더도 병렬회로이며 OR, ORI로 나타내고 프로그램을 완성한다. 실행결과를 진리표에 기입하라.

①

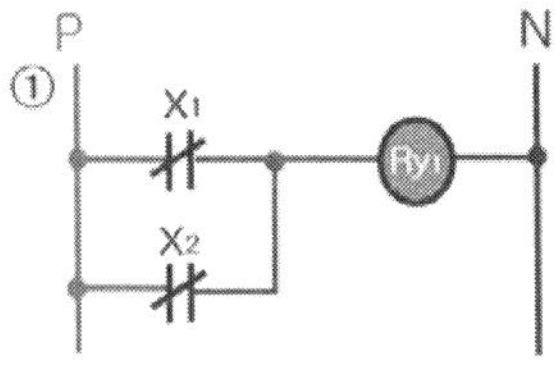

스텝	명령		기입키
0			GO
1			GO
2			GO
3			

X1	X2	Ry1
0	0	
0	1	
1	0	
1	1	

②

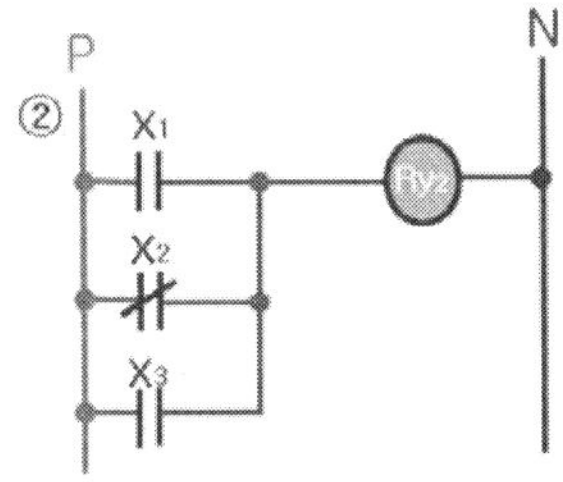

스텝	명령		기입키
0			GO
1			GO
2			GO
3			GO
4			

X1	X2	X3	Ry2
0	0	0	
0	1	0	
1	0	0	
0	1	1	
1	1	0	

③

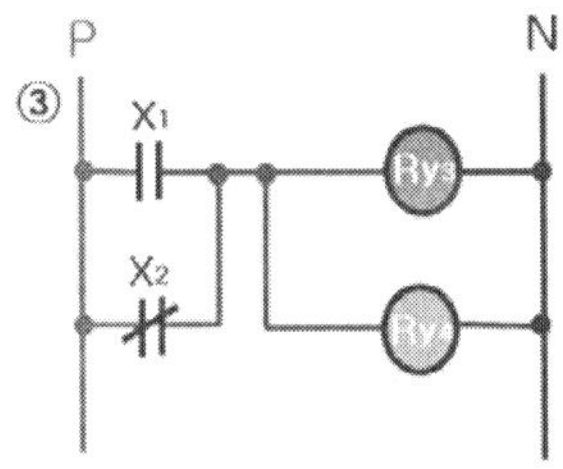

스텝	명령		기입키
0			GO
1			GO
2			GO
3			GO
4			

X1	X2	Ry3	Ry4
0	0		
0	1		
1	0		
1	1		

④

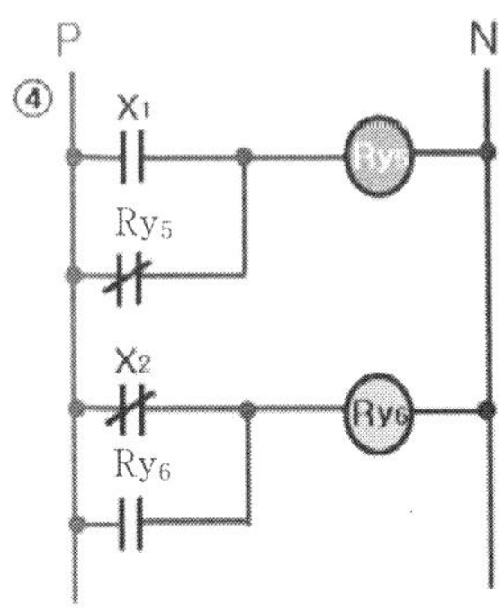

스텝	명령		기입키
0			GO
1			GO
2			GO
3			GO
4			GO
5			GO
6			

X1	X2	Ry5	Ry6
0	0		
0	1		
1	0		
1	1		

(a) 래더 다이어그램 (b) 프로그램 (c) 진리표

해답

①

스텝	명령		기입키
0	LDI	X_1	GO
1	ORI	X_2	GO
2	OUT	Ry_1	GO
3	END		

X_1	X_2	Ry_3
0	0	1
0	1	1
1	0	1
1	1	0

②

스텝	명령		기입키
0	LD	X_1	GO
1	ORI	X_2	GO
2	OR	X_3	GO
3	OUT	Ry_2	GO
4	END		

X_1	X_2	X_3	Ry_2
0	0	0	1
0	1	0	0
1	0	0	1
0	0	1	1
0	1	1	1

③

스텝	명령		기입키
0	LD	X_1	GO
1	ORI	X_2	GO
2	OUT	Ry_3	GO
3	OUT	Ry_4	GO
4	END		

X_1	X_2	Ry_3	Ry_4
0	0	1	1
0	1	0	0
1	0	1	1
1	1	1	1

④

스텝	명 령		기입키
0	LD	X_1	GO
1	ORI	Ry_5	GO
2	OUT	Ry_5	GO
3	LDI	X_2	GO
4	OR	Ry_6	GO
5	OUT	Ry_6	GO
6	END		

X_1	X_2	Ry_5	Ry_6
0	0	1	1
0	1	1	0
1	0	1	1
1	1	1	0

(b) 프로그램 (c) 진리표

문/제/10

PLC의 직 · 병렬 결선을 사용한 회로의 실행순서에 따라 프로그램을 작성하라.

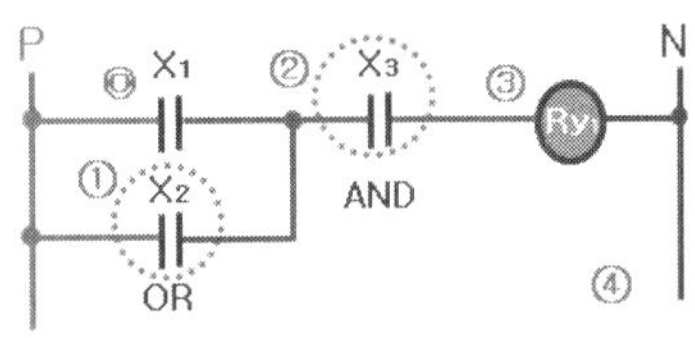

스텝	명 령		기입키
0	LD		GO
1	OR		GO
2	AND		GO
3	OUT		GO
4	END		

(a) 래더 다이어그램 (b) 프로그램

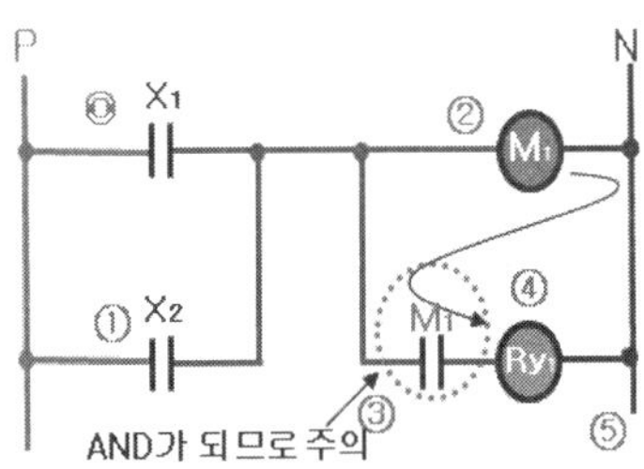

스텝	명 령		기입키
0	LD		GO
1	OR		GO
2	OUT		GO
3	AND		GO
4	OUT		GO
5	END		

(a) 래더 다이어그램 (b) 프로그램

해답

①

스텝	명 령		기입키
0	LD	X_1	GO
1	OR	X_2	GO
2	AND	X_3	GO
3	OUT	Ry_1	GO
4	END		

②

스텝	명 령		기입키
0	LD	X_1	GO
1	OR	X_2	GO
2	OUT	M_1	GO
3	AND	M_1	GO
4	OUT	Ry_1	GO
5	END		

(b) 프로그램

문/제/11

인터록 회로의 프로그램을 작성하라.

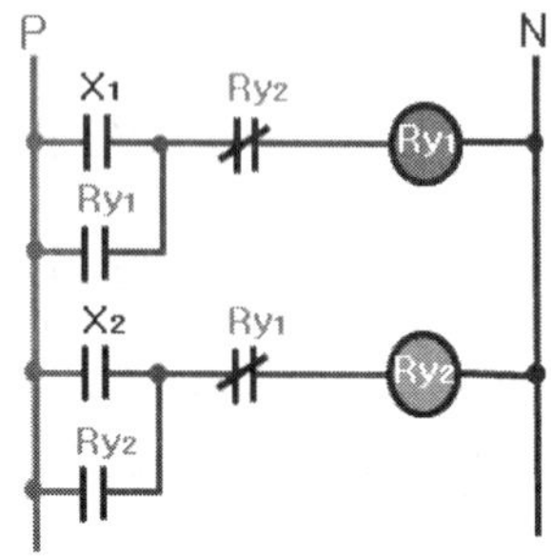

(a) 선행 우선회로(인터록 회로) 래더 다이어그램

스텝	명 령		기입키
0			GO
1			GO
2			GO
3			GO
4			GO
5			GO
6			GO
7			GO
8	END		

(b) 프로그램

해답

스텝	명 령		기입키
0	LD	X_1	GO
1	OR	Ry_1	GO
2	ANI	Ry_2	GO
3	OUT	Ry_1	GO
4	LD	X_2	GO
5	OR	Ry_2	GO
6	ANI	Ry_1	GO
7	OUT	Ry_2	GO
8	END		

(b) 프로그램

문/제/12

PB S/W의 X_1 입력을 누르면 Ry_1의 출력 릴레이가 여자되고, X_2를 누르면 Ry_1이 감자되는 자기 유지회로의 래더도를 설계하여 프로그램을 작성하라.

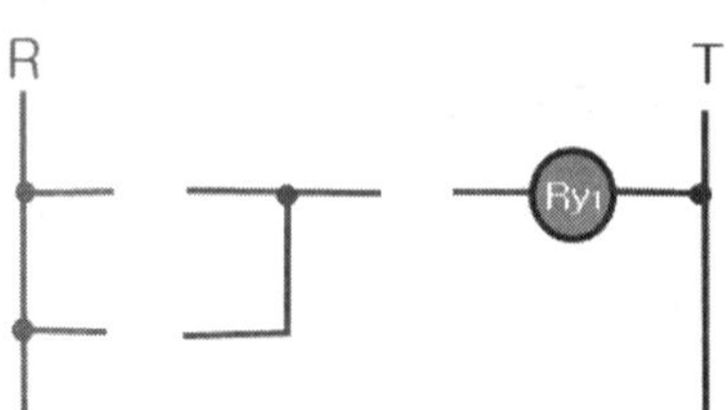

(a) 자기 유지회로의 설계 래더 다이어그램

스텝	명 령		기입키
0			GO
1			GO
2			GO
3			GO
4	END		

(b) 프로그램

해답

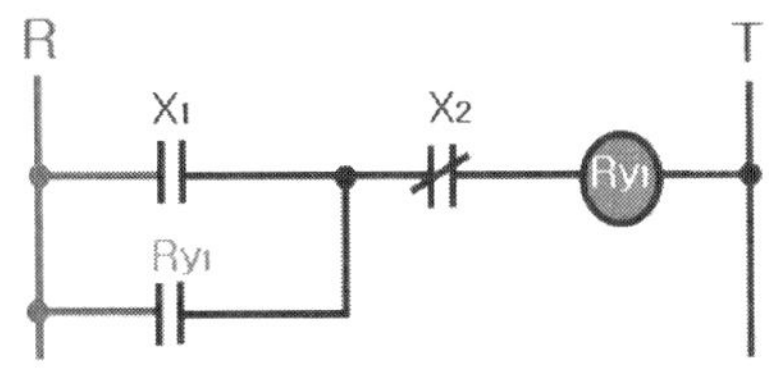

(a) 자기 유지회로의 설계 래더 다이어그램

스텝	명 령		기입키
0	LD	X_1	GO
1	OR	Ry_1	GO
2	ANI	X_2	GO
3	OUT	Ry_1	GO
4	END		

(b) 프로그램

문/제/13

PLC의 래더도의 프로그램을 작성하라.

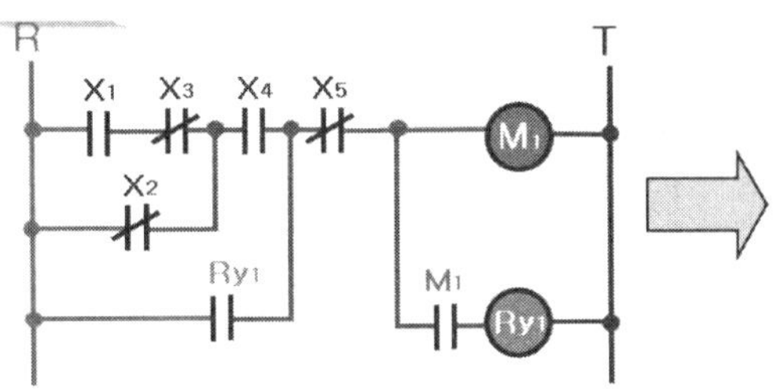

(a) 래더 다이어그램

스텝	명 령		기입키
0			GO
1			GO
2			GO
3			GO
4			GO
5			GO
6			GO
7			GO
8			GO
9	END		

해답

스텝	명 령		기입키
0	LD	X_1	GO
1	ANI	X_3	GO
2	ORI	X_2	GO
3	AND	X_4	GO
4	OR	Ry_1	

스텝	명 령		기입키
5	ANI	X_5	GO
6	OUT	M_1	GO
7	AND	M_1	GO
8	OUT	Ry_1	GO
9	END		

(b) 프로그램

문/제/14

퀴즈 대회에 3명의 참가자가 출전하여 먼저 누르면 램프가 먼저 점등되는 래더도를 그리고 프로그램을 작성하라. 참가자는 X_1, X_2, X_3의 각 PB S/W를 사용하여 자기 유지회로를 완성하라.

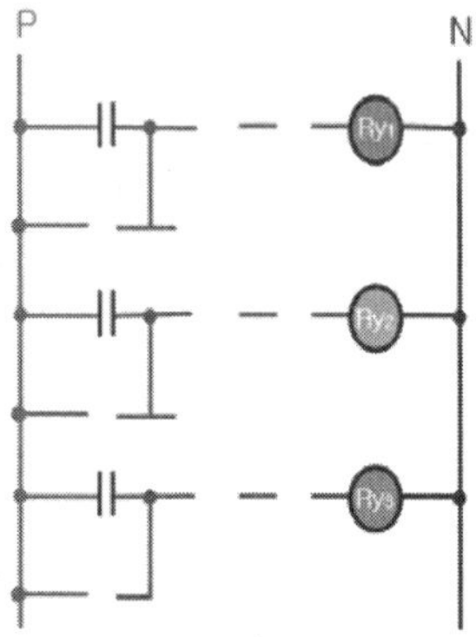

(a) 래더 다이어그램

스텝	명 령		기입키
0			GO
1			GO
2			GO
3			GO
4			GO
5			GO
6			GO
7			GO

스텝	명 령		기입키
8			GO
9			GO
10			GO
11			GO
12			GO
13			GO
14			GO
15	END		

(b) 프로그램

해답

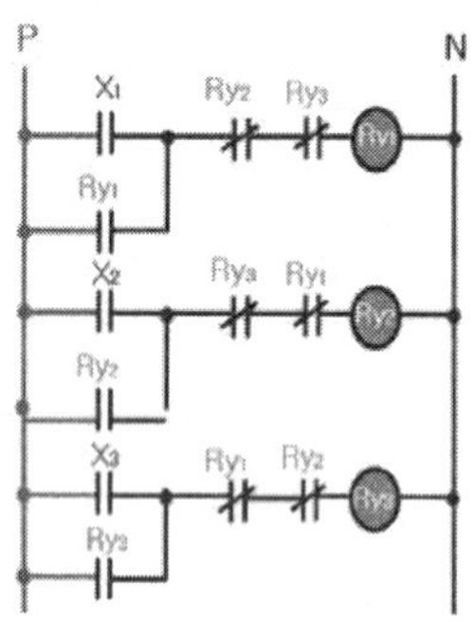

(a) 래더 다이어그램

스텝	명 령		기입키
0	LD	X_1	GO
1	OR	Ry_1	GO
2	ANI	Ry_2	GO
3	ANI	Ry_3	GO
4	OUT	Ry_1	GO
5	LD	X_2	GO
6	OR	Ry_2	GO
7	ANI	Ry_3	GO

스텝	명 령		기입키
8	ANI	Ry_1	GO
9	OUT	Ry_2	GO
10	LD	X_3	GO
11	OR	Ry_3	GO
12	ANI	Ry_1	GO
13	ANI	Ry_2	GO
14	OUT	Ry_3	GO
15	END		

(b) 프로그램

(12) PLC 프로그램 작성상의 유의점

① PLC 프로그램 작성이 완료되면 END 명령으로 마무리 해야 한다.

② 래더도의 AND 또는 OR 명령회로는 몇 개의 회로를 연속해서 연결할 수 있다.

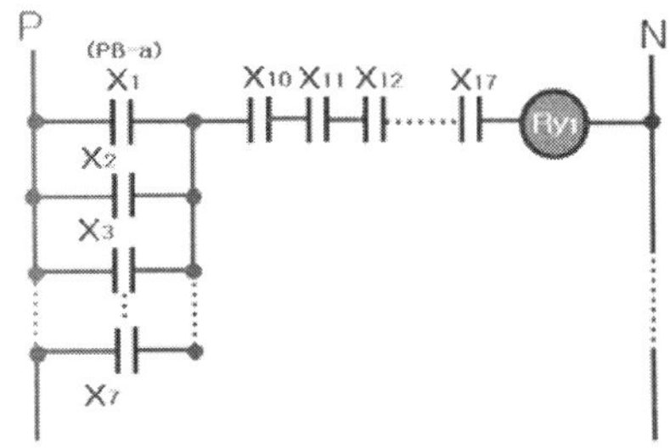

③ 출력부하에 OUT 명령은 연속해서 몇 개든지 연결할 수 있다.

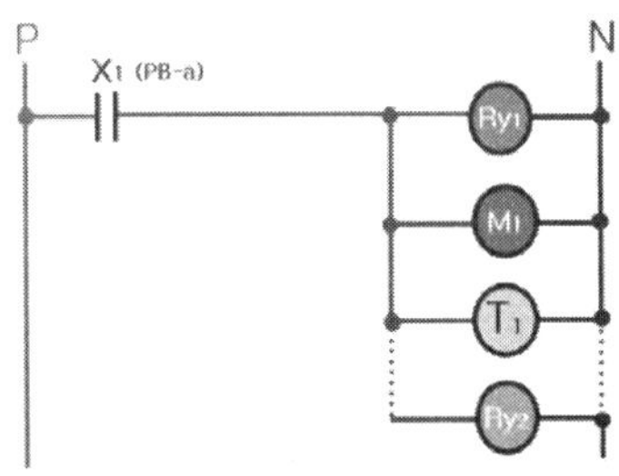

④ 출력 릴레이는 다 접점으로 사용할 수 있다.

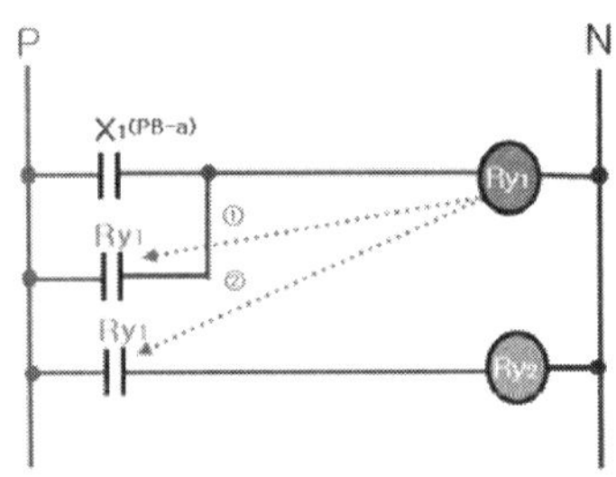

⑤ 입력 부품을 OUT 명령으로 사용하면 동작하지 않는다.

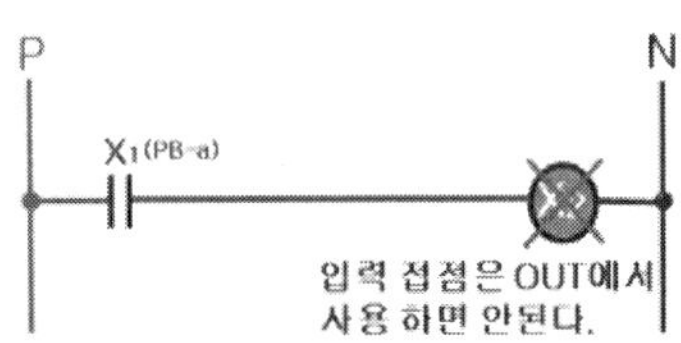

⑥ 중개회로는 프로그램으로 사용하면 안된다.

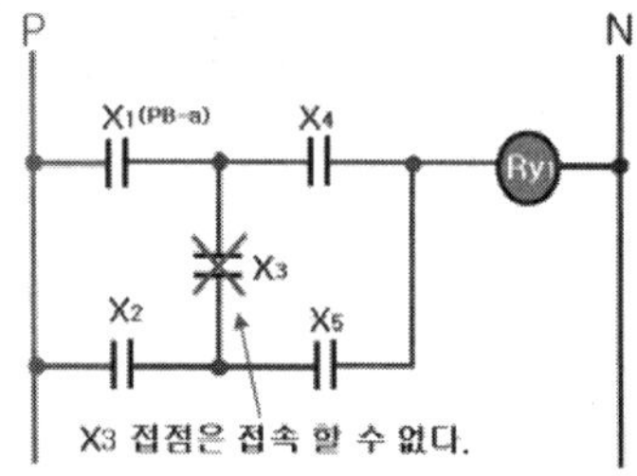

⑦ OUT 명령을 좌측의 모선에 직접 접속할 수 없으며 입력측을 연결하고 난 다음에 연결한다.

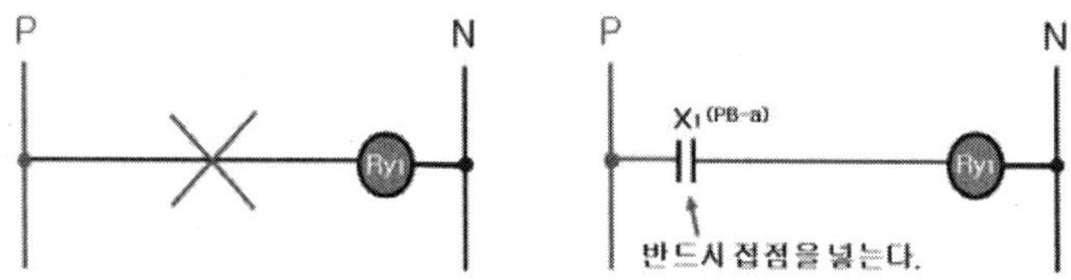

⑧ 코일부의 우측에 접점을 연결하지 않는다.

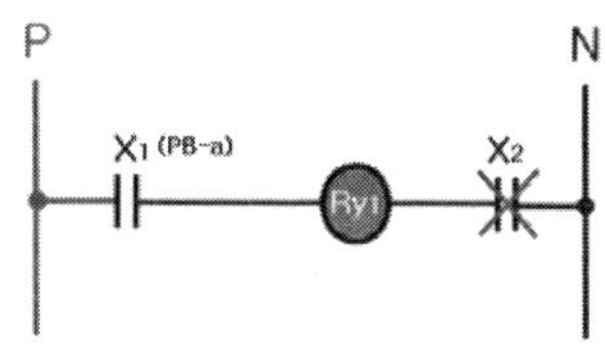

⑨ 같은 접점을 연속해서 연결할 수 있다.

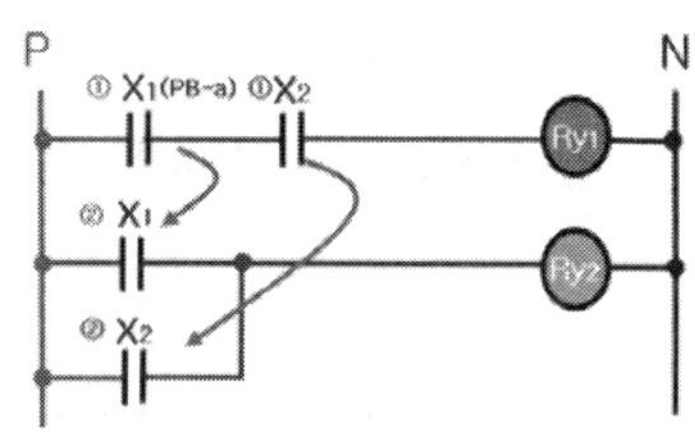

⑩ 동일 출력부의 코일부를 출력으로 이중 사용할 수 없다.

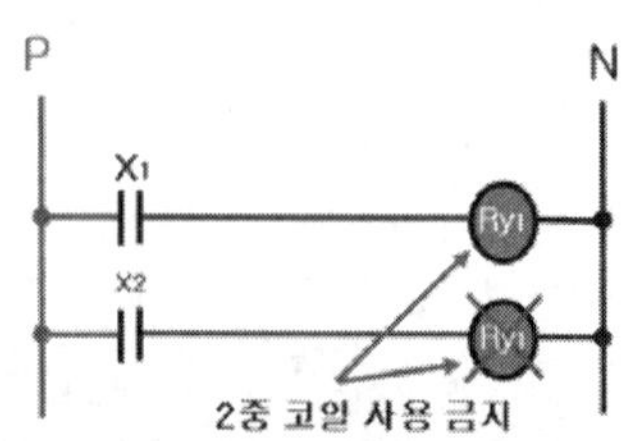

⑪ 분기 후에 접점을 통하여 여자되는 출력부의 코일이 2개 이상 있는 경우에는 사용할 수 없다.

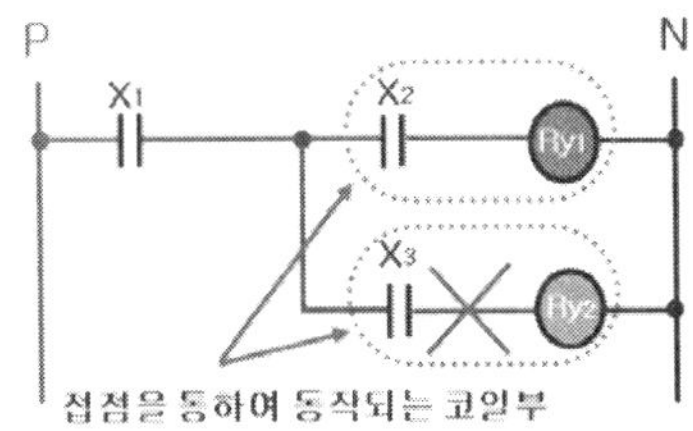

(13) ANB, ORB 명령어 사용법

블록과 블록을 직렬 또는 병렬로 연결하는 명령 용어에 대하여 설명한다. AND 명령이나 OR 명령으로 래더도를 작성하면 회로를 작성할 수 없는 복잡한 회로가 된다. 그래서 ANB, ORB, EMD으로 회로를 작성하는 데 사용된다.

〈표 8-12〉 ANB, ORB 명령어

명령용어	호 칭	기 능
ANB	앤드 블록	병렬회로 블록의 직렬 접속명령
ORB	오어 블록	직렬회로 블록의 병렬 접속명령

① A블록과 B블록을 연결한 회로의 프로그램을 작성한 것이다(그림 8-15).

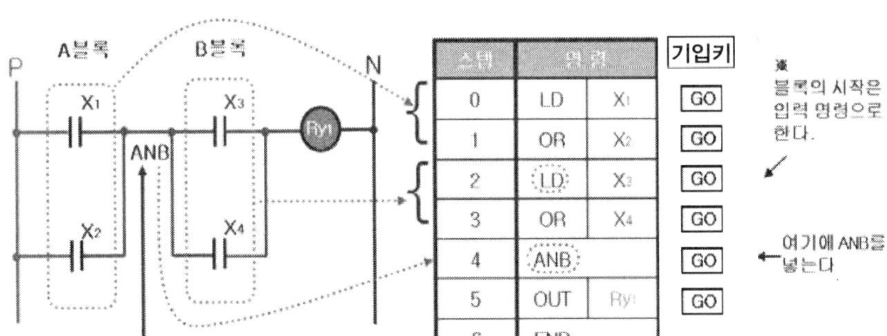

(a) A블록과 B블록을 직렬 연결한 명령 (b) 프로그램

[그림 8-15] A블록과 B블록을 연결한 회로의 프로그램

② A블록과 B블록을 병렬연결한 회로의 프로그램을 작성한 것이다(그림 8-16).

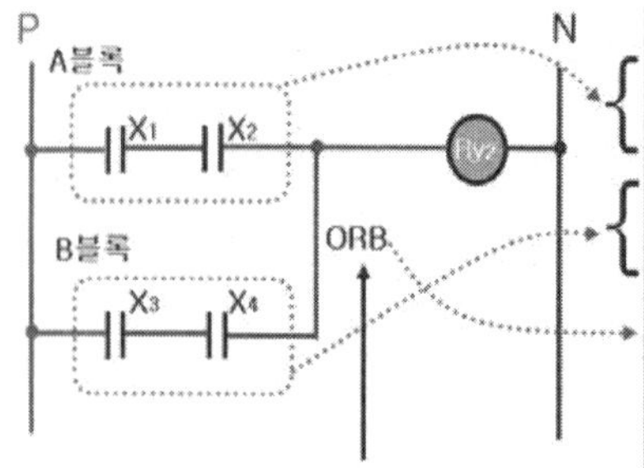

스텝	명령		기입키
0	LD	X_1	GO
1	AND	X_2	GO
2	LD	X_3	GO
3	AND	X_4	GO
4	ORB		GO
5	OUT	Ry_2	GO
6	END		

※ 블록의 시작은 입력 명령으로 한다.

여기에 ORB를 넣는다

(a) A블록과 B블록을 병렬연결한 명령 (b) 프로그램

[그림 8-16] A블록과 B블록을 병렬연결한 회로의 프로그램

문/제/15

PLC의 래더도의 ANB, ORB의 프로그램을 작성하라.

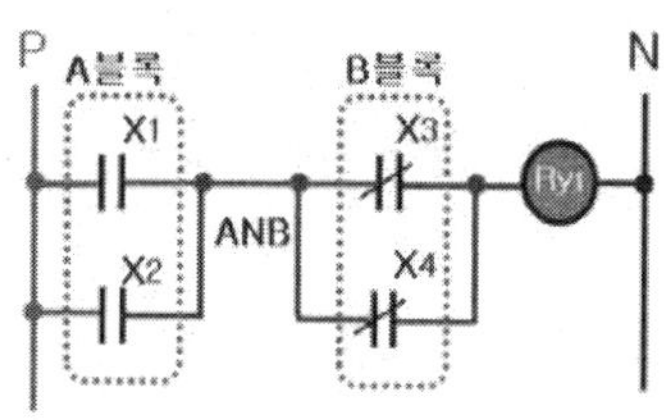

스텝	명령		기입키
0	LD		GO
1	OR		GO
2	LDI		GO
3	ORI		GO
4	ANB		GO
5	OUT		GO
6	END		

(a) ANB 다이어그램 (b) 프로그램

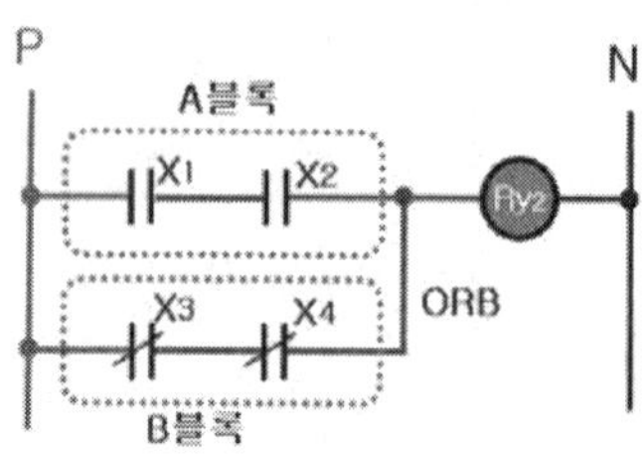

스텝	명령		기입키
0	LD		GO
1	AND		GO
2	LDI		GO
3	ANI		GO
4	ORB		GO
5	OUT		GO
6	END		

(a) ORB 래더 다이어그램 (b) 프로그램

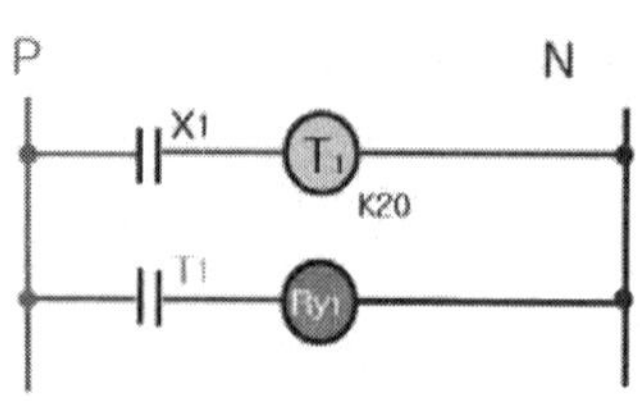

스텝	명령		기입키
0	LD		GO
1 ⋮	OUT		GO
4	LD		GO
5	OUT		GO
6	END		

(a) 타이머 회로 래더 다이어그램 (b) 프로그램

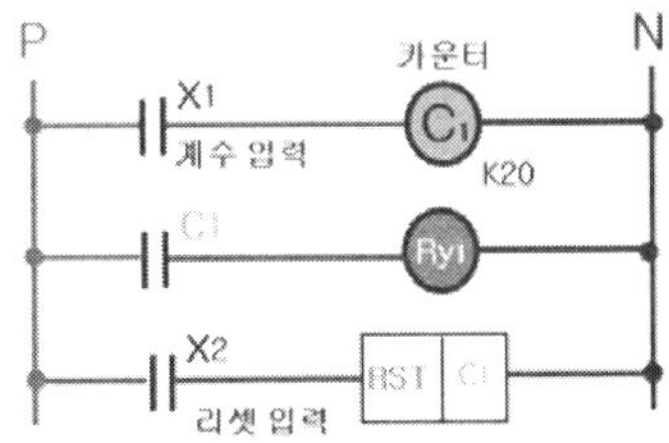

스텝	명령		기입키
0	LD		GO
1 ⋮	OUT		GO
4	LD		GO
5	OUT		GO
6	LD		GO
7	RST		GO
8	END		

(a) 카운터 회로 래더 다이어그램

해답

①

스텝	명령		기입키
0	LD	X_1	GO
1	OR	X_2	GO
2	LDI	X_3	GO
3	ORI	X_4	GO
4	ANB		GO
5	OUT	Ry_1	GO
6	END		

②

스텝	명령		기입키
0	LD	X_1	GO
1	AND	X_2	GO
2	LDI	X_3	GO
3	ANI	X_4	GO
4	ORB		GO
5	OUT	Ry_2	GO
6	END		

③

스텝	명령		기입키
0	LD	X_1	GO
1 ⋮	OUT	T_1 K20	GO
4	LD	T_1	GO
5	OUT	Ry_1	GO
6	END		

④

스텝	명령		기입키
0	LD	X_1	GO
1	OUT	C_1 K20	GO
4	LD	C_1	GO
5	OUT	Ry_1	GO
6	LD	X_2	GO
7	RST	C_1	GO
8	END		

(b) 프로그램

문/제/16

PLC의 ANB 래더도의 프로그램을 작성하라.

①

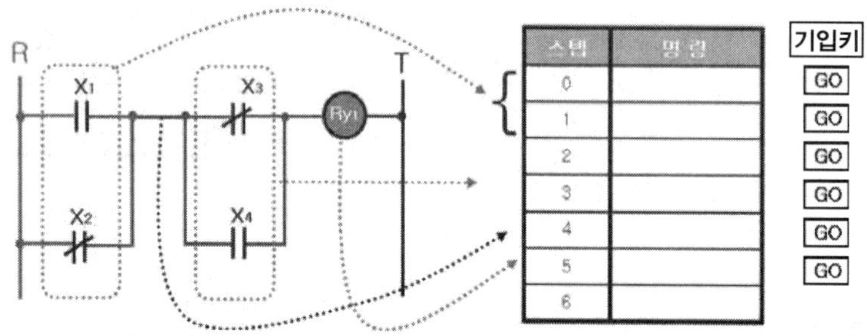

(a) 래더 다이어그램 (b) 프로그램

②

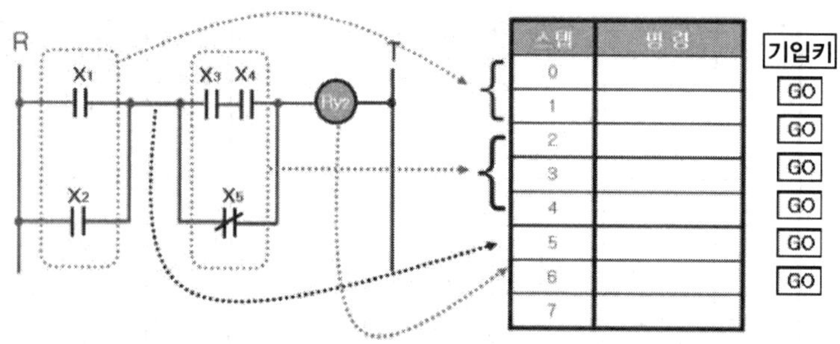

(a) 래더 다이어그램 (b) 프로그램

해답

①

스텝	명령		기입키
0	LD	X_1	GO
1	ORI	X_2	GO
2	LDI	X_3	GO
3	OR	X_4	GO
4	ANB		GO
5	OUT	Ry_1	GO
6	END		

②

스텝	명령		기입키
0	LD	X_1	GO
1	OR	X_2	GO
2	LD	X_3	GO
3	AND	X_4	GO
4	ORI	X_5	GO
5	ANB		GO
6	OUT	Ry_2	GO
7	END		

(b) 프로그램

문/제/17

PLC의 ORB 래더도의 프로그램을 작성하라.

①

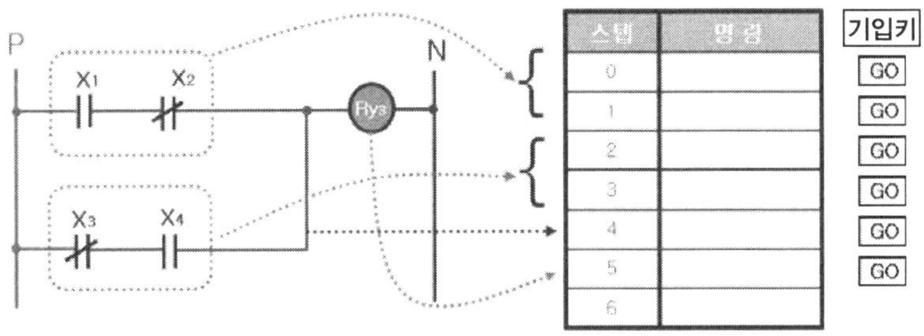

(a) 래더 다이어그램 (b) 프로그램

②

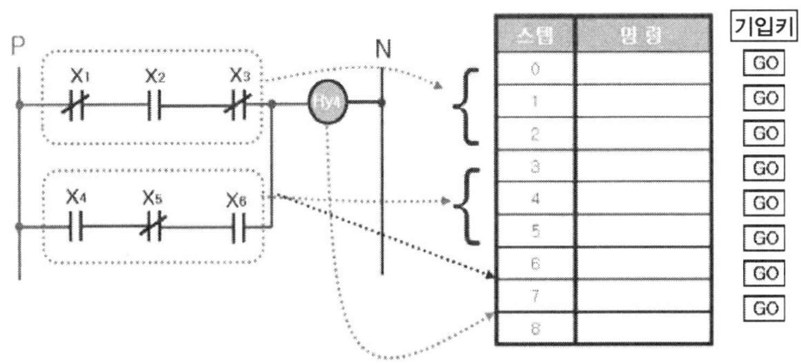

(a) 래더 다이어그램 (b) 프로그램

해답

①

스텝	명령		기입키
0	LD	X_1	GO
1	ANI	X_2	GO
2	LDI	X_3	GO
3	AND	X_4	GO
4	ORB		GO
5	OUT	Ry_3	GO
6	END		

②

스텝	명령		기입키
0	LDI	X_1	GO
1	AND	X_2	GO
2	ANI	X_3	GO
3	LD	X_4	GO
4	ANI	X_5	GO
5	AND	X_6	GO
6	ORB		GO
7	OUT	Ry_4	GO
8	END		

(b) 프로그램

문/제/18

PLC의 ANB, ORB 래더도의 프로그램을 작성하라.

①

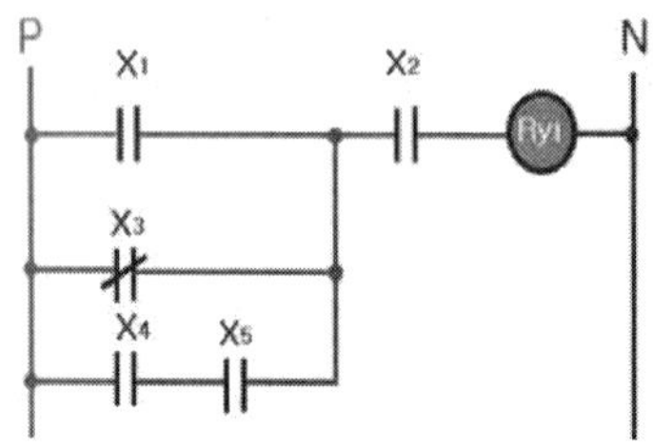

(a) 래더 다이어그램

스텝	명령	기입키
0		GO
1		GO
2		GO
3		GO
4		GO
5		GO
6		GO
7	END	

(b) 프로그램

②

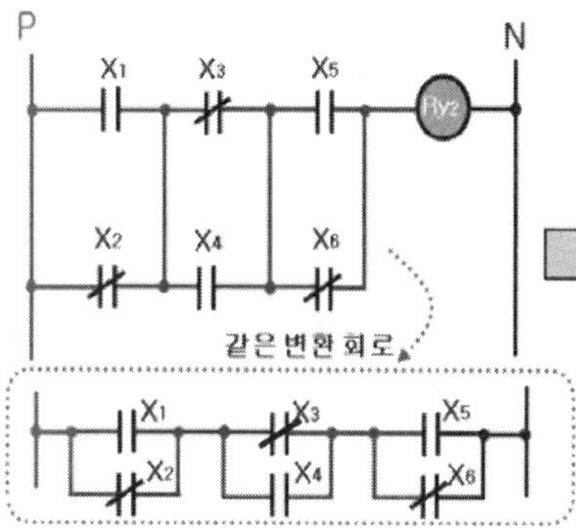

(a) 래더 다이어그램

스텝	명령	기입키
0		GO
1		GO
2		GO
3		GO
4		GO
5		GO
6		GO
7		GO
8		GO
9	END	

(b) 프로그램

해답

①

스텝	명령		기입키
0	LD	X_1	GO
1	ORI	X_3	GO
2	LD	X_4	GO
3	AND	X_5	GO
4	ORB		GO
5	AND	X_2	GO
6	OUT	Ry_1	GO
7	END		

②

스텝	명령		기입키
0	LD	X_1	GO
1	ORI	X_2	GO
2	LDI	X_3	GO
3	OR	X_4	GO
4	ANB		GO
5	LD	X_5	GO
6	ORI	X_6	GO
7	ANB		GO
8	OUT	Ry_2	GO
9	END		

(b) 프로그램

문/제/19

PLC의 ANB, ORB 래더도의 프로그램을 작성하라.

①

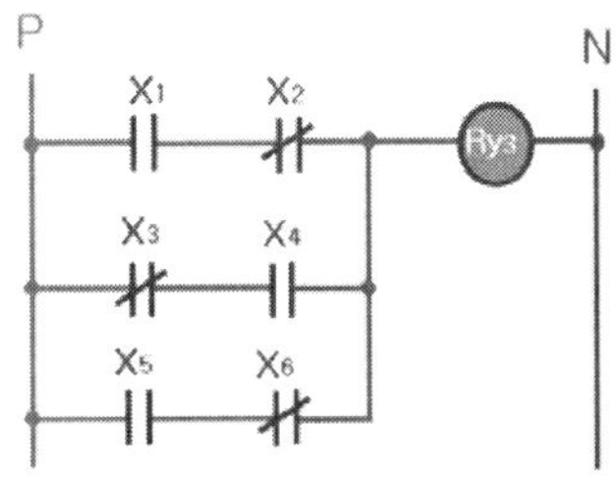

스텝	명령		기입키
0			GO
1			GO
2			GO
3			GO
4			GO
5			GO
6			GO
7			GO
8			GO
9	END		

(a) 래더 다이어그램 (b) 프로그램

②

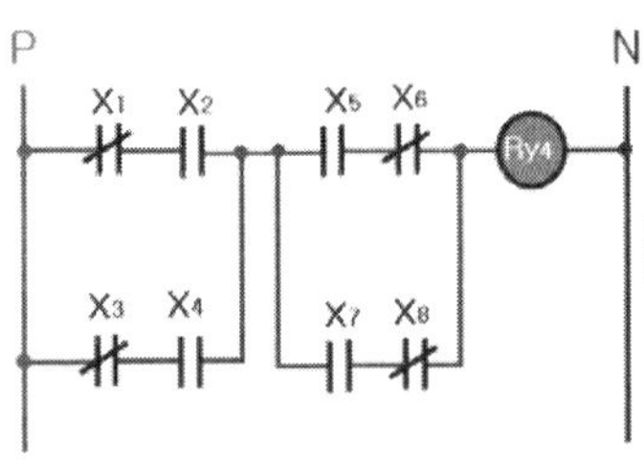

스텝	명령		기입키
0			GO
1			GO
2			GO
3			GO
4			GO
5			GO
6			GO
7			GO
8			GO
9			GO
10			GO
11			GO
12	END		

(a) 래더 다이어그램 (b) 프로그램

해답

①

스텝	명령		기입키
0	LD	X_1	GO
1	ANI	X_2	GO
2	LDI	X_3	GO
3	AND	X_4	GO
4	ORB		GO
5	LD	X_5	GO
6	ANI	X_6	GO
7	ORB		GO
8	OUT	Ry_3	GO
9	END		

②

스텝	명령		기입키
0	LDI	X_1	GO
1	AND	X_2	GO
2	LDI	X_3	GO
3	AND	X_4	GO
4	ORB		GO
5	LD	X_5	GO
6	ANI	X_6	GO
7	LD	X_7	GO
8	ANI	X_8	GO
9	ORB		GO
10	ANB		GO
11	OUT	y_4	GO
12	END		

(b) 프로그램

(14) PLS, PLF, SET, RST 명령어 사용법

PLS와 PLF 명령은 펄스와 펄프를 출력하는 명령으로 일종의 시간 지연회로이다. SET와 RST 명령은 자기 유지회로 대신 사용되고 있다. 그리고 RST 명령은 타이머와 카운터 등의 리셋 회로에서 사용되고 있다.

〈표 8-13〉 PLS, PLF, SET, RST 명령어

명령용어	호 칭	기 능	비 고
PLS	펄스	상승 펄스 출력	출력 릴레이와 보조 릴레이에 대하여 사용한다. RST는 타이머와 카운터 회로에 사용된다.
PLF	펄프	하강 펄스 출력	
SET	세트	동작유지 출력	
RST	리셋	동작유지 해제	

(15) PLC의 PLS와 PLF 명령을 사용한 회로

연산주기란 프로그램이 0스텝에서 마지막 스텝 END 명령까지 실행하는데 필요한 시간이며 2000스텝의 경우에 10[ms] 정도가 된다(그림 8-17).

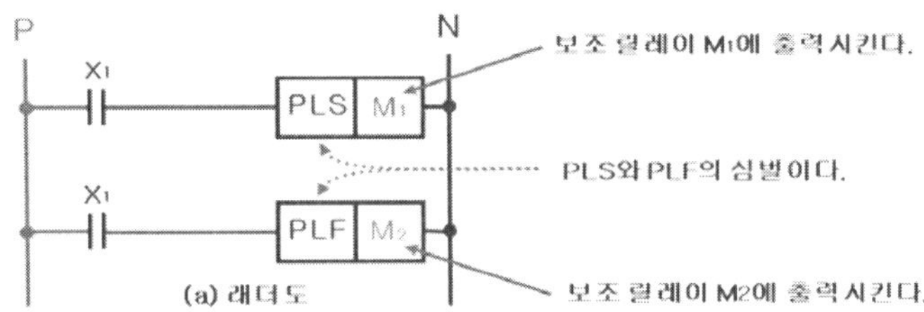

(a) 래더도

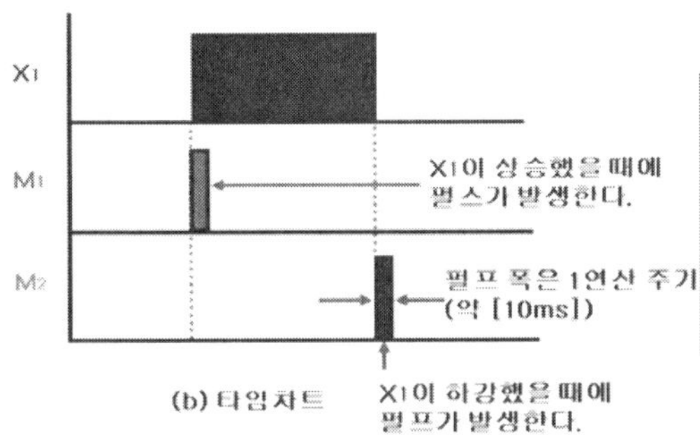

(b) 타임차트

스텝	명령		기입키
0	LD	X_1	GO
1	PLS	M_1	GO
2	LD	X_1	GO
3	PLF	M_2	GO
4	END		

(c) 프로그램

[그림 8-17] PLS와 PLF 명령

(16) PLC의 SET와 RST 명령을 사용한 회로

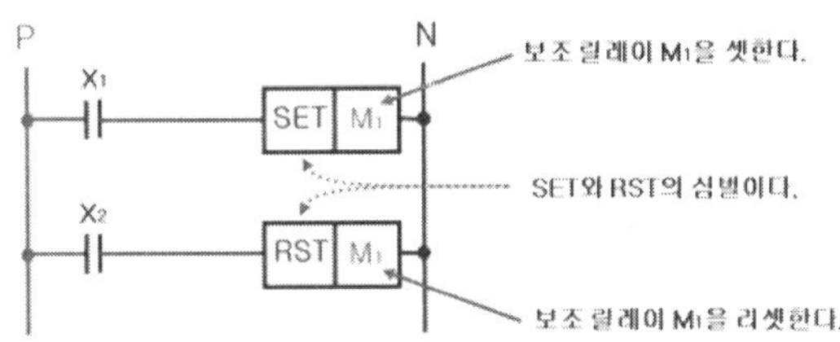

(a) 래더 다이어그램

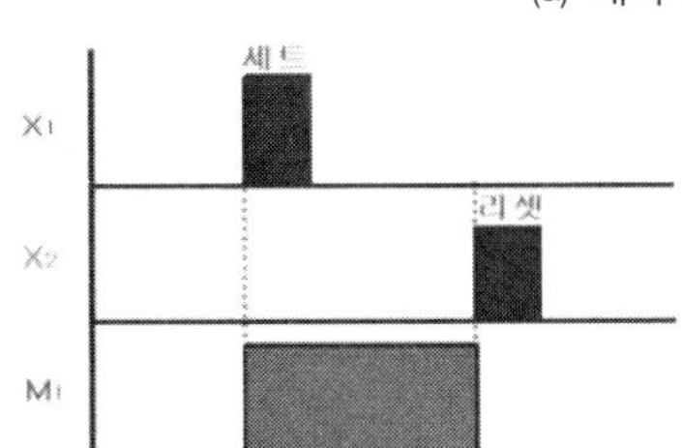

X_1을 누르면 M_1이 세트(유지)되고 X_2를 누르면 M_1이 리셋(해제)된다. 이와 같은 동작은 자기 유지회로와 같다.

(b) 타임 차트

스텝	명령		기입키
0	LD	X_1	GO
1	SET	M_1	GO
2	LD	X_2	GO
3	RST	M_1	GO
4	END		

(c) 프로그램

[그림 8-18] SET와 RST 명령

문/제/20

PLC의 SET, RST를 사용하여 래더도를 완성하고 프로그램을 작성하라.

①

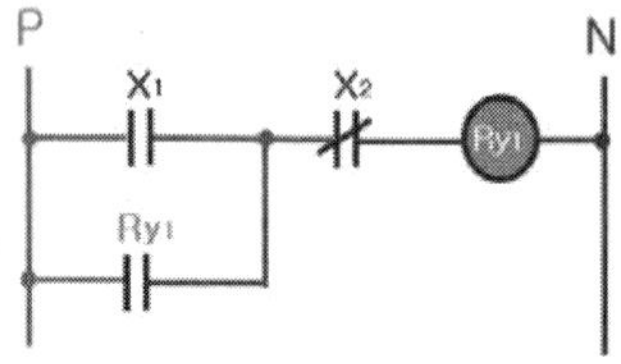

(a) 래더 다이어그램

스텝	명령		기입키
0			GO
1			GO
2			GO
3			GO
4	END		

(b) 프로그램

②

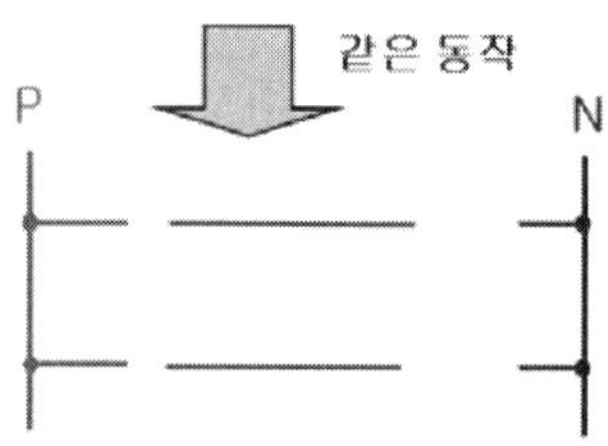

(a) 래더 다이어그램

스텝	명령		기입키
0			GO
1			GO
2			GO
3 ⋮			GO
6	END		

(b) 프로그램

해답

①

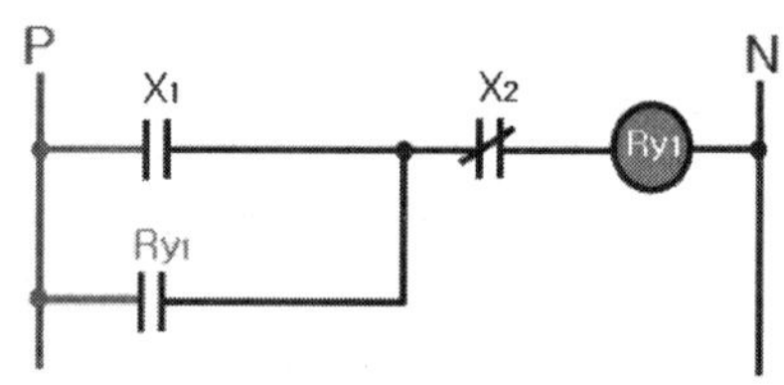

스텝	명령		기입키
0	LD	X_1	GO
1	OR	Ry_1	GO
2	ANI	X_2	GO
3	OUT	Ry_1	GO
4	END		

②

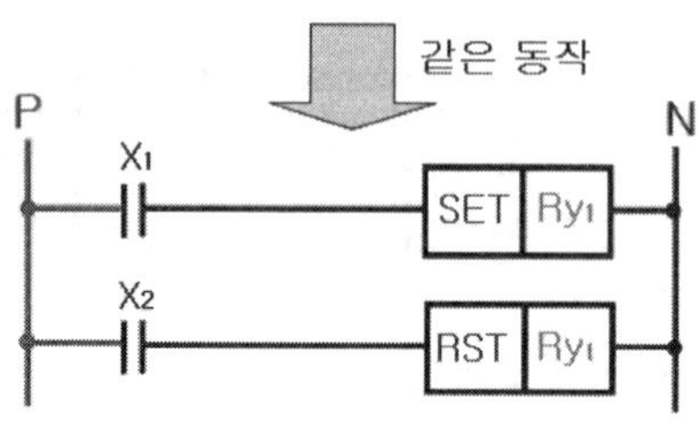

스텝	명령		기입키
0	LD	X_1	GO
1	SET	Ry_1	GO
2	LD	X_2	GO
3 ⋮	RST	Ry_1	GO
6	END		

(a) 래더 다이어그램

(b) 프로그램

문/제/21

PLC의 PLS, PLF 회로의 타임 차트와 프로그램을 작성하라.

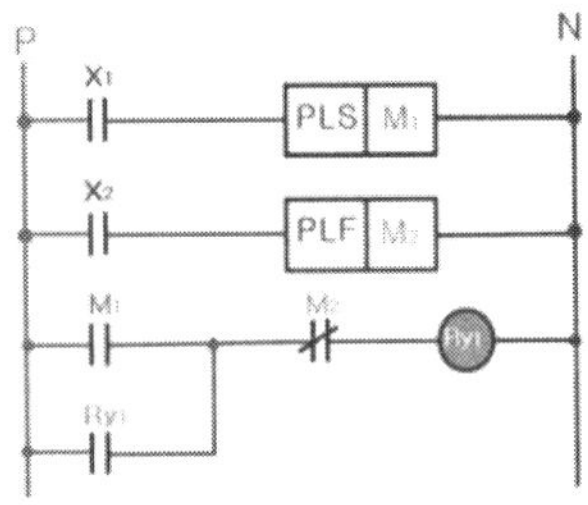

(a) PLS, PLF를 사용한 회로 래더 다이어그램

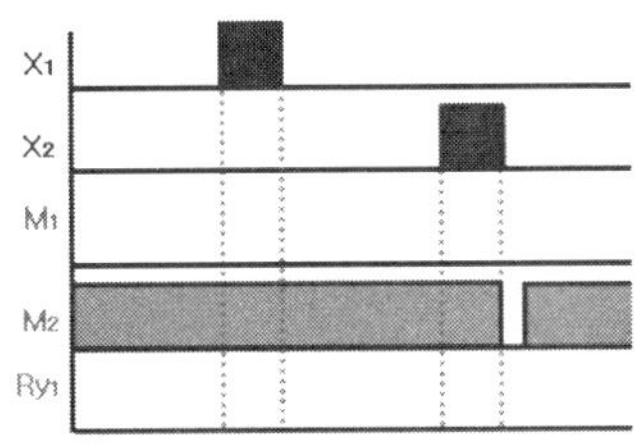

(b) 타임 차트

스텝	명령		기입키
0			GO
1			GO
2			GO
3			GO
4			GO
5			GO
6			GO
7			GO
8	END		

(c) 프로그램

해답

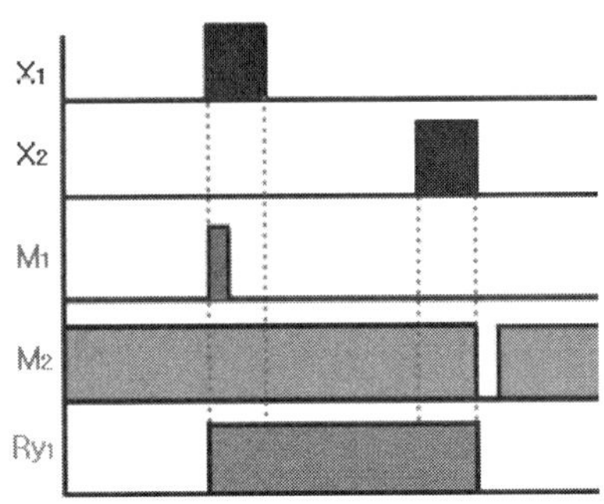

(b) 타임 차트

스텝	명령		기입키
0	LD	X_1	GO
1	PLS	M_1	GO
2	LD	X_2	GO
3	PLF	M_2	GO
4	LD	M_1	GO
5	OR	Ry_1	GO
6	ANI	M_2	GO
7	OUT	Ry_1	GO
8	END		

(c) 프로그램

문/제/22

PLC의 SET, RST 회로의 타임 차트와 프로그램을 작성하라.

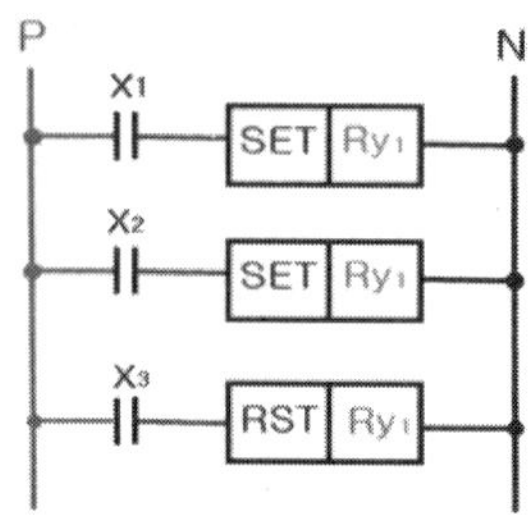

(a) SET, RST를 사용한 회로 래더 다이어그램

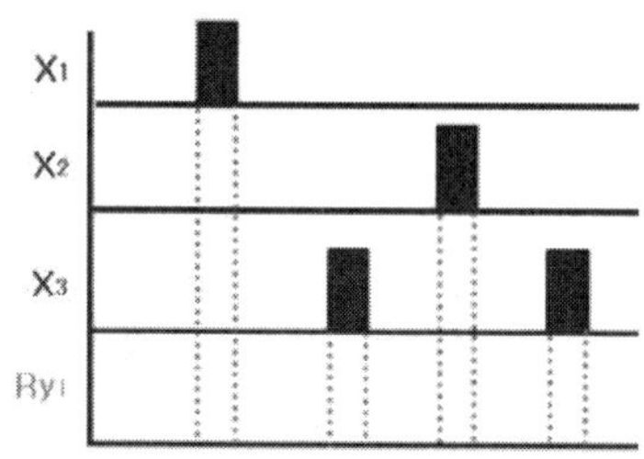

같은 코일부에 대하여 몇 번이든지 SET, RST 명령을 사용할 수 있다.

(b) 타임 차트

스텝	명령		기입키
0			GO
1			GO
2			GO
3			GO
4			GO
5			GO
6	END		

(c) 프로그램

해답

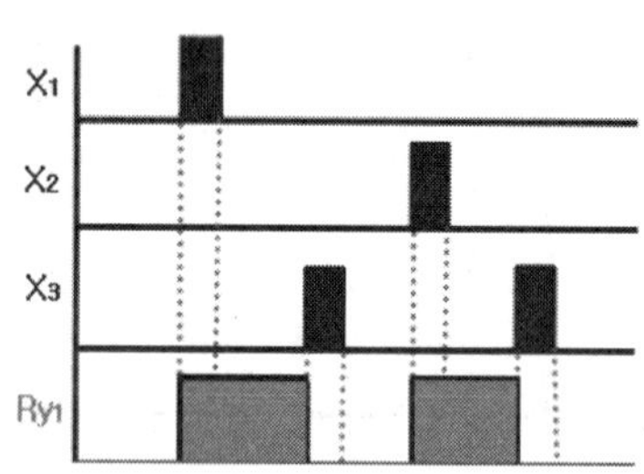

(b) 타임 차트

스텝	명령		기입키
0	LD	X_1	GO
1	SET	Ry_1	GO
2	LD	X_2	GO
3	SET	Ry_1	GO
4	LD	X_3	GO
5	RST	Ry_1	GO
6	END		

(c) 프로그램

(17) 타이머 회로의 종류

PLC에 내장되어 있는 타이머를 사용한 기본회로의 프로그램을 작성하여 회로동작을 설명하는 동시에 간단한 회로를 설계할 수 있도록 한다.

(18) 타이머 동작원리

① PLC에 내장되어 있는 것은 온 딜레이 타이머에 대하여 그 종류와 요소번호 등을 〈표 8-14〉에 나타내었다.

㉠ 적산 타이머 : 전원이 차단되어도 배터리로 현재값이 유지된다.

㉡ 비적산 타이머 : 전원이 중단되면 현재값이 클리어된다.

㉢ 타이머 : 클록 펄스(clock pulse)를 계수하여 설정값에 도달했을 때 타이머의 접점이 동작한다. 설정시간을 결정하기 위해 정수 K를 사용하여 설정한다.

〈표 8-14〉 타이머 회로의 종류

타이머의 종류	요소번호	기준값	설정값 범위	내장개수
비적산 타이머	T0~T199	0.1[s]	0.1~3200[s]	200
	T200~T245	0.01[s]	0.01~320[s]	46
적산 타이머	T250~T255	0.1[s]	0.1~3200[s]	6

② 타이머 T_1을 6초로 설정하고 프로그램을 설계한다.

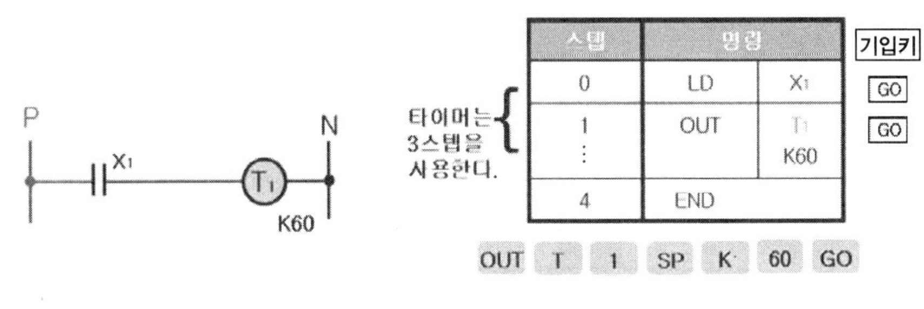

(a) 타이머 회로 래더 다이어그램 (b) 프로그램

[그림 8-19] 타이머 동작원리

(19) ON 딜레이 타이머 회로

입력신호를 받고 설정한 시간이 지난 후에 출력이 동작하는 회로이다.

문/제/23

타이머 회로는 PB S/W인 X_1을 계속 누르고 있으면 4초 후에 타이머의 접점 T_1이 닫히고 출력 릴레이 Ry_1이 여자되는 회로이다. 타임 차트와 프로그램을 작성하라.

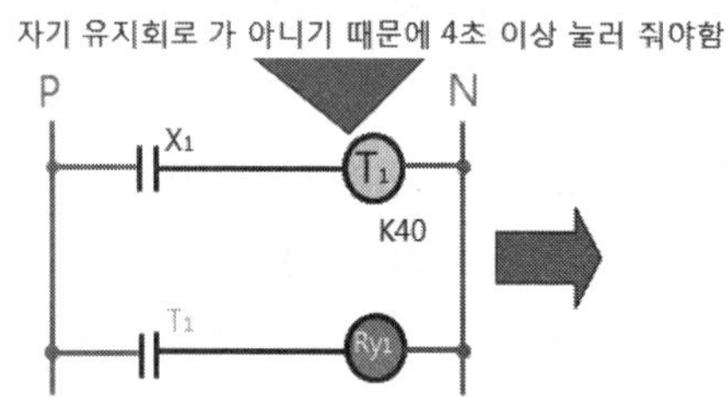

(a) on 딜레이 타이머 회로 래더도

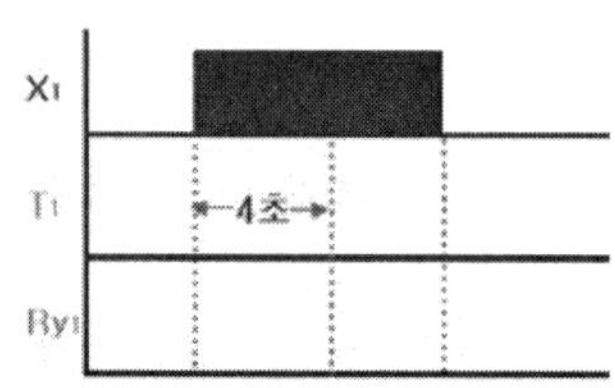

(b) 타임 차트

스텝	명령		기입키
0			GO
1 ⋮			GO
4			GO
5			GO
6	END		

(c) 프로그램

해답

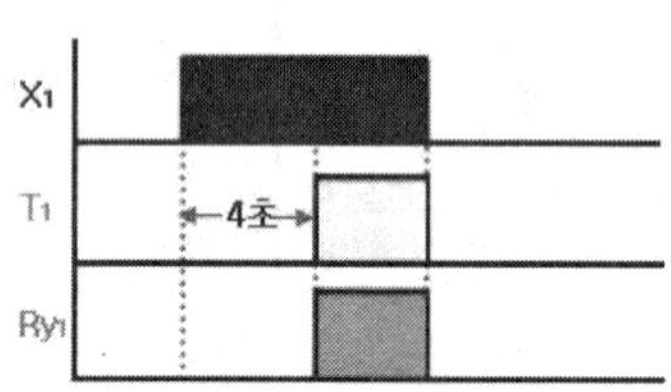

(b) 타임 차트

스텝	명령		기입키
0	LD	X1	GO
1 ⋮	OUT	T_1 K40	GO
4	LD	T_1	GO
5	OUT	Ry_1	GO
6	END		

(c) 프로그램

문/제/24

자기 유지회로이다. 타이머를 7초로 설정한 프로그램과 타임 차트를 작성하라.

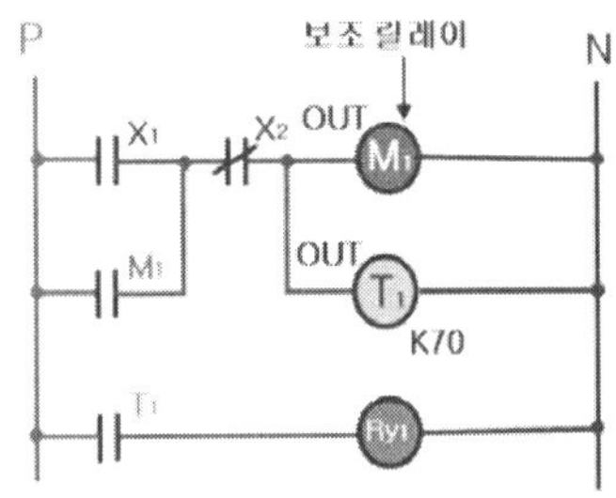

(a) ON 딜레이 타이머 회로 래더 다이어그램

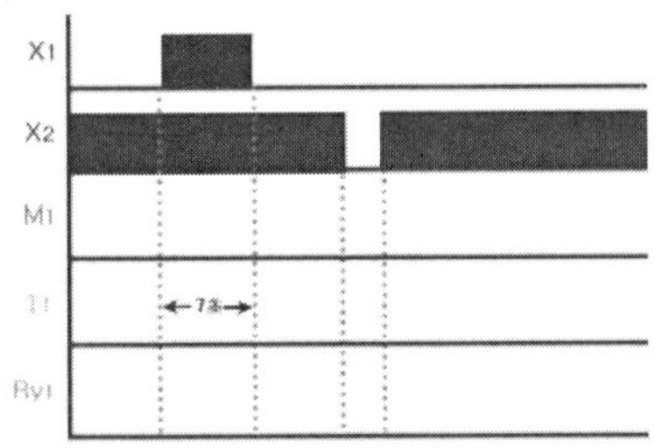

(b) 타임 차트

스텝	명령		기입키
0			GO
1			GO
2			GO
3	OUT		GO
4 ⋮	OUT		GO
7			GO
8			GO
9	END		

(c) 프로그램

해답

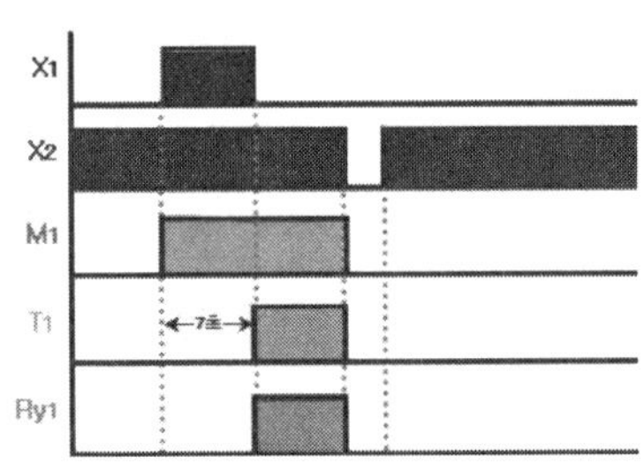

(b) 타임 차트

스텝	명령		기입키
0	LD	X_1	GO
1	OR	M_1	GO
2	ANI	X_2	GO
3	OUT	M_1	GO
4 ⋮	OUT	T_1 K70	GO
7	LD	T_1	GO
8	OUT	Ry_1	GO
9	END		

(c) 프로그램

(20) OFF 딜레이 타이머 회로

입력신호를 제거하고 설정시간 이후에 출력하는 회로이다. PLC에는 오프 딜레이 타이머가 내장되어 있지 않으므로 온 딜레이 타이머를 사용하여 작성한다.

문/제/25

PB S/W인 X_1을 놓고 5초 후에 타이머의 접점이 열리고 출력 릴레이 Ry_1이 정지하는 회로이다. 타임 차트와 프로그램을 작성하라.

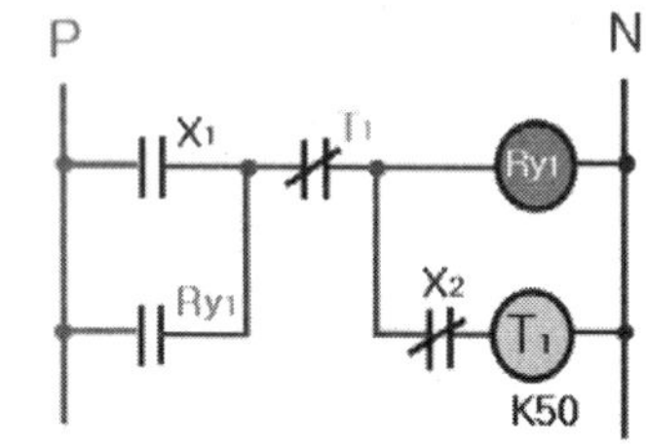

(a) off 딜레이 타이머 회로 래더 다이어그램

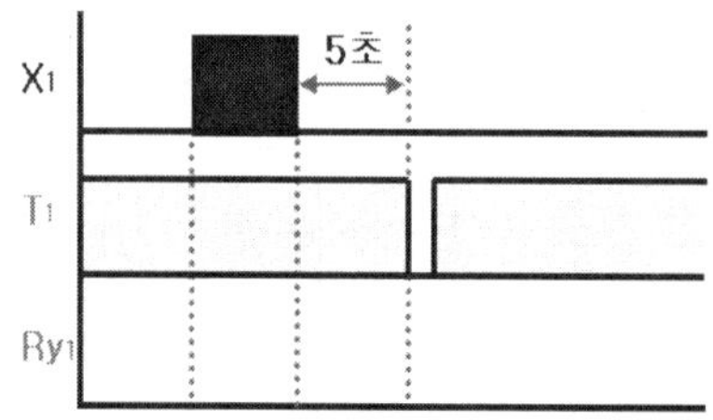

(b) 타임 차트

스텝	명령		기입키
0			GO
1			GO
2			GO
3			GO
4			GO
5 ⋮			GO
8	END		

(c) 프로그램

해답

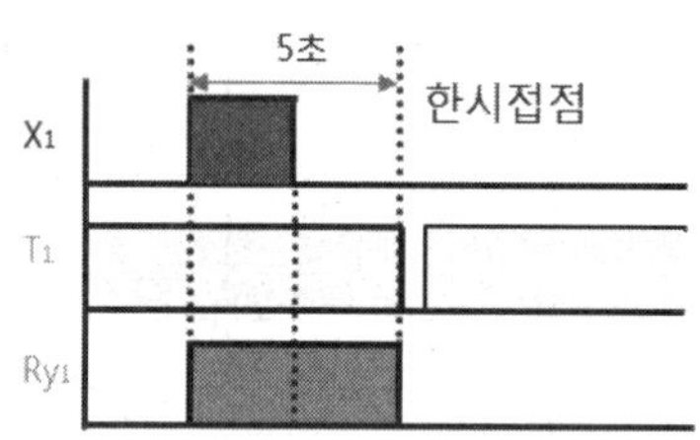

(b) 타임 차트

스텝	명령		기입키
0	LD	X_1	GO
1	OR	Ry_1	GO
2	ANI	T_1	GO
3	OUT	Ry_1	GO
4	ANI	X_2	GO
5 ⋮	OUT	T_1 K50	GO
8	END		

(c) 프로그램

(21) 일정 시간 동작회로

신호를 입력하면 일정 시간을 동작하고 자동적으로 원상 복귀하는 회로를 일정 시간 동작회로 또는 원숏 회로라고 한다. 각종 병원설비에 설정시간만 동작시킬 경우에 사용된다.

문/제/26

PB S/W의 X_1을 눌렀을 때에 0.03초의 펄스를 발생하는 회로의 프로그램과 타임 차트를 작성하라. 타이머는 T300(0.01초의 타이머)을 사용한다.

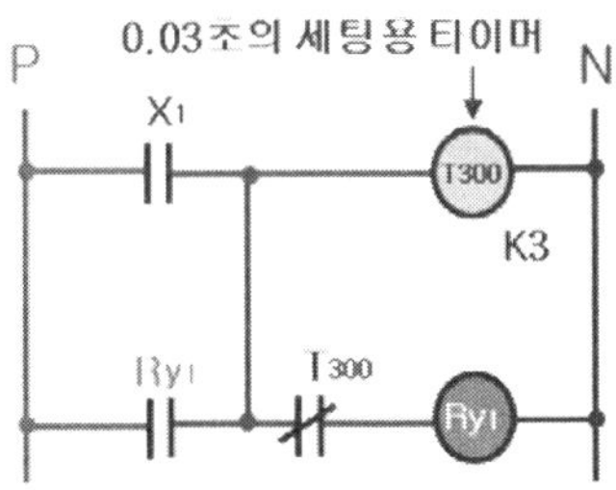

(a) 0.03초의 일정 시간 동작회로 래더 다이어그램

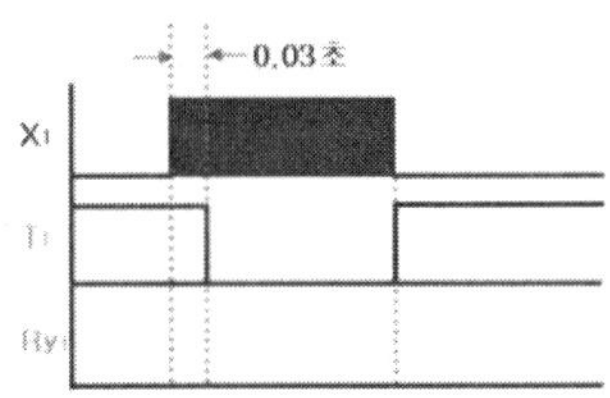

T300의 b접점

(b) 타임 차트

스텝	명령		기입키
0			GO
1			GO
2 ⋮			GO
5			GO
6			GO
7	END		

(c) 프로그램

해답

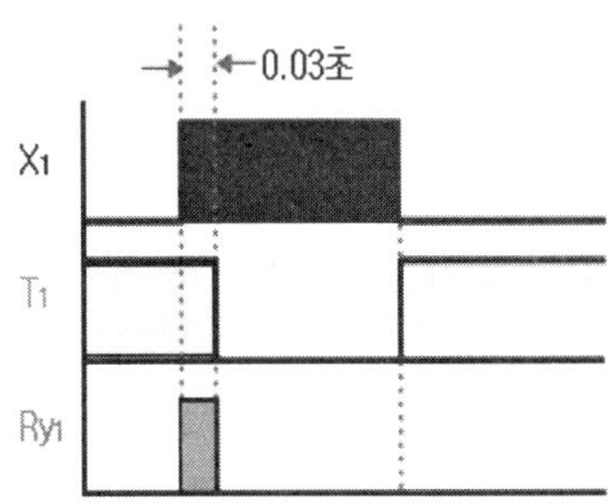

(b) 타임 차트

스텝	명령		기입키
0	LD	X_1	GO
1	OR	Ry_1	GO
2 ⋮	OUT	T300 K3	GO
5	ANI	T300	GO
6	OUT	Ry_1	GO
7	END		

(c) 프로그램

문/제/27

PB S/W의 X_1을 누른 후에 출력 릴레이 Ry_1이 15분간 동작하는 회로를 설계하고 타임 차트와 프로그램을 작성하라.

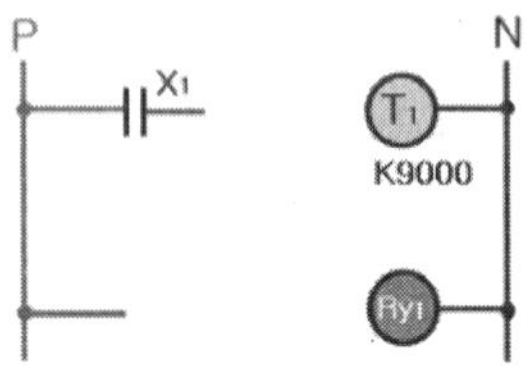

(a) 15분의 일정 시간 동작회로 래더 다이어그램

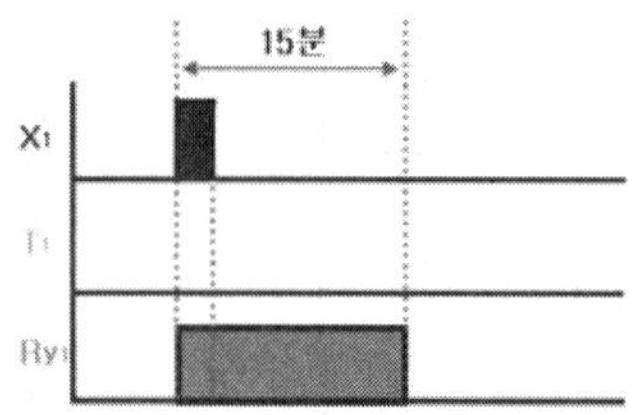

1분=60[s]이므로 60[s]×15분=9000이다.

∴ K9000으로 표기함

(b) 타임 차트

스텝	명령		기입키
0			GO
1			GO
2 ⋮			GO
5			GO
6			GO
7	END		

(c) 프로그램

해답

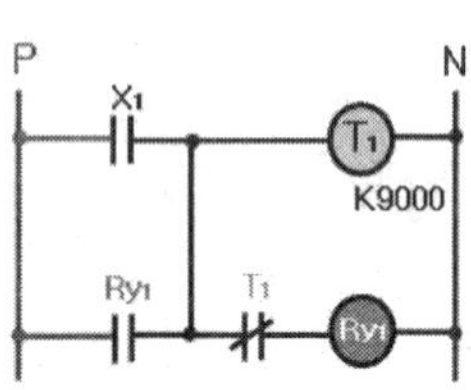

(a) 15분의 일정 시간 동작회로 래더 다이어그램

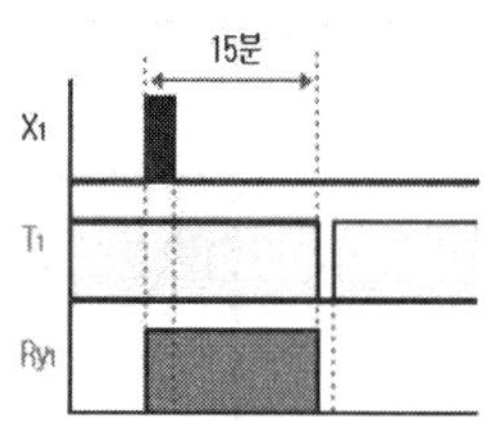

(b) 타임 차트

스텝	명령		기입키
0	LD	X_1	GO
1	OR	Ry_1	GO
2 ⋮	OUT	T_1 K9000	GO
5	ANI	T_1	GO
6	OUT	Ry_1	GO
7	END		

(c) 프로그램

(22) 플리커 회로

자동차의 방향지시등과 같이 주기적으로 점멸을 반복하는 회로이다.

문/제/28

PB S/W인 X_1을 계속 누르면 출력 릴레이 Ry_1이 OFF의 시간은 1초, ON의 시간은 2초 간격으로 주기적인 동작으로 반복하는 회로이다. 타임 차트 및 프로그램을 작성하라.

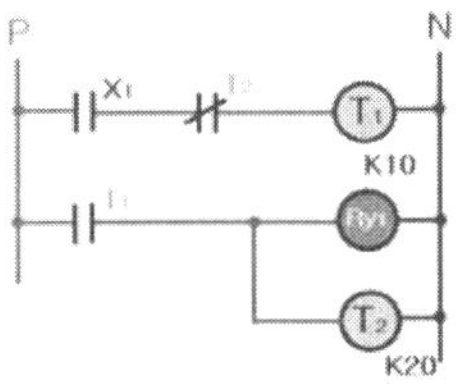

(a) 플리커 회로 래더 다이어그램

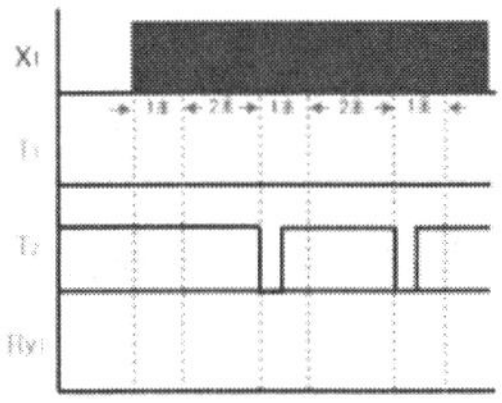

(b) 타임 차트

스텝	명령		기입키
0			GO
1			GO
2 ⋮			GO
5			GO
6			GO
7 ⋮			GO
10	END		

(c) 프로그램

해답

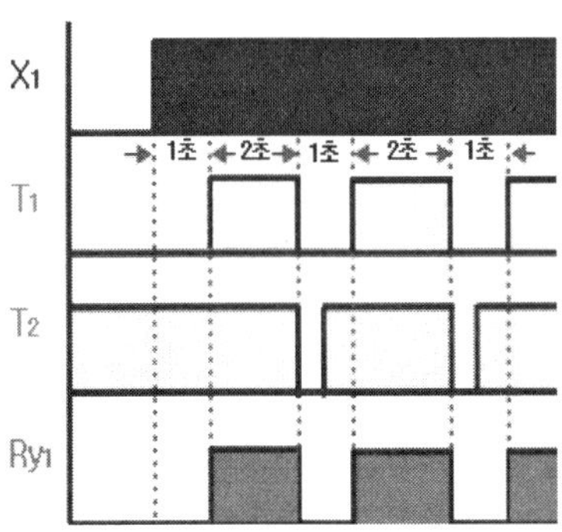

(b) 타임 차트

스텝	명령		기입기
0	LD	X_1	GO
1	ANI	T_2	GO
2 ⋮	OUT	T_1 K10	GO
5	LD	T_1	GO
6	OUT	Ry_1	GO
7 ⋮	OUT	T_2 K20	GO
10	END		

(c) 프로그램

문/제/29

PB S/W인 X_1을 계속 누르는 대신 SET, RST 명령을 사용한 회로를 설계하고 프로그램을 작성하라. ⋯⋯내의 기호를 기입한다.

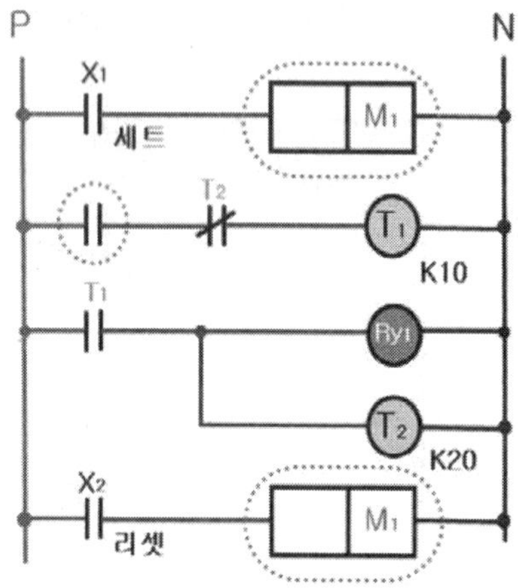

(a) 플리커 회로 래더 다이어그램

스텝	명령		기입키
0			GO
1			GO
2			GO
3			GO
4			GO
⋮			
7			GO
8			GO
9			GO
⋮			
12			GO
13			GO
14	END		

(b) 프로그램

해답

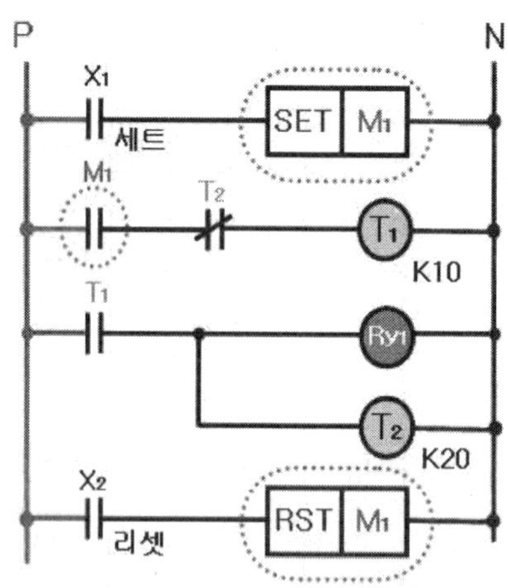

(a) 플리커 회로 래더 다이어그램

스텝	명령		기입키
0	LD	X1	GO
1	SET	M_1	GO
2	LD	M_1	GO
3	ANI	T_2	GO
4	OUT	T_1	GO
⋮		K10	
7	LD	T_1	GO
8	OUT	Ry_1	GO
9	OUT	T_2	GO
⋮		K20	
12	LD	X_2	GO
13	RST	M_1	GO
14	END		

(b) 프로그램

(23) 순차 동작회로

신호가 입력되면 타이머의 접점에 의하여 명령이 순서대로 동작하는 회로를 말한다.

문/제/30

신호등 점등회로의 래더도와 같이 3개의 램프를 청색 다음 2초 후에 황색 4초 후에 적색이 모두 들어오는 점등회로이다. 프로그램을 작성하라.

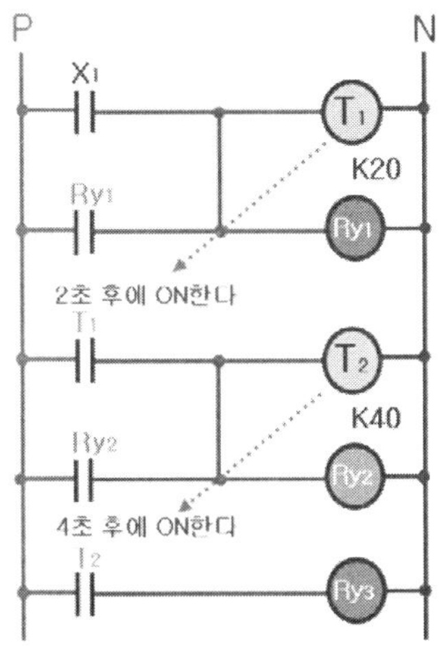

(a) 순차 점등회로 래더 다이어그램

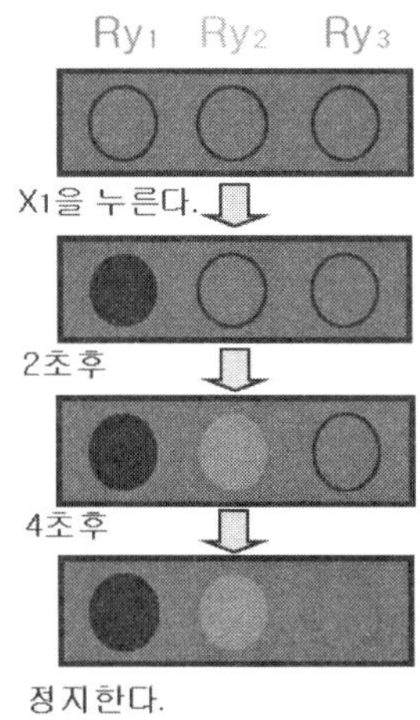

(b) 신호등 동작순서

스텝	명령		기입키
0			GO
1			GO
2 ⋮			GO
5			GO
6			GO
7			GO

스텝	명령		기입키
8 ⋮			GO
11			GO
12			GO
13			GO
14	END		

(c) 프로그램

해답

스텝	명령		기입키
0	LD	X_1	GO
1	OR	Ry_1	GO
2 ⋮	OUT	T_1 K20	GO
5	OUT	Ry_1	GO
6	LD	T_1	GO
7	OR	Ry_2	GO

스텝	명령		기입키
8 ⋮	OUT	T_2 K40	GO
11	OUT	Ry_2	GO
12	LD	T_2	GO
13	OUT	Ry_3	GO
14	END		

(c) 프로그램

문/제/31

신호등 점멸회로이며 청색등이 점등되고 난 후 2초 후에 황색등이 점등되고 청색은 점멸된다. 그리고 4초 후 적색이 점등되고 황색등이 점멸된다. 이와 같이 3개의 램프를 순서적으로 점멸시키는 회로이다. 프로그램을 작성하라.

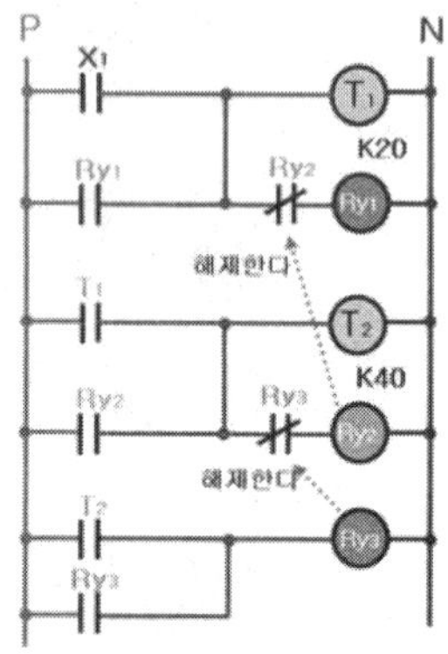

(a) 순차 점등회로 래더 다이어그램

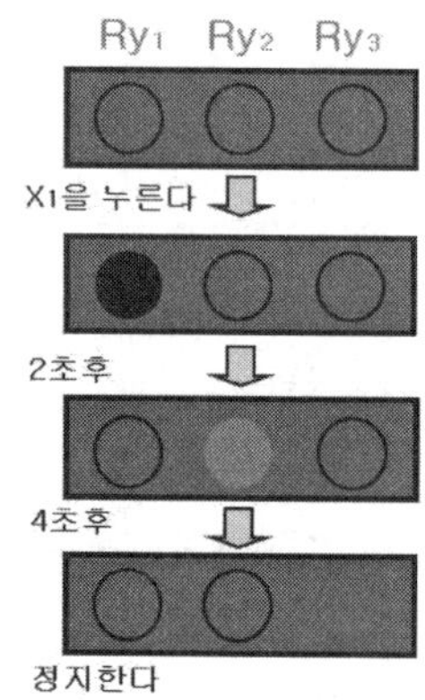

(b) 신호등 동작순서

스텝	명령		기입키
0			GO
1			GO
2 ⋮			GO
5			GO
6			GO
7			GO
8			GO

스텝	명령		기입키
9 ⋮			GO
12			GO
13			GO
14			GO
15			GO
16			GO
17	END		

(c) 프로그램

해답

스텝	명령		기입키
0	LD	X_1	GO
1	OR	Ry_1	GO
2 ⋮	OUT	T_1 K20	GO
5	ANI	Ry_2	GO
6	OUT	Ry_1	GO
7	LD	T_1	GO
8	OR	Ry_2	GO

스텝	명령		기입키
9 ⋮	OUT	T_2 K40	GO
12	ANI	Ry_3	GO
13	OUT	Ry_2	GO
14	LD	T_2	GO
15	OR	Ry_3	GO
16	OUT	Ry_3	GO
17	END		

(c) 프로그램

문/제/32

신호등 점멸회로이며 청색등이 점등되고 난 후 20초 후에 황색등이 점등되고 청색은 점멸된다. 그리고 4초 후 적색이 점등되고 황색등이 점멸된다. 그리고 10초 후 청색등으로 되돌아가는 되돌림 신호등 회로이다. 3개의 램프를 순서적으로 점멸시키는 회로이다. 래더도를 설계하여 프로그램을 작성하라.

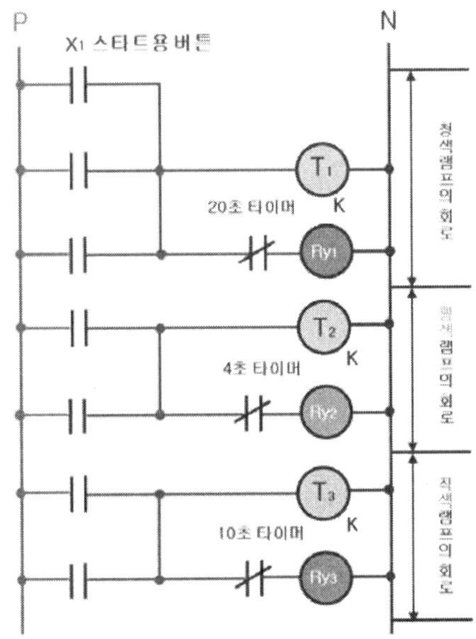

(a) 교통신호등 회로의 설계 래더 다이어그램

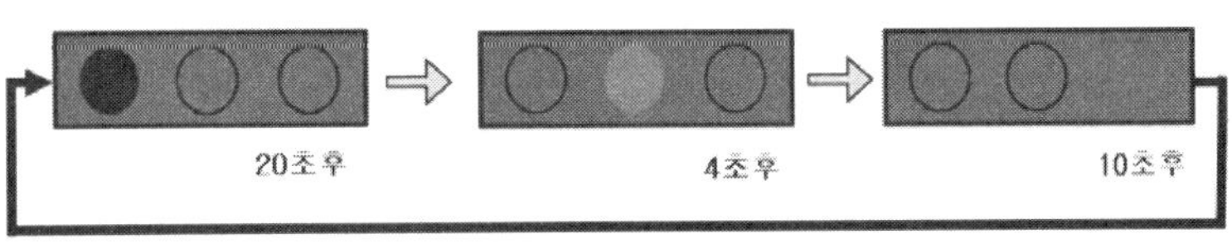

(b) 신호등 회로의 점멸순서

스텝	명령		기입키
0			GO
1			GO
2			GO
3 ⋮			GO
6			GO
7			GO

스텝	명령		기입키
8			GO
9			GO
10 ⋮			GO
13			GO
14			GO
15			GO

스텝	명령		기입키
16			GO
17 ⋮			GO
20			GO
21			GO
22	END		

(c) 프로그램

해답

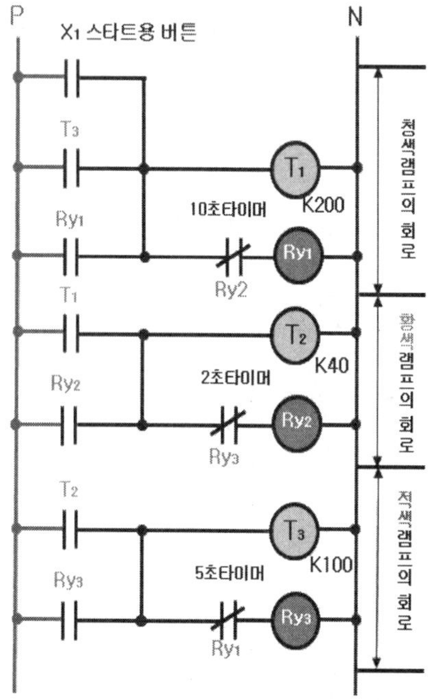

(a) 교통신호등 회로의 설계 래더 다이어그램

스텝	명령		기입키
0	LD	X_1	GO
1	OR	T_3	GO
2	OR	Ry_1	GO
3 ⋮	OUT	T_1 K200	GO
6	ANI	Ry_2	GO
7	OUT	Ry_1	
8	LD	T_1	GO
9	OR	Ry_2	GO
10 ⋮	OUT	T_2 K40	GO
13	ANI	Ry_3	GO
14	OUT	Ry_2	GO
15	LD	T_2	GO
16	OR	Ry_3	GO
17 ⋮	OUT	T_3 K100	GO
20	ANI	Ry_1	GO
21	OUT	Ry_3	GO
22	END		

(c) 프로그램

(24) 카운터 회로

PLC에 내장되어 있는 업 카운터를 이용한 기본회로와 프로그램에 대하여 설명한다. 카운터는 입력이 정지일 때 버튼을 누르면 동작할 때의 횟수를 계수(카운트 업)한다. 그리고 설정값에 도달하면 출력접점이 동작한다. 설정값의 결정은 타이머와 마찬가지로 K를 사용하여 표시한다. 생산중인 제품 중에 업/다운 카운터나 고속 카운터 등이 많이 있다.

〈표 8-15〉 카운터의 종류 · 요소번호 및 내장개수

카운터의 종류	요소번호	설정값	내장개수
업 카운터	C0~C99	1~32767	100
업 카운터 정전유지	C100~C199	1~32767	100

문/제/33

카운터 회로와 카운터를 리셋하는 회로이다. 입력의 PB S/W X_1을 20회 눌렀을 때 출력 릴레이 Ry_1이 동작하는 회로의 타임 차트와 프로그램을 작성하라.

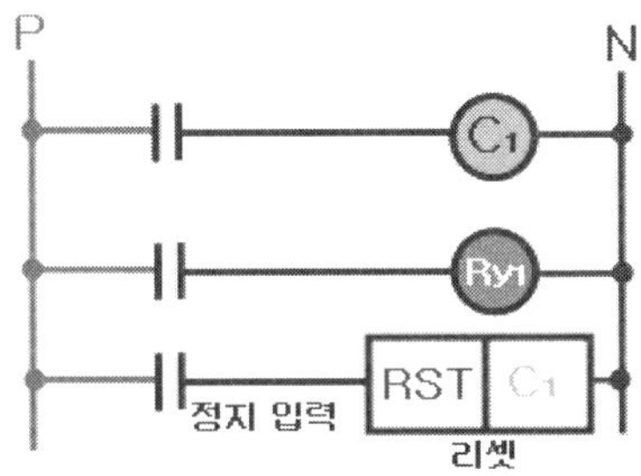

(a) 카운터 회로 래더 다이어그램

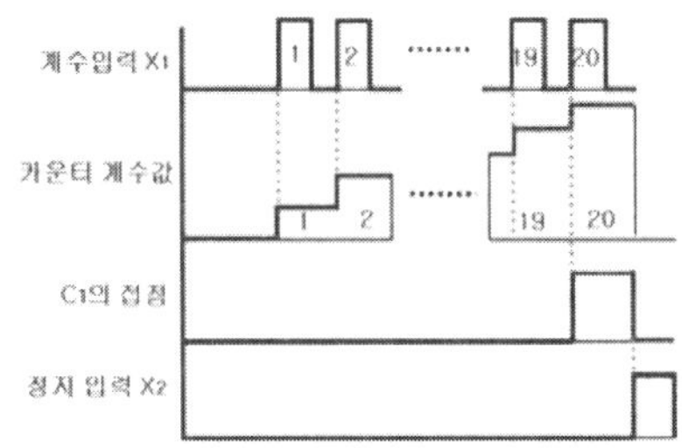

(b) 타임 차트

스텝	명령		기입키
0			GO
1 ⋮			GO
4			GO
5			GO
6			GO
7			GO
8	END		

(c) 프로그램

> X_1의 계수용 PB S/W를 1회 누르면 카운터 C_1의 계수값 20이 업 카운트된다. 설정값이 20으로 세팅되어 있어 X_1을 20회 누른 결과가 되어 카운터의 접점 C_1이 닫히고 출력 릴레이 Ry_1이 여자된다. 정지용 PB S/W X_2를 누르면 카운터의 값은 0이 되어 Ry_1이 감자된다.

(d) 카운터 회로 동작설명

해답

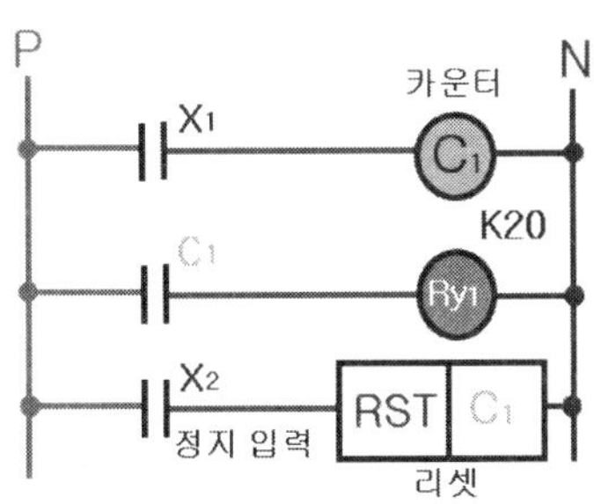

(a) 카운터 회로 래더 다이어그램

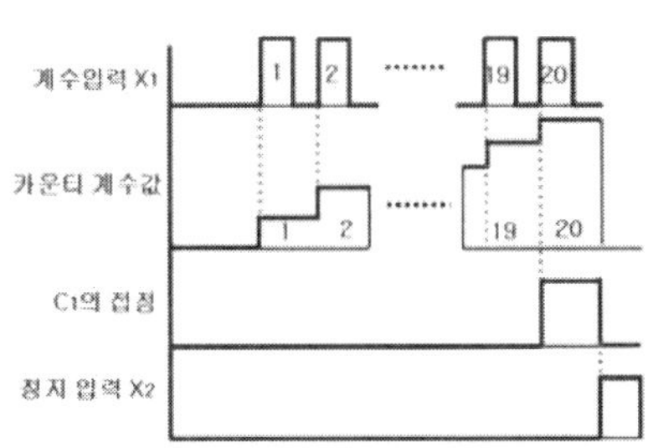

(b) 타임 차트

스텝	명령		기입키
0	LD	X_1	GO
1 ⋮	OUT	C_1 K20	GO
4	LD	C_1	GO
5	OUT	Ry_1	GO
6	LD	X_2	GO
7	RST	C_1	GO
8	END		

(c) 프로그램

X_1의 계수용 PB S/W를 1회 누르면 카운터 C1의 계수값 20이 업 카운트된다. 설정값이 20으로 세팅되어 있어 X_1을 20회 누른 결과가 되어 카운터의 접점 C_1이 닫히고 출력 릴레이 Ry_1이 여자된다. 정지용 PB S/W X_2를 누르면 카운터의 값은 0이 되어 Ry_1이 감자된다.

(d) 카운터 회로 동작설명

문/제/34

플리커 회로와 카운터 회로를 조합한 회로이며 10개의 펄스를 발생시키는 회로이다. 펄스 동작조건을 만족하는 회로를 설계하고 프로그램을 작성하라.

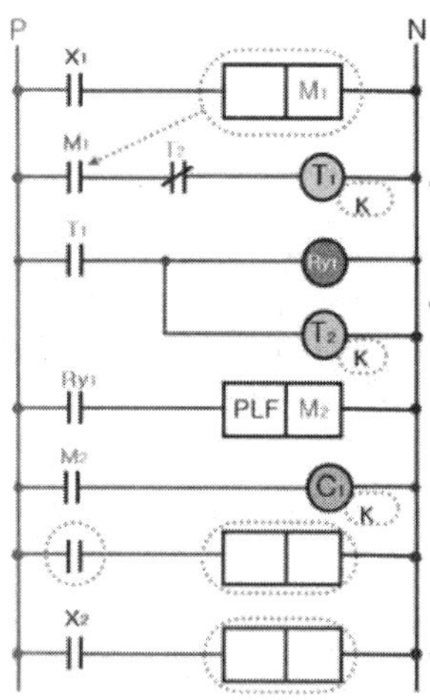

[카운터 펄스 동작조건]

① X_1을 누르면 보조 릴레이 M_1이 세트된다.

② M_1이 셋되면 플리커 회로가 동작하여 Ry_1의 OFF가 1초면 ON이 2초의 펄스가 발생한다.

③ M_1이 ON과 OFF를 10회 반복하면 카운터의 접점이 동작하여 M_1이 리셋된다. 자동적으로 동작이 정지한다.

④ X_2를 누르면 C_1이 리셋된다.

(a) 펄스 발생회로 래더 다이어그램

스텝	명령		기입키
0			GO
1			GO
2			GO
3			GO
4 ⋮			GO
7			GO
8			GO
9 ⋮			GO

스텝	명령		기입키
12			GO
13			GO
14			GO
15 ⋮			GO
18			GO
19			GO
20			GO
21			GO
22	END		

(b) 프로그램

해답

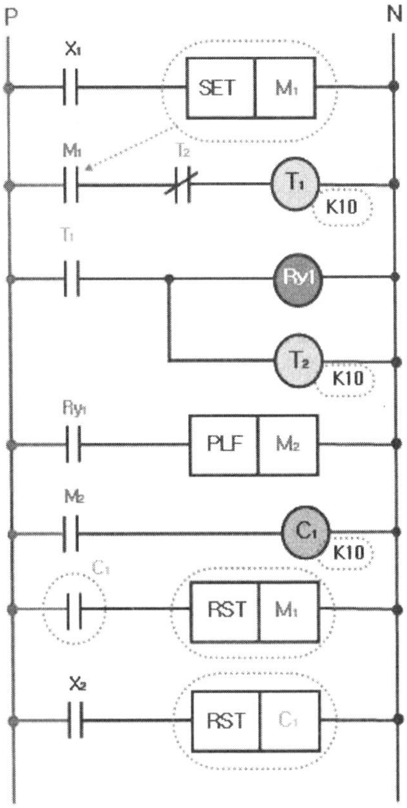

(a) 펄스 발생회로 래더 다이어그램

스텝	명령		기입키
0	LD	X_1	GO
1	SET	M_1	GO
2	LD	M_1	GO
3	ANI	T_2	GO
4 ⋮	OUT	T_1 K10	GO
7	LD	T_1	GO
8	OUT	Ry_1	GO
9 ⋮	OUT	T_2 K10	GO
12	LD	Ry_1	GO
13	PLF	M_2	GO
14	LD	M_2	GO
15 ⋮	OUT	C_1 K10	GO
18	LD	C_1	GO
19	RST	M_1	GO
20	LD	X_2	GO
21	RST	C_1	GO
22	END		

(b) 프로그램

문/제/35

PB S/W를 X_1과 램프 Ry_1을 PLC에 연결하여 X_1을 누르면 램프가 20회 점멸하는 회로를 설계하고, 20회 점멸한 후에 자동적으로 카운터 C_1을 리셋하며 점멸의 간격은 회로 (b)와 같이 한다. 프로그램을 작성하라.

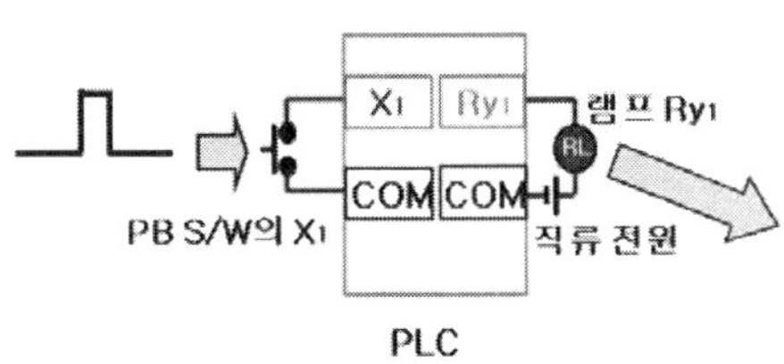

(a) PLC 접속도

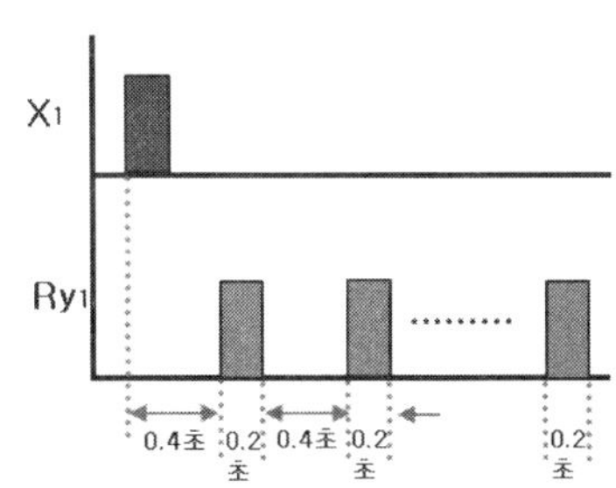

(b) 점멸간격

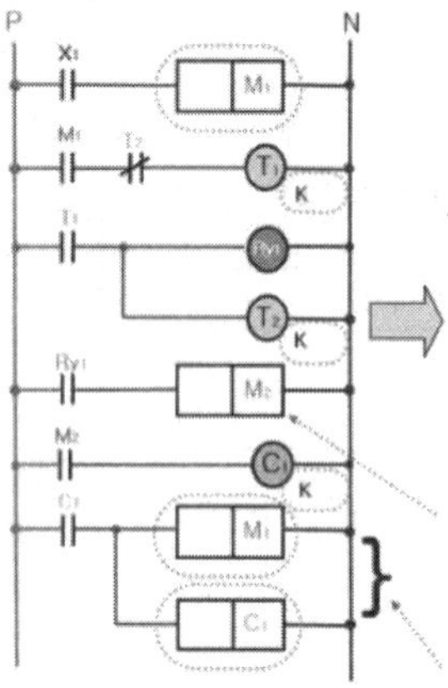

Ry₁이 상승했을 때(ON에서 OFF) M₂에 펄스가 1개 발생하는 명령이다.

카운터의 설정값으로 되었을 때 접점 C₁이 닫히고 M₁과 C₁이 리셋된다.

(C) 펄스 발생회로의 설계 래더 다이어그램

스텝	명령		기입키
0			GO
1			GO
2			GO
3			GO
4 ⋮			GO
7			GO
8			GO
9 ⋮			GO

스텝	명령		기입키
12			GO
13			GO
14			GO
15 ⋮			GO
18			GO
19			GO
20			GO
21	END		

(d) 프로그램

해답

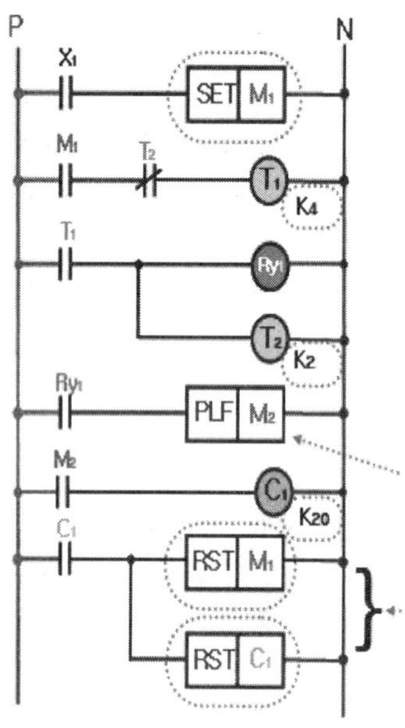

Ry₁이 상승했을 때(ON에서 OFF) M₂에 펄스가 1개 발생하는 명령이다.

카운터의 설정값으로 되었을 때 접점 C₁이 닫히고 M₁과 C₁이 리셋된다.

(C) 펄스 발생회로의 설계 래더 다이어그램

스텝	명령		기입키
0	LD	X_1	GO
1	SET	M_1	GO
2	LD	M_1	GO
3	ANI	T_2	GO
4 ⋮	OUT	T_1 K4	GO
7	LD	T_1	GO
8	OUT	Ry_1	GO
9 ⋮	OUT	T_2 K4	GO
12	LD	Ry_1	GO
13	PLF	M_2	GO
14	LD	M_2	GO
15 ⋮	OUT	C_1 K20	GO
18	LD	C_1	GO
19	RST	M_1	GO
20	RST	C_1	GO
21	END		

(d) 프로그램

3. PLC의 응용회로

릴레이 접점과 시퀀스 회로에서 PLC를 이용한 기본회로에 대하여 실습했으며, 응용회로는 기본회로를 잘 이해하고 있으면 여러 가지의 회로를 응용설계할 수 있다. 회로의 설계에서 운전까지의 PLC 흐름에 대하여 설명한다.

또한 여러 회로의 응용과제를 설계하여 동작하기까지의 제어회로를 익히면 기술이 한층 발전할 것이다. PLC의 회로를 설계하여 동작하기까지는 다음과 같은 설계작업의 순서도를 따른다.

〈표 8-16〉 PLC 회로설계 작업순서

작업	내용
제어회로 내용의 파악	제어회로 내용과 동작조건을 파악하고 동작 타임 차트를 작성한다.
입·출력 기기의 할당과 PLC의 접속	입·출력 기기를 어느 입·출력 단자에 접속할 것인가를 나누어 연결한다(같은 종류의 기기는 합쳐서 연결한다).
보조 릴레이, 타이머, 카운터 등의 할당	래더도를 그리면서 동시에 실행하는 경우가 많다. 같은 접점이 중복되지 않도록 연결표를 작성하면 편리하다.
래더도의 작성	제어의 동작순서로 작성한다(제어회로와 공정을 블록으로 나누어 회로를 간략히 하면 알기 쉽다).
코딩과 프로그램의 입력	래더도를 기본으로 프로그램을 작성하는 것을 코딩(coding)이라고 한다.
디버그	프로그램을 체크하는 것을 디버그(debug)라고 한다. 프로그램 체크 기능이 있고, 에러 메시지와 에러코드 번호가 표시된다.
시운전과 프로그램의 보존	시운전하여 회로대로 동작하는지 확인한다. EPROM과 EEPROM 카세트에 프로그램을 보존한다.
병원설비 운전	병원설비 운전을 개시한다.

(1) PLC의 각종 입력기기

PLC의 입력부에 연결되는 입력기기에는 PB S/W 외에 여러가지 종류의 스위치나 센서 등이 있다. 스위치 종류에 대하여 간단히 설명한다.

1) 리밋 스위치(limit switch)

마이크로 스위치에 롤 조작 레버를 장착하여 외부의 기계적인 힘에 의하여 접점을 붙였다 떨어뜨렸다 하는 스위치이다(그림 8-20).

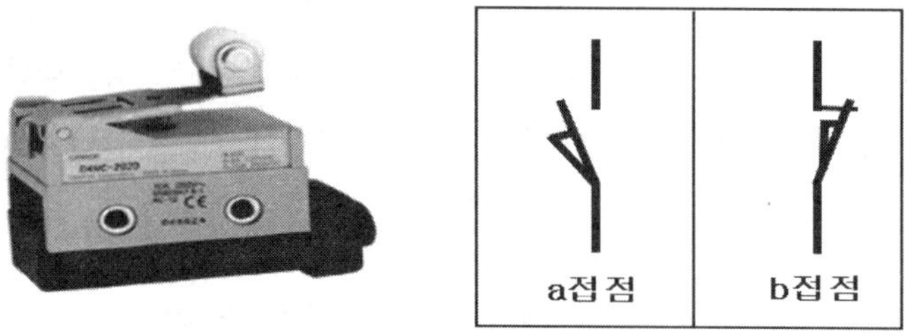

[그림 8-20]

2) 리드 스위치(reed switch)

자석의 접근에 의하여 N극과 S극의 자석의 힘으로 접점을 붙였다 떨어뜨렸다 하는 스위치이다(그림 8-21).

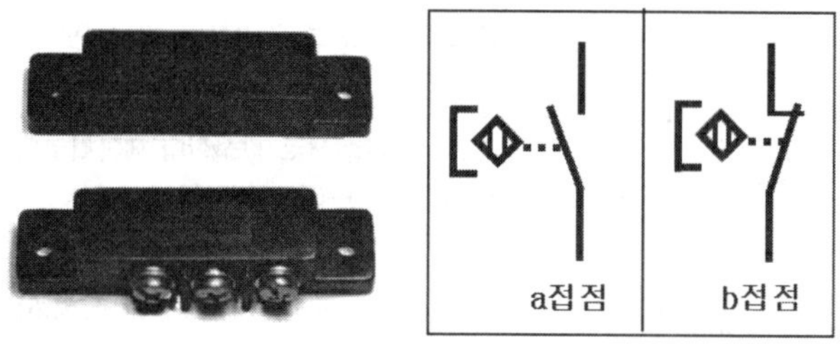

[그림 8-21]

3) 광전 스위치

물체에 빛을 투과하면 조사된 투과광 또는 반사광을 감지하여 스위치를 빛으로 접점을 붙였다 떨어뜨렸다 하는 스위치이다(그림 8-22).

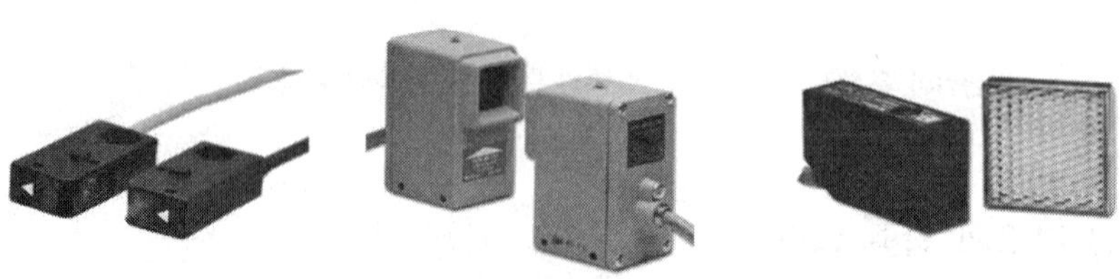

(a) 투과형 (b) 반사형 (c) 반사판

[그림 8-22]

문/제/36

도어와 창문과 금고 앞에 각종 스위치를 설치하여 그 중 제일 먼저 스위치가 동작할 때에 경보 램프가 점등됨과 동시에 버저가 계속 울리는 회로의 래더도, 프로그램을 작성하고 정지 버튼을 누르면 버저 소리가 정지되어야 한다.

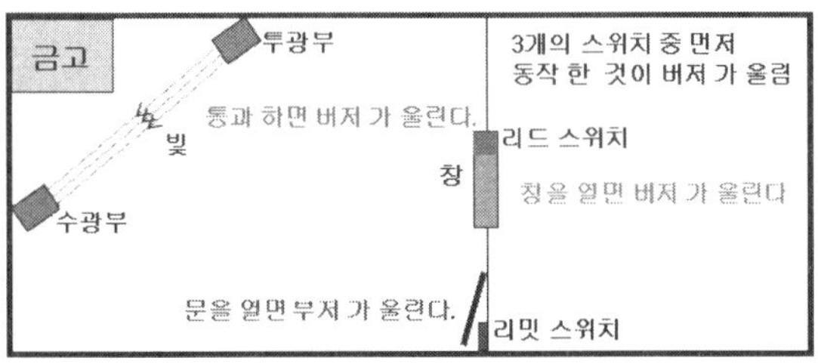

(a) 금고 경보장치 스위치 배치도

입·출력 기기	요소번호
도어, 리밋 스위치	X_1
창, 리드 스위치	X_2
통로, 광전 스위치	X_3
정지용 스위치	X_4
경보 램프	Ry_1
경보 버저	Ry_2

(b) 경보장치 할당표

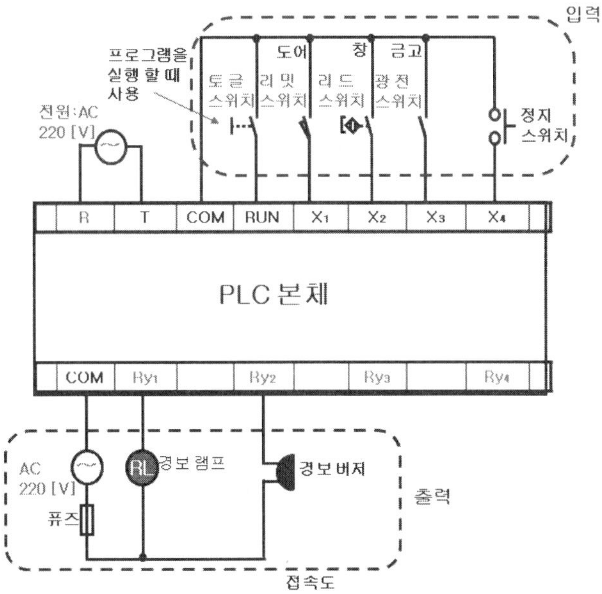

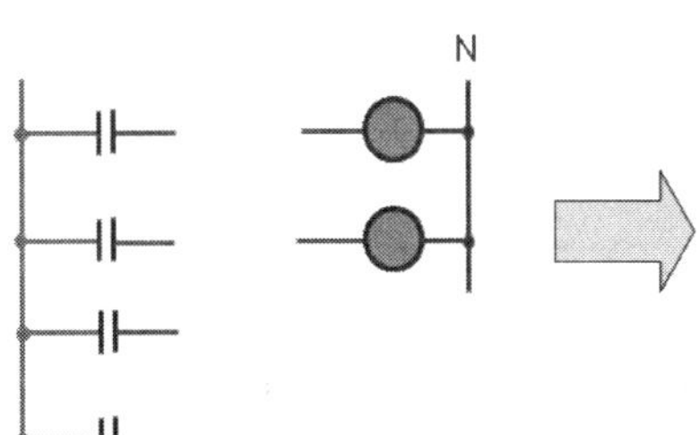

(c) 래더 다이어그램

스텝	명령		기입키
0			GO
1			GO
2			GO
3			GO
4			GO
5			GO
6			GO
7			GO

(d) 프로그램

해답

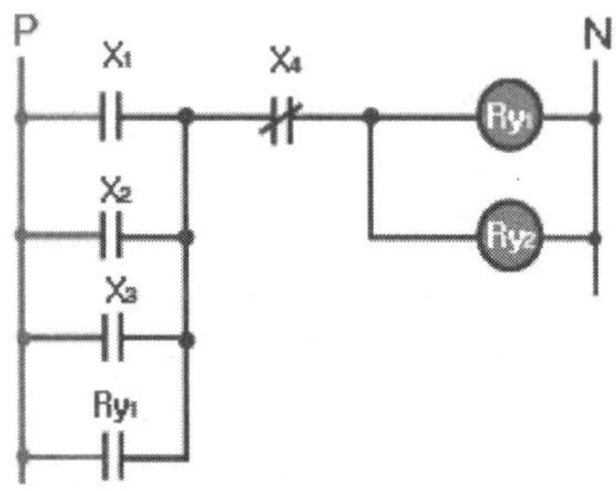

(c) 래더 다이어그램

스텝	명령		기입키
0	LD	X_1	GO
1	OR	X_2	GO
2	OR	X_3	GO
3	OR	Ry_1	GO
4	ANI	X_4	GO
5	OUT	Ry_1	GO
6	OUT	Ry_2	GO
7	END		

(d) 프로그램

문/제/37

선수 A, B, C가 참가한 버튼 빨리 누르기 퀴즈에서 3명의 출연자 중에서 가장 먼저 버튼을 누른 사람의 램프에 점등이 계속되는 동시에 벨이 4초간 울리는 회로를 그리고, 진행자에게는 정지용 스위치를 준다.

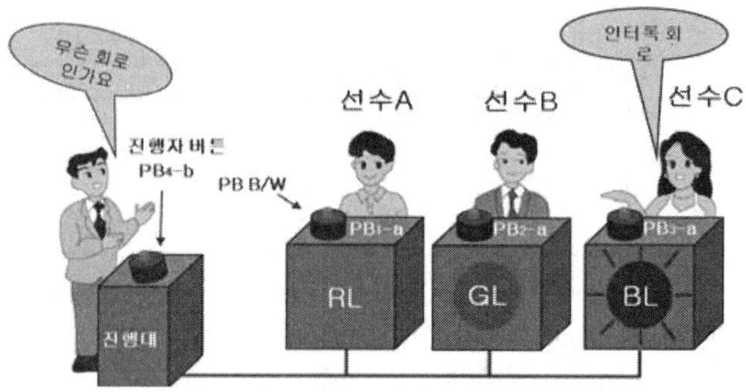

(a) 버튼 빨리 누르기 퀴즈 장치

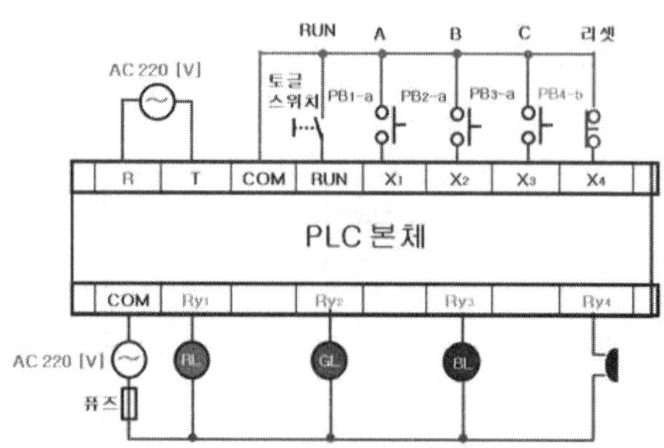

(b) PLC 입·출력 접속도

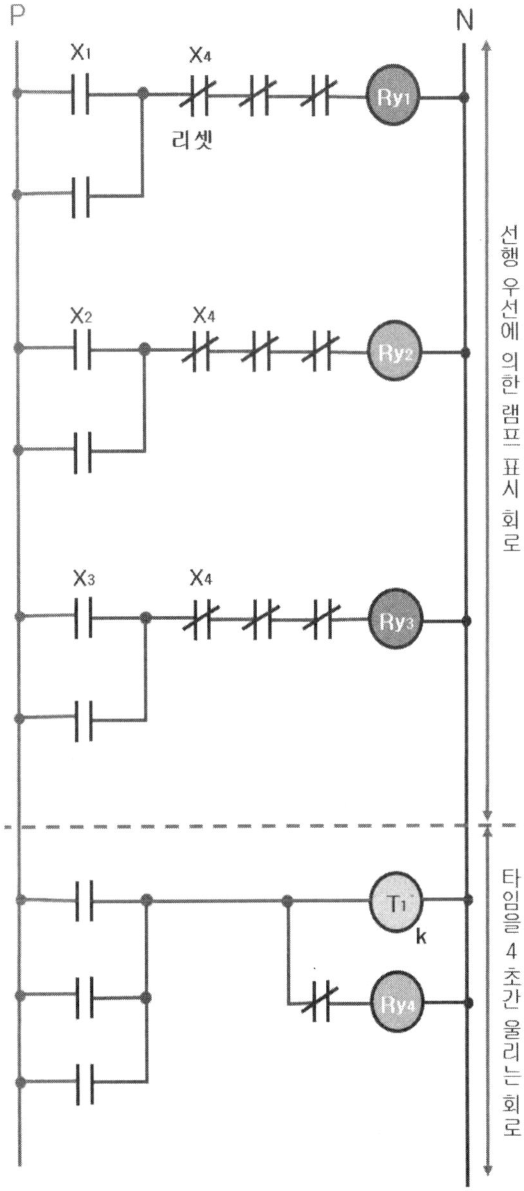

(c) 래더 다이어그램

스텝	명령		기입키
0			GO
1			GO
2			GO
3			GO
4			GO
5			GO
6			GO
7			GO
8			GO
9			GO
10			GO
11			GO
12			GO
13			GO
14			GO
15			GO
16			GO
17			GO
18			GO
19			GO
20			GO
21 ⋮			GO
24			GO
25			GO
26	END		

(d) 프로그램

해답

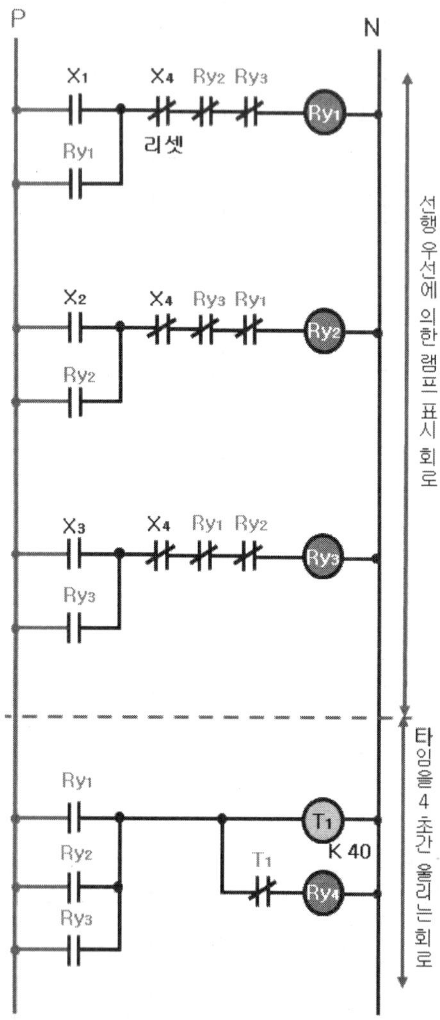

(c) 래더 다이어그램

스텝	명령		기입키
0	LD	X_1	GO
1	OR	Ry_1	GO
2	ANI	X_4	GO
3	ANI	Ry_2	GO
4	ANI	Ry_3	GO
5	OUT	Ry_1	GO
6	LD	X_2	GO
7	OR	Ry_2	GO
8	ANI	X_4	GO
9	ANI	Ry_3	GO
10	ANI	Ry_1	GO
11	OUT	Ry_2	GO
12	LD	X_3	GO
13	OR	Ry_3	GO
14	ANI	X_4	GO
15	ANI	Ry_1	GO
16	ANI	Ry_2	GO
17	OUT	Ry_3	GO
18	LD	Ry_1	GO
19	OR	Ry_2	GO
20	OR	Ry_3	GO
21 ⋮	OUT	T_1 K40	GO
24	ANI	T_1	GO
25	OUT	Ry_4	GO
26	END		

(d) 프로그램

(2) 발광 LED의 제작

발광 LED로 글자 돌림장치를 제작하면 프로그램에 따라 여러 가지 LED 램프를 점멸시킬 수 있다(그림 8-23).

문/제/38

스타트용의 PB S/W PB_1-a를 눌렀을 때에 패턴과 같이 램프를 점멸시키는 발광 LED의 글자 돌림회로의 래더도와 프로그램을 그리고 램프 점멸은 2초로 지정한다.

$Ry_0 \rightarrow Ry_1 \rightarrow Ry_2 \rightarrow Ry_3 \rightarrow Ry_4 \rightarrow Ry_5 \rightarrow Ry_6 \rightarrow Ry_7$로 PB_2-a가 눌러지기까지 같은 동작을 반복한다.

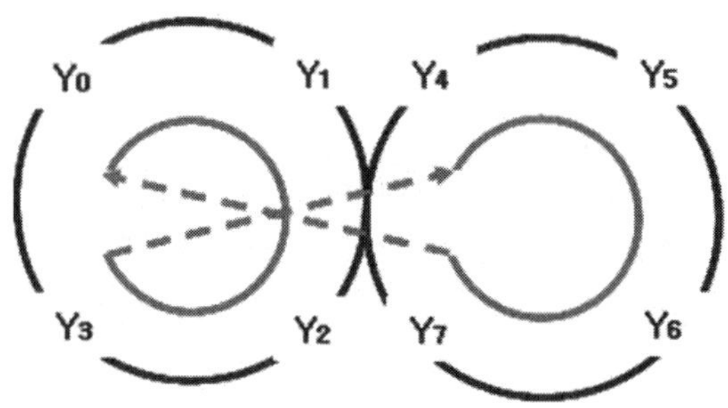

(a) LED의 글자 돌림회로

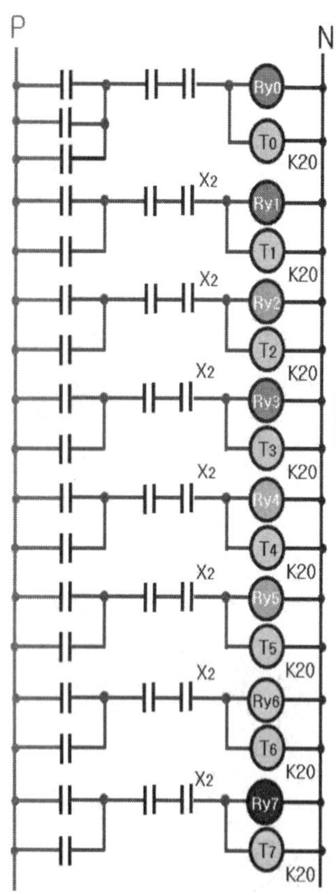

(b) 래더 다이어그램

스텝	명령		기입키
0			GO
1			GO
2			GO
3			GO
4			GO
5			GO
6			GO
9			GO
10			GO
11			GO
12			GO
13			GO
14			GO
17			GO
18			GO
19			GO
20			GO
21			GO
22			GO
25			GO
26			GO

스텝	명령		기입키
27			GO
28			GO
29			GO
30			GO
33			GO
34			GO
35			GO
36			GO
37			GO
38			GO
41			GO
42			GO
43			GO
44			GO
45			GO
46			GO
49			GO
50			GO
51			GO
52			GO
53			GO

스텝	명령		기입키
54			GO
57			GO
58			GO
59			GO
60			GO
61			GO
62			GO
65	END		GO

(c) 프로그램

해답

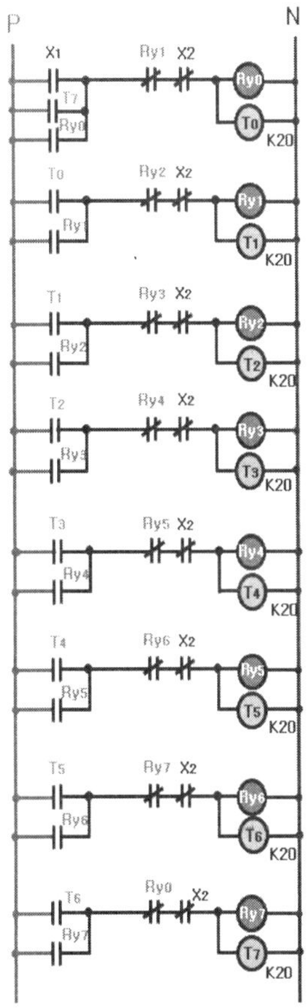

(b) 래더 다이어그램

스텝	명령		기입키
0	LD	X_1	GO
1	OR	T_7	GO
2	OR	Ry_0	GO
3	ANI	Ry_1	GO
4	ANI	X_2	GO
5	OUT	Ry_0	GO
6 ⋮	OUT	T_0 K20	GO
9	LD	T_0	GO
10	OR	Ry_1	GO
11	ANI	Ry_2	GO
12	ANI	X_2	GO
13	OUT	Ry_1	GO
14 ⋮	OUT	T_1 K20	GO
17	LD	T_1	GO
18	OR	Ry_2	GO
19	ANI	Ry_3	GO
20	ANI	X_2	GO
21	OUT	Ry_2	GO
22 ⋮	OUT	T_2 K20	GO
25	LD	T_2	GO
26	OR	Ry_3	GO
27	ANI	Ry_4	GO
28	ANI	X_2	GO
29	OUT	Ry_3	GO
30 ⋮	OUT	T_3 K20	GO
33	LD	T_3	GO

스텝	명령		기입키
34	OR	Ry_4	GO
35	ANI	Ry_5	GO
36	ANI	X_2	GO
37	OUT	Ry_4	GO
38 ⋮	OUT	T_4 K20	GO
41	LD	T_4	GO
42	OR	Ry_5	GO
43	ANI	Ry_6	GO
44	ANI	X_2	GO
45	OUT	Ry_5	GO
46 ⋮	OUT	T_5 K20	GO
49	LD	T_5	GO
50	OR	Ry_6	GO
51	ANI	Ry_7	GO
52	ANI	X_2	GO
53	OUT	Ry_6	GO
54 ⋮	OUT	T_6 K20	GO
57	LD	T_6	GO
58	OR	Ry_7	GO
59	ANI	Ry_0	GO
60	ANI	X_2	GO
61	OUT	Ry_7	GO
62 ⋮	OUT	T_7 K20	GO
65	END		

(c) 프로그램

문/제/39

스타트용의 PB S/W PB_1-a를 눌렀을 때에 다음의 패턴과 같이 램프를 점멸시키는 발광 LED의 글자 돌림회로의 래더도와 프로그램을 작성하고 램프 점멸은 2초로 지정한다.

$Ry_0 \rightarrow Ry_1 \rightarrow Ry_7 \rightarrow Ry_6 \rightarrow Ry_5 \rightarrow Ry_4 \rightarrow Ry_2 \rightarrow Ry_3$으로 B_2-a를 누르기 전까지 반복 동작한다.

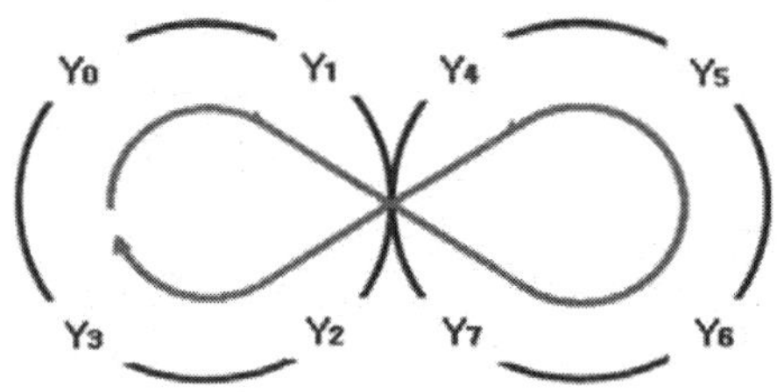

(a) LED의 글자 돌림회로

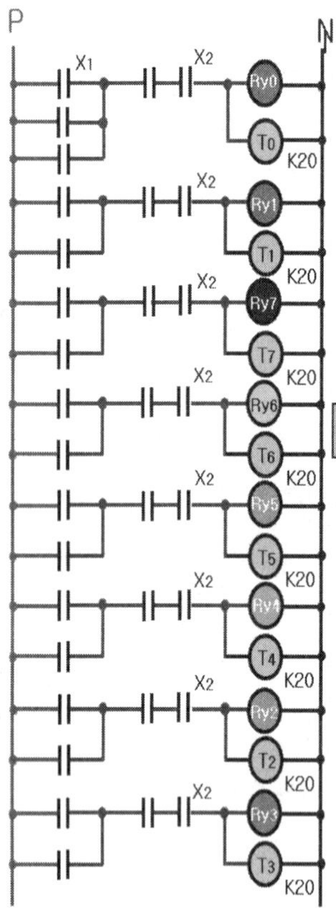

(b) 래더 다이어그램

스텝	명령		기입키	스텝	명령		기입키	스텝	명령		기입키
0			GO	27			GO	54			GO
1			GO	28			GO	57			GO
2			GO	29			GO	58			GO
3			GO	30			GO	59			GO
4			GO	33			GO	60			GO
5			GO	34			GO	61			GO
6			GO	35			GO	62			GO
9			GO	36			GO	65	END		
10			GO	37			GO				
11			GO	38			GO				
12			GO	41			GO				
13			GO	42			GO				
14			GO	43			GO				
17			GO	44			GO				
18			GO	45			GO				
19			GO	46			GO				
20			GO	49			GO				
21			GO	50			GO				
22			GO	51			GO				
25			GO	52			GO				
26			GO	53			GO				

(c) 프로그램

해답

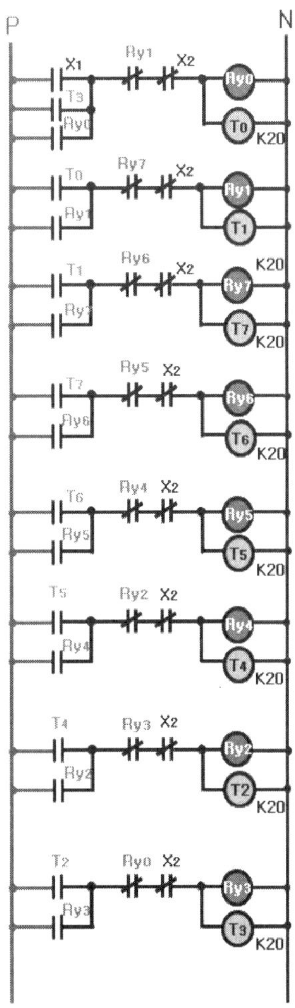

(b) 래더 다이어그램

스텝	명령		기입키
0	LD	X_1	GO
1	OR	T_3	GO
2	OR	Ry_0	GO
3	ANI	Ry_1	GO
4	ANI	X_2	GO
5	OUT	Ry_0	GO
6 ⋮	OUT	T_0 K20	GO
9	LD	T_0	GO
10	OR	Ry_1	GO
11	ANI	Ry_7	GO
12	ANI	X_2	GO
13	OUT	Ry_1	GO
14 ⋮	OUT	T_1 K20	GO
17	LD	T_1	GO
18	OR	Ry_7	GO
19	ANI	Ry_6	GO
20	ANI	X_2	GO
21	OUT	Ry_7	GO
22 ⋮	OUT	T_2 K20	GO
25	LD	T_7	GO
26	OR	Ry_6	GO
27	ANI	Ry_5	GO
28	ANI	X_2	GO
29	OUT	Ry_6	GO
30 ⋮	OUT	T_6 K20	GO
33	LD	T_6	GO

스텝	명령		기입키
34	OR	Ry_5	GO
35	ANI	Ry_4	GO
36	ANI	X_2	GO
37	OUT	Ry_5	GO
38 ⋮	OUT	T_5 K20	GO
41	LD	$T4_{45}$	GO
42	OR	Ry_4	GO
43	ANI	Ry_2	GO
44	ANI	X_2	GO
45	OUT	Ry_4	GO
46 ⋮	OUT	T_4 K20	GO
49	LD	T_4	GO
50	OR	Ry_2	GO
51	ANI	Ry_3	GO
52	ANI	X_2	GO
53	OUT	Ry_2	GO
54 ⋮	OUT	T_2 K20	GO
57	LD	T_2	GO
58	OR	Ry_3	GO
59	ANI	Ry_0	GO
60	ANI	X_2	GO
61	OUT	Ry_3	GO
62 ⋮	OUT	T_3 K20	GO
65	END		

(c) 프로그램

문/제/40

보행자 신호등 회로이다. PB S/W인 PB_1-a를 누르면 청색 램프가 20초간 점등된 후에 청색 램프가 1초의 간격으로 점멸되고, 적색 램프가 20초간 점등된다. PB S/W인 PB_2-a를 누르기 전까지 반복동작을 계속해야 한다. 보행자 전용 신호등의 래더도와 프로그램을 작성하라.

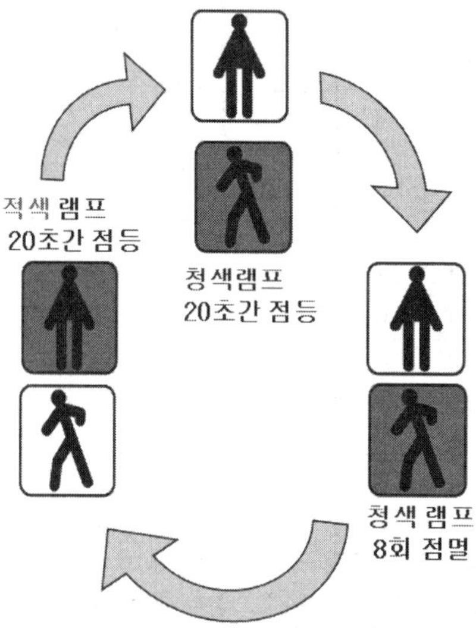

(a) 보행자용 신호등 동작

내용	입출력 기기	요소번호
운전 PB S/W	PB_1-a	X_1
정지 PB S/W	PB_2-a	X_2
청색 램프	GL	Ry_1
적색 램프	RL	Ry_2
청색 램프 타이머		T_1
적색 램프 타이머		T_2
청색 램프 점멸 타이머		T_3
		T_4
카운터		C_1

(b) 신호등 할당표

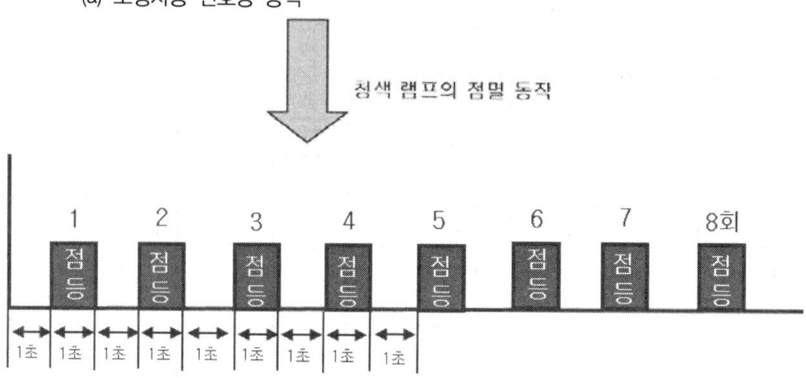

(c) 청색 램프의 점멸동작

회로접속도와 래더도, 프로그램을 생각하고 회로를 설계한다. 보행자용 신호등과 자동차 등의 교통신호등을 조합하여 회로를 설계한다.

(d) 회로설명

해답

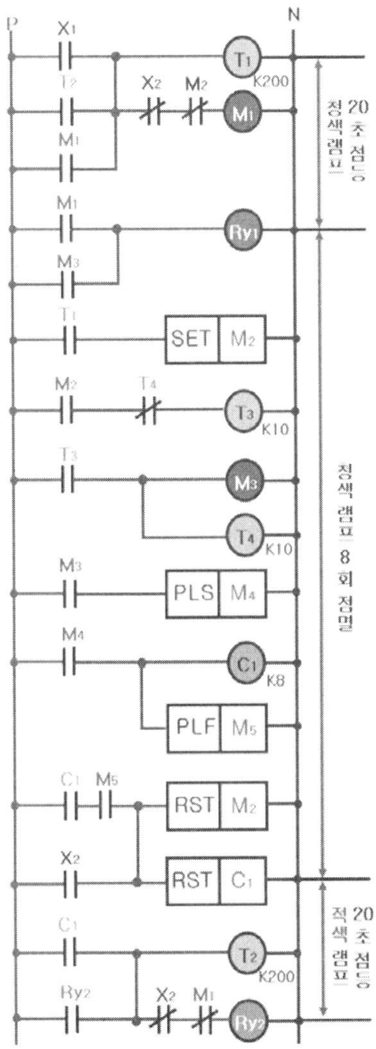

(a) 래더 다이어그램

스텝	명령		기입키
0	LD	X_1	GO
1	OR	T_2	GO
2	OR	M_1	GO
3 ⋮	OUT	T_1 K200	GO
6	ANI	X_2	GO
7	ANI	M_2	GO
8	OUT	M_1	GO
9	LD	M_1	GO
10	OR	M_3	GO
11	OUT	Ry_1	GO
12	LD	T_1	GO
13	SET	M_2	GO
14	LD	M_2	GO
15	ANI	T_4	GO
16 ⋮	OUT	T_3 K10	GO
19	LD	T_3	GO
20	OUT	M_3	GO

스텝	명령		기입키
21 ⋮	OUT	T_1 K10	GO
24	LD	M_3	GO
25	PLS	M_4	GO
26	LD	M_4	GO
27 ⋮	OUT	C_1 K8	GO
30	PLF	M_5	GO
31	LD	C_1	GO
32	AND	M_5	GO
33	OR	X_2	GO
34	RST	M_2	GO
35	RST	C_1	GO
36	LD	C_1	GO
37	OR	Ry_2	GO
38 ⋮	OUT	T_2 K200	GO
41	ANI	X_2	GO
42	ANI	M_1	GO
43	OUT	Ry_2	GO
44	END		

(b) 프로그램

제9장

PLC를 이용한 병원 엘리베이터 설비제어실험

PLC의 규격화, 표준화를 위한 국제규격에 따라 개발된 GLOFA PLC로 전 기종에 대해서 프로그램을 작성하고 디버깅하는 소프트웨어 툴(tool)인 GMWIN 프로그램을 통해 병원 엘리베이터 제어실험을 해보도록 한다.

01 PLC 프로그래밍 Tool

02 GMWIN 프로그램 작성

03 병원 엘리베이터 프로그램 제어

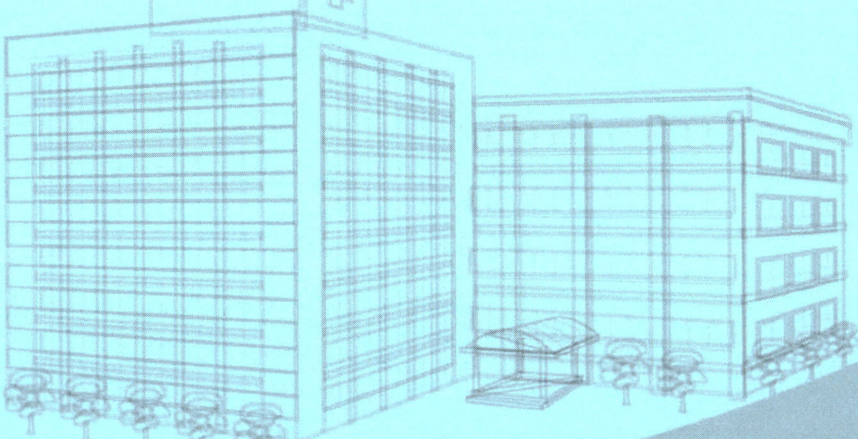

01 PLC 프로그래밍 Tool

1. GMWIN

GMWIN(Global Model Windows)은 PLC의 규격화, 표준화를 위한 국제규격에 따라 개발된 GLOFA PLC로서 전 기종에 대해서 프로그램을 작성하고 디버깅하는 소프트웨어 툴(PADT)이다.

(1) GMWIN의 개요

GMWIN용 PADT(Programming and Debugging Tool)는 국제규격의 언어를 사용함으로써 국제규격의 언어를 사용하는 다른 PLC와의 명령어 및 프로그램 호환이 가능하여 사용자의 PLC 선택의 폭과 편리성을 한층 높일 수 있다. 특히 하나의 화면에 각기 다른 언어를 사용하여 동시에 프로그램 작성, 수정 및 모니터링이 가능하도록 한 MDI(Multiple Document Interface)를 지원한다.

그동안 PLC는 메이커(maker)마다 사용 언어와 통신 네트워크가 서로 달라 많은 불편함을 겪어 왔으며 이러한 불편함을 해소하고, PLC 사용자에게 편리성을 도모하고자 IEC(International Electrotechnical Commission : 국제전기표준회의)에서 PLC 국제표준화규격이 제정되었다.

국제표준화규격(IEC1131)은 크게 5 Part로 구성되어 있으며 그 내용은 다음과 같다.

① Part 1 : PLC의 기본기능 및 용어정의

② Part 2 : 설비의 요구기능 및 시험조건

③ Part 3 : 프로그램 언어

④ Part 4 : 사용자 지침

⑤ Part 5 : 통신 네트워크

(2) GLOFA PLC 특징

1) 국제표준화규격 채택

SFC(Sequential Function Chart) 현재 GLOFA PLC는 IL, LD 및 SFC 언어가 지원된다.

① IEC 표준언어 : 다양한 데이터 타입(type)을 지원하고 펑션, 펑션 블록, 프로그램과 같은 프로그램 구성요소가 도입되어 상향식, 또는 하향식 설계가 가능하며 프로그램을 구조적으로 작성할 수 있다. 또한, 사용자가 작성한 프로그램을 라이브러리화하여 다른 프로젝트에서 소프트웨어를 재사용할 수 있으며, 다양한 언어를 지원하므로 사용자는 최적의 언어를 선택하여 사용할 수 있다.

IEC에서 표준화한 PLC용 언어는 2개의 도형 기반 언어와 2개의 문자 기반 언어, 그리고 SFC로 이루어져 있다.

② 도형식(graphic) 언어

㉠ LD(Ladder Diagram) : 릴레이 로직 표현방식의 언어

㉡ FBD(Function Block Diagram) : 블록화한 기능을 서로 연결하여 프로그램을 표현하는 언어

③ 문자식(text) 언어

㉠ IL(Instruction List) : 어셈블리 언어 형태의 언어

㉡ ST(Structured Text) : 파스칼 형식의 고수준 언어

④ 국제규격의 통신 프로토콜 : Open 네트워크를 지향하여 타 기종, 멀티 벤더 간의 통신이 가능하다. 상위 네트워크로 Mini-MAP(5Mbps), 이더넷(Ethernet)을 채용하였고, 하위 네트워크로 Field Bus(1Mbps), Device Net을 채용하였다.

2) 윈도우 환경의 프로그래밍 Tool(GMWIN) 지원

GMWIN의 윈도우 환경 채용으로 프로그램 작성, 수정 시 윈도우의 장점을 모두 이용할 수 있으며, 하나의 화면에 각기 다른 언어를 사용하여 동시에 프로그램 작성, 수정 및 모니터링이 가능한 MDI(Multiple Document Interface)를 지원한다.

3) 프로그램 작성 용이

프로그램의 구조화, 모듈화에 의해 프로그램 작성이 매우 편리하며 입출력 식별자명을 실제 접속되는 기기명(한글/한자 또는 영문)으로 프로그래밍이 가능하다.

(3) GMWIN의 특징

GMWIN은 인터페이스가 편리하고, 국제규격의 다양한 언어를 제공하여 사용자가 편리하게 사용할 수 있다는 특징이 있다. 이 외에도 여러 가지 특징이 있는데 다음과 같다.

1) 편리한 인터페이스

동시에 여러 개 프로그램의 편집, 수정이 가능하다.

2) 국제규격의 언어제공

아래와 같은 다양한 언어를 제공함으로써 시스템에 적용하기 쉬운 언어를 선택하여 사용할 수 있다.

① LD(Ladder Diagram) : LD 프로그램을 릴레이 논리 다이어그램에서 많이 사용하는 코일이나 접점 등의 그래픽 기호를 통하여 PLC의 프로그램을 표현하는 방식이다.

② SFC(Sequential Function Chart) : 종래의 PLC 언어를 이용하여 프로그램을 실행순서에 따라 플로 차트 형식으로 전개하는 구조화 표현방식으로 프로그램의 설계 및 분석이 용이하며 디버깅, 트러블슈팅이 용이하다.

③ IL(Instruction List) : 어셈블리 언어의 형태로 표현되고 간단한 PLC 시스템에 적용이 가능하다.

3) 심벌에 의한 변수

다양한 데이터 타입이 제공되어 보다 고급화된 프로그램을 작성할 수 있다.

4) 프로젝트 단위로 PLC 시스템 구성

하나의 PLC 시스템에 여러 개의 프로그램을 포함시킬 수 있으므로 프로그램을 작성하고 테스트하기가 용이하다.

5) 네트워크를 통한 PLC 접속

직접 연결된 PLC뿐만 아니라 네트워크로 연결된 다른 국번 PLC에 프로그램을 다운로드, 모니터할 수 있다.

6) 풍부한 PLC 정보읽기

다양한 PLC 상태를 모니터할 수 있다(프로그램에서도 사용가능).

7) 사용자 정의 명령어

자주 사용하는 프로그램을 하나의 펑션, 펑션 블록으로 정의하여 간편하게 사용할 수 있다.

(4) GMWIN의 실행에 필요한 사항

GMWIN 실행 시 필요한 사항은 다음과 같다.

① PC와 메모리 : 80486 이상의 CPU, 최소 4MByte 이상의 메모리

② 시리얼 포트 : 2개 이상의 시리얼 포트 권장

③ 하드 디스크 : 20Mbyte 이상 권장

④ 플로피 디스크 드라이브 : 하나 이상

⑤ 마우스 : 한글/영문 윈도우 3.1/95 환경에 적합한 것

⑥ 프린터 : 한글/영문 윈도우 3.1/95 환경에 적합한 것

⑦ MS-DOS, 한글/영문 윈도우 3.1/95가 실행되는 버전 이상일 것

⑧ 한글/영문 윈도우 3.1/95 이상

2. GMWIN 설치

① GMWIN 4를 더블클릭하여 설치를 시작한다.

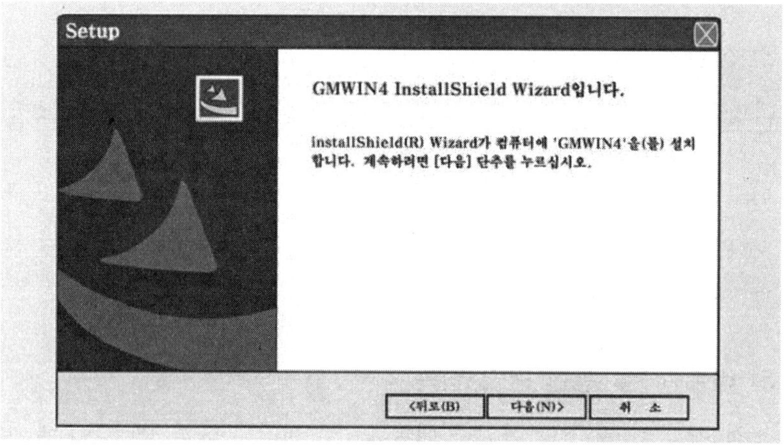

[그림 9-1] GMWIN4 설치화면

② 다음(N)을 클릭하여 다음 화면으로 이동한다.

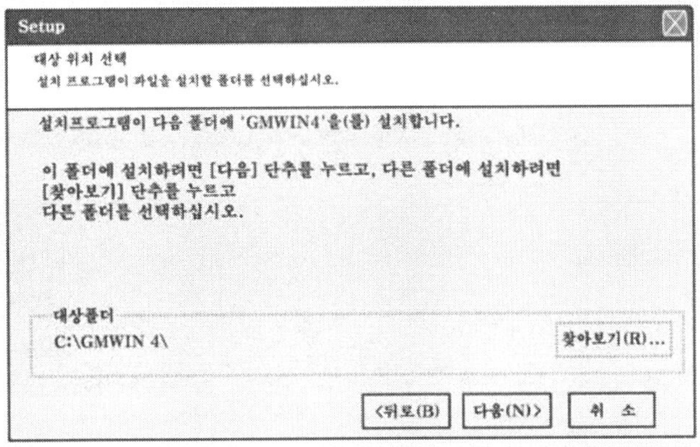

[그림 9-2] 대상 위치선택

③ 설치경로를 선택하여 다음(N)을 클릭하면 설치가 진행된다.

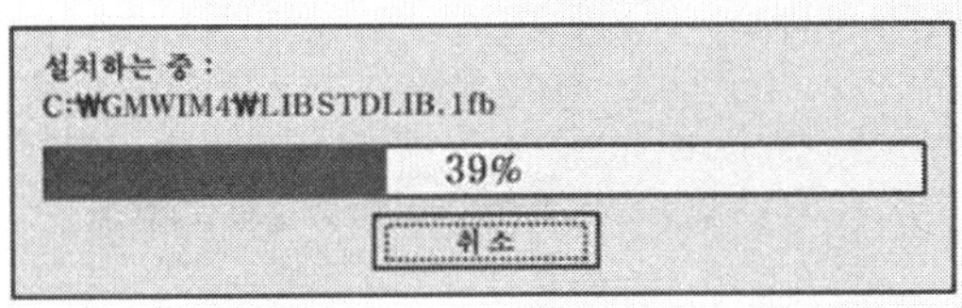

[그림 9-3] 프로그램 설치진행 중

④ 설치가 완료되면 재부팅 메시지기 나온다.

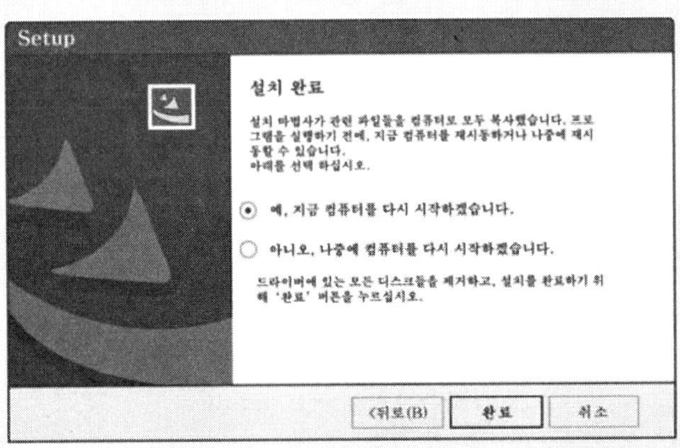

[그림 9-4] 프로그램 설치완료

3. GMWIN 메뉴 구성

[그림 9-5]는 GMWIN을 실행화면 구성을 나타낸 것이다.

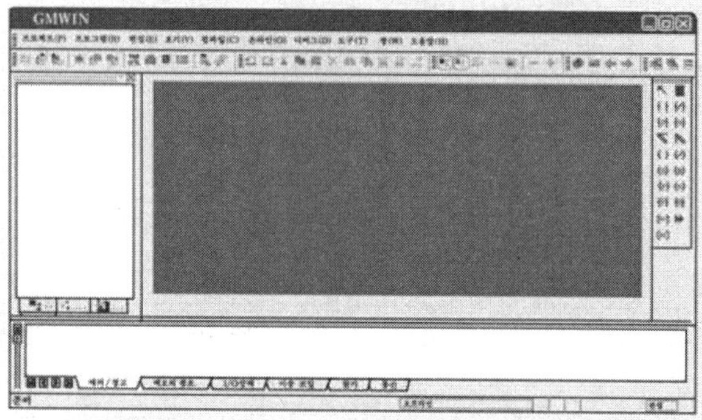

[그림 9-5] 프로그램 실행화면

(1) 프로젝트(P) 메뉴

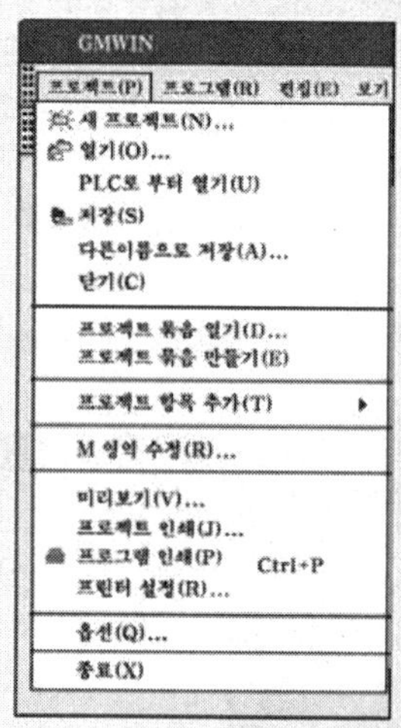

[그림 9-6] 프로젝트 메뉴

1. 새 프로젝트(N) : 프로젝트를 새로 만든다.
2. 열기(O) : 기존 프로젝트를 연다.
3. PLC로부터 열기(U) : PLC에 있는 프로젝트 및 프로그램을 연다.
4. 저장(S) : 프로젝트를 저장한다.
5. 다른 이름으로 저장(A) : 저장 프로젝트를 다른 이름으로 저장한다.

6 닫기 : 프로젝트를 닫는다.
7 프로젝트 묶음 열기(I) : 프로젝트 묶음 파일을 연다.
8 프로젝트 묶음 만들기(E) : 프로젝트에 연결된 모든 파일을 하나의 파일로 묶어준다.
9 프로젝트 항목 추가(T) : 프로젝트에 새로운 항목을 추가한다.
10 M영역 수정(B) : M영역을 편집하거나 저장하도록 한다.
11 미리보기(V) : 인쇄하기 전에 미리보기를 한다.
12 프로젝트 인쇄(J) : 인쇄 활성화되어 있는 창의 내용을 인쇄한다.
13 프로그램 인쇄(P) : 인쇄 활성화되어 있는 창의 내용을 인쇄한다.
14 프린터 설정(R) : 프린터 옵션을 설정한다.
15 옵션(Q) : GMWIN에 해당되는 옵션을 설정한다.
16 종료(X) : GMWIN을 종료한다.

(2) 프로그램(R) 메뉴

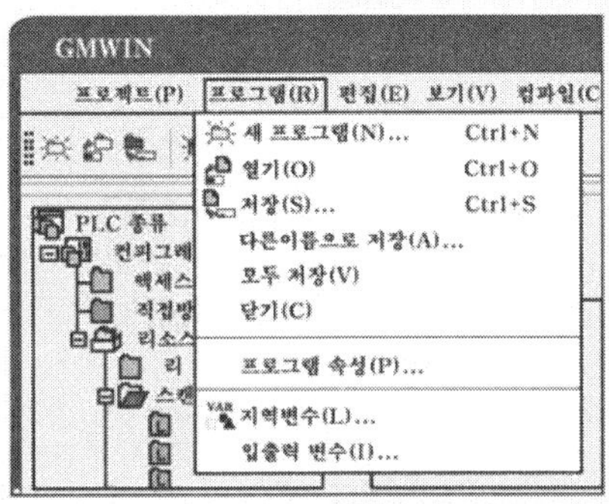

[그림 9-7] 프로그램 메뉴

1 새 프로그램(N) Ctrl + N : 프로그램을 새로 만든다.
2 열기(O) Ctrl + O : 기존의 프로그램을 연다.
3 저장(S) Ctrl + S : 프로그램을 저장한다.
4 다른 이름으로 저장(A) : 프로그램을 다른 이름으로 저장한다.
5 모두 저장(V) : 모든 프로그램을 저장한다.
6 닫기(C) : 프로그램을 닫는다.
7 프로그램 속성(P) : 프로그램 속성을 바꾼다.
8 지역변수(L) : 변수를 편집한다.
9 입출력 변수 : 펑션, 펑션 블록인 경우 입출력 변수를 편집한다.

(3) 편집(E)

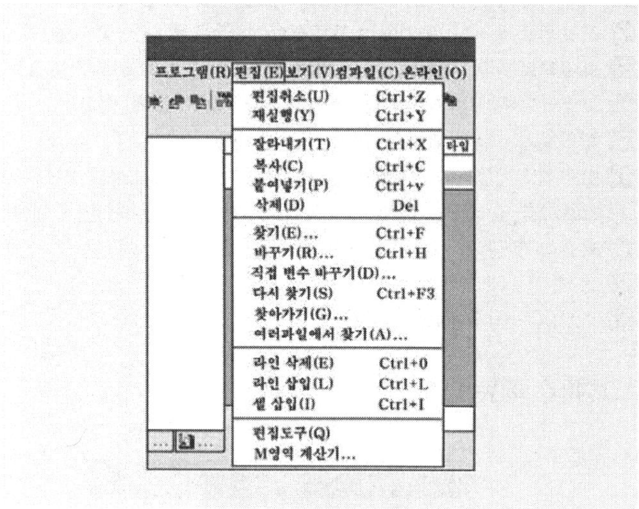

[그림 9-8] 편집 메뉴

1. 편집취소(U) Ctrl + Z : 프로그램 편집을 취소하고 바로 이전 상태로 되돌림이 기능하다.
2. 재실행(Y) Ctrl + Y : 편집 취소된 동작을 복구한다.
3. 잘라내기(T) Ctrl + X : 블록 삭제하면서 복사한다.
4. 복사(C) Ctrl + C : 편집창에 복사한다.
5. 붙여넣기(P) Ctrl + V : 편집창에 붙여 넣는다.
6. 삭제(D) Del : 삭제 기능(블록)
7. 찾기(F) Ctrl + F : 원하는 문자를 찾는다.
8. 바꾸기(R) Ctrl + H : 원하는 문자를 찾아 새로운 문자로 바꾼다.
9. 직접 변수 바꾸기(D) : 직접 변수를 일괄 변환한다.
10. 다시 찾기(S) Ctrl + F3 : 이전에 실행한 찾기 또는 바꾸기를 반복 실행한다.
11. 여러 파일에서 찾기(A) : 프로젝트 또는 원하는 경로에 있는 모드 파일에서 문자를 찾는다.
12. 라인 삭제(E) Ctrl + D : 한 줄 지운다.
13. 라인 삽입(L) Ctrl + L : 한 줄 삽입한다.
14. 셀 삽입(I) Ctrl + I : 한 셀을 삽입한다.
15. 편집도구(O) : 각 프로그램에 사용되는 편집 도구들이 있다.
16. M영역 계산기 : 영역 계산기를 실행한다.

(4) 보기(V)

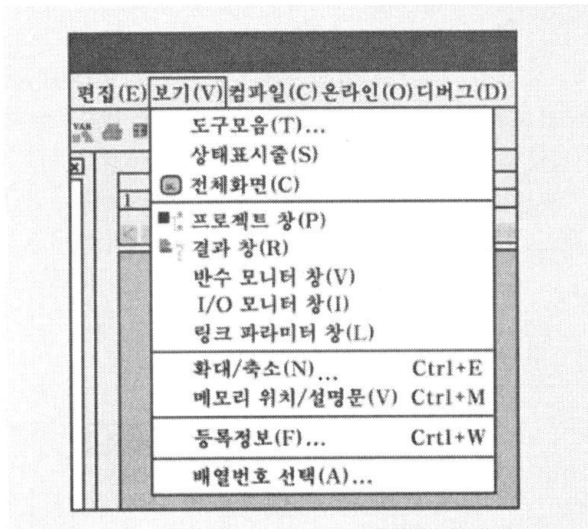

[그림 9-9] 보기 메뉴

1 도구모음(T) : 도구상자를 사용자가 정의하도록 한다.
2 상태표시줄(S) : 상태표시줄을 보이거나 숨긴다.
3 전체화면(C) : 표시될 영역을 화면 전체로 확대한다.
4 프로젝트 창(P) : 프로젝트 창을 보이거나 숨긴다.
5 결과 창(R) : 결과 창을 보이거나 숨긴다.
6 변수 모니터 창(V) : 변수 모니터 창을 보이거나 숨긴다.
7 I/O 모니터 창(I) : I/O 모니터 창을 보이거나 숨긴다.
8 링크 파라미터 창(L) : 링크 파라미터 창을 보이거나 숨긴다.
9 확대/축소(N) Ctrl + E : 화면을 확대 또는 축소한다.
10 메모리 위치/설명문(V) Ctrl + M : 변수 설명문을 보이거나 숨긴다.
11 등록정보(F) Ctrl + W : 현재 선택된 항목의 등록정보를 보인다.
12 배열번호 선택(A) : 배열로 선언된 변수의 배열번호를 선택한다.

(5) 컴파일(C)

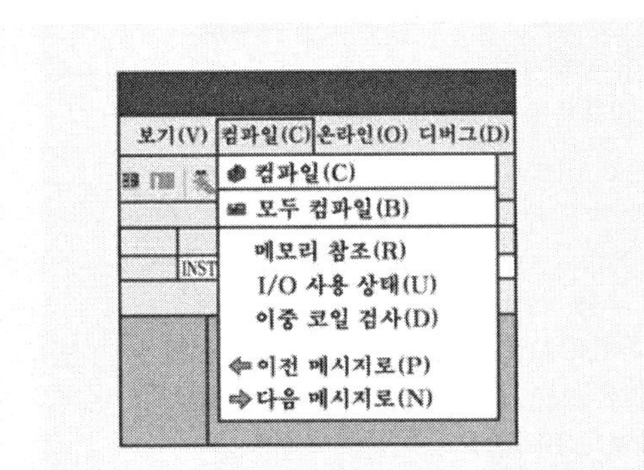

[그림 9-10] 컴파일 메뉴

1 컴파일(C) : 프로그램 컴파일
2 모두 컴파일(B) : 프로젝트에 속해 있는 모든 프로그램을 컴파일한 후 PLC 실행 파일을 만든다.
3 메모리 참조(R) : 메모리 참조 탭에 참조된 메모리 내용을 나타낸다.
4 I/O 사용상태(U) : 입/출력 직접 변수의 사용현황을 도표로 보여준다.
5 이중 코일 검사(D) : 사용된 이중 코일을 보여준다.
6 이전 메시지로(P) : 이전 메시지 위치로 이동한다.
7 다음 메시지로(N) : 다음 메시지 위치로 이동한다.

(6) 온라인(O)

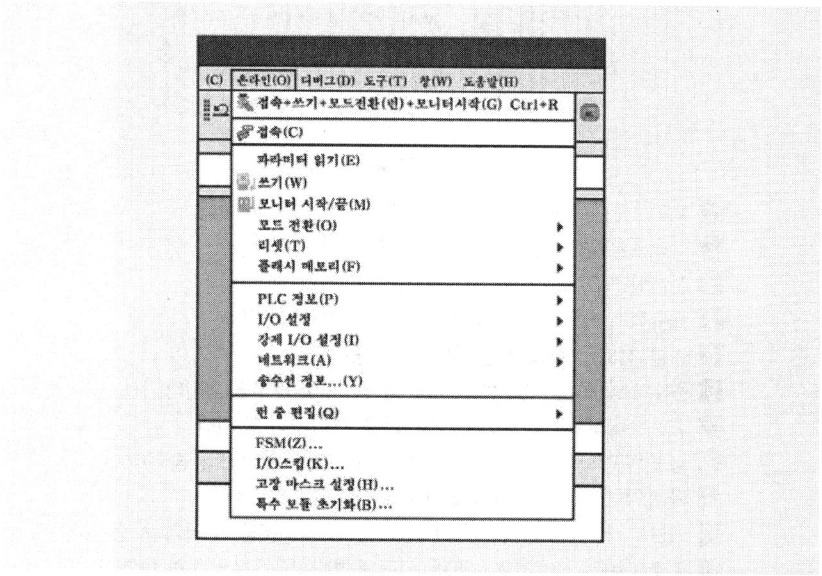

[그림 9-11] 온라인 메뉴

1 접속 + 쓰기 + 모드 전환(런) + 모니터시작(G) Ctrl + R : GMWIN과 옵션에서 지정한 PLC를 접속시켜 사용자가 작성한 프로그램을 PLC에 쓴 후 모드를 전환하여 모니터링한다.
2 접속(C) : GMWIN과 옵션에서 지정한 PLC를 접속시킨다.
3 파라미터 읽기(R) : PLC의 데이터를 읽어온다.
4 쓰기(W) : 프로그램을 PLC에 쓴다.
5 모니터 시작/끝(M) : 프로그램을 모니터링 시작/ 모니터링 마침
6 모드 전환(O) : 런, 스톱, 일시정지, 디버그, 마스터 전환 등이 있다.
7 리셋(T) : 데이터 클리어, 리셋, Overall 등이 있다.
8 플래시 메모리 : 타입 정보, 쓰기, 모드 설정 등이 있다.
9 PLC 정보 : 시스템 정보, 에러/경고 상세정보, PLC 이력, 입/출력 고장 상세정보, 베이스 상태정보 등이 있다.
10 I/O 설정 : I/O 설정-PLC I/O 구성상태를 보이고 쓴다.
I/O 동기화-PLC I/O 구성을 프로젝터와 PLC에서 일치시킨다.
11 강제 I/O 설정 : 입력, 출력-I/O 강제 입출력 값/실행 허용을 설정한다.

12 네트워크 : 링크 허용설정–링크 모듈의 타입, 장착 슬롯, 국번 등을 보여준다.
네트워크 정보–정보 네트워크 정보보기
Mnet 파라미터–Mnet 파라미터를 입력한다.

13 송수신 정보 : 송수신 정보보기

14 런 중 편집 : 수정시작–런 중 편집을 시작한다. 쓰기–런 중 편집된 내용을 쓴다.
취소–런 중 편집을 취소한다.

15 FSM : F-net 슬레이브 모듈의 비상 데이터를 설정한다.

16 I/O 스킵 : 스킵할 I/O를 지정한다.

17 고장 마스크 설정 : 고장 마스크를 설정한다.

18 특수 모듈 초기화 : 특수 모듈을 초기화한다.

(7) 디버그(D)

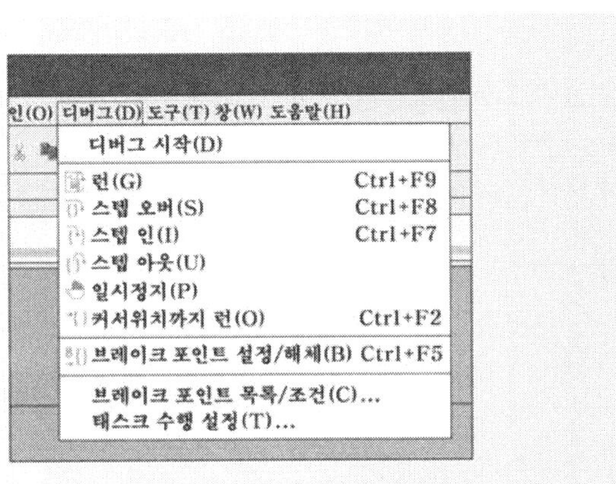

[그림 9–12] 디버그 메뉴

1 디버그 시작(D) : 디버그 모드로 전환하여 디버그를 시작한다.

2 런(G) Ctrl + F9 : 브레이크 포인터까지 런시킨다.

3 스탭 오버(S) Ctrl + F8 : 한 스탭씩 런한다.

4 스탭 인(I) Ctrl + F7 : 펑션, 펑션 블록을 디버깅한다.

5 스탭 아웃(U) : 펑션, 펑션 블록을 디버그 시 현재 블록을 빠져 나간다.

6 일시정지(P) : 런을 증가시킨다.

7 커서 위치까지 런 Ctrl + F2 : 커서 위치까지 런시킨다.

8 브레이크 포인트 설정/해제(B) Ctrl + F5 : 브레이크 포인트를 설정 또는 해제한다.

9 브레이크 포인트 목록/조건(C) : 브레이크 포인트의 목록을 보여주고 브레이크 조건을 설정한다.

10 테스트 수행 설정(T) : 디버깅 중 태스크 전환을 허용한다.

(8) 도구(T)

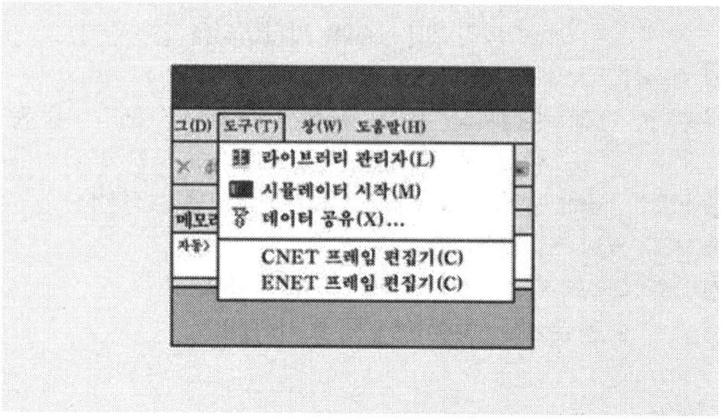

[그림 9-13] 도구 메뉴

1. 라이브러리 관리자(L) : 라이브러리를 편집한다.
2. 시뮬레이터 시작(M) : 시뮬레이터를 시작한다.
3. 데이터 공유(X) : 모니터 값들을 엑셀과 공유한다.

(9) 창(W)

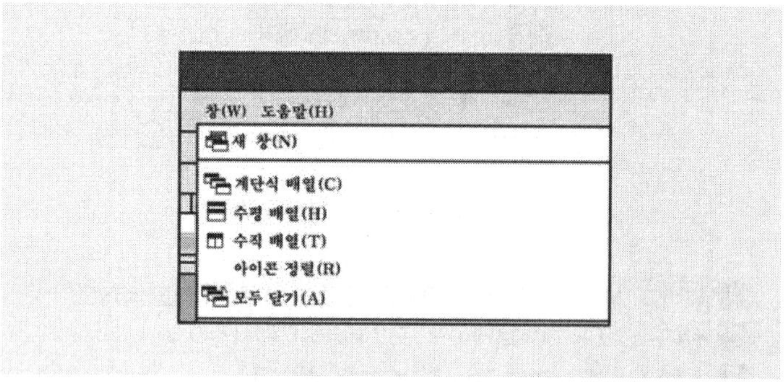

[그림 9-14] 창 메뉴

1. 새 창(N) : 현재 창에 대해서 새 창을 연다.
2. 계단식 배열(C) : 여러 창들을 계단식으로 배열한다.
3. 수평 배열(H) : 여러 창들을 수평으로 배열한다.
4. 수직 배열(T) : 여러 창들을 수직 배열한다.
5. 아이콘 정렬(R) : 아이콘들을 정렬한다.
6. 모두 닫기(A) : 여러 창들을 모두 닫는다.

(10) 도움말(H)

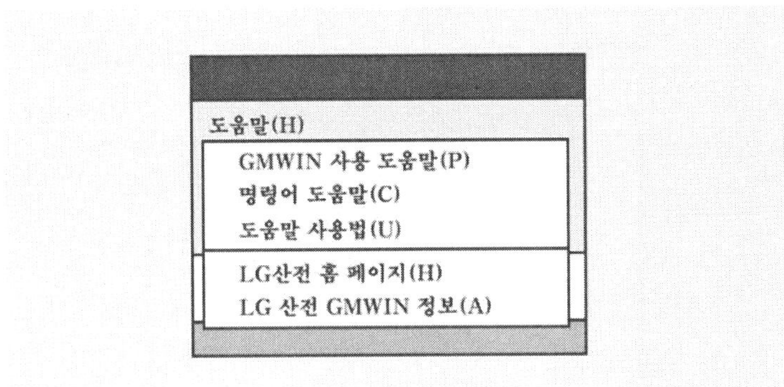

[그림 9-15] 도움말 메뉴

1. GMWIN 사용 도움말(P) : 도움말 열기
2. 명령어 도움말(C) : 명령어 사용법 열기
3. 도움말 사용법(U) : 도움말 사용법 열기
4. LG 산전 홈페이지(H) : LG 산전 홈페이지에 인터넷 접속
5. LG 산전 GMWIN 정보(A) : GMWIN의 정보를 나타낸다.

4. 옵션 설정

(1) 메뉴 – 프로젝트 – 옵션을 선택

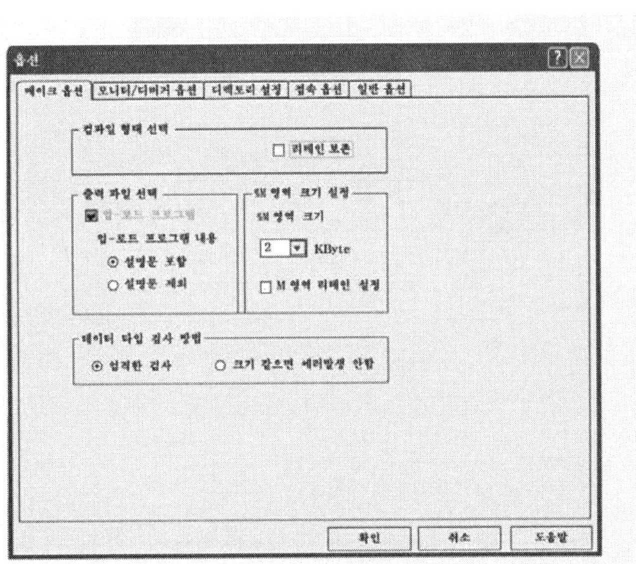

[그림 9-16] 옵션 설정 윈도우

(2) 일반 옵션

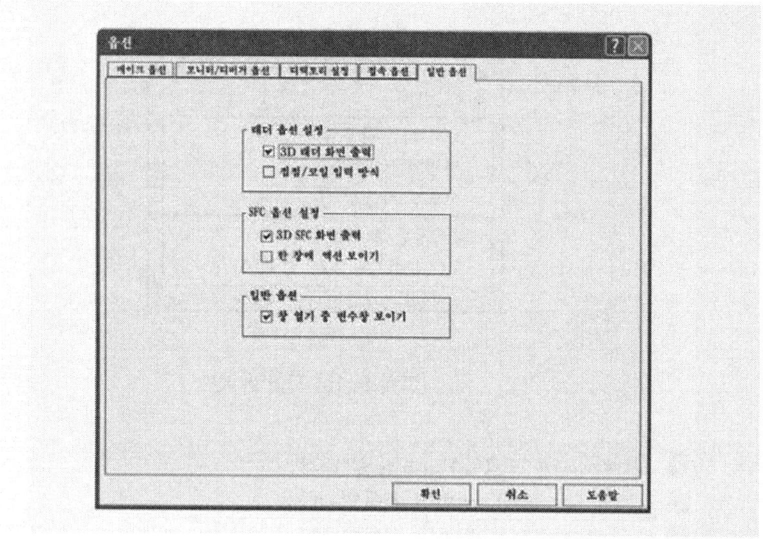

[그림 9-17] 일반 옵션

1 래더 옵션 : 래더 화면 및 입력방식을 설정한다. 3D화면으로 설정 가능
2 SFC 옵션 : SFC 화면방식 설정
3 일반 옵션 : 상단에 변수창도 같이 보여준다.

(3) 접속 옵션

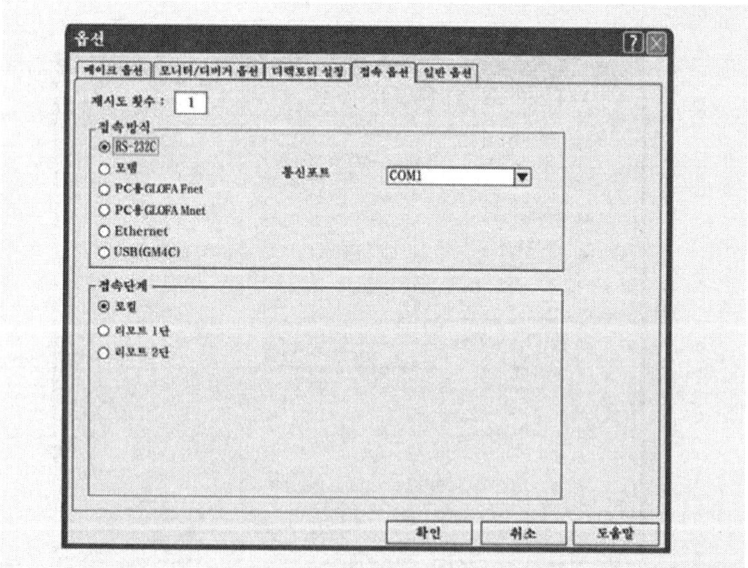

[그림 9-18] 접속 옵션

① 직렬 통신에 의한 접속

㉠ 직렬 통신 목록상자에 있는 RS-232를 선택한다.

㉡ 통신 포트를 환경에 맞게 선택한 후 확인을 클릭한다.

② 전화에 의한 접속

㉠ 모뎀이 설치되어 있는 통신 포트를 통신 포트 리스트에서 선택한다.

㉡ 전송속도 리스트에서 사용자가 가지고 있는 모뎀이 지원하는 전송속도를 선택한다.

㉢ 전화번호 입력창에 접속할 상대국의 전화번호를 입력한 후 확인을 클릭한다.

③ PC용 GLOFA Fnet에 의한 접속

㉠ PC용 GLOFA Fnet을 선택한다.

㉡ 적절한 포트 어드레스를 포트 어드레스 리스트에서 선택한다.

㉢ 적절한 메모리 어드레스를 메모리 어드레스 리스트에서 선택 후 확인을 클릭한다.

④ PC용 GLOFA Mnet에 의한 접속

㉠ PC용 GLOFA Mnet을 선택한다.

㉡ 적절한 포트 어드레스를 포트 어드레스 리스트에서 선택한다.

㉢ 적절한 메모리 어드레스를 메모리 어드레스 리스트에서 선택한다.

⑤ 이더넷(Ethernet)에 의한 접속

㉠ 이더넷을 선택한다.

㉡ 접속단계에서 접속단을 선택한 후 IP 어드레스를 설정한다.

(4) GMWIN 관련 경로설정

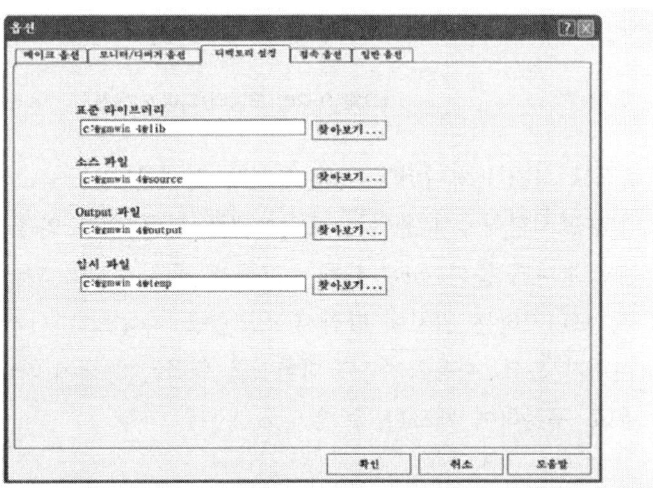

[그림 9-19] 디렉토리 옵션

① 표준 라이브러리 디렉토리 : GMWIN을 위한 라이브러리들이 위치한 디렉토리이며, 사용자 정의 라이브러리도 저장된다.

② 소스 파일 디렉토리 : 사용자가 작성하는 각종 프로그램, 펑션, 펑션 블록 등의 소스 프로그램 파일들이 저장되는 디렉토리로 각 프로젝트 이름으로 폴더가 생성되고 프로젝트 폴더 안에 output 폴더가 생성한다.

③ output 파일 디렉토리 : V3.x 버전가의 호환을 위해 지정(GMWIN V4.0 불필요)한다.

④ 임시 파일 디렉토리 : GMWIN 실행 중에 생성되는 각종 임시 파일을 저장한다.

(5) 모니터/디버거 옵션

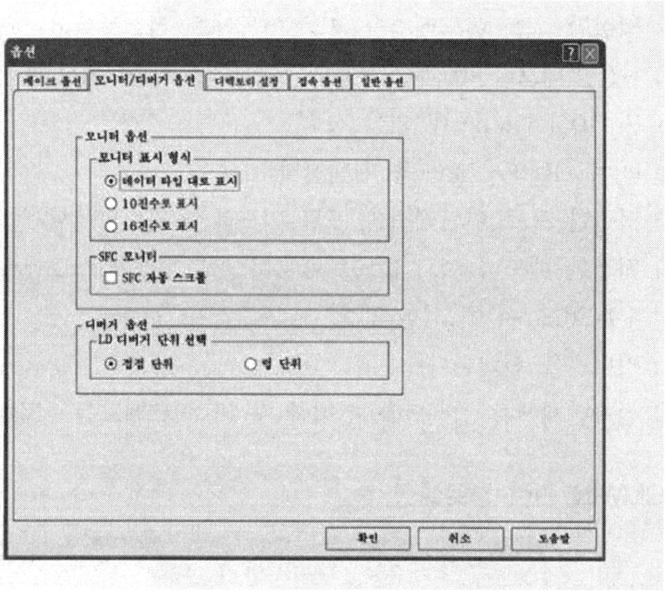

[그림 9-20] 모니터/디버거 옵션

① 프로젝트–옵션–모니터/디버거 옵션을 선택한다.

② 모니터 표시형식에서 원하는 표시형태를 선택 후 확인을 클릭한다.

㉠ SFC 모니터 옵션 : SFC 자동 스크롤에 체크 표시가 되어 있으면 SFC 모니터시 모니터하는 위치에 따라서 스크롤을 자동으로 시행한다.

㉡ 디버거 옵션 : 사용자가 LD 디버거를 원하는 형태에 따라 접점 단위와 렁 단위로 구분하여 체크할 수 있다.

(6) 메이크 옵션

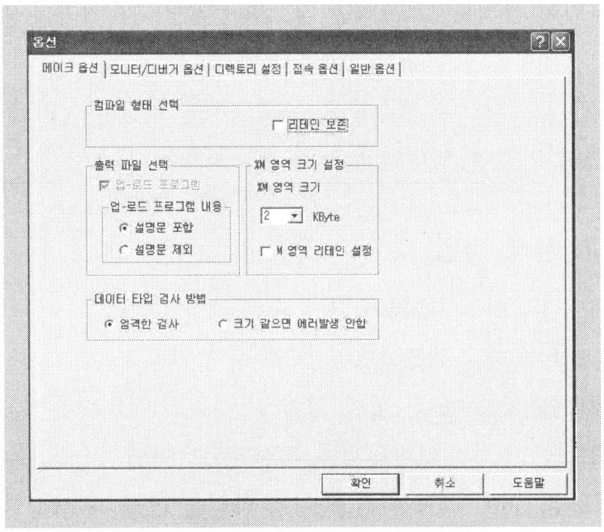

[그림 9-21] 메이크 옵션

① 컴파일 형태 선택, 출력 파일 선택, %M 영역 크기 설정을 한다.
② 메뉴-프로젝트-옵션-메이크 옵션

1) 컴파일 형태 선택

① 사용자가 작성한 소스 프로그램을 컴파일하는 방법을 설정한다.
② 컴파일 형태 선택에시 전체 컴파일 체크, 소스 프로그램의 편집 여부에 관계없이 컴파일을 처음부터 다시 수행한다.
③ 컴파일 형태 선택에서 부분 컴파일 체크, 소스 프로그램을 이전 컴파일된 정보를 바탕으로 변경된 부분만 컴파일한다.
④ 컴파일 형태 선택에서 리테인 보존에 체크를 하면 리테인으로 선언된 변수에 대해서는 프로그램을 PLC에 쓴 후에도 그 값을 유지한다.

2) 출력 파일 선택

출력 파일 선택에서 메이크 시, 업로드 프로그램의 생성 여부를 선택한다.

3) %M 영역 크기설정

%M 영역 크기설정에서 프로그램에 포함된 %M 영역의 크기 및 리테인 설정을 선택한다.

4) 데이터 타입 검사방법

① 변수 타입이 틀려도 그 크기만 같으면 컴파일 시 에러를 발생하지 않고 경고만 발생한다.

② 사용자가 프로젝트를 생성하고 프로그램을 편집하여 PLC 실행 파일을 만들면 여러 가지 파일이 생성된다.

5. GMWIN 생성 파일

① [프로젝트명].PRJ : 사용자가 작성한 프로젝트 파일

② [묶음 파일].MUK : 프로젝트에 대한 묶음 파일

③ [프로젝트명].BN0 : PLC 실행 파일

④ [프로젝트명].MON : 모니터링을 위한 정보 파일

⑤ [프로젝트명].CR0 : 메모리 참조 실행 파일을 만들 때 생성한다. 각각의 프로그램에서 사용한 글로벌 변수 및 직접 변수를 나타낸 텍스트 파일(cross reference)

⑥ [프로젝트명].DL0 : 업로드(upload) 파일

⑦ [프로젝트명].EW0 : 런 중 수정을 위한 파일

⑧ [프로젝트명].INF : 모니터 및 디버그를 위한 파일

⑨ [프로젝트명].TW0 : 런 중 수정을 위한 파일

⑩ [프로젝트명].VAR : 변수 모니터에서 사용자가 지정한 변수들을 보관한 파일

⑪ [프로그램명].SRC : 사용자가 작성한 프로그램 파일

⑫ [프로그램명].ASV : 사용자가 작성한 프로그램을 이 이름으로 주기적으로 저장한다. 메뉴의 Option-Auto 저장에서 타임 값을 설정하였을 때에만 생성되고 정상적으로 프로그램 창을 닫은 경우에는 이 파일은 자동으로 삭제된다.

⑬ [프로그램명].PCI : 부분 컴파일 정보 파일

⑭ [프로그램명].PCB : PCI 백업(backup) 파일

⑯ [프로그램명].MPS : 시뮬레이터의 데이터 램 파일

⑰ [프로그램명].OP? : 프로그램 컴파일 시 생성

⑱ [프로그램명].OB? : 프로그램 컴파일 시 생성

⑲ [프로그램명].OF? : 프로그램 컴파일 시 생성(GM4인 경우 OP4)

⑳ [프로그램명].SP? : 프로그램 시뮬레이션 컴파일 시 생성(프로그램 블록)

㉑ [프로그램명].SB? : 프로그램 시뮬레이션 컴파일 시 생성(펑션 블록)

㉒ [프로그램명].SF? : 프로그램 시뮬레이션 컴파일 시 생성(펑션)

02 GMWIN 프로그램 작성

1. 프로그램 작성순서

1	**프로젝트 만들기**	프로젝트 파일 이름 : 테스트
		PLC의 종류 : GM4
		저자 : 김xx
		프로젝트 설명문 : 용접 관련 테스트
2	**프로그램 만들기**	인스턴스 이름 : 용접
		프로그램 파일 이름 : 용접 관련
		프로그램 종류 : Ladder Diagram
		수행조건 : 스캔 테스트
		프로그램 설명문 : 용접 관련 제어
3	**프로그래밍하기**	LD 프로그램 작성
4	**컴파일/메이크**	컴파일과 메이크를 통해 실행 파일 생성
5	**프로그램 쓰기**	PLC에 프로그램을 쓴다.
6	**프로그램 운전**	PLC 운전 모드를 런으로 변경한다.
7	**프로그램 모니터**	프로그램을 모니터하면서 동작상태를 확인한다.

2. 프로그램 실행순서

(1) GMWIN 실행

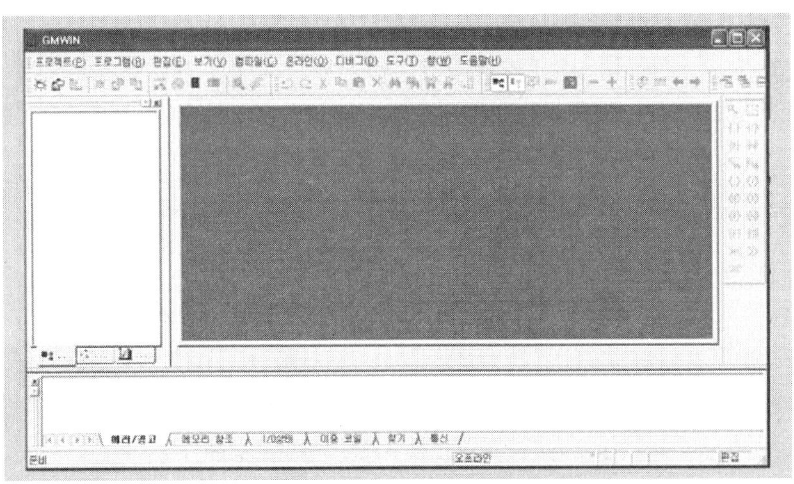

[그림 9-22] GMWIN 초기화면

(2) 새 프로젝트 실행

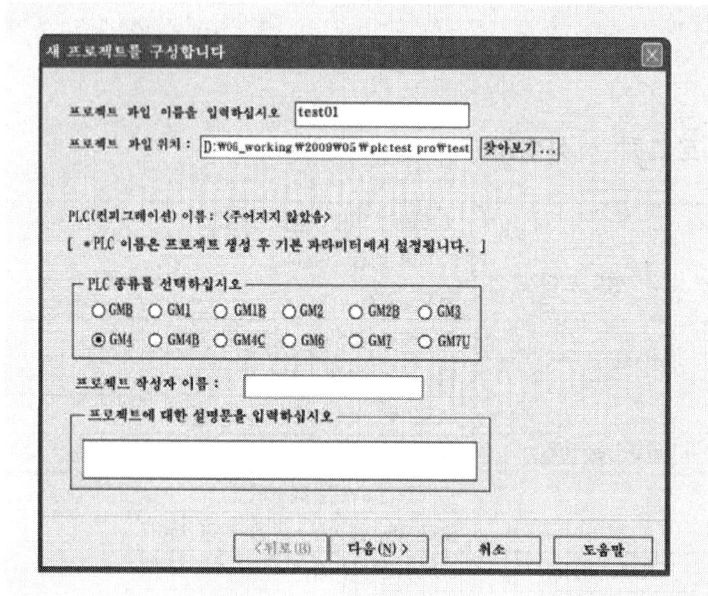

[그림 9-23] 프로젝트 설정

① 프로젝트 파일 이름 입력, 프로젝트 파일 위치, PLC 종류 선택 후 다음(N)을 클릭한다.

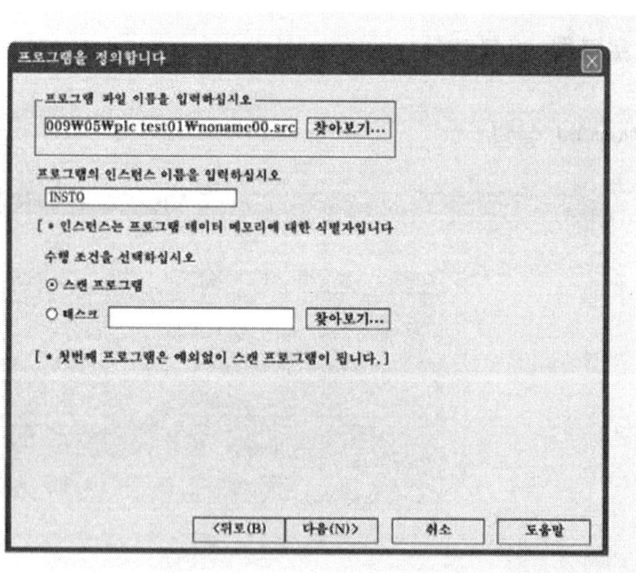

[그림 9-24] 프로그램 설정(1)

② 사용언어 LD, 프로그램 종류 및 프로그램 블록, 프로그램에 대한 설명문을 입력한다.

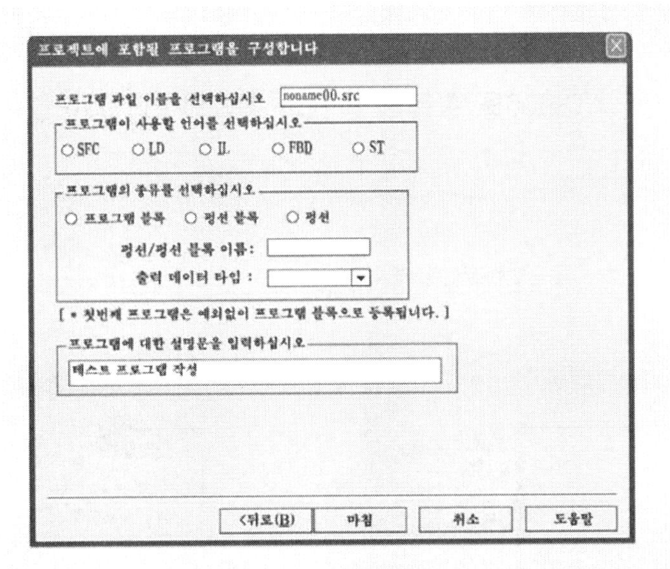

[그림 9-25] 프로그램 설정(2)

③ 프로그램 작성 초기화면

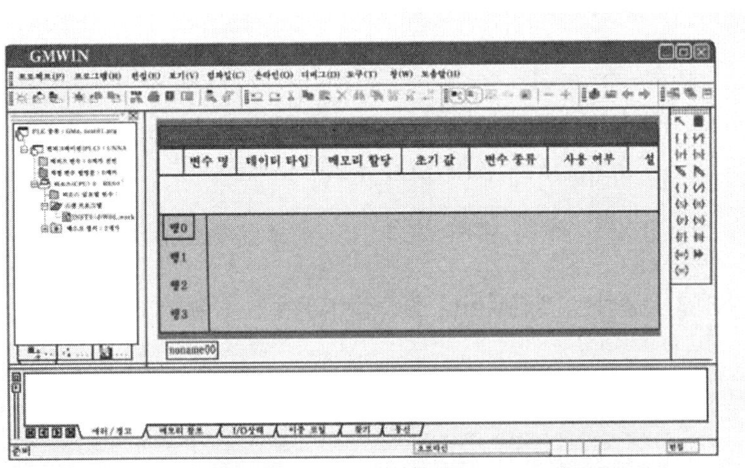

[그림 9-26] 프로그램 작성 초기화면

03 병원 엘리베이터 프로그램 제어

1. CPE-AT3900을 활용한 병원의 엘리베이터 제어실습

엘리베이터는 [그림 9-27]과 같은 구조로 되어 있다.

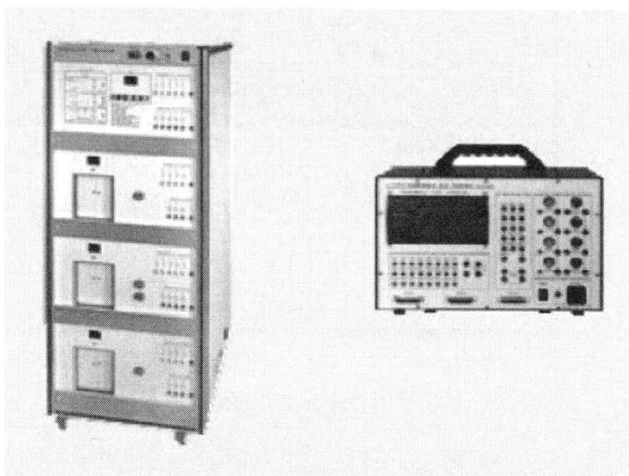

[그림 9-27] 엘리베이터와 PLC 실험장치의 외관

① 제어층 수 : 3층
② 운전 모터 : 직류 기어드 모터(DC Geared Motor)
③ 각 층 엘리베이터 도어 열림/닫힘 기능
④ PLC : 입력 24점, 출력 16점

실습에 사용하는 엘리베이터 실습장비의 운전을 위한 기본적인 동작은 다음과 같다.

(1) 동작 모드 선택 스위치 및 전원 스위치

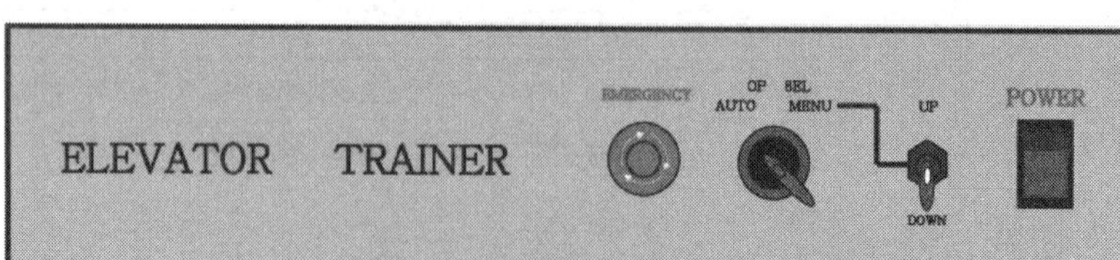

[그림 9-28] 동작 모드 선택 스위치 및 전원 스위치

① 비상정지 스위치 : 비상정지 스위치로 기기의 이상이나 오동작 시 급하게 전원을 차단할 목적으로 사용한다.

② 동작선택 SW : 엘리베이터의 동작 모드를 전환하는 스위치로 AUTO 모드와 MANU 모드를 선택하는 스위치이다. OP SEL 선택 스위치를 MANU로 선택한 경우 케이지를 수동으로 상승 또는 하강시킬 수 있다. AUTO 모드의 경우 PLC Trainer에 의해 운전하고자 하는 경우 선택한다.

③ 상승 / 하강 토글스위치 : 3단 토글스위치로서 OP SEL 선택 스위치를 MANU로 선택한 상태에서 스위치를 UP 위치로 전환하면 케이지가 상승하고, 반대로 DOWN 위치로 선택하면 케이지는 하강한다. 스위치를 중간에 위치시키면 케이지는 정지한다.

상승 또는 하강 리밋 스위치가 작동하면 케이지는 상승 또는 하강 동작을 멈추고 정지한다. 상승 리밋 스위치에 의해 케이지가 정지한 경우 DOWN 위치로 전환 스위치를 전환하면 케이지는 하강한다. 반대로 하강 리밋 스위치에 의해 케이지가 정지한 경우 UP 위치로 전환 스위치를 전환하면 케이지는 상승한다.

④ 전원 스위치 : 엘리베이터의 전원을 ON/OFF하는 메인 스위치이다. 엘리베이터에 전원이 공급된 상태에서는 램프가 점등되어 동작상태임을 지시한다. 이 스위치가 ON 위치에 있더라도 비상 스위치가 눌러졌다면 전원은 차단된다.

(2) 1층 제어 패널

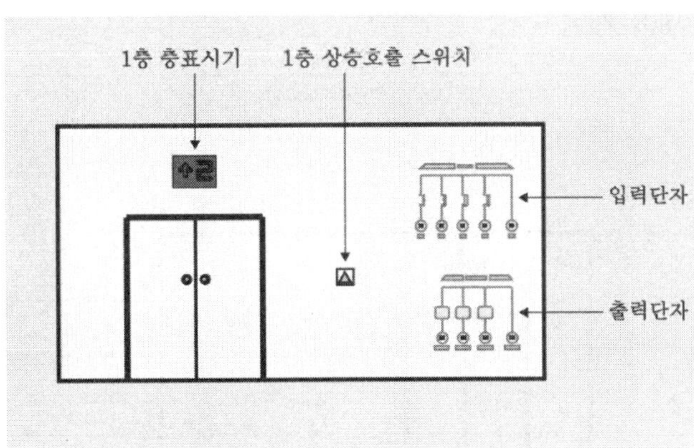

[그림 9-29] 1층 전면 패널 구성

① 1층 표시기 : 케이지가 위치하는 층 및 운전방향을 지시하는 표시기이다.

② 1층 상승호출 스위치 : 케이지를 1층에서 호출하는 스위치로 2층이나 3층으로 이

동하고자 할 경우 이 스위치를 눌러 케이지를 호출한다.

③ 입력단자

㉠ PB1 : 1층 상승호출 스위치로서 1층에서 케이지를 호출 2층 또는 3층으로 상승하고자 할 때 누르는 스위치의 접점으로 스위치를 누르고 있을 경우에만 ON되는 푸시버튼 스위치이다.

㉡ DC1(Door Close Contact) : 1층 케이지 도어가 완전히 닫힌 상태에서 ON되는 마이크로 스위치의 접점신호이다.

㉢ DO1(Door Open Contact) : 1층 케이지 도어가 완전히 열린 상태에서 ON되는 마이크로 스위치의 접점신호이다.

㉣ LS1 : 엘리베이터 내의 케이지가 1층 정위치에 위치할 경우 접점이 ON되는 마이크로 스위치의 접점신호이다.

④ 출력단자

㉠ PL1 : 1층 상승호출 스위치가 눌러졌음을 지시하는 지시등으로 DC 24[V]의 전원을 공급하면 램프는 점등된다.

㉡ DMC10(1F Door Motor Control) : 1층 도어를 닫고자 할 경우 이 단자에 DC 24[V] 전압을 공급하면 도어는 닫힌다.

㉢ DMC11(1F Door Motor Control) : 1층 도어를 열고자 할 경우 이 단자에 DC 24[V] 전압을 공급하면 도어는 열린다.

(3) 2층 제어 패널

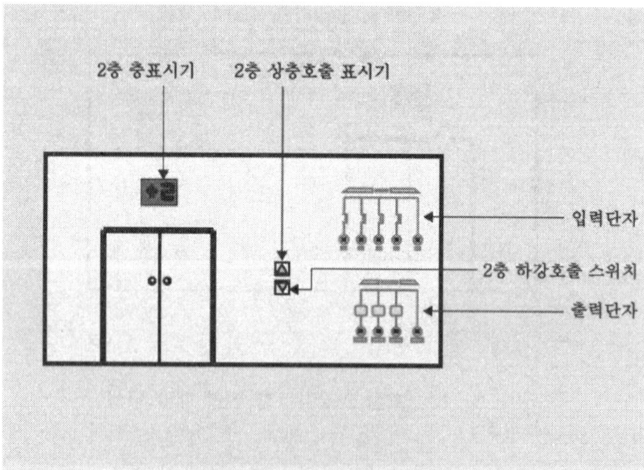

[그림 9-30] 2층 전면 패널 구성

① 2층 층표시기 : 케이지가 위치하는 층 및 운전방향을 지시하는 표시기이다.

② 2층 상승호출 스위치 : 3층으로 가고자 할 경우 케이지를 2층으로 호출하는 스위치이다.

③ 2층 하강호출 스위치 : 1층으로 하강하고자 하는 경우 케이지를 2층으로 호출하는 스위치이다.

④ 입력단자

㉠ PB20 : 2층 하강호출 스위치로서 2층에서 케이지를 호출 1층으로 내려가고자 할 때 누르는 스위치의 접점으로 스위치를 누르고 있을 경우에만 ON되는 접점신호이다.

㉡ PB21 : 2층 상승호출 스위치로서 2층에서 케이지를 호출 3층으로 올라가고자 할 때 누르는 스위치의 접점으로 스위치를 누르고 있을 경우에만 ON되는 접점신호이다.

㉢ DC2(Door Close Contact) : 2층 케이지 도어가 완전히 닫힌 상태에서 ON되는 마이크로 스위치의 접점신호이다.

㉣ DO2(Door Open Contact) : 2층 케이지 도어가 완전히 열린 상태에서 ON되는 마이크로 스위치의 접점신호이다.

㉤ LS2 : 엘리베이터 내의 케이지가 2층 정위치에 위치할 경우 접점이 ON되는 마이크로 스위치의 접점신호이다.

⑤ 출력단자

㉠ PL20 : 2층 하강호출 스위치가 눌러졌음을 지시하는 지시등으로 DC 24[V]의 전원을 공급하면 램프는 점등된다.

㉡ PL21 : 2층 상승호출 스위치가 눌러졌음을 지시하는 지시등으로 DC 24[V]의 전원을 공급하면 램프는 점등된다.

㉢ DMC20(2F Door Motor Control) : 2층 도어를 닫고자 할 경우 이 단자에 DC 24[V] 전압을 공급하면 도어는 닫힌다.

㉣ DMC21(2F Door Motor Control) : 2층 도어를 열고자 할 경우 이 단자에 DC 24[V] 전압을 공급하면 도어는 열린다.

(4) 3층 제어 패널

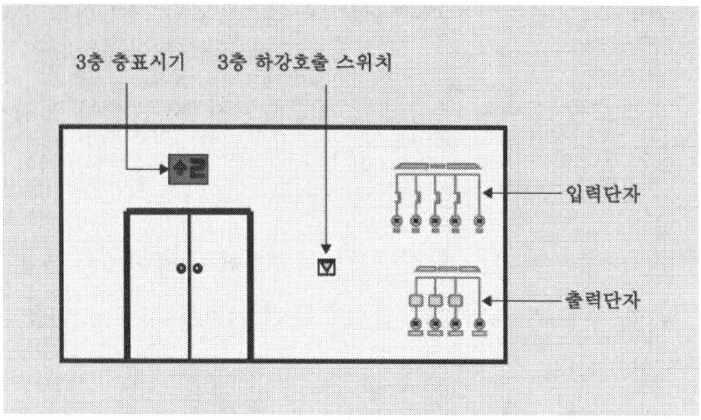

[그림 9-31] 3층 전면 패널 구성

① 3층 층표시기 : 케이지가 위치하는 층 및 운전방향을 지시하는 표시기이다.

② 3층 하강호출 스위치 : 1층 또는 2층으로 하강하기 위해 케이지를 3층으로 호출하는 스위치이다.

③ 입력단자

㉠ PB3 : 3층 하강호출 스위치로서 3층에서 케이지를 호출 2층, 3층으로 내려가고자 할 때 누르는 스위치의 접점으로 스위치를 누르고 있을 경우에만 ON되는 접점신호이다.

㉡ DC3(Door Close Contact) : 3층 케이지 도어가 완전히 닫힌 상태에서 ON되는 마이크로 스위치의 접점신호이다.

㉢ DO3(Door Open Contact) : 3층 케이지 도어가 완전히 열린 상태에서 ON되는 마이크로 스위치의 접점신호이다.

㉣ LS3 : 엘리베이터 케이지가 3층 정위치에 위치할 경우 접점이 ON되는 마이크로 스위치의 접점신호이다.

④ 출력단자

㉠ PL3 : 3층 하강호출 스위치가 눌러졌음을 지시하는 지시등으로 DC 24[V]의 전원을 공급하면 램프는 점등된다.

㉡ DMC30(3F Door Motor Control) : 3층 도어를 닫고자 할 경우 이 단자에 DC 24[V] 전압을 공급하면 도어는 닫힌다.

㉢ DMC31(3F Door Motor Control) : 3층 도어를 열고자 할 경우 이 단자에 DC 24[V] 전압을 공급하면 도어는 열린다.

(5) 메인 제어 패널

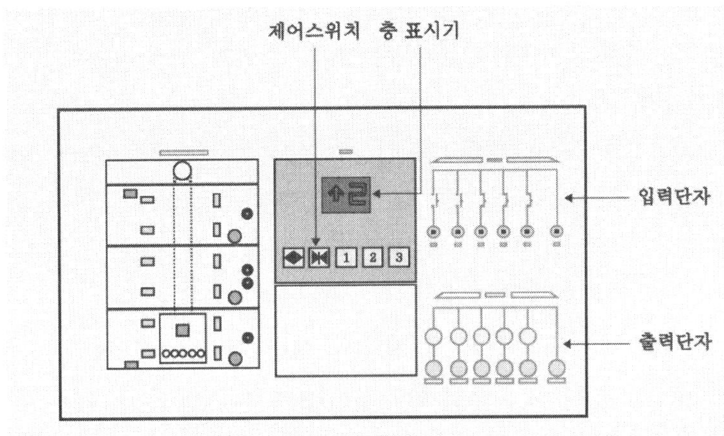

[그림 9-32] 메인 제어 명판구성

① 층 표시기 : 케이지 내부에서 층을 표시하는 표시기로 케이지가 위치하는 층 및 운전방향을 지시하는 표시기이다.

② 케이지 내부 제어 스위치

㉠ Door Open Switch : 케이지 내부에서 도어를 열고자 할 경우 누르는 스위치로서 누르고 있을 경우에만 접점이 ON되는 푸시버튼 스위치이다. 이 스위치를 누르고 있는 경우 도어 열림 램프가 점등된다.

㉡ Door Close Switch : 케이지 내부에서 도어를 닫고자 할 경우 누르는 스위치로서 누르고 있는 경우에만 접점이 ON되는 푸시버튼 스위치이다. 이 스위치를 누르고 있는 경우 도어 닫힘 램프가 점등된다.

㉢ 1층 선택 스위치 : 케이지 내부에서 1층으로 가고자 할 경우 누르는 스위치이다.

㉣ 2층 선택 스위치 : 케이지 내부에서 2층으로 가고자 할 경우 누르는 스위치이다.

㉤ 3층 선택 스위치 : 케이지 내부에서 3층으로 가고자 할 경우 누르는 스위치이다.

③ 입력단자

㉠ CDO(Cage Door Open) : 케이지 내부에서 도어를 열고자 할 경우 누르는 스위치로서 누르고 있는 경우에만 접점이 ON되는 푸시버튼 스위치이다.

㉡ CDC(Cage Door Close) : 케이지 내부에서 도어를 닫고자 할 경우 누르는 스위치로서 누르고 있는 경우에만 접점이 ON되는 푸시버튼 스위치이다.

㉢ CPB1 : 케이지 내부에서 1층으로 가고자 할 경우 누르는 스위치로서 누르고 있는 경우에만 ON되는 푸시버튼 스위치의 접점이다.

㉣ CPB2 : 케이지 내부에서 2층으로 가고자 할 경우 누르는 스위치로서 누르고

있는 경우에만 ON되는 푸시버튼 스위치의 접점이다.

ⓜ CPB3 : 케이지 내부에서 3층으로 가고자 할 경우 누르는 스위치로서 누르고 있는 경우에만 ON되는 푸시버튼 스위치의 접점이다.

④ 출력단자

㉠ CPL1 : 케이지 내부의 1층 행선택 스위치가 눌러졌음을 지시하는 램프로 DC 24[V] 전원을 공급하면 램프는 점등된다.

㉡ CPL2 : 케이지 내부의 2층 행선택 스위치가 눌러졌음을 지시하는 램프로 DC 24[V] 전원을 공급하면 램프는 점등된다.

㉢ CPL3 : 케이지 내부의 3층 행선택 스위치가 눌러졌음을 지시하는 램프로 DC 24[V] 전원을 공급하면 램프는 점등된다.

㉣ MMC1 : 케이지를 상승시키고자 할 경우 이 단자에 DC 24[V]의 전압을 공급한다. 케이지가 상승 3층 정위치를 지나 상한 리밋 위치까지 상승할 경우 상승 리밋 스위치에 의해 전원이 차단되며 더 이상 상승하지 않도록 안전장치가 되어 있다.

ⓜ MMC2 : 케이지를 하강시키고자 할 경우 이 단자에 DC 24[V]의 전압을 공급한다. 케이지가 하강 1층 정위치를 지나 하한 리밋 스위치 위치까지 하강할 경우 하한 리밋 스위치에 의해 전원이 차단 더 이상 하강하지 않도록 안전장치가 되어 있다.

■ 참고 : PLC I/O 할당표(참고용)

입력			출력		
어드레스	라벨	설명	어드레스	라벨	설명
%IX0.0.0	PB1	1층 상승호출	%QX0.0.0	PL1	1층 상승호출 램프
%IX0.0.1	DC1	1층 도어 닫힘	%QX0.0.1	DMC10	1층 도어 닫힘
%IX0.0.2	DO1	1층 도어 열림	%QX0.0.2	DMC11	1층 도어 열림
%IX0.0.3	LS1	1층 정위치	%QX0.0.3	PL20	2층 하강호출 램프
%IX0.0.4	PB20	2층 하강호출	%QX0.0.4	PL21	2층 상승호출 램프
%IX0.0.5	PB21	2층 상승호출	%QX0.0.5	DMC20	2층 도어 닫힘
%IX0.0.6	DC2	2층 도어 닫힘	%QX0.0.6	DMC21	2층 도어 열림
%IX0.0.7	DO2	2층 도어 열림	%QX0.0.7	PL3	3층 하강호출 램프
%IX0.0.8	LS2	2층 정위치	%QX0.0.8	DMC30	3층 도어 닫힘
%IX0.0.9	PB3	3층 하강호출	%QX0.0.9	DMC31	3층 도어 열림
%IX0.0.10	DC3	3층 도어 닫힘	%QX0.0.10	CPL1	1층 표시 램프
%IX0.0.11	DO3	3층 도어 열림	%QX0.0.11	CPL2	2층 표시 램프
%IX0.0.12	LS3	3층 정위치	%QX0.0.12	CPL3	3층 표시 램프
%IX0.0.13	CDO	케이지 도어 열림	%QX0.0.13	MMC1	케이지 상승
%IX0.0.14	CDC	케이지 도어 닫힘	%QX0.0.14	MMC2	케이지 하강
%IX0.0.15	CPB1	1층 선택			
%IX0.0.16	CPB2	2층 선택			
%IX0.0.17	CPB3	3층 선택			

2. 프로그램 작성

① 엘리베이터 설비 제어실습을 위하여 GMWIN을 실행한다.

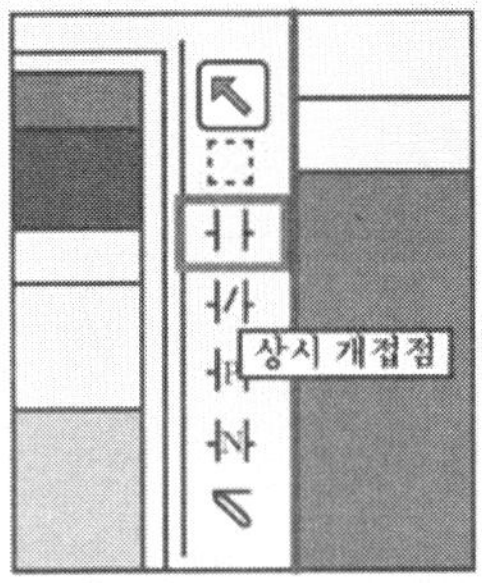

[그림 9-33] 도구상자 상시 개접점

② 도구상자의 ┤├(상시 개접점)을 선택하여(행 0, 열 1)에 클릭한다.

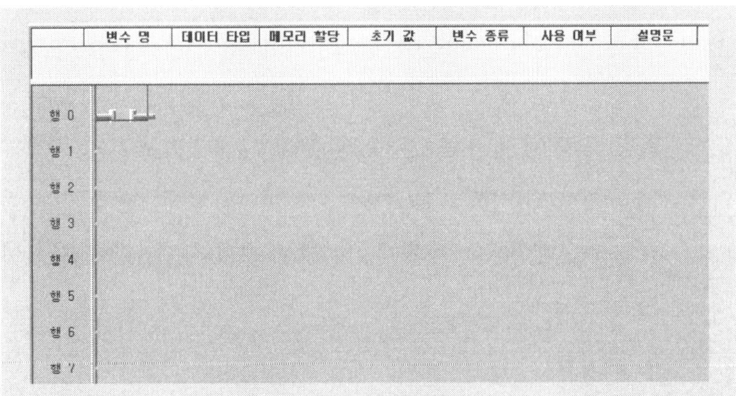

[그림 9-34] 입력접점 삽입

③ 입력접점 삽입 후 더블클릭하여 변수이름 CDC를 입력하고 확인을 클릭한다.

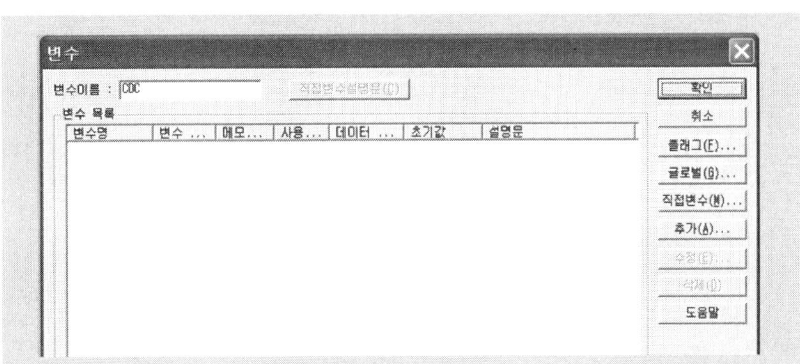

[그림 9-35] 변수 생성

④ 사용자 정의(AT)로 메모리 할당을 선택하고 IX0.0.14를 입력하고 확인을 클릭한다.

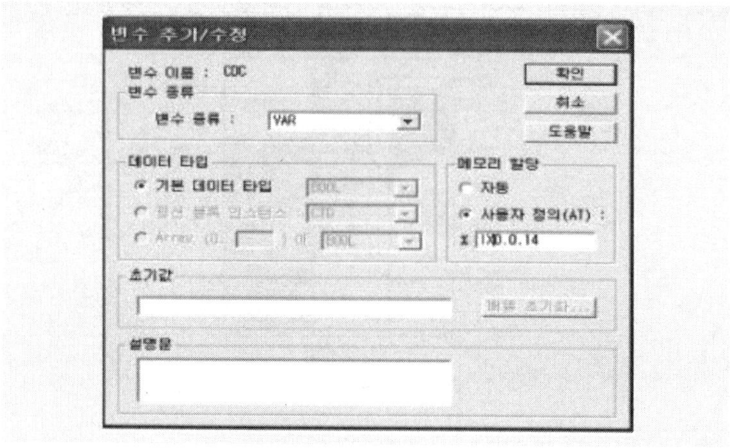

[그림 9-36] 어드레스 입력

⑤ (행 1, 열 1)을 클릭하여 변수 입력창에 DMC10을 입력하고 확인을 클릭한다.

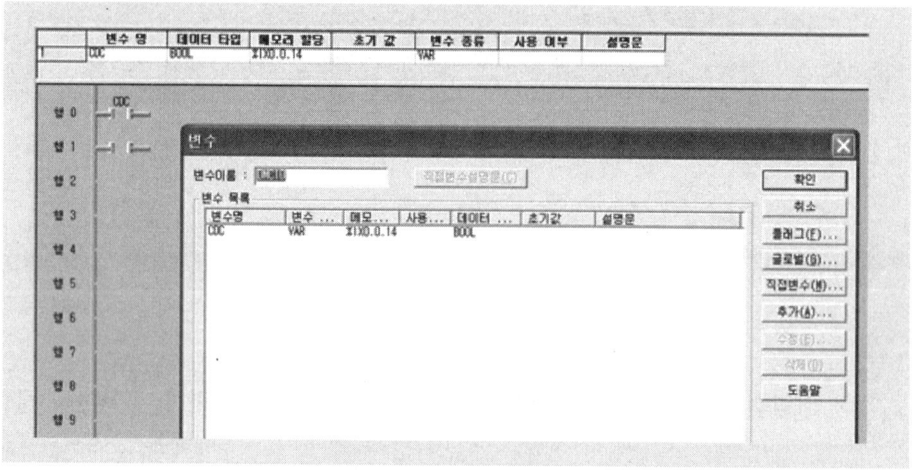

[그림 9-37] 행 1 입력

⑥ 변수추가/수정화면이 열리면 사용자정의(AT)로 메모리 할당을 선택하고 QX0.0.1을 입력하고 확인을 클릭한다.

⑦ 도구상자의 세로선을 선택해 행 0과 행 1 사이를 클릭한다.

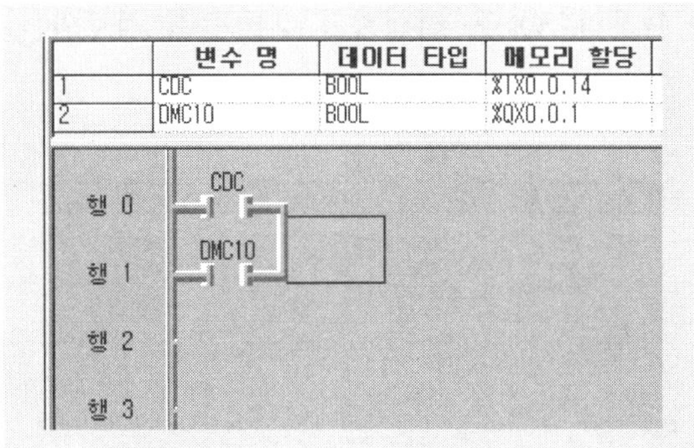

[그림 9-38] 행 0과 행 1 세로선으로 연결

⑧ 도구상자의 (상시 폐접점)을 선택해 (행 0, 열 2)에 클릭한다. 변수 입력창이 열리면 변수 입력창에 DC1을 입력하고 확인을 클릭한다.

⑨ 변수추가/수정화면이 열리면 사용자 정의(AT)로 메모리 할당을 선택하고 IX0.0.1을 입력하고 확인을 클릭한다.

⑩ (행 0, 열 3)을 클릭해 변수 입력창이 열리면 변수 입력창에 CDO를 입력하고 확인을 클릭한다.

⑪ 변수추가/수정화면이 열리면 사용자 정의(AT)로 메모리 할당을 선택하고 IX0.0.13을 입력하고 확인을 클릭한다.

⑫ 도구 메뉴의 (펑션 블록)을 선택하고 (행 0, 열 4)를 클릭한다.

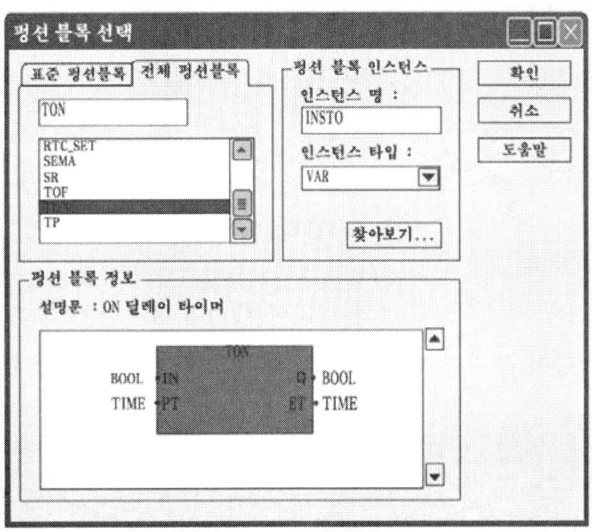

[그림 9-39] 펑션 블록 선택

⑬ 전체 펑션 블록의 TON을 선택하면 펑션 블록 정보의 설명에 ON 딜레이 타이머 정보를 확인할 수 있다.

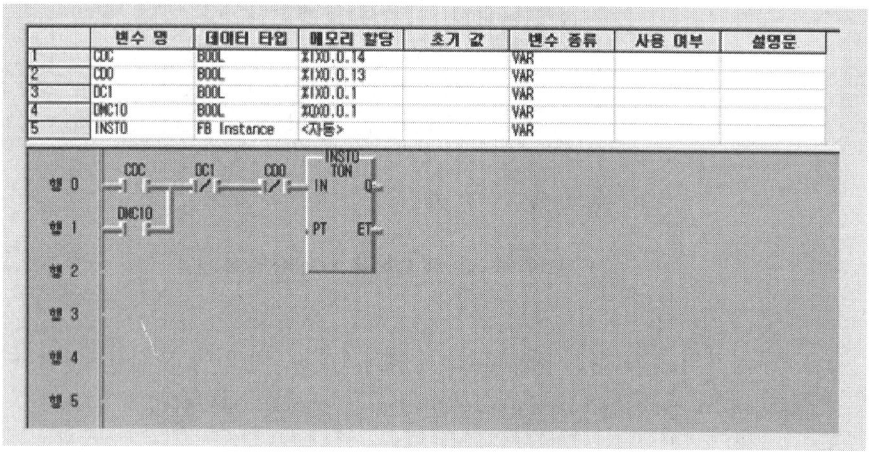

[그림 9-40] ON 딜레이 타이머 삽입

⑭ (행 1, 열 3)을 클릭하면 변수 입력창이 열린다. 변수이름에 타이머 값을 입력하고 확인을 클릭한다.

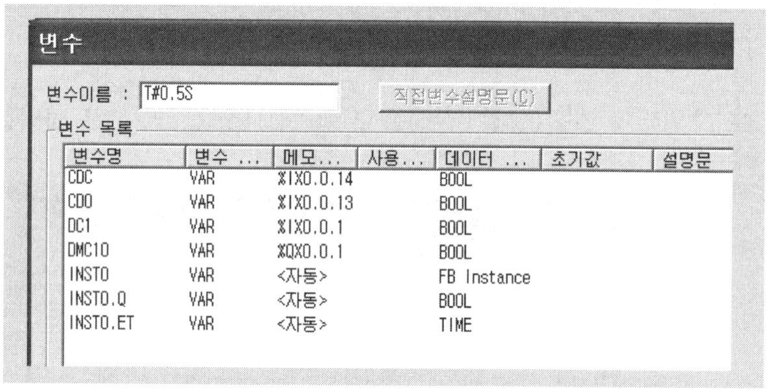

[그림 9-41] ON 딜레이 타이머 값 입력

⑮ 도구상자의 { } (코일)을 클릭하여 행 0의 타이머 Q의 다음 열을 클릭한다. 변수 입력창이 열리면 DMC10을 선택하고 확인을 클릭한다.

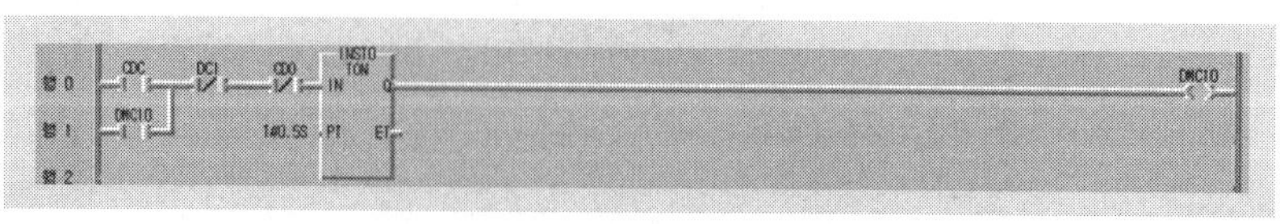

[그림 9-42] 행 1, 행 2 입력완료

⑯ 도구 메뉴의 ┤├(상시 개접점)을 클릭해 (행 3, 열 1)을 클릭한다. 변수 입력창이 열리면 CDC를 선택하고 확인을 클릭한다.

⑰ (행 4, 열 1)을 클릭한다. 변수 입력창이 열리면 DMC11을 입력하고 확인을 클릭한다.

⑱ 변수추가/수정화면이 열리면 사용자 정의(AT)로 메모리 할당을 선택하고 QX0.0.2를 입력하고 확인을 클릭한다.

⑲ 도구상자의 세로선을 클릭해 선택하고 행 3과 행 4의 접점을 연결한다.

⑳ 도구상자의 ┤/├(상시 폐접점)을 선택해 (행 3, 열 2)에 클릭한다. 변수 입력창이 열리면 변수 입력창에 DO1을 입력하고 확인을 클릭한다.

㉑ 변수추가/수정화면이 열리면 사용자 정의(AT)로 메모리 할당을 선택하고 IX0.0.2를 입력하고 확인을 클릭한다.

㉒ (행 3, 열 3)을 클릭한다. 변수 입력창이 열리면 변수 입력창에 CDC를 선택하고 확인을 클릭한다.

㉓ 도구 메뉴의 -[FB]- (펑션 블록)을 선택하고 (행 3, 열 4)를 클릭한다.

㉔ 타이머 값을 0.5로 입력한다.

㉕ 도구상자의 -( )- (코일)을 클릭하여 행 3의 타이머 Q의 다음 열을 클릭한다. 변수 입력창이 열리면 DMC11을 선택하고 확인을 클릭한다.

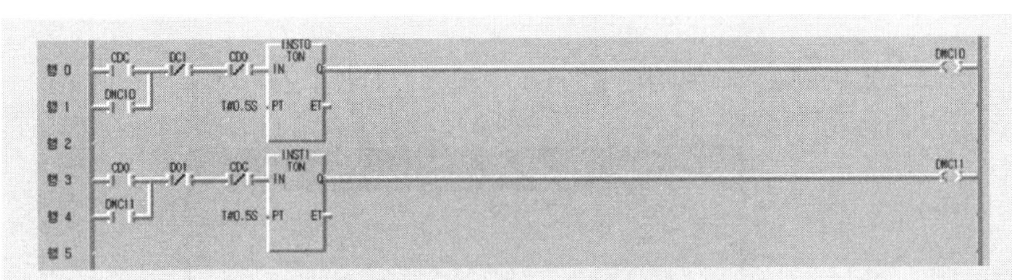

[그림 9-43] 1층 도어 열림/닫힘 프로그램 완료

㉖ 메뉴의 컴파일을 통해 모두 컴파일을 클릭하여 컴파일한다.

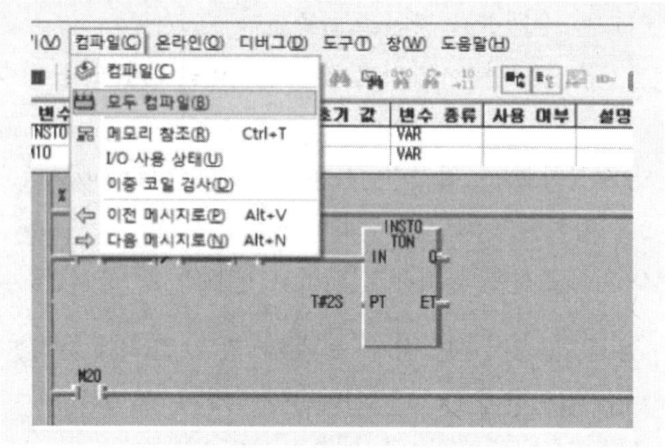

[그림 9-44] 모두 컴파일

㉗ [그림 9-39]는 확인 메시지를 나타낸 것이다.

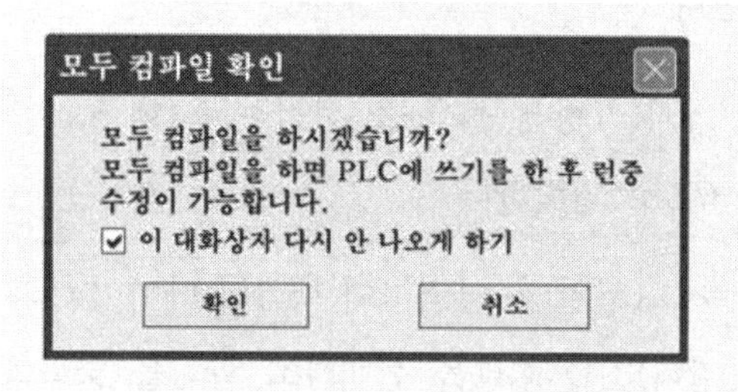

[그림 9-45] 확인 메시지

㉘ [그림 9-40]은 모두 컴파일 완료 화면을 나타낸 것이다.

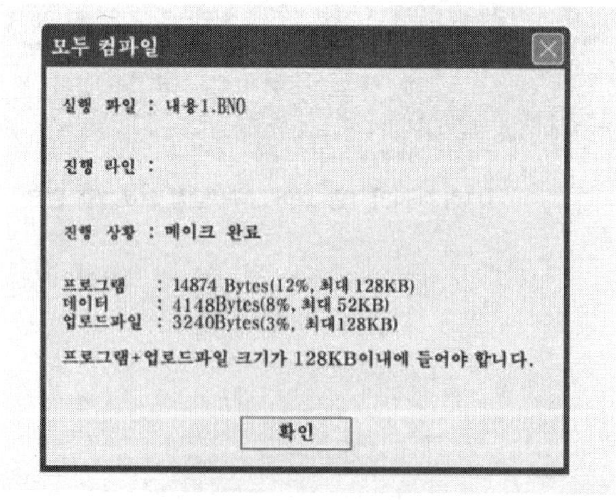

[그림 9-46] 완료 확인 메시지

㉙ PLC 트레이너 AT3120A와 PC를 연결한다. CPE-AT3120A에 전원을 인가한다. 온라인 메뉴의 접속을 선택한다.

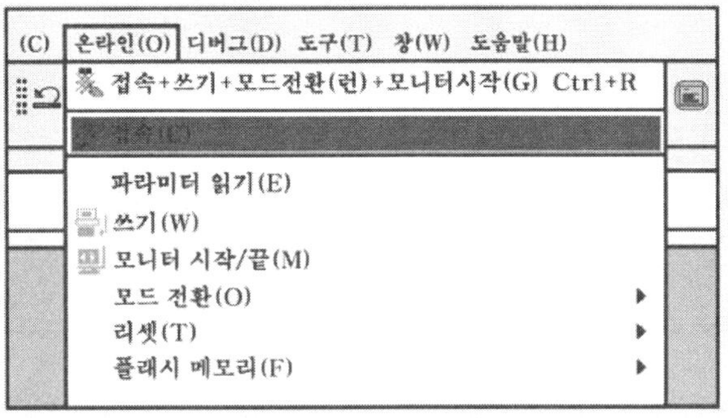

[그림 9-47] 접속 메뉴

㉚ 접속 후 쓰기 메뉴를 클릭한다.

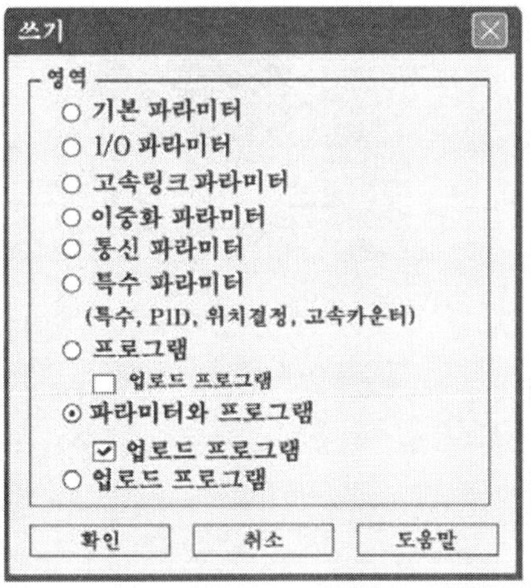

[그림 9-48] 쓰기 메뉴

㉛ 쓰기 진행을 실행한다.

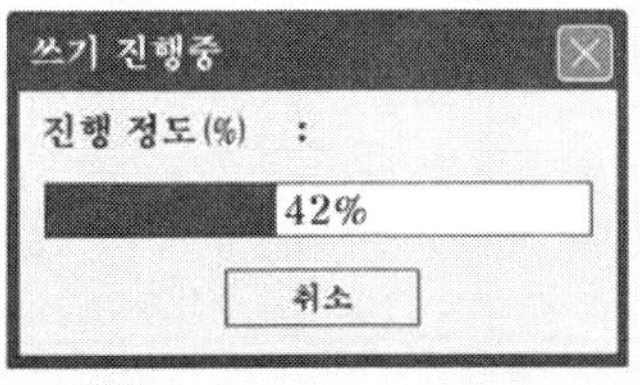

[그림 9-49] 쓰기 진행

㉜ PLC 트레이너(CPE-AT3120A)와 엘리베이터(CPE-AT3900)를 25핀 연결 케이블을 이용해 연결한다.

㉝ 엘리베이터 실험장치의 모드 선택 스위치를 AUTO 모드로 선택하고 전원 스위치를 ON한다.

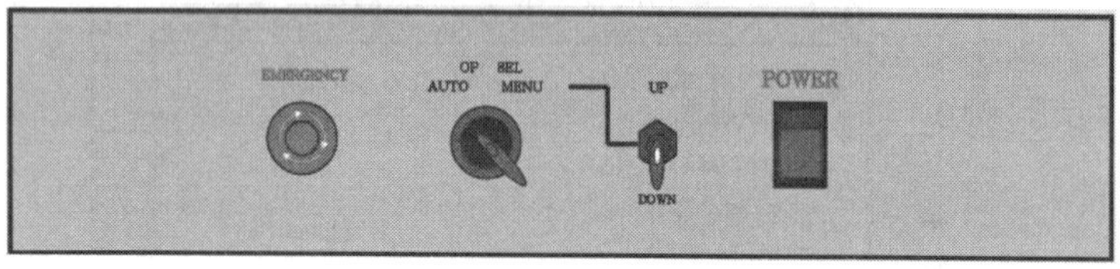

[그림 9-50] 모드스위치 설정

㉞ 제어 패널의 도어 열림 스위치 및 도어 닫힘 스위치를 눌러 1층 도어의 열림/닫힘을 확인한다.

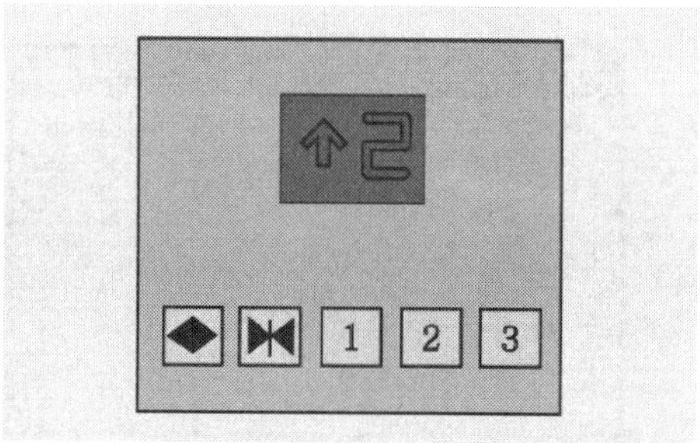

[그림 9-51] 제어 스위치

3. PLC를 이용한 엘리베이터 실습예제

(1) 3층 구조의 엘리베이터(CPE-AT3900) 제어실습

① 앞의 프로그램 작성과 동일한 방식으로 [그림 9-52]를 작성한다.

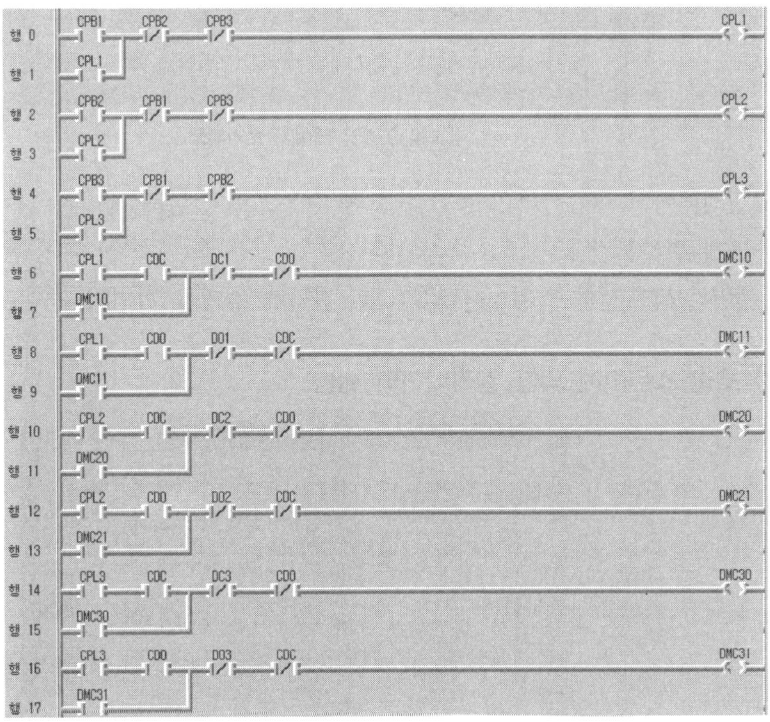

[그림 9-52] 각 층 도어 열림/닫힘 제어

② 제어 스위치의 1층 선택 스위치를 누른 다음 도어 열림 버튼을 눌러 도어 열림 결과를 확인한다.

③ 제어 스위치의 도어 닫힘 버튼을 눌러 도어 닫힘 결과를 확인한다.

④ 다른 층을 선택해 도어 열림/닫힘 결과를 확인하도록 한다.

(2) 전원공급 시 케이지 초기위치 제어실습

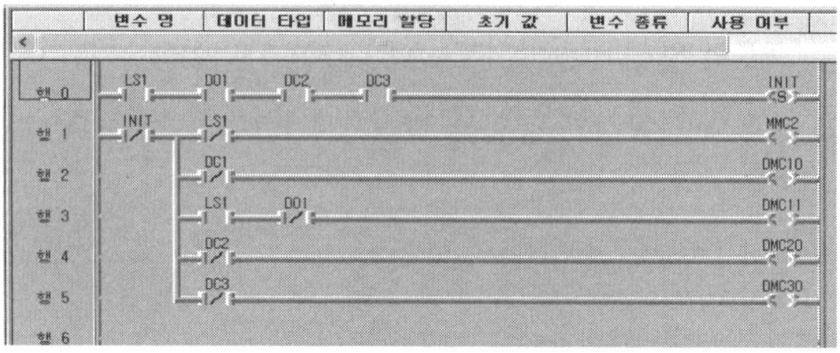

[그림 9-53] 케이지 초기위치

① 엘리베이터 실습장비의 동작 모드를 수동으로 전환해 케이지 위치를 1층 보다 높게 위치시킨다.

② 동작 모드 전환 스위치를 AUTO로 전환해 결과를 확인한다.

(3) 호출 스위치에 의한 엘리베이터 실습

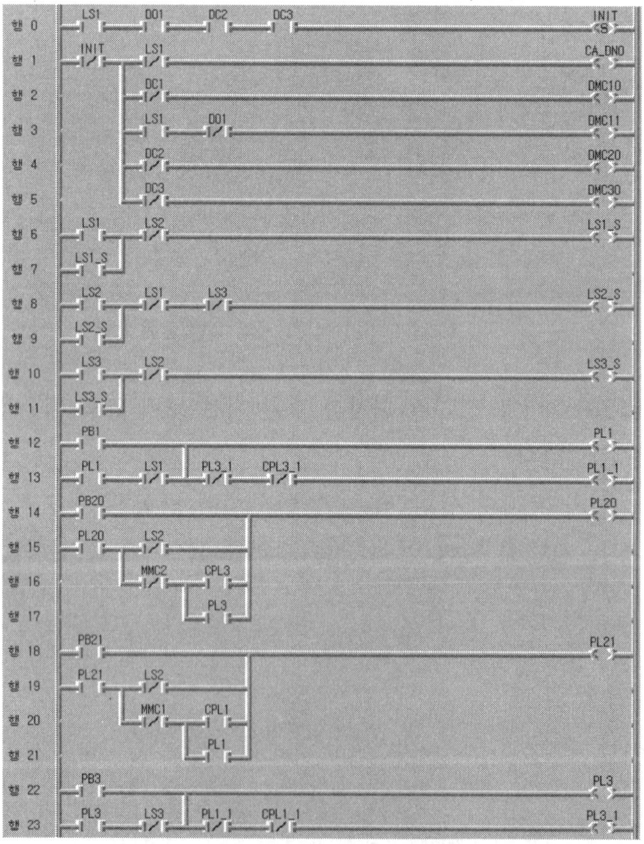

[그림 9-54] 호출 스위치에 의한 엘리베이터 제어(1)

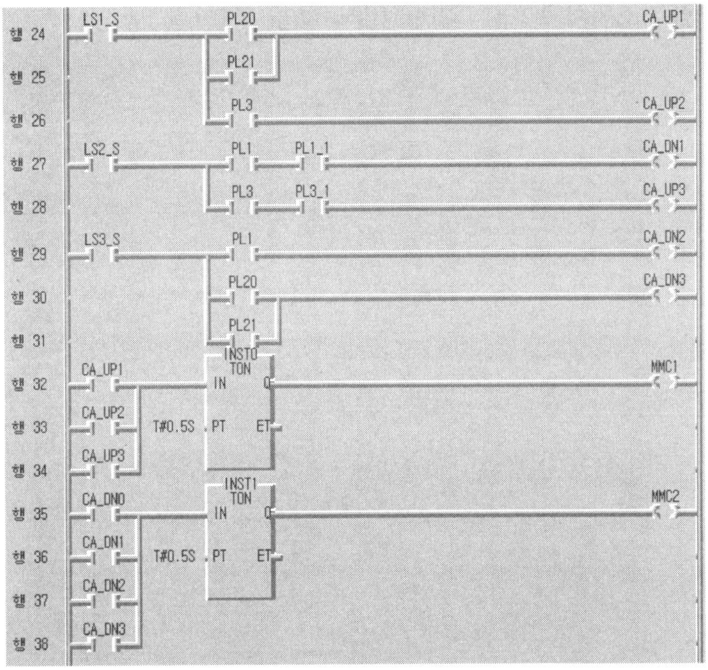

[그림 9-55] 호출 스위치에 의한 엘리베이터 제어(2)

각 층의 호출 스위치를 눌러서 케이지가 호출한 층으로 이동하는지 확인 실습하도록 한다.

(4) 층선택 스위치에 의한 엘리베이터 실습

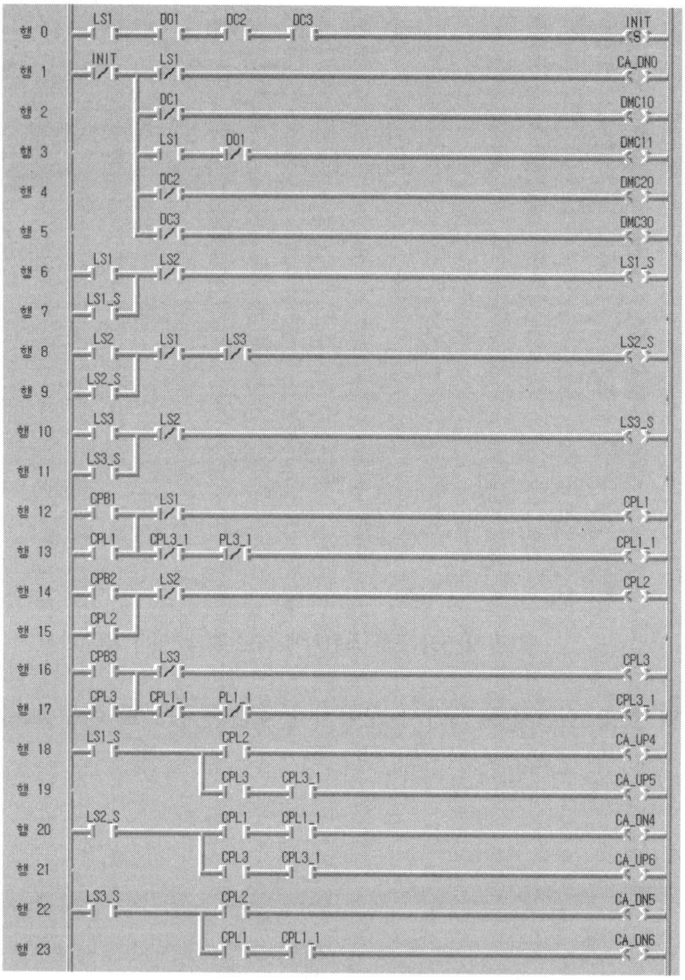

[그림 9-56] 층선택 스위치에 의한 엘리베이터 실습(1)

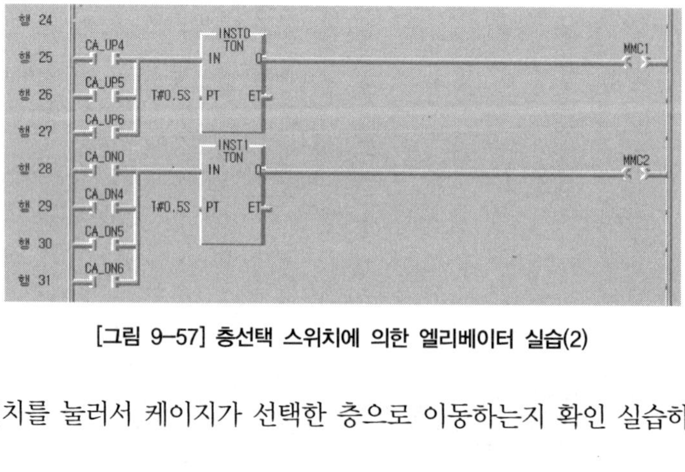

[그림 9-57] 층선택 스위치에 의한 엘리베이터 실습(2)

선택 스위치를 눌러서 케이지가 선택한 층으로 이동하는지 확인 실습하도록 한다.

(5) 엘리베이터 제어 프로그램

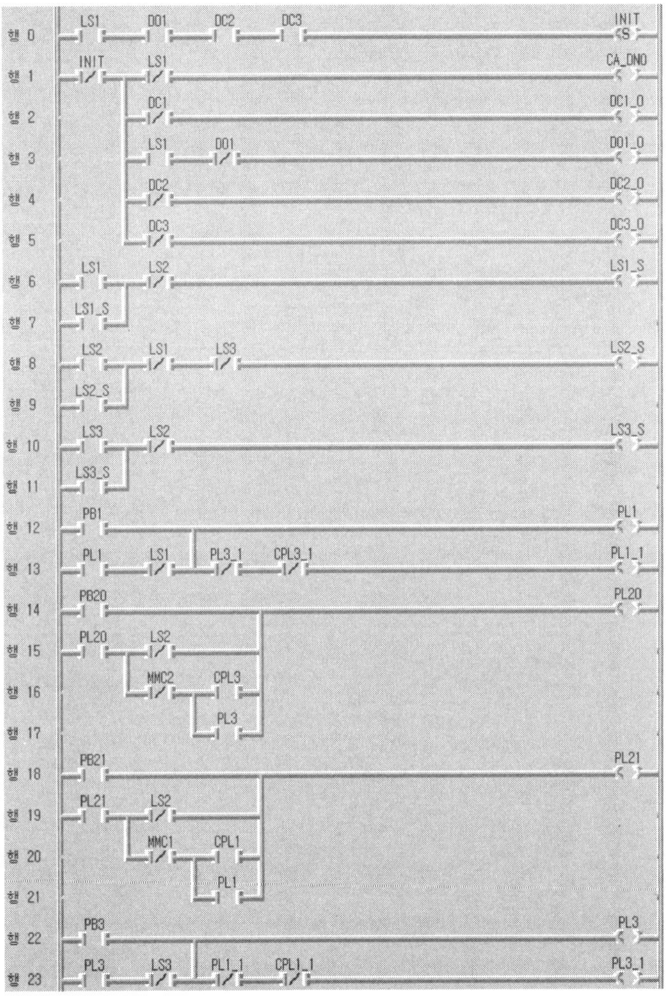

[그림 9-58] 엘리베이터 제어실습(1)

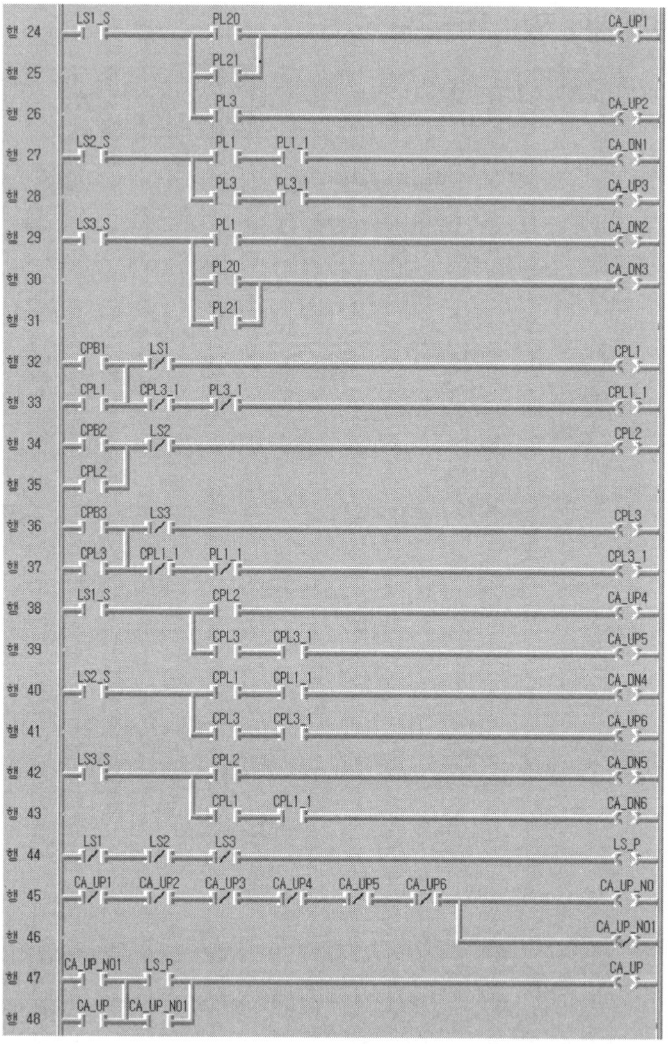

[그림 9-59] 엘리베이터 제어실습(2)

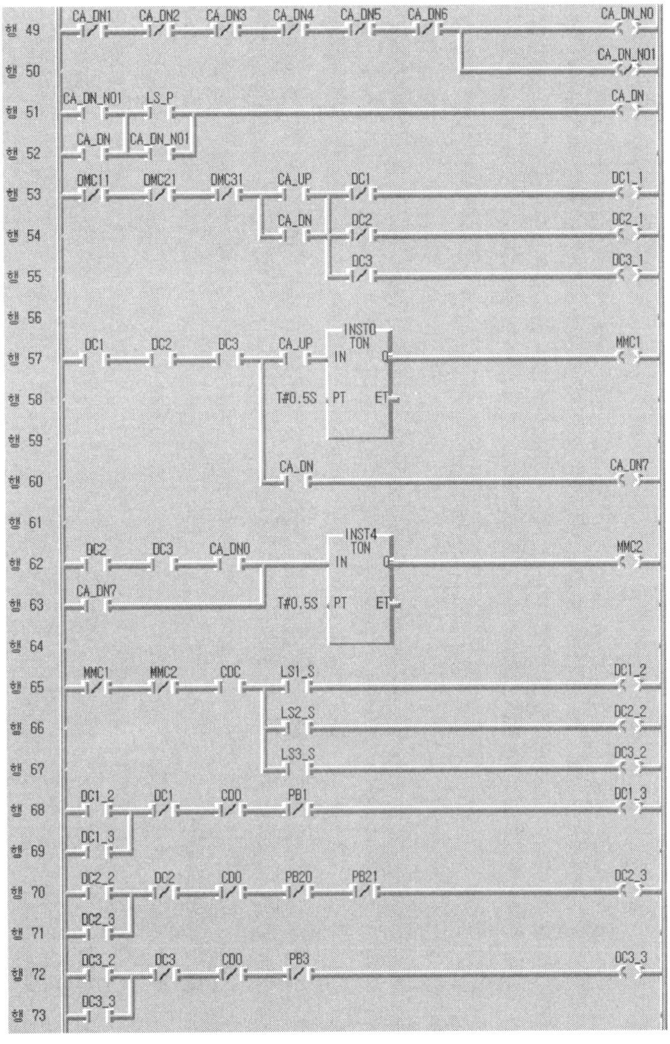

[그림 9-60] 엘리베이터 제어실습(3)

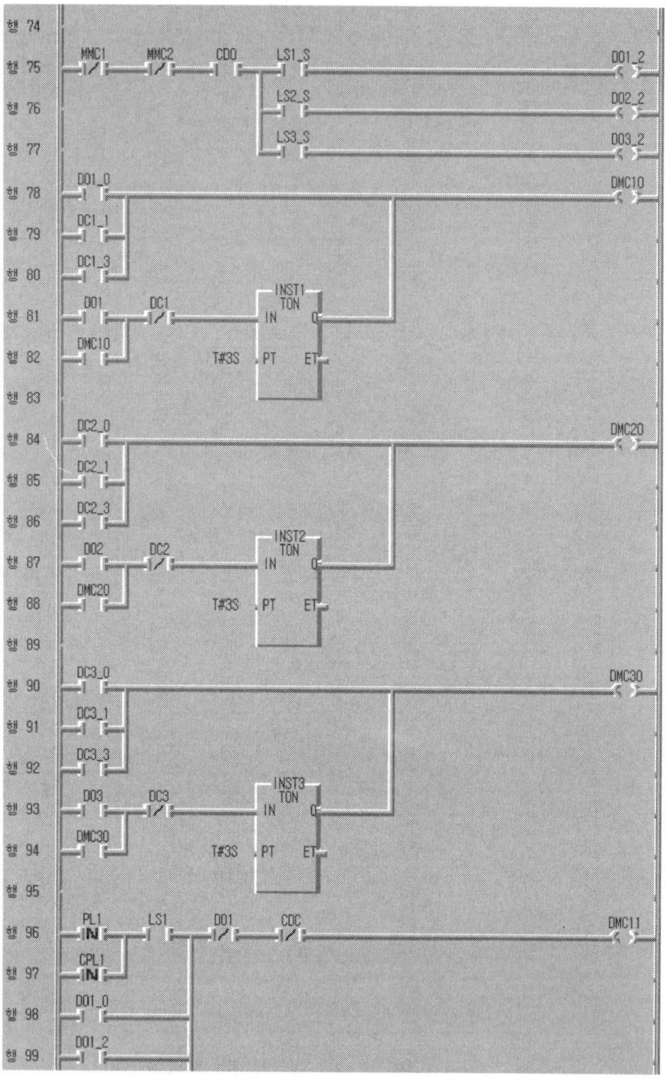

[그림 9-61] 엘리베이터 제어실습(4)

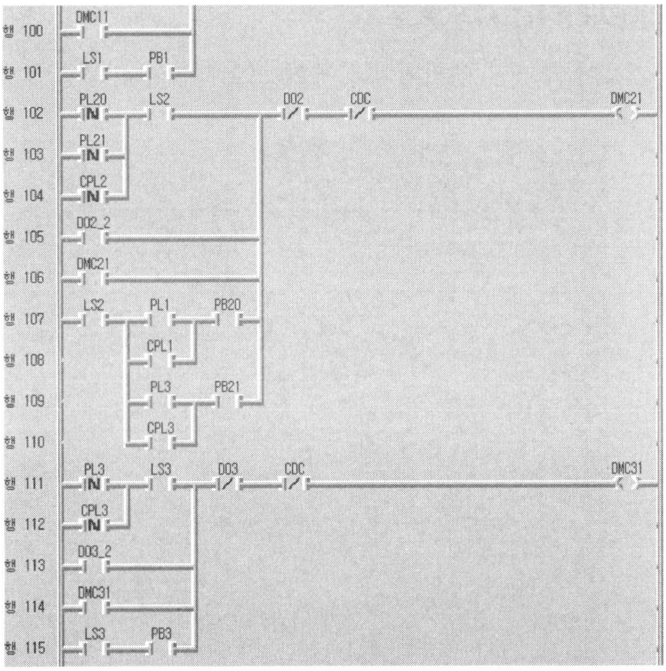

[그림 9-62] 엘리베이터 제어실습(5)

층선택 스위치 및 호출 스위치를 눌러서 케이지가 선택한 층으로 이동하는지 확인 실습하도록 한다.

(6) 엘리베이터 취소제어 프로그램

① 취소기능이 추가된 엘리베이터 제어 프로그램이다.

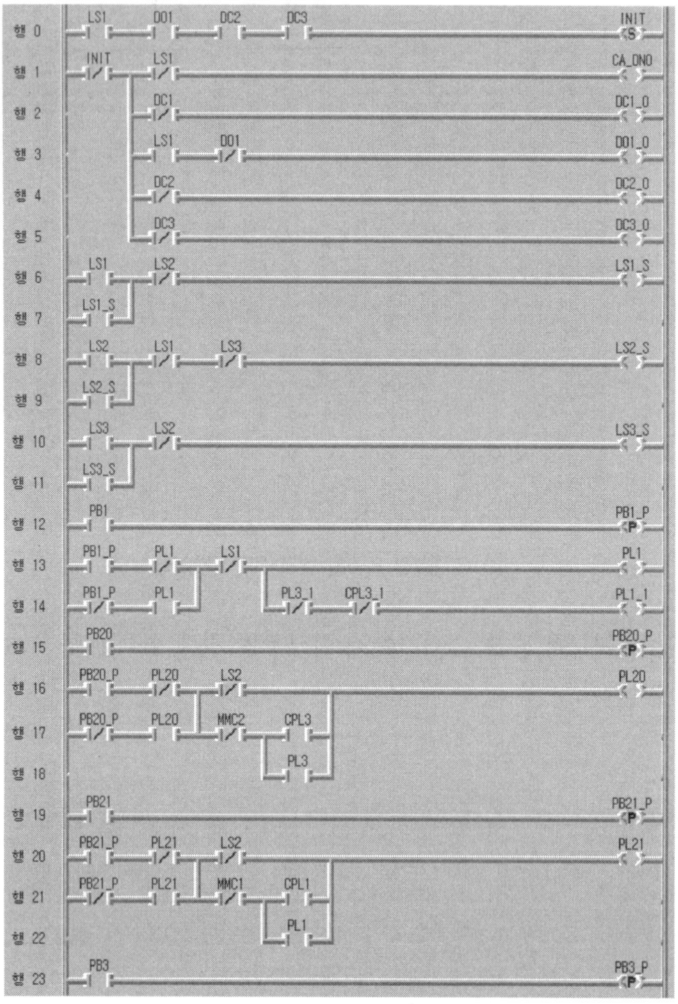

[그림 9-63] 엘리베이터 제어실습(1)

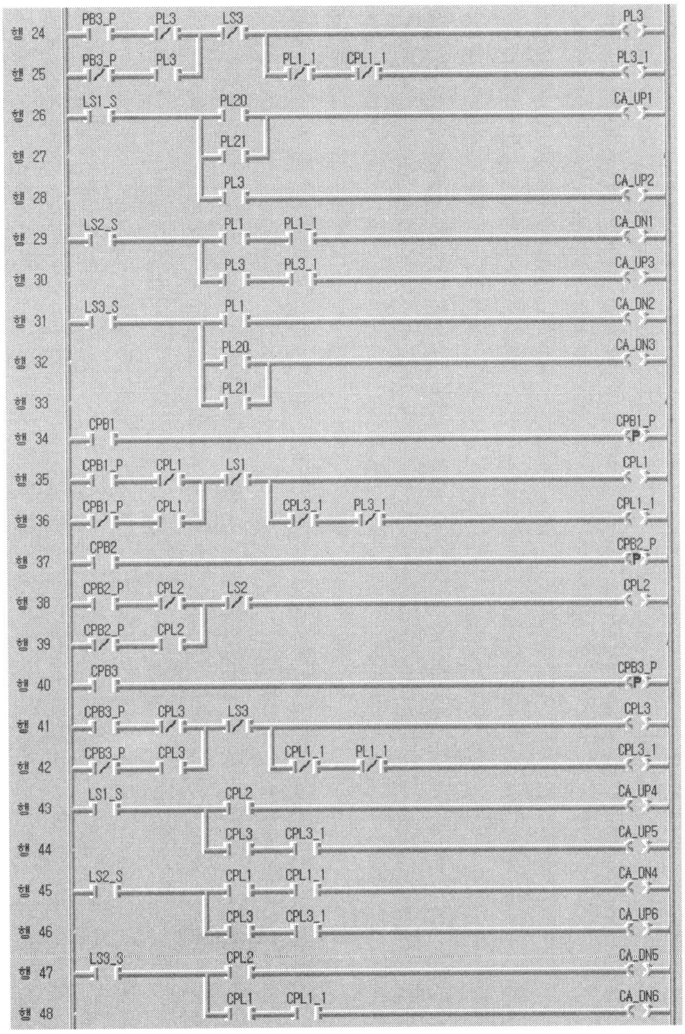

[그림 9-64] 엘리베이터 제어실습(2)

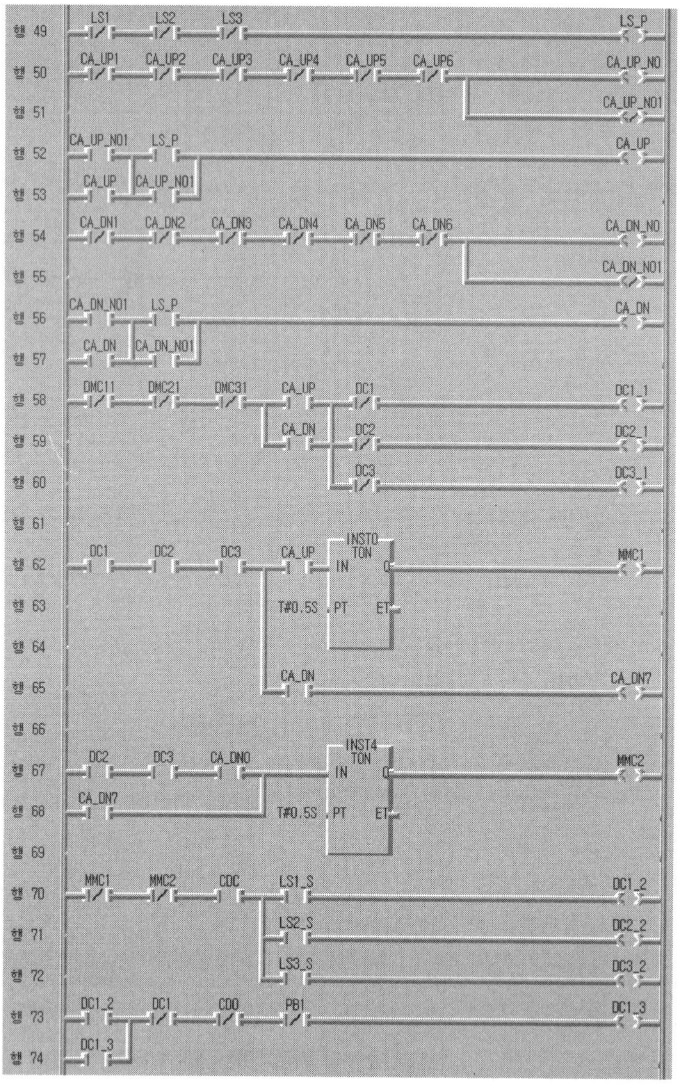

[그림 9-65] 엘리베이터 제어실습(3)

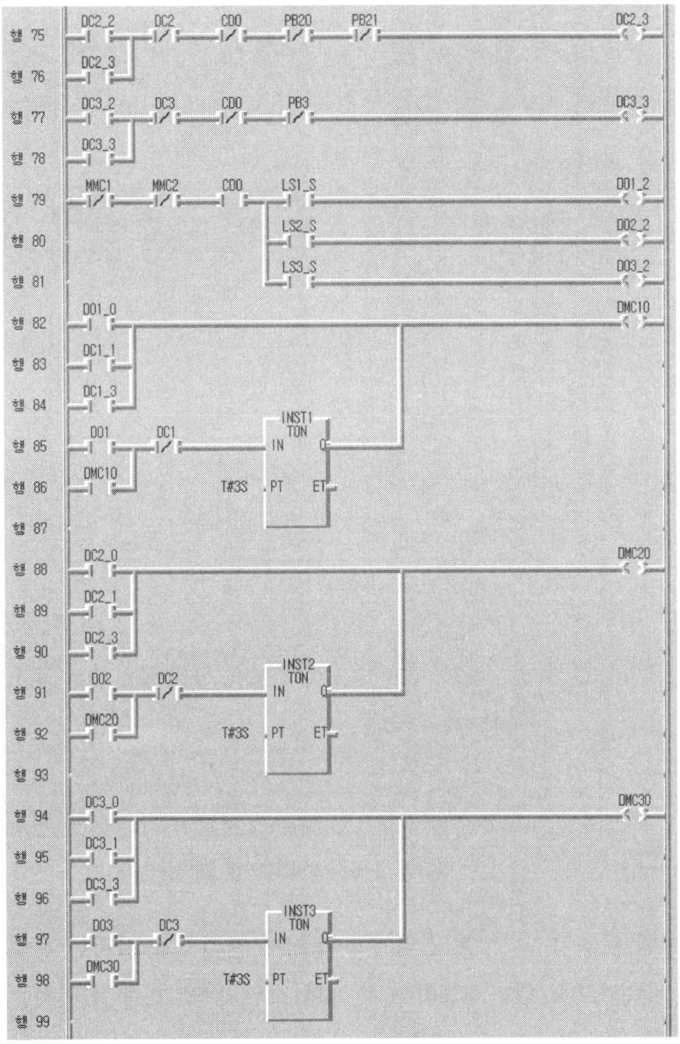

[그림 9-66] 엘리베이터 제어실습(4)

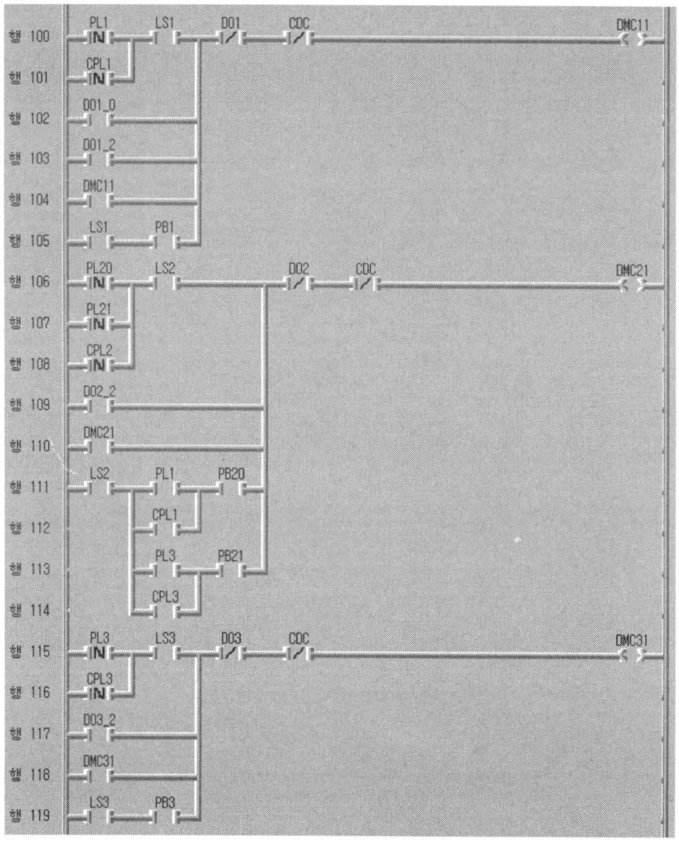

[그림 9-67] 엘리베이터 제어실습(5)

② 층선택 스위치 및 호출 스위치를 눌러서 케이지가 선택한 층으로 이동하는지 확인 실습하도록 한다. 그리고 층선택 스위치 및 호출 스위치를 한 번 더 눌렀을 때 취소가 되는지 확인한다.

4. 병원 엘리베이터 실습문제

문/제/1

도어 열림/닫힘 제어 스위치에 의해 1층, 2층, 3층 도어가 동시에 열리고, 닫히도록 프로그램을 작성하라.

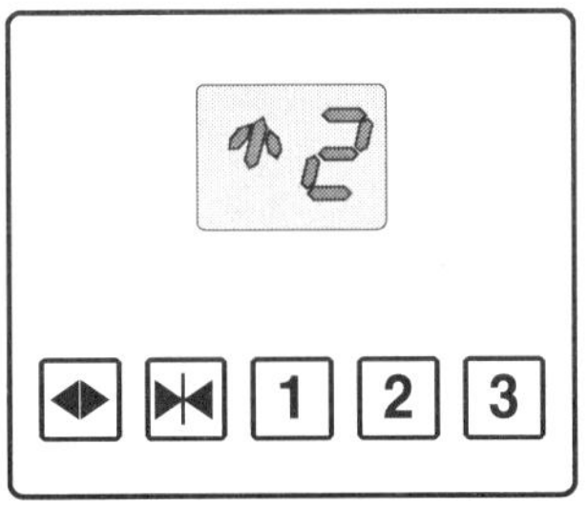

[그림 9-68] 제어 스위치

① CDC : 도어 닫힘 스위치
② CDO : 도어 열림 스위치
③ DC1 : 1층 도어 닫힌 상태
④ DO1 : 1층 도어 열린 상태
⑤ DMC10 : 1층 도어 닫힘
⑥ DMC11 : 1층 도어 열림
⑦ DC2 : 2층 도어 닫힌 상태
⑧ DO2 : 2층 도어 열린 상태
⑨ DMC20 : 2층 도어 닫힘
⑩ DMC21 : 2층 도어 열림
⑪ DC3 : 3층 도어 닫힌 상태
⑫ DO3 : 3층 도어 열린 상태
⑬ DMC30 : 3층 도어 닫힘
⑭ DMC31 : 3층 도어 열림

해답

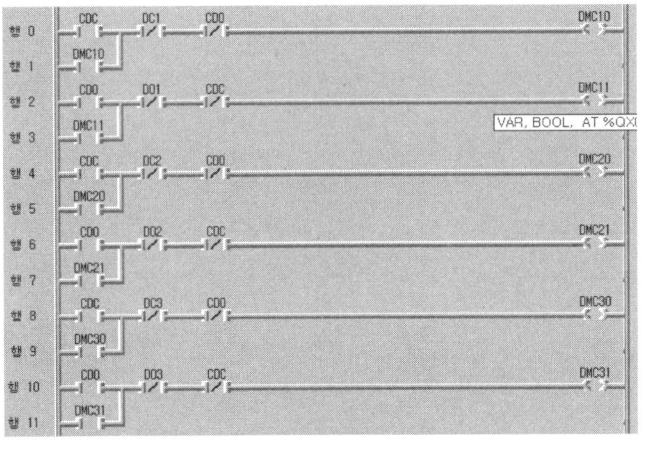

[그림 9-69] 도어 열림/닫힘 제어 프로그램

문/제/2

전원공급 시 케이지의 초기위치가 2층이 되도록 프로그램을 작성하라.
초기조건은 케이지가 2층과 3층 사이에 위치하여야 한다.

해답

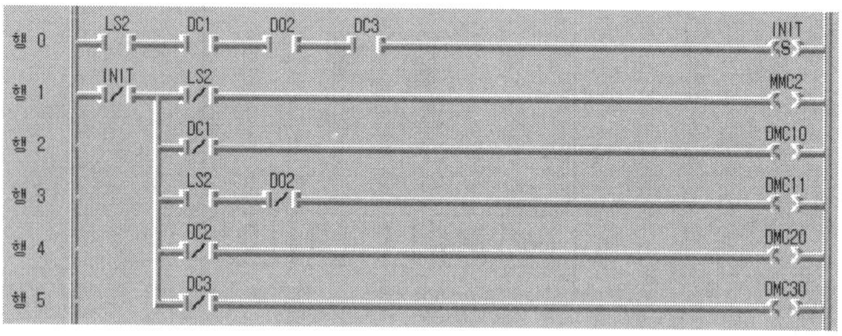

[그림 9-70] 케이지 초기위치제어 프로그램

제10장

장비와 측정

01 전기전자 실습장비
02 의료기기 실습장비

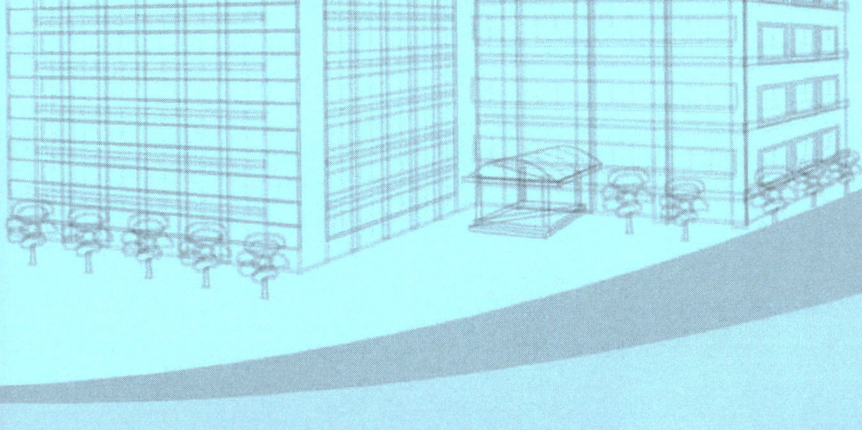

01 전기전자 실습장비

현대에는 대부분의 산업시설이 전기로 구성되어 있고 전기장비에 따른 편리성, 간편성, 신속성 등 전기를 사용하는 이들에게 만족감을 준다. 하지만 감전사고, 전기장비의 합선으로 인한 화재 등 전문적인 지식과 안전교육이 안된 이들에게서 사고가 일어날 수 있는 확률이 크다. 따라서 의료전기실습에서는 각 장비의 외부, 내부 구성상태를 구체적으로 알아보고 병원에서 쓰이는 전기장비가 어떤 것들이 있으며, 그 장비들이 어떠한 역할을 하는지 학습할 수 있다. 특히 의료전기장비는 공학적이고 실습적, 이론적으로 뒷받침이 되어야 하며 의료전기장비를 가지고 정확하게 작업하므로 안전성을 보장할 수 있다. 우리는 기기로 신호를 받아들여 그 신호를 센서나 각 입력부분으로부터 전달받아 그 신호를 작게는 몇 십 배에서 수만 배의 비율로 증폭시키기 때문이다. 1[mA]의 누설전류는 인체에 치명적인 피해를 줄 수 있고 센서 신호를 증폭시키는 과정에서 아주 적은 오류가 수만 배로 증폭이 되어 의료전기설비를 배우는 학생들에게 잘못된 정보를 제공하여 정밀도가 떨어지고 각종 의료전기장비의 오동작이나 불량품이 발생할 수 있다. 따라서 전기장비 실습을 통한 회로구성 내부, 외부 구조를 정확히 알고 기기를 사용하여야 한다.

디지털 오실로스코프는 전압의 측정, 시간측정, 주파수 측정 등에 사용할 수 있다. 디지털 LRC 미터는 일반적인 인덕턴스, 커패시터, 저항측정뿐만 아니라 LR, CR 회로의 임피던스(impedance) 특성까지도 측정 가능한 다기능 측정을 할 수 있다. 또한 표준 주파수 펄스를 입력하거나, 펄스폭 조정을 임의로 조정하여 펄스 회로, 디지털 회로, 아날로그 회로 등과 같은 회로실습 및 테스트 등에 사용하는 전기장비와 3상 인버터, 3상 유도전동기, 입 · 출력 기기 등으로 구성하여 PLC의 D/A 유닛 및 디지털 입 · 출력과의 연계하여 사용하는 인버터 제어실험장치가 구성된다.

의료전기장비에서는 병원에서나 의료기관 등 의료기기 생산공장에서 사용하고 측정하는 장비와 전기제어의 기본인 시퀀스에 대하여 실습할 수 있는 장비를 배우고 익힌다.

순번	그 림	품 명	사용용도
1	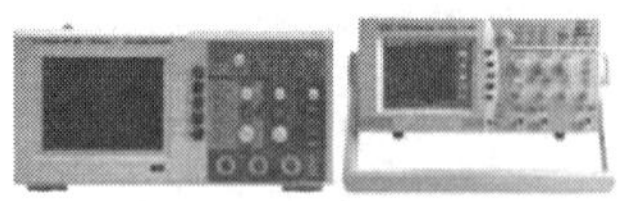	디지털 오실로스코프 (oscilloscope)	가로는 시간축, 세로는 전압축으로 교류 및 직류 파형을 화면에 표시하는 장치로 전압의 측정, 시간측정, 주파수 측정 등에 사용할 수 있다.
2	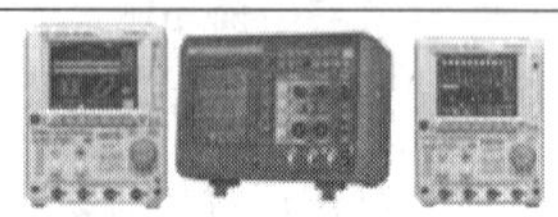	디지털 스토리지스코프(로직분석기능)	기존 오실로스코프의 기능을 포함하고 스토리지 기능이 추가된 것으로 비주기파 및 로직분석도 가능하다.
3	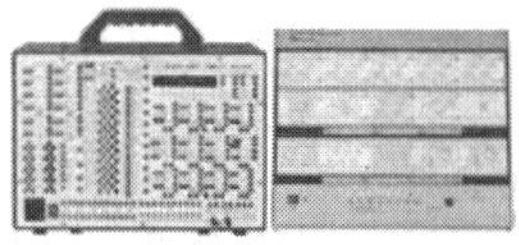	논리회로 실습장치	Digital 회로의 논리적인 기초를 간단하게 구성하여 눈으로 보면서 이해할 수가 있다. Logic Module의 표면에 그 동작상태를 나타내며 이때 출력표시는 적색으로, 입력표시는 녹색으로 나타난다.
4	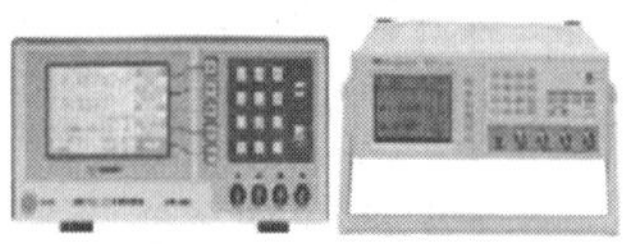	디지털 LCR 미터	일반적인 인덕턴스, 커패시터, 저항측정뿐만 아니라 LR, CR 회로의 임피던스 특성까지도 측정 가능한 다기능 측정을 할 수 있다.
5	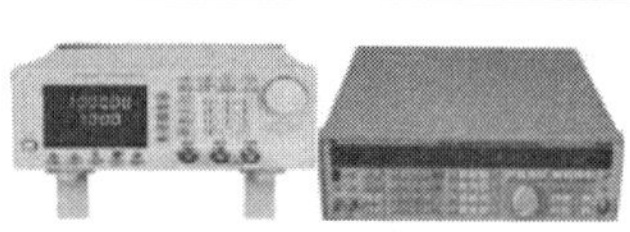	디지털 신호발생기	일반적인 신호발생기처럼 사용할 수 있으며 변조하고 싶은 신호를 입력하여 FM, FM Stereo, AM, PM, FSK, PSK, ASK 등으로 변조하는 실습을 할 수 있다.
6	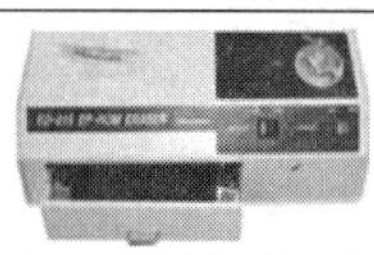	롬이레이저	EP-ROM 안에 있는 데이터를 지울 때 사용한다.
7	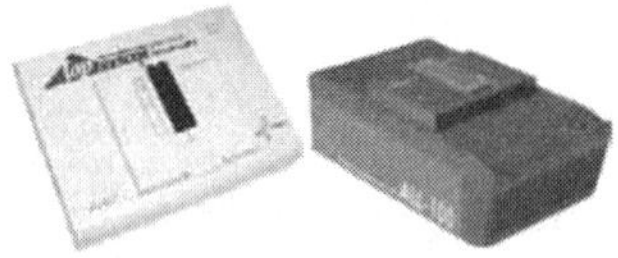	롬 라이터	각종 IC 즉 EP-ROM, EEP-ROM, Micro Chip 등 칩 내부 ROM에 프로그램 데이터를 저장할 때 사용한다.
8	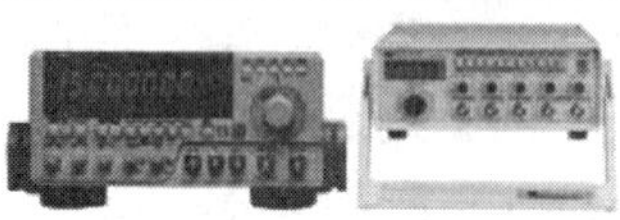	함수발진기 신호발생장치	실습에 필요한 파형 즉 사인파, 삼각파, 구형파의 주파수 및 크기를 조정하여 원하는 파형을 입력해서 실습할 수 있다.
9	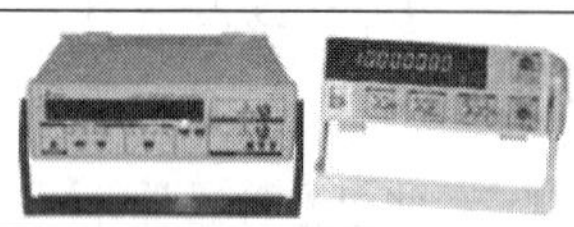	주파수 카운터	측정하고자 하는 미지의 파형의 주기 및 회전수를 알고자 할 때 사용한다.
10	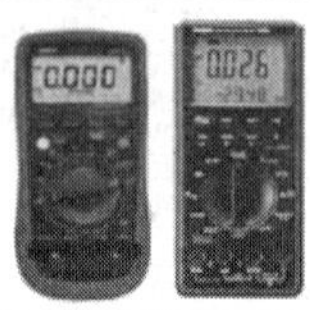	디지털 멀티미터	전자부품의 유무 확인과 회로의 이상 여부를 찾거나 실습에 대한 측정값을 얻을 때 사용한다. AC, DC, V, A, R을 측정할 수 있다.

[그림 10-1] 전기전자 실습장비(1)

순번	그 림	품 명	사용용도
11	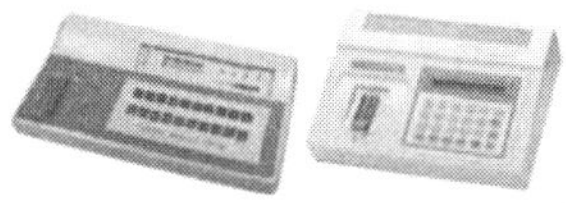	디지털 IC 테스터	TTL 54/74 Series와 CMOS 40/41/45 Series의 Digital IC들의 정상 유무를 체크할 때 사용한다.
12	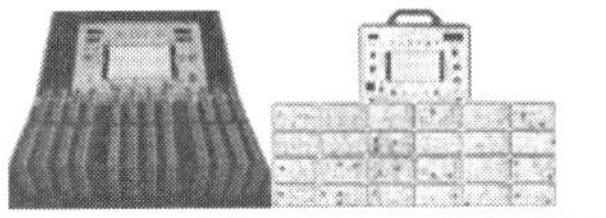	아날로그 및 반도체 실습장치	아날로그 회로를 브레드보드판에 구성하거나 각종 반도체 모듈을 사용하여 실습하거나 설계할 때 사용한다.
13	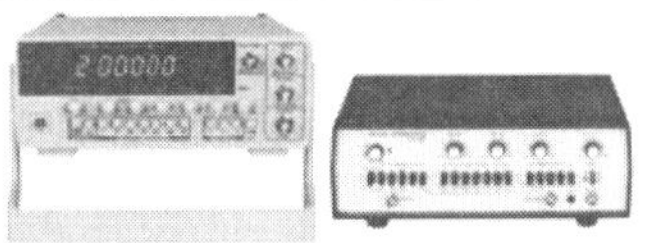	펄스 발진기	표준 주파수 펄스를 입력하거나, 펄스폭 조정을 임의로 조정하여 펄스 회로, 디지털 회로, 아날로그 회로 등과 같은 회로 실습 및 테스트 등에 사용한다.
14	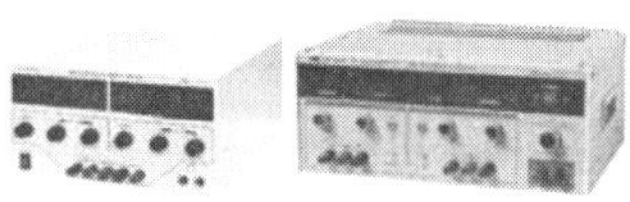	직류전원 공급기	컴퓨나 그 주변기기, 회로실습 등 모든 전기기기는 직류전원을 필요하므로 AC를 DC로 바꾸어 주는 전원회로를 가지고 있는 장치이다. 직류 0~30[V], 0~3[A] 출력을 가변하여 사용할 수 있다.
15	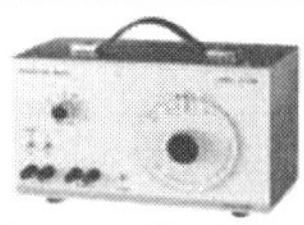	코울라시 브리지	브리지 평형조건을 이용하여 정밀하게 저항을 측정할 때 사용한다.
16	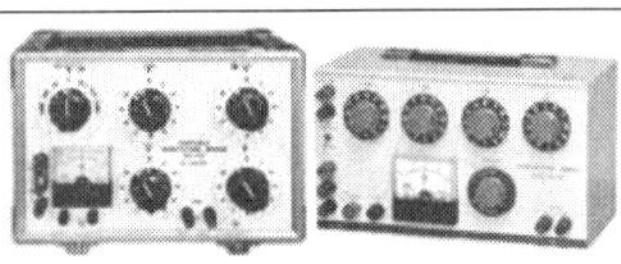	휘트스톤 브리지	브리지 평형조건을 이용하여 정밀하게 저항을 측정할 때 사용한다.
17	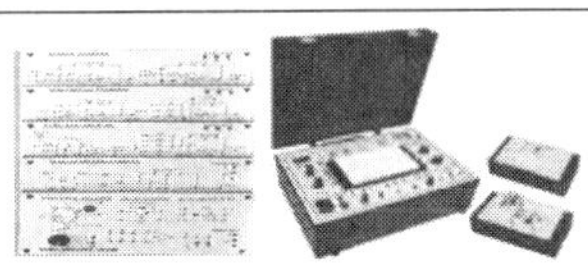	연산 증폭회로 실습장비	체계적인 OP-AMP 실습진행을 할 수 있을 뿐만 아니라 전반적인 아날로그 회로의 실습을 할 수 있다.
18	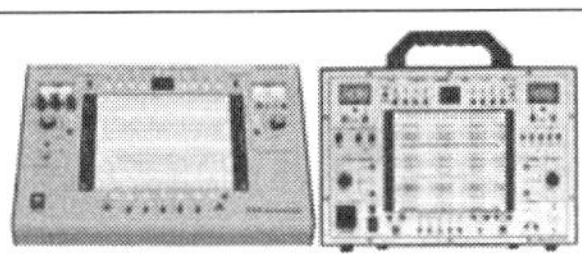	로직 실습장비	LOGIC LAB UNIT는 Digital 회로의 설계 및 실습용으로 사용하는 장비이다.
19	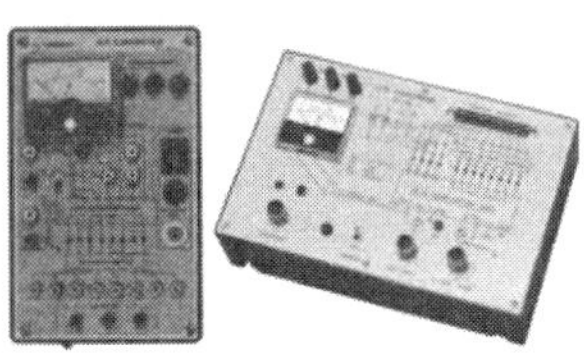	A/D 변환 실습장치	아날로그 신호를 디지털 신호로 변환하는 장치로서 전압, 전류, 온도, 습도, 압력, 유량, 속도 등과 같은 연속성 아날로그 신호를 컴퓨터가 읽을 수 있는 2진 디지털 신호로 변환시키는 실습을 할 때 사용한다.
20	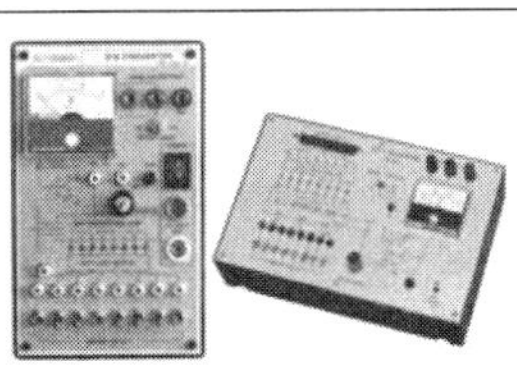	D/A 변환 실습장치	디지털 신호를 아날로그 신호로 변환하는 장치로서 부호화된 디지털 신호를 전류나 전압 같은 아날로그 신호로 변환시키는 실습을 할 때 사용한다.

[그림 10-2] 전기전자 실습장비(2)

순번	그 림	품 명	사용용도
21	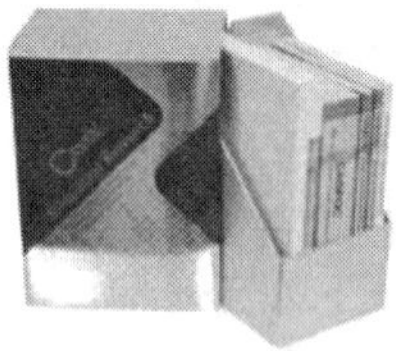	의료전기/전자회로 시뮬레이션	가상 전자회로를 구성하여 시뮬레이션을 통한 검증 및 해석이 가능한 S/W 전자회로 시뮬레이션 프로그램은 아날로그·디지털 및 혼합회로의 설계와 모의실습 및 해석을 할 때 사용한다.
22	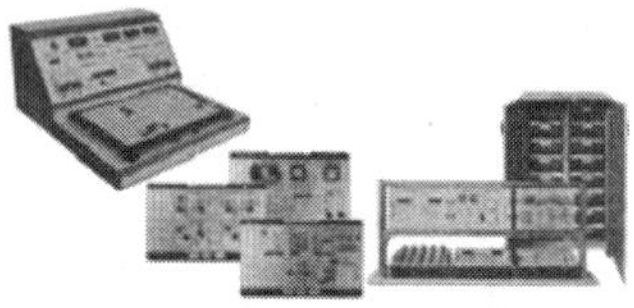	기초 전기전자 실습장치	의료 전기전자의 이해를 도와주는 장비로 PCB 보드(모듈)를 교체하면서 기초회로를 구성하고 본체의 신호원과 측정기기들을 통해 회로실험을 할 수 있다. 계측기를 활용 인터페이스를 제공하여 전기 및 전자회로의 기초이론과 응용실습을 위한 장비로서 디지털, 기초공동 전자실습, 전자회로실습에 활용한다.
23	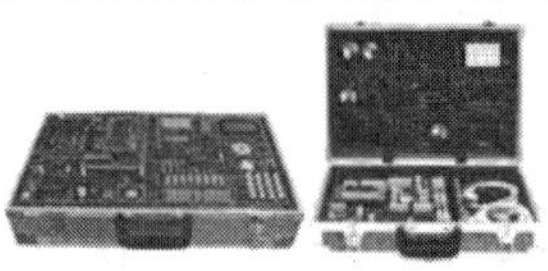	마이크로프로세서 실습장비	마이크로프로세서를 사용하여 도트 매트릭스, 텍스트/그래픽 LCD, 키패드, 서보/스텝 모터 등을 제어실습할 때 사용한다(8051, AVR, PIC).
24	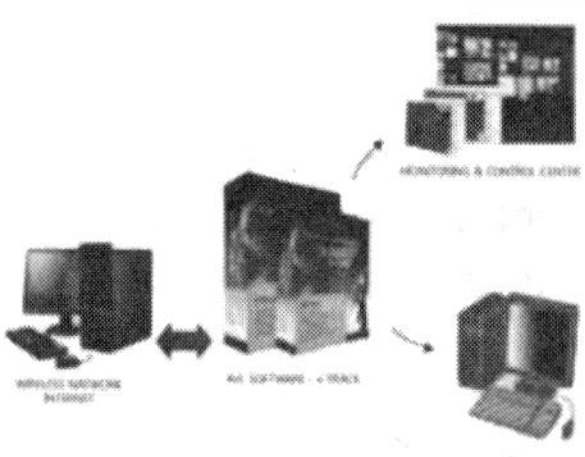	U헬스케어 관제 시스템	환자감시장치와 모바일, 인터넷을 연결하여 심전도 데이터를 전송받을 수 있으며 전송받은 환자의 심전도 데이터를 관리하고 당뇨병, 고혈압, 고지혈증 등 만성질환환자와 비만, 영양불균형 등 나쁜 생활습관을 가진 건강위험자들의 건강을 개선시키는 헬스케어 솔루션이다.
25	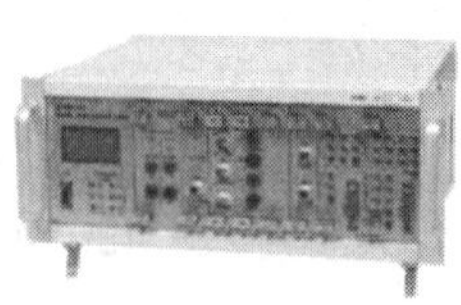	PC 기반 계측실습장비	전기전자 실험실습 및 연구개발에 필요한 필수 계측장비들을 PC 기반으로 통합한 종합 계측장비로 실습에서 수집된 데이터를 컴퓨터에서 분석이 가능하다. 실시간 측정 분석된 데이터가 수치 및 그래프의 데이터로 표시되며 이 결과를 토대로 데이터 처리 및 응용학습이 가능하다.
26	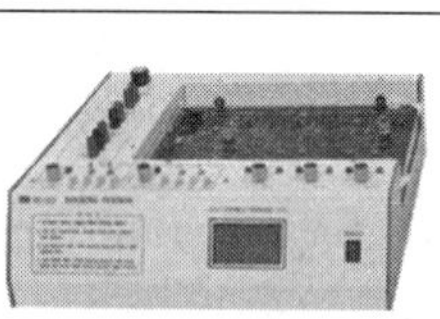	PC 기반 기초 전기전자 실습 실습장치	PC상에서 리얼 계측기를 활용 인터페이스를 제공하여 전기 및 전자회로의 기초이론과 응용실습을 위한 장비로서 디지털, 기초공동 전자실습, 전자회로 실습에 활용한다.
27	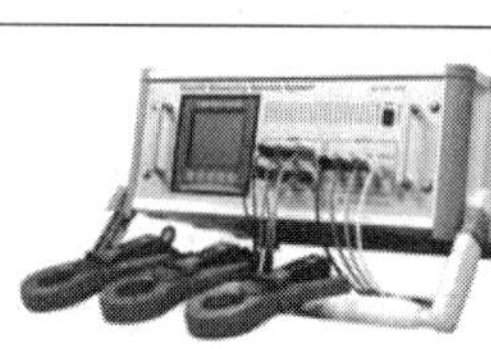	PC 기반 계측 분석장비	의료 관리시설에 사용되는 전원 품질분석은 물론 적절한 전기설비회로에 데이터를 상시 감시할 수 있는 종합 계측장비로 수집된 데이터를 컴퓨터에서 분석이 가능하다.

[그림 10-3] 전기전자 실습장비(3)

순번	그 림	품 명	사용용도
28	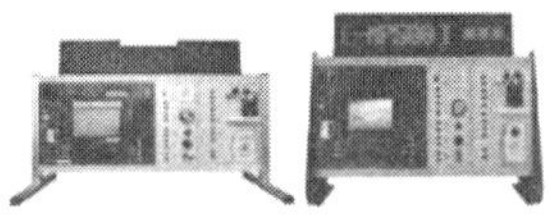	U헬스케어 모바일 관제 실험장치	첨단 모바일 관제 기술을 응용하여 중점 관리 대상의 환자들의 건강상태 정보 및 위치 등을 실시간 관제가 가능한 시스템으로 관리자가 웹접속을 통한 관제가 가능한 시스템이다.
29	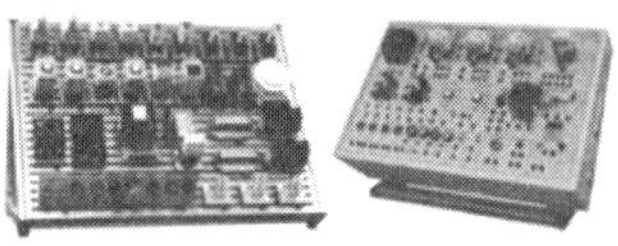	시퀀스 실습장비	전기제어의 기본인 시퀀스에 대하여 실습할 수 있도록 구성되어 있으며, 사용자가 직접 시퀀스 회로를 구성하고 자유롭게 부품을 배치하여 터미널 단자대를 통한 실배선하여 시뮬레이션할 수 있다.
30	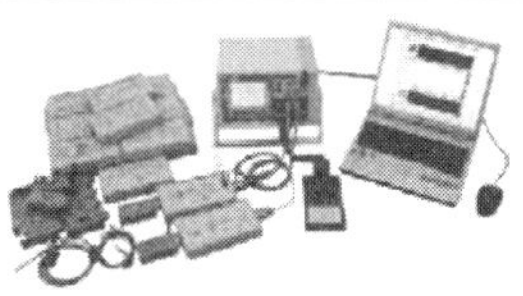	유비쿼터스 센서 실험장치	센서모듈을 본체에 연결하여 환자의 데이터를 관리하고 각종 센서 값의 데이터를 RF 전송하는 센서 응용실험 실습할 때 사용한다.
31	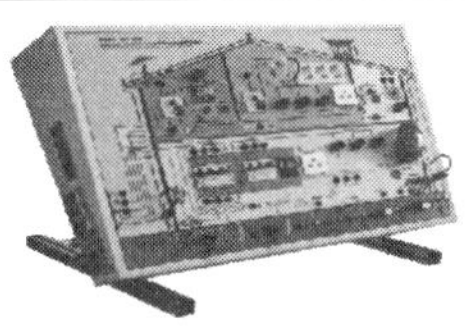	의료설비 전기안전 공학 실험장치	의료장비의 전기안전에 관련한 전기측정 방법 교육이 가능하다. 전기안전사고 예방을 위한 교육으로 누설전류, 전기차단 등 사용자가 직접 테스트 실험이 가능하다.
32	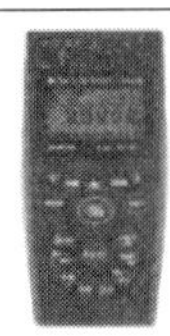	의료설비 종합전기 안전측정기	전기 종합 측정기로 교류전압, 직류전압, RST 검상, 검전 등 다양한 측정기능을 수행할 수 있으며 절연저항, 접지저항 측정기능에서 탁월하다.
33	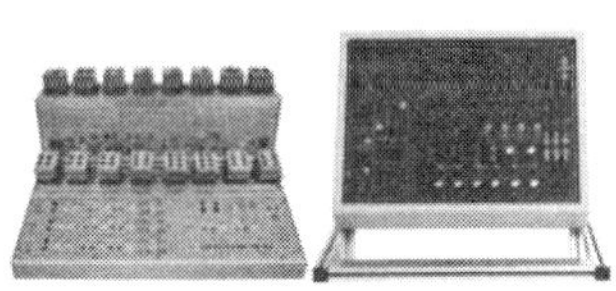	전력전자회로 실험장치	전력전자 기본회로의 도식화하여 한눈에 알아볼 수 있도록 제작되어 전력소자 및 R, L, C 소자를 응용회로에서 연결하는 실습 및 설계할 때 사용한다. 1ϕ 및 3ϕ 위상제어, PWM 회로 파형을 측정할 때 사용한다.
34	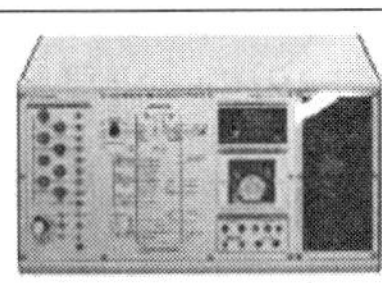	인버터 제어 실험장치	3상 인버터, 3상 유도전동기, 입·출력기기 등으로 구성하여 PLC의 D/A 유닛 및 디지털 입출력과의 연계하여 사용한다.
35	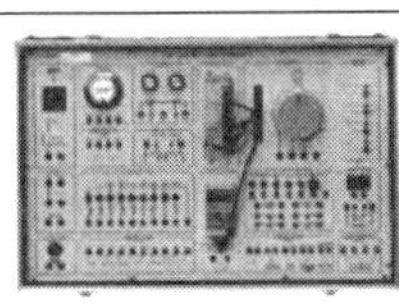	AC 서보 모터 실험장치	오퍼레이터에 의한 서보 모터 가동실험 등 아날로그 전압에 의한 서보 모터 속도 제어실험, 다단 속도제어 실습을 할 수 있다.
36	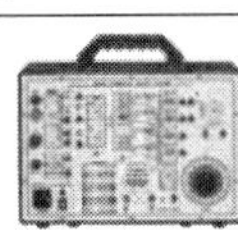	스테핑 모터 실험장치	스테핑 모터의 작동원리를 이해할 수 있으며, 회전각도 제어 및 속도제어 실습에 활용한다.

[그림 10-4] 전기전자 실습장비(4)

02 의료기기 실습장비

의료기기는 전기전자적 요소들과 기계적 요소들로 구성되어 공학적이고 의학적인 이론을 만족하는 하나의 기기로 탄생하게 되었으나, 아주 미약한 생체신호를 센서나 각 입력부분으로부터 전달받아 그 신호를 몇 십배에서 몇 만배로 증폭시켜서 인체에 직접적으로 사용하여 환자의 생명에 바로 연관이 되기 때문에 의료기기를 배우는 학생을 비롯하여 병원설비 및 모든 장비를 다루는 모든 사람은 다른 일반 전자기기와는 다르게 확실한 주의 및 충분한 사용 숙지가 필요하며, 제조자 역시 무엇보다도 최우선을 안전성과 신뢰성이 있어야 한다. 의료기기에는 치료기기와 진료기기로 나뉘어진다. 이 단원에서는 치료기기 장비와 진료기기 장비에는 어떤 것들이 있는지 알아보고 어떻게 쓰이고 인체에 어떤 영향을 미치는지 알아볼 수 있다.

진료기기 장비는 환자가 병이 악화되는 것을 방지하거나 그전에 점검, 검사가 필요할 때 쓰는 장비이며, 휴대용 진료기기와 병원에서 쓰는 진료기기 등으로 분류할 수 있다. 또한 의사가 육안으로 관찰할 수 없는 정밀한 부위와 신체 내부까지 정밀하게 진단할 수 있어 현대의학에 유용하게 의료기기가 쓰이고 있다. 진료기기의 종류가 많지만 이 교재에서는 간단하게 전기 생체신호 감시장치, ECG 시뮬레이터, 비관혈식 혈압분석기, 산소포화도 시뮬레이터, 휴대용 환자감시장치, 약물주입 펌프 분석기, 바이오 카메라, 열화상 카메라, 심전도 데이터 통신 프로그램, 종합체력측정 시스템 등을 나열하였다.

치료기기 장비는 진료기기가 인체의 이상 유무를 판단해서 의사에게 전달하고 의사는 그 검사결과대로 치료기기를 사용하여 환자를 치료할 수 있다. 예를들어 과거에는 환자를 수술할 때 일일이 메스와 수술용 가위로 절개를 하고, 물리치료사를 통한 인위적인 물리 재활치료를 했지만, 현대에 들어서는 수술용 가위 대신 전기수술기를 사용하고 물리치료사를 대신할 전기자극치료기가 개발되어 환자와 의사 모두에게 유용하게 쓰이고 있다. 치료기기 종류로는 전기자극치료기, 인퓨전 펌프, 황달치료기, 심장충격기, 고압산소치료기, 체외충격파 치료기, 피드백 장치 등이 있다. 이러한 의료기기장비들의 구성과 역할에 대하여 학습하고 더 나아가 전문적인 의료지식을 습득함으로써 환자에게 안전하고 유익하게 쓰일 수 있도록 연구하고, 의료기기장비를 이해할 수 있도록 한다.

순번	그 림	품 명	사용용도
1	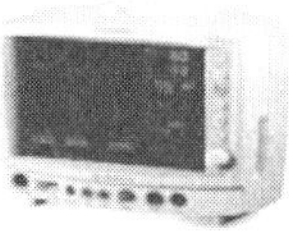 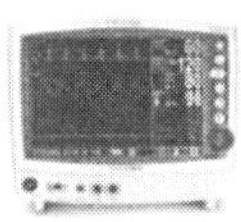	전기생체신호 감시장치	심전도 및 생체신호를 계측 및 실시간 모니터링할 때 사용한다. ECG, NIBP, SpO_2, T1, T2, 맥박수, IBP, 호기말 이산화탄소
2	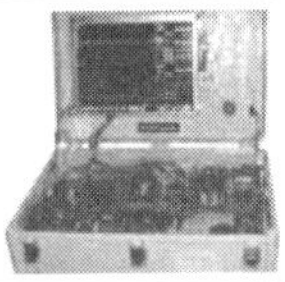	전기생체신호감시 실습장치	실제측정기의 투명형 실습장치로서 심전도와 생체신호를 계측 및 실시간 모니터링 실습하고 회로의 구성 등을 이해하고 실습하는 장치이다.
3	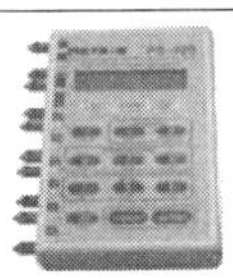 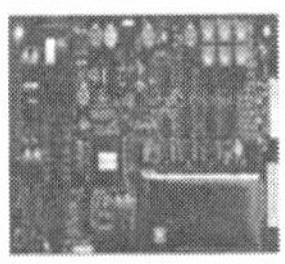	ECG 시뮬레이터	심전도, 12리드 심전도, 페이스메이커, 호흡, 체온, 맥박, IBP(관혈식 혈압) 등의 신호를 시뮬레이터로 사용한다. 임의의 파형을 가공하여 제공 가능하다.
4	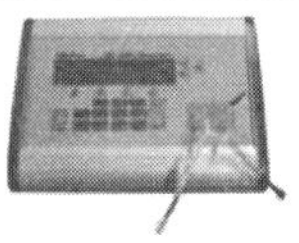 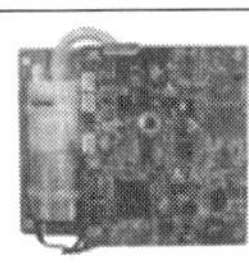	비관혈식 혈압분석기 (NIBP)	NIBP 모니터에 자동으로 캘리브레이션이 된다. 비관혈식 혈압측정 시에 사용된다.
5	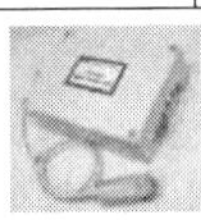 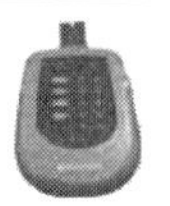	산소포화도 시뮬레이터 (SpO_2)	센서 없이 산소포화도의 신호를 발생하여 시뮬레이션을 할 수 있다.
6	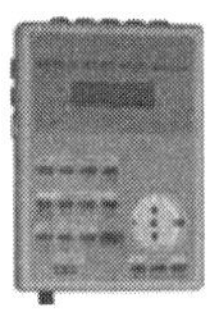	측정기기 안전분석기 (누설전류 측정기)	의료기기의 전원 테스트, 공급전압측정, 접지저항, 접지와 섀시 사이의 누설전류 측정, 리드 절연 테스트, 리드선과 리드선 사이의 누설전류, 보조장비의 전류와 전류차이 측정, 생체 누설전류 측정, 직접적인 전류측정을 할 수 있다.
7	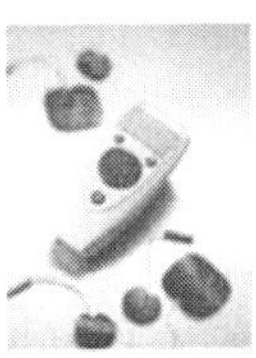 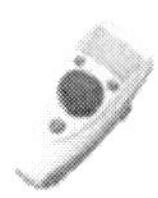	전기자극치료기	환자의 자발적인 치료를 유도하고, 기능적 전기자극, 지속적인 전기자극, 바이오피드백, 기준치 이상의 레벨에서의 움직임을 통한 전기자극, 전기자극과 바이오피드백의 조합운동 등 수의적 운동을 유도하는 재활치료기이다.
8	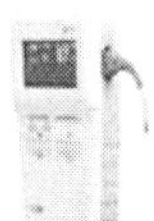 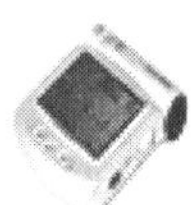	휴대용 환자감시장치	응급현장, 병원 또는 일반 장소에서 손쉽게 심전도 모니터링, 데이터 저장, PC 통신이 가능한 장비로서 기본적인 심장활동의 이상이나 상태를 확인한다.
9	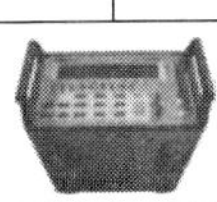	약물주입 펌프 분석기	약물주입기(인퓨전 펌프)의 성능 및 정확도를 측정하여 분석하는 장치이다.

[그림 10-6] 의료기기 실습장비(1)

순번	그 림	품 명	사용용도
10	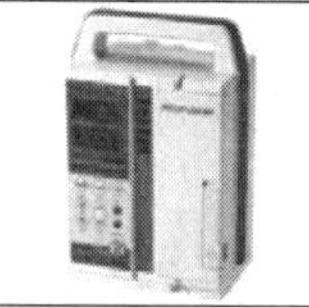 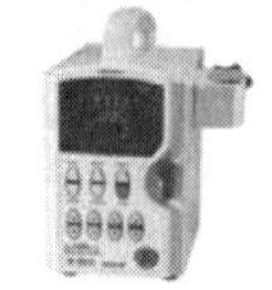	인퓨전 펌프	정확한 양의 약물이 들어가는지 매초 마다 약물의 흐름을 측정하고 주입한다.
11	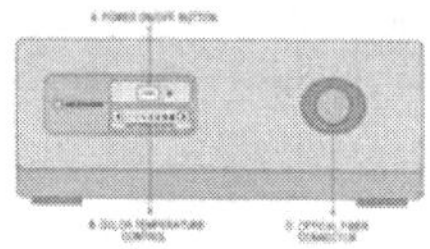	황달치료기	황달은 광선을 사용하여 환자를 치료하는 것으로 빛을 이용하여 혈액 속에 있는 빌리루빈을 제거하는 치료기이다.
12	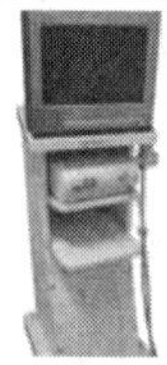	바이오 카메라	줌렌즈로 신체의 모든 부위의 피부를 확대하여 관찰할 수 있으며 이비인후과나 피부과 미용에 쓰인다.
13	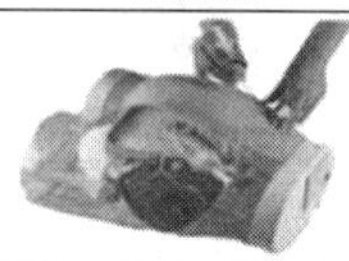	CW30530	엉덩이 근육주사 실습모형이다.
14	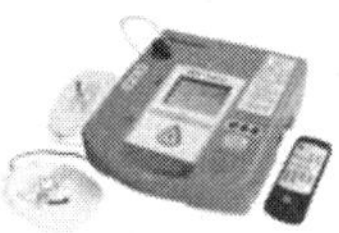	교육용 심장충격기	자동심장충격기를 실습하기 위한 교육용으로 만들어진 장비로 응급상황 시에 사용되며 시뮬레이션 프로그램이 내장되어 있다.
15	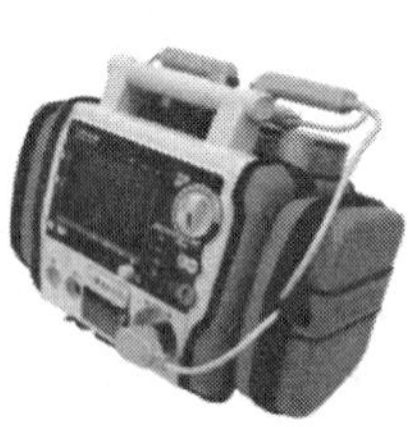	심장충격기 (자동제세동기) CU-HD1	자동제세동기는 급심정지 환자의 가슴을 통해 심장에 전기충격을 가해 심장을 소생시키는 의료기기이며, 심장상태를 판단하는 프로그램이 있어 문자 및 음성 메시지를 듣고서 누구나 응급 시 사용, 낮은 심박수의 환자 (서맥성 부정맥)를 위해 임시적인 박동을 제공할 수 있는 경피심박기를 갖추고 있으며, 환자의 혈중산소포화도에 대한 모니터링을 위한 SpO_2 모듈, ECG 모니터링을 위해 10lead ECG 기능, 메모리 카드와 프린터를 내장하고 있어 입력된 신호저장 및 출력이 가능하다.
16	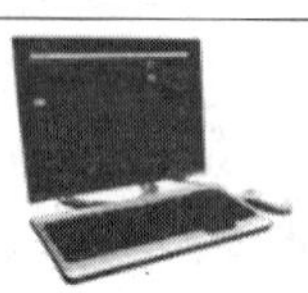	심전도 데이터 통신 프로그램	자동심장충격기와 휴대용 환자감시장치와 연결하여 심전도 데이터를 전송받을 수 있으며, 전송받은 환자의 심전도 데이터를 관리하고 출력을 할 수 있다.
17	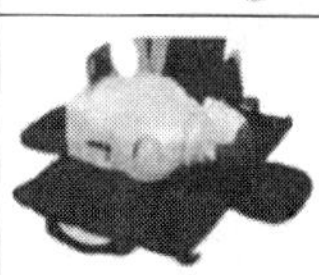 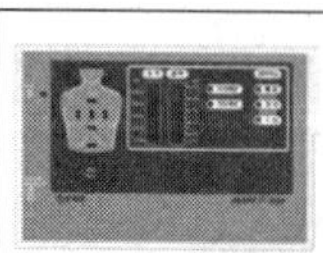	JAMY IV-DSP	심폐소생(CPR) 실습동작의 옳고 그름을 스스로 확인할 수 있도록 알아보기 쉬운 표시기를 갖춘 심폐소생술 교육용 상반신 마네킹이다.

[그림 10-7] 의료기기 실습장비(2)

순번	그 림		품 명	사용용도
18	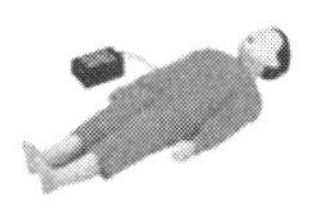	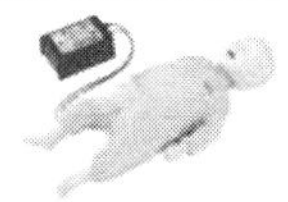	JAMY II-i JAMY II-babyN	심폐소생(CPR) 실습동작의 적정여부가 전자음이나 램프 표시로 평가, 확인하는 교육용 유아모형이다.
19	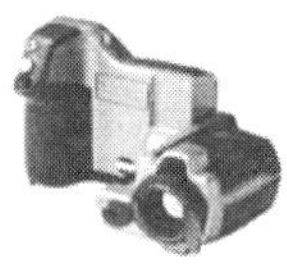		열화상 카메라	적외선 열화상을 이용하여 대상물(인체)의 정상여부(정상체온) 및 이상부위(고온발열)를 실시간 검사하는 장비이다.
20	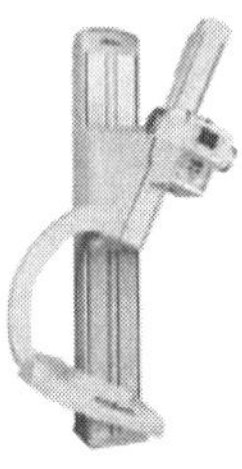		디지털 X-선 촬영장치 (UNI-DR)	디지털 X-선 촬영장치는 하나의 디렉터를 이용하여 전 부위 촬영이 가능한 디지털 X-ray 시스템이다. UNI-DR은 auto collimation system , auto positioning system, Anatomical Programmed Radiography(APR) 기능을 내장하고 있어 사용자의 편의성을 높이고 환자의 불편함을 줄일 수 있다.
21	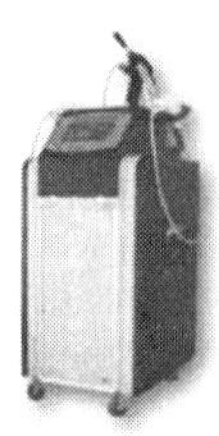		체외충격파 치료기	압축공기를 발생시켜 충격파 공기에 전달하는 시스템으로 구성되어 있으며 간단하고 펄스 발생간격이 빠르다. 오십견, 석회화건염, 족저근막염, 아킬레스건염, 골프엘보우, 테니스엘보우, 발목염좌, 상과염, 슬개골건염 등 통증 완화에 쓰는 치료기이다.
22	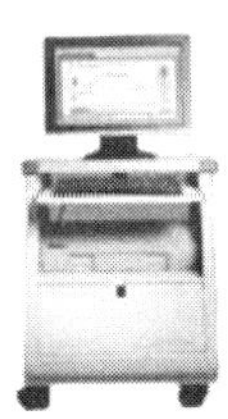	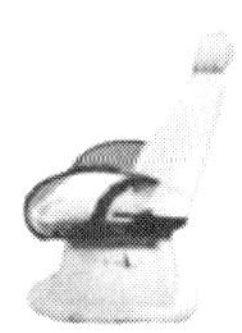	메디컬 바이오 피드백장치	환자로 하여금 자신의 골반근육을 아주 쉽게 인식할 수 있도록 하며, 환자가 pressure bar의 물리적 압박에 대항하여 골반근육을 수축하기만 하면, pressure bar 아래에 위치된 Sensor에 의해 골반근육의 수축정도를 감지하여 컴퓨터 모니터로 디스플레이하는 착의형 바이오 피드백 장비이다.
23	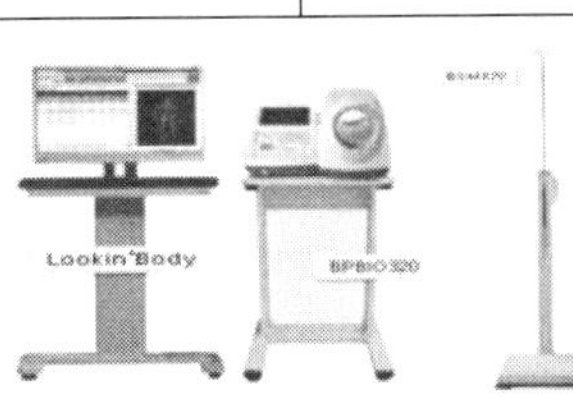		종합체력측정 시스템 실습용	내장지방형 비만을 평가할 수 있는 내장지방, 복부지방률 BMI와 체지방률 평가로 피검사자의 체형진단, 양팔과 양다리, 몸통의 부위별 체지방 평가, 부위별 근육발달과 함께 겉둘레, 신체균형까지 제공한다.
24	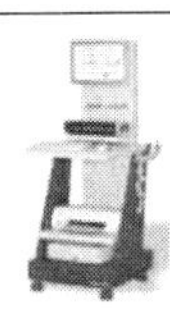		동맥경화(스트레스) 진단기	맥파전파속도(PWV), 2차 미분맥파(SDPTG 또는 가속도 맥파), 심박변이도(HRV) 등을 비침습적으로 측정, 분석하는 장비이다.

[그림 10-8] 의료기기 실습장비(3)

순번	그 림	품 명	사용용도
25	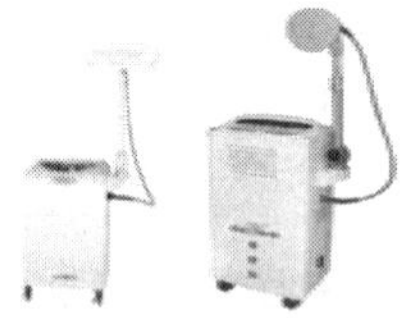	극초단파 치료기	극초단파(2,450[MHz])를 이용하여 인체의 각 조직을 거의 균등하게 가열하므로 치료효과가 크고 또한 지속성이 좋은 마이크로파 온열에 의한 치료기이다.
26	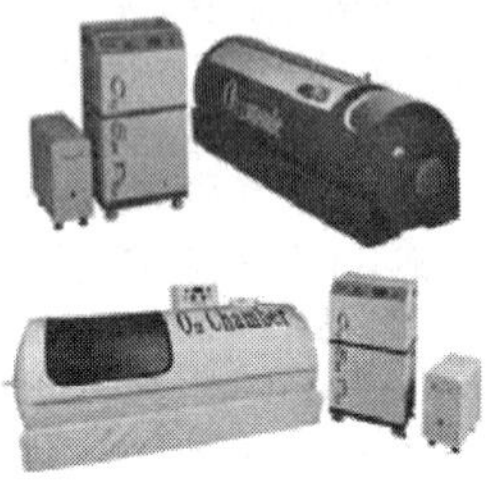	고압산소 치료기(챔버)	고압산소는 인체 내의 산소농도를 높여주고, 저산소 상태를 개선시켜 준다. 상처치료에 조직 회복속도가 높으며, 혈액순환 장애에 효과적이다. 해독능력을 높여 노폐물, 체내 독소, 피로물질 등을 제거, 신진대사 기능이 높다. 면역력, 항산화력을 높여 준다. 뇌기능을 향상시키며, 노화방지에 효과가 있다.
27	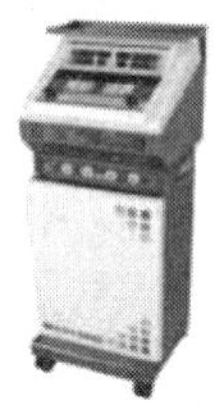	간섭파 치료기	2개 또는 그 이상의 서로 다른 중주파 전류(1,000~10,000[Hz])를 교차로 통전시켰을 때 간섭현상으로 새로운 저주파 전류가 발생하는데 이 간섭전류를 진통효과, 부종, 혈종흡수, 염증완화, 혈류량 증진 등 치료에 이용하는 장비이다.
28	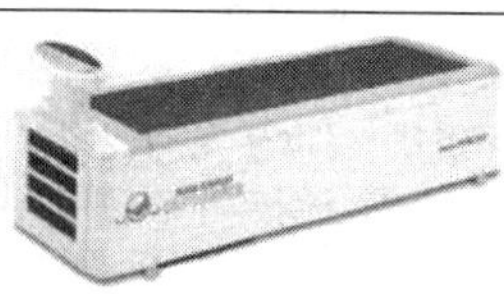	수치료기	기혈순환촉진, 수족냉증과 혈액순환개선, 전신생체 조절기능 향상, 급만성 피로회복과 심리적안정에 좋은 수압을 이용한 맛사지 치료기이다.
29	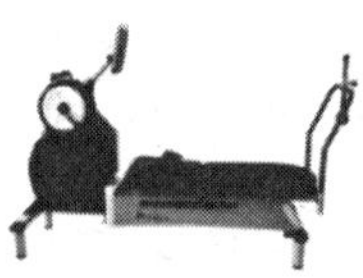	척추질환 치료기	척추견인, 척추교정, 척주지지근육의 강화, 추간판(디스크) 영양공급, 성장판 자극 허리와 뱃살 다이어트 효과가 있는 치료기이다.
30	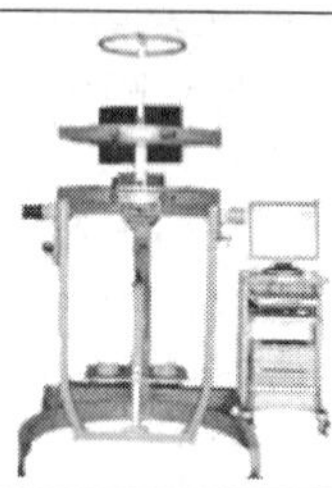	동적 체평형검사 및 운동장치	동적 체평형 검사 및 운동장치는 말초부위의 기능, 즉 감각운동계(sensory-motor system)를 통합해 중추신경계에 재프로그래밍해 다양한 운동 프로그램을 통해 반복할 수 있고 감각운동(sensory-motor training)의 제공을 위해 사용될 수 있도록 설계되었다.
31	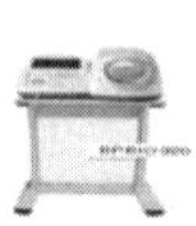	인지능력검사	인지기능 검사에서 인지재활, 자가훈련에 이르기까지 모든 솔루션을 제공한다.

[그림 10-9] 의료기기 실습장비(4)

참고 및 인용문헌

1. 《메디저널(의공)》, 매월연재, 나승권, 글로벌 의료산업정보저널
2. 《보장구 의지학》, 권혜정 외 11인 공역, 고문사
3. 《자동화를 위한 센서의 기초와 활용》, 김상진 · 왕종배, 연학사
4. 《전기 · 전자 측정》, 김선태 외 5인, 한국직업능력개발원
5. 《알기쉬운 자동제어》, 김원배 · 나승권 · 문명룡 · 이재규 · 조명현 · 차익수, 동일출판사
6. 《전자회로의 이해》, 김평호 · 나승권 · 이동원 · 최성재, 남두도서
7. 《소방설비기사필기》, 공하성, 성안당
8. 《전기 · 전자 · 통신공학》, 나승권, 상학당
9. 《자동제어 및 PLC 설계》, 나승권, 상학당
10. 《현대 기초의학 및 의공학》, 나승권, 도서출판 상학당
11. 《현대 의용기계공학》, 나승권, 도서출판 상학당
12. 《현대 의용전자공학》, 나승권, 도서출판 상학당
13. 《현대 의료기기》, 나승권, 도서출판 상학당
14. 《현대 의료안전 · 법규 및 정보》, 나승권, 도서출판 상학당
15. 《의료전기설비》, 나승권, 씨마스
16. 《의공실무》, 나승권, 상학당
17. 《의료기기 응용회로》, 나승권, 상학당
18. 《의료전기회로(병원전기설비)》, 나승권, 상학당
19. 《동력배선실기》, 박원규, 한국산업인력공단
20. 《PSPICE와 PSIM 시뮬레이션 중심의 전력 전자 공학》, 서영수 · 황락훈 · 조문택 · 심광영 · 곽동걸 · 채수형 · 나승권, 동일출판사
21. 《센서 공학(Sensor & Transducer)》, 이덕출 · 공용혁 · 김성남 · 나승권 · 장창현, 엔트미디어
22. 《전기설비설계 및 시공》, 이원교, 동일출판사
23. 《전자기초실험》, 임승하 · 황호웅 · 나승권 · 이종성, 남두도서
24. 《전기기능장》, 최기호 · 나승권, 대광서림
25. 《초급자를 위한 PSPICE 활용》, 황락훈 · 조문택 · 이충식 · 나승권, 동일출판사
26. 《알기쉬운 릴레이와 시퀀서》, 岡本裕生 저, 이영실 역, 성안당
27. Michael Jacob. Analog Integrated Circuit Application. Prentice hall
28. David Irwin. Basic Engineering Circuit Analysis. Wiley
29. Webster. Design of Pulse Oxieter. Institute of Physics publishing
30. Floyd 원저, 김종수 외 공역. 기초 전기 전자 공학(Electronics Fundamentals). 청문각
31. Floyd. Fundamentals of Analog Circuit. Prentice Hall
32. Nihat Ozkaya. Fundamentals of biomechanics. Springer
33. Morris Mano. Logic and Computer Design Fundamentals. Prentice Hall
34. Lower-limb prosthesis : including prosthetist's supplement. New York. University Medical Center

찾아보기

■ 저자약력 ■

■ 나 승 권

- 서울 청량초등, 경희중, 한양공업고등학교 전기과 졸업
- 한국폴리텍대학 동부산 캠퍼스 전기, 전자과 2년 수료
- 한국폴리텍대학 인천캠퍼스 전기과 기능장 과정 졸업
- 상지영서대학교 전자과 졸업(전문학사)
- 세명대학교 전기전자학과 졸업(공학사)
- 세명대학교 일반대학원 전기전자학과 졸업(의공학 및 전력전자응용전공 공학석사 · 공학박사)
- 부산위생(한방)병원 전기 및 의공기사 7년 근무
- 한국수자원공사 전기기사 7년 근무
- 의공기사, 의공산업기사, 의료정보관리사, 의료기기 상품기획사, 병원코디네이터(Hospital Coordinator)사, 전기기기기능장, 전기공사기능장, 산업안전기사, 전자산업기사, 전기공사특급기술자, 한국전력기술인특급기술자, 한국전력기술인특급감리사, 한국전력기술인설계사 면허, 전기 · 전자 기술지도사 이외 10개의 자격증과 면허취득
- ISO9001:2008 국제심사원, (사)키캄연구소 한국서비스품질우수기업인증 전문위원 및 평가위원
- 대한의용생체공학회 교육이사, 한국컴퓨터정보학회 이사, 한국모바일학회 학술이사, 대한의공협회 · 한국의료정보교육협회 · 대한전기학회 · 한국산업기술재단 · 대한전력전자학회 · 한국산학기술학회 · 한국항행학회 회원
- (현) 한국폴리텍대학 원주캠퍼스 의용공학과 교수
- (현) 한국산업인력공단 의공(산업)기사, 의료전자기능사 이론, 실기(출제, 검토, 채점)위원
- (현) 식품의약품안전처 의료기기, (재)원주의료기기테크노밸리 의료기기 자문위원
- (현) 원주단지혁신클러스터추진단 기술과제 평가위원
- (현) 강원도 산업경제진흥원 강원지식재산권 서포터즈위원회 위원
- (현) 강원테크노파크 기술개발사업선정(의료기기) 평가위원
- (현) 한국산업단지공단 혁신클러스터 운영위원 평가위원
- (현) 메디칼디바이스저널 기술편집 자문위원
- (현) ㈜메디아나, ㈜씨유메디칼시스템, ㈜리스템, ㈜태연메디칼, ㈜대화기기, ㈜ED, ㈜메디칼써프라이, ㈜엠에스믹스미작현, ㈜바이오프로테크 의료기술 자문위원
- (현) TUV Korea Ltd. TUV Suddeutschland Group(Medical-Health-Service부서) 의료기기 자문 및 외래교수

의료전기설비 및 PLC

2015년 1월 25일 1판 1쇄 발행

저 자 나 승 권
발행인 남 승 우

발행처 도서출판 상尙 학學 당堂

서울시 동작구 사당로9가길 6(사당동)
TEL : 02) 595-1692~4
FAX : 02) 595-1394
E-mail : namdoo6@unitel.co.kr
신고 : 2-155호 (1968. 11. 29)

정가 35,000원

ISBN 978-89-6587-112-5 93560

〈디자인〉 편집 엄해숙 / 표지 나아기획